Ulrike Ehlert
Roland von Känel
(Hrsg.)

Psychoendokrinologie und Psychoimmunologie

Ulrike Ehlert
Roland von Känel
(Hrsg.)

Psychoendokrinologie und Psychoimmunologie

Mit 62 Abbildungen und 21 Tabellen

Springer

Prof. Dr. rer. nat. Ulrike Ehlert
Klinische Psychologie und Psychotherapie
Psychologisches Institut
Universität Zürich
Binzmühlestraße 14/26
8050 Zürich, Schweiz

Prof. Dr. med. Roland von Känel
Universitätsklinik für Allgemeine Innere Medizin
Kompetenzbereich für Psychosomatische Medizin
Universitätsspital, Inselspital
3010 Bern, Schweiz

ISBN-13 978-3-642-16963-2 Springer-Verlag Berlin Heidelberg New York
Bibliografische Information der Deutschen Nationalbibliothek
Die Deutsche Nationalbibliothek verzeichnet diese Publikation in der Deutschen Nationalbibliografie; detaillierte bibliografische Daten sind im Internet über http://dnb.d-nb.de abrufbar.

SpringerMedizin
Springer-Verlag GmbH
Ein Unternehmen von Springer Science+Business Media
springer.de

Planung: Renate Scheddin, Heidelberg
Projektmanagement: Renate Schulz, Heidelberg
Lektorat: Dr. Astrid Horlacher, Dielheim
Layout und Einbandgestaltung: deblik Berlin
Satz: Fotosatz Detzner, Speyer
SPIN: 12667703
Gedruckt auf säurefreiem Papier 26/5135 – 5 4 3 2 1 0

Vorwort

Warum dieser Titel?

Für das vorliegende Buch haben die Herausgeber den Titel *Psychoendokrinologie und Psychoimmunologie* gewählt. Der Titel soll zum Ausdruck bringen, dass zwischen den neurobiologischen Grundlagen psychischen Erlebens und Verhaltens einerseits und endokrinologischen und immunologischen Vorgängen im Gehirn und weiteren Organsystemen andererseits, ein intensives Wechselspiel besteht. Dabei beschreibt die Psychoendokrinologie die reziproken Zusammenhänge zwischen Verhalten und Erleben sowie auch den endokrinen Funktionen. So können z. B. limbische Hirnareale über die hypothalamisch-hypophysäre Achse das endokrine System beeinflussen. Wie im vorliegenden Buch ausgeführt, sind diese Zusammenhänge für den Anstieg von Kortisol im Blut und Speichel durch akuten emotionalen Stress verantwortlich. Umgekehrt können Hormone die Aktivität von Hirnarealen verändern und dadurch Verhalten und psychisches Erleben beeinflussen. So verändert Kortisol die zentrale Informationsverarbeitung und Schwelle für sensorische Reize und ermöglicht damit die Anpassung der mentalen Leistungsfähigkeit und Vigilanz bei Belastungen. Im Gegensatz zur Psychoendokrinologie beschreibt die Psychoimmunologie die reziproken Zusammenhänge zwischen Verhalten und Erleben und dem Immunsystem. Akuter emotionaler Stress führt z. B. zu einer Antwort der unspezifischen Immunabwehr mit einem in der Zirkulation messbaren Anstieg von proinflammatorischen Zytokinen. Umgekehrt führt die durch mikrobielle Pathogene eingeleitete Immunantwort über den Einfluss peripherer proinflammatorischer Zytokine auf das Gehirn zum »sickness behavior« (Krankheitsverhalten) mit u. a. Depressivität, Müdigkeit und Rückzugsverhalten. Allerdings können nach Ansicht der Herausgeber Psychoendokrinologie und Psychoimmunologie nicht isoliert voneinander betrachtet werden. Am umfassendsten würde wohl ein unsäglich langer Begriff wie »Psycho-Neuro-Endokrino-Immunologie« die Vielfalt der genannten und in diesem Buch ausgeführten komplexen Interaktionen zwischen Psyche, Neurobiologie, Endokrinologie, dem autonomen Nervensystem und dem Immunsystem integrieren.

Forschungsfeld Psychoendokrinologie und Psychoimmunologie

Die Herausgeber gehen davon aus, dass unter der Leserschaft die Annahmen einer modernen Psychosomatik und Verhaltensmedizin bekannt sind, wonach autonome und hormonelle Veränderungen als Resultat der Interaktion zwischen belastenden Lebenssituationen einerseits und Persönlichkeitsfaktoren, Copingverhalten und negativem Affekt andererseits verstanden werden, die unter Beteiligung des Immunsystems zu Krankheiten beitragen. Als weniger bekannt, weil bisher auch weniger erforscht, erscheinen den Herausgebern die exakten Abläufe der somatopsychischen Übermittlung psychosomatischer Störungen, wonach psychologische Charakteristika das Resultat immunologischer Veränderungen unter Beteiligung des Gehirns sein können. Die reziproken neuroendokrin-immunologischen Verbindungen zwischen Psyche und Soma würden z. B. für Krebserkrankungen bedeuten, dass nicht jeder depressive Affekt eine psychogene Reaktion auf die bedrohliche Krankheit ist, sondern durch Tumorgewebe vermittelte immunpathologische Veränderungen ebenso Depressivität, Hilflosigkeit und Hoffnungslosigkeit verursachen können. Erste in diesem Buch diskutierte Interventionsstudien, mit denen die jeweiligen Autoren gezielt versuchen, mittels psychologischer Strategien Immun- und Hormonparameter mit positiven Auswirkungen auf den Krankheitsverlauf und die Gesundheit zu verändern, bieten einen faszinierenden Ansatzpunkt für die Translation der psychoendokrinologischen und psychoimmunologischen Grundlagenforschung in den klinischen Alltag.

Die Herausgeber sind überzeugt, dass die Psychoendokrinologie und Psychoimmunologie ein faszinierendes Forschungs- und Arbeitsfeld darstellt. Ein Ende der Entdeckung neuer Botenstoffe und Hormone und deren Funktionen sind in der Tier- und Humanphysiologie nicht absehbar. Die Vielzahl und Ausdifferenzierung neuer Messmethoden sowie die Bereitschaft zu einer interdisziplinären Betrachtung physiologischer Systeme ermöglicht die Aufklärung (patho)physiologischer Mechanismen, die nicht nur das Verständnis für die Wirkungsweisen physiologischer Systeme vergrößern, sondern auch menschliches Verhalten erklärbarer werden lassen. Die Bedeutung neuroendokrin-immunologischer Interaktionen für psychische und körperliche Krankheiten wurde in den letzten Jahren zunehmend erkannt. Parallel dazu hat die Verfügbarkeit von verfeinerten Untersuchungsmethoden zugenommen. Wie das vorliegende Buch verdeutlicht, erstaunt daher nicht, dass die Forschung auf dem Gebiet der Psychoendokrinologie und Psychoimmunologie mit großem Engagement vorangetrieben wird.

Ziel dieses Buches

Das Hauptanliegen des Buches ist es, eine Auswahl körperlicher und psychischer Krankheiten darzustellen, bei denen ein psychoendokrines und psychoimmunologisches Wechselspiel mit klinischer Bedeutung besteht. Das Buch will damit auch zum wissenschaftlich fundierten fließenden Übergang der traditionellen Einteilung in psychische und körperliche Krankheiten beitragen. Die methodologische Güte vieler in diesem Buch präsentierter Daten stärkt zweifellos die Grundannahme der Psychosomatik, Verhaltensmedizin und des biopsychosozialen Konzepts von Gesundheit und Krankheit, nämlich dass Psyche und Soma untrennbar miteinander verknüpft sind.

Die Fülle an Daten, Erkenntnissen, Konzepten und Methoden, die aus verschiedenen Fachgebieten in den letzten drei Jahrzehnten zusammengetragen wurden, ist immens und mittlerweile kaum mehr überschaubar. Die Autoren der einzelnen Kapitel wurden von uns gebeten, aus dem umfangreichen Datenmaterial eine Selektion gemäß der wichtigsten Ausrichtungen im jeweiligen Gebiet und unter Berücksichtigung der zur Verfügung stehenden Seitenzahl zu treffen. Die Herausgeber freuen sich deshalb besonders, dass sie für die einzelnen Kapitel dieses Buches Wissenschaftlerinnen und Wissenschaftler gewinnen konnten, die für das von ihnen bearbeitete Gebiet ausgewiesene Experten sind. Nach Ansicht der Herausgeber ist so jedes Kapitel genügend vertieft dargestellt, ohne dass durch zu viel Detailinformation der Überblick verloren ginge. Die Herausgeber und Autoren sind sich bewusst, dass für dieses Buch Daten zusammengetragen wurden, die weltweit von einer Vielzahl von Forschergruppen erarbeitet wurden. Ihnen allen sei an dieser Stelle gedankt. Die Herausgeber bitten um Verständnis, dass aus Platzgründen leider nicht alle Beträge in diesem Buch berücksichtigt werden konnten.

An wen wendet sich dieses Buch?

Mit diesem State-of-the-art-Buch zur Psychoendokrinologie und Psychoimmunologie soll eine Lücke im deutschsprachigen Raum geschlossen werden. Entgegen der teilweise umfangreicheren englischsprachigen Bücher zum Thema, in denen ohne deklarierten didaktischen Anspruch eine umfangreiche Zusammenstellung hochspezialisierter Fachliteratur präsentiert wird, möchte das vorliegende Buch das psychoendokrinologische und psychoimmunologische Wissen für Ärzte und Psychologen in einer möglichst klar aufbereiteten Form vermitteln. Das Buch richtet sich speziell an Ärzte für Psychosomatik, Psychiatrie und Psychotherapie sowie innere Medizin, an psychologische Psychotherapeuten und klinische Psychologen sowie Studierende der Medizin und Psychologie.

- Klinisch tätigen Kollegen soll das Buch in ihrem psychosomatischen Selbstverständnis stärken und auf den neusten Stand psychosomatischer Konzepte bringen.
- Psychotherapeutisch tätigen Kollegen möchte das Buch bewusster machen, dass sie bei ihren Interventionen stets davon ausgehen müssen, nicht nur auf die Psyche, sondern auch auf neuroendokrinologisch-immunologische Vorgänge einzuwirken. Für die Psychoedukation der Patienten über das reziproke Zusammenspiel von Psyche und Soma können die Inhalte dieses Buches in angepasster Form mit Gewinn für die klinische Arbeit verwendet werden.
- In der Lehre tätigen Kollegen kann das Buch mit aktualisiertem Wissen für die Gestaltung von Lehrveranstaltungen unterstützen.
- Studierenden gibt das Buch die Möglichkeit, Vorlesungsinhalte gezielt nachzulesen und zu vertiefen.
- In der Forschung tätigen Kollegen möchte das Buch aufzeigen, welche Fragestellungen die Psychoendokrinologie und Psychoimmunologie bearbeitet und wo Lücken und teilweise widersprüchliche Befunde mit weiterem Forschungsbedarf bestehen.

Die Diskussion der methodologischen Fallstricke bei der Messung neuroendokriner und immunologischer Parameter will einen Beitrag zur State-of-the-art-Forschung im Gebiet leisten. Die Komplexität des Gebiets macht klar, dass die Forschung besonders dann profitiert, wenn verschiedene Fachrichtungen, darunter die Psychosomatik, Psychiatrie, Psychologie, Verhaltensmedizin, Neurowissenschaften, Endokrinologie, Immunologie und innere Medizin im interdisziplinären Austausch die hochkomplexen Fragestellungen bearbeiten. Mit der Darstellung der psychoendokrinologischen und psychoimmunologischen Forschungsergebnisse im Bezug zu einzelnen Krankheitsbildern wollen die Herausgeber darauf hinweisen, dass experimentelle und klinische Grundlagenforschung versuchen sollte, neue Erkenntnisse in den klinischen Alltag zu transferieren.

Aufbau des Buches

Das Buch gliedert sich in einen allgemeinen Teil I, der die Grundlagen der Psychoendokrinologie und Psychoimmunologie in komprimierter Form darstellt und sich in zehn Kapitel gliedert.

Es folgt Teil II »Klinik«, in dem dann die einzelnen Krankheitsbilder abhandelt werden. Dieser Teil II befasst sich mit der Psychoendokrinologie und Psychoimmunologie bezogen auf wichtige klinische Krankheitsbilder und gliedert sich in neun Kapitel. Die Wahl fiel auf Krankheitsbilder, bei denen die Herausgeber für die Klinik relevante Erkenntnisse sehen und für die in den nächsten Jahren mit einiger Sicherheit weitere interessante und wichtige Entwicklungen zu erwarten sind.

Vor dem Hintergrund der dargestellten Inhalte der einzelnen Kapitel und der zu erwartenden zukünftigen rasanten Entwicklungen auf dem Gebiet der Psychoendokrinologie und Psychoimmunologie, rundet ein Ausblick der Herausgeber das Buch ab. Es sei vorweggenommen, dass die Herausgeber der Überzeugung sind, dass dem noch jungen Gebiet der Psychoendokrinologie und Psychoimmunologie eine verheißungsvolle Zukunft mit wichtigen Erkenntnissen für den klinischen Alltag prophezeit werden kann.

Danksagungen

Die Herausgeber möchten ihren Dank einer Reihe von Personen aussprechen, die durch ihre tatkräftige Unterstützung das vorliegende Buch ermöglicht haben. Zum einen sind dies die Autorinnen und Autoren, die begeistert zugesagt haben, an diesem Buch mitzuwirken. Dank deren fachlich hochkompetenter Beiträge ist es den Herausgebern gelungen, ihre Vorstellungen zu einem zeitgemäßen Buch der Psychoendokrinologie und Psychoimmunologie zu verwirklichen. Ohne die Unterstützung seitens des Springer-Verlags wäre dieses Buch nicht zustande gekommen. Frau Scheddin und Frau Schulz haben sich von Anfang an für die Idee eines Buches zur Psychoendokrinologie und Psychoimmunologie begeistert. Dementsprechend tatkräftig haben sie die Verlagsarbeiten unter der überaus kompetenten Mitarbeit der Lektorin, Frau Horlacher, der ebenfalls ein großer Dank gebührt, vorangetrieben. Ebenso gebührt der Dank verschiedenen, an den Lehrstühlen der Herausgeber tätigen Mitarbeitenden und weiteren Fachkräften. Diese haben zu den einzelnen Beiträgen konstruktive Rückmeldungen zu inhaltlichen und fachlichen Fragestellungen gemacht und dafür gesorgt, dass die einzelnen Kapitel didaktischen Ansprüchen gerecht werden. Letztlich möchten die Herausgeber auch ihrem persönlichen Umfeld danken, das mit wohlwollender Unterstützung dafür gesorgt hat, dass die Herausgeber die notwendigen zeitlichen Ressourcen und mentalen Energien freistellen konnten, um das vorliegende Buch zu verwirklichen.

Eine Anmerkung zum Schluss: Wenn im Buch das generische Maskulinum verwendet wurde, dann nur in seiner geschlechtsneutralen Form, um die Lesbarkeit zu verbessern. Sofern die Geschlechtszugehörigkeit in den Texten von Bedeutung war, wurde selbstverständlich sprachlich differenziert.

Ulrike Ehlert, Roland von Känel
Zürich und Bern, im Herbst 2010

Inhaltsverzeichnis

Autorenverzeichnis

Abbruzzese, Elvira, Dr. des.
Klinische Psychologie
und Psychotherapie
Universität Zürich
Binzmühlestraße14/26
8050 Zürich, Schweiz
e.abbruzzese@psychologie.
uzh.ch

Antoni, Michael H., Ph. D.
Department of Psychology
and Sylvester Comprehensive
Cancer Center
University of Miami
5665 Ponce DeLeon Blvd
Coral Gables, FL 33124, USA
mantoni@miami.edu

Beinder, Ernst, Prof. Dr. med.
Universitätsspital Zürich
Dept. Frauenheilkunde
Klinik für Geburtshilfe
Frauenklinikstraße 10
8091 Zürich, Schweiz
ernst.beinder@usz.ch

Dainese, Sara M., lic. phil.
Klinische Psychologie
und Psychotherapie
Universität Zürich
Binzmühlestraße14/26
8050 Zürich, Schweiz
s.dainese@psychologie.uzh.ch

De Geus, Eco J., Ph. D.
Department of Biological
Psychology
Vrije Universiteit
Van der Boechorststraat 1
1081 BT Amsterdam,
Niederlande
jcn.de.Geus@psy.vu.nl

Ditzen, Beate, Dr. phil.
Klinische Psychologie
und Psychotherapie
Psychologisches Institut
Universität Zürich
Binzmühlestraße 14/26
8050 Zürich, Schweiz
b.ditzen@psychologie.uzh.ch

Drobnjak, Suzana, lic. phil.
Klinische Psychologie
und Psychotherapie
Universität Zürich
Binzmühlestraße14/26
8050 Zürich, Schweiz
s.drobnjak@psychologie.uzh.ch

Edwards, Kate M., Ph. D.
Department of Psychiatry
University of California
San Diego
9500 Gilman Dr., La Jolla
CA 92093-0804, USA
kmedwards@ucsd.edu

Ehlert, Ulrike, Prof. Dr. rer. nat.
Klinische Psychologie
und Psychotherapie
Psychologisches Institut
Universität Zürich
Binzmühlestraße 14/26
8050 Zürich, Schweiz
u.ehlert@psychologie.uzh.ch

**Elsenbruch, Sigrid,
Prof. Dr. phil.**
Institut für Medizinische
Psychologie und Verhaltens-
immunbiologie
Universitätsklinikum Essen
Hufelandstraße 55
45122 Essen
sigrid.elsenbruch@uk-essen.de

Gaab, Jens, Priv.-Doz. Dr. phil.
Psychotherapeutisches Zentrum
Universität Zürich
Attenhoferstraße 9
8032 Zürich, Schweiz
j.gaab@psychologie.uzh.ch

Ghaemmaghami, Pearl, lic. phil.
Klinische Psychologie
und Psychotherapie
Universität Zürich
Binzmühlestraße14/26
8050 Zürich, Schweiz
p.ghaemmaghami@psychologie.
uzh.ch

Gold, Stefan M., Dr. phil.
Neurologische Klinik
Medizinische Psychologie
Universitätsklinikum Hamburg-
Eppendorf
Martinistraße 52
20246 Hamburg
gold@uke.uni-hamburg.de

**Heesen, Christoph,
Prof. Dr. med.**
Institute of Neuroimmunology
and Clinical MS Research
(inims)
Martinistraße 52
20246 Hamburg
heesen@uke.uni-hamburg.de

Heim, Christine, Ph. D.
Department of Psychiatry
and Behavioral Science
Emory University School
of Medicine
101 Woodruff Circle, Suite 4005
Atlanta, GA 30322, USA
cmheim@emory.edu

von Känel, Roland, Prof. Dr. med.
Universitätsklinik für
Allgemeine Innere Medizin
Kompetenzbereich für
Psychosomatische Medizin
Universitätsspital, Inselspital
3010 Bern, Schweiz
roland.vonkaenel@insel.ch

Kübler, Ulrike, Dipl.-Psych.
Klinische Psychologie
und Psychotherapie
Universität Zürich
Binzmühlestraße14/26
8050 Zürich, Schweiz
u.kuebler@psychologie.uzh.ch

Kudielka, Brigitte M., Prof. Dr. rer. nat.
Jacobs Center on Lifelong
Learning and Institutional
Development
Jacobs University Bremen gGmbH
Campus Ring 1
28759 Bremen
b.kudielka@jacobs-university.de

Leserman, Jane, Ph. D.
Departments of Psychiatry
and Medicine
University of North Carolina
at Chapel Hill
Medical School Wing C, Room
233
Chapel Hill, North Carolina
27599-7160, USA
jles@med.unc.edu

Lutgendorf, Susan, Ph. D.
Department of Psychology
Urology, and Obstetrics
and Gynecology
and Holden Comprehensive
Cancer Center
University of Iowa
E 228 Seashore; IA 52242-1407
USA
susan-lutgendorf@uiowa.edu

Marshall, Gailen D., Jr., M. D., Ph. D., FACP
Division of Clinical
Immunology and Allergy
Laboratory of Behavioral
Immunology Research
University of Mississippi
Medical Center
2500 North State Street N416
Jackson, MS 39216-4505, USA
gmarshall@medicine.umsmed.edu

Miller, Andrew H., M. D.
Department of Psychiatry
and Behavioral Science
Emory University School
of Medicine
1365-B Clifton Rd, 5th floor
Atlanta, GA 30322, USA
Amill02@emory.edu

Mills, Paul J., Ph. D.
Department of Psychiatry
University of California
San Diego
9500 Gilman Dr., La Jolla
CA 92093-0804, USA
pmills@ucsd.edu

Nater, Urs, Dr. phil.
Klinische Psychologie
und Psychotherapie
Universität Zürich
Binzmühlestraße14/26
8050 Zürich, Schweiz
u.nater@psychologie.uzh.ch

Rohleder, Nicolas, Ph. D.
Department of Psychology
Brandeis University
MS 062 PO Box 549110
Waltham, MA 02454, USA
rohleder@brandeis.edu

Schedlowski, Manfred, Prof. Dr. rer. biol. hum.
Institut für Medizinische
Psychologie und Verhaltens-
immunbiologie
Universitätsklinikum Essen
Hufelandstraße 55
45122 Essen
manfred.schedlowski@k-essen.de

Temoshok, Lydia, Ph. D.
Department of Medicine
Behavioral Medicine, Institute
of Human Virology
University of Maryland School
of Medicine, Baltimore
725 West Lombard St. N147
Baltimore, MD. 21201, USA
ltemoshok@ihv.umaryland.edu

Thoma, Mirjam, Dr. des.
Klinische Psychologie
und Psychotherapie
Universität Zürich
Binzmühlestraße14/26
8050 Zürich, Schweiz
m.thoma@psychologie.uzh.ch

Wirtz, Petra H., Dr. phil.
Klinische Psychologie
und Psychotherapie
Universität Zürich
Binzmühlestraße14/26
8050 Zürich, Schweiz
p.wirtz@psychologie.uzh.ch

Wüst, Stefan, Priv.-Doz. Dr. rer. nat.
Zentralinstitut für Seelische
Gesundheit
Abteilung Genetische
Epidemiologie in der Psychiatrie
J 5
68159 Mannheim
stefan.wuest@zi-mannheim.de

Abkürzungsverzeichnis

Abkürzung	Deutsch	Englisch
5′UTR	5′-untranslatierte Region	
A	Adrenalin	
ACE	Angiotensin-Konversionsenzym	
ACTH	adrenokortikotropes Hormon, Adrenokortikotropin	
AgRP	Agouti-ähnliches Protein	agouti-related peptide
AHI	Apnoe-Hypopnoe-Index	
AIDS	erworbenes Immundefektsyndrom	acquired immune deficiency syndrome
AK	Antikörper	
AKS	akutes Koronarsyndrom	
ANP	atriales natriuretisches Peptid	
ANS	autonomes Nervensystem	
APZ	antigenpräsentierende Zellen	
AR	Adrenozeptoren	
ARC	Nucleus arcuatus	
ART	antiretrovirale Therapie	
AVP	Arginin-Vasopressin, antidiuretisches Hormon	
BALT	bronchienassoziiertes lymphatisches Gewebe	
BDNF		brain derived neurotrophic factor
BHS	Blut-Hirn-Schranke	
BRAC		basic-rest-activity-cycles
BrdU	5-Brom-2′-desoxyuridin	
BZR	B-Zell-Rezeptoren	
cAMP	zyklisches Adenosinmonophosphat	
CART		cocaine- and amphetamine-regulated transcript
CBG	kortikosteroidbindendes Globulin	corticosteroid-binding globulin
CBSM		cognitive behavioral stress management
CCK	Cholezystokinin	
CD		cluster of differentiation
CDC		Centers for Disease Control and Prevention
CFS	chronisches Erschöpfungssyndrom	chronic fatigue syndrome

Abkürzung	Deutsch	Englisch
CG	Choriongonadotropin	
CGrP		Calcitonin gene related peptide
CHI	chronische Herzinsuffizienz	
CHIP		Coping in Health and Illness Projekt
CMV	Cytomegalievirus	
COMT	Catechol-O-Methyl-Transferase	
CPAP		continous positive airway pressure
CR	konditionierte Reaktion	
CREB		cAMP response element binding protein
CRH	Kortikotropin-releasing-Hormon	
CRP	C-reaktives Protein	
CS	konditionierter Stimulus	
CsA	Zyklosporin A	
CUBB	chronische Unterbauchbeschwerden	
DA	Dopamin	
DHEA	Dehydroepiandrosteron	
DHEA-S	an Sulfat gebundenes DHEA	
DMH	Nucleus dorsomedialis, dorsomedialer Nukleus des Hypothalamus	
dmSCN	*dorsomedialer Teil des SCN*	
DMV	dorsaler Motornukleus des Hypothalamus	
dNTP	Desoxyribonukleosidtriphosphate	
DOPA	Dihydroxyphenylalanin	
EAE	experimentell-autoimmune Enzephalomyelitis	
EBV	Epstein-Barr-Virus	
EHT	essenzielle Hypertonie	
EIA	Enzymimmunoassay	enzyme immunoassay
ELISA	Enzyme-linked-immunosorbent-Assay	enzyme-linked immunosorbent assay
ENS	enterisches Nervensystem	
EPDS		Edinburgh Postnatal Depression Scale
ER	Östrogenrezeptor	estrogen receptor
ESS		Epworth Sleepiness Scale
ETS		environmental tabacco smoke
FACS		fluorescence activated cell sorting
FEV_1		forced expiratory volume in the first second

Abkürzung	Deutsch	Englisch
FHA	funktionelle hypothalamische Amenorrhö	
FIA	Fluoroimmunoassay	
fMLP	f-Met-Leu-Phe-Peptid	
FMS	Fibromyalgiesyndrom	fibromyalgia syndrome
FSC		Forwardscatter
FSH	follikelstimulierendes Hormon	
FVII	Blutgerinnungsfaktor VII	
GABA	Gammaaminobuttersäure	
GALP		Galanin-like peptide
GALT		gut-associated lymphoid tissue
GDNF		glial cell line-derived neurotrophic factor
GH	Wachstumshormon	
GHRH	Growth-hormone-releasing-Hormon	growth hormone releasing hormone
Gi	inhibitorische G-Proteine	
GIP	glukoseabhängiges insulinotropes Peptid, gastrininhibitorisches Peptid	
GIT	Gastrointestinaltrakt	
GLP-1	Glukagon-like-Peptid-1	Glukagon-like peptid-1
GnRH	Gonadotropin-releasing-Hormon	Gonadotropin-releasing hormone
GR	Glukokortikoidrezeptoren Typ 1	
GRE		glucocorticoid responsive elements
GRP	Gastrin-releasing-Peptide	Gastrin-releasing peptide
GS	Gaschromatografie	
Gs	stimulierende G-Proteine	
GWAS	genomweite Assoziationsstudien	
HAART	hochaktive antiretrovirale Therapie	
hCG	humanes Choriongonadotropin	
hCS	humanes Chorionsomatomammotropin	
HCT	humanes Chorionthyreotropin	
HDAC	Histondeazetylase	
HDL		high-density lipoprotein
HEV	hochendotheliale Venolen	
HHGA	Hypothalamus-Hypophysen-Gonaden-Achse	
HHNA	Hypothalamus-Hypophysen-Nebennierenrinden-Achse	
HHSA	Hypothalamus-Hypophysen-Schilddrüsen-Achse	

Abkürzung	Deutsch	Englisch
HIV	humanes Immundefizienzvirus	
HLA	humanes Leukozyten-Antigen	human leukozcyte antigen
HPA		hypothalamic pituitary adrenal
HPAA		hypothalamus pituitary adrenal axis
HPL	humanes Plazentalaktogen	
HPLC		high performance liquid chromatography
HPV	humanes Papillomavirus	
HRV	Herzratenvariabilität	
HWE	Hardy-Weinberg-Equilibrium	
IA2	assoziiertes Inselantigen 2	
IBS	Reizdarmsyndrom	irritable bowel syndrome
ICAM	interzelluläres Adhäsionsmolekül	
ICD	implantierbarer Cardioverter-Defibrillator	
ICSI	intrazytoplasmatische Spermieninjektion	
IDO	Indoleamin-(2,3)-dioxygenase	
IFN-γ	Interferon-gamma	
Ig	Immunglobuline	
IGF-1 u. IGF-2	insulinähnliche Wachstumsfaktoren	insulin-like growth factor
IL	Interleukin	
IL-1Ra	Interleukin-1-Rezeptorantagonist	
IL-4	Interleukin-4	
IML	intermediolaterale Kolumne	
INF	Interferon	
ipRGC	fotosensitive retinale Ganglionzellen	
IVF	In-vitro-Fertilisation	
KHK	koronare Herzkrankheit	
KIR		killer inhibitory receptors
KIR	Killerimmunglobulinrezeptoren	
KLH	Keyhole-Limpet-Hämocyanin	
LAK	lymphokinaktivierte Killerzellen	
LD		linkage disequilibrium
LDL	Lipoprotein niederer Dichte	low-density lipoprotein
LDL-Cholesterin	Low-density-lipoprotein-Cholesterin	Low-density lipoprotein cholesterin
LGL		large granular lymphocytes
LH	luteinisierendes Hormon	

Abkürzung	Deutsch	Englisch
LHD	Laktatdehydrognease	
LIA	Lumineszenzimmunoassay	
LPR	Lymphozyten-Proliferationsreaktion	
LPS	Lipopolysaccharide	
MALT	mukosaassoziiertes lymphatisches Gewebe	
MAO	Monoaminooxydase	
MBL	mannanbindendes Lektin	
MBSR		meditation-based stress reduction
MCP-1	Monozyten-Chemoattraktor-Protein-1	monocyte chemoattractant protein-1
MetS	metabolisches Syndrom	
MFSI-SF		Multidimensional Fatigue Symptom Inventory-Short Form
MHC	Haupthistokompatibilitätskomplex	major histocompatibility complex
MIF	Makrophagen-Migrationsinhibitionsfaktor	macrophage migration inhibitory factor
MIP	Makrophagen-inflammatorische Proteine	Macrophage inflammatory protein
MMP	Matrix-Metalloproteinasen	
MNC	mononukleäre Zellen	
MPOA	mediale präoptische Area des Hypothalamus	
MR	Mineralokortikoidrezeptoren	
MRIH	Melanotropin-release-inhibiting-Hormon	Melanotropin-release inhibiting hormone
MRT	Magnetresonanztomografie	
MS	multiple Sklerose	
MSH, Melanotropine	melanozytenstimulierendes Hormon	
MSLT		Multiple Sleep Latency Test
NA	Noradrenalin	
NAD	Nikotinsäureamid-Adenin-Dinukleotid	
NANC	noradrenerg, noncholinerg	
NF-κB	Nuklearfaktor-kappa-B	nuclear factor 'kappa-light-chain-enhancer' of activated B-cells
NGF		nerve growth factor
NK-Zellen, NK-T-Zellen	natürliche Killerzellen	natural killer cells
NNM	Nebennierenmark	
NNR	Nebennierenrinde	
NO	Stickoxid	nitric oxide
NOS	Stickoxidsynthetase	

Abkürzung	Deutsch	Englisch
NPY	Neuropeptid Y	
NTS	Nucleus tractus solitarii	
OI	opportunistische Infektionen	
OSAS	obstruktives Schlafapnoe-Syndrom	
OXY	Oxytozin	
PAI-1	Plasminogen-Aktivator-Inhibitor-1	
pAVK	periphere arterielle Verschlusskrankheit	
PBMC	mononukleären Zellen des peripheren Blutes	peripheral blood mononuclear cells
PBS		phosphate buffered saline
PCOS	polyzystisches Ovarialsyndrom	
PCR	Polymerasekettenreaktion	
PET	Positronenemissionstomografie	
PHA	Phythämagglutinin	
PHA	Phytohemagglutinin	
PIA	Partikelimmunoassay	
PIF	Prolaktin-inhibiting-Faktor	
PKA	Proteinkinase A	
PNMT	Phenylethanolamin-N-Methyltransferase	
PNS	parasympathisches Nervensystem	
POMC	Proopiomelanokortin	
POMS		Profil of Mood States
PPP	pankreatisches Polypeptid	
PRH	Prolaktin-releasing-Hormon	
PRL	Prolaktin	
PSG	Polysomnografie	
PTBS	posttraumatische Belastungsstörung	
PVN	Nucleus paraventricularis	
PYY	Peptid Tyrosyl-Tyrosin	
qRT-PCR	Real-time-Polymerase-Kettenreaktion	
RA	rheumatoide Arthritis	
RAAS	Renin-Angiotensin-Aldosteron-System	
RANTES		regulated on activation normal T cell expressed and secreted
REM		rapid eye movement
REM-Latenz		REM latency

Abkürzung	Deutsch	Englisch
rhIFN-γ	rekombinantes humanes Interferon-gamma	
RHT	retinohypothalamischer Trakt	
RIA	Radioimmunoassay	
RT	reverse Transkription	
SAM	sympathoadrenomedulläres System	
SAM-Achse	sympathoadrenomedulläre Achse	
SCN	Nucleus suprachiasmaticus	
SDS		sodium dodecyl sulfate
SE	Schlafeffizienz = Quotient TST/TIB	sleep efficiency
SEA, SEB	Staphylokokken-Enterotoxin A und B	
SET	supportiv-expressive Gruppentherapie	supportive expressive therapy
SHBG		sex hormone-binding gobulin
sICAM-1:	solubles (lösliches) Interzelluläres Adhäsionsmolekül-1	soluble intercellular adhesion molecule-1
SIV	simiane Immundefizienzvirus	
SLE	systemischer Lupus erythematodes	
SNP		single nucleotide polymorphism
SNS	sympathisches Nervensystem	
SOL	Einschlafzeit	sleep onset latency
SRBC	Schafserythrozyten	
SRIF		Somatotrophin release inhibitory factor
SSC		sidescatter
SSRI	selektive Serotoninwiederaufnahmehemmer	
SST	Somatostatin	
STAT		signal transducers and activators of transcription
SWS		slow wave sleep
T_3	Trijodothyronin	
T_4	Thyroxin	
TAM	tumorassoziierte Makrophagen	
TBG	thyroxinbindendes Globulin	
Tc	zytotoxische T-Zellen oder T-Killerzellen	cytotoxic T cells
TD-Antigene	thymusabhängige Antigene	
TF	Gewebefaktor	tissue factor
TGF-α, TGF-β	transformierender Wachstumsfaktor, Typ α, -β	transforming growth factor
TH1	T-Helferzellen Typ 1	

Abkürzung	Deutsch	Englisch
TH-Zellen	T-Helferzellen	
TIA	transiente ischämische Attacke	
TI-Antigene	thymusunabhängige Antigene	
TIB	Gesamtzeit im Bett	time in bed
TIL	tumorinfiltrierende Lymphozyten	
TIMP		tissue inhibitors of metalloproteinases
TNF	Tumornekrosefaktor	
TNF-α	Tumornekrosefaktor-α	
TNP-KLH	Trinitrophenol-KLH	
t-PA	Gewebsplasminogenaktivator	tissue-type plasminogen activator
TReg	regulatorische T-Zellen	
TRH	Thyreotropin-releasing-Hormon	
TrkB	Tyrosinkinase-B-Rezeptor	
TSH	thyreoidastimulierendes Hormon	
TSST	Trierer Sozialer Stress Test	Trier Social Stress Test
TST	Gesamtschlafdauer	total sleep time
TZR	T-Zell-Rezeptor	
US	unkonditionierter Stimulus	
VCAM-1	vaskuläres zelluläres Adhäsionsmolekül-1	vascular cellular adhesion molecule-1
VEGF		vascular endothelial growth factor
VIP	vasoaktives intestinales Peptid	
vlSCN	ventrolateraler Teil des SCN	
VMH	ventromedialer Hypothalamus	
VNTR		variable number of tandem repeat
VWF	Von-Willebrand-Faktor	von Willebrand factor
WASO	intermittierende Wachzeit	wake after sleep onset
WBC	Leukozyten	white blood cells
WIHS		Women's Interagency HIV Study
ZMV	Zytomegalievirus	
ZNS	zentrales Nervensystem	
ZVK	zerebrovaskuläre Verschlusskrankheit	

Grundlagen

Das endokrine System

Ulrike Ehlert

Die (Psycho-)Endokrinologie ist ein faszinierendes Forschungs- und Arbeitsfeld, in dem in den letzten Jahrzehnten mit großem Output neue Erkenntnisse über Hormone und deren Funktionen publiziert wurden. Ein Ende der Entdeckung neuer Botenstoffe und Hormone ist in der Tier- und Humanphysiologie nicht absehbar. Die Vielzahl und Ausdifferenzierung neuer Messmethoden sowie die Bereitschaft zu einer interdisziplinären Betrachtung physiologischer Systeme ermöglicht die Aufklärung (patho)-physiologischer Mechanismen, die nicht nur das Verständnis für Wirkungsweisen physiologischer Systeme vergrößern, sondern auch menschliches Verhalten erklärbarer werden lassen. Eine Konsequenz dieser fortlaufend neue Erkenntnisse produzierenden Forschung ist jedoch die Erfahrung, dass Befunde, die vor 20 Jahren noch als eindeutig und klar erschienen, durch neue Erkenntnisse häufig zu relativieren sind und der Eindruck entsteht, man wisse aufgrund der Komplexität endokriner Systeme heute weniger als vor 20 Jahren.

Dieses Kapitel soll dazu dienen, in einem ersten Schritt grundlegende morphologische und funktionelle Erkenntnisse der Endokrinologie darzustellen. Auf dieser Basis werden im zweiten Schritt verschiedene endokrine Systeme in ihrer vernetzten Funktion aufgezeigt und im dritten, für dieses Buch wichtigsten Teil werden die wechselseitigen Prozesse zwischen menschlichem Erleben und Verhalten auf der einen Seite und endokrinen Vorgängen auf der anderen Seite aufgezeigt. Es wird dabei vor allem darum gehen, grundlegende Erkenntnisse der Stressforschung darzustellen, da zwischen dem Erleben von Stress und endokrinen Vorgängen enge Zusammenhänge nachgewiesen sind. Schließlich werden Forschungsstrategien vorgestellt, mittels derer die komplexen Zusammenhänge zwischen psychischen und endokrinen Faktoren untersucht werden können.

1.1 Was sind Hormone?

Bereits im 19. Jahrhundert wurde in Fallbeschreibungen und post mortem Untersuchungen darauf hingewiesen, dass ein Zusammenhang zwischen Wachstumsstörungen (z. B. Riesenwuchs) und Hypophysendefekten (z. B. aufgrund eines Tumors) bestehen müsse, ohne dass der eigentliche Wirkmechanismus beschrieben wurde. Zu Beginn des 20. Jahrhunderts verdichteten sich Annahmen darüber, dass es bioaktive Substanzen im Organismus geben müsse. Die meisten dieser Untersuchungen basierten auf dem Prinzip, dass Extrakte aus bestimmten Körperregionen entzogen und reinjiziert wurden. Der in Frankfurt geborene Pharmakologe Otto Loewi (1873–1961), Nobelpreisträger für Medizin 1936, berichtete, dass er bereits 1903 annahm, Nervenendigungen könnten Substanzen enthalten, die bei Erregung freigesetzt werden und den Nervenimpuls auf Effektororgane übertragen. Jedoch habe er lange Zeit keine Möglichkeit gesehen, dies zu beweisen. Im Frühjahr des Jahres 1920 habe er mehrfach einen Traum gehabt, der ihm als experimentelle Grundlage für Untersuchungen am Froschherz gedient habe (Loewi 1960). Loewi reizte an einem isolierten Froschherzen für einige Minuten den Vagusnerv und entnahm dann Blut aus der Herzkammer. Dieses Blut tauschte er mit dem Blut aus einem zweiten isolierten Froschherzen aus, das daraufhin langsamer schlug, genau so, als ob sein eigener Vagusnerv gereizt worden wäre. Damit konnte Loewi zeigen, dass der Effekt der Vagusreizung über einen Stoff im extrazellulären Raum vermittelt wird. Dies ist das Prinzip der chemischen synaptischen Übertragung. Der Überträgerstoff ist Acetylcholin.

Hormone können ganz allgemein als chemische Signalstoffe definiert werden, die in speziellen Zellen produziert, üblicherweise über den Blutstrom in die verschiedenen Körperregionen transportiert werden und dort spezifische Wirkungen zeigen. Anders als exokrine Drüsen, die ihre produzierten Substanzen (Sekrete) wie Speichel, Milch, Magensäure oder Verdauungsenzyme an Körperhohlräume abgeben, sezernieren endokrine Drüsen die Hormone direkt ins Blut, in die Lymphe oder ins Gewebe.

Grundsätzlich gilt für alle Hormone, dass sie ihre Wirkung durch die Bindung an einen Rezeptor entfalten. Das bedeutet, dass ein Hormon dann wirken kann, wenn die Zielzelle(n) spezifische Ankoppelstellen, also Rezeptoren, für genau dieses Hormon besitzt.

Wirkt das Hormon als ein Neurotransmitter, so liegt die Besonderheit darin, dass die Substanz von einer Synapse eines Neurons freigesetzt wird und eine andere Zelle (ein Neuron oder eine Zelle in einem Effektororgan) in charakteristischer Weise beeinflusst. Um von einem Neurotransmitter sprechen zu können, müssen vier Kriterien erfüllt sein:

1. Die Substanz wird in Neuronen synthetisiert.
2. Sie liegt in der präsynaptischen Endigung vor und wird in genügend großer Menge freigesetzt, um eine bestimmte Wirkung am postsynaptischen Neuron oder Effektororgan hervorzurufen.
3. Wird die Substanz in entsprechender Konzentration exogen verabreicht, ahmt sie die Wirkung eines endogen freigesetzten Transmitters genau nach.
4. Es gibt einen spezifischen Mechanismus, um die Substanz vom Wirkungsort, dem synaptischen Spalt, zu entfernen.

Eine funktionelle Zwischenform zwischen Hormon und Neurotransmitter sind die Neuropeptide. Ihre Wirkung ist durch die Vermittlung langsamer, aber lang anhaltender endokriner und parakriner Effekte (▶ unten) gekennzeichnet. Üben sie einen unterstützenden oder hemmenden Einfluss auf Neurotransmitter aus, ohne eine eigenständige Reaktion hervorzurufen, werden sie auch als Neuromodulatoren bezeichnet.

In Abhängigkeit von ihrer chemischen Struktur lassen sich verschiedene Klassen von Botenstoffen unterscheiden: Peptid- oder Proteinhormone, Aminosäurenderivate, Steroidhormone und andere Stoffe.

Peptid- oder Proteinhormone Diese bilden die Mehrzahl aller Hormone. Sie bestehen aus Ketten von Aminosäuren. Sind wenige Aminosäuren aneinander gekettet, so spricht man von einem Oligopeptid. Sind 10–100 Aminosäuren aneinander gekettet, wird die Bezeichnung Polypeptid verwendet. Bei mehr als 100 aneinander geketteten Aminosäuren wird von einem Protein gesprochen. Peptid- und Proteinhormone sind nicht fettlöslich und können die Zellmembran nicht passieren.

Aminosäurenderivate Diese bestehen, im Gegensatz zu den Peptidhormonen, aus der umgewandelten Aminosäure Tyrosin. Sie sind klein und können deshalb die Zellmembran passieren.

Steroidhormone Diese bestehen nicht aus Aminosäureketten, sondern aus Fetten, wobei sie jeweils vier aneinander hängende Kohlenstoffringe aufweisen und aus Cholesterol synthetisiert werden. Je nach dem, welche Atome an den Kohlenstoffringen hängen, ergeben sich unterschiedliche Steroidhormone. Steroidhormone werden im endoplasmatischen Retikulum und der inneren Membran von Mitochondrien synthetisiert. Aufgrund ihrer Fettlöslichkeit können sie die Zellmembran frei passieren und sind deshalb nicht speicherbar.

Andere Botenstoffe, die nicht als Hormone bezeichnet werden Hierzu gehören z. B. die fettlöslichen Derivate der Arachidonsäure (Eicosanoide) wie Prostaglandine oder Thromboxane, Zytokine und Lymphokine (▶ Kap. 2), Pheromone (▶ Abschn. 1.4.2) und Enzyme wie die α-Amylase oder 17β-Hydroxylase (βHSD) (▶ Abschn. 1.3.2).

Unter Berücksichtigung dieser Einteilung der Hormone lässt sich in Anlehnung an Kleine u. Rossmanith (2007) die im Folgenden gezeigte tabellarische Auflistung und morphologische Zuordnung von Hormonen vornehmen (◘ Tab. 1.1, Tab. 1.2 und Tab. 1.3). Dabei ist zu beachten, dass be-

◘ Tab. 1.1 Wichtige Peptidhormone und ihre Bildungsorte

Hypothalamus	Agouti-ähnliches Protein (AgRP) Kortikotropin-releasing-Hormon (CRH) Gonadotropin-releasing-Hormon (GnRH) Growth-hormon-releasing-Hormon (GHRH, Somatoliberin) Neuropeptid Y (NPY) Somatostatin (SST oder SRIF, Somatotrophin release inhibitory factor) Thyreotropin-releasing-Hormon (TRH) Urokortin III

Tab. 1.1 (Forts.)

Adenohypophyse	Adrenokortikotropin (ACTH) »Calcitonin gene related peptide« (CGrP) Choriongonadotropin (CG) Endorphine Follikelstimulierendes Hormon (FSH) Luteinisierendes Hormon (LH) Prolaktin (PRL) Proopiomelanokortin (POMC) Thyreoidastimulierendes Hormon (TSH, Thyreotropin) Wachstumshormon (GH)
Neurohypophyse	Oxytozin (OXY) Vasopressin (AVP, Synonymbegriffe sind Arginin-Vasopressin, antidiuretisches Hormon, Adiuretin)
Schilddrüse	Kalzitonin
Nebenschilddrüsen	Parathormon
Leber	Angiotensine
Nieren	Renin
Pankreas	Amylin Insulin Somatostatin
Fettgewebe	Leptin
Magen-Darm-Trakt	Cholezystokinin (CCK) Gastrin Gastroinhibitorisches Peptid (GIP) Ghrelin Neurotensin Pankreatisches Polypeptid (PPP) Sekretin Somatostatin Substanz P Vasoaktives intestinales Peptid (VIP)
Sexualorgane	Follistatin
Plazenta	β-Endorphin

Tab. 1.2 Aminosäurenderivate und ihre primären Bildungsorte

Primäre Bildungsorte	Aminosäurenderivatgruppe	Hormone
Nebennierenmark, ZNS	Katecholamine	Adrenalin Dopamin Noradrenalin (NA)
ZNS, Leber, Milz, Darm		Serotonin
Pinealorgan (syn. Epiphyse, Zirbeldrüse)		Melatonin
Schilddrüse	Schilddrüsenhormone	Thyroxin (T_4) Trijodothyronin (T_3)

Tab. 1.3 Die fünf Klassen der Steroidhormone und ihre Bildungsorte

Bildungsorte*	Steroidhormonklasse	Hormone
Testes, Ovarien, Nebennieren	Androgene	Androstendion Androsteron Dehydroepiandrosteron Dihydrotestosteron Testosteron
Ovarien, Corpus luteum, Plazenta, Haut	Gestagene	Pregnandiol Pregnenolon Progesteron
Nebennieren, Haut	Glukokortikoide	Kortisol
Nebennieren	Mineralokortikoide	Aldosteron Cortexon Cortexolon
Ovarien, Nebennieren, Testes, Plazenta, Haut	Östrogene	Östradiol Östriol Östron

* Es mehren sich Untersuchungsbefunde, denen zufolge verschiedene Steroide wie Glukokortikoide oder Pregnenolon auch im ZNS synthetisiert werden. Diese werden dann als Neurosteroide bezeichnet (Hirst et al. 2006; Matsumoto et al. 2005).

stimmte Hormone sowohl im Zentralen Nervensystem (ZNS) als auch in endokrinen Drüsen des Körpers gebildet werden (z. B. Noradrenalin).

Es lässt sich zusammenfassend festhalten, dass es unterschiedliche Gruppen von Hormonen gibt, die im ZNS und/oder in der Körperperipherie produziert werden. Einige davon können per se, neben ihrer Funktion als Hormone, auch als Neurotransmitter wirken. Im Folgenden werden ausgewählte hormonproduzierende Drüsen und Hormone, die in der Psychoendokrinologie und -immunologie eine bedeutsame Rolle spielen, sowie deren Rezeptoren beschrieben.

1.2 Morphologie des endokrinen Systems

Im Gegensatz zu exokrinen Drüsen, die ihre Sekrete durch einen Ductus ableiten (z. B. Speichel aus den verschiedenen Speicheldrüsen, Schweiß aus den Schweißdrüsen), sezernieren endokrine Drüsen ihre Hormone direkt in das Blut oder die interzelluläre Flüssigkeit.

Die wichtigsten endokrinen Drüsen

- Epiphyse
- Hypothalamus
- Hypophyse mit der Adenohypophyse (Hypophysenvorderlappen) und der Neurohypophyse (Hypophysenhinterlappen)
- Schilddrüse und Nebenschilddrüsen (äußeres und inneres Epithelkörperchen)
- Thymus
- Pankreas
- Magen-Darm-Trakt
- Nebennieren
- Gonaden mit Testes und Ovarien
- Plazenta

Morphologie und Funktion der endokrinen Drüsen (von Werder 2005)

Die Epiphyse, der Hypothalamus und die Hypophyse haben ihren Sitz in zentralen Gehirnregionen bzw. im Schädel.

Epiphyse Die Epiphyse, auch Corpus pineale, Glandula pinealis oder Zirbeldrüse genannt, gehört zu den zirkumventrikulären Organen in den Ventrikelwänden des Gehirns, wird jedoch auch dem Epithalamus zugeordnet. Ein besonderes morphologisches Merkmal besteht darin, dass die Epiphyse auf der Blutseite der Blut-Hirn-Schranke sitzt. Die Epiphyse scheint eine besondere Rolle bei der Synchronisation der Biorhythmen (Tag-Nacht-Rhythmus) zu spielen (► Kap. 6) und produziert in den Pinealozyten Melatonin.

Hypothalamus Der Hypothalamus ist ein Abschnitt des Dienzephalon (Zwischenhirn) im Bereich des Chiasma opticum (Sehnervenkreuzung). Er wird von unten durch die Sella turcica (knöcherne Ausbuchtung, als Türkensattel bezeichnet), medial vom dritten Ventrikel und kranial vom Thalamus begrenzt. Der Hypothalamus lässt sich in einen

- medialen, ventrikelnahen und
- einen lateralen Teil trennen.

Der mediale Anteil setzt sich aus verschiedenen Kernarealen (Nuklei) zusammen. Diese lassen sich anhand ihrer funktionell gleichen neurosekretorischen Zellen charakterisieren. Es gibt parvozelluläre (kleinzellige) und magnozelluläre (großzellige) Neurone. Letztgenannte sind neurosekretorische Zellen und finden sich insbesondere im Nucleus supraopticus und im Nucleus paraventricularis. Im vorderen Teil des medialen Hypothalamus finden sich u. a. der Nucleus suprachiasmaticus und der Nucleus praeopticus medialis; kaudal liegen der Nucleus arcuatus und der Nucleus ventromedialis, dessen Neurone bis in den Nucleus infundibularis hin zur Eminentia mediana ziehen.

Der laterale Hypothalamus stellt die Verbindung zwischen dem medialen Hypothalamus, dem limbischen System und dem Mesenzephalon (Mittelhirn) dar. Das Infundibulum, der sog. Hypophysenstiel, liegt an der Eminentia mediana und verbindet den Hypothalamus mit der Hypophyse. Über den Hypophysenstiel werden Neuropeptide des Hypothalamus via Blutweg (Pfortadersystem, auch Portalsystem genannt) in die Adenophyse (Hypophysenvorderlappen) transportiert. Darüber hinaus reichen einige neurosekretorische Zellen direkt von der Eminentia mediana in die Neurohypophyse (Hypophysenhinterlappen).

Hypophyse Die Hypophyse setzt sich aus einem Vorder- und einem Hinterlappen zusammen. Ein hypophysärer Mittellappen (Pars intermedia) existiert beim Menschen nach der Embryonalentwicklung nur rudimentär. Die Hypophyse liegt

- extradural (außerhalb der Dura mater, Hirnhaut),
- es besteht kein Kontakt zum Liquor cerebrospinalis (Rückenmarkflüssigkeit).

Die Besonderheit der Adenohypophyse besteht darin, dass in ihren Zellen mehrere Tropine aber auch Interleukine wie das IL-6 produziert werden, wohingegen die Neurohypophyse keine Hormone produziert, sondern nur ausscheidet. Wie die Eminentia mediana ist die Neurohypophyse ein Neurohämalorgan, in dem Neurone direkt an Blutgefäßen enden und über diesen Weg Hormone sezerniert werden. Die neurosekretorischen Neurone haben primär ihren Ursprung in den Nuclei supraopticus und paraventricularis.

Schilddrüse und Nebenschilddrüsen Die Glandula thyreoidea (Schilddrüse) mit den Glandulae parathyroideae (Nebenschilddrüsen), die Glandulae adrenalis (Nebennieren) und die Gonaden sind endokrine Drüsen, die mehrheitlich durch Tropine der Adenohypophyse stimuliert werden.

Die Schilddrüse befindet sich unterhalb des Larynx (Kehlkopf) und vor der Trachea (Luftröhre). Die hormonbildenden Zellen sind Follikelepithelzellen (FC) und C-Zellen. Während erstere unter der Verwendung von gespeichertem Jod die Schilddrüsenhormone Thyroxin (Tetrajodthyronin, T_4) und Trijodthyronin (T_3) produzieren, werden Kalzitonin und Somatostatin in den C-Zellen gebildet. In den vier Nebenschilddrüsen, auch Epithelkörperchen genannt, wird von C-Zellen das Parathormon synthetisiert.

Gastroenteropankreatisches endokrines System (GEP) Das GEP gilt als Teil des diffusen neuroendokrinen Systems. Im Zwölffinger- und im Dünndarm (Duodenum und Intestinum tenue) werden die endokrinen Zellen als APUD-Zellen (»amine precursor uptake and decarboxylation«) bezeichnet. Diese produzieren CCK (I-Zellen), Sekretin (S-Zellen), gastroinhibitorisches Peptid (GIP) (K-Zellen) und Somatostatin (D-Zellen). Die Bauchspeicheldrüse (Pankreas) hat exokrine und endokrine Funktionen. Sie produziert einerseits Verdauungsenzyme, andererseits Hormone. Die Langerhans-Zellen liegen im exokrinen Drüsengewebe und setzen sich aus verschiedenen Zellentypen zusammen. Diese sind der Produktionsort der Hormone Glukagon (α-Zellen), Insulin (β-Zellen), Somatostatin (δ-Zellen), pankreatisches Polypeptid (PP-Zellen) und Ghrelin (ε-Zellen).

Nebennieren Die Nebennieren sind von den Nieren unabhängige Hormondrüsen, die ausschließlich aufgrund ihrer morphologischen Nähe zu den Nieren als Nebennieren bezeichnet werden. Die zwei Nebennieren setzen sich jeweils aus dem Nebennierenmark (Medulla glandulae suprarenalis) und der Nebennierenrinde (Cortex glandulae suprarenalis) zusammen. Medulla und Kortex haben unterschiedliche Funktionen und werden oft auch als zwei verschiedene Organe angesehen. Morphologisch gesehen bestehen die Nebennieren (von innen nach außen) aus der Medulla, der Zona reticularis, der Zona fasciculata, der Zona glomerulosa und der Capsula. Während die Medulla primär Katecholamine und L-Tyrosin produziert, in Granula gespeichert und diese bei cholinerger Stimulation freigesetzt werden, dienen die Zona reticularis der Androgensynthese, die Zona fasciculata der Kortisol- und Dehydroepiandrosteron (DHEA)-Produktion und die Zona glomerulosa der Synthese von Hormonen des Renin-Angiotensin-Aldosteron-Systems.

Gonaden Die Gonaden umfassen die jeweils paarigen Organe Testes (Hoden) und Ovarien (Eierstöcke). Beim Mann werden Hormone in den Sertoli- und Leydig-Zellen der Hoden gebildet. Die Sertoli-Zellen bilden

- das androgenbindende Protein,
- das Transportprotein für Testosteron und
- aus Testosteron Östrogen durch Aromatisierung.

In den Leydig-Zellen findet die Hauptproduktion des Testosterons statt.

In den Ovarien der Frau lassen sich wie bei den Nebennieren Medulla und Kortex voneinander unterscheiden. Im Kortex befinden sich die Oozyten, die im Verlauf der gebärfähigen Lebensphase einer Frau zu Follikeln heranreifen und beim Follikelsprung in die Tuben abgegeben werden. In der Mitte des Zyklus reißt der Follikel und die Eizelle wird zum Uterus transportiert. Das verbleibende Follikelgewebe wird zum Gelbkörper (Corpus luteum) umgebaut (Bezeichnung aufgrund der Einlagerung eines gelben Farbstoffs). Das Corpus luteum bleibt während der zweiten Zyklushälfte (Lutealphase) erhalten; es produziert und sezerniert Gelbkörper- und Follikelhormone (Östrogen und Progesteron). Wird das Corpus luteum nicht durch Chorinongonadotropin (hCG) stimuliert (Entstehung in Folge einer Schwangerschaft), degeneriert das Corpus luteum und es kommt zur Menstruation. Endokrin aktive ovarielle Zellen sind die Theka-interna-Zellen und Granulosa-Zellen. Erstgenannte bilden Testosteron, das von den zweitgenannten zu Östradiol umgewandelt wird. In der Lutealphase bilden beide Zellarten Progesteron.

Plazenta Ähnlich dem Follikel ist auch die Plazenta (Mutterkuchen) ein Organ, das nur temporär im weiblichen Körper vorhanden ist. Die Plazenta ist während der Schwangerschaft aktiv und wird nach der Geburt des Kindes als »Nachgeburt« ausgeschieden. Sie bildet sich nach der Einnistung der Blastozyste aus fetalen Trophoblasten und maternalem Endometrium. Endokrinologisch gesehen reguliert die Plazenta einerseits den Ein- und Ausstrom maternaler und fetaler Hormone durch die Produktion spezifischer Enzyme wie dem 11β-Hydroxysteroid Dehydrogenase Typ 2 (11-βHSD-2) und produziert andererseits selbst Hormone wie plazentares GH, CRH, verschiedene Prostaglandine, Lactogen, hCG oder Progesteron (ab dem 4. Monat der Schwangerschaft, nachdem das Corpus luteum seine Hormonproduktion eingestellt hat) (Fowden et al. 2008).

Haut Schließlich ist noch die Haut als endokrines Organ zu erwähnen, da die Hautzellen nicht nur durch Hormone beeinflusst werden, sondern selbst Hormone wie Insulin-like-growth-Faktoren, Proopiomelanokortin (POMC)-Derivate, Katecholamine, Kortisol und Östrogene freisetzen.

1.3 Kurze Beschreibung der wichtigsten Hormone und ihrer Rezeptoren

1.3.1 Was sind Rezeptoren und welche Aufgaben haben sie?

Ein Hormon kann nur dann einen Effekt zeigen, wenn die Zielzellen mit spezifischen Rezeptoren ausgestattet sind, an denen das jeweilige und genau nur das Hormon anbinden kann (fit-in oder Schlüssel-Schloss-Prinzip). Da die verschiedenen Hormonklassen (◘ Tab. 1.1, Tab. 1.2 und Tab. 1.3) unterschiedlich fettlöslich sind, docken sie an verschiedene Klassen von Rezeptoren an unterschiedlichen Zellbestandteilen an. Der Andockort am Rezeptor heißt Domäne und das Hormon, in diesem Fall der Bindungspartner, wird als Ligand bezeichnet. Gemeinsam ist allen Koppelungsprozessen, dass diese sehr schnell erfolgen, während die Konsequenzen, die in der Zelle, insbesondere im Zellkern, ausgelöst werden, lang anhaltende Effekte haben können.

Es werden Membranrezeptoren von intrazellulären Rezeptoren (auch als Steroidrezeptoren bezeichnet) unterschieden. Beiden Gruppen von Rezeptoren ist gemeinsam, dass sie nicht nur eine Spezifität für das jeweilige Hormon aufweisen, sondern dass es auch eine Vielzahl von Subtypen pro Rezeptor gibt. Die Unterteilung erfolgt entweder in griechischen Kleinbuchstaben, römischen Zahlen oder Kombinationen von Buchstaben und Zahlen. So werden z. B. die Rezeptoren für Adrenalin und Nordarenalin wie folgt unterteilt:

- α-adrenerge Rezeptoren mit den Subtypen 1A, 1B, 1D, 2A, 2B, 2C,
- β-adrenerge Rezeptoren mit den Subtypen 1, 2, 3.

Da Peptidhormone und Aminosäurenhormone nicht fettlöslich sind, docken sie mit Ausnahme der Schilddrüsenhormone (▶ unten) an Rezeptoren an, die sich auf der Zellmembran befinden. Dem entsprechend werden diese als membranassoziierte

Hormonrezeptoren bezeichnet und setzen sich aus einem extrazellulären, einem transmembranösen und einem intrazellulären Anteil zusammen. Durch den Ankoppelvorgang des Hormons am extrazellulären Anteil wird mittels des intrazellulären Anteils des Rezeptors in der Zelle ein »Secondmessenger« (wie z. B. zyklisches Adenosinmonophosphat, cAMP oder zyklisches Guanosinmonophosphat, cGMP) aktiviert, der dann die Wirkung der verschiedenen Hormone in der Zelle auslöst. Dieser Vorgang erfolgt relativ schnell, d. h. innerhalb von Sekunden bis Minuten. Membranassoziierte Hormonrezeptoren wirken auf

- die Aktivierung oder Hemmung von Enzymen,
- die Regulation intrazellulärer Transportprozesse,
- die Aktivierung von Membrantransportvorgängen,
- die Regulation der Genexpression.

Die fettlöslichen Steroidhormone und die Schilddrüsenhormone passieren die Zellmembran und koppeln an einen der 48 verschiedenen Steroidrezeptoren im Zytoplasma an. Diese Rezeptoren werden von Kofaktoren moduliert, die die Andockfähigkeit des jeweiligen Rezeptors beeinflussen. Das heißt, bei einer hohen Ansprechbarkeit werden mehr Domänen durch den jeweiligen Liganden besetzt als bei einer schwachen Ansprechbarkeit. Nach der Ligandenbindung kommt es jeweils zwischen zwei dieser auch als Kernrezeptoren bezeichneten Rezeptoren zu einer Verbindung. Dieser Vorgang wird als Dimerisierung bezeichnet. Es kommt zu einer Signalauslösung, die die Einwanderung des Dimers in den Zellkern erlaubt und durch Beeinflussung der Transkription von Genen die Synthese von Proteinen ermöglicht. Im Vergleich zur Wirkung der Peptid- und Aminosäurenhormone lösen die zytosolischen Rezeptoren für die Steroid- und Schilddrüsenhormone langsame Reaktionen aus (Minuten bis Stunden).

Aufgrund der Tatsache, dass verschiedene Steroidhormone nicht nur langsame, also zellrezeptorgesteuerte Prozesse auslösen, sondern auch schnelle Zellbeeinflussungseffekte zu beobachten sind, wurde in den letzten Jahren der erfolgreiche Nachweis membranständiger Rezeptoren für verschiedene Steroidhormone erbracht. Insbesondere für die verschiedenen Progesterone und Östrogene, die am Reproduktionsprozess beteiligt sind (Uterus, Sperma), findet sich das »fast-acting membrane-initiated steroid signaling« (MISS) (Hammes u. Lewin 2007).

1.3.2 Die wichtigsten Hormone

Die Beschreibung der wichtigsten menschlichen Hormone erfolgt entsprechend der vier Hauptklassen, also Peptid- oder Proteinhormone, Aminosäurenderivate, Steroidhormone und andere Stoffe (▶ Abschn. 1.1) sowie ihrem Entstehungsort.

Neuropeptide des Hypothalamus

Releasing-Hormone (Liberine)

Die verschiedenen Releasing-Hormone, auch als Liberine bezeichnet, sind Neuropeptide, die in bestimmten Kerngebieten im Hypothalamus gebildet werden und deren Neurone in der Eminentia mediana enden. Dort werden unter der Kontrolle von weiteren Hormonen und Neurotransmittern die Liberine in die Blutbahnen des Portalsystems freigesetzt. Diese Blutbahnen reichen bis in die Adenohypophyse. Dort bewirken die Neuropeptide die Sekretion der verschiedenen Tropine. Zu den Releasing-Hormonen gehören die unterschiedlich großen Peptide **CRH**, **TRH**, **GnRH** und **GHRH**, welche sich jeweils aus 3 bis 44 Aminosäuren zusammensetzen.

Die Ausschüttung von **CRH** unterliegt einem zirkadianen Rhythmus mit einer höheren Freisetzung am Morgen im Vergleich zum Abend. Die Sezernierung wird u. a. beeinflusst durch

- katecholaminerge Stimulation,
- eine negative Rückkopplung der unter ACTH-Einfluss gebildeten Glukokortikoide,
- IL-1β und TNF.

CRH wirkt als Liberin nicht nur für ACTH, sondern auch für POMC-verwandte Peptide. Weiterhin ist CRH in eine Vielzahl zentraler und peripherer Prozesse wie kardiovaskuläre und inflammatorische Vorgänge, die Thermoregulation oder die Hunger-Sättigung-Regulation involviert.

Im Zusammenhang mit CRH stehen die **Urokortine**. Die Peptide dieser Gruppe setzen sich jeweils aus etwa 40 Aminosäuren zusammensetzen. Sie weisen eine hohe chemische Übereinstimmung mit CRH auf. Urokortin III wird im Hypothalamus gebildet, wohingegen Urokortin I im Edinger-Westphal-Nucleus und Urokortin II im Locus coeruleus und Nucleus paraventricularis sezerniert wird. Wie CRH binden Urokortine ebenfalls an CRH-Rezeptoren, wobei eine höhere Affinität zu CRH2-Rezeptoren besteht. Während CRH als direkte Antwort auf Stress sezerniert wird, scheint dem Urokortin eine bedeutsame Rolle bei der Erholung von Stress zuzukommen.

TRH, auch Thyreoliberin genannt, initiiert den Schilddrüsenregelkreislauf durch Genexpression des TSH. Weiterhin scheint es auch die Transkription und Sekretion von Prolaktin zu stimulieren. Davon unabhängig wirkt TRH an verschiedenen weiteren Orten im Gehirn und Rückenmark in denen es als Neurotransmitter u. a. die Thermo-, Schmerz- und Schlaf-wach-Regulation sowie die Nahrungs- und Flüssigkeitsaufnahme mit beeinflusst. Die indirekten Effekte des TRH zeigen sich in der Beeinflussung der Magensäureproduktion und der Magen-Darm-Peristaltik via Vagusstimulation sowie der Insulinsekretion, Herzfrequenz und des Blutdrucks via sympathischer Beeinflussung. Aufgrund der kurzen Halbwertszeit des TRH ist es im Peripherblut nicht nachweisbar.

Das Dekapeptid **GnRH** wird aus einem prä-pro-GnRH synthetisiert, pulsatil in 30- bis 120-Minuten-Abständen freigesetzt und wirkt im Gehirn als Releaser für die Gonadotropine LH und FSH. Weiterhin beeinflusst es die Freisetzung des Schwangerschaftshormons hCG. In den letzten Jahren wurde ein zu 70% homologes GnRH-II-Peptid nachgewiesen. Wenngleich das Wirkungsspektrum beider GnRH noch nicht vollständig geklärt ist, scheinen beide Peptide reproduktionsbezogene Funktionen zu haben. Während eine der Hauptfunktionen des GnRH in der Freisetzung der o.g. Gonadotropine liegt, scheint GnRH-II das Sexualverhalten zu beeinflussen. Beide GnRH haben Einfluss auf die Entwicklung und den Verlauf von Tumoren an reproduktionsbezogenen Organen.

GHRH, auch als Somatoliberin bezeichnet, stimuliert die Bildung und Freisetzung von Somatotropin im Hypophysenvorderlappen und scheint gleichzeitig das Schlafverhalten zu beeinflussen, da eine unterdrückte Freisetzung von GHRH zu einer Reduktion des NREM-Schlafs führt (▶ Kap. 13). Weiterhin ist ein Tag-Nacht-Rhythmus in der GHRH-Freisetzung zu beobachten, der mit dem Wach-Schlaf-Verhalten korreliert. Auch extrahypothalamisch ist GHRH sowohl als Neurotransmitter in verschiedenen Hirnregionen als auch im Gastrointestinaltrakt vorhanden. Ähnlich dem GnRH scheint auch GHRH in bestimmten Tumoren (wie dem Pankreaskarzinom) vorzukommen und von diesen freigesetzt zu werden. Aufgrund der Produktion des Liberins sowohl im Gehirn als auch der Körperperipherie reflektiert eine Messung des Hormons im peripheren Venenblut nicht die Konzentrationen des GHRH in den verschiedenen Gehirnregionen.

Release-inhibiting-Hormone

Neben den genannten Liberinen beeinflussen verschiedene Release-inhibiting-Hormone das hypothalamisch-hypophysäre Hormongeschehen. Die Inhibiting-Hormone mit dem **Somatostatin** (**SST**), dem **Prolaktin-inhibiting-Faktor** (**PIF**) und dem **Melanotropin-release-inhibiting-Hormon** (**MRIH**) werden bezüglich ihrer Funktion teilweise kontrovers diskutiert.

Der Gegenspieler des Somatoliberins ist das hypothalamisch gebildete **SST**, das die GHRH-Freisetzung aus der Eminentia mediana blockiert und deshalb auch als »Somatotrophin release inhibitory factor« bezeichnet wird. Zusammen mit den »Zeitgebern« des Nucleus suprachiasmaticus nimmt SST einen modulierenden Einfluss auf die Freisetzung des GHRH während des Tages-Nacht-Freisetzungsrhythmus. SST findet sich auch in der Körperperipherie. Nachgewiesen ist die Bildung von SST im Pankreas, Magen und Dünndarm. Im Pankreas hat das Hormon eine parakrine Funktion, indem es die Freisetzung von Glukagon und Insulin aus den benachbarten α- und β-Zellen hemmt (▶ Abschn. 1.3.2). Weiterhin hemmt es GH, Gastrin und Cholezystokinin und nimmt modulierenden Einfluss auf die Muttermilchejektion.

Die Freisetzung von Prolaktin (PRL) in der Hypophyse steht neben der Beeinflussung durch TRH und VIP auch unter der Kontrolle des Prolaktin-releasing-Hormons (**PRH**) und des Prolaktin-inhibiting-Faktors (**PIF**). PRH findet sich im dorsomedialen Nukleus des Hypothalamus. Es ist zwar ein potenter Freisetzer für PRL, gilt aber nicht als Liberin im Sinne der oben genannten Neuropeptide, da sich morphologisch keine Neurone finden, die in das Pfortadersystem reichen. PRH wirkt als Neurotransmitter und nimmt Einfluss auf den Energiestoffwechsel, die Schmerzverarbeitung und autonome Funktionen. Es wird angenommen, dass es als Kotransmitter oder Modulator in den noradrenalinenthaltenden Neuronen aktiv ist und z. B. Einfluss auf den Nucleus paraventricularis nimmt (Uchida et al. 2010). In diesem Zusammenhang wird auch diskutiert, ob es sich bei PRH nicht um Oxytozin (OXY) handelt, da tierexperimentell durch OXY-Blockade die PRL-Freisetzung reduziert werden konnte. Der PIF scheint nach derzeitiger Erkenntnis Dopamin, also ein biogenes Amin (▶ unten) zu sein, das von Neuronenverbänden in den Nuclei paraventricularis und arcuatus des Hypothalamus sezerniert wird.

Das **MRIH**, auch als Melanostatin bezeichnet, ist ein Neuropeptid, das aus 3 Aminosäuren besteht und im Hypothalamus nachgewiesen wurde. In Tierexperimenten konnte gezeigt werden, dass eine Injektion von MRIH in den Hypothalamus die Freisetzung von Melanotropin (MSH) aus der Hypophyse blockiert.

Im Hypothalamus wird eine Reihe von Peptiden freigesetzt, welche in den Prozess der Nahrungsaufnahme involviert sind. Zu ihnen gehören das Agouti-ähnliche Peptid (**AgRP**), das Neuropeptid Y (**NPY**), **Leptin** und **Ghrelin**. Auch melanozytenstimulierende Hormone (**MSH**; Melanotropine) sind im Gehirn an der Regulation der Nahrungsaufnahmeregulation beteiligt und werden im Hypothalamus und im Hypophysenzwischenlappen gebildet. Neben dem Einfluss auf die Nahrungsaufnahme regulieren MSH u. a. die Melaninsynthese sowie die Melanozytenexpansion und die Pigmentdispersion.

Als Melanostatin scheint das NPY zu wirken. Darüber hinaus ist NPY der Auslöser des Hungergefühls, das im Gegenzug von Leptin unterdrückt wird. Leptin wird in geringen Mengen u. a. im Hypothalamus, der Hypophyse, der Plazenta, dem Gastrointestinaltrakt und in großen Mengen aus den Adipozyten (Fettzellen des Körpers) sezerniert. Sowohl in den Kerngebieten des Nucleus arcuatus als auch des Nucleus paraventricularis finden sich Leptinrezeptoren. In den jeweiligen Neuronen der Nuklei werden einerseits die appetitstimulierenden Neuropeptide AgRP und NPY exprimiert und andererseits die appetitzügelnden Peptide Proopiomelanokortin (POMC; ▶ Abschn. 1.3.2) und »cocaine- and amphetamine-regulated transcript« (CART) sezerniert.

Grundsätzlich ist festzuhalten, dass eine Reihe von, ursprünglich nur im Gastrointestinaltrakt nachgewiesener Peptide, in verschiedensten Hirnregionen, einschließlich dem Hypothalamus, aktiv sind. So nimmt z. B. Galanin, das mit Noradreanlin aus dem Locus coeruleus exprimiert wird, u. a. via Modulation noradrenerger, azetylcholinerger und serotonerger Inputs hemmenden Einfluss auf kognitive Funktionen und scheint eine nicht unerhebliche Rolle bei der Pathologie der Alzheimer-Krankheit zu spielen (Ögren et al. 2010).

Auch **Dopamin** ist noch zu erwähnen, dessen Neurone (dopaminerges System) sich in unterschiedlichsten Hirnregionen, vor allem jedoch im Mittelhirn finden. Vereinfacht verlaufen die dopaminergen Bahnen

- von der Substantia nigra zu den Basalganglien (nigrostriatales System),
- vom mesolimbischen System zum limbischen System (Hippocampus, Amygdala, Corpus mamillare, Fornix etc.),
- vom mesokortikalen System zum Frontallappen des Kortex und
- vom Nucleus arcuatus zur Adenohypophyse.

Im Striatum und der Substantia nigra steuert Dopamin im extrapyramidalen System unwillkürliche Bewegungsabläufe (bei Mangel kommt es zum Morbus Parkinson). Projektionen des mesolimbischen Dopaminsystems scheinen in der Entwicklung von Suchtverhalten und Psychosen eine entscheidende Rolle zu spielen. In der Hypophyse besitzt es eine prolaktinhemmende Funktion und wird als PIF bezeichnet. Dementsprechend ist ein Dopamin-Mangel mit einer Hyperprolaktinämie assoziiert.

Serotonin, auch als 5-Hydroxytryptamin (5-HT) bezeichnet, wird sowohl im ZNS als auch in der Körperperipherie gebildet und beeinflusst neben seiner besonderen Bedeutung bei psychischen

Fehlanpassungen wie der Depression unterschiedlichste weitere körperliche Vorgänge. Die Vielzahl der Wirkungen zeigt sich an der großen Anzahl von Rezeptorsubtypen für Serotonin. Es werden zzt. 14 verschiedene 5-HT-Rezeptoren voneinander unterschieden, die von 5-HT_1 bis 5-HT_7 gruppiert sind. Die Rezeptoren der 5-HT_1-Gruppe umfassen die 5 Subtypen A, B, D, E und F. Das breite Wirkungsspektrum sei exemplarisch aufgezeigt: Die sowohl prä- als auch postsynaptischen 5-HT_1-Rezeptoren stehen im ZNS mit der Wirkungsvermittlung für Lernvorgänge, Thermoregulation, zentrale Blutdruckregulation und depressive Stimmungsbilder in Zusammenhang. Für die serotonerge Regulation gastrointestinaler Vorgänge ist der 5-HT_4-Rezeptor verantwortlich, während weitere serotonerge Rezeptorsubklassen an der zirkadianen Rhythmik und der Anpassung an den Tag-Nacht-Rhythmus beteiligt sind.

Schließlich sind noch die im Jahr 2001 erstmals charakterisierten **KiSS-Peptide** zu erwähnen (Überblick bei Murphy 2005), die den GPR54-Rezeptor aktivieren. Das bedeutendste, da am stärksten wirksame Peptid dieser Gruppe ist das Kisspeptin-54, das aus dem Prepro-Kisspeptin mit 54 Aminosäuren bei Mann und Frau gebildet wird, jedoch bei Frauen im gebärfähigen Alter 7-fach höher als bei Männern sezerniert wird und insbesondere in der Schwangerschaft äußerst hohe Konzentrationen erreicht. Die bisher beschriebenen Wirkungen des Kisspeptins-54 finden sich in ▶ Abschn. 1.4.2.

Hormone der Adenohypophyse

Wie oben bereits beschrieben, werden durch die Liberine im Hypophysenvorderlappen die entsprechenden **Tropine** sezerniert, die wiederum in verschiedenen peripheren endokrinen Drüsen Hormone freisetzen. Dieser Zusammenhang ist in ◘ Tab. 1.4 dargestellt. Einen etwas abweichenden Freisetzungseffekt zeigen dabei das Wachstumshormon und das Prolaktin (▶ unten).

Das aus 39 Aminosäuren bestehende **ACTH** wird unter Einfluss von CRH via dem CRH-Typ-1-Rezeptor in den basophilen Zellen der Adenohypophyse aus POMC (▶ unten) gebildet und weist eine hohe strukturelle Ähnlichkeit mit MSH auf. Von den 39 Aminosäuren des Peptids sind nur die ersten 24 Aminosäuren physiologisch bedeutsam. ACTH wirkt als Agonist der Melanokortinrezeptoren, insbesondere des Melanokortinrezeptors 2, auch als ACTH-Rezeptor bezeichnet, in der Nebennierenrinde. Dort regt es die Synthese von Glukokortikoiden, Mineralokortikoiden und andro-

◘ **Tab. 1.4** Sezernierung der Adenohypophysenhormone und ihre primäre Wirkung

Releasinghormon	Tropin	Hauptwirkungsort	Sezernierte Hormone
Kortikotropin-releasing-Hormon (CRH)	Adrenokortikotropin (ACTH)	Nebennieren	Glukokortikoide Mineralokortikoide
Thyreotropin-releasing-Hormon (TRH)	Thyreotropin (TSH)	Schilddrüse	Trijodothyronin (T_3) Thyroxin (T_4)
Gonadotropin-releasing-Hormon (GnRH)	Luteinisierendes Hormon (LH) follikelstimulierendes Hormon (FSH)	Ovarien Testes	Östrogen Progesteron
Growth-Hormone-releasing-Hormon (GHRH) (stimulierend) Somatostatin (inhibierend)	Growth-Hormon (GH, Wachstumshormon)	Im gesamten Körper	Somatomedine (indirekter Effekt)
Prolaktin-releasing-Hormon (PRH) (stimulierend) Prolaktin-inhibiting-Faktor (PIF) (inhibierend)	Prolaktin (PRL)	Laktotrophe Zellen	

genen Steroiden an. Wie alle Hormone der Hypothalamus-Hypophysen-Nebennierenrinden-Achse wird auch ACTH aufgrund der verschiedenen Zeitgeber wie dem Nucleus suprachiasmaticus und der Nebennierenuhr in zirkadianer Variation mit den höchsten basalen Werten am Morgen pulsatil freigesetzt.

Das **Glykoprotein TSH** besteht aus einer α- und einer β-Kette von Aminosäuren. Die β-Untereinheit ist spezifisch für das TSH, wohingegen die α-Kette auch bei den Gonadotropinen und Choriotropin zu finden ist. Die Transkription des Hormons wird von einem spezifischen Transkriptionsfaktor (Pit-1) initiiert, der auch für die Transkription von GH und PRL verantwortlich ist. Für die Ausdifferenzierung des thyrotrophen, somatotrophen und laktotrophen Hormons ist der Transkriptionsfaktor Prop-1 verantwortlich. TSH gelangt über Blutbahnen zur Schilddrüse und begünstigt in der Schilddrüse die Zellteilung (Wachstum und Vaskularisation der Schilddrüse), verbessert die Jodaufnahme in den Thyreozyten und führt zur Bildung und Sezernierung der jodhaltigen Schilddrüsenhormone T_3 und T_4. Außerhalb der Schilddrüse fördert TSH die Umwandlung von T_4 in das biologisch wirksamere T_3. TSH wird pulsatil freigesetzt und unterliegt einem zirkadianen Rhythmus mit den höchsten Werten gegen Mitternacht.

Die **Gonadotropine LH** und **FSH** sind ebenfalls Glykoproteine, die unter GnRH-Einfluss pulsatil sezerniert werden und in den Testes und Ovarien die Gonadenfunktionen mittels eines fein ausdifferenzierten Sekretionsmusters (▶ Abschn. 1.4.2) beeinflussen. Beim Mann stimuliert LH in den Leydig-Zellen die Testosteronproduktion und FSH zusammen mit Testosteron die Spermienentwicklung. Bei der Frau kommt es unter LH-Stimulation zu einer ovariellen Stimulation der Östrogen- und Progesteronproduktion, der Induktion der Ovulation, dem Umbau des Follikels in das Corpus luteum und dem daraus resultierenden Progesteronanstieg. FSH unterstützt die LH-Wirkung auf die Östrogenproduktion im Ovar und stimuliert die Follikelreifung.

Das **Wachstumshormon** (**GH**) wird in den somatotrophen Zellen der Adenohypophyse aufgrund von GHRH-Stimulation und durch Signale aus der Amygdala sowie aufsteigender noradrenerger Neurone aus dem Hirnstamm pulsatil freigesetzt. Während der Schwangerschaft wird GH auch in der Plazenta gebildet. Wenngleich kein zirkadian rhythmisches Freisetzungsmuster von GH zu beobachten ist, führt der Nachtschlaf zu einer erhöhten Sekretionsrate des Hormons, die auf eine erhöhte Melatoninfreisetzung während der Tiefschlafphase zurückzuführen ist. Auf die GH-Freisetzung inhibierend wirken u. a. das **SST** sowie der in der Leber produzierte »insulin-iike growth factor-1« (**IGF-1**, auch als Somatomedin C bezeichnet). GH wiederum nimmt jedoch stimulierenden Einfluss auf IGF-1, welcher das Knochen- und Knorpelwachstum, die Proteinsynthese und die Zellproliferation fördert. Aus diesem Grund wird dem GH ein indirekter Effekt auf diese Wachstumsprozesse zugeschrieben, während Vorgänge wie die Salz- und Wasserretention, Hyperglykämie und Lipolyse direkt durch GH initiiert werden. Im Unterschied zu den zuvor genannten Tropinen hat GH keine Freisetzungswirkung auf weitere Hormone in einer endokrinen Drüse.

Prolaktin (**PRL**) wird in den laktotrophen Zellen der Adenohypophyse gebildet und pulsatil, insbesondere während des Nachtschlafs, freigesetzt. Neben hormonellen Freisetzungs- und Hemmungsvorgängen haben verschiedene Verhaltensweisen eine PRL-freisetzende Wirkung. Dazu gehören das Saugen und Berühren der Brustwarze, Geschlechtsverkehr, körperliche Aktivierung, Nahrungsaufnahme, aber auch epileptische Anfälle. Von Werder (2005) hat PRL als ein »Vielzweck«-Hormon bezeichnet, da in Tier- und Humanstudien über 100 verschiedene Funktionen des Hormons beschrieben wurden. Bei Frauen im gebärfähigen Alter hat es einen hemmenden Einfluss auf die Freisetzung der Sexualhormone und kann somit die Ursache polyzystischer Ovarien sowie verschiedener Zyklusstörungen wie Corpus-luteum-Insuffizienz, Oligomenorrhö bis hin zur Amenorrhö sein. Während der Schwangerschaft und nach der Geburt unterstützt PRL die Laktogenese und Laktation. Dies geht mit einer starken Suppression der Sexualhormone einher (postpartale Anovulation). Während der Schwangerschaft kommt es aufgrund der starken Vergrößerung und Vermehrung der laktotrophen Zellen zu einer deutlichen Volumenzunahme der Adenohypophyse.

Neuere Studien verweisen darauf, dass auch beim Mann PRL einen Einfluss auf die Reproduktionsfunktionen ausübt. So wird PRL z. B. sowohl beim männlichen als auch weiblichen Orgasmus freigesetzt. Diese Freisetzung wirkt hemmend auf die Dopaminsekretion, die einen erregungssteigernden Effekt bei sexuellen Aktivitäten besitzt. Somit scheint PRL für die Refraktärphase nach einem Orgasmus verantwortlich zu sein (Krüger et al. 2005). Überhöhte Prolaktinspiegel führen beim Mann zu Hypogonadismus und Impotenz. Auch die Spermatogenese kann durch erhöhte PRL-Spiegel negativ beeinflusst werden. Weiterhin scheinen beim Übergang zur Vaterschaft die PRL-Spiegel anzusteigen, wodurch möglicherweise das evolutionsbiologisch sinnvolle »Brutpflegeverhalten« auch bei Männern gefördert wird.

Die Komplexität der Interaktion zwischen Hormonen lässt sich gut am Beispiel der PRL-Freisetzung aufzeigen. Die durch TRH ausgelöste PRL-Freisetzung kann durch Dopamin gedrosselt werden. Die durch OXY und VIP initiierte PRL-Freisetzung wird durch Dopamin jedoch nicht beeinflusst.

Das hochmolekulare **Proopiomelanokortin** (**POMC**) wird in den kortikotropen Zellen der Adenohypophyse, im Hypothalamus, in der Plazenta und in Epithelien exprimiert. Beim Fetus findet sich im Hypophysenmittellappen POMC-Exprimierung. Seine Genexpression wird durch CRH am CRH-Typ1-Rezeptor und durch Vasopressin am V-1-Rezeptor synergistisch stimuliert. POMC wird als Prohormon bezeichnet, da es posttranslational in über 10 aktive Peptidhormone prozessiert. Dazu gehören ACTH, das »corticotropin-like intermediate peptide« (CLIP), die MSH (α-MSH, β-MSH und γ-MSH), γ-Lipotropin (γ-LPH) und β-Endorphin. POMC produzierende Neurone haben in den letzten Jahren eine besondere Aufmerksamkeit erhalten, da die verschiedenen Spalthormone einerseits in die Stressverarbeitung, andererseits in die Regulation von Sättigung, metabolischer Aktivierung und damit letztendlich in die Gewichtsregulation involviert sind. POMC wirkt jedoch auch als auto- und parakrines Hormon (▶ Abschn. 1.4) in der Körperperipherie bei der Immunmodulation oder Zellregulation z. B. der Haut.

Hormone der Neurohypophyse

Arginin-Vasopressin (**AVP**) und **Oxytocin** (**OXY**) werden in den magnozellulären Neuronen des Nucleus supraopticus bzw. des Nucleus paraventricularis synthetisiert. Dabei wird AVP aus einem gemeinsamen Prohormon mit Neurophysin II und Copeptin freigesetzt. Da die Axone der Nuklei bis in die Neurohypophyse reichen, werden AVP und OXY nach der Synthetisierung durch Bindung an Neurophysine in die Neurohypophyse transportiert und dort in sekretorischen Vesikeln gespeichert.

OXY ist einerseits ein wichtiges Hormon bei der Geburtseinleitung (Uteruskontraktionen) und der Laktation (Milcheinschuss und -ejektion), andererseits besitzt es eine anxiolytische Wirkung und fördert das Bindungsverhalten (Bonding) sowie positive soziale Interaktionen. Darüber hinaus hat OXY einen stressreduzierenden Effekt, da es einen inhibitorischen Einfluss auf die Freisetzung von ACTH und Kortisol nimmt. Die Sekretion von OXY erfolgt über die Stimulation von Dehnungsrezeptoren sowohl im Uterus als auch an der Brustwarze.

AVP wirkt an zwei verschiedenen Rezeptorsubtypen, den V_{1a}-, V_{1b}- und dem V_2-Rezeptor. Die hohe Repräsentation von V_{1b}-Rezptoren in den kortikotrophen Zellen der Adenohypophyse erklärt, weshalb die Freisetzung von ACTH nicht nur von CRH, sondern auch von AVP initiiert wird. Im Gegensatz zu OXY wird AVP mit einer angststeigernden Wirkung im limbischen System und mit charakteristischen sozial-aggressiven männlichen Verhaltensweisen in Verbindung gebracht. In der Peripherie wirkt AVP an V_{1a}-Rezeptoren vasopressiv, d. h., dass sich z. B. die Arteriolen (v. a. der Haut und des Bauchraums) bei AVP-Bindung an den Rezeptor zusammenziehen. An den renalen V_2-Rezeptoren führt AVP zu einer Erhöhung der Wasserresorption durch zelluläre Dehydration. AVP steigert auch die Blutgerinnung, da durch die V_2-Rezeptorbesetzung an Endothelzellen der Blutgefäße vermehrt von-Willebrandt-Faktor freigesetzt und Faktor VIII gebildet wird (▶ Kap. 14).

OXY und AVP haben äußerst kurze Halbwertszeiten. Das bedeutet, dass beide Neuropeptide außerhalb des Gehirns kaum nachweisbar sind, auch wenn erste Studien zur Messung von OXY im Speichel nun publiziert wurden (White-Traut et al. 2009). Dabei stellt sich jedoch die Frage, ob diese

Werte die tatsächliche OXY-Freisetzung im Gehirn repräsentieren. Eine indirekte Messung (Surrogatmarker) der AVP-Konzentration besteht in der Messung von Copeptin, das, wie bereits erwähnt, gemeinsam mit AVP sezerniert wird und eine deutlich stabilere Halbwertszeit als AVP aufweist (Morgenthaler et al. 2008).

Hormone in verschiedenen Hormondrüsen und Organen

In der Zirbeldrüse (aber auch im Darm und der Netzhaut) wird **Melatonin** aus Serotonin gebildet und pulsatil mit einem deutlich ausgeprägten nächtlichen Anstieg (10-fache Erhöhung im Vergleich zum Tag) sezerniert. Das Tageslicht nimmt inhibitorischen Einfluss auf die Melatoninproduktion. Melatonin beeinflusst die Schlafregulation, die Stimmung und reproduktive Funktionen. Mit fortschreitendem Alter nimmt die Melatoninproduktion beim Menschen ab. Jedoch konnte auch gezeigt werden, dass eine zu lange Lichtexposition während der Nacht zu einer Reduktion der Melatoninspiegel und damit zu einer Erhöhung des onkologischen Risikos führt.

Die **Hormone der paarigen Nebennieren** lassen sich entsprechend ihrem Syntheseort unterteilen. In den chromaffinen Zellen des Nebennierenmarks (NNM) wird aus L-Tyrosin Adrenalin (80%) und Noradrenalin (20%) synthetisiert. Die Nebennierenrinde (NNR) (Cortex glandulae suprarenalis) setzt sich aus drei Schichten zusammen, in denen verschiedene Hormone gebildet werden.

- In der äußeren Zone, der Zona glomerulosa wird neben Deoxykortikosteron das Mineralokortikoid Aldosteron gebildet, das Teil des Renin-Angiotensin-Aldosteron-Systems (RAAS) ist und der Regulation der Kalium- und Natriumkonzentration dient.
- In der mittleren Schicht, der Zona fasciculata, werden Glukokortikoide (Kortisol) und Sexualsteroide (Androgene wie das Dehydroepiandrosteron, DHEA) synthetisiert.
- In der zum NNM am nächsten gelegenen Schicht, der Zona reticularis, werden ebenfalls Androgene gebildet. Die Zona fasciculata und die Zona reticularis bilden eine funktionelle Einheit.

Die Verstoffwechslung und damit die Bildung der NNR-Hormone erfolgt entsprechend der schematischen Darstellung in Abb. 1.1. Die Regulation der Hormonproduktion in den NNR erfolgt in den inneren Zonen via ACTH, in der äußeren Zone über das RAAS.

Für den Transport der verschiedenen NNR- und NNM-Hormone im Blutplasma lassen sich drei verschiedene Möglichkeiten unterscheiden:

1. Bindung an spezifische Bindungsglobuline,
2. Bindung an Albumin oder
3. freie Verfügbarkeit.

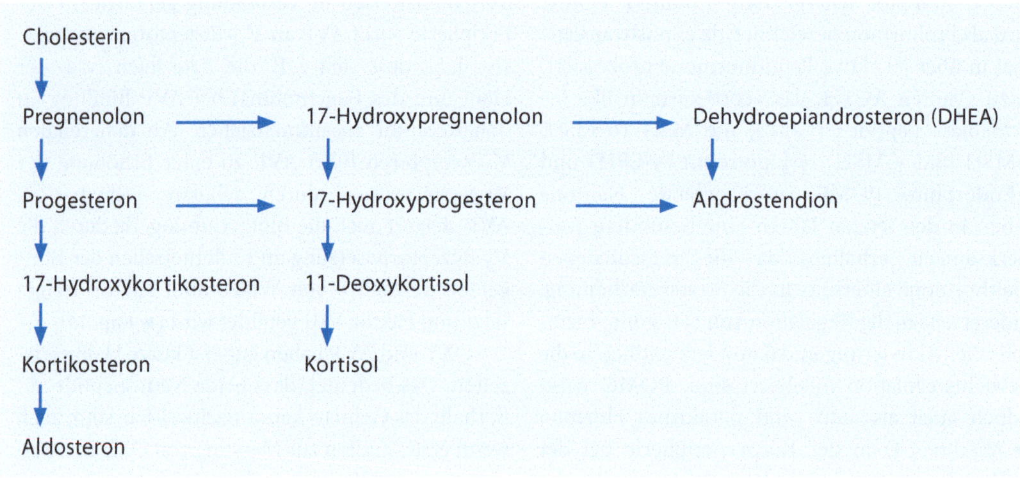

Abb. 1.1 Synthese der Nebennierenrinden-(NNR-)Hormone

So bindet z. B. Testosteron an das »sex hormone-binding gobulin« (SHBG), wobei das Ausmaß dieser Bindung von Faktoren wie dem Alter beeinflusst wird, da bei Männern mit fortschreitendem Alter eine kontinuierlich geringere Testosteronproduktion bei gleichzeitiger SHBG-Zunahme nachweisbar ist. Etwa 75% des zur Verfügung stehenden Kortisols ist an das »corticosteroid-binding globulin« (CBG) gebunden, 15% an Albumin und 10% agiert ungebunden. Eine Beeinflussung physiologischer Prozesse ist nur möglich, wenn das jeweilige Hormon ungebunden ist.

DHEA ist die Vorstufe für Androgene und wird bei Männern zu 100% in den NNR gebildet, während bei Frauen dort ca. 70% des Hormons und die anderen 30% in den Ovarien synthetisiert werden. Die Synthese unterliegt einer zirkadianen Rhythmik und ist alters- und geschlechtsabhängig. Größere Mengen von DHEA sind beim Menschen erst präpubertär nachweisbar, wobei der Produktionshöhepunkt mit ca. 25 Jahren erreicht wird und ab diesem Zeitpunkt kontinuierlich abfällt und Männer etwas höhere DHEA-Spiegel aufweisen als Frauen. Der Abbau von DHEA erfolgt in der Leber zu DHEA-S (S bedeutet Sulfat). DHEA wird eine sog. Anti-Aging-Wirkung zugeschrieben, wenngleich ein Nachweis für die Steigerung kognitiver Prozesse nicht erbracht werden konnte.

Auch die **Kortisol**produktion unterliegt einer ausgeprägten Tagesrhythmik mit den höchsten Freisetzungswerten am Morgen und einem kontinuierlichen Abfall im Verlauf des Tages. Kortisol bindet sich an Transkortin. Neben den stoffwechselfördernden Effekten (Glukoneogenese und der Stimulation der lipolytischen Wirkung von Adrenalin und Noradrenalin) wird Kortisol stressabhängig freigesetzt und beeinflusst eine Vielzahl von hormonellen und immunologischen Prozessen (▶ Abschn. 1.4.1). Die Reaktivität des Hormons auf eine physiologische oder psychische Belastung ist langsamer als die stressabhängige Freisetzung von Andrenalin und Noradrenalin. Die Verstoffwechslung von Kortisol zu inaktivem Kortison erfolgt u. a. in der Niere oder in der Plazenta durch das Enzym 11β-Hydroxysteroid-Dehydrogenase (11β-HSD).

Neben der Synthese von **Katecholaminen** im ZNS (Neurotransmitterwirkung) werden diese auch im NNM gebildet (◘ Abb. 1.2). Dort erfolgt die Speicherung der Katecholamine in den chromaffinen Granula und die Freisetzung durch Acetylcholinstimulation. Der Abbau wird neuronal durch die Monoaminooxydase (MAO) und extraneuronal vor allem in der Leber durch die Catechol-O-Methyl-Transferase (COMT) initiiert. Die Wirkung der Katecholamine wird durch die Bindung an adrenerge α- und β-Rezeptoren, die auch als Adrenozeptoren bezeichnet werden, vermittelt (◘ Tab. 1.5). Bei körperlicher oder psychischer Belastung steigen die Katecholaminspiegel unmittelbar nach Stressbeginn an. Aus diesem Grund wird die Katecholaminfreisetzung auch als »first wave«, die zeitlich verzögerte Kortisolfreisetzung als »second wave« der endokrinen Stressreaktion bezeichnet (ausführlich ▶ Abschn. 1.4.1).

Dopamin wird sowohl im ZNS (▶ oben) als auch im NNM synthetisiert und agiert durch Bindung an eine Gruppe von Dopaminrezeptoren (D_1-D_5). Bindet Dopamin an einen D_1- oder D_5-Rezeptor, so erfolgt in der Postsynapse eine Depolarisation (Erzeugung eines exzitatorischen postsynaptischen Potenzials), bei Koppelung an einen D_2-D_4-Rezeptor entsteht eine Hyperpolarisierung der Postsynapse (inhibitorisches postsynaptisches Potenzial). Dopamin wirkt einerseits als PIF, also antagonisiert die Freisetzung von Prolaktin, findet sich jedoch auch in verschiedenen Systemen des vegetativen Nervensystems und reguliert dort die Durchblutung innerer Organe wie z. B. der Nieren.

Die Schilddrüsenhormone **Thyroxin** (**T_4**) und **Triiodthyronin** (**T_3**) werden in der Schilddrüse syn-

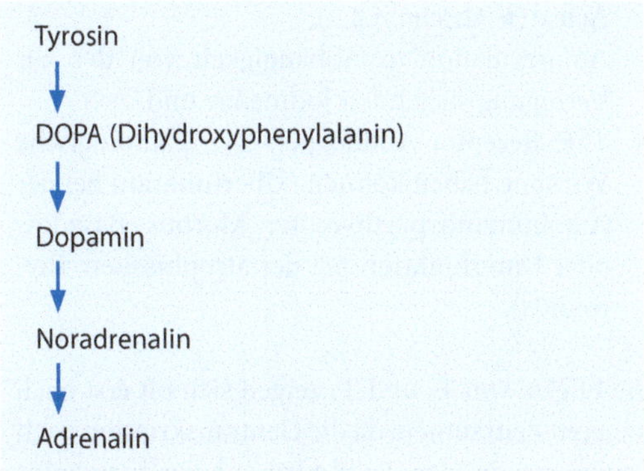

◘ **Abb. 1.2** Synthese der Nebennierenmark-(NNM-)Hormone

Tab. 1.5 Wirkung der Katecholamine Adrenalin und Noradrenalin in Abhängigkeit vom Rezeptorsubtyp an verschiedenen Organen. (Mod. nach Spinas u. Fischli 2001)

Organ/Gewebe	Rezeptor	Effekt
Herz	β_1	Positiv inotrop (Steigerung der Kontraktilität) und chronotrop (Frequenzsteigerung)
Blutgefäße	α β_2	Vasokonstriktion Vasodilatation
Niere	β	Reninsekretion ↑
Darm	α & β	Motilität ↓, Sphinktertonus ↑
Pankreas	α β	Insulin- und Glukagonsekretion ↓ Insulin- und Glukagonsekretion ↑
Leber	α & β	Glukogenolyse ↑
Fettgewebe	β	Lipolyse ↑
Apokrine Drüsen (Haut)	α	Schweißsekretion ↑
Bronchien	β_2	Dilatation
Uterus	α β_2	Kontraktion Relaxation

thetisiert und binden am thyroxinbindenden Globulin, thyroxinbindenden Präalbumin oder Albumin. Dabei wird massiv mehr T_4 als T_3 synthetisiert (90% der Gesamthormonproduktion der Schilddrüse entfällt auf T_4, 9 % auf T_3). Nur 0,04% des T_4 und 0,4 % des T_3 sind frei verfügbar (f) und werden dementsprechend als fT_3 und fT_4 bezeichnet. Die Regulation der Schilddrüsenfunktion erfolgt über

- Deiodinase (enzymatische Aktivierung),
- Hypothalamus-Hypophysen-Schilddrüsen-Achse (▶ Abschn. 1.4.3),
- Autoregulation in Abhängigkeit von der zur Verfügung stehenden Jodmenge und
- TSH-Rezeptor-Antikörper, die pathologische Wirkung haben können (Überfunktion bei der Autoimmunhyperthyreose; Morbus Basedow oder Unterfunktion bei der atrophischen Thyroiditis).

Die Effekte von T_3 und T_4 zeigen sich oft erst nach längeren Zeiträumen, da die Gentranskription nach Koppelung an den Schilddrüsenhormonrezeptor Stunden bis Tage in Anspruch nimmt. Allerdings ist das Spektrum der T_3- und T_4-Wirkung äußerst breit. So fördern die beim Fetus ab der 11. Schwangerschaftswoche gebildeten Hormone das ZNS- und Skelettwachstum. Im Erwachsenenkörper führt die gesunde Hormonproduktion u. a. zu α-adrenerger Hemmung und β-adrenerger Stimulation, die z. B. am Herzen zu einer Sensitivitätssteigerung für Katecholamine führt. Darüber hinaus kommt es zu einer Steigerung der Erythropoese und Erythropietinkonzentration, zu einer Stimulation der Darmmotilität und zu einer Steigerung der Glukose- und Lipidverstoffwechslung.

Das dritte wichtige Hormon der Schilddrüse ist das **Kalzitonin**, dessen Freisetzung durch die Kalziumkonzentration im Blut und gastrointestinale Hormone wie dem Pentagastrin stimuliert wird. Die Hauptwirkung des Hormons besteht in einer Senkung des Blutkalziumspiegels. Das dazu antagonistische Hormon (also Steigerung des Kalziumspiegels) ist das Parathormon, das in den Nebenschilddrüsen gebildet wird.

Ein wichtiges Hormon, das am Herzen wirkt, ist das a**triale natriuretische Peptid** (**ANP**), da es vasodilatatorische Wirkungen hat. Es nimmt dadurch Einfluss auf die Blutdruckregulation (Blutdrucksenkung). ANP wirkt jedoch auch in der Niere und in der glatten Muskulatur der Arteriolen.

Bei den Pankreas-Inselzell-Hormonen sind **Insulin**, **Glukagon**, **Somatostatin** und das **pankreatische Polypeptid** (**PPP**) zu nennen. Insulin ist ein anaboles (aufbauendes) Hormon, das in Abhängigkeit vom Blutglukosespiegel freigesetzt wird. Nach Nahrungsaufnahme kommt es innerhalb von Minuten zu einer charakteristischen zwei-gipfeligen Insulinfreisetzung. Stimulierenden Einfluss auf die Sekretion nehmen u. a. der Vagus, verschiedene gastrointestinale Hormone und Glukagon. Eine Hemmung der Insulinsekretion bewirkt das Somatostatin (SST), das langsam exprimiert wird und in der Körperperipherie generell hemmende auto- und parakrine Effekte zeigt. D. h., es hemmt seine eigene Freisetzung, die Freisetzung von Glukagon und die von Insulin. Auch bewirkt es eine Reduktion verschiedener gastrointestinaler Funktionen wie der Darmmotilität, da es auch dort sezerniert wird. Auch das PPP scheint eine inhibitorische Wirkung auf den Gastrointestinaltrakt zu besitzen.

Die wichtigsten Hormone, die im Magen- und Darmtrakt freigesetzt werden, sind in ◼ Tab. 1.6 zusammengestellt und es sind ihre Vorkommensorte und Hauptfunktionen genannt. Grundsätzlich ist anzumerken, dass es eine hochspezifische Kommunikation zwischen dem Gastrointestinaltrakt (GIT)

◼ Tab. 1.6 Die wichtigsten Hormone des Gastrointestinaltrakts

Hormon	Freisetzungsort(e)	Hauptfunktion im Gastrointestinaltrakt
Bombesin	Gastrum, Duodenum, Jejunum, ZNS	Releasinghormon für Gastrin Appetit↓ Magenperistaltik und -entleerung↑
Bulbogastron	Bulbus duodeni	Gastrin↓ Magenmotilität und -entleerung↓
Cholezystokinin (CCK)	Duodenum, Jejunum, Plexus submucosus und myentericus, ZNS	HCL↓ Pankreassaft↑ Kontraktion Gallenblase Sphinkterrelaxation
Galanin	GIT, Pankreas, Leber, Urogenitaltrakt, ZNS	Kontraktionen GIT↑ GH und Prolaktin ↑ Insulin und Acetylcholin ↓
Gastroinhibitorisches Peptid (Glukoseabhängiges insulinotropes Peptid, GIP)	Duodenum, oberes Jejunum, Pankreas	HCL↓ Magenentleerung↓ Magenrelaxation Insulin↑
Gastrin-releasing Peptide (GRP)	Antrum, Duodenum, ZNS	Gastrin↑ HCL↑ Pankreasenzym↑ Kontraktion des Magens und der Gallenblase↑ Sättigungsgefühl↑
Gastrin	Magenantrum, Pylorus, Duodenum	Magensaft und HCL↑ Magenmotilität und -entleerung↑ Somatostatin↑ Pepsinogen↑
Ghrelin	GIT, insbesondere im Magen (kurz vor der Nahrungsaufnahme), ZNS	NPY↑ Appetit↑ HCL↑

Tab. 1.6 (Forts.)

Hormon	Freisetzungsort(e)	Hauptfunktion im Gastrointestinaltrakt
Histamin	Gesamter Körper, jedoch insbesondere in den Enterochromafinen Zellen des GIT	HCL↑ Pepsinogen↑
Neurokinine	Plexus myentericus, Ileum, ZNS	GIT-Passage↑ Gefässmuskulaturrelaxation↑
Neurotensin	Ileum, Colon, ZNS	Magen- und Dünndarmmotilität↓ Magenentleerung↓ Magensaft und Pepsinogen↓
Peptid Tyrosyl-Tyrosin (PYY)	Ileum, Colon	HCL und Pepsinogen↓ Magenentleerung↓ Peristaltik und Propulsion↓ Wasser- und Elektrolytproduktion im Dünndarm↓ Appetit↓
Sekretin	Duodenum, Jejunum	Gastrin↓ Pepsinogen↑ und Mucin↑ Unterer Ösophagussphinkter↓ Magenentleerung↓
Serotonin	Duodenum, Plexus myentericus, ZNS	Magen- und Dünndarm- kontraktion und -peristaltik↑ Magen-Darm-Motilität↓ Sättigungsgefühl↑
Somatostatin	Gesamter GIT, ZNS	Magensaft und Pepsinogen↑ Gastrin↓ Kontraktionen des Darms und Magenentleerung↓
Substanz P	Duodenum, Jejunum, ZNS	GIT-Motilität↑ Immunmodulation bei entzündlichen Prozessen des GIT Magensäuresekretion↓
Vasoaktives intestinales Peptid (VIP)	GIT, ZNS	Gastrin↓ Relaxation↑ Enzym-, Wasser- und Hydrogensekretion↑ Vasodilatation↑ Glykogenolyse↑

und dem Gehirn gibt, die neuronal durch das enterische Nervensystem (ENS) und biochemisch durch eine Vielzahl von hypothalamisch-hypophysären und gastrointestinalen (Neuro-)Transmittern erfolgt (► Kap. 7).

Die prominentesten Hormone der Gonaden sind **Testosteron**, **Östrogene** und **Gestagene**. Beim Mann werden in den Leydig-Zellen der Testes etwa 95% des Testosteron und in den NNR weniger als 5% gebildet. Das pulsatil freigesetzte Testosteron bindet zu 60% an das SHBG, zu 38% an Albumin und nur 2% zirkuliert als freies Testosteron. Mit fortschreitendem Alter (ab dem 40. Lebensjahr) nimmt die Testosteronproduktion beim Mann stetig ab und das SHBG zu. Bei jungen Männern findet sich eine ausgeprägte zirkadiane Rhythmik der Testosteron-Freisetzung mit der Akrophase (maximaler Freisetzungswert im Tagesrhythmus) am Morgen bis Mittag. Diese Variation scheint jahreszeitlichen Einflüssen in Abhängigkeit von geografischen und klimatischen Umweltmerkmalen zu unterliegen. So zeigen sich in Mitteleuropa im Monat Mai die höchsten Tages-Testosteron-Werte in den frühen Morgenstunden, während die Akrophase im November erst nach der Mittagszeit messbar ist. Auch zeigen erste Befunde zu einer monatlichen Zyklizität der freien, im Speichel gemessenen Testosteron-Spiegel bei Männern ein dreigipfeliges Sekretionsmuster in einem 30-tägigen Zeitraum (Celec et al. 2003).

Testosteron bewirkt die Reifung der Spermatiden zu Spermien; in der Pubertät die Reifung von Penis, Hodensäcken, der akzessorischen Geschlechtsdrüsen und der sekundären Geschlechtsmerkmale. Darüber hinaus hat Testosteron einen anabolen (muskelaufbauenden) Effekt. Hohe Testosteronspiegel werden mit gesteigerter Libido sowie mit aggressivem Verhalten assoziiert. Beim Übergang zur Vaterschaft nimmt die Testosteron-Konzentration ab, was evolutionsbiologisch als Hinwendung zu familiärem, nachwuchsbetreuenden Verhalten interpretiert wird (Perini et al. in Vorbereitung).

Wenngleich auch bei Männern die sog. weiblichen Sexualhormone freigesetzt werden, erfolgt die Beschreibung der Steroidhormongruppe der Östrogene und Gestagene mehrheitlich im Zusammenhang mit der weiblichen Physiologie. Es finden sich mehr als 20 verschiedene natürliche Östrogene, wobei das 17β-Östradiol, das Östron und das Östradiol die bedeutendsten Östrogene sind. Die größte Menge an Östrogen wird in den Ovarien produziert, in geringerer Menge bei Frauen auch durch den Follikel und das Corpus luteum, bei Männern in den Testes und bei beiden Geschlechtern in geringer Menge auch in der NNR sowie durch Umwandlung von Androgenen außerhalb der Gonaden. Die Freisetzung der Östrogene variiert bei Frauen stark im Zyklusverlauf und steigt sehr stark in der Schwangerschaft an, wobei zu Beginn der Schwangerschaft das humane Choriongonadotropin (hCG) die Stimulation auslöst, während im weiteren Schwangerschaft sverlauf die Produktion der Östrogene auch von der Plazenta übernommen wird. Nur ca. 1–3% der Östrogene zirkulieren in ungebundener Form im Körper, ansonsten erfolgt die Bindung an SHBG und Albumin. Östrogene steigen bei Frauen in der Pubertät deutlich an und sind für die Ausbildung der sekundären Geschlechtsorgane mitverantwortlich. Im gebärfähigen Alter werden die Follikelreifung und der Follikelsprung gefördert (dazu genauer ▶ Abschn. 1.4.2). Es ist noch wichtig darauf hinzuweisen, dass Östrogene bedeutsame neurotrophe und neuroprotektive Wirkungen im Gehirn und der Körperperipherie auf das axonale und dentritische Wachstum besitzen. So inhibieren sie z. B. Neurotoxine in ihrer Wirkung und haben neuroprotektive Effekte auf Neurone des nigrostriatalen Dopaminsystems (Lee u. McEwen 2001; Kipp et al. 2006).

Bei den natürlich vorkommenden Gestagenen, auch Gelbkörperhormon genannt, sind **Progesteron**, **Pregnandiol** und **Pregnenolon** zu nennen. Progesteron wird wie Kortisol von Transkortin gebunden und im Corpus luteum sowie in der Plazenta während der Schwangerschaft gebildet. Die bedeutsamste Funktion des Progesterons während der Schwangerschaft ist die Ruhigstellung des Myometriums und die Inhibition der Oxytozineffekte (Uteruskontraktion). Im Zyklus der gebärfähigen Frau hat Progesteron synergistische Effekte zu Östrogen. So haben z. B. die Östrogene auf das Myometrium einen kontraktionssteigernden Effekt während Gestagene eine Ruhigstellung bewirken. Wichtige Funktionen des Progesteron sind primär die Vorbereitung des Endometriums auf eine Einnistung einer befruchteten Eizelle und in der zweiten Zyklushälfte eine Engerstellung von Muttermund und Zervixkanal, eine Herabsetzung der Sekretion und Motilität der Tuben sowie eine reduzierte Ansprechbarkeit der Ovarien auf die Gonadotropine.

Bei Frauen kommt es in der Lebensmitte (im Mittel zwischen dem 45. und dem 55. Lebensjahr) zu einer deutlichen Reduktion der Sekretion der Östrogene und Gestagene. Diese Hormonveränderungsphase wird bei jeder Frau durch die letzte Periode (Menopause) deutlich, es gehen diesem Ereignis jedoch prämenopausal bereits deutliche Östrogen- und Gestagen-Veränderungen voraus und es folgt altersbedingt eine weitere Sexualhormonabnahme (◘ Tab. 1.7).

Im Zusammenhang mit den Sexualhormonen sind noch die **Inhibine** (Inhibin-A, Inhibin-B), die para- und autokrinwirkenden Hormone Aktivin-A und Follistatin zu nennen (Welt et al. 2002). Die

Tab. 1.7 Endokrine Vorgänge im Klimakterium und Senium. (Mod. nach Runnebaum u. Rabe 1987)

Prämenopause	Meno- und Postmenopause	Senium
Relatives Übergewicht der Östrogene, Mangel an Gestagenen	Östrogenmangel	Stark reduzierte Östrogenspiegel
Anovulation, Corpus luteum Insuffizienz, Anstieg der Gonadotropine, insbesondere FSH	Fehlende Gestagene infolge fehlender Follikel, starker Anstieg der Gonadotropine	Erhöhte Gonadotropinsekretion, Reduktion der Nebennierenandrogene

Inhibine wurden nicht nur in den Ovarien und Testes nachgewiesen, sondern auch in plazentarem und fetalem Gewebe. Insbesondere Inhibin-B scheint eine wichtige Rolle in der pubertären Geschlechtsentwicklung bei Jungen und Mädchen zu spielen, da es ab dem Alter von ca. 8 Jahren deutlich ansteigt, wohingegen Inhibin-A erst nach Abschluss der Geschlechtsreife ansteigt. Während Aktivin FSH-stimulierend wirkt, nehmen die Inhibine im Verlauf des weiblichen Zyklus einen inhibitorischen Einfluss auf die FSH-Freisetzung. In der Prämenopause und insbesondere nach der Menopause findet sich ein Abfall der Inhibine, einhergehend mit einem relativen Anstieg des FSH. Follistatin wirkt direkt hemmend auf die Inhibinfreisetzung. Die Inhibine nehmen einen bedeutsamen Einfluss auf die Follikelreifung. Bei Männern scheint hauptsächlich Inhibin-B, das sich in den Sertoli- und den Leydig-Zellen findet, einen hemmenden Einfluss auf die FSH-Freisetzung zu nehmen.

Neue Studien verweisen darauf, dass auch die Brustdrüse als endokrine Drüse betrachtet werden sollte, da in entsprechenden Gewebeuntersuchungen gezeigt werden konnte, dass in Epithelzellen Hormone wie **Ghrelin**, **Chromogranine** oder **Serotonin** gebildet und sezerniert werden (Grönberg et al. 2010).

Prostaglandine zirkulieren in unterschiedlichsten Körpergeweben, finden sich jedoch in besonders hohen Konzentrationen im Sperma. Prostaglandine, wie das PGF-2α, werden aus der Arachidonsäure synthetisiert, deren Sekretion von Kortisol inhibiert wird. Die Bildung anderer Prostaglandinsubgruppen steht in engem Zusammenhang mit der Synthese essenzieller Fettsäuren, da bei Synthesestörungen verschiedene Prostaglandinklassen nicht gebildet werden. Die Gesamtgruppe der Prostaglandine wird zu den **Eikosanoiden**, die u. a. an der Schmerzregulation und einer Vielzahl von immunologischen Prozessen im Zusammenhang mit Inflammation beteiligt sind, gerechnet. Die Eikosanoide umfassen die folgende Subgruppen:

- Prostaglandine,
- Prostazyklin,
- Thromboxane,
- Leukotriene.

Zu den **Plazentahormonen**, also den Hormonen, die ausschließlich in einer Schwangerschaft von der Plazenta als eigenständigem endokrinen Organ produziert werden, gehören:

- humanes Chorionsomatomammotropin (hCS), auch als humanes Plazentalactogen (hPL) bezeichnet, mit hoher biologischer Ähnlichkeit zu GH,
- humanes Choriongonadotropin (hCG), dessen Freisetzung einer der frühesten Schwangerschaftsindikatoren ist und die Progesteronproduktion stimuliert und damit Schwangerschaftsstabilisierung fördert,
- Kortikotropin-releasing Hormon (CRH),
- humanes Chorionthyreotropin (HCT),
- Progesteron,
- Östrogene (Östriol, Östradiol und Östron).

1.4 Kommunikationswege und Wirkung von Hormonen

Hormone sind nicht nur quantitativ vielzählig und in unterschiedlichsten Körperregionen und -geweben zu finden, sondern auch in ihrer Kommunikation vielfältig. Es lassen sich vier gut untersuchte

Kommunikationsformen voneinander unterscheiden.

Synaptische Kommunikation

Die Signalübertragung zwischen Nervenzellen erfolgt grundsätzlich auf die gleiche Art und Weise: Es kommt am Synapsenkopf des Axons zu einer Freisetzung chemischer Signale (Neurotransmitter). Diese diffundieren in den synaptischen Spalt und initiieren eine Veränderung der Polarisation der postsynaptischen Membran. Der Übertragungsprozess an chemischen Synapsen umfasst dabei vier Schritte, die sich in zwei präsynaptische und zwei postsynaptische Vorgänge unterteilen lassen:

- Synthese der Transmittersubstanz,
- Speicherung und Freisetzung des Transmitters,
- Wechselwirkung des Transmitters mit dem Rezeptor in der postsynaptischen Membran und
- Entfernung des Transmitters aus dem synaptischen Spalt.

Als Transmitter wird eine Substanz bezeichnet, die von einer Synapse eines Neurons freigesetzt wird und eine andere Zelle (ein Neuron oder eine Zelle in einem Effektororgan) in bestimmter Weise beeinflusst. Darüber hinaus gilt, dass die Substanz in Neuronen synthetisiert wird, sie in der präsynaptischen Endigung vorliegt und in genügend großer Menge freigesetzt wird, um eine bestimmte Wirkung am postsynaptischen Neuron oder Effektororgan hervorzurufen. Weiterhin ahmt die Substanz bei exogener Verabreichung die Wirkung eines endogen freigesetzten Transmitters genau nach und es gibt einen spezifischen Mechanismus, um die Substanz vom Wirkungsort zu entfernen.

Autokrine Kommunikation

Bei der autokrinen Kommunikation wird ein Hormon von der Zelle freigesetzt, diffundiert in den extrazellulären Raum, beeinflusst Zielzellen und gibt ein Feedback an die eigene Zelle. Das heißt, das Hormon dockt an die eigene Erzeugerstelle wieder an und beeinflusst dadurch diese Zelle im Sinne einer (ultrakurzen) Rückkoppelung.

Parakrine Kommunikation

Bei dieser Kommunikationsform werden Hormone in den extrazellulären Raum freigesetzt und beeinflussen ihre unmittelbaren Nachbarzellen.

Endokrine Kommunikation

Endokrine Drüsen produzieren Hormone und setzen diese in die Blutbahn frei. Durch Diffusion aus den Blutgefäßen können diese Hormone alle Zellen des Körpers erreichen. Sie lösen aber nur dort Reaktionen aus, wo entsprechende Rezeptoren vorhanden sind.

Die neuroendokrine Kommunikation impliziert, dass durch eine synaptische Transmission eine endokrine Zelle stimuliert wird, Hormone freizusetzen, diese in den Blutkreislauf freigegeben werden und dann Zielzellen aktivieren.

Dafür, dass ein Hormon als solches wirken und so bezeichnet werden kann, lassen sich zehn Prinzipien definieren (Rosenzweig et al. 2004).

Prinzipien, zur Definition eines Hormons

1. Hormone wirken häufig graduell. Sie initiieren Verhalten und physiologische Reaktionen z. T. erst lange Zeit nach der Hormonfreisetzung
2. Hormone wirken verhaltensändernd; sie wirken eher verhaltensmodulierend als tatsächlich auslösend
3. Die Art und Quantität freigesetzter Hormone wird von endogenen und exogenen Faktoren beeinflusst. Verhalten und Hormone wirken reziprok, d. h., Verhalten initiiert Hormonfreisetzungen und Hormonfreisetzungen initiieren Verhalten. So kann z. B. ein hoher Testosteronspiegel mit Aggressivität und daraus resultierenden Auseinandersetzungen einhergehen. Umgekehrt führt bei einigen Spezies das »Unterliegen« im Zweikampf zu einer Testosteronreduktion, wohingegen der »Sieger« unveränderte Testosteronspiegel zeigt

▼

4. Jedes Hormon hat multiple Effekte und umgekehrt hat jedes Verhalten multiple Hormoneffekte
5. Hormone werden in geringen Mengen produziert und werden häufig unregelmäßig sezerniert (Pulsatile Sekretion)
6. Hormone variieren rhythmisch in ihrer Freisetzung (z. B. zirkadianer Rhythmus)
7. Hormone beeinflussen metabolische Prozesse (Produktion oder Abbau von Kohlehydraten, Fetten oder Proteinen)
8. Hormone interagieren miteinander; ein Hormon kann in seiner Wirkung deutlich durch ein anderes Hormon beeinflusst werden
9. Die chemische Struktur eines Hormons ist bei allen Vertebraten ähnlich, allerdings kann die Wirkung je nach Spezies unterschiedlich sein
10. Hormone können nur an Zellen mit entsprechenden Rezeptoren wirksam sein

Ein Grundprinzip endokriner Prozesse besteht darin, dass nach einer Hormonfreisetzung der Organismus bestrebt ist, in seinen Ausgangszustand zurückzukehren. Dieses physiologische Streben nach Ausgeglichenheit wird als Homöostase bezeichnet. Die Beschreibung dieses Phänomens findet sich erstmals im 19. Jahrhundert bei Bernard, dem Gründer der »experimentellen« Physiologie; der Begriff selbst wurde erstmals von Cannon (1929) publiziert. Homöostatische Mechanismen sind endokrine Steuerungs- und Rückmeldevorgänge, die dazu dienen, ein physiologisches Gleichgewicht nach einer Aktivierung wiederherzustellen. Es lassen sich zwei verschiedene Prinzipien unterscheiden, die sich wechselseitig beeinflussen und bedingen:

- Ein Prinzip der hormonellen Regulation ist die pulsatile Freisetzung von Hormonen. Diese unterliegt häufig einer zirkadianen Rhythmik und wird von zentralen Zeitgebern gesteuert, die wiederum vom Tag-Nacht-Rhythmus bzw. der (Tages-)Lichtexposition beeinflusst werden (▶ Kap. 6).
- Neben den auto- und parakrinen Feedbackprozessen (▶ oben) sind für die Psychoendokrinologie insbesondere jene Rückmeldemechanismen von besonderer Bedeutung, die eine wechselseitige Kommunikation zwischen Gehirn und Körperperipherie ermöglichen.

Mit unterschiedlicher Komplexität folgen die hypothalamisch gesteuerten Hormonachsen dem Prinzip einer Kaskade. Die Freisetzung eines ersten Hormons (z. B. eines Releasing-Hormons im Hypothalamus) initiiert die Freisetzung weiterer Hormone auf unterschiedlichen Hirn-(Hypophyse) bzw. Körperebenen (Hormondrüsen) und resultiert schließlich in einer biologischen Antwort. Dieser Vorgang lässt sich als »Feed-Forward-Mechanismus« bezeichnen, da jeder Schritt zu einer Aktivierung eines nächsten Vorgangs führt. Dieses positive Feedback führt jedoch dazu, dass der Körper immer weiter aktiviert wird und dadurch letztendlich eine Überbeanspruchung mit physiologischen Schädigungen bis hin zum Tod entstehen könnte. Um diese schädigenden Effekte zu verhindern, wird im Verlauf dieser Freisetzungskaskade ein Teil der freigesetzten Hormone und/oder die biologische Antwort dazu genutzt, ein negatives Feedback zu initiieren. So bewirkt die biologische Antwort bzw. das Hormon, das von einer peripheren endokrinen Drüse freigesetzt wird, via Blutkreislauf hypophysär (Arteria hypophysialis superior) oder hypothalamisch (Arteria cerebri anterior) eine Hemmung der weiteren Freisetzung der entsprechenden Hormone durch Rezeptorbesetzung. Das Feedforward- bei gleichzeitigem Feedbackprinzip ist grafisch am Beispiel der Hypothalamus-Hypophysen-Schilddrüsen-Achse aufgezeigt (◘ Abb. 1.3).

Die bisher in der Psychoendokrinologie am genauesten untersuchten Hormonachsen, denen ein charakteristisches Feedforward-Feedback-Prinzip zugrunde liegt, sind die Hypothalamus-Hypophysen-Nebennierenrinden-Achse und die Hypothalamus-Hypophysen-Gonaden-Achse, die im Folgenden detaillierter beschrieben werden.

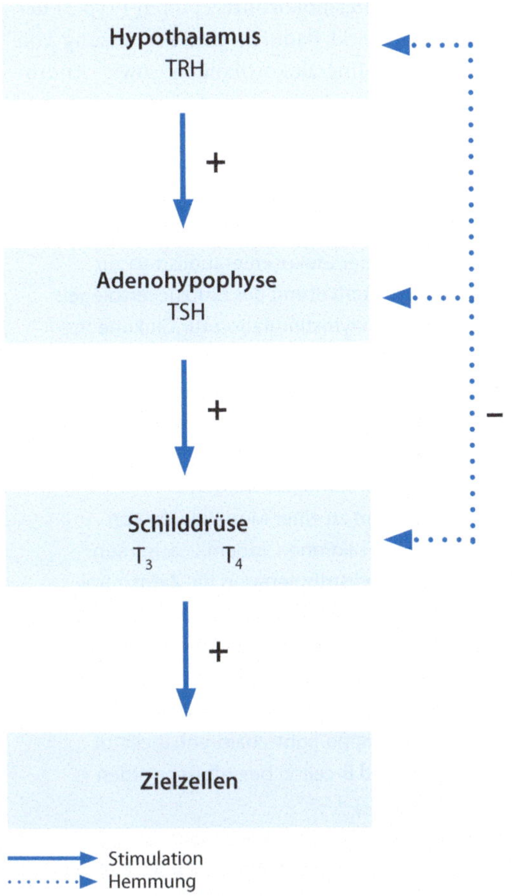

Abb. 1.3 Schematische Darstellung des Regelkreises der Hypothalamus-Hypophysen-Schilddrüsen-Achse; T_3 Trijodothyronin, T_4 Thyroxin

1.4.1 Hypothalamus-Hypophysen-Nebennierenrinden-Achse

Die Hormone der Hypothalamus-Hypophysen-Nebennierenrinden-Achse (HHNA) sind äußerst sensitive Indikatoren physischer oder psychischer Belastungen. Tritt ein Stressor auf (Definition ► Abschn. 1.6.1), versucht jedes Individuum mittels psychischer und physischer Copingstrategien diesen Stress entsprechend dem homöostatischen Prinzip selbstregulierend zu verarbeiten. Diese Selbstregulation, also die Fähigkeit nach der Stressbewältigung auf den gesunden Ausgangszustand zurückzukehren, spiegelt sich insbesondere in der Hormonfreisetzung der HHNA wider.

CRH, das durch Impulse aus dem limbischen System und durch Zytokine (IL-1, IL-6, TNFα) stimuliert wird, hat als neuroendokriner Botenstoff im ZNS bei der Anpassung des Organismus an psychische und physische Belastungen wichtige Aufgaben. So ist die Kontrolle der Synthese und Freisetzung von ACTH, das zwar von zahlreichen weiteren Botenstoffen abhängig ist, in erster Linie jedoch von CRH, und die Freisetzung von POMC-Peptiden eine der Hauptaufgaben des CRH. Hierzu wird das aus den parvozellulären Neuronen des Nucleus paraventricularis freigesetzte CRH via Axone in den Hypophysenstiel projiziert. Dort sezernieren diese Neurone CRH in die Portalgefäße des Hypophysenstiels, von wo aus es CRH-Typ1-Rezeptoren (CRHR1) an kortikotropen Zellen des Hypophysenvorderlappens erreicht und die Synthese und Freisetzung von ACTH einleitet. Das ACTH gelangt über die Blutbahn zu den NNR und bewirkt dort die Biosynthese und Freisetzung von Kortisol. Dieses Hormon initiiert unterschiedlichste Prozesse (► unten), hat aber auch die wichtige Aufgabe die Aktivität der HHNA sowohl auf hypophysärer als auch auf hypothalamischer Ebene durch die Besetzung von Kortikosteroidrezeptoren und durch Hemmung der Zytokinfreisetzung im Sinne eines negativen Rückmeldekreislaufs zu regulieren (Abb. 1.4).

In diesem Zusammenhang ist darauf hinzuweisen, dass die Besetzung der zwei Subformen von Rezeptoren, der Glukokortikoidrezeptoren (Typ 1, GR) und der Mineralokortikoidrezeptoren (Typ 2, MR), unterschiedliche Effekte im Sinne der Homöostase hat:

- GR-Aktivierung dient u. a. der Kontrolle des Energiestoffwechsels, der Modulation von Gedächtnisprozessen und der Unterstützung der Verhaltensanpassung an Stress, während
- MR aktiviert werden, um homöostatische Zellprozesse infolge einer Reaktion auf Stress einzuleiten und den Verhaltensauswahlvorgang auf Stress zu unterstützen.

Die Hormone der HHNA haben eine Vielzahl psychologischer und physiologischer Konsequenzen, die sich als permissive (vorbereitende), suppressive und stimulierende Effekte zusammenfassen lassen. CRH wirkt übergeordnet im Sinne einer Koordina-

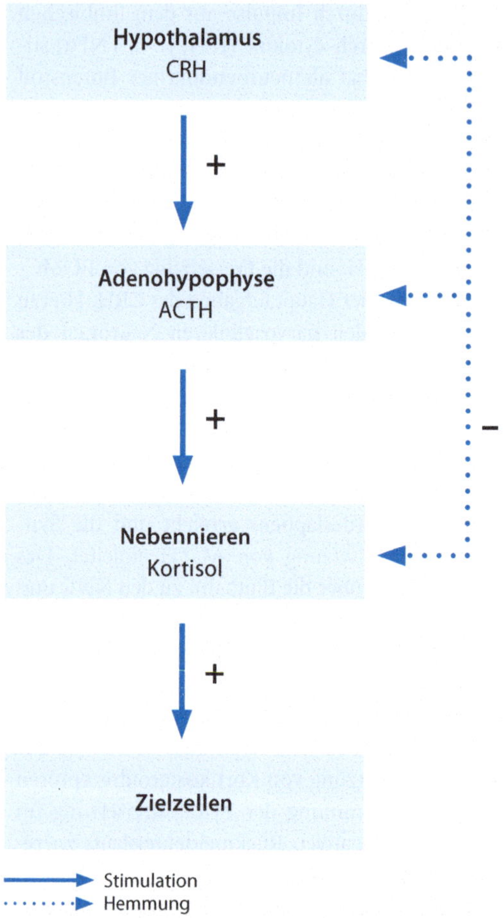

Abb. 1.4 Schematische Darstellung des Regelkreises der Hypothalamus-Hypophysen-Nebennierenrinden-Achse; *CRH* Kortikotropin-releasing-Hormon, *ACTH* adrenokortikotropes Hormon

tion emotionaler, behavioraler und autonomer Adaptionsprozesse an Stress, wobei insbesondere Aktivierungsvorgänge initiiert werden. Es lassen sich indirekte von direkten CRH-Wirkungen unterscheiden. Einerseits besitzt CRH die für die HHNA charakteristischen, zum Teil indirekten Releaserfunktionen, andererseits finden sich auch direkte CRH-Effekte in der Körperperipherie wie z. B. am Gastrointestinaltrakt.

Die Stimulation von ACTH erfolgt nicht nur über CRH, sondern auch durch NA, Serotonin und Acetylcholin. Hemmenden Einfluss nehmen Dopamin, GABA und die endogenen Opiate (von Werder 2005). ACTH wirkt agonistisch (also aktivierend) an den Melanokortinrezeptoren (Typ 2) der NNR und bewirkt dadurch eine Freisetzung von Gluko- und Mineralokortikoiden sowie Androgenen.

Kortisol hat weitreichende Effekte, die sich exemplarisch wie folgt beschreiben lassen:

- Es wird der Glukosemetabolismus zur Aufrechterhaltung des Blutzuckerspiegels durch Enzymstimulation zur Glukoneogenese stimuliert
- Das kardiovaskuläre System wird durch die permissive Wirkung auf katecholaminerge Aktivitäten beeinflusst, indem Adrenozeptoren stimuliert werden
- Es kommt zu einer Modulierung von Immunreaktionen, indem u. a. Immunzellen redistribuiert und die Zytokinfreisetzung beeinflusst wird. Eine besondere Rolle scheinen dabei die durch Kortisol gebundenen GC-Rezeptoren zu spielen, da Transkriptionsfaktoren wie NF-κB (»nuclear factor ,kappa-light-chain-enhancer' of activated B-cells«) beeinflusst werden (▶ Kap. 2)
- Die kognitiven Effekte lassen sich im Sinne eines hemmenden Effekts auf die Konsolidierung und den Abruf deklarativer Gedächtnisinhalte zusammenfassen

1.4.2 Hypothalamus-Hypophysen-Gonaden-Achse

Die Hypothalamus-Hypophysen-Gonaden-Achse (HHGA) ist vom Wirkungsprinzip insofern mit der HHNA vergleichbar, als ebenfalls ein Feedforward-Mechanismus vom Gehirn zu den Gonaden besteht und die Gonadenhormone ein (mehrheitlich) negatives Feedback an den Hypothalamus und die Hypophyse geben. Während die HHGA beim Mann relativ gleichbleibende hormonelle Sekretionsmuster zeigt, variiert dieses Rückmeldesystem bei Frauen im gebärfähigen Alter im Verlauf des Zyklus deutlich. Das Grundwirkprinzip der HHGA ist in Abb. 1.5 dargestellt.

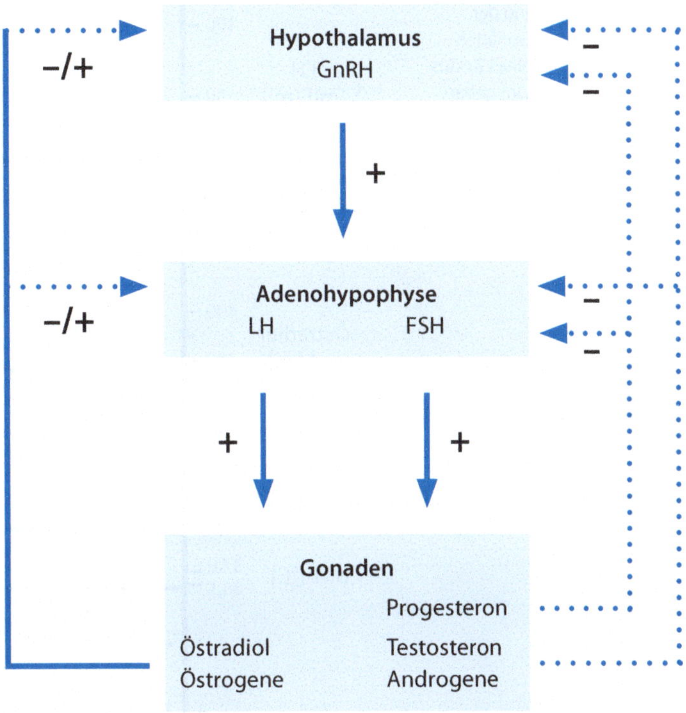

Abb. 1.5 Der Regelmechanismus der Reproduktionsachse zwischen Hypothalamus, Hypophyse und Gonaden; *GnRH* Growth-hormon-releasing-Hormon, *LH* luteinisierendes Hormon, *FSH* follikelstimulierendes Hormon

Stimulation

Hemmung

Reproduktionssteuerung beim Mann

Die HHGA beim Mann wird wie bei der Frau über die pulsatile hypothalamische GnRH-Freisetzung gesteuert (ca. 18 Pulse pro Tag). Diese Pulse initiieren die Gonadotropinsekretion und die nachfolgende Freisetzung der Sexualhormone in den Sertoli- und Leydig-Zellen. Im Gegensatz zur starken Variation der Gonadotropinpulse (bezüglich Frequenz und Amplitude) im weiblichen Zyklus, erfolgt die Sezernierung der entsprechenden Hormone bei gesunden Männern nach der Pubertät relativ gleichbleibend.

Im fortgeschrittenen Alter gibt es bei Männern keine an ein bestimmtes Ereignis gekoppelten hormonellen Veränderungen (wie die Menopause bei Frauen), sondern eine langsame, jedoch kontinuierliche hormonelle Umstellung. So zeigen sich ab dem 40. Lebensjahr aufgrund verringerter Testosteronspiegel höher frequente GnRH-Pulse mit einer geringeren Amplitude. Diese Veränderungen gehen mit einer verringerten LH-Amplitude und in Konsequenz mit einer verringerten Testosteronsekretion und einer Zunahme des SHBG einher. Der hemmende Einfluss des Testosteron (negatives Feedback) auf die Hypophyse und den Hypothalamus nimmt dementsprechend ab und die GnRH-Pulsfrequenz steigt weiter. Dieser Vorgang ist ein gutes Beispiel für eine langsame Veränderung der Homöostase in Richtung einer Dysregulation, die jedoch altersbedingt als normaler physiologischer Abbauprozess angesehen wird.

Reproduktionssteuerung bei der Frau

Aufgrund der sekretorischen Variation der HHGA-Hormone bei der Frau werden im Folgenden die hormonellen Veränderungen im Verlauf des normalen weiblichen Zyklus zusammengefasst (Abb. 1.6). Während der ersten Hälfte der Follikelphase kommt es zu einem langsamen Östrogenanstieg mit einem deutlichen Gipfel kurz vor dem mittzyklischen Anstieg des LH, der die Ovulation ankündigt. Ein zweiter Östrogenanstieg, der vom Corpus luteum abhängig ist, zeigt sich in der Mitte der Lutealphase. Die Progesteronausschüttung ist während der Follikelphase gering, steigt kurz vor der Ovulation und erreicht die höchste Freisetzung durch das aktive Corpus luteum. Zu einem Abfall von Östrogen und Progesteron kommt es ca. 2–3

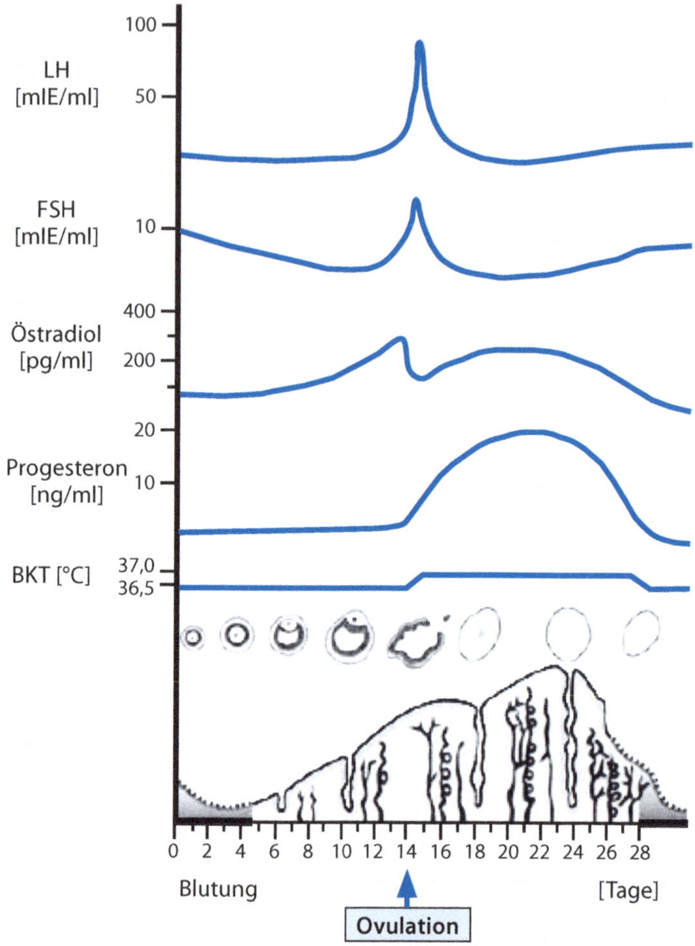

Abb. 1.6 Freisetzung der Gonadotropine und Gonadenhormone im Verlauf eines Zyklus bei gesunden Frauen im gebärfähigen Alter. (Aus Schmidt u. Lang 2007)

Tage vor der Menstruation. Dieser Abfall initiiert eine verstärkte Freisetzung von FSH mit nachfolgender Follikelreifung und entsprechender Östrogenfreisetzung. Östrogen wiederum hat zunächst einen deutlich hemmenden Effekt auf FSH und einen schwach hemmenden auf LH. Liegt ein Östrogenspiegel von ca. 300–500 pg/ml während eines spezifischen Zeitraumes von 36–48 Stunden vor, nimmt Östrogen nun allerdings einen stimulierenden Einfluss auf die Hypothalamus-Hypophysen-Achse und es kommt infolge zu einem drastischen LH-Anstieg, der ca. 16–30 Stunden vor der Ovulation liegt. Der zeitgleich auftretende FSH-Anstieg ist deutlich geringer als die LH-Freisetzung. Während der Lutealphase kommt es durch die Progesteron- und Östrogenfreisetzung zu einem Abfall der Gonadotropine (LH, FSH).

Die Koordination der oben beschriebenen hormonellen Veränderungen im Verlauf des weiblichen Zyklus erfolgt zum einen über hypothalamische aminerge und neuropeptiderge Stimulationen, die auf den hypothalamischen GnRH-Pulsgenerator Einfluss nehmen, zum anderen über Feedbackmechanismen der gonadalen Steroide.

Durch Neurosekretion gelangt GnRH aus GnRH-produzierenden Neuronen des mediobasalen Hypothalamus zum Hypophysenstiel. Über das hypophysäre Pfortadersystem erreicht GnRH den Hypophysenvorderlappen. Dort kommt es durch die GnRH-Stimulation zu einer Freisetzung von LH und FSH. Die FSH-Freisetzung wird zusätzlich durch Aktivin stimuliert. Entscheidend für eine reproduktionsfördernde FSH- und LH-Freisetzung ist eine charakteristische pulsatile Sekretion sowohl von GnRH als auch von LH und FSH. Tierexperimentell wurde nachgewiesen, dass eine isolierte Ausschaltung des Nucleus arcuatus im Hypothalamus eine Unterdrückung der Gonadotropinsekretion bewirkt. Weiterhin zeigte sich, dass eine kontinuierliche intrazerebrale Verabreichung von GnRH zu einer Desensibilisierung der GnRH-Rezeptoren in der Hypophyse mit nachfolgender Suppression von LH, FSH sowie der gonadalen Steroide führte.

Mittels Untersuchungen an Frauen mit einer hypothalamischen Amenorrhö konnte belegt werden, dass die chronisch intermittierende Verabreichung einer festgesetzten Menge von GnRH in 90-minütigem Zeitintervall zu einer Normalisierung des menstruellen Zyklus dieser Frauen führte, womit bestätigt ist, dass GnRH bei der gesunden Frau episodisch aus dem Hypothalamus freigesetzt wird und zu einer pulsatilen Sekretion der Gonadotropine führt. Diese episodische Sekretion variiert in Frequenz und Amplitude zusätzlich in Abhängigkeit von der Zyklusphase. Die Fluktuationen der Gonadotropine werden zwar durch die GnRH-Freisetzung initiiert, jedoch erfolgt die Modulation primär durch

- positives Feedback von Aktivin,
- negatives und zeitweilig positives Feedback von Östrogen und
- negatives Feedback von Inhibin und Progesteron.

Das Zusammenspiel der verschiedenen HHGA-Hormone sowie verschiedener Neurotransmitter und weiterer Mediatoren (▶ unten) wird in ◻ Abb. 1.7 dargestellt.

Mediatoren der Hypothalamus-Hypophsen-Gonaden-Achse

Die HHGA wird von einer Reihe von Neurotransmittern beeinflusst: Die endogenen Opiate (β-En-

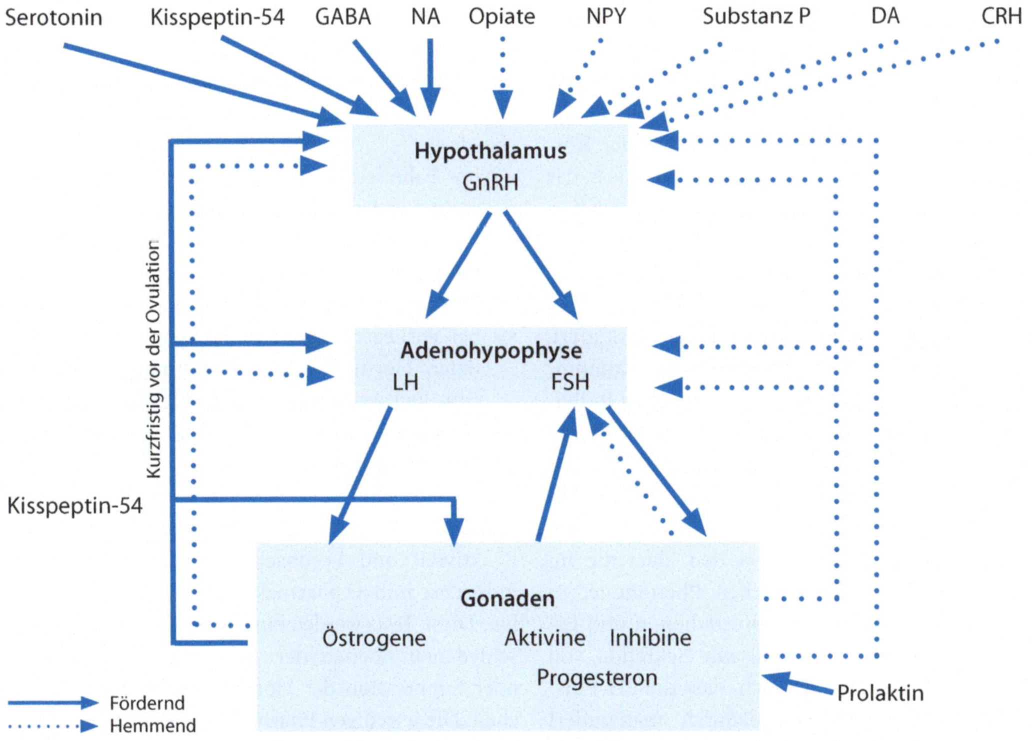

◻ **Abb. 1.7** Schematische Darstellung der Feedbackkreisläufe und Einflussfaktoren auf die Hypothalamus-Hypophysen-Gonaden-Achse; *GABA* Gammaaminobuttersäure, *NA* Noradrenalin, *NPY* Neuropeptid Y, *DA* Dopamin, *CRH* Kortikotropin-releasing-Hormon, *GnRH* Growth-hormon-releasing-Hormon, *LH* luteinisierendes Hormon, *FSH* follikelstimulierendes Hormon dorphin, Enkephaline, Dynorphin), Substanz P, CRH, und Dopamin haben einen hemmenden Einfluss. Hingegen wirken u. a. GABA, Galanin, Serotonin, Neurotensin, NPY und NA stimulierend (Überblick bei Ehlert u. Hanker 2001). Die pulsatile Freisetzung von PRL scheint insbesondere in der zweiten Zyklushälfte das Corpus luteum und damit die Effekte von Östrogen und Progesteron zu beeinflussen.

Kisspeptin-54 nimmt entsprechend neuer tier- und humanexperiementeller Befunde einen wichtigen stimulierenden Einfluss auf die GnRH-Freisetzung (Murphy 2005). Die möglicherweise durch Melatonin stimulierte hypothalamische Expression des Kisspeptins-54 wird im Nucleus arcuatus durch das negative Feedback von Östrogen und Testosteron gebremst, wohingegen sie im Nucleus periventricularis anteroventralis stimuliert wird. Interessanterweise nimmt Leptin im Nucleus arcuatus einen stimulierenden Einfluss auf die Kisspeptin-54-Sekretion. Diese Befunde würden (mit)erklären, weshalb bei starkem Untergewicht Zyklusstörungen bis hin zur Amennorrhö auftreten: Aufgrund der gewichtsbedingten Abnahme der Leptinspiegel wird die Kisspeptin-54-Sekretion und damit die GnRH-Freisetzung reduziert. Bezüglich der Körperperipherie wird davon ausgegangen, dass das Kisspeptin-54 in den Theklazellen die Ovulation und die Aktivität des Corpus luteum stimuliert.

Schließlich sind noch die Mitte des letzten Jahrhunderts erstmals beschriebenen Pheromone zu nennen. Es wird bis heute kontrovers diskutiert, worum es sich bei diesen Stoffen, die eine Kommunikation nicht innerhalb, sondern zwischen Individuen ermöglichen, handelt. Pheromone werden in den apokrinen Drüsen gebildet und über das vomeronasale Organ oder das olfaktorische Epithelium rezipiert. In verschiedenen Untersuchungen konnte inzwischen gezeigt werden, dass die im Achselschweiß sich befindlichen Pheromone, zu denen auch die Steroide Androstadienon und Estratetraenol gehören, die pulsatile Sekretion von LH beeinflussen. Es zeigte sich, dass die LH-Pulsfrequenz und -amplitude dadurch manipuliert werden kann, dass Frauen konzentrierter Schweiß anderer Frauen aus unterschiedlichen Zyklusphasen über die Geruchswahrnehmung präsentiert wird (Shinohara et al. 2001).

Zusammenfassend ist festzustellen, dass es sich bei endokrinen Feed-forward/Feedback-Regelkreisläufen um hochkomplexe Systeme handelt, deren vernetzte Wirkungsweise von einer Vielzahl endokriner Faktoren beeinflusst wird. Auch ist anzumerken, dass bei den oben kurz skizzierten Hormonachsen fortlaufend neue Erkenntnisse gewonnen werden und die Komplexität dieser Systeme durch immunologische und zentralnervöse Einflüsse um ein Vielfaches verkompliziert wird (▶ Kap. 5).

1.5 Pharmakologische Funktionstests zur Prüfung endokriner Systeme

Wie in den vorangegangenen Ausführungen deutlich wurde, sind neuroendokrine Achsen in sich geschlossene, autoregulative Feedbacksysteme. Um eine Aussage über die Funktion und Integrität dieser Systeme treffen zu können, reicht es nicht aus, basale Messungen der jeweiligen Hormone oder ihrer Metaboliten, z. B. aus dem Blut, Speichel oder Urin vorzunehmen. Der Grund dafür ist die Tatsache, dass

- im Falle eines unauffälligen Hormonwertes nicht zweifelsfrei ausgeschlossen werden kann, dass dennoch auf mehreren Ebenen der Hormonachse Dysregulationen vorliegen, diese sich jedoch gegenseitig aufheben.
- bei Vorliegen eines auffällig zu hohen oder zu tiefen Hormonwertes keine Aussage darüber getroffen werden kann, auf welcher Ebene der Hormonachse eine oder mehrere Dysregulation(en) bestehen.

Aus diesen Gründen kann es notwendig sein, die Reaktivität und Feedbacksensitivität einer Hormonachse mittels pharmakologischer Tests zu prüfen. Diese Tests werden eingesetzt, um auf den verschiedenen Ebenen der Achse eine Stimulation oder Suppression der Hormonsekretion zu erreichen. Die jeweiligen Pharmaka haben dementsprechend agonistische (stimulierende) oder antagonistische (hemmende) Effekte.

Pharmakologische Provokationstests lassen sich bezüglich der endokrinen Achse, die durch den jeweiligen Test beeinflusst wird, und bezüglich der Regulationsebene, auf der sich der Test auswirkt, beschreiben (ausführlich in Heim u. Ehlert 1999).

- Eine zentrale Wirkung lässt sich durch pharmakologische Auslösung eines physiologischen Stressors, wie z. B. der Gabe von Insulin, auslösen.
- Pharmaka, die die Blut-Hirn-Schranke passieren können und als Rezeptorliganden von Neurotransmittern fungieren, können die Freisetzung der Releasinghormone im Hypothalamus beeinflussen. Ein Beispiel dafür ist der Fenfluramintest.
- Die Verabreichung synthetischer Releasing-Hormone beeinflusst die hypophysäre Tropinfreisetzung (z. B. der CRH-Test mit ovinem oder humanem CRH).
- Durch Applikation synthetischer Tropine können die Hormondrüsen beeinflusst werden, die das »Endhormon« der jeweiligen Hormonachse freisetzen. Ein Beispiel hierfür ist der ACTH-Test.
- Soll die Rückmeldefähigkeit der »Endhormone« endokriner Achsen geprüft werden, wird das entsprechende Hormon entweder stark erhöht (z. B. Verabreichung von synthetischen Glukokortikoiden) oder seine Synthese und damit das Feedback unterbrochen (Verabreichung von Metyrapon).

Eine Zusammenstellung der für die Psychoendokrinologie wichtigsten pharmakologischen Funktionstests findet sich in ◘ Tab. 1.8.

Die wichtigsten Stimulations- und Suppressionstests zur Prüfung der verschiedenen Hormonachsen/-systeme werden im Folgenden kurz beschrieben. Für die Durchführung der entsprechenden Tests sei auf die einschlägige Endokrinologiefachliteratur verwiesen.

◘ Tab. 1.8 Pharmakologische Stimulations- und Suppressionstests zur Funktionsprüfung neuroendokriner Achsen

Neuroendokrine Achse	Pharmakologischer Test	Wirkungsart	Stimulation (+)/ Suppression (–)
Hypothalamus-Hypophysen-Nebennierenrinden-Achse	Insulintoleranztest	Physiologisch	+
	Naloxontest	Zentral-opidoiderg	+
	Fenfluramintest	Zentral-serotonerg	+
	CRH-Test	Hypophysär	+
	$ACTH_{1-24}$-Test	Adrenal	+
	Dexamethasontest	Hypophysär	–
	Metyrapontest	Adrenal	+
Hypothalamus-Hypophysen-Schilddrüsen-Achse	TRH-Test	Hypophysär	+
Hypothalamus-Hypophysen-Gonaden-Achse	Naloxontest	Zentral-opidoiderg	+
	GnRH-Test	Hypophysär	+
Hypothalamus-Hypophysär-somatotrophes System	Insulintoleranztest	Physiologisch	+
	Clonidintest	Zentral-adrenerg	+
	L-Dopa-Test	Zentral-dopaminerg	+
	GHRH-Test	Hypophysär	+
	Glukosetest	Physiologisches Feedback	–
Hypothalamus-Hypophysär-prolaktinerges System	Insulintoleranztest	Physiologisch	+
	L-Dopa-Test	Zentral-dopaminerg	–
	Metoclopramidtest	Zentral-dopaminerg	+
	Fenfluramintest	Zentral-serotonerg	+
	TRH-Test	Hypophysär	+

Insulintoleranztest Der Insulintoleranztest (ITT) ist ein physiologischer Stressor, da eine Hypoglykämie ausgelöst wird. Es wird die Freisetzung verschiedener Releasing-Hormone, nachfolgend die der entsprechenden Tropine und letztendlich der dadurch stimulierten Hormone der Endhormondrüsen erreicht.

Naloxontest Beim Naloxontest wird durch die Verabreichung des Opiatantagonisten Naloxon u. a. eine Blockade des hemmenden opiodergen Tonus auf die endogene CRH-Freisetzung und die GnRH-Freisetzung provoziert, wodurch eine Steigerung der HHNA- und der HHGA-Aktivität ausgelöst wird.

Fenfluramintest Der Fenfluramintest dient dazu, zentrale serotonerge Neurone durch Stimulation der Serotoninfreisetzung bei gleichzeitiger Hemmung der serotonergen Wiederaufnahme zu aktivieren. Serotonin stimuliert u. a. die HHNA, weshalb es zu einem ACTH- und Kortisolanstieg kommt. Weiterhin wird mit diesem Test ein Anstieg der PRL-Konzentration erreicht. Dieser provozierte PRL-Anstieg wird als Indikator der serotonergen Funktion herangezogen.

Metoclopramidtest Da Metoclopramid als Dopaminrezeptorantagonist wirkt, führt die Blockade des Dopamins zu einer Stimulation der PRL-Freisetzung. Somit kann mit diesem Test das zentrale dopaminerge System und die endogene PRL-Reserve getestet werden.

CRH-, TRH- und GnRH-Stimulationstests Der CRH-, der TRH- und der GnRH-Stimulationstest führen jeweils zu einer Aktivierung der spezifischen hypophysären Zellen, wodurch ein Anstieg der jeweiligen Tropine ACTH bzw. TSH bzw. LH und FSH ausgelöst wird.

$ACTH_{1-24}$-Test Beim $ACTH_{1-24}$-Test wird die biologisch aktive (1–24)-Aminosäurensequenz verabreicht, wodurch die ACTH-Rezeptoren der Nebennierenrinde stimuliert werden und es zu einer Kortisolfreisetzung kommt.

Dexamethason-(DEX-)Test Der Dexamethason-(DEX-)Test ist ein Suppressionstest, da Dexamethason an die Glukokortikoidrezeptoren, insbesondere in der Hypophyse, bindet. Dadurch werden die ACTH-Freisetzung und nachfolgend die Kortisolfreisetzung unterdrückt. Für den Fall, dass sich eine abnorme Unterdrückung des Kortisols findet (zu stark wird als Supersuppression, zu schwach als Nonsuppression bezeichnet), kann der DEX-Test in Kombination mit einem HHNA-Stimulationstest durchgeführt werden. Es wird davon ausgegangen, dass eine Überaktivität der hypothalamischen CRH-Neurone die Ursache einer Nonsuppression im DEX-Test ist. Deshalb kann der kombinierte DEX-CRH-Test darüber Aufschluss geben, ob die zusätzliche Verabreichung des Releasinghormons die Aufhebung der Suppression bewirken kann. Soll neben der Glukokortikoid-Rezeptorbesetzung zusätzlich die Feedbackwirkung der Mineralokortikoid-Rezeptoren geprüft werden, kann der Mineralokortikoid-Rezeptorantagonist Spironolakton eingesetzt werden (Mattsson et al. 2009).

Metyrapontest Die Verabreichung von Metyrapon unterbindet die Kortisolproduktion (entsprechend einer temporären Adrenalektomie), wodurch ein vollständiger Ausfall von Kortisol erreicht wird. Dadurch kommt es zu einem Ausbleiben der negativen Feedbackhemmung der HHNA und in Folge zu einer Aktivierung der HHNA auf Ebene der Hypophyse und des Hypothalamus (ACTH-Anstieg).

Clonidintest Der Clonidintest dient der Aktivierung der zentralen α_2-Rezeptoren, wodurch die GH-Freisetzung über die Steigerung der GHRH-Freisetzung und die Hemmung der SOM-Freisetzung erreicht wird. Somit lassen sich gleichzeitig die adrenerge Kontrolle und die hypothalamische Wirkung auf das hypothalamisch-hypophysäre-somatotrophe System prüfen.

L-Dopa-Test Mit dem L-Dopa-Test lässt sich die GH-Freisetzung mittels Freisetzung von GHRH aus dem Hypothalamus stimulieren.

Glukosesuppressiontest Die Wirkung des Glukosesuppressiontests beruht auf der physiologischen Wirkung des GH, das durch Freisetzung des Somatomedins und durch die Induktion der Glykogenolyse eine Erhöhung des Blutzuckerspiegels bewirkt.

Wird nun Glukose verabreicht, so kommt es zu einer Suppression der GH-Freisetzung im Sinne einer negativen Feedbackhemmung.

Die vorangegangenen Ausführungen dienten dazu, die für die Psychoendokrinologie bedeutsamen Hormone, die entsprechenden Steuerungssysteme und die Methoden zur Prüfung der Funktion dieser Systeme kennenzulernen. Im Folgenden wird nun der Bezug zwischen psychischen Belastungen und den Auswirkungen auf die entsprechenden Hormonsysteme hergestellt.

1.6 Grundannahmen der Psychoendokrinologie

Die Grundannahme der Psychoendokrinologie besteht darin, dass die physikalische und soziale Umwelt von uns wahrgenommen wird, wir diese Wahrnehmung kognitiv, emotional und physiologisch verarbeiten und dann auf diese Umweltsituation mit Verhalten reagieren. Die Interaktion zwischen körperlicher und psychischer Verarbeitung, insbesondere der hormonellen Reaktionen auf diese Umwelteinflüsse, sowie die physiologischen Konsequenzen spezifischer Lebensumstände sind das Forschungsgebiet der Psychoendokrinologie. Von besonderem Interesse ist dabei der Beitrag der Psychoendokrinologie zur Ätiologie und Aufrechterhaltung von Krankheitsprozessen. Ein zentrales Konzept dieser Forschung ist Stress.

1.6.1 Was ist Stress?

Soll erklärt werden, wie eine Anforderung aus der Umwelt dazu führt, dass ein Individuum belastet ist und dementsprechend Stress erlebt, dann wird genau genommen mit dem Wort »Stress« ein falscher Begriff gebraucht. Es wird versucht, zu erklären, wie ein Individuum auf eine Anforderung **reagiert**. Diese Reaktion wird unter bestimmten Umständen als Stress bezeichnet. Es geht also um die Belastungs**reaktion** und nicht um den Belastungsauslöser, der korrekterweise als Stressor zu bezeichnen ist. Die Entstehung dieser Begriffsungenauigkeit wird von Selye (1974), der den Begriff »Stress« erstmals im Kontext von Belastungsreaktionen und Fehlanpassungen an Belastungen gebraucht hat, wie folgt erklärt:

> » When I introduced the word stress into medicine in its present meaning, my English was not yet good enough for me to distinguish between the words stress and strain. It was not until several years later that the *British Medical Journal* called my attention to this fact, by the somewhat sarcastic remark that according to Selye stress is its own cause. Actually I should have called my phenomenon the strain reaction and that which causes it »stress«, which would parallel the use of these terms in physics. However, by the time that this came to my attention, biological stress in my sense of the word was so generally accepted in various languages that I could not have redefined it. « (Selye 1974)

Wenngleich also der Begriff Stress auf einem Missverständnis beruht, ist er heute nicht nur im wissenschaftlichen Gebrauch, sondern insbesondere auch im Alltagsgebrauch häufig anzutreffen.

Der Begriff Stress impliziert eine theoretische Annahme über den wechselseitigen Beeinflussungsprozess von Umweltbedingungen und persönlichen Voraussetzungen. Demzufolge wird jede Situation, in der sich eine Person befindet, von ihr analysiert, um die individuelle Bedrohung und die gegebenen Bewältigungsstrategien abschätzen zu können. Aus diesen Bewertungsprozessen resultierend, werden eine Reihe von Kognitionen wie automatische Gedanken, Annahmen, Erwartungen oder Einstellungen aktiviert, die wiederum zu Emotionen, physiologischen Vorgängen und letztendlich zu Verhalten führen. In Abhängigkeit von den Resultaten dieses hoch komplexen Vorganges und der Konsequenzen aus dem gezeigten Verhalten kommt es zu einer Neubewertung der Situation (Lazarus u. Folkman 1984). Erlebt eine Person häufig Situationen, in denen sie sich aufgrund einer hohen persönlichen Bedrohung sowie mangelnder oder gänzlich fehlender Bewältigungsstrategien überfordert fühlt, kann es sowohl auf der physiologischen als auch auf der psychischen Ebene zu Fehlanpassungen kommen, die zu funktionellen oder manifesten Erkrankungen und Störungen führen können.

Allerdings gibt es auch Faktoren, die Individuen vor dauerhaften psychobiologischen Fehlanpassungen schützen. So scheint z. B. soziale Unterstützung oder eine hohe Ausprägung von Eigenschaften wie Optimismus oder Kohärenzsinn in psychischen Belastungssituationen stressreduzierende Effekte zu haben.

Bereits von Mason (1968) wurde darauf hingewiesen, dass subjektiv als

- bedeutsam,
- neuartig,
- unvorhersagbar und
- unkontrollierbar

erlebte Situationen als besonders intensive Stressoren wirken, die neben der psychischen Belastungserfahrung mit einer deutlichen Aktivierung endokriner Systeme assoziiert sind.

1.6.2 Arten von Stressoren

Natürlich auftretende Stressoren können bezüglich ihrer individuellen Bedeutsamkeit (niedrige vs. hohe Belastung) und der Dauer der Belastung (akut vs. chronisch) charakterisiert werden. Eine **lang anhaltende Stressbedingung** mit variierender Belastung kann z. B. Vernachlässigung in der Kindheit, unzufriedenstellende Berufstätigkeit, die Pflege eines chronisch kranken Angehörigen, drohende Arbeitslosigkeit oder eine eigene schwerwiegende chronische Erkrankung sein.

Kurzfristige natürliche Stressoren unterscheiden sich hauptsächlich in ihrer Belastungsintensität. Sie reichen von Alltagsstressoren (»daily hassles«) wie dem Verpassen der Straßenbahn über persönlich wichtige negative Ereignisse wie dem Nichtbestehen einer Prüfung bis hin zu Traumatisierungen wie einer Vergewaltigung, einem Verkehrsunfall, dem Überleben eines Lawinenabgangs oder Kriegserfahrungen. Dabei ist zu beachten, dass nur dann von einem Trauma gesprochen werden kann, wenn erstens das Gefühl von Lebensbedrohung bei sich oder bei anderen vorhanden ist und zweitens intensive Furcht, Hilflosigkeit, Entsetzen besteht.

Subjektives Stresserleben kann jedoch auch experimentell induziert werden. In Abhängigkeit von dem zu stimulierenden Hormonsystem lassen sich verschiedenste psychologische bzw. psychosoziale Stresstests einsetzen. Physiologische Stresseffekte entstehen entweder aufgrund körperlicher Belastung wie z. B. sportlicher Aktivität oder aufgrund körperlicher Mangelzustände (z. B. Untergewicht). Durch die Verabreichung pharmakologischer Stressoren lassen sich ebenfalls endokrine Stressreaktionen auslösen, jedoch gehen diese Provokationen üblicherweise nicht mit einer psychischen Stressreaktion einher.

Es ist festzuhalten, dass Stressoren zu einer Veränderung der homöostatischen Regulation verschiedener Hormonachsen, insbesondere der HHNA, führen können. Unter Berücksichtigung der Vielzahl individueller externer und interner Einflussfaktoren sowie der Bedeutsamkeit und der Dauer des Stressors oder Traumas kann es zu deutlichen hormonellen Dysregulationen kommen. Beispiele dafür sind eine erhöhte oder erniedrigte basale Hormonsekretion, ein verändertes Feedback peripherer Hormone an die Hypophyse und den Hypothalamus oder eine Down-/Up-Regulation von Hormonrezeptoren. Diese endokrinen Abweichungen stehen mit psychischen Fehlanpassungen in Zusammenhang, die sich als vitale Erschöpfung, Burn-out, funktionelle somatische Beschwerden oder psychiatrische Erkrankungen mit und ohne Komorbidität körperlicher Erkrankungen manifestieren.

1.6.3 Von der Homöostase zur Allostase

Stressoren treten bei allen Menschen auf. Wenngleich die Häufigkeit und Intensität von Belastungen oder Traumatisierungen variieren, finden sich sowohl bei gesunden Menschen als auch bei den verschiedenen Gruppen von Patienten große interindividuelle Unterschiede bezüglich der Verarbeitung von Belastungen. Aus psychoendokrinologischer Sicht kann davon ausgegangen werden, dass die meisten subjektiven Belastungen im Sinne der homöostatischen Regulation verarbeitet werden. D. h., es gibt infolge einer Belastung eine Aktivierung physiologischer Systeme, die nach dem Abklingen des Stressors bzw. infolge seiner Verarbeitung gegenreguliert wird, wodurch das physiologische System letztendlich zum Ausgangsniveau zurückkehrt. Ist das Belastungsausmaß zu hoch und/oder dauert es zu lange an, steuern sich die verschiedenen physiologischen Systeme so, dass der Überbelastung entgegengewirkt wird. So findet z. B. bei einer sehr hohen Sekretion von Hormonen eine deutliche »Down-Regulation« der entsprechenden Rezeptoren statt, wohingegen bei einem Hormonmangel die entsprechenden Rezeptoren »up-reguliert« werden.

Die physiologischen Anpassungsleistungen des Körpers zur Erreichung einer relativen Stabilisierung eines abnormen Zustands lassen sich als physiologische Anstrengungen verstehen, die mit physiologischen Kosten einhergehen. McEwen (1998) hat diese physiologischen Kosten als »allostatic load« und die Verschiebung der Homöostase als »Allostase« bezeichnet. Das Ausmaß des »allostatic load« hängt von einer Vielzahl von Faktoren ab: Dazu gehören die Qualität der Stressoren per se, die individuellen Vorerfahrungen und genetischen Voraussetzungen und die psychosoziale Stressbewältigungskompetenz. Das Zusammenspiel dieser Vielzahl von Faktoren zur Beschreibung des Ausmaßes an allostatischer Belastung ist in Anlehnung an das Allostasemodell von McEwen in ◘ Abb. 1.8 dargestellt.

Das Allostasemodell lässt einerseits erahnen, wie komplex das Zusammenspiel von Umweltanforderungen und persönlichen Voraussetzungen bei der Bewältigung von Belastungen oder Traumatisierungen ist. Es gibt andererseits Hinweise darauf, dass unterschiedlichste physiologische Systeme an diesen Anpassungsleistungen beteiligt sind. Die in diesem Kapitel dargestellten endokrinen Systeme sind nur ein Teil der komplexen physiologischen Orchestrierung und es ist offensichtlich, dass unsere bisherigen Erkenntnisse aus einer Vielzahl von Studien nur klein sind im Vergleich zu der Realität des eigentlichen Lebens.

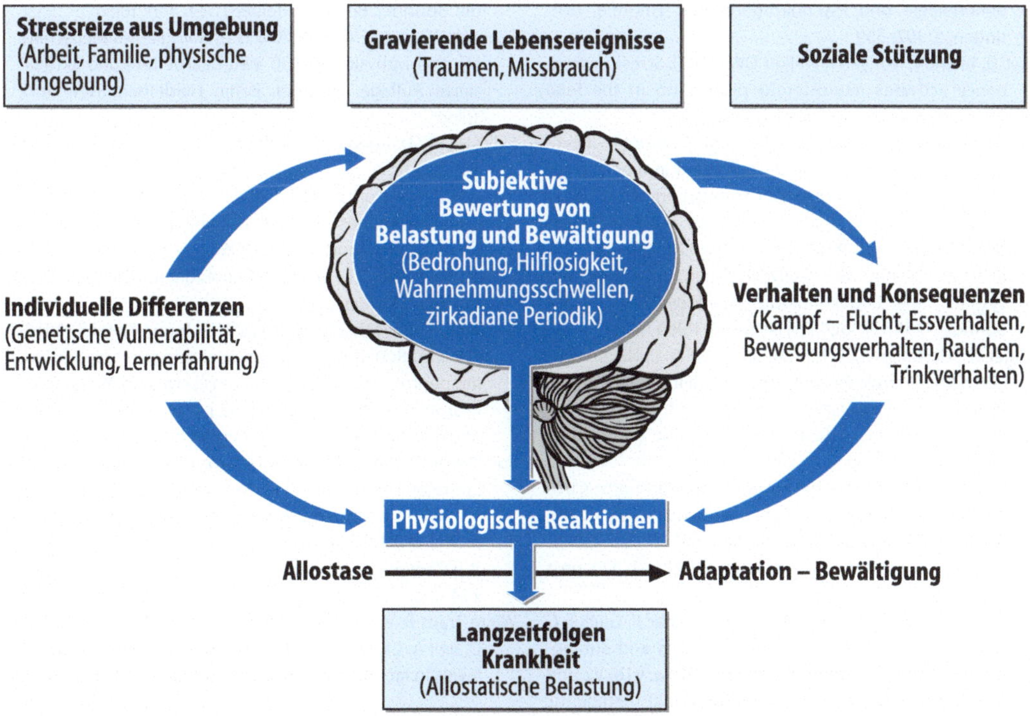

◘ **Abb. 1.8** Das Allostasemodell zur Erklärung physiologischer Anpassungsleistungen an relative Überbelastungen. (Aus Birbaumer u. Schmidt 2006)

Literatur

Birbaumer N, Schmidt RF (2006) Biologische Psychologie (6. Aufl). Springer, Berlin Heidelberg New York Tokio

Cannon WB (1929) Bodily changes in pain, hunger, fear and rage. Appelton, New York

Celec P, Ostatníková D, Putz Z et al. (2003). Circatrigintan cycle of salivary testosterone in human male. Biol Rhythm Res 34: 305–315

Ehlert U, Hanker J (2001) Gynäkologie. In: Flor H, Hahlweg K, u. Birbaumer N (Hrsg) Enzyklopädie der Psychologie. Themenbereich D, Serie II Klinische Psychologie. Band 4: Verhaltensmedizin: Spezifische Störungen und Interventionen Hogrefe, Göttingen, S 435–514

Fowden AL, Forhead AJ, Coan PM, Burton GJ (2008) The placenta and intrauterine programming. J Neuroendocrinol 20: 439-450

Grönberg M, Amini RM, Stridsberg M, Janson ET, Saras J (2010) Neuroendocrine markers are expressed in human mammary glands. Regulatory Peptides. (im Druck)

Hammes SR, Levin ER (2007) Extranuclear steroid receptors: nature and actions. Endocr Rev 28: 726–741

Heim C, Ehlert U (1999) Pharmakologische Provokationstests zur Einschätzung der neuroendokrinen Funktion. In: Kirschbaum C, Hellhammer D (Hrsg) Enzyklopädie der Psychologie. Biologische Psychologie. Band 3: Psychoendokrinologie und Psychoimmunologie. Hogrefe, Göttingen, S. 307–359

Hirst JJ, Yawno T, Nguyen P, Walker DW (2006). Stress in pregnancy activates neurosteroid production in the fetal brain. Neuroendocrinology 84: 264–274

Kipp M, Karakaya S, Pawlak J, Araujo-Wrigh, G, Arnold S, Beyer C (2006) Estrogen and the development and protection of nigrostriatal dopaminergic neurons: concerted action of a multitude of signals, protective molecules, and growth factors. Front Neuroendocrinol 27: 376–390

Kleine B, Rossmanith WG (2007) Hormone und Hormonsystem. Eine Endokrinologie für Biowissenschaftler. Springer, Berlin Heidelberg New York Tokio

Krüger TH, Hartmann U, Schedlowski M (2005) Prolactinergic and dopaminergic mechanisms underlying sexual arousal and orgasm in humans. World J Urol 23: 130–138

Lazarus R S, Folkman S (1984) Stress, appraisal and coping. Springer Publishing Company, New York

Lee SJ, McEwen BS (2001). Neurotropic and neuroprotective actions of estrogens and their therapeutic implications. Annu Rev Pharmacol Toxicol 41: 569–591

Loewi O (1960) Loewi: An autobiographical sketch. Perspect Biol Med 4: 3–25

Manning M, Stoev S, Chini B, Durroux T, Mouillac B, Guillon G (2008) Peptide and non-peptide agonists and antagonists for the vasopressin and oxytocin V1a, V1b, V2 and OT receptors: research tools and potential therapeutic agents. Prog Brain Res 170: 473–512

Matsumoto, K., Pinna, G., Puia, G., Guidotti, A. & Costa, E. (2005). Social isolation stress-induced aggression in mice: a model to study the pharmacology of neurosteroidogenesis. Stress 8, 85-93

Mattsson C, Reynolds RM, Simonyte K, Olsson T, Walker BR (2009) Combined receptor antagonist stimulation of the hypothalamic-pituitary-adrenal axis test identifies impaired negative feedback sensitivity to cortisol in obese men. J Clin Endocrinol Metab 94: 1347–1352

McEwen B (1998) Protective and damaging effects of stress mediators. N Engl J Med 338: 171–179

Morgenthaler NG, Struck J, Jochberger S, Dünser MW (2008) Copeptin: clinical use of a new biomarker. Trends Endocrinol Metab 19: 43–49

Murphy KG (2005) Kisspeptins: regulators of metastasis and the hypothalamic-pituitary-gonadal axis. J Neuroendocrinol 17: 519–525

Ögren SO, Kuteeva E, Elvander-Tottie E, Hökfelt T (2010) Neuropeptides in learning and memory processes with focus on galanin. Eur J Pharmacol 626: 9–17

Perini T, Ditzen B, Fischbacher S, Ehlert U (in Vorbereitung). The paternity effect or how testosterone affects relationship quality

Rosenzweig MR, Leiman AL, Breedlove SM (2004) Biological Psychology. Sinauer, Sunderland

Runnebaum B, Rabe T (1987) Gynäkologische Endokrinologie. Springer, Berlin Heidelberg New York Tokio

Schmidt RF, Lang F (Hrsg) (2007) Physiologie des Menschen: Mit Pathophysiologie. 30. neu bearbeitete und aktualisierte Auflage. Springer, Berlin Heidelberg New York Tokio

Selye H (1974) Stress without distress.: McClelland & Steward, Toronto

Shinohara K, Morofushi M, Funabashi T, Kimura F (2001) Axillary pheromones modulate pulsatile LH secretion in humans. Neuroreport 17: 893–895

Spinas GA, Fischli S (2001) Endokrinologie und Stoffwechsel. Thieme, Stuttgart

Uchida K, Kobayashi D, Das G, Onaka T, Inoue K, Itoi K (2010) Participation of the prolactin-releasing peptide-containing neurons in caudal medulla in conveying hemorrhagic stress-induced signals to the paraventricular nucleus of the hypothalamus. J Neuroendocrinol, (im Druck)

von Werder K (2005) Klinische Neruoendokrinologie, 2. Aufl. Springer, Berlin Heidelberg New York Tokio

Welt C, Sidis Y, Keutmann H, Schneyer A (2002) Activins, inhibins, and follistatins: From endocrinology to signaling. A paradigm for the new millennium. Exp Biol Med 227: 724–752

White-Traut R, Watanabe K, Pournajafi-Nazarloo H, Schwertz D, Bell A, Carter CS (2009) Detection of salivary oxytocin levels in lactating women. Dev Psychobiol 51: 367–373

Das Immunsystem

Petra H. Wirtz

Das Immunsystem ist ein komplexes Netzwerk aus verschiedenen Geweben, Zellen und Zellprodukten, die über den Blutkreislauf und das lymphatische System miteinander verbunden sind. Die physiologische Hauptaufgabe des Immunsystems besteht darin, den Körper vor dem Eindringen von schädlichen Mikroorganismen wie Bakterien, Viren, Pilzen oder Parasiten zu schützen und so die Unversehrtheit des Organismus zu gewährleisten. Darüber hinaus spielt das Immunsystem eine wichtige Rolle bei der Wundheilung und bei der Beseitigung abgestorbener Zellen. Eine weitere wichtige Aufgabe des Immunsystems ist die Überwachung körpereigener Zellen, um frühzeitig einer Zellentartung entgegen zu wirken. Die folgende Zusammenstellung immunologischer Grundlagen stützt sich auf das Wissen einer Reihe erfahrener Experten (Janeway et al. 2002; Staines et al. 1999; Johnson 2001; Schedlowski u. Tewes 1996; Silverthorn 2010; Birbaumer u. Schmidt 2006; Faller 1995).

Pathogene, Antigene und Epitope

- **Pathogene** (Krankheitserreger) bezeichnet infektiöse Mikroorganismen, die pathologische Auswirkungen haben. Verschiedene Pathogengruppen sind Bakterien, Viren, Pilze und Parasiten
- **Antigene** sind Moleküle, die eine Immunantwort des Körpers evozieren und mit Produkten dieser Immunantwort reagieren können. Sie können dabei spezifisch an Antikörper (► Abschn. »Antikörper und B-Zell-Rezeptor«) und bestimmte Lymphozytenrezeptoren binden
- Ein **Epitop** ist ein kleiner Bereich des Antigens, den ein spezifischer Antikörper erkennt und an den er bindet. Weder Antikörper noch Lymphozytenrezeptoren können an ein ganzes Antigen binden

2.1 Bestandteile des Immunsystems

In diesem Unterkapitel wird zunächst das lymphatische System beschrieben gefolgt von einer kurzen Vorstellung der Zellen des Immunsystems. Anschließend wird überblicksartig auf Zellprodukte als wichtige Bestandteile des Immunsystems eingegangen. Die detailliertere Beschreibung der Funktionen der einzelnen Zellen und der Zellprodukte im Rahmen von Immunabwehrmechanismen erfolgt in ► Abschn. 2.2.

2.1.1 Lymphatisches System

Die Zellen des Immunsystems überwachen die peripheren Gewebe, indem sie zwischen Blutkreislauf und lymphatischem System zirkulieren. Das lymphatische System verteilt sich über den gesamten Körper und besteht aus lymphatischen Organen und dem Lymphgefäßsystem.

Lymphatische Organe

Lymphatische Organe sind strukturierte Gewebe, in denen sich Lymphozyten entwickeln, aufhalten, vermehren und differenzieren. Man unterscheidet zwischen primären (Synonym: zentralen) und sekundären (Synonym: peripheren) lymphatischen Organen (◘ Abb. 2.1). Zu den primären lymphatischen Organen gehören das Knochenmark und der Thymus. Zu den sekundären lymphatischen Organen zählen Lymphknoten, die Milz und die lymphatischen Gewebe der Schleimhäute wie Mandeln, Peyer-Plaques und Blinddarm.

In den **primären** lymphatischen Organen erfolgen die Bildung und Reifung von Lymphozyten. Im Knochenmark entstehen B- und T-Lymphozyten. Während B-Lymphozyten im Knochenmark ebenfalls reifen, wandern T-Lymphozyten zur Reifung weiter in den Thymus. Nach abgeschlossener Reifung gelangen beide Lymphozytenarten ins Blut, um von dort aus in die **sekundären** lymphatischen Organe zu wandern.

Thymus

Der Thymus, auch Bries genannt, liegt im oberen Brustbereich hinter dem Brustbein direkt über dem Herzen. Er besteht aus mehreren Lobuli mit jeweils gesonderten äußeren und zentralen Regionen, der Thymusrinde (Kortex) und dem Thymusmark (Medulla). Zellen aus dem Knochenmark verteilen sich unterschiedlich auf Kortex und Medulla. Der Kortex besteht aus unreifen Vorläufern von T-Zel-

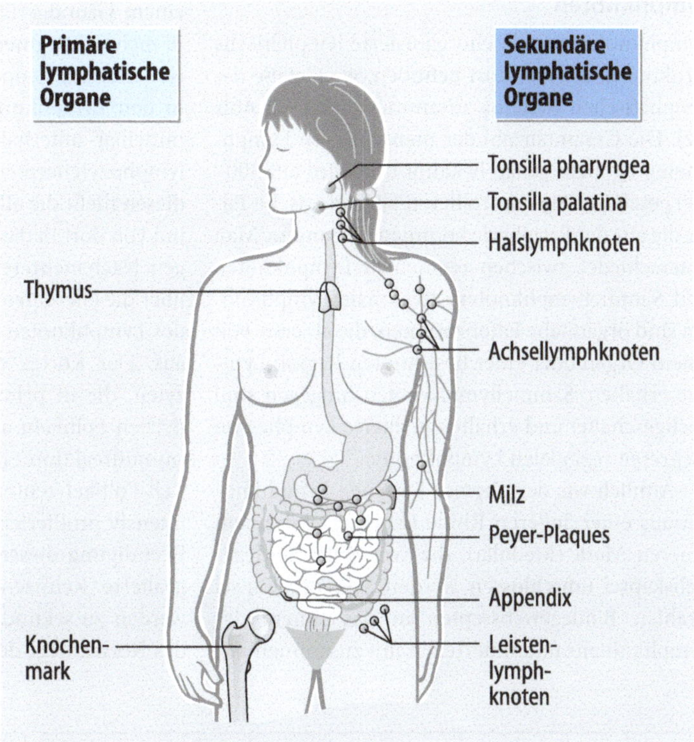

Abb. 2.1 Die lymphatischen Organe. Lage und Bezeichnung der primären und sekundären lymphatischen Organe im Körper des Menschen. (Aus Birbaumer u. Schmidt 2006)

len (▶ Abschn. »T-Lymphozyten«), sog. Thymozyten, und netzförmig angeordneten kortikalen Epithelzellen, welche mit den Thymozyten eng verbunden sind und diese umschließen. Weiterhin finden sich im Kortex vereinzelt Makrophagen, die apoptotische Thymozyten beseitigen. Das Mark hingegen besteht aus reifen Thymozyten, die von netzförmig angeordneten medullären Epithelzellen umschlossen werden, aber auch aus dendritischen Zellen und Makrophagen. Für die Thymozyten ist das epitheliale Maschenwerk, auch Thymusstroma genannt, überlebenswichtig. Das Thymusstroma lockt pluripotente hämatopoetische Vorläuferzellen aus dem Knochenmark an, aus denen sich verschiedene Zelltypen entwickeln könnten. Wechselwirkungen mit dem Thymusstroma stimulieren dabei eine erste Differenzierungsphase, die die Entwicklung von T-Zellen einleitet. Es folgt eine intensive Phase, in denen die Zellen sich v. a. am äußeren Kortexrand vermehren, d. h. proliferieren (Proliferationsphase) und in der die ersten T-Zell-spezifischen Oberflächenmoleküle exprimiert werden. Diese T-Zellen sind noch unreif. Es folgen weitere Entwicklungsschritte, bevor die T-Zellen als fertige T-Helfer-(TH-) oder T-Killer-(T_c-)Zellen) den Thymus verlassen. Der größte Teil der T-Zellentwicklung läuft im Kortex ab, wo sich unreife Thymozyten befinden, während die reifen Thymozyten im Mark sind.

Im Verlauf der T-Zellentwicklung im Thymus werden Zellen, die auf körpereigene Strukturen reagieren und somit keine Selbsttoleranz aufweisen, durch programmierten Zelltod (Apoptose) aussortiert. Apoptotische Zellen erfahren Veränderungen ihrer Plasmamembran und werden daher schnell phagozytiert. Nur etwa 2% der sich im Thymus entwickelnden Thymozyten verlassen den Thymus, während die restlichen nahezu 98% dort sterben. Bei dieser positiven Selektion spielen Wechselwirkungen zwischen kortikalen Epithelzellen und sich entwickelnden T-Zellen eine bedeutende Rolle. Die strenge Selektion im Thymus ist ein entscheidender Bestandteil der T-Zell-Entwicklung. Im Thymus können sich außerdem die dendritischen Zellen des Thymus entwickeln.

Lymphknoten

Lymphknoten sind hochorganisierte lymphatische Strukturen, die sich dort befinden, wo Gefäße des lymphatischen Systems zusammenlaufen (◘ Abb. 2.2). Die Gesamtanzahl der menschlichen Lymphknoten ist nicht genau bekannt und wird auf 300–700 geschätzt. Sie kontrollieren als biologische Filter die aus der Peripherie kommende Lymphe. Man unterschiedet zwischen regionalen Lymphknoten und Sammellymphknoten. Regionale Lymphknoten sind organnahe Filterstationen, die als erste von einem Organ oder einer bestimmten Region Lymphe erhalten. Sammellymphknoten hingegen sind nachgeschaltet und erhalten gefilterte Lymphe von mehreren regionalen Lymphknoten.

Ähnlich wie der Thymus bestehen Lymphknoten aus einer äußeren Rinde (Kortex) und einem inneren Mark (Medulla), die von einer Bindegewebskapsel umschlossen werden. Aus der Kapsel strahlen Bindegewebssepten in das Innere des Lymphknotens und unterteilen ihn zusammen mit einem Grundgerüst aus retikulärem Bindegewebe in mehrere Segmente. In die Kapsel münden mehrere afferente lymphatische Gefäße, welche Lymphe in den Lymphknoten hinein transportieren. Unmittelbar unterhalb der Kapsel befindet sich ein lymphozytenarmer Spaltraum, der Randsinus. In diesen fließt die afferente Lymphe zunächst hinein, um von dort in das lymphatische Gewebe zu gelangen. Nach mehreren Stunden tritt die Lymphe dann über die efferenten lymphatischen Gefäße im Mark des Lymphknoten gefiltert aus dem Lymphknoten aus. Der Kortex enthält vorwiegend B-Lymphozyten, die in primären und sekundären lymphatischen Follikeln angeordnet sind. Während einer Immunreaktion enthalten einige der primären B-Zell-Follikel zentrale Bereiche, in denen B-Zellen intensiv proliferieren, die sog. Keimzentren. Nach Beendigung dieser heftigen Reaktionen entstehen gealterte Keimzentren und die zuvor primären werden zu sekundären Lymphfollikeln. Unterhalb des Kortex liegt der Parakortex, der vor allem aus

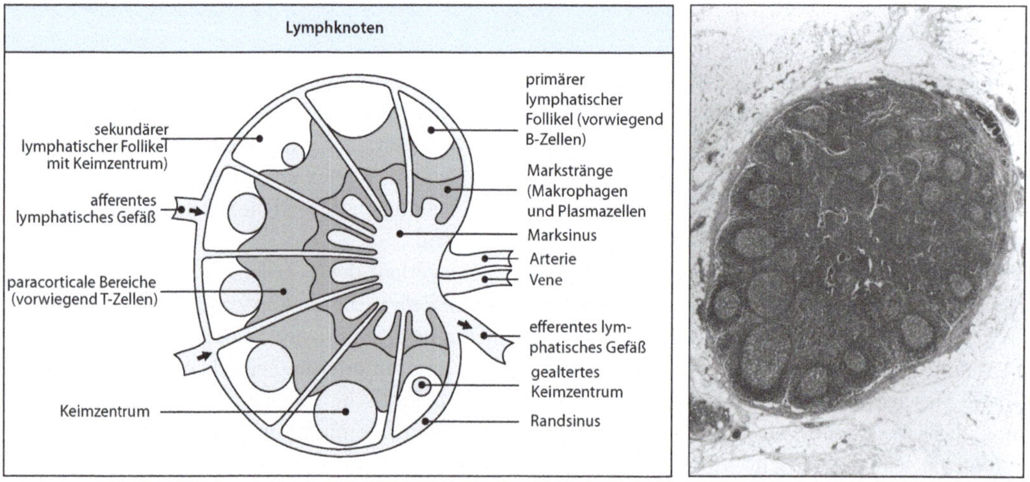

◘ **Abb. 2.2 Aufbau eines Lymphknotens.** Wie in der schematischen Darstellung gezeigt, besteht ein Lymphknoten aus einem äußeren Kortex (Rinde) und einer inneren Medulla (Mark). Der Kortex enthält in seinem äußeren Bereich B-Lymphozyten, die in lymphatischen Follikeln organisiert sind. Die tiefer liegenden oder parakortikalen Bereiche bestehen vor allem aus T-Zellen und dendritischen Zellen. Während einer Immunreaktion enthalten einige der B-Zell-Follikel zentrale Bereiche mit intensiver Proliferation, die sog. Keimzentren. Diese Reaktionen erfolgen sehr heftig, enden jedoch schließlich und es entstehen gealterte Keimzentren oder sekundäre Lymphfollikel. Die Lymphflüssigkeit aus den Extrazellularräumen transportiert in den phagozytischen dendritischen Zellen und Makrophagen Antigene von den Geweben über die afferenten Lymphgefäße zu den Lymphknoten. Sie verlässt die Knoten über das efferente Lymphgefäß in der Medulla. Diese besteht aus Strängen von Makrophagen und antikörpersezernierenden Plasmazellen (Markstränge). Naive Lymphozyten treten aus dem Blut durch spezielle postkapilläre Venolen in den Knoten ein (nicht dargestellt) und verlassen ihn ebenfalls durch das efferente Lymphgefäß. (Aus Janeway et al. 2002)

T-Lymphozyten und interdigitierenden dendritischen Zellen besteht. Eine Besonderheit des Parakortex sind spezielle postkapilläre Venolen mit hohem Endothel, die sog. hochendothelialen Venolen (HEV), durch deren Wand naive Lymphozyten aus dem Blut in das Gewebe des Lymphknotens einwandern. Diese Zellen verlassen den Lymphknoten ebenfalls durch die efferenten Lymphgefäße. Die Medulla besteht aus sog. Marksträngen, Strängen von Makrophagen und antikörpersezernierenden Plasmazellen.

Die Aufgabe der Lymphknoten besteht darin, so viele Antigene wie möglich so vielen Lymphozyten wie möglich zu präsentieren. So soll die Wahrscheinlichkeit erhöht werden, dass ein Antigen von »seinem« spezifischen Lymphozyten erkannt wird. Die Lymphknoten präsentieren dabei in konzentrierter Form **Antigene aus dem Gewebe**, die weitläufig von afferenten Lymphgefäßen zugeführt werden. Die Lymphozyten, denen die Antigene präsentiert werden sollen, gelangen auf verschiedenen Wegen in die Lymphknoten: Lymphozyten aus der Lymphe erreichen die Lymphknoten über afferente Lymphgefäße, während die meisten Lymphozyten aus dem Blut über die HEV des Parakortex einwandern. Sobald ein Antigen von einem spezifisch passenden Lymphozyten erkannt wird, beginnt eine Immunreaktion. Der Lymphknoten wird vermehrt durchblutet und in den Primärfollikeln bilden proliferierende B-Zellen aktive Keimzentren. Dadurch schwillt der Lymphknoten schmerzhaft an. Einige der B-Zellen des Keimzentrums entwickeln sich zu ausdifferenzierten Plasmazellen, während andere Zellen des Keimzentrums sich zu B-Gedächtniszellen differenzieren (▶ Abschn. »Das immunologische Gedächtnis«).

Milz

Die Milz, auch Lien genannt, ist ein faustgroßes Organ im linken Oberbauch und liegt unter dem Zwerchfell direkt hinter dem Magen. Als einziges lymphatisches Organ ist die Milz in den Blutkreislauf eingeschaltet, über den sie Kontroll- und Filtrationsfunktionen ausübt.

Die Milz besteht aus einer bindegewebigen Kapsel, die zwei verschiedene Gewebsanteile umschließt. Der mit etwa 75% überwiegende Anteil ist dunkelrot und wird **rote Pulpa** genannt. Die rote Pulpa besteht aus Erythrozyten, Makrophagen, T-Killerzellen, Plasmazellen und natürlichen Killerzellen (▶ Abschn. 2.1.2). Innerhalb der roten Pulpa befindet sich die **weiße Pulpa**, die sich vorwiegend aus Lymphozytenansammlungen zusammensetzt. Die weiße Pulpa besteht dabei aus Milzknötchen mit lymphatischen Gefäßscheiden, auch PALS-Region (periarterioläre lymphatische Scheide) genannt. Milzknötchen und PALS-Region werden von einem Randsinus umschlossen, der sich innerhalb eines Randbereichs befindet. Die rote Pulpa besteht aus retikulärem Bindegewebe, das von einem komplexen Gefäßsystem durchzogen wird, dessen feinste Verzweigungen als Zentralgefäße bzw. Arteriolen durch je ein Milzknötchen mit PALS-Region verlaufen. Die PALS-Region liegt dabei direkt um die zentrale Arteriole herum. Innerhalb der Milzknötchen sind die Lymphfollikel als Lymphstränge angeordnet. Während sich in der PALS-Region vorwiegend T-Lymphozyten befinden, bestehen die Follikel der Milzknötchen überwiegend aus B-Lymphozyten mit vereinzelten TH-Zellen. Ähnlich wie bei den Lymphknoten gibt es auch in der Milz Primärfollikel sowie Sekundärfollikel mit aktiven Keimzentren, die von der Corona, einem Wall von kleinen Lymphozyten, umgeben werden. Die Keimzentren, in denen Lymphozyten proliferieren, entstehen nach Reaktion mit einem Antigen.

Während die Lymphknoten Antigene aus dem Gewebe aufnehmen, sammelt die Milz **Antigene aus dem Blut.** Außerdem sammelt und beseitigt die Milz gealterte rote Blutkörperchen, die in der roten Pulpa abgebaut werden. Darüber hinaus werden in der roten Pulpa eingedrungene Mikroorganismen und Fremdstoffe phagozytiert.

Lymphatisches Gewebe der Schleimhäute

Zu den lymphatischen Geweben der Schleimhäute (mukosaassoziiertes lymphatisches Gewebe, MALT) gehören die darmassoziierten lymphatischen Gewebe (»gut-associated lymphoid tissue«, GALT), die Antigene von den Oberflächenepithelien des Gastrointestinaltraktes sammeln. Zu den GALT zählen die Mandeln (Tonsillen), der Blinddarm und die Peyer-Plaques des Dünndarms. Weitere lymphatische Gewebe der Schleimhäute sind die bronchienassoziierten lymphatischen Gewebe

(BALT), die das Atmungsepithel und andere Schleimhäute schützen. Im Folgenden werden Tonsillen und Peyer-Plaques genauer beschrieben.

Tonsillen Die Tonsillen befinden sich am Übergang von Mund- und Nasenraum in den Rachen. Man unterscheidet vier Tonsillen: Rachenmandel, Gaumenmandeln, Zungenmandel und Tubenmandeln. Letztere werden auch Seitenstränge genannt, weil sie sich ausgehend von der Öffnung der Verbindung zwischen Mittelohr und Rachen aus unterschiedlich weit nach unten erstrecken. Alle Mandeln haben einen vergleichbaren Aufbau. Ihr Grundgerüst besteht aus retikulärem Bindegewebe mit eingelagerten Lymphfollikeln. Diese bestehen bevorzugt aus B-Lymphozyten und sind in der Regel Sekundärfollikel, enthalten also Keimzentren. Zwischen den Follikeln befindet sich die T-Zellregion mit HEV, über welche Lymphozyten aus der Blutbahn in die Tonsillen einwandern. An vielen Stellen dringt das Epithel zwischen die lymphatischen Gewebe ein, sodass es zu einer Vergrößerung der Kontaktfläche für Antigene kommt. Auf diese Weise kommt es dazu, dass durch Nase und Mund eindringende Antigene frühzeitig mit Immunzellen in Kontakt kommen können und so die spezifische Abwehr aktivieren. Die Tonsillen haben keine afferenten Lymphgefäße.

Peyer-Plaques Peyer-Plaques, auch Peyer-Platten genannt, sind organisiertes lymphatisches Gewebe mit spezialisiertem Epithel im Dünndarm und im Blinddarm. Sie bestehen aus einzelnen Follikeln oder Ansammlungen von mehreren Follikeln. Das über den Follikeln befindliche Schleimhautepithel enthält spezialisierte Zellen, sog. Mikrofaltenzellen oder M-Zellen, die Antigene aus dem Darmlumen aufnehmen und an antigenpräsentierende Zellen weiterleiten können zur Initiierung einer spezifischen Immunantwort. Ähnlich wie die Tonsillen haben auch die Peyer-Plaques keine afferenten Lymphgefäße. Die Follikel sind im Unterschied zu anderen peripheren lymphatischen Organen stets Sekundärfollikel mit aktivem Keimzentrum. Dazwischen befinden sich T-Zell-Regionen mit HEV. Eine Besonderheit der Peyer-Platten ist die »Dom-Region«, eine kappenartige Ansammlung von T- und B-Lymphozyten zum Darmlumen hin. Das Immunsystem in der Schleimhaut ist sehr spezialisiert und wird an anderer Stelle genauer beschrieben (Janeway et al. 2002).

Lymphgefäßsystem

Die Lymphflüssigkeit ist eine extrazelluläre Flüssigkeit, die durch fortwährende Filtration aus dem Blut entsteht und sich im Gewebe ansammelt. Die Lymphflüssigkeit wird über ein ausgedehntes Gefäßsystem, das Lymphgefäßsystem, aus peripheren Geweben gesammelt und ins Blut zurückgeführt. Das Lymphgefäßsystem beginnt in der Peripherie mit Lymphkapillaren, die sich zu größeren Lymphgefäßen vereinigen. An den Stellen, an denen Lymphgefäße zusammenlaufen, befinden sich Lymphknoten als Filterstationen. Die größten Lymphgefäße des Körpers sind die Lymphsammelstämme, zu denen u. a. der Milchbrustgang (Ductus thoracicus) gehört. Diese münden in die Venenwinkel und damit über die Unterschlüsselbeinvene (Vena subclavia) in das Venensystem. Die Lymphflüssigkeit transportiert Antigene und antigentragende Zellen zu den Lymphknoten und zirkulierende Lymphozyten von den Lymphknoten ins Blut. Pro Tag werden etwa 2 l Lymphflüssigkeit transportiert. Der Transport der Lymphflüssigkeit kann dabei aktiv oder passiv erfolgen. Ein aktiver Transport kommt dadurch zustande, dass die glatte Muskulatur von Lymphangionen (Teile eines Lymphgefäßes mit längs- und ringförmiger Muskulatur zwischen zwei Klappen, auch »Lymphherzen« genannt) unter Ruhebedingungen etwa 10–12 mal pro Minute kontrahiert. Die Lymphflüssigkeit folgt dabei dem geringsten Widerstand und wird so in Richtung sich erweiternder Lymphgefäße transportiert. Ein passiver Transport der Lymphflüssigkeit erfolgt durch Bewegung von Gliedmaßen oder Zusammenpressen der Lymphgefäße.

2.1.2 Zellen des Immunsystems im Überblick

Zu den zellulären Bestandteilen des Blutes gehören

- Erythrozyten (rote Blutkörperchen),
- Thrombozyten (Blutplättchen) und
- Leukozyten (weiße Blutkörperchen).

Die Leukozyten sind dabei die wesentlichen Träger der Immunabwehr. Leukozyten sind meist größer als Erythrozyten und weniger zahlreich. Ein Mikroliter Vollblut enthält etwa 5 Mio Erythrozyten, aber nur etwa 7000 Leukozyten. Obwohl die meisten Leukozyten im Blut zirkulieren, können sie in der Regel die Blutkapillaren verlassen und extravaskulär, d. h. außerhalb der Blutgefäße funktionieren. Man unterscheidet zwischen verschiedenen Leukozytensubgruppen:

- Lymphozyten,
- Eosinophilen,
- Basophilen,
- Neutrophilen,
- Monozyten und
- dendritischen Zellen.

Diese Leukozytensubgruppen können sowohl morphologisch als auch funktionell gruppiert werden. Eine morphologische Gruppe sind die **Granulozyten** (oder polymorphkernige Leukozyten), deren Zytoplasma große Granula enthält. Die Granulozyten werden aufgrund unterschiedlicher Färbungseigenschaften ihrer Granula bei Nachweisverfahren in Neutrophile, Basophile und Eosinophile unterteilt. Allen Granulozyten gemeinsam ist, dass sie bei Aktivierung degranulieren, d. h. die Inhalte ihrer Granula durch Exozytose freisetzen. Eine funktionelle Gruppe stellen die **Phagozyten** (Fresszellen) dar. Hierzu gehören solche Leukozyten, die als fremdartig erkannte Strukturen (wie z. B. Mikroorganismen und deren Bestandteile) phagozytieren, d. h. auffressen. Zur Gruppe der Phagozyten gehören Neutrophile, Eosinophile, Makrophagen und Monozyten. Eine zweite funktionelle Gruppierung sind die **antigenpräsentierenden Zellen** (APZ), welche Fragmente von als fremdartig erkannten und intrazellulär aufgenommenen Strukturen auf ihrer Zelloberfläche exprimieren, um sie anderen Immunzellen zu präsentieren. Diese Gruppe beinhaltet Makrophagen, Monozyten, bestimmte Lymphozyten sowie dendritische Zellen. Im Folgenden werden die einzelnen Zellarten kurz vorgestellt. Eine ausführlichere Darstellung der Funktionsweise der jeweiligen Zellen erfolgt bei der Beschreibung der Immunabwehrmechanismen (▶ Abschn. 2.2).

Klassifikation von Leukozyten anhand von Oberflächenmolekülen: »cluster of differentiation« (CD)

Die verschiedenen Leukozytentypen unterscheiden sich voneinander in einem oder mehreren Membranmolekülen, die sie auf ihrer Zelloberflächen präsentieren. Diese in fast unendlicher Vielzahl auftretenden Oberflächenmoleküle werden im so genannten »CD-System« (»cluster of differentiation«) verschiedenen CD zugeordnet. Die Zuordnung erfolgt dabei in Abhängigkeit davon, ob das Oberflächenmolekül auf spezifische monoklonale Antikörper reagiert oder nicht. Die Kombination von vorhandenen (+) oder nicht vorhandenen (–) CD charakterisiert dann einen Leukozytentyp. Eine TH-Zelle z. B ist charakterisiert durch $CD3^+$ (gelesen »CD3 positiv«) plus $CD4^+$.

Lymphozyten

Etwa 25–40% der Leukozyten im peripheren Blut eines erwachsenen Menschen sind Lymphozyten, die Hauptträger der adaptiven, erworbenen Immunantwort (▶ Abschn. 2.2.2). Lymphozyten verfügen über einen auffallend großen Zellkern mit zellorganellreichem Zytoplasma. Man unterscheidet zwischen B-Lymphozyten, T-Lymphozyten und natürlichen Killerzellen.

B-Lymphozyten

B-Lymphozyten, auch B-Zellen genannt, entwickeln sich wie alle Blutzellen aus pluripotenten hämatopoetischen Stammzellen des Knochenmarks. Sie verdanken ursprünglich das »B« in ihrem Namen dem Umstand, dass sie beim Huhn in der **B**ursa Fabrizii, einer Drüse in der Nähe der Kloake, reifen. Beim Menschen reifen sie im Knochenmark (»**b**one marrow«).

B-Lymphozyten gehören zu den Hauptträgern der adaptiven oder spezifischen Immunantwort. Reife B-Lymphozyten exprimieren an ihrer Oberfläche B-Zell-Rezeptoren (BZR), die als Rezeptoren für Antigene dienen. Ein BZR in der Membran einer einzelnen antigenreaktiven B-Zelle ist spezifisch für ein einziges bestimmtes Antigen.

Die Hauptaufgabe der B-Lymphozyten besteht darin, Antikörper (▶ Abschn. »Antikörper und B-Zell-Rezeptor«) zu produzieren und freizusetzen. Bei diesen hergestellten Antikörpern handelt es sich um exakte Kopien der B-Zell-Rezeptoren der sie produzierenden B-Zellen bzw. des B-Zell-Klons. Eine B-Zelle kann zunächst keine Antikörper herstellen. Sie muss zuerst auf das spezifische Antigen ihre BZR treffen. Erst dann durchläuft die Zelle einen Differenzierungsprozess, in dessen Verlauf sie sich zu einer antikörpersezernierenden **Plasmazelle** entwickelt. Die Plasmazellen sind die Effektorzellen der B-Zellen. Sie exprimieren auf ihrer Zelloberfläche keine BZR mehr, synthetisieren und sezernieren jedoch Antikörper in großen Mengen von bis zu 2000 Molekülen pro Sekunde. Diese Antikörper bilden die Hauptbestandteile der adaptiven humoralen Immunabwehr.

Es gibt noch eine dritte Art von B-Zellen, die **B-Gedächtniszellen**. Zusammen mit den T-Gedächtniszellen bilden sie das immunologische Gedächtnis (▶ Abschn. »Das immunologische Gedächtnis«). B-Gedächtniszellen entstehen nach erfolgreicher Immunantwort, in deren Verlauf der Eindringling vernichtet werden konnte. B-Gedächtniszellen sind entscheidend daran beteiligt, dass die Immunantwort bei erneutem Kontakt mit demselben Feind, wesentlich schneller und effektiver ablaufen kann. Sie wandern in verschiedene lymphatische Gewebe, wo sie über einen längeren Zeitraum hinweg überleben.

T-Lymphozyten

Die T-Lymphozyten (oder T-Zellen) bilden neben den B-Lymphozyten die zweite große Zellpopulation der adaptiven Immunabwehr. Das »T« in ihrem Namen verdanken die T-Zellen dem Umstand, dass sie im Thymus reifen. Unreife T-Vorläuferzellen werden im Knochenmark gebildet und von dort aus ausgeschwemmt, um über den Blutstrom in den Thymus zu gelangen. Bei der Reifung im Thymus bilden sich Rezeptoren für MHC-Moleküle (Haupthistokompatibilitätskomplex, MHC; ▶ »Antigenpräsentation auf MHC-Molekülen«) auf der Oberfläche der jungen T-Zellen. Weiterhin werden die neuen T-Zellen im Thymus für ihre unterschiedlichen Funktionen vorbereitet: sie differenzieren sich zu charakteristischen T-Zell-Subtypen (▶ unten). Im Verlauf der Entwicklung im Thymus werden Zellen mit Rezeptoren für körperfremde Antigene selektiert, während solche Zellen, deren Rezeptoren gegen körpereigene Strukturen reagieren, eliminiert werden. Nur ein geringer Prozentsatz der jungen T-Zellen verlässt so als reife T-Zellen den Thymus.

Die MHC-Rezeptoren für körperfremde Antigene werden T-Zell-Rezeptoren (TZR) genannt und können ähnlich wie die von B-Zellen produzierten Antikörper bzw. wie die B-Zell-Rezeptoren, körperfremde Stoffe erkennen. Der TZR ist dabei ebenfalls hochspezifisch für ein ganz bestimmtes Antigen. Im Unterschied zu Antikörpern können TZR körperfremde Stoffe jedoch nur dann erkennen, wenn Antigenpartikel auf der Oberfläche von antigenpräsentierenden Zellen an deren MHC gebunden ist. Die Antigenerkennung der T-Zellen ist daher MHC-abhängig (MHC-Restriktion). Den TZR behalten die T-Zellen kontinuierlich auf ihrer Oberfläche.

T-Zell-Subtypen unterscheiden sich aufgrund ihrer Oberflächenmoleküle und in Abhängigkeit davon, auf welche MHC-Klasse von körpereigenen antigenpräsentierenden Zellen sie reagieren. Da jeder TZR auf peripheren T-Zellen an ein CD3-Rezeptormolekül gebunden ist, exprimieren alle T-Zellen das für sie charakteristische Oberflächenmolekül CD3.

Die meisten **TH-Zellen** exprimieren darüber hinaus CD4 und die TZR der TH-Zellen erkennen MHC-Klasse-II-Moleküle auf antigenpräsentierenden Zellen (▶ Abschn. »Die Rolle antigenpräsentierender Zellen«). Bei den TH-Zellen unterscheidet man die Zelltypen TH0, TH1 und TH2. Diese drei Zelltypen unterscheiden sich nicht in ihren Oberflächenmolekülen, sondern können nur aufgrund des Musters der von ihnen freigesetzten Zytokine identifiziert werden. TH1-Zellen sezernieren präferenziell die Zytokine Interleukin-(IL-)2, Interferon (IFN)-γ, und IL-4, welche vornehmlich an der zellvermittelten Immunantwort beteiligt sind. TH2-Zellen hingegen sezernieren IL-4, IL-5, IL-6, IL-10 und IL-13. Diese Zytokine sind wichtig für B-Zell-Differenzierung und -Proliferation und somit für die humorale Immunantwort der B-Zellen. Es gibt weiterhin TH-Zellen mit gemischtem Zytokinmuster, die TH0. TH-Zellen sind selbst nicht zytotoxisch, sondern helfen, wie der Name bereits suggeriert, anderen Zellen, bei der Vernichtung der Antigene.

Im Unterschied zu TH-Zellen exprimieren **zytotoxische T-Zellen** oder T-Killerzellen (»cytotoxic T cells«, T_c) in der Regel zusätzlich zu CD3 das Oberflächenmolekül CD8 und besitzen Rezeptoren für MHC-Moleküle der Klasse I. MHC-Klasse-I-Moleküle sind auf allen kernhaltigen Zellen des Körpers zu finden. T_c erkennen dadurch vor allem infizierte Zellen und Tumorzellen, in welchen sie über Freisetzung ihrer zytotoxischen Granula den programmierten Zelltod auslösen.

Die **regulatorischen T-Zellen (T_{Reg})** (veraltete Bezeichnung: T-Suppressor-Zellen) stellen einen weiteren T-Zelltyp dar. Die T_{Reg} sind auf vielfältige Weise daran beteiligt, die Intensität der Immunantwort ständig zu kontrollieren: Einerseits müssen Pathogene und entartete Zellen vernichtet, aber anderseits Autoimmunität gegen gesundes Gewebe unterdrückt werden. Darüber hinaus müssen die Neubildung und Reifung von Leukozyten konstant gehalten werden. Ein Teilgruppe der T_{Reg} exprimieren zusätzlich zu CD3 und CD4 das Oberflächenmolekül CD25 auf ihrer Zelloberfläche. Weitere T_{Reg}-Subgruppen sind z. B. $CD8^+$-regulatorische Zellen, welche CD8 auf ihrer Zelloberfläche exprimieren oder NK-T-Zellen, welche die Oberflächenmoleküle CD56, CD57, NCAM-1 sowie NKR-P1A exprimieren können. Die NK-T-Zellen scheinen v. a. an der Kontrolle von Autoimmunantworten beteiligt zu sein.

Darüber hinaus gibt es ähnlich wie bei den B-Zellen **T-Gedächtniszellen**, die sowohl CD4 als auch CD8 exprimieren können. Die T-Gedächtniszellen sind langlebige Zellen, die nach ihrer Aktivierung im Blut verbleiben und dort eine Art immunologisches Gedächtnis bilden. Kommt es zu einer erneuten Infektion mit demselben Erreger, werden diese Zellen wieder aktiv und potenzieren die Proliferation von antigenspezifischen T-Zellen beträchtlich.

Natürliche Killerzellen

Wie die anderen Lymphozyten entwickeln sich die im Blut zirkulierenden natürlichen Killerzellen (NK-Zellen) aus lymphatischen Vorläuferzellen im Knochenmark. Morphologisch sind sie eine Art Mischform aus Lymphozyt und Granulozyt und werden den großen granulären Lymphozyten (»large granular lymphocytes«, LGL) zugeordnet. Sie sind größer als T- und B-Lymphozyten und im Zytoplasma enthalten sie deutlich erkennbare azurophile Granula.

NK-Zellen gehören zur zellulären Abwehr der angeborenen Immunität. Wichtige Zielzellen der NK-Zellen sind tumorös entartete Zellen (Krebszellen) und viral infizierte Zellen, die sie ohne vorherige Immunisierung oder Aktivierung lysieren können. Die Zytolyse kann dabei unmittelbar oder antikörpervermittelt auftreten. Besonders entscheidend für die antikörpervermittelte Zytotoxizität scheint dabei der aktivierende CD16-Rezeptor zu sein. Weiterhin sind NK-Zellen im Unterschied zu anderen Effektorzellen des Immunsystems nicht MHC-restringiert. Das bedeutet, sie können Zellen lysieren, die keine MHC-Moleküle auf ihrer Zelloberfläche exprimieren.

Granulozyten

Neutrophile

Die am häufigsten vorkommenden Leukozyten mit einem Anteil von 50–70% sind die neutrophilen Granulozyten, kurz Neutrophile genannt. Ihren Namen verdanken die Neutrophilen der Eigenschaft, dass sie sich nicht durch standardisierte Blutfarbstoffe anfärben lassen und somit »neutral« bleiben. Als Phagozyten sind die Neutrophilen Teil der angeborenen Immunität. Charakteristisch für ausgereifte Neutrophile ist der aus 3–5 Segmenten bestehende Kern, weswegen diese Zellen auch als »Segmentkernige« oder »polymorphkernige Leukozyten« bezeichnet werden. Im Gegensatz dazu weisen junge Neutrophile einen stabförmigen Kern auf (»Stabkernige«). Ein durchschnittlicher neutrophiler Granulozyt identifiziert, phagozytiert und zerstört im Laufe seiner Lebensspanne von 1–4 Tagen zwischen 5 und 20 Pathogene wie Bakterien. Neutrophile sterben nach erfolgter Phagozytose schnell ab. Tote und absterbende Neutrophile sind Hauptbestandteile von Eiter, der bei einigen Infektionen entsteht. Neben ihrer Fähigkeit zur Phagozytose können aktivierte Neutrophile eine Vielzahl von Zytokinen und anderen Immunmodulatoren sezernieren. Neutrophile werden im Knochenmark gebildet und wandern von dort ins Blut. Dort zirkulieren sie, bis sie im Falle einer Infektion oder Entzündung zum Ort des Geschehens ins Gewebe auswandern und dort innerhalb von Stunden bis

Tagen eintreffen. Kommen Neutrophile nicht innerhalb von 6–8 Stunden nach Eintritt in die Blutbahn mit Pathogenen oder Produkten aktivierter Immunzellen in Kontakt, so verlassen sie die Blutbahn und sterben durch programmierten Zelltod (Apoptose).

Eosinophile

Eosinophile Granulozyten, auch Eosinophile genannt, verdanken ihren Namen der Eigenschaft, dass ihre Granula mit dem sauren Farbstoff Eosin zu einem dunklem Pink angefärbt werden können. Eosinophile machen etwa 1–3% aller im Blut zirkulierenden Leukozyten aus, wobei ihre Lebensspanne dort nur 6–12 Stunden beträgt. Eosinophile können sich wie Neutrophile in Richtung eines Entzündungsortes bewegen durch chemotaktische Anziehung (Chemotaxis). Die meisten Eosinophile befinden sich im Bindegewebe im Verdauungstrakt, in den Lungen, in den Epithelien von Blase und Geschlechtsorganen sowie in der Haut. Diese Lokalisierung spiegelt die wichtige Rolle der Eosinophilen bei der Abwehr von Parasiten und bei Allergien. Sobald die Oberfläche eines Parasiten (v. a. große Parasiten wie Würmer) oder Allergens von IgE-Antikörpern besetzt ist, binden Eosinophile an diese Antikörper. In der Folge werden die Inhalte der eosinophilen Granula durch Exozytose abgegeben. Die Granula enthalten hochtoxische Substanzen, die den Parasiten schädigen bis töten. Außerdem synthetisieren Eosinophile nach Aktivierung chemische Mediatoren wie Prostaglandine, Leukotriene und Zytokine, welche die Entzündungsreaktion verstärken. Die Aktivierung von Eosinophilen führt dazu, dass weitere Eosinophile und Leukozyten zur Verstärkung herangelockt und aktiviert werden. Bei allergischen Reaktionen tragen Eosinophile durch das Freisetzen toxischer und oxidativer Substanzen zu Entzündung und Gewebsschädigung bei. Eine erhöhte Anzahl von Eosinophilen im Blut gilt daher als Indikator für Parasitenbefall oder Allergien. Neben ihrer zytotoxischen Eigenschaft haben Eosinophile auch die Fähigkeit zur Phagozytose.

Basophile

Basophile oder basophile Granulozyten machen mit ca. 0,01–0,03% nur einen geringen Anteil der zirkulierende Leukozyten aus. Ihren Namen verdanken die Basophilen dem Umstand, dass sich ihre Granula mit alkalischen, d. h. basischen Färbemitteln dunkelblau anfärben lassen. Wie Eosinophile und Mastzellen scheinen Basophile eine Rolle bei der Parasitenabwehr und bei allergischen Reaktionen zu spielen. Sie besitzen einen Rezeptor für die u. a. bei allergischen Reaktionen gebildeten IgE-Antikörper. Wenn ihre Rezeptoren durch an IgE gebundene Antigene (z. B. Allergene) stimuliert werden, degranulieren die Basophilen und sezernieren in ihren Granula enthaltene toxische Mediatoren wie Histamin, Heparin oder proteolytische Enzyme. Darüber hinaus werden weitere bei allergischen Reaktionen involvierte Immunbotenstoffe wie Leukotriene und Zytokine freigesetzt. Die physiologische Bedeutung der Basophilen ist jedoch noch weitestgehend ungeklärt.

Monozyten und Makrophagen

Monozyten gehören zu den größten Leukozyten und machen etwa 3–8% aller Leukozyten aus. Ihr Name ist darauf zurückzuführen, dass sie einen charakteristischen großen Kern (griech. »monos«, »einzig«) mit nur wenig umgebendem Zytoplasma aufweisen. Monozyten bilden und entwickeln sich im Knochenmark, welches sie anschließend verlassen, um in den Blutkreislauf zu gelangen. Der wichtigste Speicherort der Monozyten ist die rote Pulpa der Milz (▶ Abschn. »Milz«), von wo aus sie bei akuten Infektionen in großer Zahl freigesetzt werden. Zirkulierende Monozyten haben eine Lebensdauer von 1–3 Tagen. Werden sie innerhalb dieser Zeit aufgrund von Infektionen aktiviert, so verlassen die Monozyten ähnlich wie die Neutrophilen die Blutbahn und wandern zum Infektionsort ins Gewebe. Sobald Monozyten ins Gewebe eindringen, differenzieren sie sich zu **Makrophagen**. Makrophagen weisen im Vergleich zu Monozyten eine deutlich größere Menge an Zytoplasma auf. Außerdem besitzen sie in ihrem Inneren eine Vielzahl interner Vesikel, um Fremdpartikel zu verarbeiten. Im Unterschied zu den Neutrophilen brauchen die Makrophagen meist länger, bis sie am Infektionsort eintreffen. Im Gewebe können Makrophagen für mehrere Wochen bis Monate leben. Makrophagen finden sich in großer Zahl im Bindegewebe, im Verdauungstrakt, in der Lunge, als Kupffer-Zellen entlang bestimmter Blutgefäße in der Leber und in der Milz. Im Laufe seiner Lebensspanne kann ein Monozyt bzw. Makrophage bis zu 100 Bakterien phagozytieren. Außerdem können diese Zellen größere Partikel wie alte oder abgestorbene Erythrozyten und Neutrophile entsorgen. Kommt es dazu, dass Makrophagen Mikroorganismen aufnehmen und deren fremde v. a. bakterielle Strukturen erkennen, so beginnen sie, ähnlich wie reife dendritische Zellen, MHC- und kostimulierende B7-Moleküle zu bilden. Monozyten und Makrophagen wirken als antigenpräsentierende Zellen (APZ), indem sie Fragmente der aufgenommenen Mikroorganismen zusammen mit MHC-Molekülen in Form von Oberflächenproteinkomplexen auf ihrer Membran exprimieren. Werden Monozyten und Makrophagen über bestimmte Rezeptoren stimuliert, so wird nicht nur der Phagozytose-Prozess eingeleitet, sondern es werden Entzündungsmediatoren wie die proinflammatorischen Zytokine IL-1β, IL-6 oder Tumornekrosefaktor (TNF)-α produziert und freigesetzt. Eine solche Stimulation kann etwa durch antigengebundene Antikörper, Bakterien, bakterielle Fragmente oder Lipoproteine wie das »low-density lipoprotein« (LDL) erfolgen. Durch Phagozytose, Antigenpräsentation und Botenstoffproduktion initiieren Monozyten und Makrophagen die adaptive Immunabwehr. Eine entartete Form von Monozyten und Makrophagen sind die sog. **Schaumzellen**. Schaumzellen entstehen, wenn Monozyten und Makrophagen oxidierte LDL-Partikel aufnehmen. Während nicht oxidierte LDL-Partikel normalerweise gut verdaut werden, können die oxidierten Partikel nach erfolgter Aufnahme nicht mehr aufgespalten werden. Sie lagern sich im Innern der Monozyten und Makrophagen an, welche dadurch zu Schaumzellen werden.

Dendritische Zellen

Ihren Namen verdanken dendritische Zellen ihren bäumchenartigen Zytoplasmafortsätzen (Dendriten, abgeleitet von lat. dendriticus, verzweigt), welche ihnen ein sternförmiges Aussehen verleihen. Dendritische Zellen entwickeln sich aus Monozyten und Vorläufern von T-Lymphozyten. Nach der Bildung im Knochenmark werden unreife dendritische Zellen über den Blutkreislauf zu peripheren Geweben transportiert. Unreife dendritische Zellen findet man in Oberflächengeweben des Körpers sowie in den inneren Schleimhäuten des respiratorischen und gastrointestinalen Systems. Typische unreife dendritische Zellen sind die Langerhans-Zellen der Haut, die große Granula, sog. Birbeck-Granula enthalten. Die Dendriten von unreifen dendritischen Zellen sind in ständiger Bewegung, sodass sie eindringende Pathogene und Antigene besonders gut abfangen können. Ähnlich wie Makrophagen nehmen unreife dendritische Zellen große Mengen an Antigenen auf. Dies erfolgt endozytotisch durch Phagozytose fester und Makropinozytose flüssiger Stoffe. Der rezeptorunabhängige Mechanismus der Makropinozytose erlaubt es den dendritischen Zellen, Viren sowie getarnte Bakterien aufzunehmen und so potenziell zugänglich zu machen für Lymphozyten. Unreife dendritische Zellen werden als »unreif« bezeichnet, da ihnen im Gegensatz zu den reifen dendritischen Zellen das Rüstzeug dazu fehlt, Lymphozyten Antigene präsentieren zu können: Sie besitzen nur wenige MHC-Moleküle und keine costimulierenden B7-Moleküle. Nach der Aufnahme von Antigenen verlassen die dendritischen Zellen die peripheren Gewebe und wandern in die sekundären lymphatischen Organe aus, um dort den Lymphozyten die gefundenen Antigene zu präsentieren. Dabei bringen sie Pathogene aus der Peripherie zu benachbarten Lymphknoten, während Antigene aus dem Blut in der Milz und Antigene aus Schleimhäuten in den Tonsillen oder Peyer-Plaques gesammelt werden. Während der Migration in Richtung der sekundären lymphatischen Organe ändern die dendritischen Zellen ihre Morphologie. Die charakteristischen Dendriten verschwinden und schleierartige Membranfalten und -ausstülpungen entstehen. Außerdem verlieren die dendritischen Zellen die Fähigkeit zu Phagozytose und Antigenverarbeitung. In den sekundären lymphatischen Organen liegen die Zellen nun als reife dendritische Zellen vor. Diese Zellen exprimieren zum einen große Mengen MHC-Moleküle, auf denen sie die zuvor aufgenommenen Antigene präsentieren. Im Vergleich zu anderen APZ wie Makrophagen oder B-Lymphozyten können sie die 10- bis 100-fache Menge an MHC-Peptid-Komplexe auf ihrer Oberfläche präsentieren. Zum anderen sezernieren reife dendritische Zellen kostimulierende Moleküle wie B7, aber auch

Adhäsionsmoleküle und ein Chemokin, das gezielt T-Zellen anlockt. Aufgrund dieser Eigenschaften wird deutlich, warum reife dendritische Zellen starke Reaktionen bei T-Zellen auslösen können. Darüber hinaus können sie aber auch B-Zellen und natürliche Killerzellen stimulieren. Reife dentitische Zellen gelten als die effizientesten APZ – eine einzige reife dendritische Zelle kann 100–3000 antigenspezifische T-Zellen aktivieren.

Weitere Zellen

Mastzellen spielen wie Eosinophile and Basophile eine wichtige Rolle bei IgE-vermittelten Allergien. Mastzellen bilden sich aus Vorläufern im Knochenmark, beenden ihre Reifung jedoch im Gewebe, wobei unklar ist, wie sie dorthin gelangen. Sie sind über den ganzen Körper verteilt in Schleimhaut und Epithelgeweben in der Nähe von kleinen Blutgefäßen und postkapillaren Venolen sowie im subendothelialen Bindegewebe. Mastzellen enthalten Granula, welche u. a. mit Histamin, Zytokinen und toxischen Enzymen gefüllt sind. Histamin ist ein Botenstoff, der an Rezeptoren der umgebenden Gewebszellen bindet und innerhalb weniger Sekunden zu Gefäßerweiterung und Flüssigkeitseinlagerung führt. Kommt es dazu, dass Allergene an Mastzellen gebundene IgE-Antikörper kreuzvernetzen, so kommt es über Exozytose zur Degranulation der Mastzellen und die in den Granula enthaltenen Mediatoren werden freigesetzt. Darüber hinaus synthetisieren und sezernieren aktivierte Mastzellen Chemokine, Zytokine sowie Leukotriene und andere Lipidmediatoren. Die freigesetzten Mediatoren induzieren allergische Reaktionen vom Typ 1. Mastzellen bewirken dabei eine lokale Entzündungsreaktion, d. h., die freigesetzten Substanzen wirken lokal auf Blutgefäße.

2.1.3 Zellprodukte

Im Folgenden werden einige Zellprodukte, die eine wichtige Rolle spielen bei beiden Formen der Immunabwehr, kurz eingeführt. Eine detailliertere Darstellung der Funktion erfolgt später bei der Beschreibung der angeborenen und erworbenen Immunität.

Zytokine und Interferone

Zytokine sind kleine Proteine mit einer Größe von etwa 25 kDa, welche verschiedene Körperzellen freisetzen können in Reaktion auf einen aktivierenden Reiz. Durch Bindung an spezifische Rezeptoren können Zytokine bei ihren Zielzellen bestimmte Reaktionen auslösen. Von Lymphozyten produzierte Zytokine nennt man auch oft Lymphokine oder Interleukine. Die Zytokine und ihre Rezeptoren werden in strukturelle Hauptfamilien unterteilt. Zur Hämatopoetinfamilie gehören zahlreiche Interleukine (z. B. IL-6) mit Funktionen in der angeborenen und erworbenen Immunität sowie die Wachstumshormone. Weiterhin gibt es die TNF-Familie mit TNF-α als offensichtlichem Vertreter sowie die Familie der Chemokine.

Eine Zytokinuntergruppe stellen die **Interferone** dar. Interferone sind antivirale Proteine, die von Zellen als Reaktion auf eine Virusinfektion gebildet werden und die Viren daran hindern, auf uninfizierte Zellen überzugreifen. Die Bezeichnung »Interferone« geht darauf zurück, dass diese Proteine in allen Wirtszellen mit der Virusreplikation »interferieren«, indem sie sie hemmen. Außerdem tragen Interferone über Modifikation von MHC-I-Proteinen zur Verstärkung der zellulären Immunantwort bei. Ein bekanntes Interferon ist das Interferon-(IFN-)γ.

Chemokine

Chemokine sind eine Untergruppe von Zytokinen mit der Eigenschaft von Chemoattraktoren. Das bedeutet, Chemokine können Zellen mit passenden Rezeptoren auf chemischem Weg dazu veranlassen, zur Quelle der Chemokine zu wandern. Auf diese Weise lenken Chemokine nicht nur Zellen der angeborenen Immunität, sondern auch Lymphozyten der adaptiven Immunität. Einige Chemokine wirken sogar beim Aufbau neuer Blutgefäße mit. Chemokine wirken vor allem als Chemoattraktoren für Leukozyten; sie mobilisieren Monozyten, Neutrophile und andere Effektorzellen aus dem Blut und leiten sie zu Infektionsherden. Verschiedene Zelltypen sind in der Lage, Chemokine freizusetzen als Reaktion vor allem auf bakterielle Produkte und Viren. Chemokine lassen sich vor allem den beiden Hauptgruppen der CC- und CXC-Chemokine zuordnen, welche sich strukturell und funktionell voneinander unterscheiden. IL-8 war das erste Chemokin, dass kloniert und charakterisiert wurde.

2.2 Immunabwehrmechanismen

Die Immunabwehr kann anhand verschiedener Aspekte gegliedert werden (▣ Tab. 2.1). Manche Elemente der Immunabwehr sind angeboren und stehen dem Organismus von Geburt an zur Verfügung. Diesen Teil der Immunabwehr bezeichnet man als **angeborene** oder **konstitutive Immunität**. Die angeborene Immunität kann Pathogene nicht spezifisch, sondern nur aufgrund von allgemein vorkommenden Merkmalen von Krankheitserregern identifizieren. Außerdem reagiert sie auf jeden Erreger unspezifisch auf die immer gleiche Weise. Daher bezeichnet man die angeborene Immunität auch als **unspezifische Immunität**. Im Unterschied zur angeborenen Immunität lernen andere Teile des Immunsystems erst im Verlauf der menschlichen Entwicklung, Pathogene zu beseitigen. Diesen Teil des Immunsystems bezeichnet man daher als **adaptive** oder **erworbene Immunität**. Die erworbene Immunität besitzt dabei die einzigartige Fähigkeit, Pathogene spezifisch zu erkennen und aufgrund der Bildung eines immunologischen Gedächtnisses einen stärkeren Schutz gegen eine erneute Infektion zu bieten. Daher bezeichnet man die adaptive Immunität auch als **spezifische Immunität**. Über beide Bestandteile der Immunabwehr hinweg ist ein weiteres Gliederungskriterium, ob Mikroorganismen durch Immunzellen bekämpft werden (**zelluläre Immunität**) oder ob Moleküle gebildet werden, um Pathogene zu bekämpfen (**humorale Immunität**).

2.2.1 Angeborene Immunität

Natürliche Barrieren

Der menschliche Körper ist permanent potenziell schädlichen Mikroorganismen ausgesetzt. Über äußere oder innere Epitheloberflächen kann es zum Kontakt mit Mikroorganismen kommen. Um das Eindringen pathogener Mikroorganismen in den Körper zu erschweren, sind der Immunabwehr an den möglichen Eintrittspforten natürliche Barrieren vorgelagert.

▣ Tab. 2.1 Vergleich angeborene und adaptive Immunität

Merkmal	Angeborenes Immunsystem	Adaptives Immunsystem
Spezifität	– Breit: Erkennung pathogener Muster	– Hochspezifisch für das auslösende Antigen – Steigert sich im Verlauf der Immunantwort
Diversität	Limitierte Anzahl keimbahncodierter Rezeptoren	Hochdivers: große Anzahl durch genetische Rekombination und Hypermutation entstandener Lymphozytenrezeptoren
Reaktionskinetik	Schnell: Minuten/Stunden	Verzögert: Tage
Zelluläre Anteile	– Monozyten und Makrophagen – Granulozyten, v. a. Neutrophile – NK-Zellen – dendritische Zellen	– T-Lymphozyten – B-Lymphozyten
Humorale Anteile	– Lysozym – Komplement – Akut-Phasen-Proteine – Zytokine und Zytotoxine	– Antikörper – Zytokine und Zytotoxine – Costimulierende Moleküle
Gedächtnisbildung	Nein	Ja; schnellere und effektivere sekundäre Immunantwort

Physikalische Barrieren

Die Epithelien auf den Körperoberflächen (Oberflächenepithelien) bilden die erste Barriere gegen Infektionen. Durch feste Zell-Zell-Verbindungen zusammengehalten, wird der Körper gegenüber der Umgebung wirksam rein **mechanisch** »versiegelt«. Zu diesen Epithelien gehören die Haut und die Epithelzellen des Gastrointestinaltraktes sowie des Respirations- und Urogenitalsystems. Zu einer Infektion kann es nur kommen, wenn ein Krankheitserreger diese Schranken durchbrechen kann, etwa bei Verletzungen, Erkrankungen oder Insektenstichen. Ohne Verletzung passieren Krankheitserreger die epithelialen Schranken, indem sie sich an innere Oberflächenepithelien anheften oder dort eine Infektion erzeugen. So können Epithelzellen beschädigt oder infiziert werden und Krankheitserreger können durch das Epithel gelangen. Da die trockenen schützenden Hautschichten eine ausgezeichnete Barriere bilden, dringen Krankheitserreger meist über innere Oberflächenepithelien ein. Die inneren Epithelien werden als Schleimhautepithelien bezeichnet, da sie Schleim freisetzen, eine visköse Flüssigkeit, die zahlreiche Glykoproteine (Muzine) enthält. Diese **Schleimfreisetzung** stellt eine wirksame natürliche Barriere dar: Mit Schleim bedeckte Mikroorganismen können sich nicht mehr an das Epithel anhaften. Außerdem werden Mikroorganismen auf Schleimhautepithelien, wie etwa in den Atemwegen, durch **Schleimtransport** und Bewegung der **Flimmerepithelien** nach außen transportiert. Im Darm ist die **Peristaltik** ein weiterer wichtiger Mechanismus, um neben Nahrungsbrei auch infektiöse Organismen weiter zu transportieren.

Chemische und mikrobiologische Barrieren

Oberflächenepithelien erschweren das Eindringen pathogener Mikroorganismen zusätzlich, indem sie **chemische Substanzen** produzieren, die Mikroorganismen töten oder deren Wachstum hemmen. So wird z. B. Lysozym, ein antibakterielles Enzym in Tränenflüssigkeit und Speichel freigesetzt. Weiterhin bilden der saure pH-Wert im Magen und die Verdauungsenzyme des oberen Gastrointestinaltraktes eine wirksame chemische Barriere. Antimikrobiell wirkende Peptide werden von Epithelzellen weiter unten im Darmtrakt sowie in Haut, Atemwegen und Lunge synthetisiert.

Eine **mikrobiologische Barriere** bildet die auf den Epithelien angesiedelte Flora nichtpathogener Bakterien. Diese erschweren die Ansiedlung pathogener Mikroorganismen, indem sie mit ihnen um Nährstoffe und Anheftungsstellen an der Zelloberfläche konkurrieren.

Zelluläre und humorale Bestandteile der angeborenen Immunität im Überblick

Die wichtigsten Effektorzellen der angeborenen Immunabwehr sind Makrophagen bzw. Monozyten, neutrophile Granulozyten sowie natürliche Killerzellen (▶ Abschn. 2.1.2). Während Makrophagen und Neutrophile in ihrer Funktion als Phagozyten bereits zu Beginn der angeborenen Immunreaktion von Bedeutung sind, werden natürliche Killerzellen erst in einem fortgeschritteneren Stadium aktiviert.

Zu den humoralen Bestandteilen der angeborenen Immunität gehören neben den zuvor beschriebenen Zytokinen und Chemokinen noch weitere Proteine. Besonders wichtig sind dabei das Komplementsystem, Adhäsionsmoleküle und die Akut-Phasen-Proteine.

Im Folgenden werden die zellulären und humoralen Bestandteile in den Ablauf der angeborenen Immunreaktion integriert und neue Parameter an jeweils passender Stelle vorgestellt.

Ablauf der angeborenen Immunität

Kommt es dazu, dass ein Pathogen die Epithelbarrieren überwindet, in den Körper eindringt und beginnt, sich in den Geweben des Wirts zu vermehren, so setzen die zellulären und humoralen Abwehrmechanismen der angeborenen Immunität unmittelbar ein.

Phagozyten erkennen Pathogene mithilfe verschiedener Oberflächenrezeptoren

Die ersten Zellen, die im Gewebe mit einem Pathogen in Berührung kommen, sind in der Regel die **Makrophagen**. Sie werden bald von **Neutrophilen** unterstützt, die zu den Infektionsherden wandern. Makrophagen und Neutrophile erkennen Krankheitserreger mithilfe bestimmter **Rezeptoren** an ihrer Oberfläche, die zwischen den Oberflächenmolekülen von Pathogenen und körpereigenen Zellen unterscheiden können. Dabei erkennen die Rezeptoren vor allem Merkmale, die bei zahlreichen Pathogenen vorkommen. Zu diesen Oberflächenrezeptoren gehören Mannoserezeptoren, Scavenger-Rezeptoren, CD14-Rezeptoren sowie Komplementrezeptoren. Ein weiterer wichtiger Phagozytenrezeptortyp ist der Toll-ähnliche (»toll-like«) Rezeptor, kurz Toll-Rezeptor genannt. Toll-Rezeptoren können Pathogene nicht direkt erkennen, sind aber entscheidend an der Weitergabe von Signalen beteiligt, die auf die verschiedenen Klassen von Pathogenen die jeweils passende Reaktion aktivieren. Weitere Rezeptoren des angeborenen Immunsystems sind das mannanbindende Lektin sowie das Kollektin C1q, welche Wiederholungsmuster von molekularen Strukturen auf Pathogenoberflächen erkennen können. Beide können auf unterschiedlichen Wegen das Komplementsystem (▶ Abschn. »Das Komplementsystem«) aktivieren.

Aktivierte Phagozyten vernichten Pathogene mittels Phagozytose und setzen Entzündungsmediatoren frei

Wenn viele der zuvor beschriebenen Phagozytenrezeptoren an einen Krankheitserreger binden, kommt es zur Aktivierung der Phagozyten. In der Folge wird zum einen die Phagozytose des Pathogens eingeleitet, zum anderen werden Entzündungsmediatoren freigesetzt.

Die **Phagozytose** ist ein Prozess, bei dem das gebundene Pathogen zunächst von der Membran des Phagozyten umhüllt und dann in ein Vesikel aufgenommen wird. Dieses Vesikel wird als Phagosom bezeichnet. Phagozyten enthalten Granula, welche mit Verdauungsenzymen gefüllt sind, die sog. Lysosomen. Diese Lysosomen verschmelzen mit dem Phagosom zum Phagolysosom und der Inhalt der Lysosomen wird freigesetzt. In der Folge werden die fremden Strukturen »verdaut«, d. h. zu Peptidfragmenten (Epitope) abgebaut. Um das Abtöten des Pathogens zu erleichtern, sezernieren Phagozyten außerdem während der Phagozytose weitere für Bakterien direkt toxische Produkte wie Wasserstoffperoxid, Superoxidanionen und Stickstoffoxid.

Die **Freisetzung von Entzündungsmediatoren** durch aktivierte Phagozyten stellt einen weiteren entscheidenden Prozess der angeborenen Immunabwehr dar. Besonders aktivierte Makrophagen setzen Zytokine und andere Entzündungsmediatoren frei. Dabei scheinen die signalgebenden Rezeptoren der Toll-Familie eine wichtige Rolle zu spielen. So bewirkt die Bindung eines bestimmten Toll-Rezeptors (TLR4, Toll-like-Rezeptor 4) an CD14 die Aktivierung des Transkriptionsfaktors NF-κB (Nuklearfaktor-Kappa-B). CD14 liegt dabei entweder frei im Plasma oder gebunden an Zelloberflächen vor. Die Aktivierung von NF-κB wiederum induziert die Produktion von Zytokinen und Chemokinen. Gleichzeitig induziert die Signalübertragung über Toll-Rezeptoren die Freisetzung sog. kostimulierender Moleküle wie B7.1 (CD80) und B7.2 (CD86) durch aktivierte Makrophagen und dendritische Zellen. Die Ausschüttung dieser kostimulierenden Moleküle ist entscheidend an der Auslösung der adaptiven Immunantwort beteiligt (▶ Abschn. »T-Zell-vermittelte Immunität bei der adaptiven Immunantwort«). Die aktivierten Phagozyten variieren die Art und Kombination der sezernierten Entzündungsmediatoren, d. h. sie schütten nicht immer die gleichen Entzündungsmediatoren in Reaktion auf jedes Pathogen aus. Es scheint dabei so zu sein, dass die Erkennung verschiedener Klassen von Krankheitserregern die Signalübertragung durch unterschiedliche Rezeptoren auslösen und so eine gewisse Variabilität der induzierten Zytokine hervorrufen kann.

Die im Folgenden beschriebenen **Reaktionen der angeborenen Immunantwort** basieren hauptsächlich auf der Wirkung von Entzündungsmediatoren wie Zytokinen und Chemokinen, die als Reaktion auf die Erkennung eines Pathogens durch aktivierte Phagozyten erzeugt werden.

Induzierte Reaktionen der angeborenen Immunantwort: die Entzündungsreaktion

Durch das Erkennen von Krankheitserregern und bei Gewebeschäden kommt es innerhalb von Minuten zu einer Entzündungsreaktion. Ausgelöst wird die Entzündung vor allem aufgrund der Freisetzung von Entzündungsmediatoren wie das Zytokin TNF-α durch Makrophagen am Entzündungsherd, aber auch durch das Komplementsystem (▶ Abschn. »Das Komplementsystem«). Zu den Entzündungsmediatoren gehören neben Lipidmediatoren wie Prostaglandinen, Leukotrienen und dem plättchenaktivierenden Faktor auch Zytokine und Chemokine.

Die Entzündungsreaktion zielt darauf ab, eine Infektion zu bekämpfen durch drei entscheidende Funktionen. Erstens führt die Entzündung dazu, dass weitere Effektormoleküle wie etwa Neutrophile oder Monozyten zu den Infektionsherden gelangen, um die Immunabwehr dort zu verstärken. Zweitens entsteht eine physikalische Barriere, um ein Ausbreiten der Infektion zu verhindern. Die dritte Funktion ist eine nichtimmunologische und besteht in der Förderung der Heilung des geschädigten Gewebes.

Entzündungsreaktionen sind gekennzeichnet durch Schmerz, Rötung, Erwärmung und Schwellung an der Infektionsstelle. Diese Kennzeichen basieren auf Veränderungen in lokalen Blutgefäßen. Zum einen vergrößert sich der Gefäßdurchmesser, was zu einer Verstärkung des lokalen Blutflusses und somit zu Erwärmung und Rötung führt. Gleichzeitig verringert sich die Fließgeschwindigkeit des Blutes. Zum anderen werden Endothelzellen, welche die Blutgefäße auskleiden, dazu aktiviert, Adhäsionsmoleküle (▶ Abschn. »Zelladhäsionsmoleküle«) zu exprimieren zur verstärkten Bindung von zirkulierenden Leukozyten. Die Kombination aus verlangsamtem Blutfluss und der Expression von Adhäsionsmolekülen erleichtert es den Leukozyten, sich an das Endothel zu heften und aus dem Blut ins Gewebe einzuwandern. Dieser Prozess wird als **Extravasation** bezeichnet. Auf diese Weise werden in der Regel erst Neutrophile an den Infektionsort gelockt, dann folgen Monozyten, die zu Makrophagen differenzieren beim Eintritt ins Gewebe. In späteren Entzündungsstadien gelangen weitere Leukozyten wie Eosinophile und Lymphozyten an den Infektionsort. Die dritte wichtige Veränderung der lokalen Blutgefäße besteht in der erhöhten Durchlässigkeit der Gefäßwand. Dies ist darauf zurückzuführen, dass die Endothelzellen ihre feste Bindung lockern, sodass neben Effektorzellen Flüssigkeiten und Proteine austreten und sich lokal im Gewebe anreichern können. Dies führt zu einer Schwellung (Ödem) und zu Schmerzen.

Induzierte Reaktionen der angeborenen Immunantwort: die Akut-Phasen-Reaktion und weitere Effekte der von Phagozyten freigesetzten Zytokine

Eine der wichtigsten Auswirkungen der von Phagozyten und anderen immunkompetenten Zellen freigesetzten Zytokine TNF-α, IL-6 und IL-1 ist das Auslösen der Akut-Phasen-Reaktion. Die **Akut-Phasen-Reaktion** ist eine unspezifische Immunantwort des Körpers als erste Phase einer Entzündungsreaktion. Auslösung und Wirkung der Akut-Phasen-Reaktion können sowohl lokal als auch systemisch erfolgen. Dabei gelangen die Zytokine über die Blutbahn in die Leber, wo sie in Anwesenheit von Kortisol Leberzellen zur Synthese und Freisetzung einer Reihe von Akut-Phasen-Proteinen ins Blutplasma stimulieren.

Bekannte Akut-Phasen-Proteine sind das **C-reaktive Protein (CRP)** und **mannanbindende Lektin**. Ähnlich wie Antikörper (▶ Abschn. »Antikörper und B-Zell-Rezeptor«) können sich beide Akut-Phasen-Proteine an die Oberfläche von Pathogenen anhaften und diese so kenntlich machen für phagozytierende Zellen. Diese Form der Pathogenoberflächenmarkierung nennt man **Opsonisierung**. Im Unterschied zu Antikörpern haben beide Akut-Phasen-Proteine jedoch eine breite Spezifität für Molekülmuster von Pathogenen und ihre Produktion ist nur davon abhängig, ob Zytokine vorhanden sind. Weitere von der Leber gebildete Akut-Phasen-Proteine mit opsonisierenden Eigenschaften sind die Surfactant-Proteine A und D der Lunge.

Neben der Opsonisierung besteht eine weitere wichtige Funktion der Akut-Phasen-Proteine darin, **die Komplementkaskade auszulösen** (▶ nächster Abschnitt). So kann CRP den klassischen Weg der Komplementaktivierung auslösen, indem es C1q bindet, die erste Komponente dieses Komplementaktivierungsweges. Das Akut-Phasen-Protein mannanbindendes Lektin, ein potentes pathogenbindendes Molekül, ist ein direkter Auslöser des danach benannten zweiten Weges der Komplementaktivierung (mannanbindender Lektin-Weg). Im normalen Blutplasma in nur geringen Mengen vorhanden, wird das mannanbindene Lektin im Verlauf der Akut-Phasen-Reaktion verstärkt gebildet.

Weitere Folgen der von Phagozyten freigesetzten Zytokine sind erstens eine Erhöhung der Körpertemperatur, was der Immunabwehr nützt. Zum einen kann dies das Wachstum von Pathogenen beeinträchtigen, außerdem ist die adaptive Immunität effektiver bei höherer Temperatur. Weiterhin ist der Körper besser geschützt vor den zerstörerischen Effekten körpereigener Mediatoren wie etwa TNF-α. Zweitens bewirken die freigesetzten Zytokine eine Erhöhung der Anzahl zirkulierender Neutrophile. Diesen Effekt bezeichnet man als Leukozytose. Die Leukozyten stammen dabei aus dem Knochenmark und aus bestimmten Bereichen der Blutgefäße, an denen die Leukozyten locker an Endothelzellen haften. Drittens stimuliert etwa TNF-α die Wanderung dendritischer Zellen von den peripheren Geweben zu den Lymphknoten sowie deren Reifung zu kostimulatorischen antigenpräsentierenden Zellen.

Das Komplementsystem

Das Komplementsystem wurde ursprünglich als »Effektoranteil« der Antikörperantwort des adaptiven Immunsystems entdeckt. Es kann jedoch auch ohne das Vorhandensein von Antikörpern während der frühen Phase einer Infektion aktiviert werden und stellt daher auch eine bedeutsame Komponente der angeborenen Immunität dar.

Das Komplement ist ein System von Plasmaproteinen, welches an den Oberflächen von Mikroorganismen, nicht jedoch an der Oberfläche von deren körpereigenen Wirtszellen, eine Enzymkaskade, d. h. eine Kaskade von proteolytischen Reaktionen auslöst. Ein Großteil der Komplementproteine besteht aus Zymogenen. Zymogene sind inaktive Enzymvorstufen, die durch Proteasen, das Enzym selbst oder chemische Verbindungen in die aktive Form überführt werden. Die Vorstufenenzymogene des Komplementsystems kommen in Körperflüssigkeiten und Geweben vor, ohne dass es dort zu schädlichen Reaktionen kommt. An Infektionsherden werden sie jedoch lokal aktiviert und lösen eine Kaskade von wirkungsvollen Entzündungsereignissen aus. Dabei spaltet ein aktives Komplementenzym, das selbst durch Spaltung aus seiner inaktiven Vorstufe entstanden ist, sein Substrat (ein anderes Komplementenzym), in seine aktive Form. Dieses dadurch aktivierte Enzym wiederum spaltet und aktiviert das nächste zuvor inaktive Zymogen. Auf diese Weise verstärkt sich die Komplementantwort bei jeder weiteren Enzymreaktion und eine überproportionale Komplementantwort kann schnell erzeugt werden.

Drei Mechanismen zur Aktivierung des Komplementsystems: frühe Komplementereignisse

Im vorherigen Abschnitt wurde beschrieben, dass Akut-Phasen-Proteine das Komplementsystem auf zwei verschiedenen Wegen aktivieren können. Darüber hinaus gibt es noch einen weiteren Aktivierungsweg, den sog. alternativen Weg. Die Komplementereignisse aller drei Aktivierungswege bis zur Aufspaltung des Komplementproteins C3 werden den **frühen Ereignissen** der Komplementkaskade zugeordnet.

Der **klassische Weg** der Komplementaktivierung ist sowohl bei der angeborenen, als auch bei der adaptiven Immunität von Bedeutung. Die Komplementkomponenten des klassischen Weges sind die Proteine C1 (bestehend aus C1q und jeweils zwei Molekülen der Zymogene C1r und C1s), C4, C2 und C3. Aktiviert wird der klassische Weg, indem C1q, das erste Protein der Komplementkaskade, gebunden wird. Bei der angeborenen Immunität kann das durch direkte Bindung an die Oberfläche von Pathogenen erfolgen oder, wie zuvor berichtet, durch Bindung an das Akut-Phasen-Protein CRP. Bei der adaptiven Immunität erfolgt die Einleitung des klassischen Weges, indem C1q an Antikörper bindet, die mit Antigenen einen Komplex bilden. Wenn C1q bindet, wird die autokatalytische Enzymaktivität von C1r aktiviert, welche dann mit der Spaltung von C1s eine aktive Serinprotease erzeugt. Das aktivierte C1s-Protein wirkt dann auf die nächsten beiden Komponenten des klassischen Weges ein und spaltet C4 und C2 u. a. in zwei große Komponenten (C4b und C2b), die zusammen Konvertasen für C3 bilden und dieses aufspalten. Die Bildung der C3-Konvertasen ist das Ereignis, bei dem alle drei Aktivierungswege zusammenlaufen und dieselben Folgereaktionen in Gang setzen.

Der zweite Komplementaktivierungsweg ist der Weg über das **mannanbindende Lektin (MBL-Weg)**. Das MBL, welches im Rahmen der Akut-Phasen-Reaktion verstärkt gebildet wird, bindet wie C1q an die Oberfläche von Pathogenen. Es erkennt dort nach einem bestimmten Muster angeordnete Zuckermoleküle. MBL bildet ähnlich wie C1q einen Komplex mit zwei anderen Zymogenen, MASP-1 und MASP-2. Wenn MBL an ein Pathogen bindet, werden die beiden Zymogene dazu aktiviert, C4 und C2 zu spalten. Der MBL-Weg löst so analog zum klassischen Weg die weitere Komplementaktivierung aus. Durch die Bindung von C2b an C4b entsteht die C3-Konvertase, die den gemeinsamen Weg einleitet.

Der **alternative Weg** der Komplementaktivierung unterscheidet sich von den beiden anderen Wegen. Er wird gestartet durch spontane Hydrolyse von C3, welches in großer Menge im Plasma vorkommt, wird also ohne Antigenkontakt gestartet. Die dem alternativen Prozess zugeordneten Komplementproteine sind neben C3 die Faktoren B und D sowie der Faktor P. Über verschiedene Prozesse kommt es zur Bildung einer anderen C3-Konvertase als bei den ersten beiden Wegen.

Gemeinsamer Komplementweg: zentrale und späte Ereignisse

Nach der Bildung der C3-Konvertasen laufen die drei Komplementaktivierungswege zu einem gemeinsamen Weg zusammen. Die entstandenen C3-Konvertasen binden kovalent an die Oberfläche eines Pathogens. Hier spalten sie C3 in C3b und C3a und erzeugen so große Mengen an C3b, dem wichtigsten Effektormolekül des Komplementsystems. Der Haupteffekt der Komplementaktivierung besteht darin, dass sich C3b in großen Mengen an der Pathogenoberfläche ablagert. Außerdem bindet es an die C3-Konvertase, sodass eine C5-Konvertase entsteht. Es kommt dazu, dass C5 in C5a und C5b aufgespalten wird. Bis hierher laufen die **zentralen** Ereignisse der Komplementaktivierung. Das große aktive Peptidfragment C5b setzt nun die **späten** Ereignisse der Komplementaktivierung in Gang. Diese umfassen eine Reihe von Reaktionen, bei denen sich die terminalen Komplementkomponenten C6, C7 und C8 zu einem Komplex zusammenlagern, der über C7 an die Oberfläche eines Pathogens bindet. An diesen Komplex binden sich mehrere C9-Moleküle und polymerisieren. So entsteht eine Pore in der Doppellipidschichtmembran des Pathogens, welche die Unversehrtheit der Membran zerstört.

Funktionen des Komplementsystems: Opsonisierung, Entzündung und Lyse

Die drei wichtigsten Funktionen der Komplementaktivierung sind

- Opsonisierung von Pathogenen,
- Mobilisierung von Entzündungszellen und
- direktes Abtöten von Pathogenen (Lyse).

Das Komplementsystem **opsonisiert** Pathogene, indem bestimmte Komplementkomponenten die Oberfläche des Pathogens bedecken. Dies erleichtert die Aufnahme und Zerstörung der markierten Pathogene durch Phagozyten, da deren Komplementrezeptoren die gebundenen Komplementkomponenten spezifisch erkennen können. Weiterhin kann die Opsonisierung eines Antigens durch Komplementkomponenten zu einer effizienteren B-Zell-Aktivierung und stärkerer nachfolgender Antikörperbildung führen sowie zu effizienteren Reaktionen akzessorischer Zellen auf gebundene Antikörper (▶ Abschn. »Opsonisierung«). Die Opsonisierung von Pathogenen ist eine Hauptfunktion von C3b und seinen Derivaten. C4b wirkt ebenfalls als Opsonin, spielt jedoch eine untergeordnete Rolle, da wesentlich mehr C3b als C4b entsteht.

Die kleinen Komplementfragmente C3a, C4a und vor allem C5a rufen lokale **Entzündungsreaktionen** hervor, indem sie auf spezifische Komplementrezeptoren wirken. Werden diese Entzündungsmediatoren jedoch in großer Menge erzeugt, kann es zu einem anaphylaktischen Schock kommen. Alle drei Komplementfragmente induzieren Kontraktionen der glatten Muskulatur und erhöhen die Gefäßdurchlässigkeit. C5a und C3a induzieren die Induktion von Adhäsionsmolekülen auf Endothelzellen und aktivieren Mastzellen und Basophile (▶ Abschn. 2.1.2) zur Freisetzung von Mediatoren wie TNF-α und Histamin. Die durch C5a und C3a aktivierten Veränderungen mobilisieren Antikörper der adaptiven Immunität sowie das Komplementsystem und locken Phagozyten zu Infektionsherden (▶ Abschn. »Chemotaxis«). C5a wirkt zudem direkt auf Neutrophile und Monozyten. Es kommt bei diesen Zellen zu einer verstärkten Anhaftung an die Gefäßwände, zu einer verstärkten Migration zu Infektionsherden und zu einer Steigerung der phagozytären Aktivität.

Die Zusammenlagerung der terminalen Komplementkomponenten zu einem membranangreifenden Komplex ist das Schlüsselelement für die **lytische Fähigkeit** des Komplementsystems. Die entstehende Pore in der Pathogenmembran führt zur Läsion der Membran, wodurch bestimmte Pathogene zerstört werden können.

Kontrolle der Komplementreaktion

Die Aktivität der Komplementkomponenten wird durch ein System von regulatorischen Proteinen kontrolliert, die den Körper vor den potenziell zerstörerischen Wirkungen schützen. Sie verhindern eine Gewebeschädigung infolge einer zufälligen Bindung von aktivierten Komplementkomponenten an Körperzellen sowie die spontane Aktivierung von Komplementkomponenten im Plasma. Die Aktivierung des Komplements beschränkt sich dabei größtenteils auf die Oberfläche, an der die Initiation erfolgte und wird so lokal gehalten.

Induzierte Reaktionen der angeborenen Immunantwort: Mechanismen der Mobilisierung von aktivierten Phagozyten zu Infektionsherden

Wie bei der Entzündungsreaktion beschrieben, werden nach erfolgter Pathogenerkennung weitere Immunzellen am Entzündungsherd benötigt. Über verschiedene Mechanismen werden zunächst v. a. Phagozyten angelockt und aktiviert, sodass sie in kampfbereitem Zustand am Zielort eintreffen.

Chemotaxis durch Chemokine, bakterielle Peptide und das Komplementsystem

In den allerersten Phasen einer Infektion werden im betroffenen Gewebe **Chemokine** (▶ Abschn. »Chemokine«) freigesetzt. Diese induzieren eine gerichtete chemotaktische Anziehung (Chemotaxis) von in der Nähe befindlichen reaktiven Zellen, vor allem von Monozyten und Neutrophilen, aber auch von anderen Effektorzellen aus dem Blut. So veranlasst das Chemokin IL-8 Neutrophile, den Blutkreislauf zu verlassen und ins umliegende Gewebe einzuwandern. IL-8 wird an Infektionsherden produziert, z. B. durch Makrophagen, die zuerst auf ein Pathogen treffen. Das CC-Chemokin Monozyten-Chemoattraktor-Protein-1 (MCP-1) wiederum wirkt auf Makrophagen und löst deren Wanderung aus den Blutgefäßen und damit ihre Entwicklung zu Makrophagen aus. Außerdem aktivieren IL-8 und MCP-1 ihre jeweiligen Zielzellen, sodass Neutrophile und Makrophagen »bewaffnet« werden und so Pathogene bekämpfen können. Chemokine bewirken die Zellmobilisierung und Aktivierung dabei nicht allein, sondern benötigen die Hilfe von Zytokinen wie vor allem TNF-α. So werden Neutrophile unter dem Einfluss von IL-8 und TNF-α aktiviert, sodass sie toxische Sauerstoffradikale und Stickstoffoxide erzeugen und die Inhalte ihrer Granula freisetzen.

Beim Anlocken von Zellen bewirken Chemokine wie IL-8 und MCP-1 zwei wesentliche Effekte. Zum einen wirken sie auf zirkulierende Leukozyten ein, die daraufhin in der Nähe der Entzündungen im Blutgefäß an den Endothelzellen entlang rollen. Dabei tragen sie auch dazu bei, dass diese Rollbewegung sich zu einer stabileren Bindung entwickelt, indem sie bei den Adhäsionsmolekülen der Leukozyten, den Leukozyten-Integrinen, eine Konformationsänderung verursachen. In der Folge kann ein Leukozyt diapedieren, d. h. die Blutgefäßwand durchqueren, indem er sich zwischen Endothelzellen hindurch schlängelt (Diapedese). Zum anderen steuern Chemokine die Wanderung der Leukozyten an einem Chemokingradienten entlang, dessen Konzentration in Richtung des Infektionsortes zunimmt.

Phagozyten werden außerdem von chemotaktischen Peptiden angezogen, die manche Bakterien selbst freisetzen. Hierzu zählt etwa das f-Met-Leu-Phe-Peptid (fMLP), welches eine starke chemotaktische Wirkung auf Entzündungszellen wie v. a. Neutrophile hat.

Ähnlich wie Chemokine, kann auch das **Komplementsystem** (▶ Abschn. »Das Komplementsystem«) eine chemotaktische Mobilisierung von Leukozyten zum Entzündungsort bewirken. Hierbei wirken vor allem entzündungsvermittelnde Komplementproteine der zentralen (C3a und C4a) und späten Komplementereignisse (C5a). C5a ist außerdem ähnlich wie IL-8 und MCP-1 wichtig für die Aktivierung der mobilisierten Zellen.

Zelladhäsionsmoleküle steuern die Adhäsion von Leukozyten und Endothel bei der Extravasation

Beim Prozess der Extravasation, d. h. der Wanderung der Leukozyten aus den Blutgefäßen ins Gewebe im Rahmen der Entzündungsreaktion, spielen **Zelladhäsionsmoleküle** eine entscheidende Rolle. Zelladhäsionsmoleküle sind an der Zelloberfläche exprimierte Proteine, die die Bindung der Zelle an andere Zellen oder an Proteine der extrazellulären Matrix und damit Gewebe vermitteln. Von der Zellwand abgelöste Adhäsionsmoleküle gelangen ins Blutplasma und können dort nachgewiesen werden.

Für die Mobilisierung von Leukozyten sind drei Familien von Adhäsionsmolekülen relevant. Die **Selektine** werden auf aktiviertem Endothel, Leukozyten oder Blutplättchen induziert und lösen Wechselwirkungen zwischen Endothel und Leukozyten aus. Für eine stärkere Adhäsion sind **Integrine** und Adhäsionsmoleküle der **Immunglobulin-Superfamilie** wichtig. Integrine werden in der Regel von Leukozyten exprimiert, während Adhäsionsmoleküle der Immunglobulin-Superfamilie sowohl auf Leukozyten als auch auf Endothelzellen exprimiert werden. Zu den Adhäsionsmolekülen der Immunglobulin-Superfamilie gehören die interzellulären Adhäsionsmoleküle (ICAM) wie etwa ICAM-1 und ICAM-2. Die für die Leukozytenextravasation wichtigen Leukozytenintegrine funktionelles Leukozytenantigen-1 (LFA-1) und Mac-1 können beide an ICAM-1 und ICAM-2 binden.

Der Prozess der Extravasation läuft in vier Schritten ab und Adhäsionsmoleküle sind bei den ersten drei Schritten wesentlich.

1. Schritt besteht in der **rollenden Adhäsion von Leukozyten an das Endothel**, welche folgendermaßen zustande kommt: Innerhalb weniger Minuten nach Auftreten von verschiedenen Stimulanzien exprimieren Endothelzellen an ihrer Oberfläche das Adhäsionsmolekül P-Selektin. Diese liegt in den Weibel-Palade-Körperchen dieser Zellen bereits vor. Zu den Stimulanzien gehören u. a. das Komplementprotein der späten Phase C5a, das in Reaktion auf C5a von Mastzellen sezernierte Histamin sowie Zytokine wie TNF-α, welche von aktivierten Phagozyten freigesetzt werden können. Weitere Stimulatoren sind bakterielle Peptide wie Lipopolysaccharide (LPS) und Leukotriene. Unmittelbar nach der Expression von P-Selektin wird die mRNA von E-Selektin codiert, was zwei Stunden später zur Expression von E-Selektin auf Endothelzellen führt. Exprimiertes E-Selektin kann Teile von bestimmten Glykoproteinen auf Leukozyten erkennen und es kommt zu einer Wechselwirkung von P- und E-Selektin mit diesen Glykoproteinen. Dies führt zu einer reversiblen Anheftung von Monozyten und Neutrophilen an die Gefäßwand. Aufgrund derer verlangsamt sich die Fließgeschwindigkeit im Blut und die Leukozyten »rollen« am Endothel entlang.
2. Schritt: **Die Bindung zwischen Leukozyten und Endothel verfestigt sich.** Dies erfolgt in Abhängigkeit von Wechselwirkungen zwischen Leukozytenintegrinen (LFA-1 und Mac-1) und Adhäsionsmolekülen des Endothels wie ICAM-1. Die Expression von ICAM-1 wird durch Zytokine (TNF-α) induziert. Bis hierher ist die Leukozyten-Endothel-Adhäsion noch schwach. Sind nun jedoch IL-8 und andere Chemokine auf der Oberfläche von Endothelzellen gebunden, so verursacht dies eine Konformationsänderung der Integrine auf den rollenden Leukozyten. Dadurch steigert sich die Adhäsion sehr stark. Die Leukozyten heften sich fest an das Endothel und das Entlangrollen am Endothel endet.
3. Schritt: Leukozyten verlassen die Blutbahn, indem sie die Gefäßwand passieren. Diesen Vorgang nennt man **Diapedese.** Bei diesem Schritt sind die Leukozytenintegrine LFA-1 und Mac-1 beteiligt sowie ein Adhäsionsmolekül der Immunglobulin-Superfamilie, PECAM (CD31), welches auf Leukozyten und auf Verbindungsstellen zwischen Epithelzellen exprimiert wird. Interaktionen zwischen diesen Adhäsionsmolekülen machen es den Phagozyten möglich, sich zwischen die Endothelzellen zu drängen. Das Durchstoßen der Basalmembran erfolgt mithilfe von Enzymen, die die Membranmoleküle zerstören.
4. und letzter Schritt: Leukozyten wandern durch das Gewebe unter dem Einfluss von Chemokinen. Sie folgen dabei einem Konzentrationsgra-

dienten, d. h. sie wandern in die Richtung der stärksten Chemokinkonzentration und erreichen so den Infektionsherd.

Induzierte Reaktionen der angeborenen Immunantwort: Lokale Eindämmung von Infektionen und Transport der phagozytierten Pathogene zu den Lymphknoten

Neben der Expression von Adhäsionsmolekülen wird das Endothel von Entzündungsmediatoren wie dem Zytokin TNF-α dazu angeregt, Gerinnungsproteine zu sezernieren. Es kommt zu einer lokalen Gerinnung des Blutes, die den Blutfluss unterbindet. So soll verhindert werden, dass Pathogene in den Blutstrom gelangen und sich im ganzen Körper ausbreiten können. Zur weiteren effektiven Bekämpfung der Pathogene werden diese eingeschlossen in Phagozyten und in die regionalen Lymphknoten transportiert. Der Transport erfolgt durch das Lymphsystem (▶ Abschn. »Lymphgefäßsystem«) mit der Flüssigkeit, die anfangs aus der Blutbahn ins Gewebe übergetreten ist. Gelingt es nicht, die Infektion vom Blut fernzuhalten, so können die gleichen Mechanismen einen septischen Schock herbei führen mit fatalen Folgen für den Organismus.

Induzierte Reaktionen der angeborenen Immunantwort: Aktivierung natürlicher Killerzellen

In Reaktion auf Interferone oder Zytokine der Phagozyten werden NK-Zellen (▶ Abschn. »natürliche Killerzellen«) aktiviert, um gegen bestimmte intrazelluläre Infektionen eine frühe Abwehr zu bilden. Zum einen wird dabei die **zytotoxische Aktivität** der NK-Zellen um das 20- bis 100-fache verstärkt, wenn NK-Zellen in Kontakt kommen mit aktivierenden Interferonen (v. a. IFN-α und -β) und Zytokinen (v. a. IL-12) von Makrophagen. Zum anderen kann die gemeinsame Wirkung der Zytokine IL-12 und TNF-α NK-Zellen zur Freisetzung von IFN-γ stimulieren, welches von entscheidender Bedeutung ist für die **Eindämmung von Virusinfektionen**. So scheinen aktivierte NK-Zellen Virusinfektionen zunächst einzudämmen, während die adaptive Immunantwort antigenspezifische T-Zellen hervorbringt, die die Infektion dann beseitigen können.

NK-Zellen können zwischen infizierten und gesunden Zellen unterscheiden, wobei die zugrunde liegenden Mechanismen noch nicht genau geklärt sind. Wichtige Zielzellen der NK-Zellen sind tumorös entartete Zellen (Krebszellen) und viral infizierte Zellen. Man geht davon aus, dass NK-Zellen erkennen können, wenn körpereigene Strukturen verändert sind. Im Unterschied zu B- und T-Zellen verfügen NK-Zellen dabei nicht über eine einzige Erkennungsstruktur im Sinne eines »NK-Zell-Rezeptors«, sondern exprimieren mehrere sowohl **aktivierende** als auch **inhibierende** Rezeptoren. Die aktivierenden Rezeptoren lösen den Tötungsmechanismus der Zelle aus. Der Tötungsmechanismus der NK-Zelle ähnelt dem zytotoxischer T-Zellen: Zytotoxische Granula werden an der Oberfläche der gebundenen Zielzellen freigesetzt. Die enthaltenen Effektorproteine durchdringen die Zellmembran der Zielzelle und lösen dort den programmierten Zelltod aus.

Im Unterschied zu anderen Effektorzellen des Immunsystems sind NK-Zellen nicht MHC-restringiert. Das bedeutet, sie können Zellen lysieren, die kein körpereigenes MHC auf ihrer Zelloberfläche exprimieren. Sie interagieren jedoch über inhibierende Rezeptoren wie z. B. den KIR (»killer inhibitory receptors«) mit MHC-Molekülen der Klasse I, indem die inhibierenden Rezeptoren verhindern, dass NK-Zellen normale Körperzellen abtöten. Die zytolytische Aktivität wird dabei inhibiert, wenn NK-Zellen intakte MHC-Klasse-I-Moleküle auf einer Zelle erkennen. Viren können die Expressionsrate von MHC-Klasse-I auf infizierten Zellen verringern bis inhibieren, die MHC-Klasse-I-Moleküle durch Komplexbildung mit Peptiden und Proteinen verändern sowie den Stoffwechsel der Wirtszelle modifizieren. Auf diese Weise werden die infizierten Zellen so modifiziert, dass die Inhibition der zytolytischen Aktivität der NK-Zellen aufgehoben wird und die NK-Zelle die infizierte Zelle abtötet.

2.2.2 Adaptive Immunität

Die vorher beschriebenen Mechanismen der angeborenen Immunität kommen in den ersten Phasen einer Immunantwort in Reaktion auf Pathogene zum Einsatz und bekämpfen diese möglicherweise bereits erfolgreich. Die angeborene Immunität ist vor allem wirksam gegen Pathogene, die bestimmte Molekülmuster aufweisen oder die Produktion von Entzündungsmediatoren induzieren. Viele Pathogene haben jedoch Strategien entwickelt, um die Mechanismen der angeborenen Immunabwehr zu überwinden und einen Infektionsherd zu erzeugen als Basis für ihre weitere Ausbreitung. Unter diesen Bedingungen wird eine bestimmte Pathogen- und damit Antigenmenge überschritten und die angeborene Immunität löst eine adaptive Immunantwort aus.

Die adaptive Immunität zielt darauf ab, die Wirksamkeit der angeborenen Immunität massiv zu erhöhen. Entscheidend ist dabei die Bildung eines immunologischen Gedächtnisses, welches dem angeborenen Immunsystem fehlt. Beim ersten Kontakt mit einem Pathogen kann es einige Tage dauern, bis die adaptive Immunreaktion greift und die Infektion beseitigt. Diese Zeit brauchen die B- und T-Lymphozyten als Träger der adaptiven Immunantwort, um ihr spezifisches Antigen zu orten, sich zu vermehren, zu aktivierten Effektorzellen zu differenzieren und zu ihren Einsatzorten zu gelangen. Die Immunreaktion auf den ersten Pathogenkontakt wird **Primärantwort** genannt. Das Anlegen eines **spezifischen immunologischen Gedächtnisses** gewährleistet bei erneuter Konfrontation mit dem demselben Pathogen eine wesentlich schnellere und effektivere Immunantwort. Diese zweite Immunantwort ist die **Sekundärantwort.** So wird der Körper für lange Zeit vor einer erneuten Infektion mit demselben Erreger geschützt.

Zelluläre und humorale Bestandteile der adaptiven Immunität

Die Effektorzellen der adaptiven Immunantwort sind die B- und T-Lymphozyten. Diese Zellen haben die Fähigkeit entwickelt, eine Vielzahl unterschiedlicher Antigene von Bakterien, Viren und anderen Pathogenen erkennen zu können. Jeder Lymphozyt ist dabei spezifisch für ein einziges Antigen, d. h., er hat nur Antigenrezeptoren einer einzigen Spezifität und kann daher nur sein spezifisches Antigen erkennen. Da jeder Mensch Milliarden von Lymphozyten hat, verfügt ein Mensch über ein großes Spektrum von Antigenspezifitäten und ein entsprechend großes Repertoire an Antigenrezeptoren.

Die spezifische Antigenerkennung erfolgt bei T-Lymphozyten über den membrangebundenen TZR, während die antigenerkennenden Moleküle der B-Lymphozyten die Immunglobuline sind. Diese können sowohl in membrangebundener Form als B-Zell-Rezeptor (BZR) als auch in sezernierter Form als Antikörper vorliegen. Die von den B-Lymphozyten sezernierten Antikörper sind die wohl bedeutsamsten humoralen Effektormoleküle der adaptiven Immunantwort. Weitere humorale Effektormoleküle sind Zytokine und Chemokine sowie kostimulierende Moleküle.

Im Folgenden werden zunächst Antikörper und BZR genauer beschreiben, bevor auf den TZR eingegangen wird. Anschließend wird kurz dargestellt, wie das milliardenfache Repertoire an antigenerkennenden Lymphozytenrezeptoren und Antikörpern entsteht.

Antikörper und B-Zell-Rezeptor

B-Zellen erkennen Antigene durch **Immunglobuline (Ig)** in Form von B-Zell-Rezeptoren (BZR) und sezernierten Antikörpern. Antikörper sind die sezernierte Form des BZR. Ein Antikörper ist dabei identisch mit dem BZR, d. h. dem membrangebundenen Immunglobulin der ihn sezernierenden B-Zelle und unterscheidet sich nur in dem Teil, mit dem der BZR an der B-Zell-Oberfläche verankert ist.

Struktur eines typischen Antikörpermoleküls

Antikörper haben eine charakteristische Struktur (◘ Abb. 2.3). Diese ermöglicht ihnen, zum einen eine Vielzahl von Antigenen zu binden und zum anderen, ihre Effektorfunktionen wahrzunehmen. Die typische Struktur eines Antikörpers wird am Beispiel des im Blutplasma am häufigsten vorkommenden IgG-Antikörpers erläutert.

IgG-Antikörper haben eine bewegliche Y-förmige Struktur und bestehen aus zwei identischen leichten (L, »light«) und zwei identischen schweren (H, »heavy«) Polypeptidketten. Eine leichte Kette mit einer Molekülmasse von etwa 25 kD setzt sich zusammen aus zwei Ig-Domänen, während eine schwere Kette mit einer Molekülmasse von 50 kD aus vier Ig-Domänen besteht. Die vier Ketten sind

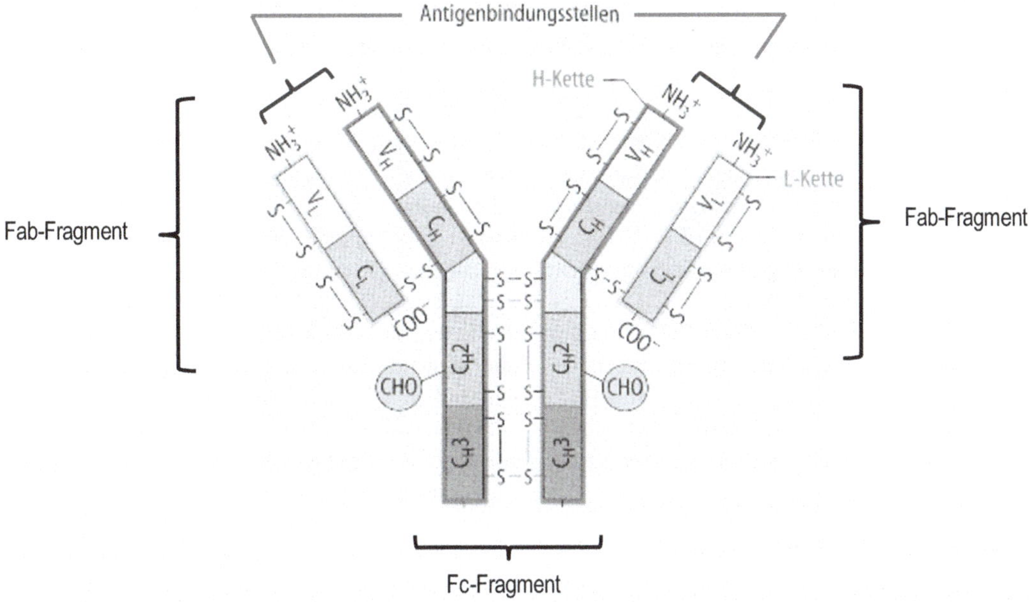

Abb. 2.3 Grundstruktur eines Antikörper-Moleküls. Dargestellt ist ein Immunglobulin vom Typ IgG. Wie alle Antikörper hat IgG eine Y-förmige Struktur und besteht aus zwei schweren (H-Ketten, für »heavy«) und zwei leichten (L-Ketten, für »light«). Die Ketten sind durch Schwefelatome (S, chemisch gesehen Disulfidbrücken) verbunden. Die üblichen Bezeichnungen der einzelnen Kettenabschnitte (Immunglobulindomänen, farblich voneinander abgesetzt) sind eingetragen. Jede Domäne umfasst etwa 120 Aminosäuren. Die aus je einer H- und L-Kette zusammengesetzten V-Domänen sind die Antigenbindungsstellen. Die konstante Region des Antikörpers setzt sich aus den C-Domänen zusammen. (Aus Birbaumer u. Schmidt 2006)

über Disulfidbrücken so miteinander verknüpft, dass jede schwere mit einer leichten und die beiden schweren miteinander verbunden sind. Jede der vier Ketten besitzt an ihrer obersten Ig-Domäne, d. h., ihrem Aminoende am oberen Ende des Y eine variable (V-)Region bestehend aus je einer Immunglobulindomäne, während der Rest der Kette die konstante (C-)Region bildet. Die konstanten Regionen der leichten und schweren Ketten bilden zusammen die konstante Region des Antikörpers, d. h. den unteren Teil und das Bein des Y. Die vier variablen Regionen der schweren und leichten Regionen legen sich dabei paarweise zusammen, sodass an den Spitzen der Arme des Y zwei identische Antigenbindungsstellen entstehen, an die Antigene spezifisch binden können. Ein Antikörper erkennt meist nur eine kleine Region auf der Oberfläche eines großen Moleküls, wie etwa eines Polysaccharids oder Proteins. Die Struktur, die der Antikörper erkennt, wird Antigendeterminante oder Epitop genannt. Antikörper können in Taschen, Gruben oder ausgedehnten Flächen innerhalb der Bindungsstellen von Antikörpern binden. Die variablen Regionen eines bestimmten Antikörpers sind einzigartig und unterscheiden sich von denen jedes anderen Antikörpers. Dies liegt vor allem daran, dass es innerhalb der variablen Region, d. h. der V_H- und V_L-Domänen, jeweils drei hypervariable Bereiche gibt, in denen sich die Variabilität der Aminosäuresequenzen konzentriert. Durch Faltung kommt es nun dazu, dass die hypervariablen Bereiche an der Spitze jedes Armes nebeneinanderliegen und so eine einzigartige hochspezifische Bindungsstelle für ein Antigen bilden. Die drei hypervariablen Bereiche bilden die komplementaritätsbestimmenden Regionen CDR1, CDR2 und CDR3. Diese werden so genannt, da die Oberflächenstruktur komplementär zum Antigen ist. Sie bestimmen die Antigenspezifität.

Ein Antikörpermolekül lässt sich in drei gleich große funktionell verschiedene Teile aufspalten, die über eine Gelenkregion miteinander verknüpft sind. Die beiden Arme der Y-förmigen Struktur sind identisch und bestehen je aus einer leichten Kette (V_L und C_L) und der oberen Hälfte der Immunglobulindomänen einer schweren Kette (V_H und C_H1). Aufgrund der antigenbindenden Aktivität bezeichnet man die beiden Arme als Fab-Fragmente (»fragment antigen binding«). Das dritte Fragment, d. h,. das Bein des Y wird Fc-Fragment (»fragment crystallizable«) genannt und entspricht den aneinander gelegten restlichen C-Domänen der schweren Ketten. Das Fc-Fragment ist der Teil des Antikörpermoleküls, der mit Effektormolekülen und Effektorzellen interagiert. Innerhalb dieses Fragments liegen die funktionellen Unterschiede zwischen den Klassen der schweren Ketten (▶ nächster Abschnitt).

Immunglobulinklassen (Isotypen)

Immunglobuline kommen in mehreren verschiedenen Formen oder Klassen vor, entweder in sezernierter Form oder als membrangebundene Rezeptoren. Man bezeichnet die Immunglobulinklassen auch als Isotypen. Die Antikörperklasse wird dabei festgelegt von der Struktur der konstanten Regionen der beiden schweren Ketten, der C_H-Regionen. Man unterscheidet fünf Hauptantikörperklassen: IgM, IgD, IgG, IgE und IgA. Dazu gibt es beim Menschen noch die Unterklassen IgG1, IgG2, IgG3, IgG4, IgA1 und IgA2. Die membrangebundenen Formen aller Isotypen sind Monomere wie das zuvor beschriebene IgG-Molekül. In sezernierter Form können IgM und IgA Polymere bilden. IgM bildet dabei meist Pentamere, d. h., fünf IgM-Monomere lagern sich zusammen, während sezerniertes IgA als Dimer vorkommen kann. Die einzelnen Isotypen unterscheiden sich voneinander im Hinblick auf Zahl und Lokalisation ihrer Disulfidbrücken zwischen den Ketten, der Zahl der konstanten Domänen, der Zahl der angehängten Zuckergruppen sowie der Länge der Gelenkregion. Alle B-Zellen exprimieren zunächst die membrangebundene Form von IgM. Bei Kontakt mit Antigen können Nachkommen dieser Zellen die sezernierte Form von IgM produzieren. Eine B-Zelle kann im Verlauf der Immunantwort einen Wechsel ihrer Antikörperklasse vornehmen und zu IgG, IgA oder IgE wechseln. Die »späteren« Antikörperklassen haben aufgrund der vorangegangenen somatischen Hypermutation und Affinitätsreifung eine höhere Affinität für ihr Antigen als »frühe« Antikörper wie IgM (▶ Abschn. »Zweite Phase der primären Immunantwort«).

Antikörper interagieren mit Pathogenen und deren toxischen Produkten in den extrazellulären Räumen des Körpers. Die verschiedenen Isotypen wirken dabei gemäß ihrer Verteilung an unterschiedlichen Orten im Körper. Im Blutplasma finden sich hauptsächlich IgM und IgG, während in der Extrazellularflüssigkeit innerhalb des Körpers überwiegend IgG sowie IgA-Monomere anzutreffen sind. IgA-Dimere hingegen sind in Sekreten enthalten, die von Epithelien abgegeben werden, vor allem in den Schleimdrüsen des Darms und des Atemtraktes sowie in verschiedenen exokrinen Drüsen wie Speichel- und Tränendrüsen. IgA-sezernierende Plasmazellen findet man vor allem im Bindegewebe unter der Basalmembran vieler Oberflächenepithelien. Von dort können die IgA-Antikörper durch das Epithel zu dessen äußerer Oberfläche transportiert werden, z. B. zu den Bronchien. IgG und IgA der Mutter können dabei über Plazenta (IgG) und Muttermilch (IgA) zum Fötus transportiert werden und diesen so schützen. IgE befindet sich meist an Rezeptoren auf Mastzellen gebunden direkt unterhalb epithelialer Oberflächen, besonders in den Atemwegen, im Gastrointestinaltrakt und in der Haut. Im Gehirn gibt es normalerweise keine Antikörper.

Die verschiedenen Antikörperklassen haben charakteristische Effektorfunktionen aufgrund ihrer konstanten Region. Dabei sind die Fc-Bereiche entscheidend für die Aktivierung von Hilfe durch andere Zellen und Moleküle, welche an Antikörper gebundene Pathogene zerstören und aus dem Körper entfernen. Die Klasse legt also die Effektorfunktion eines Antikörpers fest. Die Effektorfunktionen von Antikörpern werden später detaillierter beschrieben.

T-Zell-Rezeptor

Jede T-Zelle trägt etwa 30.000 Antigenrezeptoren auf ihrer Oberfläche. Der Antigenrezeptor auf den meisten T-Zellen ist der α:β-T-Zell-Rezeptor. Dieser Rezeptor besteht aus zwei verschiedenen Polypeptidketten, den TZRα- und TZRβ-Ketten, die miteinander durch eine Disulfidbrücke zu einer

Struktur verbunden sind. Die Struktur dieses TZR-Rezeptors ähnelt einem membranassoziierten Immunglobulin-Fab-Fragment, d. h., einem Arm des Antikörper-Y. Ein TZR hat daher nur eine Antigenbindungsstelle und wird nie sezerniert. Analog zum Fab-Fragment besitzt der TZR eine V-Region, die die Antigenbindungsstelle bildet sowie eine konstante Region.

Mechanismen der Entstehung des Immunglobulin- und T-Zell-Rezeptorrepertoires

Die Vielfalt des Repertoires an lymphozytischen Antigenrezeptoren entsteht durch mehrere Mechanismen, die sowohl für B- als auch für T-Zellen gültig sind. Mithilfe dieser Mechanismen codiert eine relativ geringe Menge an genetischem Material eine ungeheure Vielfalt an Rezeptoren.

Somatische Rekombination Die erbliche Grundlage für die Diversität ist, dass es im Genom eines Individuums viele verschiedene Gensegmente gibt, die die variablen Regionen der Polypeptidketten von Immunglobulinen und TZR codieren. Die Gensegmente sind dabei in drei Gruppen von V-, D- und J-Segmenten angeordnet. Während der Entwicklung der Lymphozyten im Knochenmark und im Thymus werden die Gensegmente durch somatische Rekombination irreversibel zu einer DNA-Sequenz zusammengefügt, die eine gesamte variable Region codiert. Dabei werden separate V-, D- und J-Gensegmente ausgewählt und zu einem ganz speziellen VDJ-Gen rearrangiert. Sobald durch Rekombination ein funktioneller Rezeptor entstanden ist, sind weitere Rekombinationen blockiert, sodass jeder Lymphozyt nur eine Rezeptorspezifität erzeugt. Die Genumlagerungen, die die Gensegmente zu einem vollständigen Exon einer variablen Region kombinieren, erzeugen dabei Vielfalt auf mehrere Arten. Erstens kommt es zu **kombinatorischer Diversität**, da es von jeder Gruppe des Gensegments zahlreiche Kopien gibt, und bei verschiedenen Umlagerungen unterschiedliche Kombinationen der Genabschnitte entstehen können. Zweitens entsteht an den Verknüpfungsstellen zwischen den verschiedenen Gensegmenten während des Rekombinationsvorgangs durch Hinzufügen und Entfernen von Nukleotiden eine **junktionale Vielfalt**. Eine dritte Quelle der Vielfalt kommt dadurch hinzu, dass sich jeder Antigenrezeptor aus **zwei unterschiedlichen variablen Ketten** zusammensetzt, die jeweils beide durch einen anderen Satz von Gensegmenten codiert werden. Von diesen zufällig erzeugten Rezeptorspezifitäten überlebt nur ein Teil die Selektionsprozesse im Verlauf der T- und B-Zellentwicklung.

Somatische Hypermutation Bei B-Zellen kommt es nach der Aktivierung infolge von Antigenkontakt zu einem weiteren Mechanismus, der das Repertoire der Immunglobulinrezeptoren und damit der entstehenden Antikörper erweitert. Es handelt sich dabei um die somatische Hypermutation (► Abschn. »Zweite Phase der primären Immunantwort«).

Diese Mechanismen bewirken dreierlei. Erstens kann eine begrenzte Anzahl von Genabschnitten eine Vielzahl verschiedener Proteine hervorbringen. Die gesamte DNA eines Menschen würde nicht ausreichen, um komplette Gene für Antikörper aller möglichen Spezifitäten bereitzustellen. Zweitens exprimiert jede Zelle einen Rezeptor mit einmaliger Spezifität, da in jeder Zelle andere Gensegmente miteinander kombiniert werden. Drittens verfügen alle Nachkommen einer solchen Zelle über Gene, die einen Rezeptor mit derselben Spezifität codieren. Dies ist der Fall, da es aufgrund der Genumlagerung und Rekombination mit und ohne somatischer Hypermutation zu einer irreversiblen Veränderung der zellulären DNA kommt.

Ablauf der adaptiven Immunantwort

Im Folgenden wird der Ablauf der adaptiven Immunantwort beschrieben. In Abhängigkeit von ihrem Aktivierungs- und Differenzierungsstadium unterscheidet man zwischen naiven Lymphozyten und bewaffneten Effektorzellen. Naive Lymphozyten hatten noch keinen Kontakt mit ihrem spezifischen Antigen. Sobald sie spezifischen Antigenkontakt hatten, werden sie aktiviert und entwickeln sich zu Effektorzellen. Haben die Lymphozyten ihre Differenzierung abgeschlossen, spricht man von bewaffneten Effektorzellen. Werden diese aktiviert, so führen sie ihre jeweiligen Effektorfunktionen aus.

Angeborene Immunreaktion als Voraussetzung für Auslösung adaptiver Immunantworten

Antigentransport zu antigenspezifischen naiven Lymphozyten ins lymphatische Gewebe

Die Auslösung adaptiver Immunantworten erfolgt nicht an der Stelle, an der ein Pathogen einen Infektionsherd auslöst. Die Auslösung erfolgt vielmehr in den organisierten peripheren Lymphgeweben, durch die ständig naive T-Zellen wandern. Aus diesem Grund muss dafür gesorgt werden, dass Pathogene bzw. Antigene ins Lymphgewebe transportiert werden.

Der Wirkungsort des Pathogens ist entscheidend dafür, in welche lymphatischen Organe das Pathogen oder seine Produkte transportiert werden. Pathogene, die die Schleimhäute befallen, häufen sich in den Peyer-Plaques des Darms oder den Tonsillen an, während solche im Blut in die Milz transportiert werden. Pathogene, die periphere Körperstellen befallen, werden hingegen in den nächstgelegenen Lymphknoten transportiert.

Der Transport von Pathogenen ins lymphatische Gewebe erfolgt durch die Reaktion des angeborenen Immunsystems auf Pathogene, welche insofern eine notwendige Voraussetzung dafür ist, dass die adaptive Immunität überhaupt aktiviert werden kann. Dabei ist zum einen die Entzündungsreaktion von Bedeutung. Durch sie gelangt mehr Plasma ins infizierte Gewebe und folglich fließt vermehrt Gewebeflüssigkeit in die Lymphe und damit ins lymphatische Gewebe. Zum anderen sind die antigenpräsentierenden Zellen (APZ) des angeborenen Immunsystems entscheidend. Zu diesen gehören neben **Makrophagen** vor allem **dendritische Zellen** (▶ Abschn. 2.1.2). Es gibt noch einen weiteren Zelltyp außerhalb des angeborenen Immunsystems, der Antigene präsentieren kann – die **B-Lymphozyten** der adaptiven Immunität. Im Folgenden wird die APZ-Funktion der einzelnen Zelltypen genauer betrachtet.

Funktion antigenpräsentierender Zellen (APZ)

Die wichtigsten APZ sind die **dendritischen Zellen** (▶ Abschn. »Dendritische Zellen«), da sie die stärksten Aktivatoren naiver T-Zellen sind. Als unreife Zellen nehmen dendritische Zellen an der Infektionsstelle ein breites Spektrum von partikulären und löslichen Antigenen auf. So phagozytieren sie partikuläre Antigene wie Bakterien, Viren oder Pilze, können aber ebenfalls lösliche Antigene aus der extrazellulären Flüssigkeit durch Makropinozytose internalisieren. Sie werden aktiviert durch Zytokine der Entzündungsreaktion (▶ Abschn. »Die Entzündungsreaktion«) oder wenn sie erkennen, dass sich nach der Antigenaufnahme pathogenes Material an ihre Oberflächenrezeptoren bindet. Die dendritischen Zellen wandern dann zum Lymphknoten und ändern während der Wanderung ihre Morphologie. Wenn sie im Lymphknoten ankommen, haben sie ihre Fähigkeit zur Phagozytose verloren, können jedoch noch die an einer Infektionsstelle phagozytierten Antigene präsentieren. Im Lymphknoten reifen die dendritischen Zellen zu potenten APZ heran und halten sich in der Rinde und in den T-Zellbereichen auf. Sie exprimieren auf ihrer Oberfläche große Mengen an langlebigen MHC-Molekülen der Klassen I und II. Mit diesen können sie dauerhaft Peptide von Proteinen präsentieren, die sie zuvor von den aufgenommenen infizierenden Pathogenen im Gewebe erhalten oder die sie durch Makropinozytose internalisiert haben. Antigene aus der Zelle wie etwa virale Peptide werden dabei an MHC-Klasse-I-Moleküle gebunden. Exogene Antigene wie etwa bakterielle Peptide binden hingegen an MHC-Klasse-II-Moleküle (▶ nächster Abschn.). Außerdem exprimieren dendritische Zellen Adhäsionsmoleküle und Chemokine, um naive T-Zellen anziehen und binden zu können sowie kostimulierende Moleküle. Vor allem Viren lösen nur bei dendritischen Zellen kostimulatorische Aktivität aus, nicht aber bei den anderen beiden APZ-Typen. Auf diese Weise aktivieren reife dendritische Zellen naive T-Lymphozyten hochpotent.

Monozyten und **Makrophagen** erkennen partikuläre Antigene wie bakterielle Mikroorganismen, aber auch tote und alte Körperzellen. Wenn sie die Mikroorganismen aufgenommen und gebunden, aber nicht zerstört haben, sind sie als APZ an der adaptiven Immunreaktion beteiligt. Wenn Makrophagen Mikroorganismen aufnehmen und fremde Molekülmuster erkennen über ihre Rezeptoren, dann bilden sie MHC-Klasse-II-Moleküle und kostimulierende Moleküle. Makrophagen erkennen dabei vor allem bakterielle Peptide, die sie an MHC-Klasse-II-Moleküle gebunden auf ihrer Oberfläche präsentieren. Im Unterschied zu dendritischen Zellen und B-Zellen können Makrophagen keine löslichen Antigene aufnehmen. Das Antigenspektrum der Makrophagen ist insofern deutlich enger als das der dendritischen Zellen. Makrophagen verteilen sich über den gesamten Lymphknoten. Sie sind aber vor allem im Randsinus, in dem sich die einströmende Lymphe sammelt, und in den Marksträngen, wo sich die abfließende Lymphe sammelt bevor sie ins Blut abfließt, anzutreffen. Im Randsinus können sie die eingehende Lymphe nach Antigenen absuchen und phagozytieren. In den Marksträngen können sie gut infektiöse Mikroorganismen und partikuläre Antigene aufnehmen und dadurch davon abhalten, ins Blut zu gelangen.

B-Lymphozyten sind durch ihre BZR in einzigartiger Weise dazu geeignet, spezifische lösliche Moleküle wie etwa bakterielle Toxine zu binden. Bindet der BZR an ein spezifisches Antigen, so wird der Komplex aus Antigen und Rezeptor durch rezeptorvermittelte Phagozytose aufgenommen. Abgebaute Peptidfragmente der Antigene werden dann an MHC-Klasse-II-Moleküle gebunden an der Oberfläche exprimiert. Da der Mechanismus der Antigenaufnahme sehr gut funktioniert und B-Zellen konstitutiv große Mengen an MHC-Klasse-II-Molekülen exprimieren, entstehen zahlreiche spezifische Peptid:MHC-Klasse-II-Komplexe. Diese besondere Fähigkeit, Antigen effizient zu präsentieren, ist sehr wichtig in späteren Stadien der adaptiven Immunantwort, wenn antigenspezifische T-Zellen die B-Zell-Differenzierung fördern. Zur Induktion von adaptiven Immunantworten hingegen scheinen B-Zellen eher ungeeignet zu sein.

Antigenpräsentation auf MHC-Molekülen der Klassen I und II

Haupthistokompatibilitätskomplex (MHC) Der **Haupthistokompatibilitätskomplex (MHC)** ist eine Gruppe von Genen, die eine Vielzahl von Proteinen codieren, welche an der Präsentation von Antigenen beteiligt sind. Besonders wichtige vom MHC-Komplex codierte Proteine sind die sog. **MHC-Moleküle**. MHC-Moleküle sind Glykoproteine auf der Zelloberfläche. Sie besitzen eine peptidbindende Furche, die unterschiedliche Peptide binden kann. Ein MHC-Molekül bindet ein Peptid an einem Ort innerhalb der Zelle und befördert es an die Zelloberfläche. An der Zelloberfläche kann der Komplex aus Peptid und MHC-Molekül dann von T-Zellen erkannt werden. Der MHC ist sowohl polygen, d. h. es gibt mehrere verschiedene MHC-Gene, als auch polymorph, d. h. es gibt für jedes Gen mehrere Allele. Beide Eigenschaften schaffen gemeinsam die große Vielfalt an MHC-Molekülen, wie man sie sowohl bei einem Individuum als auch in der Population vorfindet.

MHC-Klasse-I-Moleküle Man unterscheidet zwei Klassen von MHC-Molekülen, MHC-Klasse-I- und MHC-Klasse-II-Moleküle. Die beiden MHC-Molekül-Klassen binden Peptide von Proteinen in Abhängigkeit davon, an welchen Orten innerhalb der Zelle diese abgebaut werden. **MHC-Klasse-I-Moleküle** binden Peptide aus Proteinen, die im **Zytosol** abgebaut werden. Dies erfolgt bei Zellen, die mit Viren oder anderen zytosolischen Erregern infiziert sind. Auf der Oberfläche dieser Zellen präsentieren MHC-Klasse-I-Moleküle dann Peptide, die zuvor im Zytosol aus den Proteinen der infizierenden Pathogene abgebaut und stabil gebunden wurden. Grundsätzlich können alle Zellen, die einen Zellkern besitzen, MHC-Klasse I-Moleküle exprimieren. MHC-Klasse-I-Moleküle präsentieren Antigen den **CD8-T-Zellen**. Diese können die MHC-I:Peptid-Komplexe auf der Oberfläche der präsentierenden Zellen überprüfen. Erkennen sie fremde Peptide auf den MHC-Klasse-I-Molekülen, so werden sie aktiv und töten die Zelle, die die fremden Peptide präsentiert (▶ Abschn. »Effektorfunktionen von Tc«).

MHC-Klasse-II-Moleküle **Die MHC-Klasse-II-Moleküle** binden Peptide, die im **Endosomen** abgebaut werden. Sie binden dabei Peptide von Pathogenen, die von Zellen mit Fähigkeit zur Antigenpräsentation aufgenommen wurden. So binden sie Peptide von Bakterien und einigen Parasiten, die in das vesikuläre System von Makrophagen eingedrungen sind. Sie binden auch Peptide von Antigenen, die durch unreife dendritische Zellen aufgenommen wurden. Weiterhin binden sie Peptide von extrazellulären Pathogenen und Toxinen, die über die BZR von B-Lymphozyten internalisiert wurden. Auf anderen Gewebezellen werden jedoch keine MHC-Klasse-II-Moleküle exprimiert. MHC-Klasse-II-Moleküle präsentieren Antigene den **CD4-T-Zellen**. Diese überprüfen die MHC-Klasse-II-Peptid-Komplexe. Das Erkennen fremder Peptide löst dann die Aktivierung der CD4-T-Zellen und deren Effektormechanismen aus (► Abschn. »Effektorfunktionen von TH«). Die Expression der MHC-Klasse-I- und II-Moleküle wird über Zytokine (besonders Interferone) gesteuert, die im Verlauf einer Immunantwort freigesetzt werden.

T-Zell-vermittelte Immunität bei der adaptiven Immunantwort

Aktivierung naiver T-Zellen durch aktivierte APZ in peripheren lymphatischen Organen erfordert zwei Signale

Naive CD4 und CD8-T-Zellen patrouillieren durch periphere lymphatische Organe wie etwa Lymphknoten. Sie kommen aus der Blutbahn und dringen über HEV in den Kortex des Lymphknotens ein. Dieser Eintrittsvorgang wird gesteuert durch Wechselwirkungen von Adhäsionsmolekülen auf naiven T-Zellen mit dem HEV und über Chemokine. In der T-Zellzone im Kortex des Lymphknotens treffen die naiven T-Zellen auf APZ wie reife dendritische Zellen. Dabei binden sie vorübergehend an jede APZ, der sie begegnen. Die Bindung an reife dendritische Zellen ist am stärksten. Die Bindung der naiven T-Zellen an APZ ist vermittelt durch Interaktionen zwischen Adhäsionsmolekülen auf naiven T-Zellen und APZ. Diese vorübergehende Bindung naiver T-Zellen an APZ ist notwendig, damit die T-Zellen genügend Zeit haben, die MHC-Moleküle auf der Oberflächen der APZ nach spezifischen Peptiden, d. h. Pathogenfragmenten bzw. Antigenen abzusuchen. Trifft ein T-Lymphozyt nicht auf sein spezifisches Antigen, sondern findet stattdessen körpereigene Peptide auf den MHC-Molekülen der APZ, so erhält er eine Art »Überlebenssignal«. Dieses veranlasst den immer noch naiven T-Lymphozyten, den Lymphknoten über die efferenten Lymphbahnen zu verlassen, um erneut in den Blutkreislauf und von dort in den nächsten Lymphknoten zu gelangen.

Naive T-Zellen werden aktiviert, wenn folgende Voraussetzungen gegeben sind. Zum einen müssen die naiven T-Zellen die Kombination von körpereigenem MHC-Molekül mit ihrem spezifischem Antigen, d. h. ihre **spezifischen Peptid:MHC-Liganden**, auf der Oberfläche der APZ **erkennen und daran binden**. Die Bindung an die Peptid-MHC-Komplexe erfolgt dabei sowohl mit den antigenspezifischen TZR als auch mit den CD4- bzw. CD8-Korezeptoren der T-Zellen. CD4-T-Zellen erkennen dabei ihre spezifischen Antigene, wenn sie auf der Oberfläche der APZ an MHC-II-Moleküle gebunden sind. CD8-T-Zellen erkennen ihr Antigen dagegen nur, wenn es an MHC-I-Moleküle gebunden ist. Sobald die T-Zelle ihr spezifisches Antigen auf der »passenden« MHC-Molekülklasse erkennt, verstärkt sich die Adhäsion zwischen der das Antigen präsentierenden APZ und der T-Zelle. Diese Assoziation zwischen beiden Zellen kann mehrere Tage anhalten, sodass die T-Zelle genügend Zeit hat, um ihre weiteren Aktivierungsschritte vornehmen zu können.

Zum anderen ist noch ein zweites, sog. **kostimulatorisches Signal** der APZ, die das spezifische Antigen präsentiert, erforderlich. Bekannte kostimulierende Moleküle der APZ sind die B7-Moleküle B7.1 (CD80) und B7.2 (CD86), welche zur Immunglobulin-Superfamilie gehören. Die T-Zelle erkennt die B7-Moleküle der APZ über ihren CD28-Rezeptor, welcher B7 bindet. Weitere Faktoren wie das APZ-Oberflächenmolekül CD40 sowie dessen von der T-Zelle exprimierter Ligand erhalten und modifizieren das kostimulatorische Signal. Das kostimulierende Signal ist besonders wichtig für die im nächsten Abschnitt beschriebene klonale Proliferation und Differenzierung der aktivierten T-Zellen.

Ohne Kostimulation werden naive T-Zellen trotz Antigenerkennung inaktiviert und verfallen in den Zustand der Anergie, d. h., sie entwickeln sich nicht zu Effektorzellen. Das kostimulierende Signal durch die APZ fällt weg, wenn diese kein Antigen präsentiert. Die Antigenerkennung ohne Kostimulation führt so zur Toleranz der T-Zelle gegenüber ihrem Antigen. Das ist von Bedeutung, um autoreaktive T-Zellen, die im Verlauf der negativen Selektion im Thymus nicht zerstört wurden, daran zu hindern, körpereigene gesunde Zellen anzugreifen. Es ist daher für die Vermeidung von Autoimmunreaktionen wichtig, dass sowohl das antigenspezifische als auch das kostimulierende Signal von derselben APZ ausgesendet werden muss. Die Abwesenheit von Kostimulatoren bei gleichzeitiger Antigenbindung kann außerdem zum programmierten Zelltod der T-Zelle führen.

Aktivierung naiver T-Zellen durch Superantigene

Häufig erfolgt die Aktivierung von T-Zellen über APZ. Eine **APZ-unabhängige T-Zell-Aktivierung** ist jedoch möglich, wenn es sich bei dem Antigen um ein sog. **Superantigen** handelt. Superantigene sind eine eigene Klasse von Antigenen. Im Gegensatz zu anderen Proteinantigenen werden Superantigene von T-Zellen direkt erkannt, ohne dass sie zu Peptiden verarbeitet und an MHC-Moleküle gebunden werden. Jedes Superantigen ist dabei spezifisch für eine oder einige wenige der Produkte eines Gensegments in der variablen Region von TZR. Ein Superantigen kann 2–20% aller T-Zellen stimulieren. Die Stimulierung durch Superantigene induziert keine spezifische adaptive Immunreaktion, sondern es kommt zu einer massiven Produktion von Zytokinen durch CD4-T-Zellen. Die Zytokine induzieren systemische Toxizität und unterdrücken die adaptive Immunantwort, beides Effekte der Pathogenität der Mikroben. Bakterielle Superantigene sind etwa Staphylokokken-Enterotoxine, die eine Nahrungsmittelvergiftung verursachen, sowie das TSST-1 (»toxic shock syndrome toxin-1«), das einen toxischen Schock auslösen kann.

Durch APZ aktivierte T-Zellen proliferieren und differenzieren anschließend zu bewaffneten T-Effektorzellen

Nach erfolgter Aktivierung durch APZ proliferieren die T-Zellen zunächst und bilden zahlreiche Tochterzellen, die sich zu aktivierten T-Effektorzellen differenzieren. Die Proliferation und Differenzierung wird durch das Zytokin **IL-2** gesteuert. IL-2 wird dabei von den aktivierten T-Zellen selbst gebildet. Gleichzeitig exprimieren die T-Zellen hochaffine Rezeptoren für IL-2. Die Synthese von IL-2 und seinem Rezeptor wird von den kostimulierenden Molekülen der APZ gefördert, was die wichtigste Funktion der Costimulation darstellt.

Proliferation Infolge der Bindung von IL-2 an seinen Rezeptor auf aktivierten T-Zellen kann deren Zellzyklus vollzogen werden und die T-Zellen können sich mehrere Tage lang 2- bis 3-mal täglich teilen. Aus einer Zelle entstehen so Tausende von Tochterzellen mit identischen Antigenrezeptoren.

Differenzierung Nach 4–5 Tagen schnellen Wachstums differenzieren sich die neu gebildeten Tochterzellen zu **bewaffneten T-Effektorzellen**. CD4-T-Zellen entwickeln sich dabei zu **TH-Zellen**, während CD8-Zellen zu **zytotoxischen T-Zellen (T_c)** werden. Bei den CD4-T-Effektorzellen unterscheidet man zwischen TH-Zellen vom Typ 1 (TH1-Zellen) und solchen vom Typ 2 (TH2-Zellen). Noch unreife CD4-T-Effektorzellen, aus denen sich die TH1- und TH2-Zellen entwickeln, werden als TH0-Zellen bezeichnet. Die bewaffneten T-Effektorzellen können dann sämtliche Effektormoleküle synthetisieren, die sie für ihre spezifische Funktion als TH-Zellen oder T_c benötigen. Eine bewaffnete T-Effektorzelle benötigt im Unterschied zur naiven T-Zelle keine Kostimulation, um beim Zusammentreffen mit ihrem Antigen zum Immunangriff aktiviert zu werden. Bei der Differenzierung zu Effektorzellen wird in den T-Zellen die mRNA für das Oberflächenmolekül CD45 anders gespleißt. Während naive T-Zellen die CD45RA-Isoform aufweisen, exprimieren T-Effektorzellen die Isoform CD45RO. Diese Isoform sorgt dafür, dass T-Effektorzellen schneller durch ein spezifisches Antigen stimuliert werden können.

Zytokine steuern die Differenzierung von naiven CD4-T-Zellen zu bewaffneten TH-Zellen vom Typ 1 und 2: Einflussfaktoren

Die Differenzierung naiver CD4-T-Zellen zu den bewaffneten T-Effektorzellen TH1 und TH2 ist entscheidend dafür, ob die adaptive Immunantwort zellulär oder humoral ausfällt (▶ Abschn. »Effektorfunktionen von T-Helferzellen«).

Das Vorhandensein von bestimmten **Zytokinen** während der ersten Proliferationsphase der T-Zell-Aktivierung bestimmt, zu welchem TH-Zelltyp die CD4-Zellen differenzieren. Die **TH1-Zellen** entwickeln sich, wenn stimulierte CD4-T-Zellen den Zytokinen **IL-12** und **IFN-γ** ausgesetzt sind. IFN-γ unterdrückt z. B. die Proliferation von TH2.

Zur Bildung von **TH2-Zellen** wird das Zytokin **IL-4** benötigt.

Verschiedene Faktoren beeinflussen die Differenzierung der CD4-T-Effektorzellen über Induktion der die Differenzierung modulierenden Zytokine. Einen Einflussfaktor stellen die **Pathogene** dar, welche die Immunantwort auslösen. Bei Infektionen mit Viren und einigen intrazellulären Bakterien bilden dendritische Zellen und Makrophagen IL-12 und NK- und CD8-T-Zellen produzieren IFN-γ. Daher differenzieren die CD4-T-Zellen bei solchen Infektionen meist zu TH1-Zellen, welche dann die T-Zell-Effektor-Reaktion bestimmen. Das für die Bildung von TH2-Zellen benötigte Zytokin IL-4 wird von einer bestimmten Untergruppe von CD4-T-Zellen gebildet, welche zusätzlich einen NK-Zell-Marker aufweisen, die sog. $NK1.1^{+}$-T-Zellen, in Reaktion auf andere Pathogene wie etwa Würmer.

Weiterhin können **bewaffnete T-Effektorzellen** selbst das Vorhandensein von Zytokinen und damit die CD4-T-Zell-Differenzierung und nachfolgende Effektorfunktionen beeinflussen. Zum einen wird die Differenzierung naiver CD4-T-Zellen von bereits differenzierten aktivierten TH-Zellen reguliert. Im Rahmen ihrer Effektorantwort sezernieren TH1- und TH2-Zellen jeweils Kombinationen von unterschiedlichen, für den jeweiligen TH-Zelltyp charakteristischen Zytokinen (TH1-Zytokinmuster, TH2-Zytokinmuster (▶ Abschn. »Effektorfunktionen von T-Helferzellen«). Zu den TH1-Zytokinen gehört IFN-γ, welches die Differenzierung naiver CD4-T-Zellen zu TH2-Zellen und damit die TH2-Effektorantwort verhindern kann. Umgekehrt können die von aktivierten TH2-Zellen ausgeschütteten Zytokine IL-10 und TGF-β (transformierender Wachstumsfaktor, TGF) die Differenzierung und Aktivierung von TH1 unterbinden; IL-10 scheint dabei in Makrophagen die Synthese von IL-12 zu blockieren. Aufgrund dieser Wirkungen kann jeweils einer der beiden TH-Zelltypen eine Immunantwort dominieren, indem er die Differenzierung und nachfolgende Aktivierung der anderen Untergruppe unterdrückt. So kann es bei Überwiegen von TH1-Zellen und -Zytokinmuster zu einer TH1-Dominanz oder bei Überwiegen von TH2-Zellen und -Zytokinmuster zu einer TH2-Dominanz kommen. Dies kann passieren, wenn im Laufe der Immunantwort eine Untergruppe der TH-Zellen zuerst oder bevorzugt aktiviert wurde und dann die Entwicklung der jeweils anderen unterdrücken konnte. Es ist dann schwierig, die Immunantwort zum anderen Typ hin zu verlagern, d. h. einen »Shift« etwa von TH1- zu TH2-Dominanz zu induzieren. Insgesamt wirkt sich dies so aus, dass bei bestimmten Immunantworten entweder die humorale (TH2) oder die zelluläre (TH1) Abwehr überwiegt. Neben den TH-Zellen sind auch die **CD8-T-Zellen** ebenfalls in der Lage, die Immunantwort mittels Zytokinen zu steuern. Zusätzlich zu ihren zytolytischen Funktionen (▶ Abschn. »Effektorfunktionen von T_c«) können sie auch auf Antigene reagieren, indem sie Zytokine ausschütten, die entweder für TH1- oder TH2-Zellen typisch sind. So können sie etwa durch Sezernierung von IL-10 und TGF-β die TH1-Reaktion unterdrücken.

Neben den Zytokinen ist die **Menge und die genaue Sequenz des antigenen Peptids**, das die Reaktion auslöst, ein weiterer Faktor, der die Differenzierung von CD4-T-Zellen zu den verschiedenen TH-Zelltypen beeinflusst. Eine Differenzierung zu TH1-Zellen wird eher dann ausgelöst, wenn große Peptidmengen auf der Oberfläche von APZ eine hohe Dichte erreichen oder wenn es zu einer starken Bindung zwischen Peptid und T-Zell-Rezeptor kommt. Werden hingegen Antigene mit geringer Dichte oder schwacher Bindung auf Zelloberflächen von APZ präsentiert, so fördert dies die Differenzierung zu TH2-Zellen. Manche Peptide veranlassen daher eher die Bildung von TH2-Zellen, andere dagegen eher die Entwicklung von TH1-Zellen.

Differenzierung von naiven CD8-T-Zellen zu zytotoxischen T-Zellen

Um zu T_c zu differenzieren, benötigen die naiven CD8-T-Zellen aufgrund ihrer zerstörerischen Effektorwirkungen ein **stärkeres kostimulatorisches Signal** als CD4-Zellen. Dieses starke kostimulatorische Signal kann auf zweierlei Art zustande kommen. Zum einen reagieren die naiven CD8-T-Zellen vor allem auf Stimulation durch **dendritische Zellen** als APZ mit ohnehin stark ausgeprägtem kostimulatorischen Potenzial. Wenn naive CD8-T-Zellen auf der Oberfläche von dendritischen Zellen ihr spezifisches Antigen an MHC-Klasse-I-Moleküle gebunden vorfinden, so reicht deren kostimulatorische Aktivität aus, um die CD8-Zellen direkt zur Synthese von IL-2 anzuregen. Ähnlich wie bei naiven CD4-Zellen fördert IL-2 auch bei naiven CD8-Zellen deren Proliferation und Differenzierung zu bewaffneten T-Effektorzellen, d. h. zu T_c. Zum anderen kann das Vorhandensein einer bewaffneten TH-Zelle bei der primären Immunantwort über Bindung von deren CD40-Liganden an CD40 auf einer APZ die Expression von kostimulatorischen Molekülen verstärken. So verstärkt die TH-Zelle die Kostimulation der CD8-Zelle.

Chemokine und Adhäsionsmoleküle leiten bewaffnete zytotoxische CD8-T-Zellen und CD4-TH-Zellen vom Typ 1 zu den peripheren Infektionsstellen

Nach erfolgter Differenzierung ist es wichtig, dass bewaffnete T-Effektorzellen zu infizierten Zielzellen gelangen, um sie angreifen und zerstören zu können. Bewaffnete T_c müssen das lymphatische Gewebe, in dem sie aktiviert wurden, verlassen, um infizierte Zellen angreifen und töten zu können. Dies gilt auch für TH1-Zellen, die vom lymphatischen Gewebe zur Infektionsstelle gelangen müssen, um dort Makrophagen zu aktivieren. Ähnlich wie bei der Extravasation im Rahmen der angeborenen Immunantwort leiten vor allem Adhäsionsmoleküle sowie Chemokine und Zytokine die bewaffneten T_c- und TH1-Zellen zu ihren Zielzellen. TH2-Zellen hingegen entfalten ihre Funktionen im Lymphgewebe und müssen daher nicht zu Entzündungsherden wandern. Treffen die T-Effektorzellen am Infektionsort nicht auf ihr spezifisches Antigen, so gelangen sie über die afferente Lymphe zurück ins Blut oder sterben durch Apoptose.

Erkennung spezifischer Antigene auf Zielzellen und Auslösen einer Effektorantwort durch bewaffnete T-Effektorzellen

Bei allen Funktionen von bewaffneten T-Effektorzellen kommt es zu einer Wechselwirkung einer T-Effektorzelle mit einer Zielzelle, die ein spezifisches Antigen präsentiert. Bewaffnete T-Effektorzellen müssen zunächst ihre Zielzellen ausfindig machen. Hierzu müssen sie potenzielle Zielzellen nach spezifischen Peptid:MHC-Komplexen absuchen. Dieses Absuchen erfolgt, indem die T-Zelle über unspezifische Adhäsionsmoleküle wie LFA-1 und CD2 an ICAM und LFA-3 der potenziellen Zielzelle bindet. Falls die überprüfte Zelle nicht das spezifische Antigen besitzt, löst sich die T-Zelle wieder und überprüft andere potenzielle Zielzellen.

Findet die T-Effektorzelle ihr spezifisches Antigen, so verstärken sich wie bei der Bindung einer naiven T-Zelle an eine APZ die adhäsiven Wechselwirkungen mit der Zielzelle und der Kontakt zwischen beiden Zellen verlängert sich. Die bewaffnete T-Effektorzelle wird dazu stimuliert, ihre jeweiligen Effektormoleküle freizusetzen. Die Freisetzung erfolgt dabei nur an der Kontaktstelle mit der spezifischen Zielzelle, d. h. dort, wo der Peptid:MHC-Komplex der Zielzelle vom T-Zell-Rezeptorkomplex gebunden wird. Danach löst sich die T-Effektorzelle wieder von ihrer Zielzelle. Die Wirkung der freigesetzten Effektorproteine ist unterschiedlich je nach T-Effektorzelltyp und unterscheidet sich zwischen TH1, TH2 und T_c (▶ nächster Abschn.).

Effektorfunktionen und Zielzellen bewaffneter T-Lymphozyten

Die Effektorfunktionen der drei funktionellen T-Effektorzelltypen T_c, TH1 und TH2 hängen davon ab, welches Spektrum an Effektormolekülen sie hervorbringen. Bewaffnete T-Zellen sezernieren als wichtigste Effektormoleküle **Zytotoxine** sowie **Zytokine** und verwandte **membranständige Proteine**. Während die Zytotoxine in speziellen zytotoxischen Granula gespeichert sind und ihre Freisetzung in der Regel lokal erfolgt, werden Zytokine und membranständige Proteine von den T-Zellen neu synthetisiert. Zytokine können dabei sowohl lokal als auch in weiter Entfernung wirken. Im Folgenden wird erläutert, auf welche Zielzellen die drei T-Effektorzelltypen reagieren und welche Effektormoleküle sie mit welchen Wirkungen sezernieren.

Effektorfunktionen von T_c Die T_c spielen eine wesentliche Rolle bei der Verteidigung des Körpers gegen Krankheitserreger, die im Zytosol einer Körperzelle leben. Meist handelt es sich dabei um Viren, es gibt jedoch auch einige Bakterien, die das tun sowie Parasiten wie Protozoen. Wie bereits berichtet, können T_c infizierte oder entartete Zellen erkennen, sobald diese spezifische Fremdpeptide an MHC-Klasse-I-Moleküle gebunden an ihre Zelloberfläche transportieren.

Die wichtigste Effektorfunktion der T_c besteht darin, in infizierten Zielzellen, eine Art Selbstmordprogramm auszulösen, den programmierten Zelltod (**Adoptose**). Die Apoptose ist eigentlich eine normale Zellreaktion, wie sie im Verlauf der Entwicklung und Gewebeumorganisationsprozessen bei allen vielzelligen Lebewesen vorkommt. Bei der Apoptose löst sich zunächst der Zellkern auf, die Zellmorphologie verändert sich und die DNA wird in mehrere Stücke gespalten, d. h. zerkleinert. Anschließend zerstört sich die Zelle von innen heraus. Sie schrumpft, indem sie membrangebundene Vesikel abstößt, und baut sich schließlich selbst ab, bis nur noch ein kleiner Rest übrig bleibt. Die Apoptose tötet nicht nur die Wirtszelle, sondern wirkt gleichzeitig auch auf Krankheitserreger im Zytosol. Dies erfolgt, indem etwa auch virale DNA abgebaut wird oder nichtvirale Pathogene durch Apoptoseenzyme zerstört werden. So soll verhindert werden, dass Pathogene überleben und benachbarte Zellen infizieren. Die T_c benötigen nur einen kurzen Zeitraum, um ihre Zielzellen auf Tod zu programmieren, sie töten ihre Zielzellen dabei selektiv und nacheinander. So können die T_c einzelne infizierte Zellen im Gewebe töten, ohne größere Gewebeschäden hervorzurufen. Die Induktion der Adoptose erfolgt dabei durch Freisetzung bereits vorliegender Effektormoleküle innerhalb von Minuten, obwohl es Stunden dauern kann, bis der Zelltod abgeschlossen ist. Die Effektormoleküle liegen vor, weil die Vorläuferzellen der T_c, die naiven CD8-T-Zellen beim ersten Kontakt mit ihrem spezifischen Antigen, zytotoxische Proteine synthetisiert und ihre lytischen Granula damit beladen hat. Ähnlich löst die Bindung des T-Zell-Rezeptors an seinen Liganden bei T_c die Neusynthese zytotoxischer Proteine aus.

Die T_c lösen über zwei wesentliche Mechanismen bei Zielzellen Apoptose aus. Zum einen setzen sie zytotoxisch wirkende Effektorproteine (Zytotoxine) frei, zum anderen exprimieren sie den Fas-Liganden. Die T_c sezernieren zwei Gruppen von Zytotoxinen aus ihren Granula, Perforine und Granzymen. Das Protein **Perforin** bildet in der Lipiddoppelschicht der Zielzelle Poren, durch die die Granzyme in die Zielzelle eindringen können. Die **Granzyme** sind Proteasen, die offensichtlich in jeder Art von Zielzelle Apoptose auslösen können über Aktivierung einer Enzymkaskade. Der **Fas-Ligand** (CD95L) ist das wichtigste membranständige Molekül von T_c. Er bindet an das Transmembranprotein Fas, welches auf vielen Zellen exprimiert wird und induziert so über Auslösen einer Aktivierungskaskade zellulärer Proteasen in den Zielzellen den programmierten Zelltod. Die Expression des Fas-Liganden spielt jedoch im Vergleich zur Sekretion von Perforin und Granzymen nur eine untergeordnete Rolle bei Effektorfunktion der T_c.

Neben der Induktion von Apoptose können die meisten T_c jedoch auch die Zytokine IFN-γ, TNF-α und TNF-β freisetzen, die auf unterschiedliche Weise zur Verteidigung der infizierten Wirtszelle beitragen. Das wohl wichtigste Zytokin ist dabei IFN-γ. Es hemmt die virale Replikation und hat große Bedeutung für die Expression von MHC-Klasse-I-Molekülen, sodass infizierte Zellen besser erkannt werden können. Weiterhin lockt IFN-γ Makrophagen zu den Infektionsherden, um dort als Phagozyten und APZ zu wirken. Dies ist entscheidend bei der Bekämpfung von intrazellulären Parasiten. Außerdem senkt IFN-γ Tryptophankonzentrationen, was zum Aushungern der Parasiten beiträgt. TNF-α und TNF-β wirken ebenfalls mit bei der Aktivierung von Makrophagen.

Effektorfunktionen von TH-Zellen Die beiden Untergruppen der CD4-TH-Zellen, TH1 und TH2, haben unterschiedliche Effektorfunktionen. Werden vorwiegend TH1-Zellen gebildet, so kommt es zu einer zellvermittelten Immunantwort, in deren Folge Makrophagen aktiviert werden. Die überwiegende Produktion von TH2-Zellen hingegen ruft eine humorale Immunantwort hervor, indem TH2-Zellen B-Zellen stimulieren und so eine Antikörperantwort induziert. Die charakteristischen Kombinationen der von TH1- und TH2-Zellen freigesetzten Zytokine (Zytokinmuster) entsprechen den jeweiligen Aufgaben der Zellen in der Immunreaktion und können sich zum Teil überschneiden.

TH1-Zellen spielen eine entscheidende Rolle bei der Abwehr von intrazellulären und extrazellulären Pathogenen, die nicht abgetötet wurden, nachdem sie von Makrophagen aufgenommen wurden. Viele intrazelluläre Pathogene wachsen vorwiegend in den Vesikeln von Makrophagen und sind dort vor Antikörpern und T_c sicher. Zu diesen intrazellulären Pathogenen gehören vor allem Bakterien wie etwa die Mykobakterien, die Tuberkulose und Lepra auslösen.

TH1-Zellen koordinieren die Immunabwehr des Wirts auf intrazelluläre Pathogene, indem sie als Effektorproteine die zum **TH1-Zytokinmuster** gehörenden Zytokine IFN-γ, IL-2, IL-3, TNF-α, TNF-β, GM-CSF sowie MCP-1 bilden. Außerdem exprimieren sie als membranständige Proteine CD40-Liganden und Fas-Liganden. Diese Effektorproteine haben einzeln oder in Kombination verschiedene wichtige Wirkungen.

Die wichtigsten Effektorproteine der TH1-Zellen sind IFN-γ und CD40-Liganden, welche die Hauptunktion der TH1-Zellen, die **Aktivierung von Makrophagen**, auslösen. Makrophagen benötigen für ihre Aktivierung grundsätzlich zwei Signale. Das eine wird von IFN-γ ausgesandt, das andere kann aus mehreren Quellen stammen und bewirkt, dass der Makrophage auf IFN-γ besser reagieren kann. Dieses Sensibilisierungssignal liefert vor allem der CD40-Ligand. Bewaffnete TH1-Zellen können somit sehr effektiv Makrophagen aktivieren. Diese werden dadurch zu leistungsstarken keimtötenden Effektorzellen, die in ihnen befindliche Pathogene zerstören. Folgende Reaktionen laufen dabei ab. Zum einen verschmelzen in den aktivierten Makrophagen die Lysosomen besser mit Phagosomen, sodass intrazelluläre und phagozytierte extrazelluläre Mikroben mit vielen für sie schädlichen lysosomalen Enzymen in Kontakt kommen. Zum anderen bilden aktivierte Makrophagen weitere keimtötende Substanzen und toxische Stoffe wie Sauerstoffradikale und Stickstoffoxid sowie antimikrobielle Peptide und Proteasen. Weiterhin werden vermehrt MHC-Klasse-II- und kostimulatorische B7-Moleküle, CD40 und TNF-Rezeptoren an der Zelloberfläche des Makrophagen exprimiert. Dadurch kann der Makrophage neuen T-Zellen besser Antigene präsentieren. Aktivierte Makrophagen sezernieren IL-12, was die Differenzierung von naiven CD4-Zellen zu TH1-Zellen fördert.

Eine weitere wichtige Funktion von TH1-Zellen besteht darin, **chronisch infizierte Makrophagen zu beseitigen**, da diese Zellen eine vor Immunangriffen geschützte Infektionsquelle darstellen. Die in der Folge aus dem Zellinneren freigesetzten Pathogene können dann von anderen funktionsfähigen Immunzellen erkannt und vernichtet werden. Bei dieser Funktion hilft den TH1-Zellen vor allem die Expression des Fas-Liganden. TH1-Zellen haben außerdem noch die wichtige Aufgabe, **Phagozyten zu den Infektionsherden zu locken**. Dies erfolgt auf dreierlei Wegen. TH1-Zellen sezernieren die Wachstumsfaktoren IL-3 und GM-CSF, die die Bildung neuer Phagozyten im Knochenmark stimulieren. Die von TH1-Zellen an Infektionsstellen sezernierten Zytokine TNF-α und TNF-β fördern die Extravasation von Phagozyten durch Modulation des Endothels und von TH1-Zellen freigesetzte Chemokine wie MCP-1 steuern dann die weitere Wanderung der Phagozyten zu den Infektionsherden. Weiterhin stimuliert das von TH1-Zellen freigesetzte IL-2 die Proliferation von T-Zellen, wodurch sich die Anzahl der T-Effektorzellen erhöht.

Die Effektorproteine der TH1-Zellen müssen nach erfolgtem Kontakt mit dem spezifischen Antigen erst neu synthetisiert werden, bevor sie den Zellen zur Verfügung stehen können. Daher brauchen TH1-Zellen viel länger als T_c-Zellen, bis sie ihre Effektorproteine verwenden können und müssen daher länger an ihren Zielzellen haften bleiben. Erkennt eine TH1-Zelle ihr Ziel, so wird die Zytokintranskription schnell aktiviert und die Proteinsynthese beginnt innerhalb einer Stunde. Die neugebildeten Effektorproteine werden dann direkt zur Kontaktstelle zwischen T-Zell-Membran und der Zielzelle transportiert, was eine ähnlich selektive Effektorfunktion wie bei T_c ermöglicht.

TH2-Zellen sind auf die B-Zellaktivierung spezialisiert und sezernieren vor allem IL-4, IL-5, IL-6 und IL-10, aber auch IL-3, TNF-α und GM-CSF. Außerdem exprimieren sie als wichtiges membranständiges Effektormolekül den CD40-Liganden. Dieser bindet auf der B-Zelle an CD40, was die B-Zelle zur Proliferation anregt. IL-4 und IL-5 wirken dabei als Wachstumsfaktoren auf B-Zellen. Aus didaktischen Gründen werden die Effektorfunktionen der TH2-Zellen erst nachfolgend bei der Stimulierung der B-Zell-vermittelten Immunität genauer beschrieben.

B-Zell-vermittelte Immunität bei der adaptiven Immunantwort

Aktivierung von B-Lymphozyten erfordert zwei Signale

Damit B-Lymphozyten aktiviert werden können, sind zwei Signale erforderlich. Ohne aktivierende Signale sterben die antigenspezifischen B-Zellen innerhalb von 24 Stunden nach Ankunft in der T-Zell-Zone der lymphatischen Organe. Für das erste Signal müssen naive **B-Zellen** in den T-Zell-Zonen peripherer Lymphorgane **an ihr spezifisches Antigen binden**. Die Bindung erfolgt dabei zwischen dem BZR und dem Antigen, sodass es zu einer Quervernetzung des BZR kommt. Der BZR sendet nach erfolgter Bindung zum einen ein Signal ins Zellinnere. Zum andern schleust er das Antigen ins Zellinnere, wo es abgebaut und dann an MHC-Klasse-II-Moleküle gebunden an der Oberfläche der B-Zelle exprimiert wird.

Das zweite Signal besteht darin, dass die B-Zellen nach Antigenbindung **spezifische Aktivierungssignale** erhalten. Viele Antigene sind thymusabhängig (TD-Antigene), d. h. sie benötigen die Unterstützung von TH-Zellen, damit B-Zellen die erforderlichen spezifischen Aktivierungssignale erhalten können. Diese Signale senden bewaffnete TH-Zellen dann, wenn sie auf naive antigenbindende B-Zelle treffen und eines der Peptide des Antigens an MHC-Klasse-II-Moleküle gebunden auf der B-Zelloberfläche spezifisch erkennen können. B-Zellen und TH-Zellen müssen dabei jeweils Epitope desselben Molekülkomplexes erkennen können, um miteinander in Wechselwirkung treten zu können. Es kann sich hierbei durchaus um unterschiedliche Epitope handeln – entscheidend ist, dass sie zum selben Antigen gehören. Man bezeichnet dies als »gekoppelte Erkennung«. Die B-Zellaktivierung auf TD-Antigene kann insofern erst dann erfolgen, wenn bewaffnete spezifische TH-Zellen bereits gebildet wurden. Die ersten Anzeichen für die B-Zell-Aktivierung sieht man daher nach etwa 5 Tagen. Obwohl die Unterstützung der B-Zell-Aktivierung hauptsächlich durch TH2-Zellen erfolgt, gibt es eine Untergruppe von TH1-Zellen, die ähnliche Funktionen ausübt. Aus diesem Grund bezeichnen wir alle CD4-T-Effektorzellen, die B-Zellen aktivieren können, als TH-Zellen.

Der Prozess der Signalgebung an die B-Zelle durch die bewaffnete TH-Zelle verläuft folgendermaßen: Zunächst muss dafür gesorgt werden, dass B-Zellen und TH-Zellen sich überhaupt erst begegnen. Wie bereits berichtet, werden T-Zellen selbst in den T-Zell-Zonen der lymphatischen Organe festgehalten und aktiviert, sodass sie dort zu TH-Zellen differenzieren können. Wandern B-Zellen nun durch die HEV ins Lymphgewebe ein, so erreichen sie zunächst diese T-Zell-Bereiche. B-Zellen, die ein Antigen gebunden haben, werden eingefangen, indem Adhäsionsmoleküle aktiviert und Chemokinrezeptoren wie CCR7 gebunden werden. So werden die B-Zellen mit Antigenbindung in der T-Zell-Zone eingeschlossen und können mit einer bewaffneten TH-Zelle interagieren. Alle anderen B-Zellen passieren die T-Zell-Zone rasch. Nach dem spezifischen Erkennen der Peptid:MHC-Klasse-II-Komplexe auf B-Zellen synthetisieren bewaffnete TH-Zellen die erforderlichen zellgebundenen und zu sezernierenden Effektormoleküle neu. Hierzu gehören die zuvor beschriebenen Effektorproteine von TH2-Zellen, von denen zunächst der CD40-Ligand und das Zytokin IL-4 bedeutsam sind. Der CD40-Ligand (CD154) bindet an das CD40-Oberflächenmolekül der B-Zelle. Weiterhin sezerniert die TH-Zelle IL-4 gezielt an der Kontaktstelle mit der B-Zelle, sodass es selektiv auf die B-Zelle einwirken kann. Die Bindung an den BZR und an CD40 zusammen mit IL-4 und anderen Signalen, bewirkt, dass die zuvor ruhende B-Zelle in den Zellzyklus eintritt. Die B-Zelle wird so zur Proliferation angeregt (▶ »Erste Phase der primären Immunantwort«).

Im Unterschied zu TD-Antigenen sind thymusunabhängige Antigene (TI-Antigene) in der Lage, naive B-Zellen auch ohne peptidspezifische T-Zell-Hilfe zu aktivieren. Die Reaktionen der aktivierten B-Zellen gegen diese TI-Antigene können dabei jedoch von T-Zellen beeinflusst werden, möglicherweise indirekt über Zytokine. Die TI-Antigene lösen dabei z. T. starke Antikörperantworten aus. In Abhängigkeit davon, wie sie B-Zellen aktivieren, unterscheidet man zwischen zwei Gruppen von TI-Antigenen:

- **TI-1-Antigene** wie etwa Lipopolysaccharide können in hoher Konzentration direkt die Proliferation der meisten B-Zellen induzieren unabhängig von jeglicher Antigenspezifität (polyklonale Aktivierung). In niedriger Konzentration hingegen binden nur TI-1-Antigen-spezifische B-Zellen genügend Antigene, um zu einer Antikörperantwort aktiviert werden zu können.

- **TI-2-Antigene** bestehen aus Molekülen von meist extrazellulären Bakterien, die sich mit einer schützenden Zellwand aus Polysacchariden umgeben, mit der sie sich vor der Aufnahme durch Phagozyten schützen. TI-2-Antigene können nur reife, antigenspezifische, nicht aber naive B-Zellen aktivieren bei passender Epitopdichte. Als Reaktion auf TI-2-Antigene werden sowohl IgM- als auch IgG-Antikörper gebildet. Diese können die Bakterien, zu denen die Antigene gehören, mit einer Schicht überziehen und damit deren Aufnahme und Zerstörung durch Phagozyten fördern. Es gibt Hinweise darauf, dass T-Zellen diese Reaktionen erheblich verstärken und auch für einen Antikörperklassenwechsel sorgen können.

Was passiert, wenn B-Lymphozyten aktiviert werden? Die primäre Immunantwort

Erste Phase der primären Immunantwort

Proliferation im Primärfokus Nachdem die B-Zelle mit Unterstützung durch eine bewaffnete TH-Zelle aktiviert wurde, wird die B-Zelle dazu veranlasst, zu proliferieren und zusammen mit ebenfalls proliferierenden T-Zellen einen sog. **Primärfokus** zu bilden. Diese Primärfoki aus proliferierenden T- und B-Zellen entstehen an der Grenze zwischen B- und T-Zell-Zonen. Im Primärfokus werden schnell spezifische Antikörper ausgeschüttet, die einen sofortigen Schutz des infizierten Individuums bewirken. Nach einigen Tagen beginnt sich der Primärfokus zurückzubilden und viele der im Fokus enthaltenen Lymphozyten durchlaufen eine Apoptose.

Frühe antikörpersezernierende Plasmazellen in Lymphknoten-Marksträngen und Milzpulpa Einige der proliferierenden B-Zellen des Primärfokus differenzieren zu antikörpersezernierenden Plasmazellen. Befinden sich die Plasmazellen im Lymphknoten, so wandern sie in dessen Markstränge und schütten dort Antikörper aus. Wenn sie sich in der Milz aufhalten, so wandern sie in die Milzpulpa, um Antikörper zu sezernieren. Plasmazellen sind ausdifferenzierte B-Zellen, die im Vergleich zu normalen B-Zellen einige morphologische Veränderungen aufweisen. Sie besitzen viel Zytoplasma mit vielen Schichten von rauem endoplasmatischen Retikulum, dessen Zisternen viele Immunglobuline enthalten. Im Zellkern liegt Chromatin in kondensierter Form vor und der Golgi-Apparat um den Zellkern herum ist besonders markant. Diese morphologischen Veränderungen unterstützen die Plasmazelle darin, effizient Antikörper produzieren zu können. Plasmazellen exprimieren keine MHC-Klasse-II-Moleküle und können daher T-Zellen keine Antigene mehr präsentieren. Sie sind nicht mehr fähig zum Wechsel der Antikörperklasse und zu somatischer Hypermutation (▶ Abschn. »Zweite Phase der primären Immunantwort«). Die Lebensdauer von Plasmazellen variiert von einigen Tagen bis Wochen, während andere sehr langlebig sind.

Zweite Phase der primären Immunantwort: Proliferation in Keimzentren der Lymphfollikel

Einige andere der proliferierenden B- und T-Zellen der Primärfoki wandern in primäre Lymphfollikel. Dort proliferieren sie weiter und bilden sogenannte Keimzentren. Keimzentren bestehen zu etwa 90 Prozent aus proliferierenden B-Zellen und zu etwa 10 Prozent aus antigenspezifischen T-Zellen, die die B-Zellen unterstützen. Ein primärer Lymphfollikel ist ein Lymphfollikel, in dem noch kein Keimzentrum entstanden ist. Die primären Follikel enthalten ruhende B-Zellen, die sich um ein dichtes Netzwerk von Zellfortsätzen dendritischer Zellen herum anordnen. Diese follikulären dendritischen Zellen locken naive und aktivierte B-Zellen mit dem Chemokin BLC in die Follikel. Follikel, in denen sich Keimzentren gebildet haben, nennt man sekundäre Lymphfollikel. In diesen drängen die B-Zellen des Keimzentrums die ruhenden B-Zellen an den Follikelrand, sodass sich um das Keimzentrum herum eine Mantelzone ruhender Zellen ausbildet. In den Keimzentren teilen sich die B-Zellen zunächst sehr stark, etwa alle 6–8 Stunden. Diese stark proliferierenden B-Zellen des Keimzentrums exprimieren wenig Oberflächenimmunglobulin und werden Zentroblasten genannt. Mit der Zeit verringert sich die Teilungsrate und die B-Zellen beginnen, mehr Oberflächenimmunglobulin zu bilden. In diesem Stadium bezeichnet man die B-Zellen als Zentrozyten.

Zweite Phase der primären Immunantwort: Modifikation der B-Zellen im Keimzentrum durch somatische Hypermutation, Affinitätsreifung und Antikörperklassenwechsel

In den Keimzentren durchlaufen die proliferierenden B-Zellen nun eine Reihe wichtiger Modifikationen. Diese sind darauf ausgerichtet, die Affinität und damit die Effizienz der Antikörperantwort zu maximieren und so die primäre Immunantwort zu verstärken.

Somatische Hypermutation Die erste Modifikation ist die somatische Hypermutation von Genen, die für die V-Region der Immunglobuline codieren. Sie tritt normalerweise nur bei proliferierenden B-Zellen auf. Die Induktion von somatischer Hypermutation erfolgt folgendermaßen. Zum einen müssen die BZR über Kontakt mit spezifischem Antigen quervernetzt werden. Zum anderen ist ein Unterstützungssignal von aktivierten T-Zellen erforderlich, etwa über eine Stimulation mit Zytokinen und CD40-Ligand. Bei der somatischen Hypermutation erfolgen häufige Punktmutationen in den variablen Regionen der Immunglobulingene, durch die jeweils nur eine einzige Aminosäure geändert bzw. ausgetauscht wird. Dabei erhält bei jeder Teilung jede zweite B-Zelle eine Mutation in ihrem Immunglobulin, d. h. BZR. Während andere Mechanismen B-Zellen mit völlig verschiedenen BZR hervorbringen können, kann durch die somatische Hypermutation nur eine Reihe miteinander verwandter B-Zellen geschaffen werden, die sich in ihrer Spezifität und Affinität für ein Antigen nur geringfügig unterscheiden. Die Punktmutationen häufen sich allmählich an, wenn sich die proliferierenden B-Zellen im Keimzentrum ausbreiten. Eine B-Zelle erhält dabei in jeder Generation in der Regel nicht mehr als eine oder zwei neue Mutationen. Die Wirkung der Mutationen beeinflusst nun das weitere Schicksal der Zelle.

Affinitätsreifung Hierbei kommt der zweite Modifikationsmechanismus zum Tragen: die Affinitätsreifung. Der Hintergrund für die Affinitätsreifung ist folgender: Die B-Zellen des Keimzentrums sind darauf programmiert, innerhalb einer bestimmten Zeit durch Apoptose abzusterben. Um überleben zu können, brauchen sie spezifische Signale. Bleiben diese aus, durchlaufen die Zellen den programmierten Zelltod (negative Selektion). Zu den Überlebenssignalen gehört zum einen die Quervernetzung des BZR mit dem Antigen. Zum anderen muss sich gleichzeitig das CD40-Oberflächenmolekül der B-Zelle an den CD40-Liganden einer T-Zelle binden. Weiterhin sind zusätzliche Signale durch direkten Kontakt mit T-Zellen erforderlich. Die Affinitätsreifung erfolgt nun folgendermaßen: Die meisten aufgrund der somatischen Hypermutation entstandenen Mutationen der variablen Region des BZR führen zu einer Verringerung von dessen Fähigkeit, an das ursprüngliche Antigen zu binden, sodass die Antigenaffinität des BZR sinkt. In der Folge wird die B-Zelle nicht effizient genug mit Überlebenssignalen versorgt bzw. aktiviert und stirbt. Seltener kommt es vor, dass Mutationen die Affinität des BZR zum Antigen verbessern. Zellen mit solchen Mutationen werden effizient selektiert und verbreiten sich. Dies beruht wahrscheinlich darauf, dass aufgrund der hohen Antigenaffinität der Zelltod verhindert und/oder die Zelle zur Proliferation angeregt wird. Die positive Selektion findet dabei schrittweise statt. Bei günstigem Affinitätsverlauf werden nach einer weiteren Teilungs- und Mutationsphase die Expression und der Selektionsprozess wiederholt. So werden im Verlauf der Keimzentrumsreaktion die Affinität und Spezifität positiv selektierter B-Zellen stetig verbessert. Mutation und positive Selektion können dabei im Keimzentrum gleichzeitig ablaufen, da sowohl Zentroblasten als auch Zentrozyten sowohl proliferieren als auch Immunglobulin exprimieren können. Als Folge der zyklischen Abläufe von Proliferation, Mutation und Selektion innerhalb des Keimzentrums kommt es also zur Affinitätsreifung. Wenn das Keimzentrum seine maximale Größe erreicht hat, besteht es meist nur aus den Tochterzellen einer oder weniger B-Zellen mit sehr hoher Antigenaffinität. Die restlichen der 50–100 B-Zellen, die im Keimzentrum proliferieren, hinterlassen selten Tochterzellen.

Wechsel der Antikörperklasse Die dritte Modifikation, die die B-Zellen in den Keimzentren durchlaufen, ist der Wechsel der Antikörperklasse, der sog. Isotypwechsel. Dieser Wechsel erlaubt es, den selektierten hochaffinen B-Lymphozyten Antikörper gleicher Spezifität in unterschiedlichen Klassen zu exprimieren und so das Spektrum der möglichen Effektorfunktionen zu erweitern. Durch einen Isotypwechsel kann eine bestimmte variable Domäne der schweren Kette mit der konstanten Region eines beliebigen Isotyps verbunden werden. Folgende Klassenwechsel erfolgen: Naive B-Zellen exprimieren an ihrer Oberfläche Immunglobuline der Klassen M (IgM) und D (IgD). Da nur wenige IgD-Antikörper gebildet werden, überwiegen in der Frühphase einer Antikörperreaktion IgM-Antikörper. Später sind IgG und IgA die häufigsten Klassen. IgE liegt ebenfalls in kleinen Mengen vor und leistet dabei einen wichtigen Beitrag zur Immunantwort. Die DNA-Umordnungen, die den Klassenwechseln zugrunde liegen, werden zum einen von Zytokinen reguliert, besonders von solchen, die TH-Zellen freisetzen. Zum anderen muss der membrangebundene CD40-Ligand intakt sein, damit zwischen B-Zellen und TH-Zellen produktive Interaktionen stattfinden können. Unterschiedliche Zytokine lösen dabei bevorzugt bestimmte Wechsel zu anderen Klassen aus. Von den TH2-Zytokinen induziert IL-4 etwa überwiegend den Wechsel zu IgG1 und IgE, während der transformierende Wachstumsfaktor TGF-β einen Wechsel zu IgG2b und IgA und IL-5 einen Wechsel zu IgA hervorruft. TH1-Zellen können sich ebenfalls am Isotypwechsel beteiligen, indem das von ihnen freigesetzte IFN-γ bevorzugt den Wechsel zu IgG2a und Ig3 induziert.

Dritte Phase der primären Immunantwort

Späte antikörperproduzierende Plasmazellen im Keimzentrum Die in den zuvor beschriebenen Prozessen im Keimzentrum selektierten B-Zellen differenzieren später entweder zu B-Gedächtniszellen (▶ Abschn. »Das immunologische Gedächtnis«) oder zu Plasmazellen, die Antikörper mit höherer Affinität und einer anderen Klasse sezernieren. Bevor die Zellen des Keimzentrums zu Plasmazellen ausdifferenzieren, entwickeln sich zunächst als eine Art Zwischenstadium Plasmablasten. Plasmablasten proliferieren weiterhin schnell, haben jedoch schon begonnen, spezifische Antikörper schnell und in großen Mengen zu sezernieren. Wenn sie zu ausdifferenzierten Plasmazellen werden, teilen sie sich nicht mehr. Die Plasmazellen wandern ins Knochenmark, wo eine Untergruppe von ihnen lange überlebt aufgrund von Überlebenssignalen des Thymusstromas. Diese Plasmazellen produzieren langlebige hochaffine Antikörper.

Humorale Immunantwort der B-Zellen: die Effektorwirkungen von Antikörpern

Die Immunantwort der B-Zellen schützt vor allem die Extrazellulärräume. Die Effektorwirkungen von B-Zellen beruhen auf den Wirkungen der von ihnen freigesetzten Antikörper. Auf verschiedene Weisen sorgen Antikörper dafür, dass extrazelluläre Mikroorganismen unschädlich gemacht werden und hindern intrazelluläre Infektionen daran, sich ausbreiten zu können. Die Antikörperklassen sind dabei ausschlaggebend dafür, welcher Effektormechanismus bei einer bestimmten Immunantwort zum Einsatz kommt. Die wichtigsten Effektorfunktionen von Antikörpern sind Neutralisation, Opsonisierung und Komplementaktivierung.

Neutralisation Neutralisierende Antikörper verhindern, dass ein eingedrungenes Pathogen seine schädigenden Wirkungen entfalten kann. So können neutralisierende Antikörper die Anheftung eines Bakteriums oder eines Virus an Oberflächenrezeptoren einer Wirtszelle verhindern. Dadurch nehmen sie diesen Pathogenen die Grundlage zur Entfaltung ihrer Infektiosität. Analog können Antikörper auch die Wirkung bakterieller Toxine blockieren, indem sie deren Anbindung an die zu schädigende Zelle unterbinden. Bakterielle Toxine sind von Bakterien sezernierte Proteine, die die Funktion der Wirtszelle beeinträchtigen oder unmöglich machen. Ein Virus kann auch dann noch neutralisiert werden, wenn es bereits an die Oberfläche der Wirtszelle gebunden hat. Hier kann die Neutralisation dadurch erfolgen, dass der Antikörper durch Bindung an die Virusoberfläche Veränderungen auslöst, die die Struktur des Virus zerstören, dessen Kontakt mit seinem Rezeptor unterbinden oder das Eindringen in die Zelle verhindern. Für neutralisierende Wirkungen ist es wichtig, dass ein Antikörper schnell zum Infektionsort gelangen und den Krankheitserreger mit hoher Affinität binden kann. Aus diesem Grund wirken IgG-Antikörper neutralisierend im Gewebe, während IgA die Schleimhäute des Körpers durch Neutralisation schützt.

Komplementaktivierung Nach der Bindung an sein Antigen oder der Bildung von Antigen-Antikörper-Komplexen, d. h. Immunkomplexen können Antikörper das Komplementsystem über den klassischen Weg (▶ Abschn. »Das Komplementsystem«) aktivieren. Das Komplementsystem wird aktiviert, wenn Antikörper, die sich an die Oberfläche eines Pathogens geheftet haben, an C1q binden. Die Komplementkaskade wird dabei nur dann ausgelöst, wenn die Antikörper an vielen Stellen der Pathogenoberfläche gebunden haben und dann zwei oder mehr der 6 globulären Köpfe des C1q-Moleküls an die Fc-Domänen der gebundenen Antikörper binden. Aus diesem Grund eignet sich vor allem das IgM-Pentamer zur Komplementaktivierung, da es über 10 potenzielle Antigenbindungsstellen und 5 Fc-Bindungsstellen für C1q verfügt. IgG kann die Komplementkaskade ebenfalls aktivieren, jedoch müssen sich dazu viele IgG-Moleküle an ein einziges Pathogen heften. Bindet C1q an ein einziges gebundenes IgM-Molekül oder an zwei oder mehr gebundene IgG-Moleküle, so wird die Komplementkaskade ausgelöst.

Die Komplementaktivierung führt dazu, dass die Pathogenoberfläche oder der Immunkomplex mit Komplementfragmenten überzogen wird. Diese können zum einen als Opsonine und Entzündungsmediatoren wirken und so die Aufnahme und Beseitigung durch Phagozyten fördern. Zum anderen kann es dazu kommen, dass lösliche Immunkomplexe aus dem Kreislauf entfernt werden, indem Erythrozyten die Komplexe aus Antigen, Antikörper und Komplement zur Leber und zur Milz bringen. Dort entfernen Makrophagen die Komplexe von den Oberflächen der Erythrozyten und bauen sie ab, ohne die Erythrozyten zu zerstören.

Opsonisierung Opsonisierung durch Antikörper bedeutet, dass die Oberfläche eines Pathogens mit Antikörpern bedeckt wird. Dadurch soll das Pathogen für Effektorzellen markiert werden, die das Pathogen zerstören sollen. Die Zerstörung wird dabei vermittelt über Bindung von Fc-Fragmenten gebundener Antikörper an Rezeptoren von Effektorzellen, die für das Fc-Fragment von Antikörpern einer bestimmten Klasse spezifisch sind. Man bezeichnet diese Effektorzellen als **akzessorische Effektorzellen**. Der Isotyp des Antikörpers entscheidet dabei, welche akzessorische Zellen an einer bestimmten Reaktion teilnehmen. Akzessorische Effektorzellen werden aktiviert, wenn ihre Fc-Rezeptoren aggregieren infolge der Bindung an die multiplen Fc-Bereiche der gebundenen opsonisierenden Antikörper der passenden Klasse. Es ist dabei wichtig, dass mehrere an dieselbe Oberfläche gebundene Antikörpermoleküle an mehrere Fc-Rezeptoren auf der Oberfläche der akzessorischen Zelle binden und quervernetzen. Auf diese Weise sorgen spezifische Antikörper und Fc-Rezeptoren dafür, dass akzessorische Zellen ohne eigene Spezifität Pathogene und deren Produkte identifizieren und aus den extrazellulären Räumen des Körpers entfernen können.

Aktivierte akzessorische Zellen beseitigen neutralisierte bzw. opsonisierte Mikroorganismen und greifen opsonisierte resistente extrazelluläre Pathogene an. Zu den akzessorischen Zellen gehören Phagozyten wie Makrophagen und Neutrophile, die Rezeptoren haben für IgG, IgA und IgE. Diese Phagozyten reagieren vor allem auf Bakterien, die mit IgG-Antikörpern (v. a. IgG1 und IgG3) überzogen sind, indem sie diese aufnehmen und töten. Die Aktivierung der Phagozyten wird dabei verstärkt, wenn zusätzlich zu den IgG-Antikörpern Komplementfragmente an der Oberfläche des Bakteriums binden. Dies geschieht, wenn der Antikörperüberzug dafür sorgt, dass das Komplementsystem aktiviert wird. Fc-Rezeptoren und Komplementrezeptoren der akzessorischen Phagozyten lösen dann die Phagozytose des Bakteriums aus. Weitere akzessorische Zellen sind natürliche Killerzellen, Eosinophile, Basophile und Mastzellen, die infolge der Aktivierung gespeicherte Mediatoren freisetzen können, um Pathogene zu bekämpfen. Die Zerstörung von mit IgG1- und IgG3-Antikörpern bedeckten Zielzellen durch NK-Zellen bezeichnet man als antikörperabhängige zellvermittelte Zytotoxizität. Mastzellen können durch Erkennen gebundener IgE- und IgG-Antikörper durch ihre IgE- und IgG-spezifischen Fc-Rezeptoren dazu gebracht werden, den Inhalt ihrer Granula freizusetzen und so eine lokale Entzündungsreaktion auszulösen. Daraufhin werden Basophile und Eosinophile angelockt und aktiviert, was die IgE-vermittelten Reaktionen weiter antreibt. IgE-Reaktionen tragen dabei bedeutsam dazu bei, einen Parasitenbefall zu verhindern. So attackieren Eosinophile z. B. große mit opsonisierenden IgE-Antikörpern bedeckte Parasiten wie Würmer, die aufgrund ihrer Größe nicht phagozytiert werden können. Weitere akzessorische Zellen sind dendritische Zellen, die aufgrund der Expression von Fc-Rezeptoren Antigen:Antikörper-Komplexe aufnehmen und T-Zellen antigene Peptide präsentieren können.

Das immunologische Gedächtnis ist entscheidend für die Geschwindigkeit und Effizienz der sekundären Immunantwort auf denselben Erreger *Immunologisches Gedächtnis*

Die wichtigste Folge einer adaptiven Immunantwort ist die Ausbildung eines immunologischen Gedächtnisses. Dieser Begriff bezeichnet die Fähigkeit des Immunsystems, schneller und effektiver auf solche Pathogene zu reagieren, denen es bereits zuvor im Rahmen einer Primärreaktion begegnet ist. Je nachdem, wie oft das Immunsystem dem Antigen bereits begegnet ist, bezeichnet man die Gedächtnisreaktionen als sekundäre, tertiäre Reaktionen etc.

Nach einer Infektion oder Impfung wird ein langanhaltendes immunologisches Gedächtnis gebildet. Diese beruht auf einer langlebigen Population antigenspezifischer, auf die Gedächtnisfunktion spezialisierter B- und T-Lymphozyten, den Gedächtniszellen. Die Gedächtniszellen werden durch den Erstkontakt mit dem Antigen aktiviert und bleiben solange erhalten, bis sie dem Erreger ein zweites Mal begegnen. Die Anzahl Gedächtniszellen für ein spezifisches Antigen ist streng reguliert und bleibt in der Gedächtnisphase nahezu konstant. Ungefähr einen Monat nach der Immunisierung haben die Gedächtniszellen ihre maximale Konzentration erreicht, die sie in etwa für den Rest des Lebens des jeweiligen Individuums beibehalten.

B-Gedächtniszellen B-Gedächtniszellen sind langlebige Abkömmlinge von B-Zellen, die sich nach der Stimulierung durch ein Antigen im Keimzentrum vermehrt haben. Sie teilen sich, wenn überhaupt, nur langsam. Sie exprimieren zwar Immunglobulin auf ihrer Oberfläche, sezernieren jedoch nur wenige Antikörper. Die B-Gedächtniszellen erben die genetischen Veränderungen, die im Keimzentrum stattgefunden haben, einschließlich somatischer Mutationen und Klassenwechseln zugrunde liegender Genumordnungen. B-Gedächtniszellen wandern vermutlich durch dieselben lymphatischen Kompartimente wie die naiven B-Zellen. Sie exprimieren im Vergleich zu naiven B-Zellen eine größere Menge an MHC-Klasse-II-Molekülen auf ihrer Oberfläche, sodass sie bewaffnete TH-Zellen effizienter stimulieren können. Im Vergleich zu naiven antigenspezifischen B-Zellen ist die Anzahl antigenspezifischer B-Gedächtniszellen um das 10- bis 100-fache erhöht.

T-Gedächtniszellen Aus einigen aktivierten T-Zellen und T-Effektorzellen werden langlebige T-Gedächtniszellen. Im Vergleich zu naiven antigenspezifischen T-Zellen sind sie um den Faktor 100–1000 zahlreicher. Sie können in die Gewebe wandern und sind nur schwer von T-Effektorzellen zu unterscheiden. CD8-Gedächtniszellen etwa exprimieren den für aktivierte Zellen charakteristischen Marker CD44, nicht aber CD69. CD4-T-Gedächtniszellen exprimieren ebenfalls verstärkt CD44 und zeigen eine veränderte Isoform von CD45, das CD45RO, welches sich mit dem TCR zusammenlagert und die Antigenerkennung erleichtert. Man vermutet, dass sich naive CD4-T-Zellen zu bewaffneten T-Effektorzellen oder zu T-Gedächtniszellen entwickeln können, die durch spätere Aktivierung den Status von Effektorzellen erhalten. Zwei Arten von CD4-T-Gedächtniszellen werden unterschieden:

- Die **Effektor-CD4-Gedächtniszelle** kann rasch zu einer CD4-T-Effektorzelle heranreifen und nach erneuter Stimulation große Mengen Zytokine sezernieren. Außerdem kann dieser Zelltyp auch schnell ins entzündete Gewebe eintreten.
- Die **zentralen CD4-Gedächtniszellen** erreichen schneller als naive T-Zellen die T-Zonen der sekundären lymphatischen Organe und können aufgrund ihrer erhöhten Sensitivität für TZR-Quervernetzung rasch CD40L, aber weniger Zytokine exprimieren.

Analog scheint es bei den CD8-T-Gedächtniszellen ebenfalls zentrale und Effektor-Gedächtniszellen zu geben.

Sekundäre und spätere Immunreaktionen

Bei immunen Individuen werden die sekundären und späteren Immunreaktionen nur von den Gedächtnislymphozyten und nicht von naiven Lymphozyten hervorgerufen. Dasselbe Antigen kann bei erneutem Kontakt keine naiven B- und T-Zellen mehr aktivieren. Die sekundäre Immunantwort unterscheidet sich deutlich von der primären Immunantwort, obwohl es auch hier zunächst zur **Proliferation** von T- und B-Zellen an der Grenze zwischen T- und B-Zell-Bereichen kommt. Die sekundäre Immunantwort ist jedoch durch **schnell einsetzende, heftige Bildung von Plasmazellen** gekennzeichnet. Diese sind zuvor proliferierte Tochterzellen von B-Gedächtniszellen, die (oder deren Mutterzellen) die Passung ihrer Immunglobuline an ihr spezifisches Antigen bereits optimiert hatten bei der primären Immunisierung durch somatische Hypermutation, Affinitätsreifung und Klassenwechsel. Diese Plasmazellen sezernieren früh **starke Antikörperantworten**. Diese Antikörper sind dabei hochaffin für ihr Antigen. Außerdem unterscheiden sich die **Klassen** dieser Antikörpern von denen, die zunächst bei einer primären Immunantwort vorliegen: Es werden nur wenige IgM- dafür aber große Mengen IgG-Antikörper gebildet zusammen mit etwas IgA und IgE. Bei sekundären und weiteren Immunantworten stehen außerdem sämtliche aus vorherigen Immunreaktionen erhalten gebliebene Antikörper der B-Zellen sofort zur Verfügung.

Einige noch nicht zu Plasmazellen ausdifferenzierte B-Gedächtniszellen wandern analog zur Primärreaktion in die Lymphfollikel und bilden ein **neues Keimzentrum**. Wenn die vorhandenen und neu gebildeten Antikörper nicht ausreichen, um das Pathogen völlig zu beseitigen oder zu inaktivieren, nehmen B-Gedächtniszellen dieses Antigen auf und präsentieren es, an MHC-Klasse-II-Moleküle gebunden, bewaffneten TH-Zellen. Aufgrund der höheren Affinität und der gesteigerten MHC-Klasse-II-Molekül-Expression kann das Antigen leichter aufgenommen und präsentiert werden und es kann bereits bei niedrigen Antigenkonzentrationen zu Wechselwirkungen zwischen B-Gedächtniszellen und bewaffneten TH-Zellen kommen. Aktivierungssignale werden ausgetauscht und beide Zellarten proliferieren. Es folgen Modifikationen wie somatische Hypermutation und Affinitätsreifung, gefolgt von der Ausdifferenzierung zu antikörperbildenden Plasmazellen. Bei der sekundären Immunantwort werden nur die höher affinen B-Gedächtniszellen mit erhöhter MCH-Klasse-II-Molekül-Expression effizient stimuliert. So wird die Affinität eines Antikörpers stetig verstärkt, da nur B-Zellen mit hochaffinenen Antigenrezeptoren das Antigen effizient binden und von antigenspezifischen T-Zellen zur Proliferation veranlasst werden können.

2.3 Ausblick

In vielen der nachfolgenden Kapitel werden sowohl im Grundlagenbereich als auch bei klinischen Störungsbildern und Erkrankungen Forschungsbefunde aus dem Feld der Psychoimmunologie berichtet. Hierbei handelt es sich um ein interdisziplinäres Forschungsgebiet, das sich mit komplexen Wechselwirkungen zwischen dem Nervensystem, dem Hormonsystem und dem Immunsystem befasst. Im Zentrum stehen dabei Zusammenhänge zwischen psychischen Faktoren und dem Immunsystem. Um eine einheitliche Grundlage für das Verständnis der in nachfolgenden Kapiteln beschriebenen psychoimmunologischen Befunde für Leser unterschiedlicher Disziplinen zu legen, wurden in diesem Grundlagenkapitel zum Immunsystem die wichtigsten Zusammenhänge der komplexen Funktionsweise des Immunsystems zusammengefasst. So ist es etwa für das Verständnis des Kapitels zur klassischen Konditionierung von Immunfunktionen (▶ Kap. 4) unverzichtbar, die zu konditionierenden Immunfunktionen (z. B. die Aktivität der natürlichen Killerzellen) zu kennen und ihre Bedeutung einschätzen zu können. Ein anderes wichtiges Beispiel sind die in ▶ Kap. 17 beschriebenen Infektionserkrankungen. Das Wissen um die Funktion von TH-Zellen im Rahmen der adaptiven Immunantwort ist erforderlich, um das Krankheitsbild einer HIV-Infektion zu verstehen und die Bedeutung der Auswirkungen therapeutischer Interventionen einschätzen zu können. Dieses Kapitel zum Immunsystem dient dazu, auf kompakte Weise einen breiten und dennoch recht detaillierten Überblick sowohl über die wichtigsten Bestandteile des Immunsystems als auch über den Ablauf von Immunabwehrmechanismen zu geben.

Literatur

Birbaumer N, Schmidt RF (2006) Biologische Psychologie, 6. Aufl. Springer, Berlin Heidelberg New York Tokio

Faller A (1995) Blut, Immunsystem und lymphatische Organe. In: Faller A, Schünke, M (Hrsg) Der Körper des Menschen, 12. Aufl. Thieme, Stuttgart, S 173–203

Janeway CA, Travers P, Walport M, Shlomchik MJ (2002) Immunologie, 5. Aufl. Spektrum Akademischer Verlag, Heidelberg

Johnson AG (2001) Immunologie auf 70 Seiten, 1. Aufl. Thieme, Stuttgart

Schedlowski M, Tewes U (1996) Psychoneuroimmunologie, 1. Aufl. Spektrum Akademischer Verlag, Heidelberg

Silverthorn DU (2010) Human Physiology (5. ed) Pearson International, San Francisco, USA

Staines N, Brostoff J, James K (1999) Immunologisches Grundwissen, 3. Aufl. Spektrum Akademischer Verlag, Heidelberg

Bestimmung endokrinologischer und immunologischer Parameter

Ulrike Kübler, Petra H. Wirtz

Im Folgenden soll ein Überblick über ausgewählte Methoden zur Analyse endokrinologischer und immunologischer Parameter im Rahmen psychoendokrinologischer und -immunologischer Forschung beim Menschen gegeben werden.

3.1 Methoden der Endokrinologie

3.1.1 Präanalytik

Zuverlässige Laborresultate sind nicht ausschließlich die Konsequenz einer korrekten Laboranalyse. Vielmehr setzen diese auch eine sachgemäße Probengewinnung und Vorbereitung des Probenmaterials voraus. Diese vor der eigentlichen analytischen Phase stattfindenden Prozesse sind Teil der Präanalytik.

Zunächst ist zu klären, welches biologische Material zum quantitativen Nachweis des Hormons geeignet ist. Prinzipiell infrage kommen Blut bzw. Plasma oder Serum, Speichel, Urin, Liquor, Gewebe und Haare. Dennoch sind nicht alle biologischen Materialien für jede Fragestellung bzw. Analysemethode und Hormon gleich gut geeignet. Während sich Blut z. B. zur Erfassung der Gesamtkortisolkonzentration eignet, bietet Speichel die Möglichkeit zur Messung der freien, biologisch aktiven Kortisolanteile. Grund hierfür ist die Tatsache, dass Steroidhormone (▶ Kap. 1) im Blut zu 95–99% an Proteine, wie z. B. kortikosteroidbindendes Globulin oder Albumin gebunden und dadurch biologisch inaktiv sind. Im Speichel hingegen liegen die Steroidhormone ausschließlich in ihrer freien, biologisch aktiven Form vor. Ferner konnte in einer Vielzahl von Studien gezeigt werden, dass eine enge Korrelation zwischen der Steroidkonzentration im Speichel und der freien Menge an Steroidhormonen im Blut besteht. Im Urin liegt Kortisol ebenfalls in freier, d. h. biologisch aktiver Form vor. Die Konzentrationsbestimmung aus Urinproben eignet sich allerdings nicht zur Erfassung kurzfristiger Veränderungen. Vielmehr erlaubt diese Messung eine Beurteilung der integrierten Kortisolausscheidung über einen festgelegten Zeitraum (z. B. über den Zeitraum von 24 Stunden bei der Erhebung eines 24-h-Sammelurins). Die Kortisolmessung aus Haarproben wiederum ermöglicht eine retrospektive Erhebung der integrierten Kortisolausschüttung über einen Zeitraum von mehreren Wochen (je nach Haarlänge).

Hinsichtlich der Erstellung eines Tagesprofils von z. B. Kortisol bietet die Konzentrationsbestimmung aus Speichel gegenüber der aus Blut den Vorteil, dass die Probenentnahme nichtinvasiv und daher zu jeder Zeit und an jedem Ort selbstständig durch den Probanden ohne psychische Belastung erfolgen kann.

Neben der Erfassung der Gesamtkortisolkonzentration eignet sich Blut bzw. Plasma oder Serum auch für den quantitativen Nachweis der meisten Aminosäurenderivate (▶ Kap. 1). Unter Serum versteht man den flüssigen, d. h. extrazellulären Anteil des Blutes nach Abschluss der Blutgerinnung. Serum liegt daher nach Zentrifugation einer geronnenen Blutprobe als Überstand abgetrennt von den das Pellet bildenden zellulären Bestandteilen (Erythrozyten, Thrombozyten, Leukozyten) und den für die Gerinnung verantwortlichen Bestandteilen vor. Auch Plasma entspricht dem flüssigen Anteil des Blutes. Im Gegensatz zu Serum enthält Plasma allerdings Fibrinogen (näheres hierzu ▶ Kap. 14). Die Plasmagewinnung setzt daher den Zusatz von Antikoagulanzien (gerinnungshemmende Substanzen) zur Blutprobe voraus, d. h. Plasma wird als Überstand nach Zentrifugation einer ungeronnenen Blutprobe gewonnen. Häufig werden als Antikoagulanzien kalziumbindende Salze (z. B. EDTA, Citrat, Fluorid, Oxalat) sowie Heparin eingesetzt. Ob für die Hormondiagnostik Serum oder Plasma, und falls Plasma, welches Antikoagulanz verwendet werden soll, ist abhängig von den jeweiligen Analysemethoden. In kommerziell erhältlichen Immunoassays (»Assay« ist das englische Wort für Testverfahren/Test) (▶ Abschn. »Quantitative Immunoassays«), finden sich in der Regel im Manual entsprechende Angaben. Im Hinblick auf den für die Serum- bzw. Plasmagewinnung notwendigen Zentrifugationsschritt gilt es zu beachten, dass die Zentrifugeneinstellung (Geschwindigkeit, Temperatur, Dauer) vom jeweils zu analysierenden Parameter bzw. Hormon abhängt.

Für die Bestimmung der Hormonkonzentration mittels chromatografischer Nachweismethoden (▶ Abschn. »Chromatografische Nachweismethoden«) muss vor der eigentlichen Messung häufig eine sog. Probenvorbereitung stattfinden, durch welche die eine Messung störende biologische Matrix abgetrennt und die Anreicherung des zu bestimmenden Hormons erzielt wird. Hierzu eignet sich oftmals die Extraktion, ein physikalisches Stofftrennverfahren (nähere Informationen bei Schürmeyer u. Wagner 1996).

3.1.2 Analysemethoden zur Bestimmung von Hormonkonzentrationen

Quantitative Immunoassays

Unter dem Begriff quantitative Immunoassays werden eine Reihe von Methoden subsumiert, deren gemeinsames Prinzip der Nachweis spezifischer Antigen-Antikörper-Reaktionen ist. Die Bindung eines Antikörpers (AK) an eine spezifische antigene Determinante (Epitop) des zu bestimmenden Hormons bildet die Grundlage für dessen Quantifizierung. Nahezu alle quantitativen Immunoassays basieren entweder auf dem kompetitiven oder dem Sandwich-Assayprinzip.

Kompetitiver Assay

Im Testansatz dieses Assaytyps konkurrieren das unmarkierte Antigen bzw. das zu bestimmende Hormon aus der Probenlösung und ein markiertes Standardantigen um die gleiche Bindungsstelle eines Antikörpers. Die Markierung des Standardantigens kann z. B. mittels Enzym oder Radionuklid erfolgen. Je höher die Konzentration des unmarkierten Antigens in der Probe, desto weniger markiertes Antigen wird an den AK gebunden. Am Ende des Assays wird die Menge an gebundenem markierten Antigen bestimmt. Folglich verhält sich die Signalstärke umgekehrt proportional zu der Konzentration des unmarkierten Antigens. Ein schwaches Signal indiziert daher eine hohe, ein starkes Signal hingegen eine niedrige Hormonkonzentration in der Probenlösung. Voraussetzung für die erfolgreiche Antigenquantifizierung bei diesem Ansatz ist neben der Kenntnis der im Testansatz vorliegenden Konzentrationen von AK und markiertem Antigen auch die Realisierung eines bestimmten Mengenverhältnisses zwischen diesen beiden Komponenten. Die Konzentration des markierten Antigens muss die des Antikörpers übersteigen. Andernfalls ließe sich die Konkurrenz der beiden Antigenpopulationen (Standardantigen vs. Hormon) um die AK-Bindungsstelle nicht realisieren. In ◘ Abb. 3.1 ist das kompetitive Immunoassayprinzip am Beispiel eines »Enzyme-linked immunosorbent-Assay«-(ELISA-)Formats dargestellt. Näheres zum ELISA-Format ▶ unten.

Sandwich-Assay

Für die Bestimmung der Antigen- bzw. Hormonkonzentration mittels Sandwich-Assay sind zwei verschiedene AK (Primär- und Sekundärantikörper) notwendig. Der Primärantikörper ist an einer festen Phase (z. B. Mikrotiterplatte) angebracht. Nach Zugabe der Probe wird das zu bestimmende Antigen spezifisch über das Fab-Fragment des AK (▶ Kap. 2) gebunden. Anders als beim kompetitiven Assay erfolgt die Darbietung des Primärantikörpers nicht in genau begrenzter Menge sondern vielmehr im Überschuss. Damit das Antigen quantifiziert werden kann, muss dieses zusätzlich spezifisch markiert werden. Dies wird durch die Zugabe eines markierten (z. B. mittels Enzym oder Fluoreszenzfarbstoff), gegen das Antigen spezifisch gerichteten Sekundärantikörpers erreicht. Die Intensität des Signals (z. B. eines Farbumschlags) verhält sich bei diesem Konzept proportional zu der Konzentration des Antigens. Ein schwaches Signal indiziert folglich eine niedrige und ein starkes Signal eine hohe Hormonkonzentration in der Probenlösung. Für

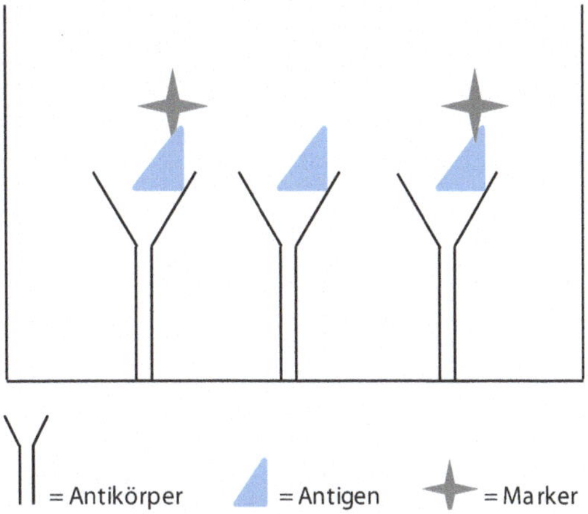

◘ **Abb. 3.1** Kompetitiver Assay am Beispiel des ELISA-Formats

die erfolgreiche Anwendung dieses Assaykonzepts ist es meist entscheidend, sicherzustellen, dass Primär- und Sekundärantikörper zwei unterschiedliche Epitope des Antigens binden. In Abb. 3.2 wird das Prinzip des Sandwich-Assays verdeutlicht.

Kompetitiver- vs. Sandwich-Assay

Sowohl dem kompetitiven als auch dem Sandwich-Assay ist gemeinsam, dass die unbekannte Antigenmenge in einer Probenlösung nicht direkt bestimmt werden kann. Vielmehr müssen die durch das Testverfahren gewonnenen Messdaten mit einem Standard verglichen bzw. anhand einer Standardkurve bestimmt werden. Näheres zur Erstellung einer Standardkurve findet sich bei Janeway et al. (2002). Ungeachtet dieser Gemeinsamkeit weisen beide Assaytypen verschiedene Vor- und Nachteile auf, wodurch sie für unterschiedliche Anforderungen unterschiedlich gut geeignet sind. So eignet sich der Sandwich-Assay im Vergleich zum kompetitiven Assay z. B. besser für die Bestimmung geringer Antigenkonzentrationen. Grund hierfür ist die höhere Sensitivität des Sandwich-Assays, d. h., seine untere Nachweisgrenze liegt in der Regel unter der des kompetitiven Assays. Die Entscheidung für einen Sandwich-Assay erfordert allerdings zum einen, dass das Antigen mindestens

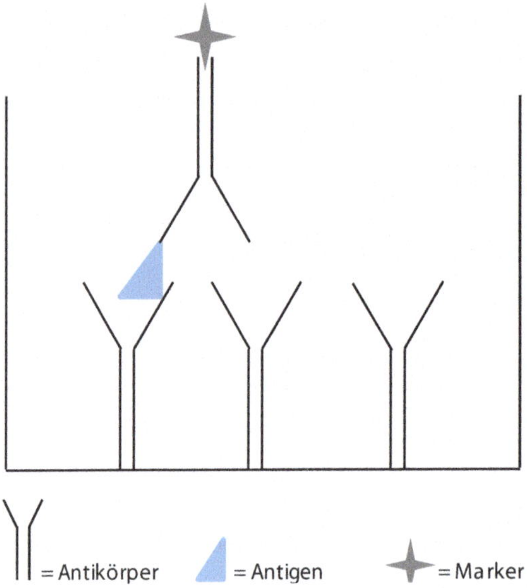

Abb. 3.2 Sandwich-Assay am Beispiel des ELISA-Formats

zwei Epitope besitzt. Zum anderen müssen diese Epitope auf dem Antigen ausreichend weit voneinander entfernt liegen, um die Bindung von Primär- und Sekundärantikörper zu ermöglichen. Ein kompetitiver wäre einem Sandwich-Assay dann vorzuziehen, wenn ein kleines Molekül (z. B. ein Peptidhormon wie Vasopressin) ohne hohe Anforderungen an die Sensitivität quantifiziert werden soll.

Bevor nun drei Immunoassayvarianten vorgestellt werden, sei darauf hingewiesen, dass für die Markierung des AK bzw. für die des Antigens verschiedene Substanzen infrage kommen. Zur Auswahl stehen Enzyme, Radioisotope, Fluorophore und Luminogene. Die Assaykonzepte lassen sich beliebig mit den verschiedenen Markersubstanzen variieren und werden entsprechend des Markers als Enzymimmunoassay (EIA), Radioimmunoassay (RIA), Fluoroimmunoassay (FIA) und Lumineszenzimmunoassay (LIA) bezeichnet. Zur Detektion und Quantifizierung des Antigens werden am Ende der Analyse in Abhängigkeit des Markers allerdings unterschiedliche Geräte benötigt. Während die Konzentrationsbestimmung beim RIA üblicherweise durch einen Szintillationszähler erfolgt, müssen beim FIA Fluorometer und beim LIA Luminometer verwendet werden. Welches Gerätes es für die Antigenquantifizierung bei einem EIA bedarf, hängt von der Detektierbarkeit des aus der Enzymreaktion hervorgehenden Endprodukts ab. Ist das Endprodukt kolorimetrisch nachweisbar, genügt für die Messung ein Fotometer. Für fluorimetrisch und luminometrisch detektierbare Produkte sind hingegen dieselben Geräte wie beim FIA bzw. LIA Voraussetzung. Aus diesem Grund hängt die Wahl des Markers, ungeachtet dessen, dass sich die verschiedenen Markersubstanzen, ähnlich wie die beiden Assaykonzepte, durch unterschiedliche Stärken-Schwächen-Profile auszeichnen, zu einem wesentlichen Teil von der zur Verfügung stehenden Laborausstattung ab.

Radioimmunoassay (RIA)

Im Bereich der Endokrinologie wird der RIA häufig als kompetitiver Assay zur Messung von Peptid- (z. B. Vasopressin, Neuropeptid Y) und Steroidhormonen (z. B. Testosteron) eingesetzt. Für die Durchführung eines kompetitiven RIA sind folgende Komponenten erforderlich:

- unmarkiertes Hormon aus der Probandenprobe,
- radioaktiv-markiertes Hormon, der sog. Tracer,
- spezifisch gegen das Hormon bzw. den Tracer gerichteter AK.

Entsprechend des zuvor für einen kompetitiven Assay beschriebenen Testprinzips reagiert eine begrenzte Menge an spezifischem AK mit dem Tracer in einem Reaktionsgefäß. Anschließend erfolgt die Zugabe der Probandenprobe mit dem unmarkierten Hormon. Je höher die Konzentration des unmarkierten Hormons, desto mehr Tracer wird von den Bindestellen des AK verdrängt. Bevor jedoch die Radioaktivitätsmessung der Tracer-AK-Komplexe erfolgen kann, müssen diese von den ungebundenen Hormon- und Tracermolekülen abgetrennt werden.

Verschiedene Trennungsmethoden sind hierfür geeignet. Liegen die Assaykomponenten im Reaktionsgefäß gelöst vor, bietet sich neben der Entfernung von freiem Tracer und Hormon durch Adsorption dieser Moleküle an bestimmte Oberflächen auch die Abtrennung der Tracer bzw. des Hormon-AK-Komplexes durch Präzipitation an. Die Trennmethode der Präzipitation basiert auf der Zugabe eines zweiten AK, der spezifisch an den Fc-Teil (▶ Kap. 2) des ersten AK bindet und so zur Ausfällung dieser Komplexe führt. Nach einem sich daran anschließenden Zentrifugationsschritt kann der Überstand mit den ungebundenen Komponenten dekantiert und die Radioaktivität des im Reaktionsgefäß verbleibenden Pellets gemessen werden. Viele kommerziell erhältliche RIA verwenden jedoch die Methode der Festphasentrennung. Die hormonspezifischen AK sind hierbei bereits vorab an die Wände der Reaktionsgefäße gekoppelt (◻ Abb. 3.3) sodass die ungebundenen Hormon- und Tracermoleküle am Ende des Verfahrens durch Aspirieren oder Dekantieren des Überstands entfernt werden können.

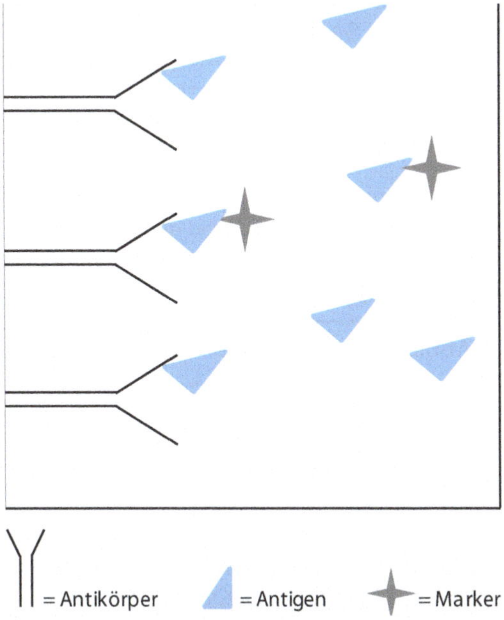

◻ **Abb. 3.3** Kompetitiver Radioimmunoassay (RIA). Unmarkiertes Hormon und Tracer konkurrieren um die Bindungsstellen der an die Wand des Reaktionsgefäßes fixierten Antikörper

»Enzyme-linked-immunosorbent-Assay« (ELISA)

Wie die Bezeichnung des Assays vermuten lässt, handelt es sich bei einem »ELISA« um einen EIA. Ferner kann aus der Bezeichnung abgeleitet werden, dass die Antikörper, unabhängig davon, ob es sich um einen kompetitiven oder Sandwich-ELISA handelt, an eine feste Phase adsorbiert sind. Allerdings unterscheiden sich die beiden ELISA-Varianten in der Art und Anzahl der Reaktionsschritte. Werden für den ELISA nach der Sandwichtechnik vier Reaktionsschritte benötigt, reichen beim kompetitiven ELISA bereits drei Reaktionsschritte aus. Ungeachtet dessen sind die ersten beiden Reaktionsschritte zwischen beiden Varianten identisch. Um sich die Gemeinsamkeiten und Unterschiede im Versuchsablauf eines kompetitiven und Sandwich-ELISA besser vorstellen zu können, findet sich in ◻ Abb. 3.4 eine schematische Gegenüberstellung beider Varianten.

Partikelimmunoassay (PIA)

Der PIA zählt zu den derzeit modernsten Immunoassayvarianten zur Bestimmung der Antigenkonzentration in einer Probe. Der PIA wird mittels Durchflusszytometer gemessen und ausgewertet. Voraussetzung zum Verständnis dieses Abschnitts sind daher Grundkenntnisse über das durchflusszytometrische Messprinzip (▶ Abschn. 3.2.4).

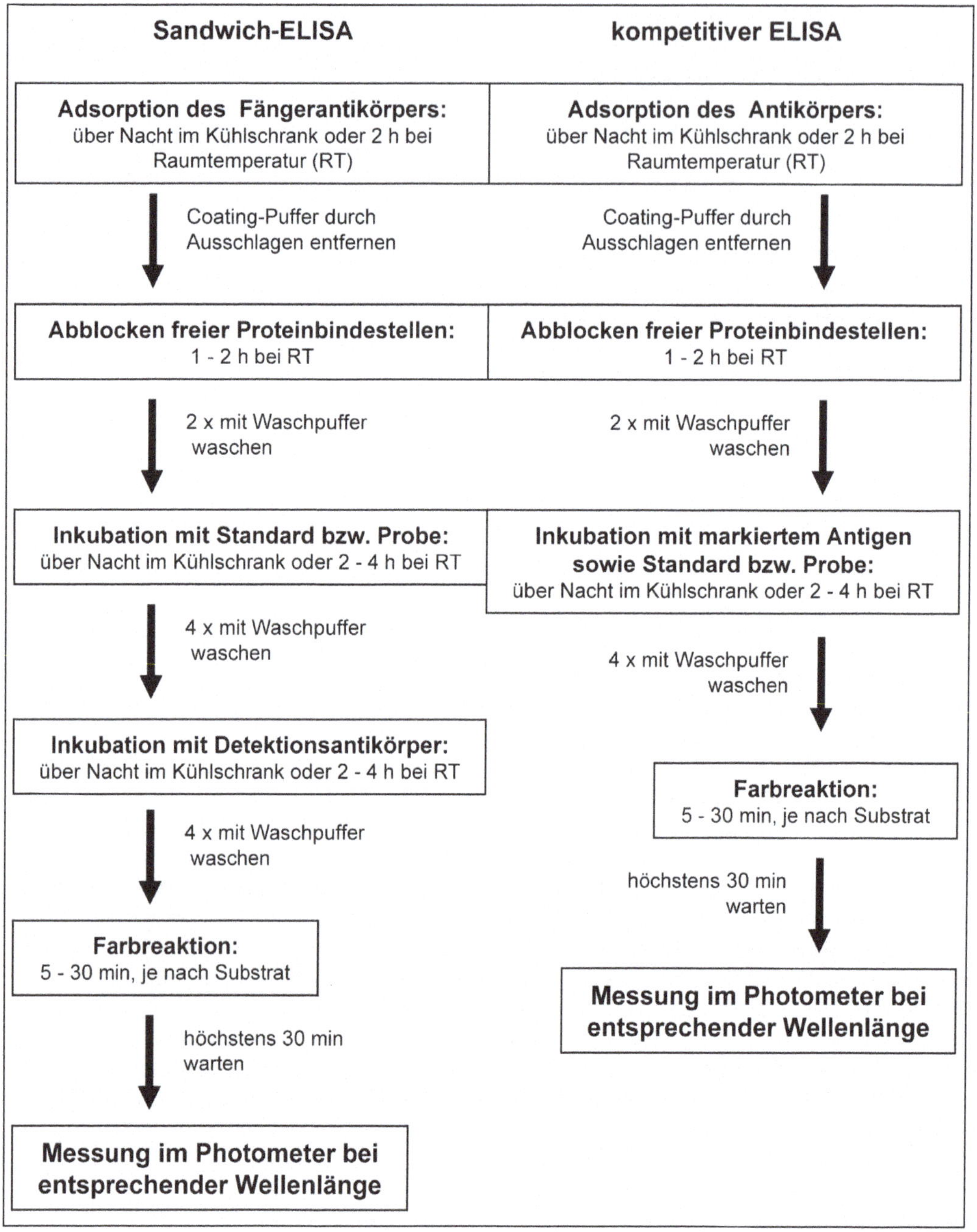

Abb. 3.4 Schematische Gegenüberstellung des Versuchsablaufs einer kompetitiven und Sandwich-Assayvariante. (Aus Luttmann et al. 2009)

Grundsätzlich lassen sich alle Assaykonzepte mit dem PIA realisieren. Dennoch wird das Prinzip des PIA nachfolgend anhand des Sandwich-Assaykonzepts erläutert, das in der Praxis derzeit am häufigsten eingesetzt wird. Die Basis des PIA bilden sog. Mikropartikel, oft auch »Beads« genannt. Dabei handelt es sich um winzige Kügelchen, mit einem Durchmesser im Mikrometerbereich. Die Partikel können aus unterschiedlichen Materialien bestehen, wie z. B. Latex, Silikon oder Glas und sich in Eigenschaften, wie z. B. Größe oder Fluoreszenz voneinander unterscheiden. An diese Partikel sind antigenspezifische Primär- bzw. Fängerantikörper angebracht. Diese AK binden an das zu analysierende Antigen bzw. Hormon aus der Probe. Zur Quantifizierung des Antigens werden zusätzlich Sekundär- bzw. Detektionsantikörper benötigt, die ebenfalls spezifisch gegen das zu analysierende Antigen gerichtet und mit einem Fluoreszenzfarbstoff markiert sind. Da die Analyse im Durchflusszytometer erfolgt, ist ein Fluoreszenzfarbstoff als Marker Voraussetzung. ◘ Abb. 3.5 zeigt den schematischen Aufbau eines Sandwich-PIA anhand eines Mikropartikels.

Im Durchflusszytometer werden die Partikel zur Messung einzeln an einem Laser vorbeigeführt. Da die Mikropartikel derselben Population die gleiche Größe und Struktur aufweisen und demzufolge ähnliche Streulichtsignale aussenden, erscheinen diese in einem »Forwardscatter/Sidescatter-Dot-Plot«, in dem die Zellgröße (»Forwardscatter«) gegen die Granularität (»Sidescatter«) aufgetragen wird, als eine Punktwolke (◘ Abb. 3.6). Um zusätzlich die vom Sekundärantikörper ausgehende Fluoreszenzintensität in einem Histogramm betrachten zu können, muss die Punktwolke durch das Legen eines Gates ausgewählt werden.

Dabei verhält sich das emittierte Fluoreszenzsignal proportional zur Antigen- bzw. Hormonmenge, d. h., die Fluoreszenzintensität pro Mikropartikel ist umso höher, je mehr Antigen bzw. Hormon und folglich auch Sekundärantikörper von diesem gebunden werden. Da angenommen wird, dass alle Partikel im Durchschnitt die gleiche Antigen- bzw. Hormonmenge binden, wird die mittlere Fluoreszenzintensität als Maß für die Anti-

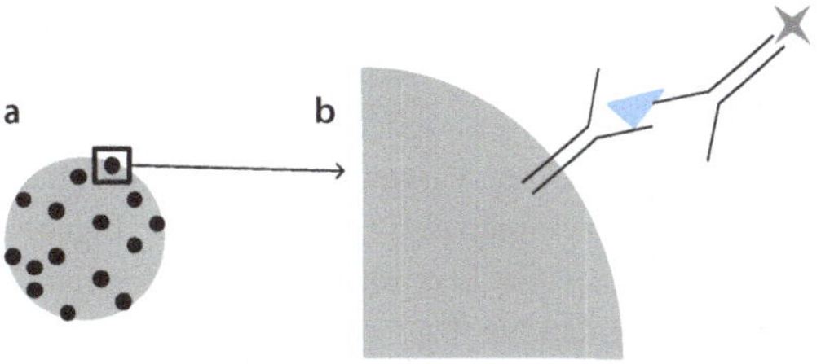

◘ **Abb. 3.5a,b Schematischer Aufbau eines Sandwich-Partikel-Immunoassays an einem Mikropartikel.** **a** Ein Mikropartikel, an dem mehrere Antigen-Antikörper-Komplexe gebunden sind. **b** Vergrößerte Darstellung eines Antigen-Antikörper-Komplexes. Der Komplex besteht aus einem an den Mikropartikel immobilisierten Primärantikörper, der über das Antigen bzw. Hormon mit dem markierten Sekundärantikörper verbunden ist. (Mod. nach Luttmann et al. 2009)

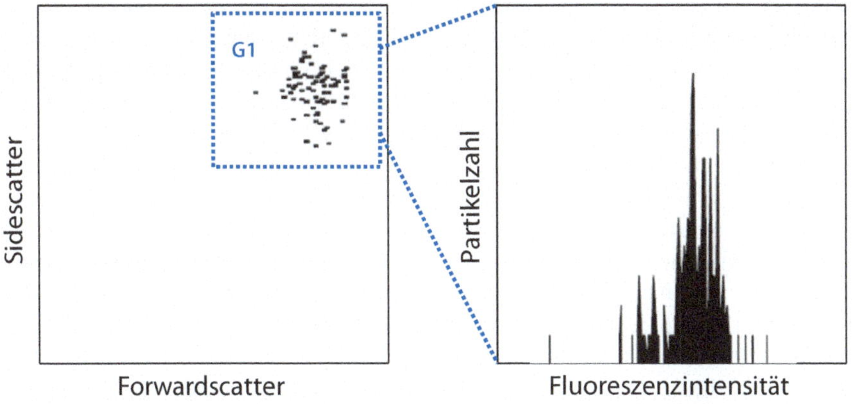

◘ **Abb. 3.6** Die im »Forwardscatter/Sidescatter-Dot-Plot« eine Punktwolke bildenden Partikel werden zur weiteren Analyse durch ein Gate (*G*) markiert. Das Histogramm zeigt die Verteilung aller Partikel hinsichtlich der Fluoreszenzintensität. (Mod. nach Luttmann et al. 2009)

gen- bzw. Hormonkonzentration in der Probe herangezogen.

Eine Anwendungsmöglichkeit des PIA ist der Multiplexassay. Unter Verwendung mehrerer, sich in durchflusszytometrisch erfassbaren Eigenschaften (z. B. Größe, Eigenfluoreszenz) voneinander unterscheidenden Partikelpopulationen, können bei einem Multiplexassay verschiedene Antigene bzw. Hormone gleichzeitig in einem einzelnen Assayansatz quantitativ nachgewiesen werden. Bei den klassischen Immunoassayvarianten (z. B. ELISA oder RIA) muss hingegen für jedes Antigen ein separater Assay angesetzt werden. Somit ist der Multiplexassay im Vergleich zu den klassischen Assayvarianten hinsichtlich Probenvolumen, Verbrauch von Reagenzien und Zeitaufwand deutlich ökonomischer.

Chromatografische Nachweismethoden

Neben der Auftrennung von Stoffgemischen verfolgen chromatografische Methoden das Ziel, einzelne oder mehrere Verbindungen über Standards (Referenzwerte) zu identifizieren und quantifizieren. Damit ermöglichen diese Methoden in ähnlichem Maße, wie quantitative Immunoassays, eine Konzentrationsbestimmung von Hormonen.

Die Basis für die Substanztrennung bildet eine mobile (bewegliche) und stationäre (unbewegliche) Phase. Je nach chromatografischem Verfahren kann die stationäre Phase aus festen oder flüssigen und die mobile Phase aus flüssigen oder gasförmigen Materialien bestehen. Während die Aufgabe der stationären Phase darin besteht, mit den einzelnen zu analysierenden Komponenten bzw. Hormonen (Analyten) des Gemischs in Wechselwirkung zu treten, dient die mobile Phase dem Transport der Analyten über die stationäre Phase. Zusätzlich beeinflusst die mobile Phase die Wechselwirkung zwischen Analyt und stationärer Phase. Das Trennungsprinzip aller chromatografischen Methoden beruht auf der unterschiedlich langen Verweildauer (Retentionszeit) der einzelnen zu analysierenden Komponenten auf der stationären Phase durch unterschiedlich starke Wechselwirkung mit der stationären und mobilen Phase; d. h., je stärker die Wechselwirkung des Analyten mit der stationären und je schwächer mit der mobilen Phase, desto länger ist die Verweildauer.

Gaschromatografie Es gibt eine Vielzahl verschiedener chromatografischer Verfahren. Zur Trennung von flüchtigen Substanzgemischen (z. B. Steroidhormongemische) wird im endokrinologischen Bereich häufig die Gaschromatografie (GC) eingesetzt. Als mobile Phase wird bei der GC ein Gasstrom verwendet. Als stationäre Phase werden hingegen Festkörper oder Flüssigkeiten eingesetzt. Der Gaschromatograf besteht aus Injektor, Trennsäule und Detektor. Im Injektor wird das Substanzgemisch verdampft. Danach können die Substanzen durch das Trägergas (mobile Phase) auf die Trennsäule (stationäre Phase) transportiert werden. In Abhängigkeit von der Intensität der Wechselwirkung zwischen Analyt (z. B. Kortisol), mobiler und stationärer Phase, verlassen die Substanzen (z. B. verschiedene Steroidhormone) des Gemischs die Trennsäule in einer für sie zeitlich charakteristischen Sequenz. Am Ende der Säule befindet sich der Detektor, der ein elektronisches Signal generiert, sobald eine Substanz aus der Gaschromatografiesäule austritt. Auf einem an den Detektor angebrachten Schreiber wird das elektronische Signal registriert und das Detektionssignal in einem sog. Chromatogramm in Form eines »Peaks« (Gipfel) grafisch dargestellt. Jede Substanz des Stoffgemischs wird durch jeweils einen Peak repräsentiert. Zur Darstellung des Peaks wird die Retentionszeit auf der Abszisse gegen die Signalstärke auf der Ordinate aufgetragen. ◻ Abb. 3.7 illustriert das Prinzip eines gaschromatografischen Analysevorgangs.

Um eine unbekannte Substanz zu identifizieren, muss dessen Retentionszeit mit der eines Standards, d. h. der Retentionszeit einer bekannten Substanz verglichen werden. Quantifiziert werden kann die Substanz, indem die Peakhöhe oder die Fläche unter dem Peak bestimmt und in Relation zu Kalibrationsproben gesetzt wird; genauer gesagt, für die Quantifizierung der Substanzen ist eine Kalibrierung notwendig. Unter Kalibrierung ist die Generierung eines mathematischen Modells zu verstehen. Dieses Modell beschreibt die Peakhöhe oder -fläche in Abhängigkeit von der Analytenkonzentration. Für die Erstellung des Modells werden Standardlösungen von unterschiedlicher Konzentration (sog. Kalibrationsproben) hergestellt und gemessen. Ein guter Überblick über GC und weitere chromatografische Verfahren findet sich bei Kaltenböck (2008).

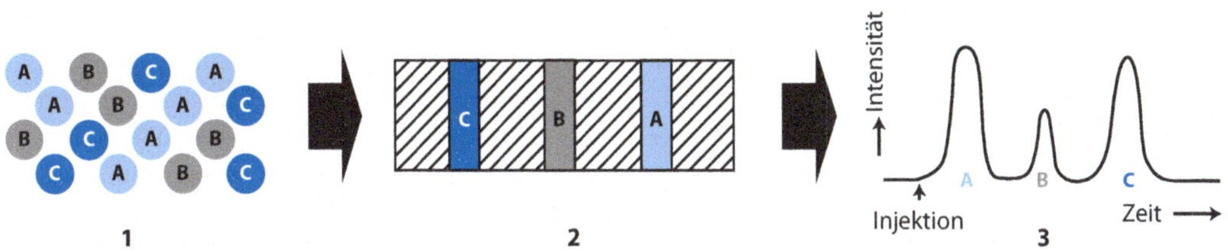

Abb. 3.7 Schematische Darstellung eines gaschromatografischen Analysevorgangs. Die Stoffe *B* und *C* werden im Lösungsmittel *A* gelöst und anschließend verdampft (*1*). Auftrennung des Substanzgemisches auf der Säule (*2*). Aus dem Chromatogramm lässt sich ableiten, dass Stoff *C* eine längere Retentionszeit als Stoff *B* und Lösungsmittel *A* aufweist. Ferner ist die Konzentration von Stoff *B* geringer als die von Stoff *C* (*3*). (Aus Wudy et al. 2010)

Hochleistungsflüssigkeitschromatografie Neben der GC wird in der Endokrinologie oft auch die Hochleistungsflüssigkeitschromatografie (»high performance liquid chromatography«, HPLC) eingesetzt. Die Anwendung dieses Trennverfahrens ist im Gegensatz zu der GC nicht auf verdampfbare Stoffe begrenzt. Bei der HPLC wird das Substanz- bzw. Hormongemisch zusammen mit dem Laufmittel (flüssige mobile Phase) unter Hochdruck durch eine HPLC-Säule (feste stationäre Phase) gepumpt. Das Trennprinzip ist ähnlich dem der GC. Nähere Informationen siehe Meyer (2009).

Chromatografische Verfahren vs. Immunoassays Sowohl chromatografische Verfahren als auch die zuvor beschriebenen quantitativen Immunoassays zeichnen sich durch unterschiedliche Stärken und Schwächen aus. Welches Verfahren unter welchen Bedingungen eher zur Konzentrationsbestimmung von Hormonen geeignet ist, hängt von diversen Faktoren, wie z. B. von Sensitivitätsanforderungen, der biologischen Matrix (Urin, Speichel, Plasma, Serum), dem zu bestimmenden Hormon (Kortisol, ACTH, Noradrenalin) usw. ab, sodass eine allgemeingültige Aussage kaum möglich ist. Ungeachtet dessen gelingt mittels chromatografischer Verfahren eine Differenzierung chemisch ähnlicher Substanzen meist besser als bei quantitativen Immunoassays. Ist z. B. die Quantifizierung des aktiven Kortisols intendiert, besteht bei Immunoassays die Gefahr der Unspezifität durch Kreuzreaktionen (Bindung eines AK an zwei unterschiedliche Antigene, z. B. Kortison und Kortisol) mit inaktivem Kortison, da beide Hormone, Kortisol und Kortison, ein ähnliches Epitop-Profil aufweisen. Im Falle einer Kreuzreaktion ließe sich Kortisol demnach nur unzureichend von Kortison differenzieren. Mittels chromatografischer Verfahren hingegen ist die Trennung von Kortison und Kortisol aufgrund ihrer verschiedenen funktionellen Gruppen und der damit einhergehenden unterschiedlichen Retentionszeiten auf der stationären Phase problemlos möglich.

Vor der Entwicklung der Multiplexassayvariante (► Abschn. »Partikelimmunoassay«) waren chromatografische Verfahren Immunoassays auch dann überlegen, wenn der Anspruch erhoben wurde, mehrere Hormone gleichzeitig unter identischen Bedingungen, d. h. aus einem Probenansatz zu bestimmen.

Im Hinblick auf die Kosten, die apparative Ausstattung, den Zeitaufwand und das erforderliche Ausmaß an praktischer Erfahrung haben chromatografische Verfahren gegenüber Immunoassays allerdings oft das »Nachsehen«.

3.2 Methoden der Immunologie

3.2.1 Präanalytik

Im Kontext der Psychoimmunologie werden die meisten immunologischen Parameter aus dem Blut bestimmt. In Abhängigkeit von der Fragestellung muss das Blut unterschiedlich behandelt werden. Es kann sowohl die Gewinnung von Plasma oder Serum (► Abschn. 3.1.1) als auch die Isolierung einzelner, vitaler Zellpopulationen (z. B. Lymphozyten, Monozyten etc.) erforderlich sein.

Zur Isolierung bzw. Separation einzelner Zellpopulation stehen verschiedene Methoden zur Verfügung. Jede dieser Methoden nutzt zur Trennung Eigenschaften, anhand derer sich verschiedene Zellpopulationen voneinander unterscheiden. Diese Eigenschaften können chemischer (z. B. Dichte, Größe) oder biochemisch-biologischer (z. B. Adhärenzverhalten, Phagozytoseverhalten) Natur sein.

Eine in der Praxis häufig angewandte Methode zur Gewinnung von mononukleären Zellen (Lymphozyten und Monozyten) aus Vollblut ist die sog. Ficoll-Hypaque-Dichtegradientenzentrifugation. Als Separationsmedium wird Ficoll-Hypaque verwendet. Ficoll ist ein synthetisches Polysaccharid, dessen Dichte so eingestellt ist, dass die Ficoll-Hypaque-Lösung eine geringere Dichte als Erythrozyten und Granulozyten, zugleich jedoch eine größere als Lymphozyten, Monozyten und Thrombozyten besitzt.

Zur Gewinnung von mononukleären Zellen (MNC) muss zunächst das Separationsmedium Ficoll-Hypaque in einem Reaktionsgefäß vorgelegt werden. In einem weiteren Schritt wird auf diese Medium vorsichtig das antikoagulierte Probandenvollblut geschichtet (◘ Abb. 3.8).

Es folgt ein ca. 30-minütiger Zentrifugationsschritt bei Raumtemperatur und 400–800 g. Aufgrund ihrer hohen Dichten durchringen die Erythrozyten und Granulozyten während der Zentrifugation die Ficoll-Hypaque-Lösung und pelletieren am Boden des Reaktionsgefäßes. Die MNC reichern sich in der sog. Interphase, einer Grenzschicht zwischen der Ficoll-Hypaque-Lösung und dem Plasma (über der Ficoll-Lösung liegend) an. Die Thrombozyten hingegen verbleiben aufgrund ihrer geringen Dichte und kleinen Größe im Plasma. Das Resultat nach der Zentrifugation ist in ◘ Abb. 3.9 zu sehen.

Nach der Zentrifugation können die MNC vorsichtig abpipettiert werden. Dabei sollte nach Möglichkeit kein Ficoll oder Plasma überführt werden. Um potenzielle Ficoll-Reste und Thrombozytenkontaminationen zu entfernen, wird empfohlen, die isolierten MNC vor der weiteren Verwendung mindestens einmal mit einer phosphatgepufferten Salzlösung (»phosphate buffered saline«, PBS) oder Nährmedium zu waschen.

Neben dieser Methode gibt es eine Vielzahl weiterer Separationstechniken. Einen guten Überblick hierzu geben Luttmann et al. (2009).

3.2.2 Analysemethoden zur Detektion/Quantifizierung von Zellprodukten

Quantitative Immuoassays

Die bereits in ▶ Abschn. 3.1 beschriebenen quantitativen Immunoassays zur Konzentrationsbestimmung von Hormonen sind nicht nur diesem Anwendungsbereich vorbehalten. Vielmehr können diese Assays zum quantitativen Nachweis von na-

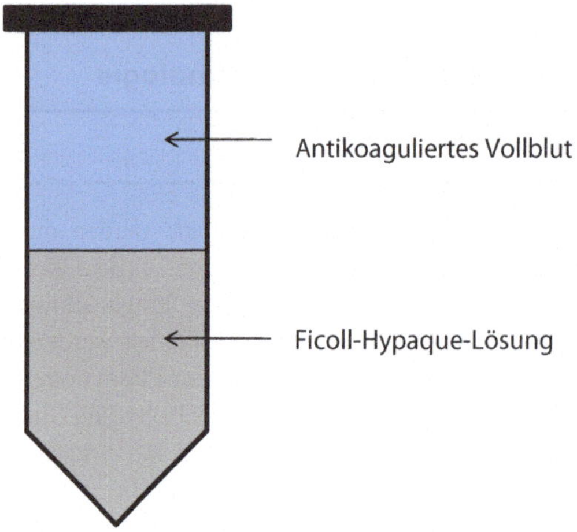

◘ **Abb. 3.8** Auf Ficoll-Hypaque-Lösung geschichtetes Vollblut

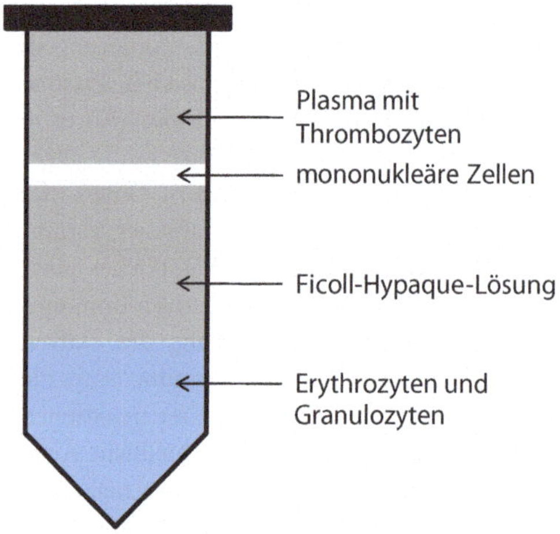

◘ **Abb. 3.9** Verteilung der Zellen nach der Dichtegradientenzentrifugation

hezu allen Biomolekülen mit antigener Determinante (Epitop) eingesetzt werden. So auch zum Nachweis immunologischer Zellprodukte (z. B. Zytokine, AK) und weiterer immunologischer Parameter (z. B. Adhäsionsmoleküle). Für den immunologischen Bereich müssen die Konzepte des kompetitiven und Sandwich-Assays (▶ Abschn. »Kompetitiver Assay« und »Sandwich-Assay«) jedoch um ein drittes Assaykonzept, den direkten Assay, ergänzt werden.

Direkter Immunoassay Die Messgröße des direkten Assaykonzepts ist der AK und nicht wie bei den beiden anderen Konzepten das Antigen. Der direkte Immunoassay ist daher zum Nachweis der humoralen Immunantwort geeignet. Für die Bestimmung der AK-Konzentration, ist das entsprechende Antigen an eine feste Phase (z. B. Mikrotiterplatte) zu immobilisieren. Anschließend muss die Probenlösung hinzugegeben werden, sodass der zu detektierende AK spezifisch an das immobilisierte Antigen binden kann. Der Nachweis des spezifischen AK-Antigen-Komplexes erfolgt über die Zugabe eines markierten AK, der gegen den zu detektierenden AK gerichtet ist. Ein intensives Markersignal indiziert demnach eine hohe, ein schwaches Markersignal hingegen eine geringe

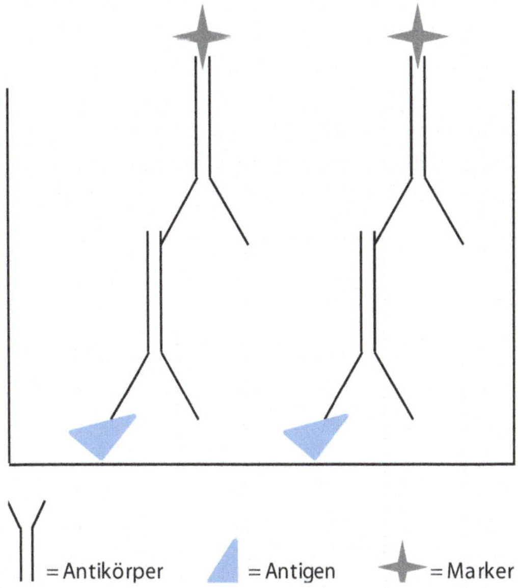

■ **Abb. 3.10** Direkter Assay am Beispiel des ELISA-Formats

AK-Konzentration in der Probe. In ■ Abb. 3.10 wird das direkte Assaykonzept verdeutlicht.

Western Blot

Der Western Blot ist eine Methode zur Detektion und/oder Quantifizierung von Proteinen aus einem Proteingemisch (z. B. Zelllysat). Auch hier erfolgt der Nachweis durch AK, die spezifisch gegen antigene Epitope des Zielproteins gerichtet sind. In der Psychoimmunologie wird der Western Blot eingesetzt, um Enzyme (z. B. NADPH-Oxidase), Transkriptionsfaktoren (z. B. NF-κB, STAT) sowie Immunglobuline zu detektieren und quantifizieren.

Für die Detektion und/oder Quantifizierung eines Proteins mit der Western-Blot-Technik sind drei grundlegende Arbeitsschritte notwendig:

- Auftrennung eines Proteingemisches mit einer Gelelektrophorese in einzelne Proteinbanden. Die Gelelektrophorese ist eine analytische Methode zur Trennung verschiedener Arten von Substanzgemischen. Unter Einfluss eines elektrischen Feldes wandert das zu trennende Substanzgemisch durch ein in einer ionischen Pufferlösung liegendes Gel. In Abhängigkeit von Größe, Ladung und Struktur bewegen sich die Moleküle unterschiedlich schnell durch das Gel, wodurch deren Trennung erzielt wird.
- Transfer bzw. »blotten« der getrennten Proteinbanden auf eine feste Membran.
- Nachweis des Zielproteins durch spezifische AK-Konjugate, die z. B. mit Enzymen oder Fluoreszenzfarbstoffen markiert sind.

Häufig erfolgt die Auftrennung des Proteingemisches mithilfe der Natriumdodezylsulfat (»sodium dodecyl sulfate«, SDS)-Polyacrylamid-Gelelektrophorese (SDS-Page).

Bei der SDS-Page werden die Proteine ausschließlich nach ihrer Molekularmasse, d. h. den relativen Größen der Polypeptidketten getrennt. Ladung und Struktur sind hingegen irrelevant. Bevor allerdings das Proteingemisch auf das Polyakrylamidgel zur Auftrennung aufgetragen werden kann, sind die Proteine zu denaturieren. Unter Proteindenaturierung versteht man die Veränderung der Tertiär- und Sekundärstruktur der Proteine ohne dabei deren Primärstruktur, d. h. die Aminosäurensequenz zu verändern. Zur Denaturierung werden die Proteine in dem anionischen Detergenz SDS inkubiert. Neben dem dadurch verursachten Verlust der Sekundär- und Tertiärstruktur kompensiert das stark negativ geladene SDS die unterschiedlichen Eigenladungen der Proteine. Im Hinblick auf die Ladung besteht zwischen den Proteinen danach kein Unterschied mehr – die Proteine sind nach der Inkubation in SDS gleichmäßig negativ geladen. Sobald das Proteingemisch auf das Gel aufgetragen ist, kann die Spannung angelegt werden. Die negativ geladenen Proteine wandern im elektrischen Feld von der Kathode in Richtung Anode. Die Poren des Polyakrylamidgels setzen dabei kleineren Proteinen einen schwächeren, größeren Proteinen hingegen einen stärkeren Widerstand entgegen. So migrieren kleinere Proteine im Vergleich zu größeren schneller durch die Gelporen. Am Ende des Verfahrens sind alle Proteine auf dem Gel nach ihrer Molekulargröße sortiert.

In ◘ Abb. 3.11 wird dieser Sachverhalt nochmals verdeutlicht. Die blauen Proteine besitzen eine kleinere Molekularmasse und wandern dadurch schneller durch die Gelporen als die grauen Proteine.

Der Gelelektrophorese schließt sich der eigentliche Blot (Transfer) der Proteinbanden auf eine feste Trägermembran an. Für diesen Transfer müssen die Trägermembran und das Gel mit den Proteinbanden in eine spezielle Elektrophoresekammer gegeben werden. Durch Anlegen einer elektrischen Spannung migrieren die Proteinbanden aus dem Gel auf die Membran. Das durch die SDS-Page erhaltene Trennmuster der Proteine bleibt bei der Übertragung erhalten. Durch die Blotting-Prozedur werden die Proteine den AK zur Detektion gut zugänglich gemacht.

Auf das Blotting der Proteinbanden folgt die Quantifizierung des Zielproteins mit spezifischen AK. Quantifiziert wird das Zielprotein bei nahezu allen Western-Blot-Anwendungen aus Gründen höherer Sensitivität durch eine indirekte AK-Markierung. Nach der Zugabe eines gegen das Zielprotein spezifisch gerichteten, unmarkierten Primärantikörpers, wird ein markierter (z. B. mittels Enzym, Radionuklid oder Fluoreszenzfarbstoff) Sekundärantikörper hinzugegeben, der selektiv an den Fc-Teil des Primärantikörpers bindet. Die detektierte Signalstärke verhält sich proportional zur Menge des Zielproteins (▶ Abschn. »Sandwich-Assay«).

Western Blot vs. quantitative Immonassays Gegenüber den klassischen Varianten der quantitativen Immunoassays (▶ Abschn. »Radioimmunoassay, RIA« und »Enzyme-linked-immunosorbent Assay, ELISA«), nicht jedoch gegenüber dem Multiplexassay, hat die Western Blot Methode den Vorteil mehrere Peptide/Proteine innerhalb eines Probenansatzes zu quantifizieren. Dieser Vorteil ergibt sich aus der Option, die verwendeten AK nach ihrem Gebrauch wieder zu entfernen (strippen), wodurch die Testung verschiedener AK in Serie möglich wird. Psychoimmunologen machen von dieser Option besonders dann Gebrauch, wenn das Zielprotein aus mehreren Untereinheiten besteht, wie dies z. B. bei der NADPH-Oxidase der Fall ist. Ebenso erwähnenswert ist die Tatsache, dass die Western-Blot-Methode im Gegensatz zu Immunoassays Informa-

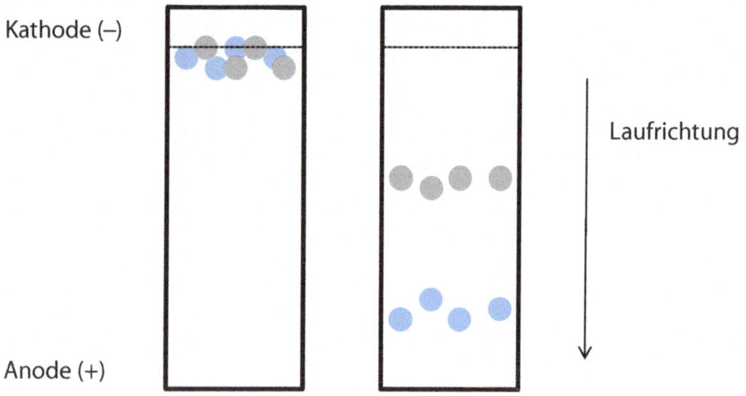

◘ **Abb. 3.11 Schematische Darstellung eines SDS-Page-Ergebnisses.** Die negativ geladenen Proteine wandern von der Kathode in Richtung Anode. Die Proteine mit der kleineren Molekularmasse (*blau*) wandern schneller als jene mit der größeren Molekularmasse (*grau*)

tionen über die Molekularmasse des Proteins liefert, sofern neben der Probe auch ein Gemisch aus Proteinen mit bekannter Größe, d. h. ein Molekularmarker auf das Gel aufgetragen wird. Ein Nachteil der Western-Blot-Technik ist sicherlich der hohe Zeitaufwand. Auch setzt eine erfolgreiche Durchführung ein hohes Maß an praktischer Erfahrung voraus.

3.2.3 Durchflusszytometrie als Analysemethode zum Nachweis phänotypischer Merkmale

Die Durchflusszytometrie (»fluorescence activated cell sorting«, FACS) ist ein Messverfahren zur Charakterisierung von Zellen. Dies kann sowohl an zuvor separierten Zellen (▶ Abschn. 3.2.1) als auch direkt aus Vollblut erfolgen. Bei Letzterem sind allerdings vor der Messung die störenden Erythrozyten zu lysieren. Neben Informationen zu Zellgröße und Struktur (Granularität), liefert das Messverfahren Angaben zu Oberflächenmerkmalen und intrazellulären Zusammensetzungen. Im Bereich der psychoimmunologischen Forschung wird das Messverfahren häufig zur Differenzierung und Auszählung von humanen Lymphozytensubpopulationen (z. B. von NK-, T- und B-Zellen) eingesetzt.

Die Basis für die durchflusszytometrische Analyse liefern fluoreszenzgekoppelte AK (Detektionsantikörper), die gegen typische Oberflächenmerkmale (»cluster of differentiation«, CD ▶ Kap. 2) der zu charakterisierenden Zellen gerichtet sind. Der Detektionsantikörper bindet an die interessierenden Oberflächenmerkmale, welche insofern Antigencharakter haben. Man bezeichnet die zu markierende Oberflächenmerkmale daher als Oberflächenantigene. Es können ein, zwei oder mehrere mit unterschiedlichen Fluoreszenzfarbstoffen verbundene, d. h. konjugierte AK eingesetzt werden. Die Anzahl eingesetzter Detektionsantikörper hängt davon ab, welche Zellsubpopulationen detektiert bzw. welche Oberflächenantigene nachgewiesen werden sollen. Bei der Auswahl der nachzuweisenden Oberflächenantigene ist zu beachten, dass jeder Zelltyp durch ein bestimmtes Muster an Oberflächenantigenen charakterisiert ist und unterschiedliche Zelltypen dabei teilweise identische Oberflächenmerkmale exprimieren. Daher reicht ein einzelner Detektionsantikörper in den wenigsten Fällen aus, um einen Zelltyp eindeutig zu identifizieren. Besteht z. B. Interesse an der Häufigkeitsverteilung der T-Zell-Subtypen CD4-T-Zellen (charakterisiert durch CD4 und dem T-Zellmarker CD3, d. h. $CD3^+$ und $CD4^+$) und CD8-T-Zellen ($CD3^+$ und $CD8^+$), so müssen sowohl fluoreszenzmarkierte Anti-CD3-, Anti-CD4- und Anti-CD8-AK eingesetzt werden.

Der Durchflusszytometer ist ein technisch komplexes Gerät, dessen optisches System aus mindestens einem Laser sowie mehreren Linsen, Spiegeln, Filtern und Detektoren besteht. Für die Messung werden die Zellen durch eine Kapillare gedrückt und so, hintereinander aufgereiht, an einem Laser vorbeigeleitet. Dadurch wird jede Zelle einzeln von einem Laserstrahl getroffen und sendet in Abhängigkeit von Zelltyp und Markierung der Detektionsantikörper bei der Probenpräparation charakteristische Streulicht- und Fluoreszenzsignale aus. Die Zellgröße lässt sich aus den nach vorne abgelenkten Strahlen (Vorwärtsstreulicht oder Forwardscatter, FSC) und die Granularität aus dem an den Zellstrukturen in einem 90°-Winkel reflektierten Licht (Seitwärtsstreulicht oder Sidescatter, SSC) ableiten (◻ Abb. 3.12).

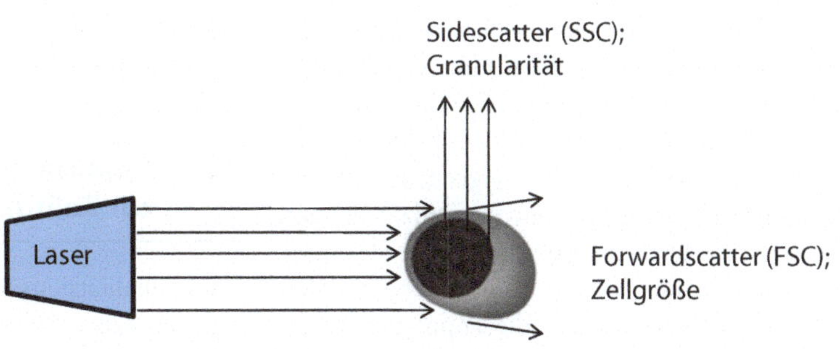

◻ **Abb. 3.12** Parameter Forwardscatter (FSC) und Sidescatter (SCC) in Abhängigkeit von Zellgröße und Granularität. (Mod. nach Luttmann et al. 2009)

Aufgrund dieser Informationen lassen sich Granulozyten als sehr granuläre Leukozyten identifizieren, da sie sich deutlich von den wenig granulären Monozyten, Lymphozyten und Erythrozyten unterscheiden. Außerdem ist es so möglich, die wenig granulären, aber großen Monozyten von den ebenfalls wenig granulären, aber kleinen Lymphozyten zu unterscheiden und von den noch kleineren Erythrozyten abzugrenzen.

Sind Oberflächenantigene der Zelle ferner mit fluoreszenzgekoppelten AK markiert, wird Lichtenergie des Lasers durch das Fluorochrom absorbiert und anschließend Fluoreszenzlicht in einer für das Fluorochrom spezifischen Wellenlänge emittiert. Über entsprechende Detektoren lassen sich die abgehenden Strahlungen schließlich registrieren und die Messdaten über einen Computer analysieren. Auf diese Weise lässt sich z. B. eine mittels FCS und SSC identifizierte Population der Lymphozyten weiter dahin gehend untersuchen, wie viele CD4-T-Zellen (eindeutig charakterisiert durch CD4 und CD3) enthalten sind. Hierzu werden CD4 und CD3 mit zwei verschieden fluoreszierenden Farben markiert und ausgezählt.

Die Messdaten werden häufig in eindimensionalen Histrogrammen oder zweidimensionalen Dot-Plots grafisch dargestellt. Ein Histogramm eignet sich zur Visualisierung der Zellverteilung hinsichtlich eines bestimmten Parameters (◘ Abb. 3.6), wie z. B. Granularität, Zellgröße oder Intensität der Fluoreszenz.

Zwei oder mehr Parameter pro Zelle können hingegen besser mit Dot-Plots (◘ Abb. 3.13) dargestellt werden.

In dieser Darstellungsform repräsentiert jeder Punkt eine bestimmte Zelle. Die FSC/SSC-Dot-Plot-Graphik in ◘ Abb. 3.13 zeigt die Verhältnisse einer Zellprobe. Die Größe (X-Achse) wird hierbei der Granularität (Y-Achse) gegenübergestellt. Deutlich lassen sich vier verschiedene Zellpopulationen voneinander abgrenzen: Granulozyten, Monozyten, Lymphozyten sowie Erythrozyten und weitere Zelltrümmer. Möchte man einzelne Lymphozytenpopulation in Abhängigkeit der Fluoreszenzsignale differenzieren und quantifizieren, muss die Lymphozytenpopulation an dieser Stelle mithilfe entsprechender Software ausgewählt werden, d. h. es wird ein Gate um die Population gelegt.

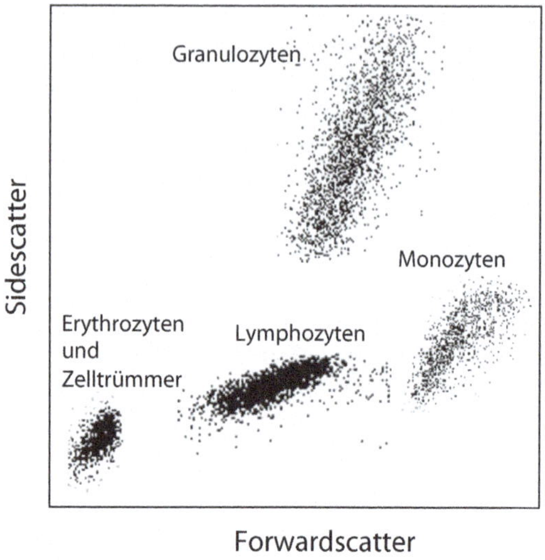

◘ **Abb. 3.13 Dot-Blot-Darstellung durchflusszytometrischer Daten.** Die Zellgröße bzw. das »Forwardscatter« auf der Abszisse ist gegen die Granularität bzw. das »Sidescatter« auf der Ordinate aufgetragen

Durch dieses Vorgehen werden im Folgenden nur noch die Zellen innerhalb des Gates registriert und weiter charakterisiert.

Abschließend sei darauf hingewiesen, dass die Durchflusszytometrie ein weitaus größeres Anwendungsspektrum aufweist, als bisher in diesem Abschnitt skizziert. Auf demselben Messprinzip aufbauend sind mithilfe dieser Geräte neben der Differenzierung und Quantifizierung bestimmter Zellpopulationen auch funktionelle Untersuchungen (z. B. intrazelluläre Zytokinmessungen, Bestimmung der zellvermittelten Zytotoxizität), Konzentrationsbestimmungen von Antigenen (▶ Abschn. »Partikelimmunoassay, PIA«) sowie DNA- und Zellzyklusanalysen möglich. Durch eine am Durchflusszytometer zusätzlich angebrachte apparative Vorrichtung, einem sog. Zellsorter, können Zellen des Weiteren nach bestimmten Merkmalen sortiert und für spätere Untersuchungen bereitgestellt werden.

3.2.4 Analysemethoden zur Zellfunktion

Funktionalitätstests beschäftigen sich mit der Funktion von Zellen. Hierunter fallen Methoden zur Bestimmung der Zellviabilität (Funktionstüchtigkeit der Zellen), der Zellproliferation, der zellvermittelten Zytotoxizität, der Phagozytosefähigkeit bestimmter Phagozyten sowie Methoden zur Detektion von Apoptose.

Da in der psychoimmunologischen Forschung viele Fragestellungen die Bestimmung der Zellproliferation und der zellvermittelten Zytotoxizität erfordern, werden im Folgenden ausgewählte In-vitro-Methoden zur Untersuchung dieser Funktionen vorgestellt.

Proliferation

Unter Proliferation versteht man die Zellvermehrung durch mitotische Teilung (mitotische Teilung oder kurz Mitose bezeichnet den Vorgang der Zellkernteilung bei eukaryotischen Zellen). Während Immunzellen in vivo nach Aktivierung durch Antigene, andere Zellen oder Zytokine proliferieren, bedarf es in vitro meist einer unspezifischen Stimulierung durch Mitogene. Mitogene, wie z. B. Phythaemagglutin oder Pokeweed-Mitogen, sind Proteine, welche die Zellteilung anregen. Bei der Proliferation wird zelluläre DNA nach semikonservativem Prinzip repliziert, d. h. verdoppelt. Gemäß diesem Prinzip bleibt die Mutter-DNA zur Hälfte in jedem Tochter-Molekül erhalten. Die andere Hälfte der Tochter-DNA wird hingegen aus freien Nukleotiden (DNA- bzw. RNA-Grundbausteine) durch die DNA-Polymerase neu synthetisiert. Die folgenden In-vitro-Methoden zur Bestimmung der Zellproliferation machen sich diesen Replikationsmechanismus zunutze, in dem sie Nukleotide (DNA-Bausteine) mit Markern versehen und diese der DNA-Polymerase zur Synthese des komplementären Tochterstrangs zur Verfügung stellen. Als Maß für die Proliferation dient die DNA-Syntheseleistung, die durch die Einbaurate markierter Nukleotide quantifiziert wird.

Eine Methode, die sich zur Quantifizierung von neusynthetisierter DNA in der Gesamtzellpopulation eignet, ist die H^3-Thymidin-Einbau-Technik. Bei dieser Technik wird das DNA-Nukleotid Thymidin mit dem β-Strahler H^3 radioaktiv markiert. Um den Einbau dieses tritiierten Thymidins (H^3-Thymidin) während der DNA-Synthese zu ermöglichen, werden Zellen nach etwa 2-tägiger Mitogenstimulation für ungefähr 24 Stunden in H^3-thymidinhaltigem Medium inkubiert. Bevor jedoch die Quantifizierung der Radioaktivität bzw. der H^3-Thymidin Einbaurate durch einen Szintillationszähler erfolgen kann, muss mittels geeigneter Methoden die DNA aus den Zellen extrahiert werden.

Statt H^3-Thymidin kann auch das nichtradioaktive Thymidin-Analogon 5-Brom-2′-desoxyuridin (BrdU) der DNA-Polymerase zur Inkorporation in den neuen DNA-Strang dargeboten werden. Eine Möglichkeit zur Detektion und Quantifizierung des in die DNA eingebauten BrdU bieten Immunassays mit spezifisch gegen BrdU gerichteten AK.

Neben diesen Methoden stehen noch weitere Verfahren zur Proliferationsbestimmung zur Verfügung. Einige verwenden z. B. die metabolische Aktivität als Maß für die Proliferation, obgleich es sich hierbei eher um Verfahren zur Viabilitiätsprüfung handelt (näheres bei Petty et al. 1995; Denizot u. Lang 1986). Naheliegend, aber zur Bestimmung der Teilungsfähigkeit dennoch ungeeignet ist ein einfacher Prä-post-Vergleich der Gesamtzellzahl. Grund hierfür ist die geringe Teilungsrate eukaryotischer Zellen, welche zu stark fehlerbehafteten Ergebnissen führt.

Zellvermittelte Zytotoxizität

Natürliche Killer-(NK-)Zellen und zytotoxische T-Zellen (T_c) erkennen sowohl Tumorzellen als auch bakterien- und virusinfizierte Zellen. Ferner sind sie dazu befähigt in jenen Zellen Apoptose zu induzieren (▶ Kap. 2). Zur Bestimmung des zytotoxischen Potenzials von NK- und T_c nutzen nahezu alle Verfahren die für sterbende Zellen typische defekte Zellmembran.

Im Folgenden soll anhand des Chrom-(^{51}Cr-)release-Assays der Ablauf eines klassischen Zytotoxizitätstests erläutert werden. Unterschiede zwischen den einzelnen Assayvarianten bestehen primär hinsichtlich des eingesetzten radioaktiven Isotops. Bei dem Chrom-(^{51}Cr-)release-Assay werden die Zielzellen zunächst in einem mit ^{51}Cr angereichertem Medium inkubiert. Während der Inkubation inkorporieren diese Zellen das radioaktive Chrom. Solange die Zielzellen lebendig und intakt sind, kommt es nicht zu einer spontanen Abgabe des aufgenommenen Isotops. Das Assayprinzip beruht darauf, dass die markierten Zellen erst lysiert werden müssen, bevor radioaktives Chrom aus dem Zellinneren austreten und gemessen werden kann. Nach der Entfernung von ungebundenem ^{51}Cr durch einen Waschschritt, werden die radioaktiv markierten Zielzellen mit den zytotoxischen Effektorzellen, d. h. den NK- oder T_c, für einige Stunden koinkubiert. Während der Inkubation binden die zytotoxischen Effektorzellen die zuvor radioaktiv markierten Zielzellen und induzieren in diesen Apoptose. Das inkorporierte ^{51}Cr kann nun aus der Zielzelle ins Medium diffundieren. Nach Abzentrifugation der Zellen wird der Überstand entnommen und die Radioaktivität des sich darin befindlichen Chromisotops in einem Szintillationszähler quantifiziert. Die gemessene Radioaktivität verhält sich proportional zum apoptotischen Tod der Zielzellen und stellt somit ein geeignetes Maß für das zytotoxische Potenzial der Effektorzellen dar.

Obgleich die Bestimmung der zellvermittelten Zytotoxizität überwiegend mittels radioaktiver Verfahren erfolgt, soll an dieser Stelle auf alternative Methoden hingewiesen werden, die eine Erfassung dieses Parameters auch ohne Radioaktivität ermöglichen. Hierbei ist der sog. Laktatdehydrognease-(LDH-)release-Assay zu nennen. Auch dieses Verfahren nutzt die Tatsache, dass tote Zellen ihren Zellinhalt aufgrund einer defekten Zellmembran ins Medium entleeren. Zu jenem Zellinhalt zählt das Enzym LDH, dessen Aktivität bei diesem Assay im Medium bestimmt wird. Die Enzymaktivität wird dabei als Maß für die Anzahl toter Zellen bzw. für das Zytotoxizitätspotenzial der Effektorzelle herangezogen. Quantifiziert wird die Enzymaktivität indirekt, über den Umsatz einer zweiten Enzymreaktion, welche wiederum von der Aktivität des LDH-Enzyms abhängt und sich darüber hinaus in einem Farbumschlag zeigt (näheres ► Weidemann et al. 1995). Es existieren weitere Alternativverfahren (Blomberg et al. 1996).

3.3 Qualitative Real-time-Polymerasekettenreaktion zur Bestimmung der Genexpression

Im Hinblick auf die zunehmende Bedeutung molekularbiologischer Methoden für die Psychoendokrinologie und -immunologie (► Kap. 8) wird in einem gesonderten Abschnitt die derzeit modernste Nukleinsäureamplifikationsmethode (Vervielfältigungsmethode) zur Quantifizierung der Genexpression (Genexpression im engeren Sinne bezeichnet die Transkription/Umschreibung einer genetischen Information in mRNA) von Zielgenen vorgestellt: die quantitative Real-time-Polymerasekettenreaktion (qRT-PCR).

Bei der qRT-PCR geht es darum, aus der Menge an amplifiziertem PCR-Produkt auf die eingesetzte Startmenge an spezifischer mRNA zu schließen. Hierzu wird die Menge einer spezifischen mRNA durch die Anwendung der reversen Transkription (**RT**) und einer sich daran anschließenden Polymerasekettenreaktion (**PCR**) unter Verwendung von Fluoreszenzfarbstoffen in Echtzeit quantifiziert (**q**). Die qRT-PCR beruht insofern auf dem Prinzip der herkömmlichen PCR. Im Folgenden werden zunächst die für die Durchführung einer herkömmlichen PCR notwendigen Komponenten vorgestellt und das Grundprinzip dieser Methode erläutert.

Komponenten Die wesentlichen Komponenten bei der Vervielfältigung einer Nukleinsäure mittels PCR sind eine ausreichende Menge an Ausgangs-DNA (**Template**), eine thermostabile DNA-Polymerase (meist Taq-Polymerase), zwei für das DNA-Template spezifische Oligonukleotide (**Primer**) und ein Gemisch aller Nukleotide (Desoxyribonukleosidtriphosphate, dNTP) zur DNA-Synthese. Für die Durchführung einer qRT-PCR müsste die Liste um ein drittes Oligonukleotid ergänzt werden (► unten). Auch ein sog. Thermozykler (PCR-Gerät) wird benötigt, in welchem die PCR-Experimente zur Steuerung des Temperaturprofils (► PCR-Zyklus) stattfinden.

PCR Die herkömmliche PCR ist ein Prozess, welcher in den folgenden drei sich wiederholenden Reaktionsschritten erfolgt:
1. Denaturierung,
2. Annealing (Primeranlagerung) und
3. Elongation (Verlängerung).

Ein PCR-Zyklus beginnt mit einem thermischen Denaturierungsschritt. Auf etwa 90–94°C wird die zu amplifizierende DNA (Template-DNA) erhitzt und dadurch in ihre Einzelstränge zerlegt. Anschließend wird im sog. Annealingschritt die Temperatur auf ca. 55–60°C gesenkt. Bei dieser Temperatur hybridisieren die gegenläufig orientierten Primer an die jeweils komplementären Sequenzen der Template-DNA, d. h. die Basenpaare binden über Wasserstoffbrücken aneinander. Die DNA-Polymerase benötigt die Primer als Startmoleküle zur Verlängerung der Zielsequenz. In einem letzten Schritt, dem sog. Elongationsschritt, wird die Temperatur auf die optimale Arbeitstemperatur der DNA-Polymerase erhöht (z. B. 72°C bei der Taq-Polymerase). Die DNA-Polymerase setzt an den Primern an und verlängert diese mit den dNTP aus der Peripherie. Am Ende des ersten Zyklus erhält man aus einem Template-DNA-Molekül zwei DNA-Moleküle. Im nächsten Zyklus dienen die zuvor synthetisierten DNA-Moleküle wiederum als Vorlage. In der Regel wird ein solcher Zyklus mindestens 30-mal wiederholt. Theoretisch wird nach jedem Zyklus die Menge der Zielsequenz verdoppelt. ◘ Abb. 3.14 zeigt den schematischen Ablauf der PCR.

Quantitative Real-time-Polymerasekettenreaktion (qRT-PCR) Vor diesem Hintergrund wird die Notwendigkeit einer der PCR vorgeschalteten reversen Transkription von RNA in »complementary« DNA (cDNA) bei der qRT-PCR deutlich. (Um die aus der mRNA entstandene DNA von der genomischen DNA unterscheiden zu können, wird diese als cDNA bezeichnet.) Die Erfordernis einer reversen Transkription ergibt sich aus dem Umstand, dass als Maß für die Genexpression die Menge an transkribierter **mRNA** herangezogen wird, während

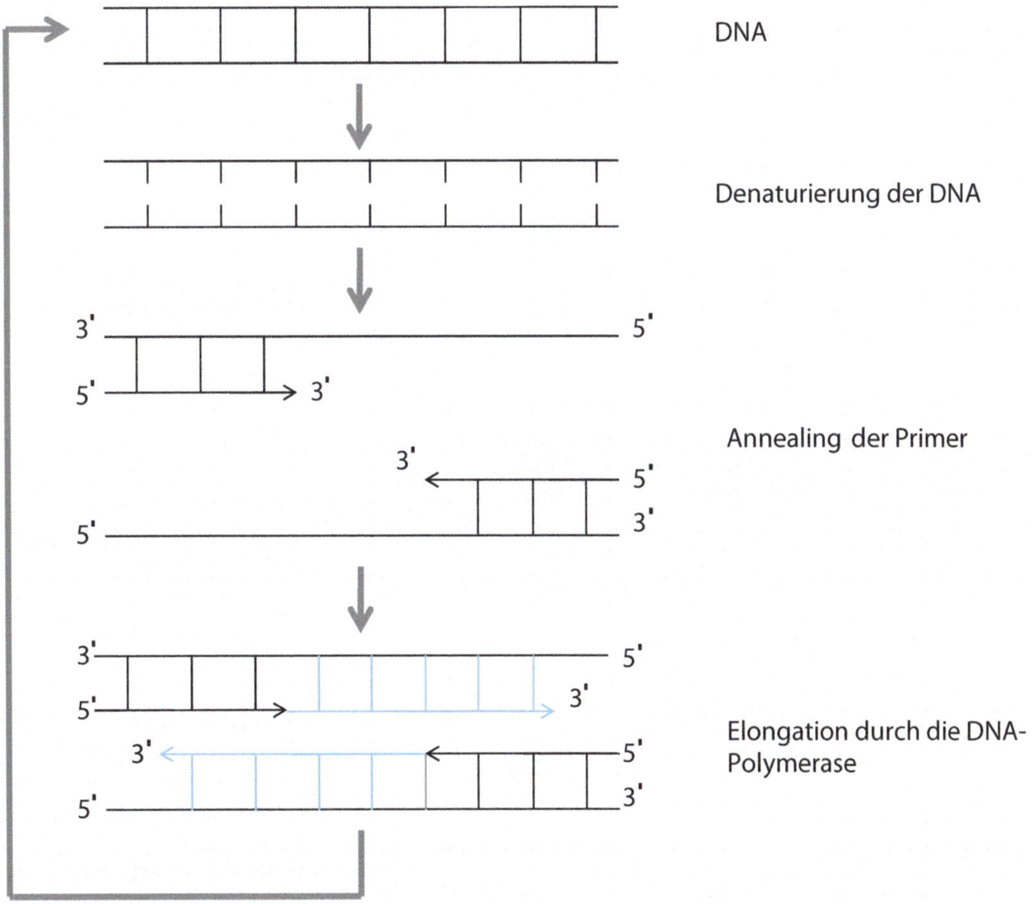

◘ **Abb. 3.14** Schematische Darstellung des PCR-Zyklus mit den Arbeitsschritten Denaturierung, Annealing und Elongation

die Primerverlängerung im Elongationsschritt der PCR jedoch durch eine **DNA-Polymerase** erfolgt, die für ihre Aktivität eine DNA-Matrize benötigt. Bevor also die PCR zur Amplifikation der Zielsequenz gestartet werden kann, muss die aus Zellen oder Gewebe isolierte RNA durch die reverse Transkriptase in cDNA umgeschrieben werden.

Um während der PCR aber nicht nur die Amplifikation der Zielsequenz, sondern auch die Quantifizierung des PCR-Produkts zu ermöglichen, sind neben den anderen zuvor genannten Komponenten zusätzlich Fluoreszenzfarbstoffe einzusetzen. Eine Möglichkeit zur Fluoreszenzmessung bei der qRT-PCR bietet eine Hydrolysierungssonde (TaqMan-Sonde). Hier befinden sich zwei Fluoreszenzfarbstoffe auf einem Oligonukleotid. Das eine Ende der Sonde ist mit einem sog. Reporter- und das andere mit einem sog. Quencher-Fluoreszenzfarbstoff markiert. Die Sequenz des Oligonukleotids wird so gewählt, dass diese komplementär zu der Zielsequenz ist und zwischen den beiden spezifischen Primerpaaren liegt. Bei intakter Sonde wird die Fluoreszenz des Reporters durch den Quencher unterdrückt. Während der Annealing-Phase einer qRT-PCR hybridisieren also sowohl Primer als auch Hydrolysierungssonde mit dem komplementären DNA-Strang. Da die DNA-Polymerase neben ihrer Synthese- auch eine Exonukleaseaktivität besitzt, baut dieses Enzym während der Synthese des DNA-Doppelstrangs gleichzeitig die Sonde ab. Der vom Quencher dadurch abgespaltene Reporter kann nun fluoreszieren. Das Funktionsprinzip der Hydrolisierungssonde ist in ◘ Abb. 3.15 dargestellt.

Detektiert wird die Fluoreszenz in jedem einzelnen Reaktionszyklus durch ein in das PCR-Gerät integriertes Detektionssystem. Die Fluoreszenzintensität verhält sich proportional zu der Menge an gebildetem PCR-Produkt, welches wiederum den Rückschluss auf die Menge an eingesetzter mRNA bzw. cDNA ermöglicht.

Neben dem soeben dargestellten Detektionssystem (Hydrolisierungssonde) gibt es eine Vielzahl weiterer Möglichkeiten zur Fluoreszenzmes-

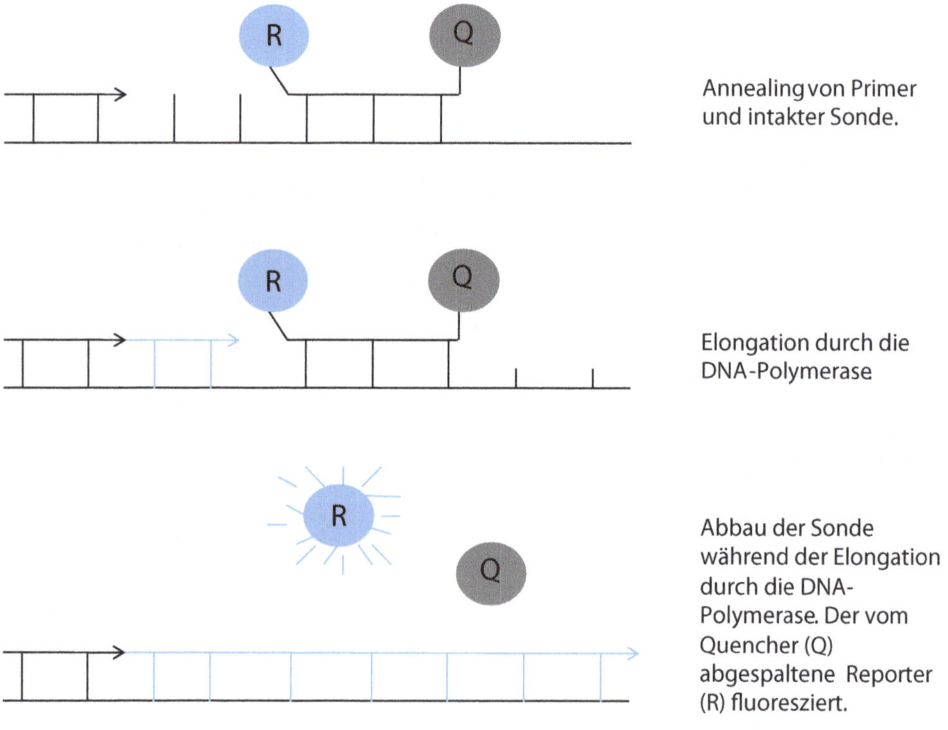

◘ **Abb. 3.15** Funktionsweise einer Hydrolysierungssonde; *R* Reporter, *Q* Quencher sung (zusätzliche Informationen bei Müllhardt 2006; nähere Informationen zur konkreten Vorgehensweise im Hinblick auf die Auswertung des Fluoreszenzsignals bei Pfaffl 2004).

Fazit

Dieses Kapitel soll eine Entscheidungshilfe bei der Auswahl einer adäquaten Analysemethode zur Erhebung der interessierenden endokrinologischen und/oder immunologischen Parameter sein. Ferner soll eine Sensibilisierung dahin gehend gefördert werden, wie komplex eine solche Entscheidung ist und welche Faktoren bei der Methodenwahl zu berücksichtigen sind. Aus diesem Grund wurde in den vorangegangenen Abschnitten auf die Darstellung einzelner Arbeitsvorschriften gänzlich verzichtet, demgegenüber jedoch großer Wert auf die Erläuterung von Messprinzipien, die vergleichende Gegenüberstellung einzelner Methoden sowie das Aufzeigen von Anwendungsmöglichkeiten gelegt.

Literatur

Bangsow T, Deutsch U, Engel H, Korfhage C, Löffert D (2007) Polymerase-Kettenreaktion (PCR). In: Jansohn M (Hrsg) Gentechnische Methoden. Eine Sammlung von Arbeitsanleitungen für das molekularbiologische Labor, Vol 4. Elsevier, München, S 153–188

Blomberg K et al. (1996) Time-resolved fluorometric assay for natural killer activity using targets labelled with a fluorescence enhancing ligand. J Immunol Methods 193: 199–206

Denizot F, Lang R (1986) Rapid colorimetric assay for cell growth and survival modifications to the tetrazolium dye procedure giving improved sensitivity and reliability. J Immunol Methods 89: 271

Jacobs R (1996) Methoden der Immunologie. In: Schedlowski M, Tewes, U (eds) Psychoneuroimmunologie. Spektrum Akademischer Verlag, Heidelberg, S 187–217

Janeway CA, Travers P, Walport M, Shlomchik MJ (2002) Anhang I: Die Werkzeuge des Immunologen. In: Janeway CA, Travers P, Walport M, Shlomchik MJ (eds) Immunologie, Vol. Spektrum Akademischer Verlag, Heidelberg, S 657–706

Kaltenböck K (2008) Chromatographie für Einsteiger. Wiley, Weinheim

Luttmann W, Bratke K, Küpper M, Myrtek D (2009) Der Experimentator: Immunologie, Vol 3. Spektrum Akademischer Verlag, Heidelberg

Meyer VR (2009) Praxis der Hochleistungs-Flüssigchromatographie, Vol 10. Wiley, Weinheim

Mülhardt C (2006) Der Experimentator: Molekularbiologie/ Genomics, Vol 5. Elsevier, München

Pfaffl MW (2004) Real-time RT-PCR: Neue Ansätze zur exakten mRNA Quantifizierung. Biospektrum 1: 92–95

Petty RD et al. (1995) Comparison of MTT and ATP-based assays for the measurement of viable cell number. J Biolumin Chemilumin 1: 29–34

Schürmeyer T, Wagner TOF (1996) Methoden der Endokrinologie. In: Schedlowski M, Tewes U (Hrsg) Psychoneuroimmunologie. Spektrum Akademischer Verlag, Heidelberg, S 163–186

Weidemann E et al. (1995) Lactate dehydrogenase-release assay: a reliable, nonradioactive technique for analysis of cytotoxic lymphocyte-mediated lytic activity against blasts from acute myelocytic leukemia. Ann Hematol 70: 153–158

Wudy SA, Wenderhold-Reeb S, Hartmann MF, Blum WE (2010) Grundlagen der Hormonbestimmung in der pädiatrischen Endokrinologie. In: Hiort O, Danne T, Wabitsch M (Hrsg) Pädiatrische Endokrinologie und Diabetologie Springer, Berlin Heidelberg New York Tokio, S 69–80

Immunkonditionierung als ein grundlegendes Paradigma der Psychoneuroimmunologie

Sigrid Elsenbruch, Manfred Schedlowski

4.1 Relevanz

Die Relevanz der Immunkonditionierung begründet sich zum einen durch den wesentlichen Beitrag der in diesem Kontext entstandenen Forschungsstrategien und -befunde zur Entstehung und Etablierung des interdisziplinären Forschungsgebiets der Psychoneuroimmunologie. So haben Konditionierungsexperimente maßgeblich zum Verständnis der Mechanismen und der klinischen Relevanz von Interaktionen zwischen Gehirn und Immunsystem beigetragen. Zum anderen ergeben sich aus der Grundlagenforschung zu den Mechanismen der Immunkonditionierung vielfältige hochinteressante klinische Perspektiven in der Therapie verschiedener immunologischvermittelter Erkrankungen. Schließlich gewinnt die Konditionierungsforschung ganz aktuell zunehmend im Kontext der Placeboforschung Beachtung, denn offenbar sind neben Erwartungseffekten auch assoziative Lernprozesse am Placeboeffekt beteiligt.

Untersuchungen zur Immunkonditionierung illustrieren die Komplexität und klinische Relevanz von afferenten und efferenten Verbindungen zwischen ZNS, endokrinem System und Immunsystem. Während es in vergangenen Jahrzehnten lange Zeit unklar war, warum periphere Immunreaktionen sensitiv für zentralnervös-vermittelte Lerneffekte sein sollten, betrachtet man inzwischen die Existenz solcher Effekte als biologisch-adaptive Strategie. So erscheint es in der Tat inzwischen sehr wahrscheinlich, dass es im Verlauf der Evolution beträchtlichen adaptiven Wert hatte und somit die individuellen Überlebenschancen steigerte, wenn ein Organismus über Fähigkeiten und Strategien verfügt, basierend auf Lernerfahrungen biologisch relevante (Immun-)Reaktionen zu antizipieren und sich entsprechend vorzubereiten. Aus dieser Perspektive lässt sich die konditionierte Immunreaktion als adaptive, vorbereitende Anpassungsreaktionen an äußere oder innere Herausforderungen betrachten. Die klassische Konditionierung ist als assoziativer Lernprozess bezüglich der zeitlichen und/oder kausalen Zusammenhänge zwischen externalen und internalen Reizen definiert. Im Fall der Immunkonditionierung betrifft dies die Fähigkeit, einen konditionierten Stimulus (CS) (z. B. einen spezifischen Umweltkontext, einen einzigartigen Geschmack oder Geruch mit einem spezifischen Immunstatus bzw. einer spezifischen Immunreaktion gegen z. B. Allergene, Toxine oder Antigene (unkonditionierte Stimuli, US) zu assoziieren. Solche Lernprozesse sind evolutionsbiologisch relevant, da sie z. B. die Überlebenschance dadurch verbessern können, dass der Organismus in Folge diesen spezifischen Kontext oder Geschmack (bzw. die entsprechenden Nahrungsmittel) vermeiden kann (gelernte Geschmacksaversion). Weitere gelernte, adaptive Reaktionen sind neben der Reduktion des Kontakts mit dem Allergen durch spezifische Reaktionen (z. B. Husten), auch die parallele Initiierung vorbereitender Immunreaktionen, die den Organismus optimal auf den Kontakt mit einem Antigen vorbereiten (z. B. durch Mastzelldegranulation oder Antikörperproduktion). Vor diesem Hintergrund ist es nicht verwunderlich, dass die Extinktion solcher gelernter Immunreaktionen, obwohl im Experiment möglich, in der natürlichen Umgebung durchaus sehr lange dauern kann und möglicherweise sogar gar nicht stattfindet.

Insgesamt lässt sich somit feststellen, dass die Betrachtung der Immunkonditionierung als evolutionsbiologisch sinnvolle Kompetenz des Organismus und ihre Rekontextualisierung innerhalb der Placeboforschung nicht nur der Konditionierungsforschung auch über die Psychoneuroimmunologie hinaus einen fundierten biomedizinischen Rahmen gibt, sondern auch die potenzielle klinische Relevanz von ZNS-Immunkommunikation plausibel macht. Jedoch sind trotz der herausragenden Bedeutung dieser Forschungsansätze die genauen neuroendokrinen-immunologischen Mechanismen, die die klassische Konditionierung von Immunreaktionen steuern, bislang unvollständig bekannt und es existieren bis dato nur vereinzelte Studien zu klinischen Anwendungsmöglichkeiten, die in den folgenden Abschnitten genauer beschrieben werden.

4.2 Paradigmen

Jedes Konditionierungsprotokoll umfasst zwei grundlegende Komponenten, die auf Pawlows Konditionierungsexperimenten zu Beginn des letzten Jahrhunderts beruhen (▣ Abb. 4.1). In der Akquisitionsphase wird ein assoziativer Lernprozess durch eine oder mehrere kontingente CS-US-Paarungen vollzogen. In der Evokationsphase wird daraufhin der Lernvorgang (konditionierte Reaktion, CR) abgerufen, indem der CS alleine präsentiert wird. Offensichtlich und intuitiv nachvollziehbar, sowohl aus evolutionsbiologischer Perspektive als auch im Kontext alltäglicher Lebenserfahrungen, sind solche Lernvorgänge im Rahmen der »konditionierten Geschmacksaversion«. Hier führen Vorerfahrungen mit assoziierten körperlichen und/oder immunologischen Reaktionen auf bestimmte Nahrungsmittel zu einer folgenden Vermeidung dieser spezifischen Nahrungsmittel oder -bestandteile. Das entsprechende experimentelle Paradigma wurde vor Jahrzehnten etabliert und findet seitdem vielfach Anwendung sowohl in tierexperimentellen Studien als auch in Untersuchungen am Menschen. In diesem experimentellen Konditionierungsparadigma lernt das Versuchstier oder die Versuchsperson eine Assoziation zwischen einem speziellen, neuartigen Geschmack und einem verzögert auftretenden Unwohlsein bzw. einer Übelkeit. Die Mehrzahl tierexperimenteller Studien nutzt eine süß schmeckende Trinklösung (z. B. Saccharin) als CS und die Injektion einer immunmodulierenden Substanz als US. Weitere übliche Geschmacksreize, die auch in Humanstudien zur Anwendung kommen, sind saure Lösungen (HCl), Kakaogetränke oder stark verdünnte Ethanol- oder Vanillelösungen als gustatorische/olfaktorische CS sowie Kampfer als rein olfaktorischer CS. Nach einer oder mehreren Paarungen von CS und US lässt sich dann in der Evokationsphase bei alleiniger Darbietung des CS die gelernte Reaktion als konditionierte

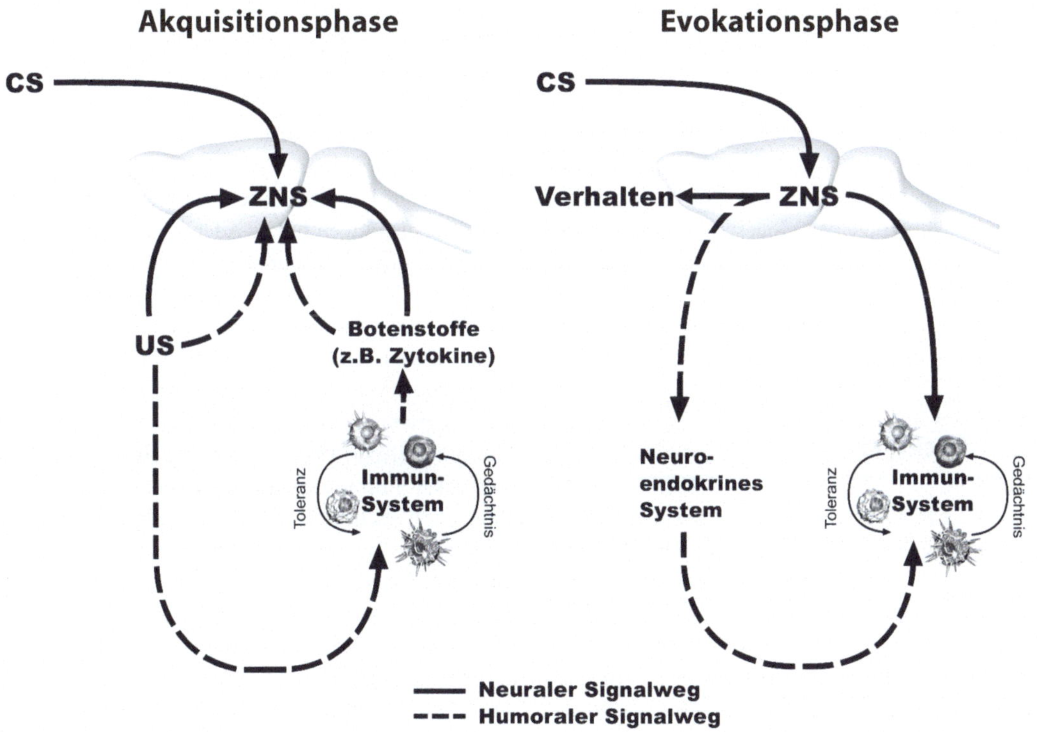

▣ **Abb. 4.1 Mechanismen der klassischen Konditionierung.** Während des Erwerbs der konditionierten Immunreaktion führt der unkonditionierte Stimulus (*US*) zu Veränderungen im Immunsystem und/oder im Nervensystem, die als afferentes Signal das zentrale Nervensystem (*ZNS*) erreichen und hier mit den Signalen des konditionierten Stimulus (*CS*) verknüpft werden. Beim Abruf der konditionierten Immunreaktion wird das assoziierte Signal durch den CS aktiviert und führt auf efferentem Weg zu Veränderungen im Immunsystem. Eine wichtige Rolle bei der Vermittlung der afferenten und efferenten Signale spielt neben dem autonomen Nervensystem das endokrine System. (Aus Cesko et al. 2010)

Geschmacksaversion als reduzierter Konsum des Geschmacksreizes (im Tiermodell) bzw. Abneigung gegenüber dem entsprechenden CS im Humanmodell quantifizieren. Der eigentlich interessante und wesentliche Effekt geht jedoch über die auf Verhaltensebene messbaren Reaktionen des Ess- bzw. Trinkverhaltens hinaus. Denn der CS induziert zusätzlich eine Antwort im Immunsystem, die in Ausmaß und Art dem Effekt der immunmodulierenden Substanz ähnelt. Entsprechend spezifisch und unterschiedlich sind also auch die konditionierbaren Reaktionen. Wird also als CS eine immunsuppressive Substanz (z. B. Zyklosporin A) appliziert, dann ist die konditionierte Reaktion auch analog eine Reduktion spezifischer Immunfunktionen. Wird hingegen als CS eine Substanz benutzt, die bestimmte Immunfunktionen stimuliert (z. B. Adrenalin), dann ist die konditionierte Immunreaktion entsprechend den Effekten des US. Die am häufigsten eingesetzten US zur konditionierten Immunsuppression sind immunsuppressive Medikamente wie Zyklophosphamid oder Zyklosporin A (CsA). Im Rahmen von Studien zur konditionierten Stimulation von Immunfunktionen werden am häufigsten Antigene oder immunstimulierende Substanzen wie »Polyinosinic:polycytidylic acid« (poly I:C) eingesetzt. Um eine akute Phasereaktion zu induzieren, kommen als häufigste US Lipopolysaccharide (LPS), Superantigene wie z. B. Staphylokokken-Enterotoxin A und B (SEA, SEB) oder Zytokine wie z. B. IL-1 zum Einsatz.

4.3 Rückblick

Die ersten anekdotischen Berichte zur Immunkonditionierung beim Menschen stammen aus dem späten 19. Jahrhundert. So existiert ein Bericht aus dem Jahre 1886, in dem beschrieben wird, dass die Präsentation einer künstlichen Rose bei einer gegen Rosen allergischen Patientin einen Asthmaanfall auslöste. Diese Reaktion des Immunsystems, die durch die vorherige Kopplung des Allergens (Rosen) und der allergischen darauf folgenden Immunantwort Zustande gekommen sein musste, wurde demzufolge klassisch konditioniert. Zu Beginn des 20. Jahrhunderts folgten, ebenfalls im Zusammenhang mit allergischen Symptomen, ähnliche Fallberichte, die die potenzielle klinische Relevanz der Immunkonditionierung nahelegen. So wurde z. B. beobachtet, dass der Anblick eines Bildes, das ein Heufeld zeigte, konditionierte allergische Symptome provozierte. In Folge wurden die individuellen Krankengeschichten von Asthmapatienten auf spezifische Schlüsselreize im Vorfeld von Asthmaanfällen hin analysiert. Dabei zeigte sich, dass fast jeder anfänglich neutrale Reiz zum konditionierten Stimulus werden konnte, wenn er zeitnah mit einem Asthmaanfall gekoppelt wurde. Erste experimentelle Studien mit Patienten knüpften einige Jahrzehnte später an diese Beobachtung an und zeigten, dass allein die Erwartung, ein Allergen einzuatmen bei vielen asthmatischen Patienten eine asthmaähnliche Reaktion auslöste.

Obwohl erste tierexperimentelle Konditionierungsexperimente mit immunmodulierenden Substanzen bereits in den 1920er Jahren stattfanden, wird häufig das 1974 publizierte, klassische Experiment des Psychologen Ader als erster und wegweisender Beleg betrachtet (Ader 1974). Gleichzeitig wird dieses Experiment und die darauf aufbauenden Folgestudien als der Beginn der Psychoneuroimmunologie als eigenständiger Forschungszweig gewertet. In seinen tierexperimentellen Untersuchungen nutzte Ader das beschriebene Geschmacksaversionsparadigma und setzte in einer seiner Versuchsreihen Zyklophosphamid als US ein, eine Substanz, die nicht nur Übelkeit erzeugt, sondern auch immunsuppressiv wirkt. Bei der Reexposition beobachtete Ader zusätzlich zu der erwarteten Geschmacksaversion eine erhöhte Mortalität (Ader 1974). Die klassische Konditionierbarkeit immunsuppressiver Effekte unter Nutzung des Geschmacksaversionsparadigmas zeigte er daraufhin in seiner berühmten Studie zusammen mit Cohen (Ader u. Cohen 1975). Auch hier wurden Saccharin als CS und Zyklophosphamid als US eingesetzt. Die konditionierte Reaktion wurde auf immunologischer Ebene durch eine Reduktion der Antikörpertiter gegen Schafserythrozyten (SRBC) bei den konditionierten Tieren quantifiziert. Diese Ergebnisse wurden vielfach reproduziert und bis heute folgen zahlreiche Arbeiten, in denen US, CS und das Studiendesign sowie die Art der abhängigen Parameter systematisch variiert werden. Zusammenfassend erbrachten experimentelle Studien der letzten 25 Jahre Belege dafür, dass sowohl die humorale als auch die zelluläre Immunantwort klassisch konditionierbar sind. Nachweislich sind durch Konditionierung Veränderungen der Lymphozytenzirkulation und -proliferation, Zytokinproduktion, natürlichen Killerzellaktivität und Endotoxintoleranz abrufbar (Riether et al. 2008).

4.4 Zentralnervöse und periphere Mechanismen

Die klassische Konditionierung von Immunfunktionen ist nicht zuletzt auch deshalb innerhalb der Psychoneuroimmunologie ein sehr interessantes und nutzbringendes Untersuchungsparadigma, weil sich hieran sowohl afferente als auch efferente Kommunikationswege zwischen ZNS und Immunsystem analysieren lassen. Durch gezielte experimentelle »Manipulation« (z. B. im Rahmen von Läsionsstudien) lassen sich mittels moderner Forschungsmethoden die neuronalen Mechanismen untersuchen, die an den komplexen Lern- und Evokationsprozessen der konditionierten Immunantwort beteiligt sind. Insgesamt sind die Mechanismen, die der Fähigkeit des ZNS zugrunde liegen, die unterschiedlichsten CS und US nicht nur zu detektieren, sondern auch miteinander zu assoziieren, nur teilweise verstanden. In der Akquisitionsphase werden sowohl CS und US im ZNS miteinander assoziiert. Im gesamten Forschungsbereich der Neurobiologie des Lernens und Gedächtnisses bleibt es ein essenzielles Thema zu verstehen, wie die Mechanismen der Assoziation und Langzeitspeicherung dieser Informationen vor sich geht.

In jüngster Zeit haben sich verschiedene Arbeitsgruppen insbesondere mit den zentralnervösen Mechanismen der konditionierten Immunantwort befasst. Mit unterschiedlichsten Methoden haben tierexperimentelle Studien begonnen, die beteiligten Hirnregionen zu identifizieren. Zu diesen Methoden gehört die chirurgische oder pharmakologische Läsion spezifischer Hirnareale, die direkte elektrophysiologische Aufzeichnung neuronaler Aktivität, die Messung der c-Fos-Expression sowie die Radiotelemetrie, die die Aufzeichnungen neuronaler Aktivität bei frei beweglichen Tieren ermöglicht. Die Ergebnisse dieser Studien legen nahe, dass im ZNS die Insula sowie die Amygdala eine zentrale Rolle spielen, zumindest gilt dies nachweislich für das Modell der konditionierten Immunsuppression der Antikörperproduktion durch Zyklophosphamid sowie für das CsA-Konditionierungsmodell. Darüber hinaus ist die Insula offenbar wesentlich für die Akquisition und Evokation der konditionierten Reaktion der zellulären Immunantwort. Dahingegen vermittelt die Amygdala offensichtlich viszerale Informationen und ist lediglich für die Akquisitionsphase wichtig. Der ventromediale Nukleus des Hypothalamus ist für den efferenten Weg zum Immunsystem wichtig und vermittelt offenbar die Evokation der konditionierten Immunreaktion (Pacheco-Lopez et al. 2005). Der periphere, efferente Arm der konditionierten Immunantwort wird im Wesentlichen über den Milznerv über noradrenerge und adrenerge Rezeptoren vermittelt (Exton et al. 2001; ◘ Abb. 4.2).

Die afferente Vermittlung von peripheren Immunreaktionen, die wesentliche Voraussetzung für die Ausbildung von Assoziationen zwischen CS und US im ZNS darstellen, blieb lange Zeit unklar. In jüngster Zeit wird jedoch zunehmend anerkannt, dass das Immunsystem auch als »diffuses sensorisches Organ« fungiert. Wie ein »sechster Sinn« detektiert dieses afferente System die Anwesenheit spezifischer chemischer Bestandteile, die mit gefährlichen Mikroorganismen assoziiert sind, und übermittelt diese Signale an das ZNS (Blalock 2005). Offenbar findet diese sensorische afferente Informationsvermittlung auf zwei Wegen statt, nämlich auf einem systemischen und einem neuralen Signalweg. Der systemische (auch als humoral bezeichnete) Signalweg beruht auf der Durchquerung spezifischer Botenstoffe, wie z. B. Zytokine, Neurotransmitter oder Prostaglandine, ins ZNS via Blut-Hirn-Schranke oder über die zirkumventrikulären Organe. Im Gegensatz zum systemischen Signalweg setzt die neurale Signalübertragung keine erhöhte Plasmakonzentration spezifischer Botenstoffe voraus, sondern basiert auf der Umcodierung bzw. Übersetzung immunologischer in neuronale Signale in der Peripherie. Hierfür ist der Nervus vagus wichtig, der nachweislich diverse chemosensorische Signale, u. a. auch mit der Nahrungsaufnahme assoziierte Stimuli, übermittelt (Goehler et al. 2000). Angesichts der weiten Verteilung vagaler Afferenzen in den meisten viszeralen Strukturen sowie auch in anderen Organen, die mit hoher Wahrscheinlichkeit in Kontakt mit potenziellen Pathogenen kommen (z. B. die Lunge), ist der Nervus vagus ideal positioniert und geeignet, diese sensorische Immunsignalübertragung von der Peripherie zum ZNS zu vermitteln.

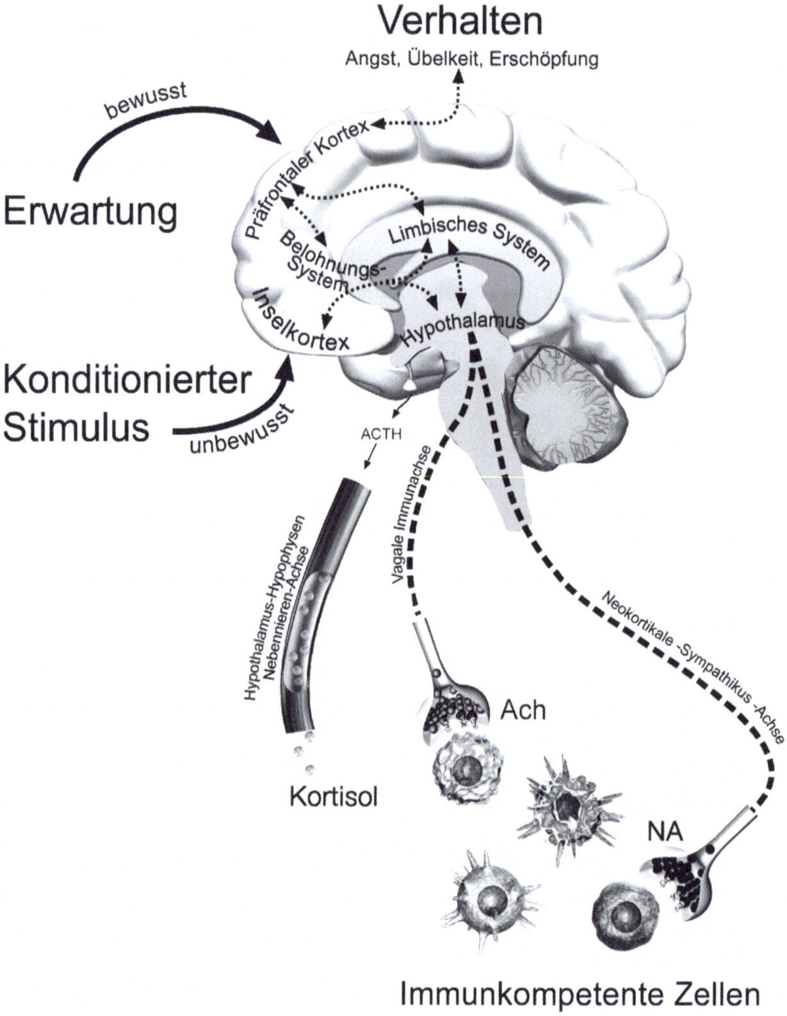

Abb. 4.2 Neurobiologie des Placeboeffekts. Placeboeffekte werden durch hochaktive Prozesse im ZNS gesteuert. Sowohl kognitive Komponenten wie die Erwartungshaltung als auch assoziative Lernprozesse (Konditionierung) spielen eine Hauptrolle bei der Vermittlung dieser Effekte. Diese Prozesse sind in der Lage, endogene Neurotransmitter freizusetzen, welche erwartungsbedingte oder konditionierte pharmakologischen Effekte induzieren. Im Rahmen der klassischen Konditionierung von Immunfunktionen wurden neuronale Aktivierungsprozesse identifiziert, welche im Rahmen der Placeboantwort periphere Immunfunktionen modulieren können. Die wichtigsten neuralen Wege, über die Immunfunktionen durch Placeboeffekte beeinflusst werden können, sind die Neokortikale-Sympatikus-Achse, einschließlich der limbischen und hypothalamischen Stationen, die »vagale Immunachse« und die Hypothalamus-Hypophysen-Nebennieren-Achse. Hierüber erfolgt auch eine Beeinflussung der Endorganfunktionen; *ACTH* adrenokortikotropes Hormon, *Ach* Acetylcholin, *NA* Noradrenalin. (Aus Cesko et al. 2010)

4.5 Konditionierte Immunreaktion bei Gesunden

Obwohl die Existenz klassisch konditionierter Immunmodulation durch viele Tierexperimente sehr gut belegt ist (► unten), ist die Zahl der kontrollierten Untersuchungen im Humanbereich nach wie vor relativ gering und es liegen bislang nur vereinzelt Studien an Patienten vor (◘ Tab. 4.1). Um den Nachweis zu erbringen, dass auch beim Menschen Immunreaktionen klassisch konditionierbar sind, kombinierten Buske-Kirschbaum et al. (1992) einen gustatorischen Stimulus (Brausebonbon, CS) mit einer Adrenalininjektion (US). Adrenalin führt zu einer vorübergehenden Mobilisierung der natürlichen Killerzellen (NK-Zellen) sowie zur Steigerung ihrer lytischen Aktivität. Nach mehrfacher Paarung von CS und US zeigten sich in der Evokationsphase durch Reexposition mit dem CS (also durch alleinige Darbietung des Geschmacksreizes) bei Gesunden eine konditionierte erhöhte NK-Zellaktivität. Allerdings konnten diese Ergebnisse in Parallel- bzw. Folgestudien nicht repliziert werden (Kirschbaum et al. 1992).

Eine weitere Studie zur konditionierten Immunstimulation bei Gesunden setzte rekombinantes hu-

◘ Tab. 4.1 Übersicht über humanexperimentelle Immunkonditionierungsstudien

Konditionierter Stimulus (CS)	Unkonditionierter Stimulus (US)	Konditionierte Reaktion (CR)/Messvariablen	Befund	Stichprobe	Quelle
Studien an Gesunden					
Gustatorischer Stimulus	rhIFN-γ	Verschiedene Immunaktivierungsmarker im peripheren Blut	↑	Gesunde	Longo et al. 1999
Gustatorischer Stimulus	Adrenalin	NK-Zellaktivität	↑	Gesunde	Buske-Kirschbaum et al. 1992
Audiogustatorischer Stimuluskomplex	Adrenalin	NK-Zahl NK-Zellaktivität	↑ ↑	Gesunde	Buske-Kirschbaum et al. 1994
Gustatorischer Stimulus (in 3 Parallelstudien)	Adrenalin	NK-Zellaktivität – Studie 1 – Studie 2 – Studie 3	 ↑ – –	Gesunde	Kirschbaum et al. 1992
Gustatorischer Stimulus	Zyklosporin A	IL-2 und IFN-γ – mRNA-Expression – intrazelluläre Produktion – In-vitro-Produktion – Lymphozytenproliferation	↓ ↓ ↓ ↓	Gesunde	Goebel et al. 2002
Gustatorischer Stimulus	IFNβ-1a	Zirkulierende Leukozyten- und Lymphozytenzellzahlen IL-6-Plasmakonzentration Adrenalinplasmakonzentration Körpertemperatur, Herzrate	– – – –	Gesunde	Goebel et al. 2005

Tab. 4.1 (Forts.)

Konditionierter Stimulus (CS)	Unkonditionierter Stimulus (US)	Konditionierte Reaktion (CR)/Messvariablen	Befund	Stichprobe	Quelle
Studien an Patienten					
Klinische Kontextvariable Farbe der Injektionsampulle	Tuberkulinapplikation	Hautrötung	↑	Tuberkulin sensitive Probanden	Smith u. Mc Daniel 1983
Gustatorischer Stimulus	Hausstauballergen	Mastzelltryptase	↑	Patienten mit allergischer Rhinitis	Gauci et al. 1994
Gustatorischer Stimulus	Zyklophosphamid	Leukozytenzahl	↓	Patienten mit Multipler Sklerose	Giang et al. 1996
Olfaktorischer Stimulus	Allergene	Histaminausschüttung Subjektive Symptome Nasaler Luftdurchfluss	↑ – ↓	Patienten mit allergischer Rhinitis	Barrett et al. 2000
Gustatorischer Stimulus	Antihistaminikum	Basophilenaktiverung Symptomscore Erythem- und Quaddelgröße (Skin-Prick-Test)	↓ ↓ ↓	Hausstaub-allergiker	Goebel et al. 2008

Übersicht über humanexperimentelle Immunkonditionierungsstudien an Gesunden und Patienten, dargestellt in chronologischer Reihenfolge.

Abkürzungen/Symbole: Veränderungen des untersuchten Parameters nach alleiniger Darbietung des CS (↓ Abfall, – keine Veränderung, ↑ Anstieg), *NK* natürliche Killerzellen.

manes Interferon-gamma (rhIFN-γ) als US und einen oralen CS ein. Im Hauptergebnis zeigte sich in der konditionierten Gruppe nach alleiniger CS-Reexposition eine konditionierte Reaktion verschiedener Immunaktivierungsmarker im peripheren Blut, die sich z. T. als Anstieg (Quinoloinsäure) oder verzögerter Abfall (Neopterinkonzentration; Expression von Fc-Rezeptoren auf peripheren Blutmonozyten) darstellte (Longo et al. 1999).

Die Arbeit von Goebel et al. (2002) zeigte eindrücklich, dass bei Gesunden auch immunsuppressive Reaktionen klassisch konditionierbar sind. In dieser Untersuchung wurde bei gesunden Männern in der Assoziationsphase die Gabe der immunsuppressiven Substanz Zyklosporin A (CsA) als US mit einer neuartig schmeckenden Trinklösung (CS) wiederholt gepaart. In der Evokationsphase zeigte sich nach alleiniger US-Präsentation eine konditionierte Inhibition der Ex-vivo-Produktion sowie mRNA-Expression der Zytokine IL-2 und IFN-γ sowie auch eine reduzierte Proliferationsfähigkeit der peripheren Blutlymphozyten.

Insgesamt sind diese experimentellen Befunde an Gesunden als »proof of principle« zu sehen, die nachweisen, dass in der Tat durch assoziative Lernprozesse beim Menschen unterschiedlichste Immunreaktionen konditioniert werden können. Darüber hinaus eröffnen diese Erkenntnisse den Weg für erste Untersuchungen an Patienten.

4.6 Konditionierungsstudien bei Patienten

Verschiedene Befunde legen die Bedeutung von Konditionierungsprozessen für die Initiierung bzw. Entstehung und/oder Verschlechterung von Krankheitssymptomen bei verschiedenen Erkrankungen nahe. Im Kontext asthmatischer sowie allergischen Erkrankungen wurde dies bereits früh durch ältere Einzelfallstudien und erste kontrollierte experimentelle Untersuchungen nahe gelegt (Tab. 4.1). So ließ sich z. B. bei Patienten mit allergischer Rhinitis die Degranulation der Mastzellen in der Mukosa klassisch konditionieren (Gauci et al. 1994). In dieser Studie zeigte sich nach der Assoziationsphase erhöhte Mastzelltryptase in der Mukosa nach intranasaler Applikation von Kochsalzlösung die gleichzeitig mit dem CS (neuartig schmeckendes Getränk) gegeben wurde. Eine weitere interessante Studie an tuberkulinsensitiven Personen setzte ein differenzielles Konditionierungsprotokoll im Rahmen der monatlichen Tuberkulin Hauttestungen ein und quantifizierte das Ausmaß der verzögerten Hautreaktion (»delayed-type hypersensitivity response«) als abhängige Testvariable (Smith u. McDaniel 1983). Im Rahmen der Konditionierung wurden sowohl Tuberkulin (US) als auch Kochsalzlösung injiziert. Während die Kochsalzlösung aus einer grünen Ampulle (CS–) aufgezogen wurde, geschah dies für Tuberkulin aus einer roten Ampulle (CS+). In der Testphase wurden die Farben der Ampullen vertauscht. Tatsächlich war die symptomatische Reaktion bei allen Versuchsteilnehmern reduziert, bei denen das Tuberkulin aus der grünen Ampulle aufgezogen wurde.

Obwohl insbesondere die Studien zur konditionierten Immunsuppression bei Gesunden das therapeutische Potenzial der Immunkonditionierung zumindest nahe legen, gibt es bislang nur vereinzelte Studien an Patientenpopulationen (Tab. 4.1). Ziel solcher Studien ist es, die traditionelle Behandlung z. B. von immunologisch-vermittelten Erkrankungen durch konditionierte Placeboeffekte zu unterstützen bzw. zu ergänzen und somit den Bedarf an Medikation und die assoziierten Nebenwirkungen zu minimieren. So wurden kürzlich die antihistaminergen Eigenschaften des H1-Rezeptorantagonisten Desloratidine bei Allergikern erfolgreich konditioniert (Goebel et al. 2008). In dieser Untersuchung wurde der Medikamenteneffekt (US) mit einem neuartig schmeckenden Getränk (CS) wiederholt gepaart. In der Evokationsphase zeigte sich tatsächlich in Reaktion auf den CS alleine ein reduzierter Symptomscore, eine reduzierte Basophilenaktivierung sowie eine reduzierte Erythem- und Quaddelgröße im Skin-Prick-Test. Dabei waren die Effektgrößen in der konditionierten Gruppe vergleichbar mit den in der Medikamentenvergleichsgruppe dokumentierten Reaktionen. Demnach können konditionierte Effekte nicht nur die subjektive Symptombelastung reduzieren, sondern auch die allergischen Hautreaktionen und zelluläre Immunfunktionen in einem Ausmaß reduzieren, wie dies auch ein effektives Medikament erreicht.

Bei Patienten mit multipler Sklerose wurde eine Reduktion zirkulierender Leukozytenzahlen durch Zyklophosphamid (US) konditioniert, indem bei 10 Patienten 4 intravenöse Infusionen mit einem Geschmacksstimulus (CS) gepaart wurden (Giang et al. 1996). Bei alleiniger CS-Präsentation zeigten 8 von 10 Patienten eine reduzierte Leukozytenzahl, was (auch in Abwesenheit von Kontrollgruppen) als Resultat klassischer Konditionierung interpretierbar ist.

Mit Ausnahme dieser genannten Untersuchungen existieren aktuell keine weiteren experimentellen Studien zu der spannenden Frage, ob und in wie weit sich Konditionierungsprozesse zur Reduktion von Krankheitssymptomen bei Patienten nutzen lassen. Es besteht somit erheblicher Forschungsbedarf, um durch Konditionierung neue und innovative sowie kostengünstige Konzepte zur Behandlung verschiedener immunologischer Erkrankungen zu entwickeln.

Auch im Kontext der Therapie von Tumorerkrankungen, insbesondere im Zusammenhang mit der Chemotherapie, haben assoziative Lernprozesse wahrscheinlich eine große klinische Relevanz (Bovbjerg 2003), wenngleich bislang kaum streng kontrollierte experimentelle Untersuchungen hierzu existieren. Chemotherapeutika haben immunsuppressive Nebenwirkungen und diese Medikamente werden üblicherweise in Zyklen wiederholt verabreicht. Aus der Konditionierungsperspektive lassen sich diese Behandlungen als wiederholte Paarungen von CS (Nebenwirkungen, z. B. auf das

Immunsystem oder auf das Befinden, z. B. in Form von Übelkeit) und US (insbesondere die Infusion aber auch verschiedenste andere Kontextstimuli der klinischen Umgebung) betrachten. Die Bedeutung dieser Assoziationen für Immunfunktionen wurde bei Krebspatienten nachgewiesen, deren proliferative Kapazität der T-Zellen nach Mitogenstimulation niedriger war, wenn die Blutproben im Krankenhaus entnommen wurden, im Vergleich zu Blutproben, die in der häuslichen Umgebung der Patienten (neutrale Umgebung ohne konditionierte Umgebungsstimuli) entnommen worden waren. Diese Befunde wurden auch bei Patientinnen mit Ovarkarzinom und bei pädiatrischen Patienten mit Chemotherapie repliziert (Stockhorst et al. 2000). Auch die psychologischen Nebenwirkungen wie z. B. Müdigkeit, antizipatorische Übelkeit, Angst und Befindlichkeitsstörungen, die im Zusammenhang mit einer Chemotherapie auftreten, können klassisch konditioniert werden. Da diese konditionierten Übelkeits- und Angstreaktionen auch durch Gedanken oder Vorstellungen der Chemotherapie ausgelöst werden können, ist zu vermuten, dass Konditionierungseffekte Patienten im Alltag möglicherweise auch noch Jahre nach Abschluss der Chemotherapie belasten bzw. Immunfunktionen beeinflussen könnten.

4.7 Tierexperimentelle Studien

Es existiert eine Reihe von tierexperimentellen Untersuchungsansätzen zu der spannenden Frage, ob und inwieweit konditionierte Veränderungen von Immunfunktionen tatsächlich den Krankheits- bzw. Therapieverlauf beeinflussen können. Wesentliche Krankheitsmodelle, an denen mittels klassischer Immunkonditionierung die klinische Anwendbarkeit von Konditionierungsparadigmen untersucht wurde, sind Tiermodelle der Autoimmunität. Hierzu gehören chronisch progredient verlaufende Autoimmunerkrankungen wie der systemische Lupus erythematodes, die rheumatoide Arthritis, allergische Erkrankungen, Tumorerkrankungen sowie Tiermodelle der Organtransplantation. Im Folgenden werden an einigen Beispielen Ergebnisse dieser zukunftsweisenden Studien exemplarisch zusammengefasst.

In einem Mausmodell des systemischen Lupus erythematodes konnte bei mit Saccharin (CS) und Zyklophosphamid (US) konditionierten Tieren durch wiederholte Reexposition mit Saccharin eine Verlängerung der Lebensdauer erreicht werden (Ader u. Cohen 1982). Auch in einem Tiermodell der rheumatoiden Arthritis konnte nach Konditionierung mit Saccharin und Zyklophosphamid oder CsA durch Reexposition mit dem CS der inflammatorische Krankheitsprozess, quantifiziert u. a. über das Ausmaß der Gelenkschwellung, positiv beeinflusst werden (Klosterhalfen u. Klosterhalfen 1990). Eine vielversprechende Arbeit zeigte jüngst, dass eine konditionierte Reduktion der Krankheitsaktivität in einem Mausmodell der multiplen Sklerose nach Konditionierung mit Saccharin (CS) und Alpha Lipoic Acid (US) möglich war (Jones et al. 2008). Auch für asthmatische Symptome zeigen neuere tierexperimentelle Daten, dass krankheitsrelevante Reaktionen wie z. B. die Histaminausschüttung oder der anaphylaktische Schock sensitiv für Konditionierungsprozesse sind (Irie et al. 2002; Palermo-Neto u. Guimarães 2000). Ähnliche Daten existieren für Hautreaktionen (»delayed type hypersensitivity response«).

Auch im Zusammenhang mit Tumormodellen zeigen Konditionierungsparadigmen im Tiermodell sehr vielversprechende und eindrucksvolle Ergebnisse. So wurde durch eine konditionierte Erhöhung der NK-Zellaktivität die Mortalitätsrate nach Transplantation eines Myeloms bzw. Plasmazytoms reduziert (Ghanta 1995; Ghanta 1998). Andererseits war es auch experimentell möglich, durch Konditionierung das Tumorwachstum und damit verbunden die Mortalität zu steigern, indem durch Reexposition mit Saccharin die körpereigenen Abwehr gegenüber Tumoren herabgesetzt wurde.

Darüber hinaus sind durch eine konditionierte Immunsuppression positive Effekte auf die Transplantat-gegen-Wirt-Reaktion erzielt worden. In Transplantationsmodellen (u. a. Hauttransplantation; heterotope Herztransplantation) bei der Maus und Ratte wurde der Beweis erbracht, dass die konditionierte Immunsuppression biologisch bedeutsam ist. Besonders interessant sind hier Untersuchungen zur heterotopen Herztransplantation bei Ratten, in denen eine Kombination der Konditionierungsprozedur mit der Behandlung mit subtherapeutischen CsA-Dosierungen eingesetzt wurde. Tägliche Reexposition der konditionierten Tiere mit dem CS (Saccharin) führte zur einer verlängerten Überlebensdauer der Transplantate (Exton et al. 1998). Diese Ergebnisse zeigen auf, dass eine Kombination der konditionierten Immunsuppression mit subtherapeutischen Dosen immunsuppressiver Medikation möglicherweise synergistische Effekte erzielt.

Insgesamt lassen diese Studien die Vision realistischer erscheinen, dass in nicht allzu ferner Zukunft auch beim Menschen Konditionierungsparadigmen als komplementäre Therapiemaßnahme zur Unterstützung bzw. Reduktion pharmakologischer Behandlungsmethoden eingesetzt werden könnten.

4.8 Perspektiven

Ganz aktuell gewinnt die Konditionierungsforschung zunehmend im Kontext der Placeboforschung Beachtung, denn offenbar sind neben Erwartungseffekten auch assoziative Lernprozesse am Placeboeffekt beteiligt (Enck et al. 2008; ◘ Abb. 4.2). Bereits seit dem Altertum (Galen; 2. Jh. v. Chr.) ist bekannt, dass sowohl Erwartungen als auch vorangehende Lernerfahrungen eines Patienten den Heilungsprozess beeinflussen. In der Tat ist heute wissenschaftlich nachgewiesen, dass eine medizinisch neutrale, ineffektive Substanz (Placebo) in Abhängigkeit von den mit der Substanz assoziierten Erwartungen und Lernerfahrungen tatsächlich Krankheitsprozesse modifizieren kann. Sind die Erwartungen hinsichtlich der Effektivität der Substanz positiv (wird die Substanz z. B. in dem Glauben eingenommen, sie sei ein effektives schmerzlinderndes Medikament), so zeigen sich tatsächlich analgetische Effekte. Sind andererseits die Erwartungen negativ (erwartet der Betroffene z. B. Übelkeit als Nebenwirkung), spricht man vom »Noceboeffekt«. Viele aktuelle Studien befassen sich derzeit mit den neuronalen und peripher-physiologischen Mechanismen, die Placebo- und Noceboeffekten zugrunde liegen. Es wird inzwischen angenommen, dass konditionierte Immunreaktionen an Placebo- bzw. Noceboeffekten in vielen Kontexten mit beteiligt sind. Auch vor diesem Hintergrund ist das Gebiet der Immunkonditionierung ein sehr wichtiges und spannendes und lässt weitere spannende Ergebnisse in naher Zukunft erwarten.

Literatur

Ader R (1974) Behaviorially conditioned immunosuppression. Psychosom Med 36: 183–184

Ader R, Cohen N (1975) Behaviorally conditioned immunosuppression. Psychosom Med 37: 333–340

Ader R, Cohen N (1982) Behaviorally conditioned immunosuppression and murine systemic lupus erythematosus. Science 215, 1534–1536

Barrett JE, King MG, Pang G (2000) Conditioning rhinitis in allergic humans. Ann NY Acad Sci 917: 853–859

Blalock JE (2005) The immune system as the sixth sense. J Intern Med 257: 126–138

Bovbjerg D (2003) Conditioning, cancer, and immune regulation. Brain Behav Immun 17: S58–61

Buske-Kirschbaum A, Kirschbaum C, Stierle H, Lehnert H, Hellhammer D (1992) Conditioned increase of natural killer cell activity (NKCA) in humans. Psychosom Med 54: 123–132

Buske-Kirschbaum A, Kirschbaum C, Stierle H, Jabaij L, Hellhammer D (1994) Conditioned manipulation of natural killer (NK) cells in humans using a discriminative learning protocol. Biol Psychol 38(2–3): 143–155

Cesko E, Ober K, Prager G, Vits S, With T, Schedlowski M (2010) Die gelernte Immunantwort als Teil der Placeboantwort. Z Med Psychol 19 3/4: 161–174

Enck P, Benedetti F, Schedlowski M (2008) New insights into the placebo and nocebo responses. Neuron 59: 195–206

Exton MS, Schult M, Donath S, Strubel T, Nagel E, Westermann J, Schedlowski M (1998) Behavioral conditioning prolongs heart allograft survival in rats. Transplant Proc 30: 2033

Exton MS, Herklotz J, Westermann J, Schedlowski M (2001) Conditioning in the rat: an in vivo model to investigate the molecular mechanisms and clinical implications of brainimmune communication. Immunol Rev 184: 226–235

Gauci M, Husband AJ, Saxarra H, King MG (1994) Pavlovian conditioning of nasal tryptase release in human subjects with allergic rhinitis. Physiol Behav 55: 823–825

Ghanta V, Hiramoto R, Solvason B, Spector N (1987) Influence of conditioned natural immunity on tumor growth. Ann NY Acad Sci 496: 637–646

Ghanta V, Hiramoto N, Soong S, Hiramoto R (1995) Conditioning of the secondary cytotoxic T-lymphocyte response to YC8 tumor. Pharmacol Biochem Behav 50: 399–403

Giang DW, Goodman AD, Schiffer RB, Mattson DH, Petrie M, Cohen N, Ader R (1996) Conditioning of cyclophosphamide-induced leukopenia in humans. J Neuropsychiatry Clin Neurosci 8: 194–201

Goebel MU, Trebst AE, Steiner J et al. (2002) Behavioral conditioning of immunosuppression is possible in humans. FASEB J 16: 1869–1873

Goebel MU, Hübell D, Kou W, Janssen OE, Katsarava Z, Limmroth V, Schedlowski M (2005) Behavioral conditioning with interferon beta-1a in humans. Physiol Behav 84: 807–814

Goebel MU, Meykadeh N, Kou W, Schedlowski M, Hengge UR (2008) Behavioral conditioning of antihistamine effects in patients with allergic rhinitis. Psychother Psychosom 77: 227–234

Goehler LE, Gaykema RP, Hansen MK, Anderson K, Maier SF, Watkins LR (2000) Vagal immune-to-brain communication: a visceral chemosensory pathway. Auton Neurosci 85: 49–59

Irie M, Nagata S, Endo Y (2002) Fasting stress exacerbates classical conditioned histamine release in guinea pigs. Life Sci 72: 689–698

Jones RE, Moes N, Zwickey H, Cunningham CL, Gregory WL, Oken B (2008) Treatment of experimental autoimmune encephalomyelitis with alpha lipoic acid and associative conditioning. Brain Behav Immun 22: 538–543

Kirschbaum C, Jabaaij L, Buske-Kirschbaum et al. (1992). Conditioning of drug-induced immunomodulation in human volunteers: a European collaborative study. Br J Clin Psychol 31: 459–472

Klosterhalfen S, Klosterhalfen W (1990) Conditioned cyclosporine effects but not conditioned taste aversion in immunized rats. Behav Neurosci 104: 716–724

Longo DL, Duffey PL, Kopp WC et al. (1999) Conditioned immune Response to Interferon-gamma in humans. Clinical Immunology 90: 173–181

Pacheco-López G, Niemi MB, Kou W, Härting M, Fandrey J, Schedlowski M (2005) Neural substrates for behaviorally conditioned immunosuppression in the rat. J Neurosci 25: 2330–2337

Palermo-Neto J, Guimarães RK (2000) Pavlovian conditioning of lung anaphylactic response in rats. Life Sci 68: 611–623

Riether C, Doenlen R, Pacheco-Lopez G, Niemi M-B, Engler A, Engler H, Schedlowski M (2008) Behavioral conditioning of immune functions: How the central nervous system controls peripheral immune responses by evoking associative learning processes. Rev Neurosci 19: 1–18

Smith GR, McDaniel SM (1983) Psychologically mediated effect on the delayed hypersensitivity reaction to tuberculin in humans. Psychosom Med 45: 65–70

Stockhorst U, Spennes-Saleh S, Körholz D, Göbel U, Schneider ME, Steingrüber HJ, Klosterhalfen S (2000) Anticipatory symptoms and anticipatory immune responses in pediatric cancer patients receiving chemotherapy: features of a classically conditioned response? Brain Behav Immun 14: 198–218

Interaktionen zwischen dem endokrinen, dem zentralnervösen und dem Immunsystem

Kate M. Edwards, Paul J. Mills

Übersetzung von Sara Dainese

In diesem Kapitel werden zunächst bedeutende Aspekte des endokrinen, des Immun- und des Nervensystems zusammengefasst, um dann die voneinander abhängige Regulation und Kreuzkommunikation zwischen den Systemen aufzuzeigen. Es soll verdeutlicht werden, dass keines der Systeme allein betrachtet werden kann, sondern dass diese immer im Kontext von multiplen Reaktionen und Systemen, die letztlich die Homöostase aufrecht erhalten, betrachtet werden müssen. Anhand von Experimentalstudien werden die zahlreichen Interaktionen zwischen den drei Systemen verdeutlicht:

- die Lymphozytose als Reaktion auf Stressoren, was insbesondere die Interaktion zwischen dem Nerven- und dem Immunsystem aufzeigt,
- ein Review der Literatur und eine Diskussion eines In-vivo-Modells (namentlich am Beispiel von Stress und Impfung) mit hoher klinischer Relevanz. Dieses bietet eine besonders gute Möglichkeit, die Interaktion zwischen allen drei Systemen zu beobachten und zu untersuchen und
- die akute Stressreaktion im Zusammenhang mit Depression, wobei nicht nur die Interaktion dieser drei Systeme untersucht wird, sondern auch psychologische Interaktionen beschrieben werden.

5.1 Das endokrine System

Das endokrine System wird klassischerweise als System beschrieben, dass aus bestimmten Organen ausgeschüttete Hormone nützt, um mit zahlreichen Körpersystemen zu kommunizieren und diese zu regulieren. Dieses Kapitel wird sich mit den Bahnen, die in der Produktion von Glukokortikoid- und Gonadotropinhormonen resultieren, auseinandersetzen und geht zusätzlich kurz auf die Wirkungen von Prolaktin und dem Wachstumshormon ein, da diesen Faktoren bisher im Bezug auf ihre Interaktion mit dem Immun- und dem Nervensystem die meiste Aufmerksamkeit geschenkt wurde. Der aktuelle Konsens ist, dass die Produktion der meisten endokrinen Hormone nicht auf eine »Ursprungsdrüse« limitiert ist – so schütten etwa auch Immunzellen Glukokortikoide und Gonadotropine aus. Mit der Anerkennung ihrer Produktionsfähigkeit ist auch die Bandbreite der assoziierten Sekretagoga gewachsen und damit auch das Verständnis der stimulierenden und hemmenden Bahnen des endokrinen Systems.

Die Endprodukte der Aktivierung der Hypothalamus-Hypophysen-Nebennierenrinden-Achse (HHNA) sind die Glukokortikoidhormone, folglich Kortisol beim Menschen und Kortikosteron bei Nagetieren. Die Aktivierung der HHNA wird durch die Aktivität des paraventrikulären Nukleus des Hypothalamus, die Hauptquelle des Kortikotropin-releasing-Hormons (CRH) und von Arginin-Vasopressin (antidiuretisches Hormon, AVP), eingeleitet. Beide Hormone werden im normalen zirkadianen Rhythmus pulsatil ausgeschüttet, während die Amplitude und Synchronisation der Ausschüttung als Antwort auf Stress ansteigen. CRH und AVP agieren synergistisch – ein jedes stimuliert die Ausschüttung des anderen – und gemeinsam regen sie die Hypophyse zur Ausschüttung von Adrenokortikotropin (ACTH) an. Interessanterweise hat AVP alleine kaum Einfluss auf die ACTH-Ausschüttung, aber es trägt dazu bei, die Reaktion der Hypophyse auf Stress gemäß der Art des Stressors zu variieren. Die ACTH-Ausschüttung aus der Hypophyse, die im Blutkreislauf messbar ist, regt direkt die Nebennierenrinde dazu an, Kortikosteroide, genauer Glukokortikoide auszuschütten. Sobald diese im Blutkreislauf angelangt sind, wird die Aktivität der Glukokortikoide von den Glukokortikoidrezeptoren reguliert.

Glukokortikoidrezeptoren sind intrazelluläre Rezeptoren, die eine DNA-Bindungsdomäne enthalten; inaktive Glukokortikoidrezeptoren im Zytosol werden konformativen Änderungen bezüglich der Liganden-Bindung unterzogen, die in einer Nukleus-Translokation resultieren. DNA-Sequenzen, die als »glucocorticoid response elements« (GRE) identifiziert sind, interagieren mit Glukokortikoidrezeptoren und resultieren in spezifischen Veränderungen der Genexpression.

Die Hypothalamus-Hypophysen-Gonaden-Achse (HHGA) ist das System, das die Fortpflanzung steuert. In der Tat würden ohne die großen Einflüsse der Geschlechtshormone auf die Immunität sämtliche Embryonen abgestoßen. Der Hauptkoordinator der HHGA ist das Gonadotropin-releasing-Hormon (GnRH), das vom Hypothalamus ausgeschüttet wird und die Freisetzung der Gonadotropine, nämlich des luteinisierenden Hormons (LH) und des follikelstimulierenden Hormons (FSH), aus der Hypophyse anregt. LH und FSH werden in den Blutkreislauf freigesetzt und stimulieren direkt die Ausschüttung von Sexualhormonen aus den Gonaden. Sexualhormone, die Androgene (z. B. Testosteron), Östrogene und Progesterone und ihre Aktivierung durch die HHGA kontrollieren den Menstruationszyklus und die Schwangerschaft.

Die letzten beiden Hormone, die an dieser Stelle diskutiert werden sollen, sind Prolaktin und das Wachstumshormon. Beides sind Hypophysenhormone, die pulsatil ausgeschüttet werden und einen Tages-Zyklus zeigen. Genau so, wie bekannt ist, dass Glukokortikoide von anderen Zellen als ihren Ursprungsdrüsen produziert werden, weiß man auch, dass Prolaktin und das Wachstumshormon ebenfalls von Immunzellen hergestellt werden. Diese lokale Produktion basiert auf sehr niedrigen Levels, sodass die Wirkung entweder autokrin oder parakrin ist.

5.2 Das Immunsystem

Das Immunsystem wird in ein angeborenes (unspezifisches) und ein adaptives (spezifisches) System unterteilt, aber – wie bei vielen theoretischen Aufteilungen in Systeme – interagieren das angeborene und das adaptive Immunsystem miteinander und regulieren sich gegenseitig. Zytokine sind die Kommunikationsmoleküle des Immunsystems. Sie werden von Immunzellen produziert und wirken autokrin, parakrin und endokrin auf andere Immunzellen. Das Immunsystem trägt die Verantwortung für die Verteidigung gegen sämtliche fremden Moleküle oder Organismen, die die körperliche Stasis stören könnten, und erkennt und reagiert als solches auf fremde Stimuli. Das Immunsystem wird ebenfalls durch akute körperliche und psychologische Stressoren aktiviert, eine Eigenschaft, von der vermutet wird, dass sie eine Adaptation in Vorbereitung auf das Bedürfnis nach Handeln angesichts der Möglichkeit einer Verletzung oder Infektion während der Zeit des Stresses darstellt. Zytokine werden oft in im Blutkreislauf messbaren Konzentrationen gefunden und Veränderungen dieser Level weisen auf Immunaktivität hin. Dazu kann aber auch die Fähigkeit von Zellen, Zytokine als Antwort auf verschiedene Stimuli auszuschütten, eine Quantifizierung der Immunaktivität sein.

5.3 Das Nervensystem

Das Nervensystem wird in das zentrale Nervensystem (ZNS) and das periphere Nervensystem aufgeteilt, das letztere wird wiederum unterteilt in das somatische Nervensystem, das die Muskeln kontrolliert, und das autonome Nervensystem (ANS), das mit den Organen assoziiert ist. Das autonome Nervensystem beinhaltet das sympathische (SNS) und das parasympathische Nervensystem (PNS), die bei der Betrachtung der Stressantwort und bei der Erholung von Stress von höchstem Interesse sind. Sympathische Neuronen schütten Noradrenalin und die Substanz P aus und stimulieren das Nebennierenmark dazu, Adrenalin freizusetzen. Ihre Wirkung erfolgt durch adrenerge Rezeptoren (α- und β-Rezeptoren). Das ANS hat breite Effekte auf den ganzen Organismus, mit dem SNS, das für viele der meistbekannten Besonderheiten der initialen »Fight-or-Flight«-(Flucht-oder-Kampf-)Stressantwort, darunter erhöhter Herzschlag, Blutdruck, Dilatation der Luftröhre und der Bronchien und die erhöhte Verfügbarkeit von Glukose verantwortlich ist. Das PNS agiert über den Nervus vagus, der in der Medulla oblongata des Gehirns gründet. Der primäre Neurotransmitter ist Azetylcholin. Kürzlich wurde eine cholinerge entzündungshemmende Bahn (»cholinergic anti-inflammatory pathway«) beschrieben, durch die der Nervus vagus durch Gewebemakrophagen die proinflammatorische Zytokinproduktion hemmt, wodurch viele entzündliche Krankheiten gelindert werden (Tracey 2002). Das PNS und das SNS sind faktisch antagonistische Systeme, demzufolge handelt das PNS gegensätzlich zum SNS, in dem es z. B. die Herzrate und den Blutdruck senkt.

5.4 Signalmoleküle

Jedes der beschriebenen Systeme beinhaltet Signalmoleküle, die ursprünglich innerhalb dieses Systems identifiziert wurden, aber mittlerweile nimmt man an, dass es eher die Regel als die Ausnahme ist, dass Botenstoffe keinen dem System spezifischen Ursprung und Angriffspunkt haben. Demzufolge werden Zytokine und Chemokine von Neuronen produziert, Neurotransmitter von Immunzellen und endokrinen Organen und die HHNA- und HHGA-Hormone von Immunzellen.

5.5 Endokrine Effekte auf das Immunsystem

5.5.1 HHNA

Die Entdeckung der starken entzündungshemmenden Eigenschaften der Glukokortikoide in pharmakologischen Konzentrationen resultierte 1950 in der Verleihung des Nobelpreises an Phillip Hench und dominierte weitaus das wissenschaftliche Verständnis der Rolle der Glukokortikoide. Seither hat sich gezeigt, dass Glukokortikoide vielfache physiologische Wirkungen haben. Während

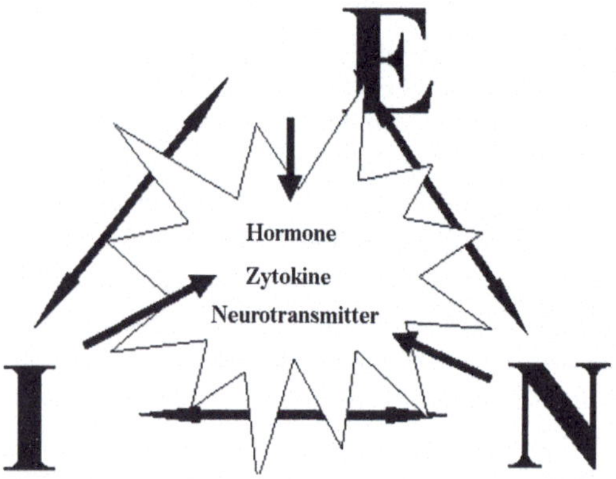

Abb. 5.1 Das endokrine (*E*), das Nerven- (*N*) und das Immunsystem (*I*) und ihre entsprechenden Signalmoleküle – Hormone (endokrines System), Zytokine (Immunsystem) und Neurotransmitter (Nervensystem) – können nicht isoliert betrachtet werden. Sie haben nicht nur Signaleffekte auf die jeweils anderen Systeme, zusätzlich produzieren auch Zellen von verschiedenen Systemen die Signalmoleküle anderer Systeme

stabiler Ruheperioden werden genügend Glukokortikoide ausgeschüttet, um normale Geweberegulation zu erlauben (**permissive Wirkungen**). Während Stressperioden werden Glukokortikoide ausgeschüttet und die Levels steigen an, um die regulatorische Kontrolle über die stressinduzierten inflammatorischen Reaktionen auszuüben, die Gewebe schädigen könnten (**suppressive Wirkungen**), wenn sie nicht kontrolliert werden. Interessanterweise wurde auch beobachtet, dass Glukokortikoide die Funktion von T-Zellen und die Reaktionen auf Antigene (**stimulierende Wirkung**) in bestimmten Situationen verstärken. Dies betont erneut die sorgfältig regulierte und komplexe Natur der Wirkungsweisen der Glukokortikoide.

Die stark antiinflammatorischen Prozesse, die mit Glukokortikoiden assoziiert werden, kommen hauptsächlich durch genomische Wirkung zustande. Sowohl die positiven als auch die negativen Interaktionen der Glukokortikoidrezeptoren sind Teil der genomischen Signaltransduktion. Positive Glukokortikoidrezeptor- und Glukokortikoid-response-element-Interaktionen und Interaktionen mit Koaktivatorenkomplexen resultieren in einer Hochregulierung der Transkription von entzündungshemmenden Proteinen. Währenddessen hemmen Proteininterferenzen (negative Interaktionen, wie z. B. mit den Transkriptionsfaktoren NF-κB and AP1) die Transkription ebensolcher antiinflammatorischer Proteine. »Glucocorticoid-rezeptor-signaling« wird auch in indirekter Weise beobachtet, z. B. Glukokortikoid-rezeptor-Induktion von IκB, das in der IκB-Sequestrierung von NF-κB ins Zytosol resultiert und somit seine Effekte als ein nukleärer Transkriptionsfaktor von pro-inflammatorischen Genen unterdrückt (McKay u. Cidlowski 1999).

Die entzündungshemmenden Effekte der Glukokortikoide erfolgen also durch komplexe Mechanismen und führen zu einem breiten Spektrum von Immunherunterregulationen. Glukokortikoide setzen die Expression von proinflammatorischen Zytokinen – darunter TNF-α, IL-1β, IL-6, Il-8 und IFN-γ – herab, während sie zugleich die Produktion antiinflammatorischer Zytokine wie IL-4 und IL-10 erhöhen. Durch diese Zytokinregulation beeinflussen Glukokortikoide indirekt auch die T-Helfer-Zellen-Differenzierung und regulieren die

Wege für T-Zellen-Aktivierung und -Kostimulation. Glukokortikoide hemmen zusätzlich die Leukozytenadhäsion an Endothelzellen durch Reduktion von Adhäsionsmolekülen und Selektinexpression und reduzieren zusätzlich die Zellmigration vom Blutkreislauf ins Gewebe durch die Hemmung von Chemokinausschüttung (IL-5, CCL-2, CCL-5).

Glukokortikoid-Effekte auf die Immunfunktion gibt es sowohl auf dem Organniveau als auch bei individuellen Zellen. In der Thymusdrüse z. B. existiert die für die Glukokortikoidproduktion enzymatische Maschinerie und es hat sich gezeigt, dass die lokal produzierten Glukokortikoide Schlüsseleffekte in der T-Zellen-Selektion haben. Die Konzentration der produzierten Glukokortikoide kann die Entscheidung der positiven oder negativen T-Zellen-Selektion verändern; also entweder die Selektion für klonale Expansion oder die Wahl für Tod durch Apoptose begünstigen (Herold et al. 2006). Obwohl ihre entzündungshemmenden Effekte am bedeutsamsten sind und anerkannt ist, dass diese über zahlreiche Bahnen ablaufen, sind die Effekte der Glukokortikoide bezüglich des Erhalts der Immunhomöostase physiologisch gesehen sehr komplex.

5.5.2 HHGA

Es konnte nachgewiesen werden, dass Immunzellen den GnRH-Rezeptor exprimieren. Zusätzlich haben Studien gezeigt, dass GnRH immunstimulatorische Effekte hat, veranschaulicht durch die Umkehr der altersassoziierten Abnahme des Gewichts der Thymusdrüse durch Behandlung mit einem GnRH-Analogon. Hypothalamisches GnRH wird im Blutkreislauf verdünnt und metabolisiert und variiert während des Menstruationszyklus nicht messbar. Deshalb ist es wahrscheinlich, dass periphere Effekte von GnRH durch nichthypothalamische (also lokale) Quellen bedingt sind. Die Effekte der Sexualhormone auf die Immunfunktion sind nicht gut definiert. Geschlechtsunterschiede bezüglich Immunfunktionen sind häufig, besonders was die Krankheitsprävention anbelangt, wie etwa die Dominanz der Autoimmunkrankheiten bei Frauen. Untersuchungen bezüglich spezifischer Effekte von Steroiden auf die Immunfunktion gelangten jedoch zu widersprüchlichen Ergebnissen. Es wurde gezeigt, dass bei der Antikörperproduktion Östrogene steigernd, Testosterone hingegen hemmend wirken. Östrogene sind mit reduzierter Zellanzahl und möglicherweise auch mit Zellaktivität von natürlichen Killerzellen (NK) assoziiert (Tanriverdi et al. 2003). Trotz der widersprüchlichen Resultate weiß man, dass Leukozyten Rezeptoren für Östrogene und Testosterone exprimieren, was die Möglichkeit für Auswirkungen dieser Hormone auf Immunzellen nahelegt. Die inhärente Schwierigkeit, ein komplexes und sich dauernd veränderndes Hormonmilieu während des menstruellen Zyklus und der Schwangerschaft zu untersuchen, zeigt den Forschungsbedarf bezüglich der Rolle der Sexualhormone bei der Immunfunktion.

Zusätzlich zu der Interaktion zwischen den Systemen – wie dem endokrinen und dem Immunsystem – ist es wichtig zu beachten, dass Achsen, die vordergründig innerhalb desselben Systems klassifiziert sind, ebenfalls miteinander interagieren. Ein Beispiel dafür sind die HHGA und die HHNA. Während des Menstruationszyklus ist die Glukokortikoidrezeptor-Expression während der Lutealphase erhöht, wohingegen während der Schwangerschaft die Glukokortikoidrezeptor-Transkription signifikant herabreguliert ist (was rasch wieder umkehrt, wenn die Milchbildung beginnt und die Glukokortikoidrezeptoren-Transkription erhöht ist). Studien zu Hormonsubstitution zeigen unterschiedliche Befunde bezüglich der Einflüsse der HHNA. Es zeigt sich, dass Östrogensubstitution für gewöhnlich die ACTH- und Kortisollevel erhöht (Burleson et al. 1998; Fonseca et al. 2001; Edwards u. Mills 2008). Allerdings wird die Reaktion auf akuten Verhaltensstress durch Östrogen- oder Östrogen- und Progesteronsubstitution verringert (Lindheim et al. 1994). Zusätzlich zu den Befunden aus diesen Hormonersatzstudien, veranschaulichen Studien zur akuten Stressreaktion in der Tat eine komplexe Bandbreite an Unterschieden zwischen den Geschlechtern. Männer zeigen größere ACTH-Antworten als Frauen in allen Phasen des Menstruationszyklus und Frauen, die orale Kontrazeptiva einnehmen. Aber bezüglich des Speichelkortisols zeigt sich, dass Frauen in der Lutealphase (hohe Östrogen- und Progesteronwerte) die gleichen

Werte aufweisen wie Männer, die wiederum größer sind als bei Frauen, die in der Follikelphase ihres Zyklus sind oder die orale Kontrazeptiva nehmen (Kirschbaum et al. 1999). Kürzliche publizierte Arbeiten weisen darauf hin, dass Unterschiede in basalen Levels der HHNA-Produkte weniger ausgeprägt sind. Liening et al. fanden keine Unterschiede zwischen Frauen, die orale Verhütungsmittel einnahmen und solchen, die es nicht taten.

Trotz des noch großen Forschungsbedarfs weisen existente Belege auf eine Rolle der HHGA-Hormon-Signaltransduktion auf Immunzellen und wichtige Interaktionen der HHGA und der HHNA hin. Das Hervortreten der Geschlechtsunterschiede bezüglich der Krankheitsprävention ermutigt zu weiteren Untersuchungen, mit dem Ziel, diese Einflüsse zu verstehen.

5.5.3 Wachstumshormon und Prolaktin

Belege bezüglich der Immuneffekte des Wachstumshormons und von Prolaktin sind selten in der Humanforschung, aber Tierstudien lassen auf eine interessante immunverstärkende Rolle schließen, besonders, da sich das Immunsystems nach einer Transplantation erholt. Diese Daten verdienen Beachtung. In dieser Situation erhöhen diese Hormone die Lymphozytenproliferation und unterstützen die Regulation der B-Zellen-Differenzierung in antikörperbildende Zellen. Im Hinblick auf das Wachstumshormon wurde auch beobachtet, dass es verschiedene Einflüsse auf die Funktion der Thymusdrüse hat, u. a. die Förderung des Nachschubs an Zellen durch Proliferation und Steigerung der Auswanderung aus dem Thymus (Dardenne et al. 2009). Diese Ergebnisse stimmen mit der Beobachtung der förderlichen Effekte des Wachstumshormons auf die Erholung des Immunsystems überein.

Das Wachstumshormon interagiert ebenfalls mit der HHNA. Beim Menschen wird das aktive Glukokortikoid Kortisol – hauptsächlich in der Leber, in den Nieren und im Fettgewebe – in inaktives Kortison umgewandelt, dieser Prozess ist aber reversibel und die Umwandlung von Kortikosteron in Kortisol wird vom Enzym 11β-Hydroxysteroid-Dehydrogenase Typ 1 (11β-HSD1) katalysiert. Das Wachstumshormon hemmt 11β-HSD1 und verhindert somit die Reaktivierung von Kortisol im Gewebe. Interessanterweise wird vermutet, dass dieser Verlauf den mit Wachstumshormonmangel assoziierten Phänotyp (Fettleibigkeit und Insulinunempflindlichkeit) erklärt. Verringerte Wachstumshormonlevel führen zu erhöhtem 11β-HSD1, das wiederum lokal das Kortisol im Fettgewebe erhöht, wo es bei der Fettzellendifferenzierung und der Fettbildung eine Rolle spielt (Agha u. Monson 2007).

5.5.4 Effekte des Immunsystems auf das endokrine System

Alle Ebenen der HHNA-Signalübertragung weisen eine Regulation durch Zytokine auf. Für IL-6, IL1-1β, IL-2, TNF-α und IFN-γ ist bekannt, dass sie die HHNA-Aktivität regulieren. Nachfolgend werden die für die Zytokinsignalübermittlung verantwortlichen wichtigen Punkte am Beispiel von IL-6 veranschaulicht. IL-6 ist ein Zytokin, das durch Immunaktivierung und durch akuten Stress ansteigt. Es regt die Lymphozytenproliferation an und ist Teil der Reaktionskaskade in der Akutphase. Im Blutkreislauf stimuliert IL-6 ebenfalls die HHNA. Zusätzlich zu den systemischen Wirkungen wurde herausgefunden, dass es dazu auch in der Hypophyse kolokalisiert ist, wo es in parakriner Weise die Hormonproduktion beeinflusst, was in erhöhten Glukokortikoidleveln resultiert. Wenn man das Beispiel IL-6 weiter betrachtet, ist es zusätzlich auch mit der HHNA-Funktion auf der Ebene des Hypothalamus assoziiert. Dort wird es zusammen mit CRH und AVP exprimiert. In einem ähnlichen Muster erhöht hier IL-6 die CRH-Expression und -Sekretion, was zu erhöhten ACTH-Leveln im Plasma führt (Haddad et al. 2002). Ebenso werden zelluläre Effekte gefunden; Glukokortikoidsignalübermittlungswege werden an verschiedenen Punkten durch proinflammatorische Zytokine unterbrochen, darunter auch hemmende Glukokortikoidrezeptor-Translokation in den Nukleus und reduzierende Glukokortikoidrezeptor vermittelte Gentranskription, wodurch die Glukokortikoidfunktion aufgehoben wird. Somit wird klar, dass die

HHNA in hohem Masse reguliert wird; darunter CRH-Expression und -Produktion, ACTH-Ausschüttung aus der Hypophyse und sogar die Rezeptorwirkung. Diese Effekte sind oft negative »feedback-loops«, die eine Übersteigerung oder Schaden durch die Immunaktivierung dadurch verhindern, dass Glukokortikoide dann ansteigen, wenn die Entzündung zunimmt.

Bei der Diskussion zu Zytokin- und HHNA-Interaktionen ist kürzlich ein Zytokin als Schlüsselelement bezüglich des Gleichgewichts der Glukokortikoidfunktion hervorgetreten. Der Makrophagen-Migrationsinhibitionsfaktor (MIF) war tatsächlich das erste Zytokin, das überhaupt entdeckt wurde, vor über 40 Jahren, und es wurde nach seiner Fähigkeit, Makrophagen an einem Entzündungsherd zurückzuhalten, benannt. Seit es benannt wurde, hat die Bandbreite seiner bekannten Funktionen dramatisch zugenommen, darunter finden sich immunologische (Leukozytenaktivierung und Induktion der Produktion von inflammatorischen Zytokinen), metabolische und angiogene Wirkungen. Was die Glukokortikoid-Interaktionen anbelangt, ist der MIF einzigartig als Zytokin, da MIF als Reaktion auf niedrige physiologische Glukokortikoid-Konzentrationen ausgeschüttet wird, im Gegensatz zu den normalerweise beobachteten Suppressionseffekten der Glukokortikoide. Faszinierenderweise macht der MIF, sobald er ausgeschüttet wurde, die Immunzellen weniger sensitiv auf die antiinflammatorischen Wirkungen der Glukokortikoide. Dieser Antagonismus führte zu dem Konzept, dass der MIF und Glukokortikoide unabhängige Wirkungen haben, die die permissiven versus die regulatorischen/suppressiven Effekte der Glukokortikoide auf die Immunantwort abstimmen. Die Bedeutung des MIF bei der HHNA-Regulation wird weiter belegt durch die Kolokalisierung des MIF in denselben Zellen der Hypophyse, die auch ACTH absondern und durch die Tatsache, dass die MIF-Ausschüttung durch dasselbe Signal induziert wird: CRH (Calandra u. Bucala 1997).

Zytokine sind nicht bekannt dafür, dass sie mit der HHGA direkt interagieren, aber die Regulation der Uterusfunktion während der Schwangerschaft und der Geburt erfordert die Koordination von Sexualhormonen und Zytokinen. Die klassische Wachstumshormonausschüttung aus der Hypophyse wird nicht durch Zytokine reguliert, aber die lokale Sekretion und die autokrine/parakrine Wirkung des Wachstumshormons durch Immunzellen wird durch Zytokine verstärkt. Da das Wachstumshormon die entzündlichen Funktionen verstärkt und die apoptotischen Signale mindert, scheint die Steigerung der Wachstumshormone durch Zytokine Teil eines positiven Feedbackmechanismus zu sein, der in einer lokal begrenzten Umgebung abläuft, vielleicht um die Entzündung an den Stellen aufrecht zu erhalten, wo sie durch Viren, Bakterien oder Tumoren ausgelöst wurden (Hattori 2009).

Die Stimulation der HHNA durch Zytokine ist ein wesentlicher Aspekt der Entzündungsreaktion, da sie einen negativen »feedback-loop« bildet, um die möglicherweise schädlichen Effekte einer Entzündung einzugrenzen. Diese Interaktion ist hochkomplex, die ungewöhnlichen Wirkungen des MIF, die die antiinflammatorischen Wirkungen der Glukokortikoide außer Kraft setzen, mit eingeschlossen.

5.5.5 Die Wirkungen des endokrinen Systems auf das Nervensystem

Das endokrine und das Nervensystem sind sowohl strukturell (die Hypophyse befindet sich in Nervensystemgewebe, dass die Funktion der HHNA kontrolliert) als auch durch die Signalübertragung derselben Hormone, wie Noradrenalin, verwandt. Ein Beispiel dafür: Es ist eine wenig bekannte Facette der neuroendokrinen Interaktionen, dass die Kolokalisation der Ursprungsdrüse des HHNA-Systems (die Nebennierenrinde) und des Hauptortes der peripheren Katecholaminproduktion (das Nebennierenmark) ein Hinweis auf die Bedeutung ihrer Koregulation gibt. Das Nebennierenmark schüttet bei Stimulation des Nervus splanchnicus (»Eingeweidenerv«) Adrenalin und Noradrenalin aus. Der Nerv stimuliert auch die Biosynthese von Adrenalin, dieser Prozess ist aber von Glukokortikoiden abhängig. Adrenalin wird durch ein Enzym namens Phenylethanolamin-N-Methyltransferase (PNMT) aus Noradrenalin erzeugt. PNMT wiederum wird durch Glukokortikoide reguliert. Das intraadrenale vaskuläre Pfortadersystem sowie der direkte Kontakt der verschiedenen Zelltypen an den Grenzen von Nebennierenmark und Nebennierenrinde liefern die physische Verbindung für die parakrine Signalübertragung und erlauben die hohen Glukokortikoidkonzentrationen, die notwendig sind, um die Adrenalinsynthese aufrecht zu erhalten. Die PNMT-Aktivität wird durch Glukokortikoide verstärkt, sowohl durch Transkription über ein Glukokortikoid-response-Element im Promotor des PNMT-Gens als auch posttranslational durch Schutz vor Abbau (Ehrhart-Bornstein u. Bornstein 2008).

Glukokortikoide entfalten ihre Wirkung auch im Gehirn und im Nervensystem. In-vitro-Studien konnten zeigen, das lokal applizierte Glukokortikoide rasche Effekte auf neuronale Feuerraten in verschiedenen Regionen des Gehirns haben. Nicht nur die negative Feedbackwirkung auf die Hemmung des Feuerns von CRH- und Vasopressin-(VP-)Neuronen ist evident, sondern es wurde auch nachgewiesen, dass Glukokortikoide das Feuern von Oxytocinneuronen verstärken; dies geschieht alles im Hypothalamus, was die sehr spezifische Natur der Reaktion veranschaulicht. Acetylcholin ist einer der Hauptneurotransmitter sowohl des peripheren als auch des zentralen Nervensystems und wirkt über Bindung an den Acetylcholinrezeptor. Verschiedene Zelltypen zeigen eine Hemmung der Acetylcholinrezeptorfunktion durch Glukokortikoide, so auch die hypothalamischen Neuronen. Die Rezeptoröffnungszeit wird durch Glukokortikoide reduziert und man denkt, dass dies über direkte Glukokortikoidbindungsstellen geschieht, die den Glukokortikoiden eine allosterische Modulation der Kanalfunktionen erlauben (Makara u. Haller 2001).

5.5.6 Die Auswirkungen des Nervensystems auf das endokrine System

Alle Aspekte der Stressreaktion werden vom Gehirn moduliert und somit durch Neuronen und Neurotransmitter reguliert. Noradrenalin ist im Gehirn weit verbreitet und seine α- und β-adrenergen Rezeptoren sind in die ACTH-Sekretion involviert. Zusätzlich gibt es direkte Interaktionen zwischen den CRH-Neuronen des hypothalamischen paraventrikulären Nukleus und den noradrenergen Neuronen des Locus coeruleus. In der Tat wird die voneinander abhängige Art der Regulation von der Tatsache belegt, dass CRH auch die noradrenerge Aktivität reguliert, indem die intrazerebrale Verabreichung von CRH eine verstärkte Entladung noradrenerger Neuronen verursacht (Carrasco u. Van de Kar 2003). Weiter unten in der HHNA findet sich eine weitere neurale Regulation in der Nebennierenrinde, die sehr umfangreich innerviert ist. Der Nervus splanchnicus trägt sympathische Fasern. Wird er elektrisch stimuliert, erfolgt ein Anstieg in der Glukokortikoid-Ausschüttung. Adrenale Innervation verursacht eine erhöhte Ausschüttung der Glukokortikoide durch die Erhöhung der adrenalen Sensitivität auf ACTH. Sympathektomiestudien belegen eine solche Erhöhung der

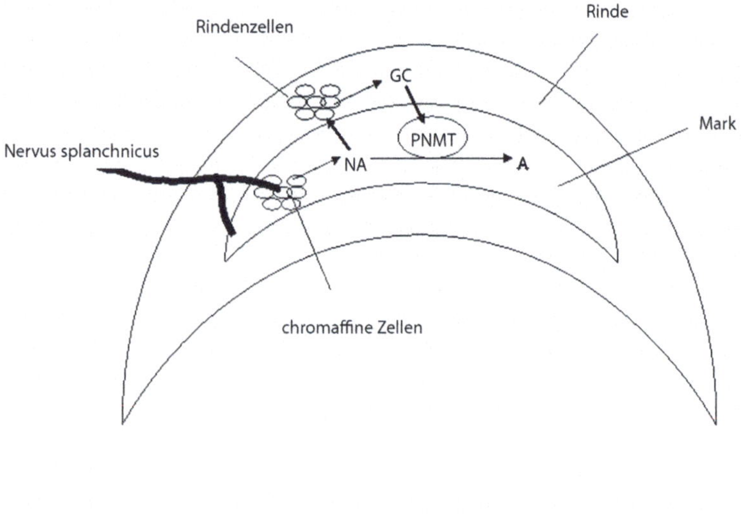

Abb. 5.2 Die Nebenniere. Glukokortikoide (*GC*), produziert von den kortikalen Zellen (»Rindenzellen«) der Nebennierenrinde; Noradrenalin (*NA*), produziert von den chromaffinen Zellen des Nebennierenmarks und umgewandelt in Adrenalin (*A*) durch das Enzym Phenylethanolamin-N-Methyltransferase (*PNMT*)

ACTH-Sensitivität. In Anbetracht der Tatsache, dass Medullektomie die Effekte der Sympathektomie hemmt, ist es jedoch möglich, dass die Innervierungseffekte über die Innervation des Nebennierenmarks (adrenale Medulla) wirken (Engeland u. Arnhold 2005).

5.5.7 Wirkung des Nervensystems auf das Immunsystem

Sympathische Innervation gibt es in allen primären und sekundären Immunorganen. Die Hauptachse für die Wirkungen läuft über den Neurotransmitter Noradrenalin. Immunzellen exprimieren β-adrenerge Rezetporen, die bei Ligandenbindung mit Noradrenalin durch eine Erhöhung von intrazellulärem cAMP und darauf folgend Protein-Kinase-A-Aktivierung Veränderungen in der Gentranskription verursachen. Zusätzlich zur Einwirkung von Noradrenalin vom SNS können Immunzellen Noradrenalin auch intrazellulär herstellen und ausschütten, um in autokriner/parakriner Weise zu agieren. Enzyme zur Katalyse von Dopamin zu Adrenalin und von Adrenalin zu Noradrenalin werden in Immunzellen exprimiert, sodass sie die Immunantwort durch lokale Feedbackmechanismen genau abstimmen können, genau so wie die Stimulation, die durch das SNS erreicht wird (Flierl et al. 2008).

Die SNS-Aktivierung beeinflusst die Immunzellen auf verschiedene Arten. Das angeborene Immunsystem (natürliche Killerzellen, Makrophagen, Neutrophile, Eosinophile, Mastzellen) wirkt auf eine unspezifische, schnelle Art und Weise auf Mikroben. Generell geht man davon aus, dass die Aktivität von Makrophagen durch Noradrenalinstimulation gehemmt wird, währenddessen die Aktivität der natürlichen Killerzellen durch Katecholamine verstärkt wird. Das erworbene Immunsystem scheint durch die Stimulation des SNS sowohl aktiviert als auch gehemmt zu werden. Das erworbene Immunsystem enthält eine Balance aus zellulären (T-Helferzellen Typ 1, TH1 – um Viren und intrazelluläre Pathogene zu bekämpfen) und humoralen (T-Helferzellen Typ 2, TH2 – um extrazelluläre Organismen zu bekämpfen) Reaktionsabläufen. Zellen von jeder Bahn schütten ein anderes Muster an Zytokinen aus und die Stimulation führt zu einem Wechsel der Dominanz von TH1 bzw. TH2, passend zum spezifischen Bedrohungstypus. Die SNS-Aktivierung hemmt TH1 und aktiviert TH2, sodass die Balance zu Gunsten einer humoralen Immunantwort führt (Sternberg 2006).

Letztlich ist die SNS-Aktivierung auch mit einer der robustesten Immunantworten auf Stress assoziiert – der Leukozytose. Die »Flucht-oder-Kampf-Reaktion« beinhaltet einen großen Anstieg an zirkulierenden Leukozyten, aber der Anstieg ist über die verschiedenen Zelltypen hinweg nicht einheitlich. Zellen mit zytotoxischem Potenzial (z. B. natürliche Killerzellen oder zytotoxische T-Zellen) werden bevorzugt mobilisiert, vermutlich durch erhöhte Expression von β_2-adrenergen Rezeptoren und dadurch erhöhter Sensitivität gegenüber der SNS-Aktivierung (auf die experimentelle Diskussion wird später in diesem Kapitel eingegangen.)

5.5.8 Wirkung des Immunsystems auf das Nervensystem

Der Nervus vagus des PNS enthält sowohl sensorische (afferente) als auch motorische (efferente) Neuronen. Die sensorischen Neuronen übermitteln Informationen ans Gehirn, nehmen Entzündungen wahr und starten Fieber und systemische »Krankheitsreaktionen«. Diese Fähigkeit des Immunsystems, Immunveränderungen auszumachen, führte Blalock (1984) dazu vorzuschlagen, dass das Immunsystem als eine Art »sechster Sinn« funktioniert, in dem es Bakterien, Viren und andere potenziell schädlichen Zellen aufspürt, die weder gesehen, gehört, geschmeckt, berührt noch gerochen werden können. Geringe Pegel an Entzündungsmediatoren wie etwa Zytokine können von Rezeptoren (darunter der IL-1β-Rezeptor) der afferenten Fasern des Nervus vagus durch Expression des neuralen Aktivierungsmarkers c-fos erkannt werden, sogar bevor systemische Erhöhungen erkannt werden (Goehler et al. 1997; Maier et al. 1998). Tierstudien haben gezeigt, dass Fieber, das sich durch die intraabdominelle Applikation geringer Dosen von IL-1 entwickelt, nicht auftritt, wenn der Nervus vagus unterhalb des Zwerchfells durchgeschnitten worden ist, was darauf hinweist, dass das

Signal zur Temperaturkontrolle durch das Gehirn nicht zu diesem durchkommt (Tracey 2002).

Zusätzlich zur Erkennung von Entzündungen in der Peripherie können Zytokine, die im Blutkreislauf erhöht sind, Signale direkt zum Hirn schicken. Ursprünglich glaubte man, dass die Blut-Hirn-Schranke (BHS) komplett vom Blutkreislauf getrennt sei. Mittlerweilen weiß man aber, dass die BHS den Transport von Zytokinen, darunter TNF-α, IL1-α, IL-1β und IL-6, erlaubt. Zytokine können ebenso in Hirnareale gelangen, die nicht von der BHS umgeben sind (zirkumventrikuläre Organe), wo sie eine Erhöhung der Prostaglandine verursachen, was die HHNA aktivieren kann. Zu guter Letzt können Zytokine auch Signale durch die BHS senden, in dem sie an das zerebrale vaskuläre Endothel binden, was den Endothelzellen-Metabolismus verändert und die Freisetzung von neuroaktiven Substanzen verursacht (Johnston u. Webster 2009).

Zytokine und Chemokine (chemotaktische Zytokine) werden ebenfalls im ZNS selbst exprimiert: IL-1, IL-3 und IL-6 von Neuronen, TNF-α, IFN-γ und IL-1 von Astrozyten und IL-12, IL-23, IL-27 sowie Chemokine, die an den CCR2-Rezeptor binden, durch Mikrogliozyten (die Makrophagen des Gehirns).

5.5.9 Zusammenfassung zu Interaktionen des Immun-, des Nerven- und des Endokrinen Systems

Die mannigfaltigen und komplexen Interaktionen und Wirkungen von jedem der Immun-, Nerven- und endokrinen Systeme aufeinander sind schwierig voneinander zu trennen und noch schwieriger zu beschreiben. Es ist wichtig hervorzuheben, dass zwar eine einzelne Funktion eines Hormons, Zytokins oder Neurotransmitters untersucht werden kann, aber die isolierte Betrachtung eines dieser Systeme, aus dem Kontext der Umgebung des körperlichen Systems herausgenommen, seine kom-

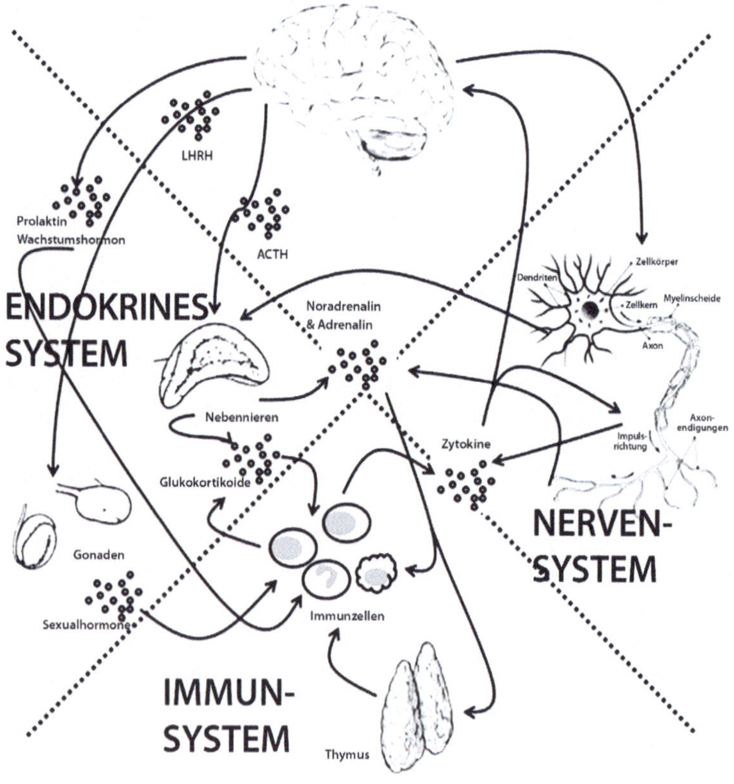

Abb. 5.3 Das Gehirn ist das koordinierende Zentrum für viele der Reaktionen und Interaktionen, die in diesem Kapitel zusammengefasst und in dieser Abbildung wiedergegeben werden

plexen Funktionen nie vollständig erklären kann. Während die HHNA des endokrinen Systems bedeutende immunsuppressive Wirkungen hat, ist sie genau so essenziell für die Produktion von Adrenalin, das für die akute Stressantwort sehr zentral ist und in die Aktivierung von Entzündungsprozessen involviert, die die HHNA zu unterdrücken beabsichtigt. Die geläufigen negativen »feedback-loops«, die innerhalb und zwischen den Systemen zahlreich vorhanden sind, kontrollieren, dass diese im Gleichgewicht bleiben. Wenn die einzelnen Systemgrenzen durch einen Verlust an Regulationsfähigkeit verletzt werden, kann eine Krankheit folgen. Deshalb darf die Bedeutung des Verständnisses des ganzen Systems nicht unterschätzt werden.

Akuter behavioraler Stress führt zu gut beschriebenen Reaktionen des Immun-, des endokrinen und des Nervensystems und eignet sich daher gut, die Interaktionen zwischen den Systemen zu untersuchen. Daher wird im Folgenden anhand von akutem Stress in experimentellen Studien die Interaktion zwischen den Systemen und die Entwicklung von Belegen für diese Interaktionen durch verschiedene Herangehensweisen in drei ausgewählten Beispielen (Lymphozytosenreaktion auf Stress, Herausforderung für das Immunsystem – akuter Stress und Impfung, Krankheitssetting – akute Stressreaktion und Depression) veranschaulicht.

5.6 Beispiele von Interaktionen zwischen dem ZNS, dem endokrinen System und dem Immunsystem

5.6.1 Durch das SNS vermittelte Lymphozytose

Akuter Stress initiiert eine Reihe an physiologischen Reaktionen, die »Kampf-oder-Flucht-Reaktion« genannt werden. Dies schließt einen großen und sehr gut dokumentierten Anstieg an Lymphozyten im Blutkreislauf ein – die Lymphozytose. Der Zugang zu diesem Kompartiment (Blut) in Humanstudien hat dazu geführt, dass viele Studien dazu in der Lage waren, die Details und Mechanismen, die diese Reaktion kontrollieren, zu bestimmen. In den 1980er Jahren begannen Studien zu berichten, dass physischer (körperliche Anstrengung) und mentaler Stress einen Anstieg der Zellzahl verursachten und in den frühen 1990ern wurde entdeckt, dass dieser Anstieg nicht uniform ist, sondern spezifische Zelltypen betrifft. Den bedeutendsten Anstieg zeigten natürliche Killerzellen.

Die Erforschung der Rolle des SNS bezüglich der Funktion des Immunsystems ergab, dass Lymphozyten β_2-adrenerge Membranrezeptoren für die primären Neurotransmitter, die Katecholamine Noradrenalin und Adrenalin, exprimieren. Darauf folgend haben Maisel u. Michel (1990) eine Studie durchgeführt, die gezeigt hat, dass die Lymphozytensubpopulationen, die als Reaktion auf akuten Stress am meisten zunehmen (natürliche Killerzellen und zytotoxische T-Zellen) auch die Zellpopulationen sind, die die größte Sensitivität auf die Stimulation der β_2-adrenergen Rezeptoren aufweisen. Ein Konsens wurde darüber entwickelt, dass die stressinduzierte Lymphozytose über den stressbedingten Anstieg an Katecholaminen vermittelt wird. Der spezifische Mechanismus wurde im Lauf der Jahre in verschiedenen eleganten Studien untersucht. In-vitro-Studien konnten zeigen, dass Katecholamine die Bindung von Lymphozyten an Endothelzellen reduzieren können. Dies weist darauf hin, dass Zellen, die an das vaskuläre Endothelium gebunden sind, in den Blutkreislauf freigegeben werden könnten (Benschop et al. 1994). In-vivo-Humanstudien zeigten, dass die Lymphozytosereaktion auf akuten Stress stark durch eine Kombination des Ruhelevels von Noradreanlin vor dem Stress, einer größeren Sensitivität der von den Lymphozyten exprimierten β_2-adrenergen Rezeptoren und einem größeren stressinduzierten Anstieg an Adrenalin festgelegt wird (Mills et al. 1995).

Eine Folgestudie erbrachte In-vivo-Belege, dass Lymphozytose nach Stress durch körperliche Belastung (»exercise stress«) und insbesondere Zelladhäsion durch adrenerge Mechanismen moduliert werden. Adhäsion zwischen Leukozyten und Endothelzellen wird durch die Interaktion von membrangebundenen Molekülen erreicht: Selektin-/Mucin-Interaktionen sind wichtig für das anfängliche Anhaften an das und Rollen entlang dem Endothel von Leukozyten, währenddessen sind integrin-/immunoglobulinähnliche Interaktionen für die stärkere Adhäsion und das Festmachen von Zellen maßgebend. Zelladhäsionsmoleküle finden sich nicht nur auf Zellen, sondern auch als lösliche Faktoren im Plasma. Die lösliche Form dieser Moleküle kann als kompetitiver Hemmer von Leukozyten-Endothel-Interaktionen fungieren. Rehman et al. (1997) haben eine Studie durchgeführt, bei der ein synthetischer Antagonist β-adrenerger Rezeptoren dazu benutzt wurde, aufzuzeigen, dass das SNS Leukozytose zumindest teilweise stimuliert, in dem es die Adhäsion von Zellen ans Endothel reduziert. Bei einer Gruppe von gesunden Männern, die einen Belastungstest bis zur Erschöpfung durchführten, wurde die Anzahl natürlicher Killerzellen, die lösliche Form des interzellulären Adhäsionsmoleküls-1 (sICAM-1) und E-Selektin (sE-Selectin) gemessen. Alle Versuchspersonen mussten dann während einer Woche einen β-Blocker einnehmen (entweder den spezifischen β1-Rezeptor-Antagonisten Metoprolol oder den unspezifischen β-Rezeptor-Antagonisten Propranolol), nach dieser Zeit wiederholten sie den Test. Die Resultate bestätigen, dass der Anstieg der Anzahl natürlicher Killerzellen nach körperlicher Belastung nach der Einnahme des unspezifischen β-Blockers vermindert war, interessanterweise aber nicht nach Einnahme des spezifischen β1-Blockers. Der sICAM1-Pegel stieg nach der körperlichen Belastung an und beide β-Blocker beseitigen diesen Effekt. E-Selektin hingegen wurde durch körperliche Belastung nicht verändert. Der Anstieg von sICAM-1 nach körperlicher Belastung und das Wegfallen dieses Effeks durch β-Blocker unterstützt die Hypothese, dass adrenerge Signaltransduktion das Abwerfen von Rezeptoren von der Zelloberfläche begünstigt. Dies könnte für die reduzierte Bindung von Leukozyten ans Endothel und den darauf folgenden Anstieg der Zellanzahl im Blutkreislauf verantwortlich sein. Der Effekt von körperlicher Betätigung auf sICAM-1, aber nicht auf E-Selektin, ist interessant, wenn man die Rollen bedenkt, die beide in der Adhäsion von Zellen an das Endothel spielen. Die starke Bindung zwischen Leukozyten und Endothelzellen via ICAM-1 muss reduziert sein, entweder durch das Abwerfen von Rezeptoren und/oder durch erhöhte kompetitive Hemmung durch die lösliche Form, was die Zellen dazu bringt, sich eher in den Blutkreislauf zurückzubegeben.

Die neueste Forschung hat ihre Aufmerksamkeit auf spezifische Zelltypen gerichtet, bei denen gezeigt wurde, dass ihre Anzahl im Blutkreislauf nach adrenerger Stimulation ansteigt. Dass natürliche Killerzellen und zytotoxische T-Zellen in der Stresslymphozytose besonders hervorstechen, hat man schon vor mehreren Jahrzehnten festgestellt, aber erst kürzlich wurde dieses Verständnis erweitert. Anane et al. (2009) haben aufgezeigt, dass zusätzlich zu den natürlichen Killerzellen und den zytotoxischen T-Zellen noch eine weitere Untergruppe von Lymphozyten ähnlich wichtige zytotoxische Eigenschaften besitzt, nämlich die γδ-Zellen. Die γδ-T-Lymphozyten machen nur 5% der Zellen im Blut aus, aber 50% der T-Zellen im Epithelgewebe, wo sie eine Schlüsselrolle in der Elimination von bakteriellen Infektionen und der Wundheilung inne haben. Diese Untergruppe zeigt ähnliche stressinduzierte Anstiege in der Anzahl im Blutkreislauf wie die natürlichen Killerzellen und die zytotoxischen T-Zellen. Dementsprechend scheint es, dass Zellen mit mächtigen Effektorphänotypen, bevorzugt durch Stress mobilisiert werden. In ähnlicher Weise belegen Resultate derselben Forschergruppe, dass sogar innerhalb der zytotoxischen T-Lymphozyten, es die Zellen mit dem höchsten zytotoxischen Potenzial sind (bekannt als die Effektor-Gedächtnis-Zellen, »effector memory cells«), die in der Anzahl ansteigen (Campbell et al. 2009). Es wird interessant werden zu sehen, ob zukünftige Studien Belege dafür finden, dass diese bevorzugterweise mobilisierten Zelluntergruppen eine höhere Dichte an β-adrenergen Rezeptoren aufweisen und welche zellulären, durch Katecholamine stimulierten Mechanismen ihre Mobilisierung erleichtern.

5.6.2 Akuter Stress und Impfung – das SNS und die endokrinen Effekte auf die Immunfunktion

Die Reaktion auf akuten behavioralen Stress, wie etwa körperliche Belastung oder ein kurzer psychologischer Stressor, wurde in diesem Kapitel auf viele Arten und Weisen diskutiert. Diese Reaktion (und die Erholung davon) ist ein perfektes Beispiel für die Interaktionen zwischen den Nerven-, den endokrinen und den Immunsystemen. Es konnte gezeigt werden, dass die Immunantwort untrennbar mit dem neuroendokrinen Milieu verbunden ist, sodass Experimente, die die Immunreaktionen vom ganzen System isoliert betrachten (in vitro), nur mit Vorsicht interpretiert werden sollten. Ein In-vivo-Modell, das die Untersuchung einer integrierten Immunantwort erlaubt und Funktionsabläufe zu testen ermöglicht, die auf Veränderung durch neuroendokrine Faktoren anfällig sein könnten, ist das experimentelle Paradigma der Wahl. Die auf eine Impfung erfolgende Immunreaktion bietet sich als ein solches In-vivo-Modell vorzüglich an. Dieser Abschnitt behandelt die Wirkung von akutem Stress auf die Immunantwort nach Impfungen, vorwiegend in Tierstudien.

Es wurde erörtert, dass akuter Stress immunsteigernd wirken könnte, wenn er zeitlich nahe an einer Herausforderung an das Immunsystem erlebt wird (Dhabhar u. McEwen 1999). Dhabhar u. McEwen haben sogar argumentiert, dass Immunstimulation durch akuten Stress von einem evolutionären Standpunkt aus adaptiv wäre und als eine integrale Komponente der »Kampf-oder-Flucht-Reaktion« angesehen werden könnte. Aus dieser Perspektive schließen die Umstände, die die »Kampf-oder-Flucht-Reaktion« in Gang setzen, auch die Antigenexposition ein und deshalb wäre eine robuste Immunantwort auch adaptiv für das Überleben.

Tierstudien zu aktuen Stressoren in unmittelbarer zeitlicher Nähe zu einer Impfung liefern Unterstützung für die Theorie des immunstimulierenden Effekts von Stress auf die Antikörperreaktion (◘ Tab. 5.1). Wood et al. haben z. B. herausgefunden, dass Ratten, die am Tag der und am Tag nach einer Keyhole-Limpet-Hämocyanin-(KLH)-Impfung einen Fußschock erhielten, im Vergleich zu Kontrollratten 17 Tage nach der Impfung erhöhte IgG-Werte zeigten. Hingegen zeigten Ratten, die 1–3 Tage nach der Impfung einem Fußschock ausgesetzt waren, keine erhöhten Werte (Wood et al. 1993). Ebenso konnten Persoons et al. zeigen, dass sich bei Ratten, die vor einer intratrachealen Immunisierung mit Trinitrophenol-KLH (TNP-KLH) einem 20-minütigen unausweichbaren Fußschock ausgesetzt waren, im Vergleich zu nichtgestressten Tieren erhöhte TNP-spezifische Imunglobuline (IgG, IgA und IgE) nachweisen ließen. Die Autoren vermuteten, dass funktionale Veränderungen in den Alveolarmakrophagen durch Stress in einer erhöhten Zytokinfreisetzung resultieren, wenn sie stimuliert werden und dass dies ein Mechanismus für die verstärkte Antikörperreaktion darstellen könnte (Persoons et al. 1995). Stress durch Einschränkung der Bewegungsfreiheit (»restraint-stress«) kann die Impfreaktion ebenfalls verstärken. Millan et al. haben 7 Tage nach einer Immunisierung mit roten Blutkörperchen von Schafen die Antikörpertiter von Ratten, die entweder einem kurz (2 Stunden an 2 Tagen) oder einem lang (6 Stunden an 4 Tagen) andauernden Stress durch Bewegungseinschränkung (Aufenthalt in einem kleinen Drahtkäfig von 25×10 cm) ausgesetzt waren. Alle Tiere wurden am zweiten Stresstag unmittelbar vor dem »restraint-stress« geimpft. Die Resultate wiesen auf einen erhöhten Antikörpertiter der Ratten, die dem kurzen Stress ausgesetzt waren, im Vergleich zu den Kontrolltieren hin, aber es gab keinen Unterschied zwischen den Ratten mit langer Stressaussetzung und den Kontrolltieren. Zusätzlich wurden die Effekte der unterschiedlichen Dauern von Bewegungseinschränkung 72 Stunden nach der Impfung untersucht, allerdings wurden keine Unterschiede in den Antikörperreaktionen gefunden, was wiederum auf die enge zeitliche Assoziation zwischen akutem Stress und der Impfstoffverabreichung hinweist (Millan et al. 1996). In einer neueren Studie haben Silberman et al. herausgefunden, dass 2 Stunden Bewegungseinschränkung unmittelbar vor der Impfung mit Schaferythrozyten die primäre IgG-Antwort 10 Tage später erhöht hat, während Tiere, die einem 6 Wochen dauernden milden Stress ausgesetzt waren (aber 18 Stunden vor der Immunisierung ungestört gelassen wurden) Antikörperreaktionen zeigten, die deutlicher waren als die der Kontrolltiere. In dieser Studie wurde auch die sekundäre Antikörperreaktion derselben Tiere untersucht. Am 11. Tag wurde eine Auffrischungsimpfung mit Schaferythrozyten verabreicht und die sekundäre IgG-Reaktion wurde am 18. Tag gemessen. Erneut zeigten die Tiere, die vor der Immunisierung einem akuten Stress unterworfen waren, eine sekundäre Antiköperreaktion, die über der der Kontrollmäuse lag, während die chronisch gestressten Tiere eine unterdrückte Reaktion aufwiesen. Interessanter-

Tab. 5.1 Studien zu akutem Stress und Impfung

Autoren	Stressor	Impfung	Ergebnisse
Wood et al. (1993)	Fußschock am Tag 0 und am Tag 1 (Ratten)	Keyhole-Limpet-Hämocyanin (KLH)	Gesteigertes KLH-spezfisches IgG 17 Tage nach der Impfung
Persoons et al. (1995)	Fußschock am Tag 0 (Ratten)	Trinitrophenol-KLH (TNP-KLH)	Erhöhte TNP-spezifische Immunoglobluine (IgG, IgA und IgE)
Millan et al. (1996)	»restraint-stress«: kurz (2 h am Tag -1 und Tag 0) oder lang (6 h an den Tagen -1, 0, 1 und 2) (Ratten)	Schaferythrozyten	7 Tage nach der Impfung erhöhte SRBC-Antikörper-Titer bei den Ratten, die kurzem Stress ausgesetzt waren
Silberman et al. (2003)	»restraint-stress«: 2 h unmittelbar vor der Impfung (Ratten)	Schaferythrozyten Auffrischung Schaferythrozyten-impfung am 11. Tag	Verstärkte primäre IgG-Antwort am Tag 10 Sekundäre IgG-Antwort am 18. Tag ebenso verstärkt
Kapasi et al. (2000)	Starke körperliche Anstrengung unmittelbar bevor der Impfung (Mäuse)	Humanes Serum Albumin (HSA)	Die körperliche Belastung steigerte die Antikörperreaktion in der älteren Gruppe, aber nicht in der jüngeren Gruppe
Karp et al. (2000)	»restraint-stress« nach der Impfung (Ratten)	KLH	Erhöhte Antikörperreaktion 8, 14 und 21 Tage später
Edwards et al. (2006, 2008)	Radfahren, akuter psychologischer Stress, unmittelbar vor der Impfung (Menschen)	Influenza Meningokokken	Frauen: erhöhte IgG-Reaktion in der Trainings- und der Stress-Gruppe im Vergleich zu der Kontrollgruppe Männer: Erhöhte IgG-Antwort in der Trainings- und der Stressgruppe im Vergleich zur Kontrollgruppe
Edwards et al. (2007)	Exzentrisches Gewichts-training vor der Impfung (Menschen)	Influenza	Erhöhte Antikörper- und zellvermittelte Reaktion in der Trainingsgruppe

weise hatte akuter Stress vor der Auffrischungsimpfung keinen Effekt auf die sekundäre Antikörperreaktion, weder bei den Tieren, die schon bei der ersten Impfung akutem Stress ausgesetzt waren, noch bei den Kontrolltieren (Silberman et al. 2003).

Es gibt auch Belege dafür, dass die Verstärkung der Immunantwort durch akuten Stress besonders bei Tieren mit reduzierter Immunkompetenz vorhanden ist. Kapasi et al. haben herausgefunden, dass ältere Mäuse, die unmittelbar bevor einer Auffrischungsimpfung mit »humanem Serum Albumin« (HSA) starker körperlicher Anstrengung ausgesetzt waren, im Vergleich zu ebenfalls älteren Kontrollen eine erhöhte Antikörperreaktion zeigten. Bei jungen Mäusen zeigte sich kein Unterschied zwischen körperlich belasteten Tieren und den Kontrolltieren, aber junge Kontrolltiere zeigten eine größere sekundäre Reaktion als die älteren Kontrollen. Der Verstärkereffekt, der bei älteren, körperlicher Anstrengung ausgesetzten Mäusen beobachtet wurde, resultierte in erhöhten Antikörperreaktionen, vergleichbar mit den Leveln, die bei jüngeren Mäusen beobachtet werden konnten (Kapasi et al. 2000). Im Einklang mit diesen wissenschaftlichen Erkenntnissen konnten Karp et al. zeigen, dass »restraint-stress« nach einer Impfung mit KLH die Antikörperreaktion 8, 14 und 21 Tage später erhöhte. Darüber hinaus zeigten Mäuse, die zuvor mit dem immunosuppressiven Medikament Zyklophosphamid behandelt worden und dann der Bewegungseinschränkung ausgesetzt waren, die höchsten Anstiege an KLH-spezifischen Antikörperreaktionen, sowohl im Vergleich zu den nichtmedikamentös behandelten als auch den nicht eingeschränkten Mäusen (Karp et al. 2000).

Kürzlich haben auch Humanstudien das Model der Immunstimulation durch akuten Stress gestützt (▣ Tab. 5.1). Studien mit gesunden jungen Erwachsenen konnten zeigen, dass konzentrisches Radfahren, akuter psychologischer Stress und exzentrisches Gewichtstraining die Reaktion auf Influenza- und Meningokokkenimpfung verstärken (Edwards et al. 2006, 2007, 2008). Interessanterweise haben diese Studien in Übereinstimmung mit den Befunden, dass schwächere Immunsysteme größere Verstärkereffekte zeigen, herausgefunden, dass die Effekte nur bei Belastungen gefunden werden, die bei Kontrollgruppen relativ schwache Reaktionen hervorrufen.

Die spezifischen Beiträge des endokrinen und des Nervensystems zur Modulation der Impfreaktion werden nach wie vor evaluiert. Dhabhar u. McEwen (1999) haben Belege dafür gefunden, dass der stressinduzierte Anstieg an Glukokortikoiden mit der darauffolgenden Verstärkung der Immunantwort assoziiert ist, in Übereinstimmung mit der physiologischen immunpermissiven Rolle der Glukokortikoide. Allerdings bleibt noch viel offen im Bezug auf das Verständnis der Regulationsmechanismen. Das Beispiel der Impfung bietet hierbei sicherlich viele Möglichkeiten, diese zu untersuchen.

5.6.3 Akute Stressreaktionen im Zusammenhang mit Depression

Das letzte Beispiel der experimentellen Modelle, die an dieser Stelle diskutiert werden sollen, ist gewissermaßen das komplexeste. Die durch akuten Stress hervorgerufenen Reaktionen wurden bis ins Detail besprochen, aber in diesem letzten Beispiel soll die veränderte akute Stressreaktion während einer chronischer Krankheit diskutiert werden. Depression ist ein Risikofaktor für Morbidität und Mortalität bei vielen Krankheiten. Es wurde vorgeschlagen, diese Assoziation mit einer erhöhten Entzündungsaktivität zu erklären, die für kardiale, metabolische und rheumatische Krankheiten von zentraler Bedeutung ist. Bei der klinischen Depression wurden starke Assoziationen zwischen Entzündungsmarkern gefunden (C-reaktives Protein, CRP und Zytokine) und diese Zusammenhänge lassen sich auch mit weniger schwer ausgeprägten depressiven Symptomen in Populationsstudien beobachten. Depression steht ebenso mit Veränderungen der HHNA-Funktion in Verbindung, insbesondere sind die normalen Reaktionen auf physiologischen (Aufwachen) und psychologischen Stress abgeschwächt. Miller et al. (2005) versuchten anhand einer Stichprobe von depressiven Frauen (im Vergleich zu gesunden Frauen, die bezüglich Alter und Ethnizität angeglichen waren) zu erfassen, ob die Veränderung in der HHNA-Funktion mit dem Anstieg an Entzündung in Zusammenhang steht. Die Autoren haben sowohl die Entzündungsmarker als auch Speichelkortisol in Reaktion auf eine akute psychologische Stressaufgabe gemessen. Zusätzlich maßen sie die Sensitivität auf den immunosuppressiven Effekt von Glukokortikoiden bei Immunzellen, die vor und nach dem Stress dem Blutkreislauf entnommen wurden. Die erwartet abgeschwächte Kortisolantwort auf Stress wurde in der depressiven Gruppe gefunden. Währenddem keine Baseline-Unterschiede bezüglich der Entzündungsmarker gefunden wurden, gab es Unterschiede in der Immunzellensensitivität gegenüber der Glukokortikoidinhibition. Bei den Kontrollpersonen war die Sensitivität auf Glukokortikoide durch akuten Stress erhöht, in der depressiven Gruppe dagegen reduziert.

Mehr Belege dafür, dass die Reaktion auf akuten Stress bei der Depression dysreguliert ist, wurde für die Katecholamine gefunden. Es wurde berichtet, dass Adrenalin während akutem Stress erhöht ist (Light et al. 1998) und dass die Erholung zurück zu Baseline-Leveln sich bei depressiven Individuen verzögert (Gold et al. 2004). Indes konnten Aschbacher et al. (2008) kürzlich zeigen, dass die Noradranlinantwort auf akuten psychologischen Stress bei älteren Pflegepersonen (die depressiver waren als ihre gematchten Kontrollen) erhöht war und dass innerhalb dieser Stichprobe Depression die Noradrenalinerholung nach dem Stressor vorhersagte.

Fazit

Dieses Kapitel hat einen kurzen Überblick über jedes der klassisch beschriebenen Immun-, endokrinen und Nervensysteme geliefert und hat die Hauptinteraktionen zwischen den Systemen zusammengefasst und hervorgehoben. Die Autoren haben versucht spezifische Beschreibungen zu liefern, wie die einzelnen Reaktionen reguliert werden, entweder stimuliert oder unterdrückt durch Faktoren, die in anderen Systemen entspringen. Diese Systeme sind allein durch die Notwendigkeit der Klassifikation getrennt, tatsächlich passiert kein Prozess isoliert, alle werden durch die gleichzeitige Aktion stimuliert, wirksam und reguliert. Ebenso wurden Beispiele von experimentellen Studien geliefert, die die Abläufe mancher dieser Aktionen erläutert haben. Die Natur der Komplexität von Interaktionen, wie sie hier beschrieben worden sind, besagt, dass noch viel zu verstehen bleibt, dass, wie im Beispiel von akutem Stress und Impfungen aufgezeigt werden konnte, das Potenzial für einen klinischen Nutzen nicht genügend betont werden kann.

Literatur

Agha A, Monson JP (2007) Modulation of glucocortikoid metabolism by the growth hormone - IGF-1 axis. Clin Endocrinol (Oxf) 66(4): 459–465

Anane LH, Edwards KM et al. (2009) Mobilization of gammadelta T lymphocytes in response to psychological stress, exercise, and beta-agonist infusion. Brain Behav Immun 23(6): 823–829

Aschbacher K, Mills PJ et al. (2008) Effects of depressive and anxious symptoms on norepinephrine and platelet P-selectin responses to acute psychological stress among elderly caregivers. Brain Behav Immun 22(4): 493–502

Benschop RJ, Nijkamp FP et al. (1994) The effects of beta-adrenoceptor stimulation on adhesion of human natural killer cells to cultured endothelium. Br J Pharmacol 113(4): 1311–1316

Blalock JE (1984) The immune system as a sensory organ. J Immunol 132(3): 1067–1070

Burleson MH, Malarkey WB et al. (1998) Postmenopausal hormone replacement: effects on autonomic, neuroendocrine, and immune reactivity to brief psychological stressors. Psychosom Med 60(1): 17–25

Calandra T, Bucala R (1997) Macrophage migration inhibitory factor (MIF): a glucocorticoid counter-regulator within the immune system. Crit Rev.Immunol. 17(1): 77–88

Camacho-Arroyo I, Lopez-Griego L et al. (2009) The role of cytokines in the regulation of neurotransmission. Neuroimmunomodulation 16(1): 1–12

Campbell JP, Riddell NE et al. (2009) Acute exercise mobilises CD8+ T lymphocytes exhibiting an effector-memory phenotype. Brain Behav Immun 23(6): 767–775

Carrasco GA, Van de Kar LD (2003) Neuroendocrine pharmacology of stress. Eur J Pharmacol 463(1–3): 235–272

Dardenne MS, Smaniotto et al. (2009) Growth hormone modulates migration of developing T cells. Ann N Y Acad Sci 1153: 1–5

Dhabhar FS, McEwen BS (1999) Enhancing versus suppressive effects of stress hormones on skin immune function. Proceedings of the National Academy of Sciences of the United States of America 96(3): 1059–1064

Edwards KM, Burns VE et al. (2006) Acute stress exposure prior to influenza vaccination enhances antibody response in women. Brain Behav Immun 20(2): 159–168

Edwards KM, Burns VE et al. (2007) Eccentric exercise as an adjuvant to influenza vaccination in humans. Brain Behav.Immun. 21(2): 209–217

Edwards KM, Burns VE et al. (2008) Meningococcal A vaccination response is enhanced by acute stress in men. Psychosom Med 70(2): 147–51

Edwards KM, Mills PJ (2008) Effects of estrogen versus estrogen and progesterone on cortisol and interleukin-6. Maturitas 61(4): 330–333

Ehrhart-Bornstein M, Bornstein SR (2008) Cross-talk between adrenal medulla and adrenal cortex in stress. Ann N Y Acad Sci 1148: 112–117

Engeland WC, Arnhold MM (2005) Neural circuitry in the regulation of adrenal corticosterone rhythmicity. Endocrine 28(3): 325–332

Flierl MA, Rittirsch D et al. (2008) Catecholamines-crafty weapons in the inflammatory arsenal of immune/inflammatory cells or opening pandora's box? Mol Med 14(3–4): 195–204

Fonseca E, Basurto L et al. (2001) Hormone replacement therapy increases ACTH/dehydroepiandrosterone sulfate in menopause. Maturitas 39(1): 57–62

Goehler LE, Relton JK et al. (1997) Vagal paraganglia bind biotinylated interleukin-1 receptor antagonist: a possible mechanism for immune-to-brain communication. Brain Res Bull 43(3): 357–364

Gold SM, Zakowski SG et al. (2004) Higher Beck depression scores predict delayed epinephrine recovery after acute psychological stress independent of baseline levels of stress and mood. Biol Psychol 67(3): 261–273

Haddad JJ, Saade NE et al. (2002) Cytokines and neuro-immune-endocrine interactions: a role for the hypothalamic-pituitary-adrenal revolving axis. J Neuroimmunol 133(1–2): 1–19

Hattori N (2009) Expression, regulation and biological actions of growth hormone (GH) and ghrelin in the immune system. Growth Horm IGF Res 19(3): 187–197

Herold MJ, McPherson KG et al. (2006) Glucocorticoids in T cell apoptosis and function. Cell Mol Life Sci 63(1): 60–72

Johnston GR, Webster NR (2009) Cytokines and the immunomodulatory function of the vagus nerve. Br J Anaesth 102(4): 453–462

Kapasi ZF, Catlin PA et al. (2000) The effects of intense physical exercise on secondary antibody response in young and old mice. Physical Therapy. 80(11): 1076–1086

Karp JD, Smith J et al. (2000) Restraint stress augments antibody production in cyclophosphamide-treated mice. Physiol Behav 70(3–4): 271–278

Kirschbaum C, Kudielka BM et al. (1999) Impact of gender, menstrual cycle phase, and oral contraceptives on the activity of the hypothalamus-pituitary-adrenal axis. Psychosom Med 61(2): 154–162

Light KC, Kothandapani RV et al. (1998) Enhanced cardiovascular and catecholamine responses in women with depressive symptoms. Int J Psychophysiol 28(2): 157–166

Lindheim SR, Legro RS et al. (1994) The effect of progestins on behavioral stress responses in postmenopausal women. J Soc Gynecol Investig 1(1): 79–83

Maier S F, Goehler LE et al. (1998) The role of the vagus nerve in cytokine-to-brain communication. Ann N Y Acad Sci 840: 289–300

Maisel AS, Michel MC (1990) Beta-adrenoceptor control of immune function in congestive heart failure. Br J Clin Pharmacol 30 Suppl 1: 49S–53S

Makara GB, Haller J (2001) Non-genomic effects of glucocorticoids in the neural system. Evidence, mechanisms and implications. Prog Neurobiol 65(4): 367–390

McKay LI, Cidlowski JA (1999) Molecular control of immune/inflammatory responses: interactions between nuclear factor-kappa B and steroid receptor-signaling pathways. Endocr Rev 20(4): 435–459

Millan S, Gonzalez-Quijano MI et al. (1996) Short and long restraint differentially affect humoral and cellular immune functions. Life Sci 59(17): 1431–1442

Miller GE, Rohleder N et al. (2005) Clinical depression and regulation of the inflammatory response during acute stress. Psychosom Med 67(5): 679–687

Mills PJ, Berry CC et al. (1995) Lymphocyte subset redistribution in response to acute experimental stress: effects of gender, ethnicity, hypertension, and the sympathetic nervous system. Brain Behav Immun 9(1): 61–69

Persoons JH, Berkenbosch F et al. (1995) Increased specific IgE production in lungs after the induction of acute stress in rats. J.Allergy Clin.Immunol. 95(3): 765–770

Rehman J, Mills PJ et al. (1997) Dynamic exercise leads to an increase in circulating ICAM-1: further evidence for adrenergic modulation of cell adhesion. Brain Behav Immun 11(4): 343–351

Sapolsky RM, Romero LM et al. (2000) How do glucocorticoids influence stress responses? Integrating permissive, suppressive, stimulatory, and preparative actions. 1. from PM:10696570

Silberman DM, Wald MR et al. (2003) Acute and chronic stress exert opposing effects on antibody responses associated with changes in stress hormone regulation of T-lymphocyte reactivity. J Neuroimmunol 144(1–2): 53–60

Sternberg EM (2006) Neural regulation of innate immunity: a coordinated nonspecific host response to pathogens. Nat Rev Immunol 6(4): 318–328

Tanriverdi F, Silveira LF et al. (2003) The hypothalamic-pituitary-gonadal axis: immune function and autoimmunity. J Endocrinol 176(3): 293–304

Tracey KJ (2002) The inflammatory reflex. Nature 420(6917): 853–859

Wood PG, Karol MH et al. (1993) Enhancement of antigen-specific humoral and cell-mediated immunity by electric footshock stress in rats. Brain Behav Immun 7(2): 121–134

Chronobiologie des Hormon- und des Immunsystems

Elvira Abbruzzese

Die Chronobiologie ist eine Wissenschaft, die erst seit der Mitte des 20. Jahrhunderts existiert und sich mit der Veränderung des Organismus als Funktion der Zeit beschäftigt. Viele dieser Veränderungen sind zyklisch wiederkehrend, weshalb im Zusammenhang mit der Chronobiologie häufig auch von biologischen Rhythmen gesprochen wird. Auf unterschiedlichsten Ebenen des Organismus können diese biologischen Rhythmen beobachten werden, von der Genexpression bis schließlich hin zum Verhalten. Dies mag mit ein Grund sein, weshalb nur selten zuvor ein Wissenschaftsbereich dermaßen interdisziplinär erforscht wurde. In den Anfängen der chronobiologischen Forschung waren insbesondere Verhaltensforscher damit beschäftigt, Sinn und Zweck solcher Rhythmen zu erkunden. Die Chronobiologie weckte zudem das Interesse von Physiologen, Endokrinologen, Immunologen, da schnell spezifische Rhythmen unterschiedlichster Parameter gefunden wurden. In jüngerer Zeit sind Forschungsgruppen aus den Bereichen der Molekularbiologie, den Neurowissenschaften sowie der Genetik hinzugekommen. Auch bietet die Chronobiologie Stoff für Mathematiker und Neuroinformatiker, die nichts unversucht lassen, um solche Rhythmen in schlüssigen Formeln zu beschreiben oder mittels neuster Technik nachzubilden.

Aus evolutionsbiologischer Perspektive gesehen, müssen solche biologischen Rhythmen überlebensfördernd sein in dem Sinne, dass sie eine optimale Adaptation des Organismus an seine Umgebung gewährleisten, indem sie einerseits ein Lebewesen auf wiederkehrende Umweltbedingungen vorbereiten, andererseits einen Organismus aber auch flexibel an seine Umwelt anpassen können. Ein Indiz für die Wichtigkeit dieser rhythmischen Prozesse kann in der Omnipräsenz solcher Rhythmen in sämtlichen Spezies – vom Einzeller bis hin zum Menschen – gesehen werden. Besondere Beachtung erlangen dabei die sog. zirkadianen Rhythmen (aus dem Lateinischen: circa = ungefähr, dies = Tag), die eine Frequenz von ca. 24 Stunden aufweisen. Dabei ist wohl der Schlaf-wach-Zyklus der offenkundigste zirkadiane Rhythmus auf der Verhaltensebene, bei dem sich Aktivitäts- und Ruhephasen zyklisch abwechseln. Aber sowohl auf endokrinologischer, immunologischer als auch physiologischer Ebene unterliegen sowohl die Gradienten als auch die Aktivität sämtlicher Parameter dieser unterschiedlichen Systeme tageszeitlichen Schwankungen, die als zirkadian bezeichnet werden können. In den letzten drei Jahrzehnten wurden zudem Gene entdeckt, die auffällig zirkadiane Expressionsmuster aufweisen, die über präzise Rückkoppelungsmechanismen gesteuert werden. Diese sog. Clock-Gene befinden sich in (vermutlich) jeder einzelnen Zelle eines Organismus und werden als wesentliche Bestandteile der »endogenen Uhr« (auch »innere Uhr«) gesehen. Mittlerweile ist es wissenschaftlich erwiesen, dass diese inneren Uhren überlebenswichtige zirkadiane Prozesse steuern. Dabei scheinen endokrine und immunologische Parameter nicht nur von der inneren Uhr angesteuert zu werden, sondern sind zudem auch wesentliche Bestandteile der Kommunikationswege endogener Rhythmen.

Ziel dieses Kapitels soll es sein, in einem groben Überblick einerseits Funktionsmechanismen von biologischen Rhythmen zu erläutern und andererseits die Wichtigkeit der Chronobiologie für die physische wie auch psychische Gesundheit eines Organismus zu erörtern. Biologische Rhythmen und – damit untrennbar verbunden – die Zeit als modulierende Faktoren von Veränderungsprozessen lebendiger Organismen wurde lange Zeit nicht die nötige Beachtung geschenkt. Während die Pioniere der Chronobiologie noch belächelt wurden, ist heute selbst auf molekularbiologischer Basis zweifelsfrei bewiesen, dass gut funktionierende biologische Rhythmen für ein gesundes Leben unabdingbar sind. Zudem werden chronobiologische Überlegungen bereits in therapeutischen Ansätzen verfolgt und vereinzelt auch schon in präventiven Settings umgesetzt. Die Chronobiologie ist ein Forschungszweig, der in den letzten Jahren einen starken Aufschwung erlebt hat und trotzdem erst am Beginn bahnbrechender Errungenschaften steht. Auf keinen Fall sollten chronobiologische Ansätze in zukünftigen biopsychosozialen Modellvorstellungen fehlen, da sie eine große Varianz bei Veränderungsprozessen über die Zeit hinweg zu erklären vermögen.

6.1 Rhythmen bestimmen unser Leben

Die allermeisten biochemischen, physiologischen wie auch psychologischen Funktionen unterliegen regelmäßigen zeitlichen Fluktuationen. In der Regel oszillieren diese Funktionen über die Zeit hinweg mit einer konstanten Periode sowie klar definierten Minima und Maxima. Dementsprechend spricht man in der Literatur auch von »endogenen Rhythmen«. Dabei werden diese Rhythmen anhand ihrer Periodenlänge in unterschiedliche Kategorien eingeteilt (◘ Tab. 6.1).

Für den Menschen nehmen Rhythmen infradianer, zirkadianer sowie ultradianer Art einen wichtigen Stellenwert ein. Die infradianen Rhythmen weisen dabei häufig einen Monatszyklus auf: Es ist offensichtlich, dass der Menstruationszyklus der Frau ein monatlich wiederkehrendes Phänomen ist und dementsprechend z. B. die Hormone Östrogen und Progesteron innerhalb eines Zyklus mit einer Frequenz von ca. einem Monat fluktuieren. Auch beim männlichen Sexualzyklus spielen infradiane Rhythmen eine nicht unerhebliche Rolle: so konnte bereits in den 1960er und 1970er Jahren gezeigt werden, dass bei Leukozyten mit androgeninduzierten Kernanhängen in den Testikeln ebenso wie bei den Urethrazellen ein 4-Wochen-Rhythmus vorliegt. Des Weiteren unterliegen Östrogene sowie 17-Kortikosteroide beim Mann einer 8- bis 10-tägigen infradianen Oszillation.

Bei den ultradianen Rhythmen finden sich hingegen mehrere Periodenlängen pro Tag. Hier lassen sich die ca. 90-minütigen Schlafzyklen nennen (► Abschn. 6.3). Innerhalb eines Schlafzyklus schwanken auch Parameter des autonomen Nervensystems wie z. B. die Herzrate, Herzratenvariabiliät, Pulsfrequenz etc. ultradian. Auch lässt sich die täglich mehrfache pulsatile Freisetzung von Hormonen als ultradian bezeichnen. In diesem Sinne sind endogene Rhythmen häufig »verschachtelt«, d. h., dass viele Parameter gleichzeitig mehrere Rhythmen aufweisen. Größere Zeitspannen sind also häufig in kleinere Untereinheiten aufgeteilt, so wie ein Musikstück in Takte unterteilt ist. So sind z. B. endokrine Parameter meist infradian gesteuert (► oben), zeigen jedoch gleichzeitig eine starke zirkadiane Rhythmik, die wiederum in mehrere ultradiane pulsatile Schübe unterteilt ist.

Der in den letzten Jahren meist erforschte Rhythmus ist der zirkadiane: Geradezu sämtliche physiologischen wie auch psychologischen Parameter zeigen eine zirkadiane Rhythmik. Hierbei sind z. B. nicht nur einzelne Parameter aus den unterschiedlichen Systemen eines Organismus anzuführen oder die tageszeitliche Schwankung von kognitiven Leistungen, sondern auch Störungen und Erkrankungen sowie die Mortalität zeigen klar zirkadiane Besonderheiten. Im Folgenden sollen die maximalen Funktionen einzelner Parameter im Tagesverlauf exemplarisch kurz beschrieben werden, ohne dabei den Anspruch auf Vollständigkeit zu erheben.

◘ **Tab. 6.1** Unterteilung endogener Rhythmen

Rhythmusart	Periodenlänge	Beispiel
Zirkannual	Etwa ein Jahr	Brunstzeit bei bestimmten Tieren etc.
Infradian	Länger als ein Tag	Menstruationszyklus der Frau, sekretive Aktivität der Cowper-Drüsen des Mannes, Timing einer Schwangerschaft etc.
Zirkadian	Etwa 24 Stunden	Tag-Nacht-Verhalten, Hormonsekretion, kognitive Leistung, Körpertemperatur, Schmerzempfindlichkeit etc.
Zirkatidal	Etwa 12,5 Stunden, (vergleichbar mit Ebbe und Flut)	Insbesondere wichtig für Lebewesen in Brandungsgebieten, Nahrungssuche bestimmter Krabbenarten etc.
Ultradian	Mehrere Zyklen pro Tag	Pulsatile Hormonfreisetzung, Schlafzyklen etc.

6.1.1 Zirkadiane Rhythmen geben (nicht nur) in der Endokrinologie und der Immunologie den Takt an

In den frühen Morgenstunden zeigen die Hormone Adrenokortikotropin, Kortisol sowie das follikelstimulierende Hormon (FSH), das luteinisierende Hormon (LH) als auch Testosteron sowie Katecholamine ihre Höchstwerte unmittelbar nach dem Aufwachen und ebben über den Tag hinweg ab. Ebenfalls nach dem Aufwachen steigen Blutdruck sowie Herzrate an und das Verdauungssystem beginnt mit der Aufnahme seiner Aktivität. Am späteren Vormittag erreichen Aldosteron und Angiotensin ihre Höchstwerte und die Blutplättchenaktivität ebenso wie die Blutdicke ist maximal. Auch die Leistung bei Rechen- und Gedächtnisaufgaben ist um diese Zeit maximal. Das Kurzzeitgedächtnis funktioniert um diese Tageszeit – einige Stunden nach Aufwachen – optimal, während die Sprach- und Denkfähigkeit gegen Mittag am höchsten ist. Im Bereich von Störungen und Krankheiten spricht man bei depressiven Patienten z. B. häufig von einem ausgeprägten Stimmungstief früh am Morgen. Auch sind während dieser Tageszeit allergische sowie rheumatische Schübe aufgrund des hochfahrenden Immunsystems besonders häufig. Zwischen Morgen und Mittag ereignen sich die meisten Schlaganfälle sowie Herzinfarkte, was nicht zuletzt dadurch erklärt werden kann, dass am Morgen die Parameter des autonomen Nervensystems nach der Nachtruhe wieder vermehrt zu arbeiten beginnen. Blutdruck und Pulsfrequenz steigen also, was den Organismus fordert. Grundsätzlich ereignen sich am Morgen die meisten Todesfälle.

Zwischen Mittag und den frühen Abendstunden steigt hingegen die Konzentration der Hormone Gastrin, Insulin und Renin an. Auch erhöht sich am Nachmittag die Respirationsrate sowie die Schweißabsonderung. Körpertemperatur, Blutdruck und Herzfrequenz steigen weiter an. Dahingegen sinkt die Durchblutung im Magen-Darm-Trakt in den frühen Nachmittagsstunden. Auf kognitiver Ebene arbeitet das Langzeitgedächtnis am frühen Nachmittag auf Hochtouren, während gegen den frühen Abend hin dafür Aufgaben, die eine schnelle Reaktion erfordern, besonders gut gelöst werden. Im Bereich der Störungen und Erkrankungen ereignen sich am früheren Nachmittag die meisten Perforationen von Magenulcera. Gegen den frühen Abend hin steigt dafür die Perforationsrate von Darmulcera, Arthritis- sowie Spannungskopfschmerzen werden um diese Zeit besonders intensiv empfunden.

Am frühen Abend steigen die Triglyzerid- und Cholesterinwerte an. Ebenso erhöht sich der Harndrang und die Abbauaktivität der Leber nähert sich ihrem Maximum, weshalb zu dieser Zeit Alkohol am besten abgebaut wird. Auch die Körpertemperatur erreicht ihren Zenit, während der Blutdruck und die Herzfrequenz langsam herunterfahren. Im Gegenzug beginnt eine hohe Magensäuresekretion, die gegen Mitternacht hin maximal ist. Gegen 21 Uhr – bzw. bei beginnender Dunkelheit – beginnt die Epiphyse erste Wellen des »Schlafhormons« Melatonin auszuschütten, das seine Höchstwerte in der späten Nacht erreicht. Auch sind die Leukozyten gegen Mitternacht in großer Zahl vertreten – die Immunabwehr ist um diese Zeit hochaktiv, während das immunosuppressive Hormon Kortisol seinen Tiefststand erreicht. Die Denkfähigkeit ist um diese Uhrzeit am stärksten eingeschränkt. Um die Einschlafzeit am späteren Abend steigt bei Restless-legs-Betroffenen auch die motorische Aktivität in den Beinen, und Frauen in der Menopause erleben um diese Zeit die meisten Hitzeschübe. Ebenso ist die Gelenkschwellung bei Arthritisbetroffenen um diese Stunde am stärksten. Einige Stunden nach Mitternacht erreichen Melatonin, Wachstumshormone, thyreoideastimulierende Hormone (TSH) und Prolaktin ihre Höchstwerte, während im Immunsystem die Eosinophilen ihren Höchststand anstreben. Die Körpertemperatur sowie die Lungenaktivität erreichen ihren Tiefststand. Letzteres kann zu vermehrten Asthmaanfällen in der Nacht sowie einem Peak im Bereich des Herz-Lungen-Versagens um diese Uhrzeit führen. Auf kognitiver Ebene ist um diese Zeit die Vigilanz minimal. Gegen 5 Uhr morgens beginnt sich der Organismus erneut auf den Übergang vom Schlafen zum Wachsein vorzubereiten, indem er Blutdruck, Herzrate sowie für den morgendlichen Stoffwechsel notwendige Botenstoffe – also auch bestimmte Hormone – wieder hochfährt. Und ein neuer Tag beginnt.

6.2 Wie kam es zum Wissenschaftszweig der Chronobiologie? Von den Anfängen bis heute

Rhythmisches Verhalten von Organismen wird bereits seit Jahrhunderten intuitiv zur Zeitmessung verwendet: So kann z. B. der Monat anhand von Zugvögeln bestimmt werden, die in artenspezifischen Zeitfenstern zyklisch wiederkehren. Auch kann die Tageszeit anhand der Blütenöffnung unterschiedlicher Blumen mit einer guten Präzision bestimmt werden. Die Entdeckung der »zirkadianen Uhr« im engeren Sinne geht auf den französischen Astronomen Jean Jacques Ortous de Mairan anfangs 18. Jahrhundert zurück. Er beobachtete, dass die Pflanze Mimosa ihre Blätter, trotz fehlenden Sonnenlichts, weiterhin tagesrhythmisch öffnete und wieder schloss, was Mairan auf ein endogenes Zeitmessersystem schließen ließ. Die Chronobiologie als Forschungszweig, der sich dem Phänomen der unzähligen periodischen physiologisch gesteuerten Lebensvorgänge, die durch die geophysikalischen Gegebenheiten auf der Erde bedingt sind, widmet, hielt erst im letzten Jahrhundert Einzug. Einer der Urväter der »Chronobiologie« war der Verhaltensphysiologe Gustav Kramer, der mit Zugvögeln forschte und eine Art »innere Uhr« postulierte, die sich an der Sonne ausrichte und die Vögel wissen lasse, wann sie in welche Richtung fliegen müssen. Ein weiterer Pionier war der Mediziner und Physiologe Jürgen Aschoff, der erstmals postulierte, dass der zirkadiane Rhythmus eines Organismus durch Lichtintensität moduliert werden kann. Dieser Zusammenhang ging als »Aschoff's rule« in die Geschichte der Chronobiologie ein und beschreibt noch heute einen allgemeingültigen und wichtigen Zusammenhang. Gemeinsam mit dem amerikanischen Biologen Colin Pittendrigh und dem deutschen Pflanzenforscher Erwin Bünning organisierte Aschoff 1960 das erste »Cold Spring Harbor Symposium for Biological Clocks«, was als Geburtsstunde der Chronobiologie gesehen werden kann.

Aschoff et al. postulierten und bewiesen mit ihren legendären Bunkerexperimenten in Andechs zudem einen endogenen 24-Stunden-Rhythmus beim Menschen, der durch endogene Oszillatoren angetrieben wird (Aschoff 1965). Dabei wurden Versuchspersonen angehalten, sich für meist 3–4 Wochen in einem Bunker aufzuhalten und hatten dabei keinerlei Möglichkeit sich bezüglich der Tageszeit zu orientieren, sondern lebten nach »frei laufenden« Zyklen, d. h., sie schliefen, wenn sie das Gefühl hatten, dass es Abend sei und standen auf, wenn sie das Gefühl hatten, dass der Morgen angebrochen sei. Sie hatten also keinerlei Information aus der Umwelt zur Verfügung, wie z. B. Helligkeit/Dunkelheit, Uhrzeit, festgelegte Essenszeiten etc. Bei diesen Experimenten konnte nicht nur klar gezeigt werden, dass Menschen über einen endogenen zirkadianen Rhythmus verfügen, sondern es wurde auch erstmals offensichtlich, dass dieser interne Tag-Nacht-Rhythmus bei den allermeisten Menschen nicht präzise 24 Stunden, sondern etwas länger, nämlich zwischen 24,7 bis 25,2 Stunden dauert. Einmal auf den individuellen zirakdianen Rhythmus eingependelt, blieb dieser konstant und auch die übrigen Körperfunktionen folgten im Wesentlichen dieser Periodik, womit die Existenz einer »inneren Uhr« bewiesen werden konnte. Gleichzeitig wurde mit diesen Experimenten die Vermutung genährt, dass diese Uhr sich täglich an äußeren Reizen, sog. Zeitgebern (diese Terminologie von Aschoff fand auch im Englischen Einzug) adjustieren muss, um den für uns üblichen 24-Stunden-Rhythmus zu erlangen.

Einige Jahre nach den ersten Bunkerexperimenten identifizierten Seymour Benzer und sein Student Ron Konopka 1971 in der Fruchtfliege Drosophila melanogaster das erste Gen, das Teil dieses »inneren Uhrwerks« ist: Period (*PER*). Fruchtfliegen, die eine Mutation dieses Gens aufwiesen, zeigten massive Störungen in der zirkadianen Rhythmik (Konopka u. Benzer 1971). Das Vordringen in molekularbiologische Gefilde bezüglich der inneren Uhr eröffnete ganz neue Möglichkeiten und Sichtweisen im Hinblick auf biologische Rhythmen – eine neue Ära begann.

Seither ist die Anzahl Studien zur zirkadianer Rhythmik exponentiell angestiegen. Nach der »Entschlüsselung« des molekularbiologischen Wirkmechanismus der inneren Uhr (▶ Abschn. 6.4) wurden unzählige Studien publiziert, die immer klarer werden lassen, welch großen Einfluss die endogenen zirkadianen Oszillationen auf beinahe sämtliche

Parameter des Körpers haben. Mittlerweile werden viele physische wie auch psychische Erkrankungen in Verbindung mit einer gestörten zirkadianen Steuerung gebracht (▶ Abschn. 6.5).

6.3 Schlaf

Unter den zirkadianen Rhythmen ist der Schlaf-wach-Zyklus, der eng mit dem der Ruhe-Aktivität-Rhythmus verbunden ist, vermutlich der prominenteste. Im Normalfall schläft ein gesunder Mensch innerhalb von 24 Stunden mindestens einmal im Durchschnitt für 5–10 Stunden und dies vorwiegend nachts. Seit Längerem wird auch diskutiert, ob der Mensch biphasisch sein könnte. Dies würde bedeuten, dass der Mensch eine endogene Neigung zu einem kurzen Mittagsschlaf zeigt, was bei den Andechser Bunkerexperimenten durchaus der Fall war (▶ Abschn. 6.2). Konzentrationseinbrüche sowie eine erhöhte Müdigkeit kurz nach Mittag würden sehr dafür sprechen. Schlaf-wach-Zyklen sind einfach beobachtbar und daher schon länger der Forschung zugänglich. Mit der Entwicklung physiologischer Messmethoden konnten fortan vier Schlafstadien abgeleitet und unterschieden werden, die sich zyklisch ca. alle 90 Minuten während der Schlafenszeit wiederholen, was zusammengefasst zu einer sog. Schlafarchitektur führt. Dies ist zugleich ein illustratives Beispiel für die Überlappung unterschiedlicher Rhythmen eines Organismus. Während der Schlaf-wach-Rhythmus zirkadian ist, konnte anhand der Schlafzyklen gezeigt werden, dass dieser Rhythmus in ultradiane, 90-minütige Unterrhythmen aufgeteilt ist. Diese Untereinheiten werden auch »basic-rest-activity-cycles« (BRAC) genannt, da vermutet wird, dass diese Intervalle von Entspannung und Anspannung auch im Wachzustand weiterlaufen. Weshalb ein Organismus schlafen muss, ist nicht restlos geklärt. Sicherlich spielen dabei restaurative Faktoren und Regenerationsprozesse von Körper und Geist eine wesentliche Rolle. Auch werden Hypothesen der Energiesparsamkeit eines Organismus diskutiert. Zudem dient die bewegungsarme Zeit während des Schlafes zur Reparatur von Nervenzellen sowie zur Konsolidierung während der Aktivitätsphase neu gewonnener Informationen. Für die differenziertere Betrachtung der Schlafzyklen sowie die damit verbundenen physiologischen Besonderheiten soll an dieser Stelle jedoch auf das Kapitel »Schlaf« (▶ Kap. 13) verwiesen werden.

6.3.1 Chronotypus

Menschen zeigen in der Organisation ihrer Tagesstruktur, insbesondere für Aktivitäts- und Schlafenszeiten, sowie ihrer grundsätzlichen tageszeitliche Präferenzen große Unterschiede. Solche Variationen basieren mit großer Wahrscheinlichkeit auf kleinen Unterschieden in den Clock-Genen, wobei die Erblichkeit des Chronotypus – und damit der Morgen- oder Abendpräferenz – bei 44–47% zu liegen scheint (Vink et al. 2001). Auf grundlegende Unterschiede der genetisch verankerten inneren Uhr hinweisend, zeigen weitere Ergebnisse, dass bei Morgentypen im Vergleich zu Abendtypen der Kortisolanstieg am Morgen innerhalb der ersten Stunde direkt nach Aufwachen höher ist. Dies deutet auf eine stärkere adrenokortikale Aktivierung am Morgen bei Morgentypen hin. Dieser Unterschied bleibt während des Tages jedoch nicht bestehen (Kudielka et al. 2007). Innerhalb der Chronotypen unterscheiden sich Höchstwerte wie auch Tiefstpunkte, Amplituden und Perioden bezüglich der tageszeitlichen Verläufen von Kortisol und Melatonin sowie der Körpertemperatur. So zeigt sich z. B. bei Morgentypen eine Vorverschiebung von ca. einer Stunde hinsichtlich der Höchstwerte von Kortisol sowie der Körpertemperatur im Vergleich zu Abendtypen (Bailey u. Heitkemper 2001). Auch fand man, dass die Phasen von Melatonin und der Körpertemperatur bei Morgentypen früher einsetzen als bei Abendtypen. Zudem senkt sich die Körpertemperatur bei Morgentypen während der Nacht stärker als bei Abendtypen (Duffy 2001).

Obwohl sich die verschiedenen Chronotypen zwar an den gleichen Zeitgebern orientieren, unterscheiden sie sich in der zeitlichen Gestaltung ihres Tagesablaufs. So wird ein Morgenmensch (in der Literatur häufig als »Lerche« bezeichnet) früher aufstehen sowie auch früher zu Bett gehen als ein Abendmensch (in der Literatur auch häufig als »Eule« bezeichnet) und reflektiert damit die individuelle Synchronisation seiner inneren Uhr mit der Umwelt. Dabei tendieren Morgentypen zu kürzeren freilaufenden Perioden.

Es zeigen sich Unterschiede zwischen den unterschiedlichen Chronotypen in Bezug auf Schlafbedürfnis sowie Einschlaflatenz: Einerseits weisen Abendtypen ein eindeutig erhöhtes Schlafbedürfnis im Vergleich zu Morgentypen auf, brauchen länger, um einzuschlafen, und haben dadurch unter der Woche ein erhöhtes Schlafdefizit. Keine Unterschiede ließen sich in der Schlafarchitektur unterschiedlicher Chronotypen aufweisen.

Obwohl der Chronotyp eines Menschen relativ stabil ist, zeigen sich klar lebenszeitliche Veränderungen. Während Kinder im Normalfall einen frühen Chronotypus aufweisen, verschiebt sich dieser in der Pubertät in Richtung später Chronotypus mit einer maximalen Verschiebung um das 20. Lebensjahr, wonach sich der Chronotypus in einer relativ abrupten Veränderung wieder in Richtung früher Chronotypus vor verschiebt. Die Forschungsgruppe um Roenneberg postuliert, dass diese Verschiebung als biologischer Marker für das Ende der Adoleszenz gewertet werden könnte. Wenn Jugendliche also bis in die frühen Morgenstunden feiern gehen, könnte dies nicht zuletzt mit einer Verschiebung ihres zirkadianen Rhythmus in die Nacht hinein zusammenhängen. Diese lebenszeitlichen Entwicklungen unterliegt zudem einem geschlechtsspezifischen Unterschied: während Frauen im Durchschnitt mit 19,5 Jahren ihren maximale Verschiebung zum Spättypus erreichen, ist dies bei Männern erst mit 20,9 Jahren der Fall. Zudem können erwachsene Männer im Vergleich zu Frauen häufiger einem Spättypus zugeordnet werden. Dieser Geschlechterunterschied hebt sich auf, wenn Frauen um die 50 Jahre alt sind, also in etwa, wenn die Menopause eintritt (Roenneberg et al. 2004; Roenneberg et al. 2007). Der Sachverhalt, dass Verschiebungen des Chronotypus im Zusammenhang mit dem Alter und Lebensphasen zu korrelieren scheinen, in denen auch starke hormonelle Veränderungen stattfinden, lässt endokrine Faktoren für den Chronotypus und dementsprechend die individuelle zirkadiane Rhythmik als wesentlich beeinflussende Größen vermuten. Dies nicht zuletzt darum, weil Hormone eine starke Altersabhängigkeit zeigen, und dies wiederum deutet darauf hin, dass die zirkadiane Uhr auf molekularer Ebene lebenszeitlichen Veränderungen unterliegt (▶ Abschn. 6.4.2).

6.4 Komponenten der zirkadianen Rhythmik

Zirkadianen Rhythmen werden über endogene Oszillatoren generiert und können folgendermaßen beschrieben werden (Vitaterna et al. 2001; ◘ Abb. 6.1):

- Die Zyklen persistieren unter konstanten Bedingungen, ohne sich periodisch ändernde Faktoren aus der Umwelt (»free-running«),
- ein Zyklus dauert ca. 24-Stunden,

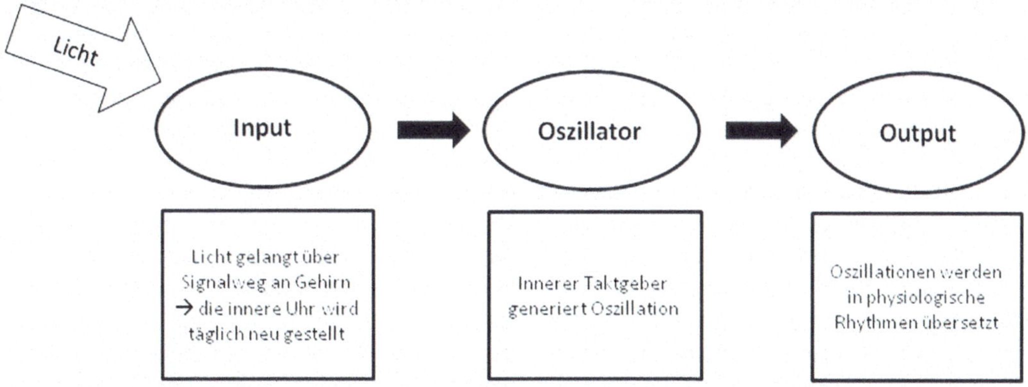

◘ **Abb. 6.1** Vereinfachte Darstellung eines endogenen Oszillatorsystems. (Mod. nach www.ucsd.tv 2010; image credit: www.ou.edu/wanglab/Circadian.html)

- endogene Rhythmen können anhand von exogenen Zeitgebern (über den Nucleus suprachiasmaticus) synchronisiert werden, bzw. an äußere Faktoren angepasst werden (»entrainment«),
- zirkadiane Rhythmen können in den allermeisten biologischen Prozessen sowie Organismen beobachtet werden,
- zirkadiane Oszillationen werden auf zellulärer Ebene generiert.

Auf molekularbiologischer Ebene weiß man heute, dass der zirkadiane Rhythmus ein ganzes »endogenes Uhrwerk« ist, das in vermutlich jeder einzelnen Zelle seine Zahnrädchen in Form spezifischer Gene hat, die ihre Genexpression gegenseitig über Rückkoppelungsschlaufen, sog. transkriptionale und translationale »feedback-loops«, steuern. Diese Gene werden Clock-Gene genannt und werden von einer Koordinationsstelle im Gehirn, dem Nucleus suprachiasmaticus, synchronisiert. Grundsätzlich kann gesagt werden, dass die zirkadiane Rhythmik auf einem endogenen Oszillatorprinzip beruht, das sich über externe Reize (Zeitgeber) mit der Umwelt in Einklang bringt und schließlich die Synchronisation des gesamten Organismus steuert. Bei der Anpassung an die Umwelt spielt (Tages-)Licht als Hauptzeitgeber eine wesentliche Rolle. Dieses gelangt über spezifische Ganglionzellen der Retina über den retinohypothalamischen Trakt hin zum Nucleus suprachiasmaticus, wo dieser Reiz der Außenwelt verarbeitet und im Sinne der Nachricht »jetzt ist Tag« oder »jetzt ist Nacht« für die Peripherie bereitgestellt wird. Diese in ihrem Wesen einfache, aber äußerst sinnvolle Adaptation des Organismus an die Umwelt wird insbesondere beim Menschen immer häufiger gestört. Seit der Erfindung von künstlichem Licht kommt der strikte zirkadiane Zeitplan von Tag und Nacht (bis hin zur Auflösung) durcheinander. Flüge über Zeitzonen (»Jetlag«), Schichtarbeit, aber auch unser Sozialverhalten können diese biologischen Rhythmen empfindlich stören. Dank der Adaptationsfähigkeit unseres endogenen Oszillators können wir z. B. nach einem Langstreckenflug auch am neuen Aufenthaltsort nach einer gewissen Zeit wieder einen regelmäßigen zirkadianen Rhythmus aufnehmen. Während der Umstellung jedoch fühlen wir uns müde, erschöpft und büßen tagsüber Leistungsfähigkeit ein, haben also einen klassischen Jetlag. Dieser Zustand entsteht, weil wir am neuen Ort nicht mit der Umwelt synchronisiert sind. Der Nucleus suprachiasmaticus erhält zwar auf direktem Weg über den retinohypothalamischen Trakt die Information des Tageslichts, die Peripherie benötigt aber länger, bis ihr diese Information zugänglich wird, d. h., dass das Uhrwerk der meisten Zellen asynchron zur eigentlichen Tageszeit läuft, sodass sämtliche Körpersysteme ihre Leistungsmaxima zur »falschen Zeit« haben.

Das Ausmaß der möglichen Auswirkungen einer chronischen Desynchronisation zirkadianer Rhythmen mit dem Tag-Nacht-Rhythmus wird erst in den letzten Jahren systematisch erforscht (▶ Abschn. 6.5).

Im Folgenden soll die Generierung des zirkadianen Rhythmus auf molekularbiologischer Ebene beschrieben werden. Dabei werden der Nucleus suprachiasmaticus, die Clock-Gene und ihre transkriptionalen-translationalen »feedback-loops« sowie die äußeren Zeitgeber genauer betrachtet.

6.4.1 Nucleus suprachiasmaticus und Clock-Gene

Der Nucleus suprachiasmaticus (SCN) wird aufgrund seiner Synchronisationsfunktion häufig auch als Orchesterleiter oder »pacemaker« der inneren Uhr beschrieben. Zudem gilt er als Schaltstelle zwischen Außen- und Innenwelt. Der SCN befindet sich im anterioren Hypothalamus und – namensgebend – superior und dorsal des Chiasma opticum. Exakterweise muss gesagt werden, dass der SCN eigentlich aus zwei, sich beiderseits des dritten Ventrikels befindenden Zellaggregationen besteht, weshalb auch in der Literatur häufig - den Plural gebrauchend - von den suprachiasmatischen Nuklei die Rede ist. Der Einfachheit halber wird im Weiteren von einem Nukleus gesprochen. Im SCN werden zudem zwei distinkte Zellpopulationen unterschieden. Die eine wird im ventrolateralen Teil des SCN (vlSCN) lokalisiert, während die andere sich im dorsomedialen Teil des SCN (dmSCN) befindet. Während die Neurone des vlSCN die Fähigkeit haben photische Information zu prozessieren,

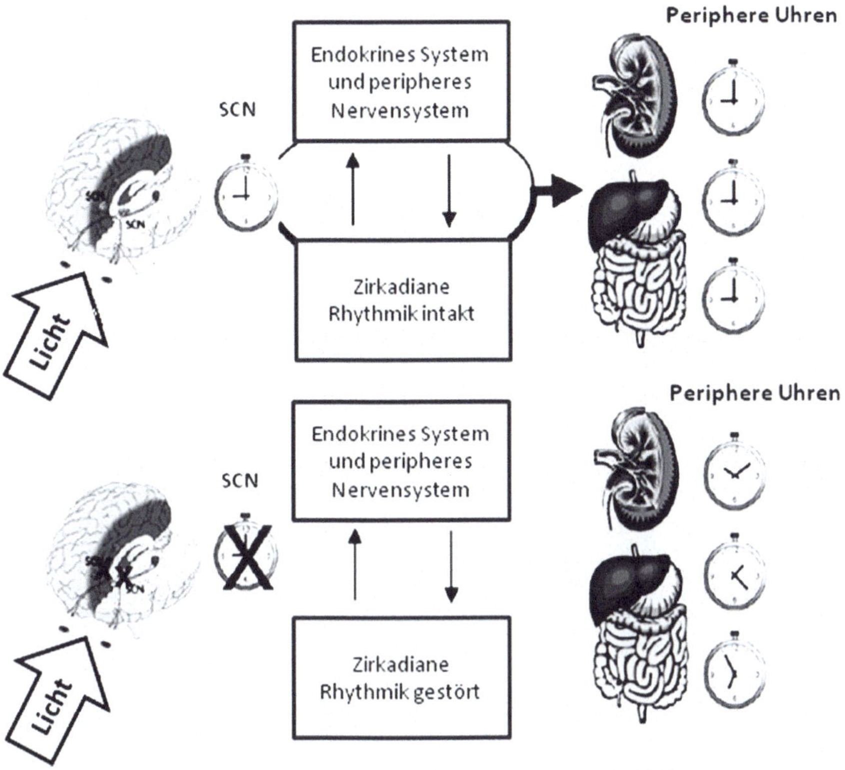

Abb. 6.2 Ein intakter Schrittmacher ist essenziell für die Aufrechterhaltung der zirkadianen Rhythmik in der Peripherie. (Mod. nach Gachon et al. 2004)

jedoch keine oder nur schwache zirkadiane elektrische Aktivität oder Genexpression der Clock-Gene zeigen, zeigen die Neurone des dmSCN eine genau umgekehrte Funktionsweise: Sie zeigen einen starken intrinsischen Rhythmus, reagieren jedoch nur schlecht auf photische Information. Die Bedeutung dieser heterogenen Funktionalität des SCN liegt auf der Hand. Während die Neuronen des dmSCN grundsätzlich für die Generierung des intrinsischen Rhythmus zuständig sind und deshalb auch »oscillator cells« genannt werden, synchronisiert der vlSCN den SCN anhand der Lichtinformation mit der Außenwelt, was seinen Neuronen auch den Namen »gate cells« gegeben hat. Die »gate cells« sind es dementsprechend auch, die das Signal für Phasenverschiebungen weiterleiten. Dieses Netzwerk heterogener Zellen erlaubt es also, unterschiedliche Information zu integrieren, was den SCN zur perfekten Schnittstelle zwischen innen und außen macht (Abb. 6.2).

Die Clock-Gene sind die Zahnrädchen des Uhrwerks, die über die gegenseitige Regulation ihrer Genexpressionen die innere Uhr am Laufen halten. Die wichtigsten darunter sind: *BMAL1, CLOCK, PER1-3, CRY1-2, REV-ERB-α*[1].

Der »Beginn« eines Zyklus wird initiiert, indem im Nukleus einer Zelle die Genexpression der Gene *BMAL1* und *CLOCK* gestartet wird (DNA-Abschnitt wird gelesen und eine Kopie – die RNA – wird hergestellt → Transkription), was in der Proteinsynthese von BMAL1 und CLOCK resultiert (Proteine werden im Cytoplasma, also außerhalb des Zellkerns, synthetisiert. Die RNA-Vorlage wird »gelesen« und in Proteinsequenzen »übersetzt« → Translation). Diese beiden Proteine lagern sich aneinander an und bilden Heterodimere. Als BMAL1:

1 Alle Gene werden hier vereinheitlicht groß und kursiv geschrieben, auch wenn es sich um Daten aus Tierstudien handelt.

CLOCK-Proteinkomplexe dringen sie wieder in den Nukleus der Zelle ein und binden als Transkriptionsfaktoren an »E-box enhancer«-Elementen in der Nähe der Promotorregionen der DNA-Abschnitte, die für die Gene *PER* und *CRY* und ebenso für *REV-ERB-α* sowie einige »*CLOCK*-kontrollierte Gene« (»clock-controlled genes«, ccg's), codieren. Hierdurch wird die Genexpression der genannten Gene induziert. Dieser Prozess wird häufig als positive Rückkoppelungsschleife (»positive feedback-loop«) bezeichnet. Erreicht die Proteinsynthese von PER und CRY einen bestimmten Schwellenwert, so binden auch diese beiden Proteine zu Heterodimeren aneinander und inhibieren als PER:CRY-Komplexe die Aktivität der BMAL1:CLOCK-Komplexe. Das wiederum inhibiert die Expression der eigenen Gene *PER* und *CRY*, ebenso wie die Genexpression von *REV-ERB-α* sowie verschiedener ccg's. Dieser Vorgang wird auch als negative Rückkoppelungsschlaufe (»negative feedback-loop«) bezeichnet. Die Inhibition der Genexpression von *REV-ERB-α* wiederum ermöglicht die Transkription von *BMAL1* (und möglicherweise auch von *CLOCK*), da *REV-ERB-α* seinerseits inhibierend auf die Proteinsynthese von *BMAL1* wirkt, was dazu führt, dass ein neuer (24-Stunden-) Zyklus beginnt. Dementsprechend wird *REV-ERB-α* auch als Bindeglied zwischen diesen positiven und negativen transkriptionalen-translationalen Rückkoppelungsschlaufen gesehen (Abb. 6.3).

Dieses Zusammenspiel von transkriptionalen-translationalen Rückkoppelungsschlaufen der Clock-Gene ist sozusagen der Ursprung für die Zirkadianität eines Organismus. Während die Frequenz eines solchen Zyklus im Normalfall bei ungefähr 24 Stunden liegt, kann die Amplitude stark interindividuell variieren. Bis dato wurden keine Grenzwerte für – im statistischen Sinne – eine normale

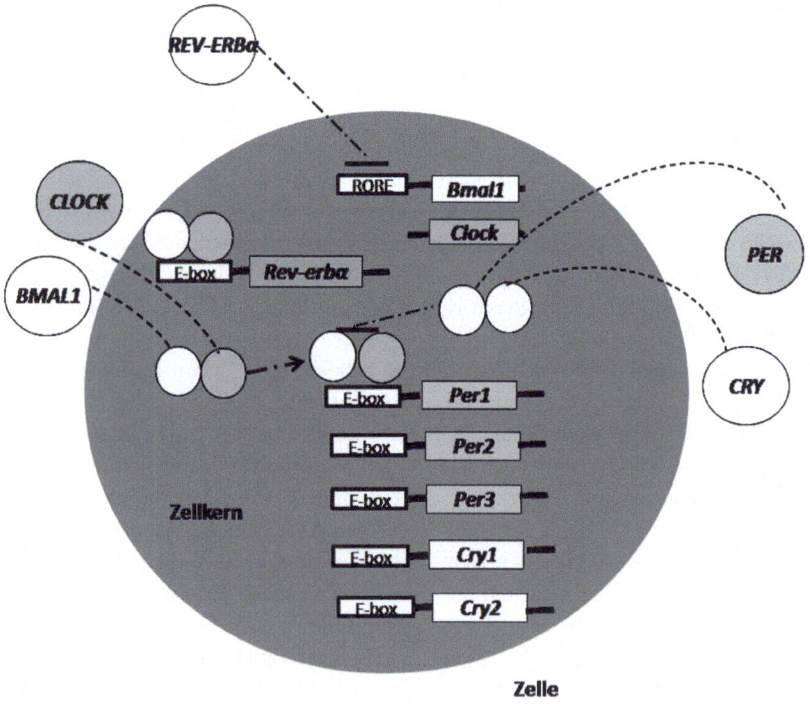

Abb. 6.3 Transkriptionale-translationale Rückkoppelungsschlaufen der Clock-Gene. (Mod. nach Kohsaka u. Bass 2007)

Amplitude des endogenen Oszillators definiert. Auch ist die Messgenauigkeit von Genexpressionen zum jetzigen Zeitpunkt noch nicht opitmal. Die Genexpressionshöhe eines Gens wird üblicherweise in Referenz zu einem sogenannten Haushaltsgen bestimmt. Haushaltsgene sind konstitutive Gene und werden übrlicherweise konstant exprimiert. Über das Verhältnis des gesuchten und des Haushaltsgens wird die Expresssionshöhe bestimmt.

Ging man früher noch vom vereinfachten biologischen Dogma aus: DNA → RNA → Protein, so weiß man seit längerem, dass nach den beiden Zwischenschritten der Transkription und der Translation unzählige Modifikationsmöglichkeiten bestehen, welche die Stabilität der einzelnen Zwischenprodukte bei der Genexpression sowie auch die Stabilität der synthetisierten Proteine selbst stark beeinflussen können. Auch im Bereich der Clock-Gene zeigen z. B. die Gene Casein Kinase1ε und 1δ (*CK1ε* und *CK1δ*) posttranslational einen stark regulatorischen Einfluss, indem sie über Phosphorylierungen die Stabilität und Degradation von PER1, PER2, PER3, CRY1, CRY2 und BMAL1 stark beeinflussen. In den nächsten Jahren werden posttranskriptionale und posttranslationale Prozesse vermehrt im Fokus der molekularbiologischen Forschung stehen.

Der grundsätzliche Funktionsmechanismus unserer endogenen Uhr wird jedoch über die oben beschriebenen Rückkoppelungsschlaufen beschrieben und findet in jeder Zelle statt. In Tierversuchen konnte gezeigt werden, dass die Transplantation des SCN auch eine Anpassung der zirkadianen Rhythmik mit sich bringt, was die Taktgeberfunktion des SCN untermauert (Ralph et al. 1990).

6.4.2 Kommunikationswege des Nucleus suprachiasmaticus – neuronale, endokrine sowie autonome Signalwege sind essenziell

Der SCN – die Hauptuhr im zentralen Nervensystem (ZNS) kontrolliert unterschiedlichste Rhythmen eines Organismus wie z. B. die Körpertemperatur, die Hormonausschüttung, Ruhe-Aktivität-Zyklen, Zellteilungs- und Zelltodzyklen und vieles mehr. Um die rhythmische Information des SCN sowohl an weitere essenzielle Strukturen des ZNS, als auch in einem zweiten Schritt an die Peripherie weiterzugeben, werden unterschiedliche Signalwege diskutiert. Dabei spielen neuronale, neuroendokrine und autonome Parameter eine außerordentlich wichtige Rolle. Grob gesagt steht der SCN einerseits mit der Epiphyse und andererseits mit der Hypophyse in enger Verbindung, was dazu führt, dass die zirkadiane Rhythmik im Organismus über die Verbindungen mit diesen Hirnstrukturen reguliert werden kann. In der Epiphyse wird bei Dunkelheit das Hormon Melatonin synthetisiert, welchem eine stark schlafanstossende Funktion zugeschrieben wird. Dementsprechend ist die im Blut zirkulierende Melatoninkonzentration in der Nacht sehr hoch, während der Melatoninpegel unter Lichteinfluss stark abfällt. Dies lässt die Vermutung zu, dass Melatonin dem Organismus essenzielle Informationen über die Tageszeit zukommen lässt. Zugleich steht der SCN in direktem Kontakt mit der Hypophyse, die als eine Art endokrine Zwischenzentrale bezeichnet werden könnte. Aus dem Hypothalamus kommende Botenstoffe gelangen zur Hypophyse und induzieren die Synthetisierung bzw. Abgabe weiterer Hormone, die wiederum Drüsen und Organe der Peripherie ansteuern, wo sie erneut weitere endokrine und metabolische Prozesse in Gang setzen (▶ Kap. 1). Etwas genauer formuliert, interagiert der SCN direkt mit dem paraventrikulären Nukleus des Hypothalamus (PVN), über den drei wesentliche Signalwege des SCN führen (Buijs et al. 2003):

- Der PVN verfügt über neuroendokrine Neuronen, die für die Steuerung der hypophysären endokrinen Parameter zuständig sind.
- Der PVN verfügt über parasympathische Neuronen, die direkt zum dorsalen Motornukleus des Hypothalamus (DMV) projizieren.
- Der PVN verfügt über sympathische Neuronen, die spezifisch zu präganglionären Neuronen der intermediolateralen Kolumne (IML) im Rückenmark führen.

Über die Outputs der Hypophyse, des DMV, der IML sowie der Epiphyse gelangt die Information über die Tageszeit an die peripheren Organe und Zellverbände. Im Gegenzug wird Information aus der Peripherie ebenso über neuroendokrine Signalwege an das ZNS zurückgemeldet (◘ Abb. 6.4).

Für die Kommunikation der vom SCN ausgehenden zirkadianen Information ist eine genauste Feinabstimmung über Botenstoffe notwendig. Es konnte gezeigt werden, dass die Transplantation eines intakten SCN in Tieren, die Läsionen des SCN aufwiesen, erfolgreich den Ruhe-Aktivität-Zyklus wiederherstellt, nicht jedoch die zirkadiane Rhythmik z. B. des Hormons Kortisol oder den saisonalen Rhythmus gonadaler Funktionen (Meyer-Bernstein et al. 1999). Diese Erkenntnis zeigt die Wichtigkeit der exakten Verbindung des SCN zu den Zielneuronen auf, die unweigerlich an eine präzise Übermittlung der Information am synaptischen Spalt gebunden ist. Die Aktivität der angesteuerten neuroendokrinen und präautonomen Zielneuronen erfolgt unter anderem durch die Botenstoffe GABA, Glutamat und Vasopressin, die durch die Neuronen des SCN im zeitlichen Verlauf pulsatil abgegeben werden Buijs et al. (2003) fassen die Forschungsergebnisse bezüglich der durch den SCN angesteuerten Neuronen zusammen (► Übersicht).

Durch den SCN angesteuerte Neurone (zusammengefasst nach Buijs et al. 2003)

- Neurone, die Gonadotropin-releasing-Hormone freisetzen (GnRH) sowie Neurone, die über nukleäre Östrogenrezeptoren verfügen, sodass der SCN über diese Verbindungen Einfluss auf den weiblichen Fortpflanzungszyklus und die zirkadiane Testosteronausschüttung nimmt
- Neurone in unmittelbarer Nähe des paraventrikularen Nukleus des Hypothalamus (PVN), die während Stress aktiviert werden
- Neurone, die Dopamin freisetzen und vermutlich in die Sekretionsregulation von Prolaktin involviert sind
- Sympathische sowie parasympathische Neurone des autonomen Nervensystems, die ihrerseits zur Epiphyse, den Nebennieren, dem Pankreas, der Leber, den Ovarien und weiteren Organen projizieren
- Neurone unterhalb des PVN sowie Neurone innerhalb des dorsomedialen Nukleus des Hypothalamus (DMH), die wesentlich in die Weiterleitung von Informationen bezüglich des Schlaf-wach-Rhythmus involviert zu sein scheinen
- Magnozelluläre Neuronen, die vermutlich eine Rolle bei der Sekretion hypophysärer Hormone spielen

Diese Erkenntnisse untermauern die Annahme, dass die innere Uhr direkt und über mehrere Zugänge die rhythmische Steuerung der unterschiedlichen Systeme eines Organismus induziert. Umgekehrt implizieren erste Befunde, dass Hormone aus der Peripherie zum SCN rückkoppeln und somit die endokrine Rhythmik mitbeeinflussen.

Mögliche Hinweise aus der Tierforschung für Rückkoppelungsmöglichkeiten zum SCN (zusammengefasst nach Kriegsfeld u. Silver 2006)

- Es konnten hochaffine Melatoninrezeptoren am SCN gefunden werden. Dabei wird eine zirkadian variierende Sensitivität des SCN für Melatonin angenommen, die über die Dichte der Melatoninrezeptoren gesteuert wird. Zudem kann die Gabe von Melatonin eine Phasenverschiebung des SCN induzieren.
- Östrogene scheinen einen maßgeblichen Einfluss auf die Rhythmik der zirkadianen Aktivität auszuüben. Ebenso können die höchsten Östrogenwerte innerhalb eines Zyklus mit einer Phasenvorverschiebung einhergehen. Auch konnte die Existenz von geschlechtsspezifischen α- und β-Östrogenrezeptoren am SCN bewiesen werden.

▼

- Analog konnte ein Zusammenhang zwischen dem Hormon Testosteron und der Bewegungsaktivität festgestellt werden: Ist ein Organismus über längere Zeit einer verkürzten Tageslänge ausgesetzt, sinkt das Plasmatestosteron und die Größe der Testes nimmt ab. Ein Zusammenhang könnte über Androgenrezeptoren am SCN erklärt werden.

Hormone können die innere Uhr nicht nur über direkte Rückkoppelung durch das Binden an spezifische Rezeptoren des SCN beeinflussen, sondern haben auch die Fähigkeit, an »glucocorticoid responsive elements« (GRE) in der DNA zu binden und dort die Genexpression dieser spezifischer Gene zu induzieren oder inhibieren. So konnte gezeigt werden, dass die Expression des Clock-Gens *PER1* über Gabe von Glukokortikoiden induziert werden kann (Balsalobre et al. 2000; Yamamoto et al. 2005). Seit Längerem wird dementsprechend im Bereich der Kommunikation zwischen Glukokortikoiden und der zirkadianen Uhr ein Feedbackmechanismus postuliert, der einerseits vom SCN in die Peripherie sowie von der Peripherie zum SCN rückmeldet (Damiola et al. 2000; Dickmeis et al. 2007). Ebenso wird seit einigen Jahren die Kommunikation zwischen innerer Uhr und Immunsystem genauer betrachtet; so wird z. B. vermutet, dass die zirkadiane Rhythmik des Immunparameters IFN-μ durch das Clock-Gen *PER2* mitgesteuert wird (Arjona u. Sarkar 2006) und andererseits z. B. der Immunparameter IL-6 an der Induktion der Genexpression des Clock-Gens *PER1* mitbeteiligt ist (Motzkus et al. 2002). Der inneren Uhr wird dementsprechend eine wichtige Rolle in der Kommunikation zwischen hypothalamischen Funktionen und dem Immunsystem beigemessen, da Störungen

Abb. 6.4 Vermutete Signalwege der inneren Uhr – schematisch dargestellt; *DMV* dorsaler Motornukleus des Hypothalamus, *IML* intermediolaterale Kolumne, *PVN* Nucleus paraventricularis, *SCN* Nucleus suprachiasmaticus. (Mod. nach Buijs et al. 2003)

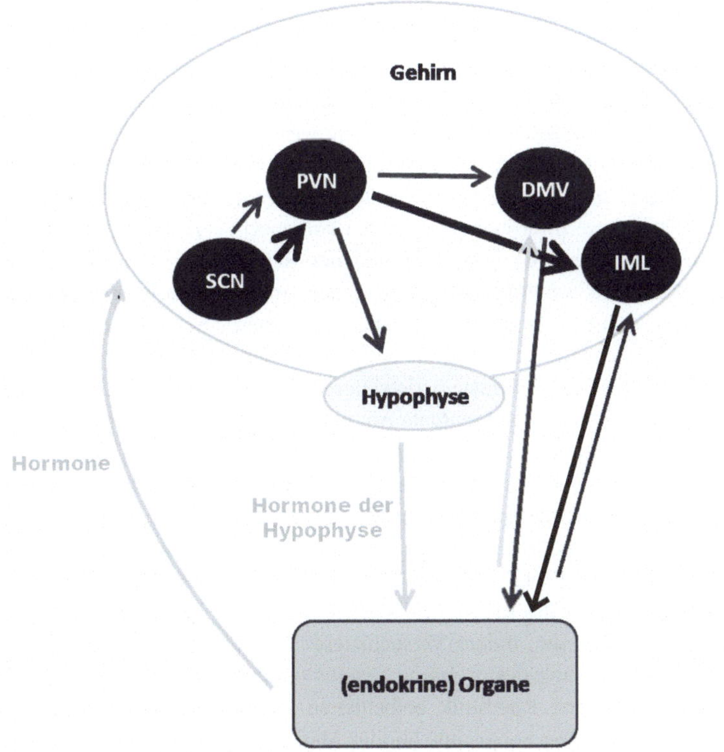

der inneren Uhr nicht nur mit Dysregulationen im endokrinen Bereich einhergehen, sondern gleichzeitig auch das Immunsystem betreffen.

Zusammenfassend kann gesagt werden, dass die Kommunikation »innere Uhr – Peripherie – innere Uhr« über hoch affine Prozesse verläuft, bei welchen neuronalen, endokrinen sowie autonomen Signalwegen eine tragende Rolle zukommt. Sämtliche dieser Parameter unterliegen einerseits einer zirkadianen Rhythmik und hängen andererseits mit weiteren Steuerungsprozessen des Organismus zusammen. Ebenso wird der Kommunikation zwischen Hypothalamus und dem Immunsystem viel Beachtung geschenkt, seit in den letzten Jahren vermehrt (zirkadiane) Rhythmen bei Immunparametern erforscht und zudem eine Beteiligung der Clock-Gene bei der Immunantwort vermutet werden. Über welche konkreten molekularbiologischen Prozesse solche Interaktionen stattfinden, konnte bislang nicht schlüssig erforscht werden.

6.4.3 Zeitgeber

Zeitgeber sind exogene Umweltfaktoren, die es vermögen, die innere Uhr mit der Außenwelt zu synchronisieren (► Abschn. 6.4.1). Unter den Zeitgebern ist das Licht bzw. der Licht-Dunkel-Zyklus der mit Abstand stärkste und effektivste Hinweisreiz. Dabei spielen Intensität, Dauer wie auch Zeitpunkt der Lichteinstrahlung eine große Rolle (Rimmer et al. 2000). Diese Informationen werden von spezifischen fotosensitiven Ganglionzellen der Retina integriert und weitergeleitet. Diese Zellen unterscheiden sich von Zapfen und Stäbchen und haben dementsprechend auch nicht die Aufgabe Farben, Räumlichkeit oder Kontraste zu detektieren (Freedman et al. 1999). Der prozentuale Anteil dieser intrinsischen fotosensitiven retinalen Ganglionzellen (ipRGC) liegt bei 1–3% aller Ganglionzellen der Retina. Die Hauptaufgabe der ipRGC ist es also photische Informationen über den retinohypothalamischen Trakt (RHT) hin zum SCN weiterzuleiten. Die Existenz des RHT wurde bereits vor über 30 Jahren bewiesen, indem Versuchstiere – trotz der Durchtrennung des primären Tractus opticus – ihre zirkadiane Rhythmik beibehielten. Auch kommt es bei einer Subgruppe blinder Menschen, bei der die ipRGC intakt sind, zu einer Suppression von Melatonin nach einem starken Lichtimpuls. Die gleiche Subpopulation zeigt auch eine intakte Synchronisation an den Tag-Nacht-Zyklus, während sonst viele blinde Menschen an Schlafstörungen sowie einem gestörten Tag-Nacht-Zyklus leiden (Czeisler et al. 1995).

Da im Normalfall ein zirkadianer Rhythmus beim Menschen etwas länger als 24 Stunden dauert (► Abschn. 6.2), muss täglich eine Adaption an die Umwelt (»entrainment«) stattfinden. Duffy u. Wright (2005) versuchten, diese Adaption mathematisch zu beschreiben:

$$\tau - T + \Delta\varphi = 0$$

Dabei ist τ die Adaption der inneren Uhr, T soll die Periode eines Zyklus sein und $\Delta\varphi$ ist die kleine tägliche Phasenverschiebung.

Das zirkadiane System nimmt also tägliche kleine Korrekturen vor und synchronisiert sich neu. Es konnte experimentell nachgewiesen werden, dass auch größere Phasenverschiebungen mittels starker Lichtimpulse induziert werden können: 10 Minuten andauernde Lichteinstrahlung in der frühen subjektiven Nacht – »subjektiv« in Zusammenhang mit Tag und Nacht verweist auf den Umstand, dass in der Forschung häufig mit nachtaktiven Tieren experimentiert wird – verzögert den zirkadianen Rhythmus. Trifft derselbe Lichtimpuls während der späten subjektiven Nacht auf, wird der zirkadiane Rhythmus um ca. 2 Stunden beschleunigt. Dies bedeutet, dass selbst die Fähigkeit der Phasenverschiebung tageszeitlich bedingten Unterschieden unterliegt (Duffy u. Wright 2005; Antle et al. 2007).

Die Lichtintensität spielt bei der Phasenverschiebung ebenfalls eine wichtige Rolle: bereits bei schwachen 1,5 Lux synchronisieren Tiere im Versuch ihren Tag-Nacht-Rhythmus (Wright et al. 2001). Die Phasenverschiebung erhöht sich asymptotisch als Funktion von größer werdender Lichtintensität, dabei liegt die maximale Phasenverschiebung bei 10.000 Lux, während bei 550 Lux noch 90% und bei 100 Lux die Hälfte der maximalen Phasenverschiebung erreicht wird (Zeitzer et al. 2000).

Neben dem Hauptzeitgeber Licht, gibt es weitere Faktoren, die die innere Uhr an die Umwelt adaptieren lassen. So sind Essenszeiten insbesondere für die peripheren Oszillatoren, nicht jedoch für den SCN starke Zeitgeber. Dies liegt vermutlich nicht zuletzt daran, dass Glukokortikoide, die u. a. vermehrt nach dem Essen in der Nebennierenrinde ausgeschüttet werden, einen synchronisierenden Effekt auf bestimmte Clock-Gene haben können (Damiola et al. 2000). Des Weiteren werden auch Schlafenszeiten und Aktivitätsphasen als Zeitgeber gesehen, an denen sich die innere Uhr orientiert (Danilenko et al. 2003). Und ebenso kann soziales Verhalten wesentlich als Zeitgeber wirken: Gesellschaftlich bedingt muss man sich z. B. an Arbeitszeiten halten, sodass man – unter Umständen entgegen der inneren Uhr – immer zu einer bestimmten Zeit aufstehen muss oder immer zur gleichen Zeit Sport macht und seinen zirkadianen Rhythmus zusätzlich an diesen Zeitgebern anpasst (Roenneberg u. Merrow 2002). Insbesondere die Tatsache, dass nur wenige Menschen ausgesprochene Morgenmenschen sind, führt dazu, dass viele Menschen für ihren chronotypische Ausstattung zu früh aufstehen müssen, was über die Woche hinweg zu einem kleinen »Jetlag« führt, sodass dieses Schlafdefizit am Wochenende nachgeholt werden muss.

Der Umstand, dass wir in der heutigen Zeit unabhängig von der natürlichen Lichtquelle sind und mit künstlichem Licht die Nacht zum Tag machen können und zudem Ess- sowie Schlafgewohnheiten sich immer mehr einem hektischen Alltag unterordnen, führt langfristig dazu, dass wir unser primäres Bedürfnis nach einem geregelten Schlaf-wach-Zyklus, der mit der inneren Uhr in Einklang ist, vernachlässigen. Dies kann aber nicht nur zu einer dysregulierten zirkadianen Rhythmik, sondern auch zu sekundären Störungen führen.

6.5 Gesundheit, zirkadiane Rhythmen und Rhythmusstörungen

Wie aus Vorhergehendem ersichtlich, scheinen intakte Rhythmen für einen Organismus stark salutogene Effekte zu haben. Diese Rhythmen können – wie in ▶ Abschn. 6.1 besprochen – unterschiedliche Periodenlängen und Amplituden haben und zeichnen sich durch ihr wiederkehrendes, stabiles Muster aus, mit der Fähigkeit, sich an äußere Umwelteinflüsse anzupassen. Spricht man also vom Rhythmus eines Organismus, meint man einerseits die regelmäßige sowie überlebensfördernde Synchronisierung mit der Umwelt und andererseits die Synchronizität bzw. die zeitlich hoch aufgelöste Abstimmung zwischen überlebenswichtigen regulatorischen Systemen innerhalb eines Organismus. So steuert die zirkadiane Uhr auf molekularbiologischer Ebene hochsensible und lebenswichtige Prozesse, z. B. im Bereich des autonomen Nervensystems, dem endokrinen wie auch dem Immunsystem, und beeinflusst zudem Zellzyklus und Zelltod. Vor dem Hintergrund dieses Wissens erscheint es mehr als einleuchtend, dass Rhythmusstörungen mit Störungen oder Gefahren für die Gesundheit assoziiert sind. Dabei können Passungsprobleme auf unterschiedlichen Ebenen eine Rolle spielen. So kann z. B. eine ungünstige Passung zwischen der zu erbringenden Leistung eines Organismus und der Umwelt weitreichende Folgen für die Gesundheit eines oder gar mehrerer Menschen haben (z. B. vermutlich führte zirkadian bedingter Leistungseinbruch bei den diensthabenden Mitarbeitern zu der Reaktorkatastrophe in Tschernobyl). Ebenso können ungünstige zirkadiane Bedingungen aus der Umwelt die Funktion eines einzelnen Organismus negativ beeinflussen (z. B. erhöhtes Krebsrisiko bei Schichtarbeitern). Schließlich kann ein großes Gesundheitsrisiko für ein Individuum auch von der unzureichenden oder fehlenden Passung innerhalb des Organismus abhängig sein (z. B. Zusammenhänge zwischen physischen sowie auch psychischen Erkrankungen und zirkadianen Aspekten auf molekularbiologischer Ebene wie z. B. Polymorphismen von Clock-Genen bei affektiven Störungen).

Natürlich sind diese Ebenen nicht unabhängig voneinander zu sehen, so können z. B. ungünstige Arbeitsbedingungen kurz- oder langfristige Auswirkungen auf die Genexpression von Clock-Genen haben. Im Folgenden sollen einzelne Beispiele für unterschiedliche Rhythmusstörungen und deren Folgen für die Gesundheit eines Organismus beschrieben werden. Dabei sind eindeutig exogen induzierte Rhythmusstörungen (z. B. Schichtarbeit, Jetlag etc.) einfacher zu beschreiben als Rhythmusstörungen auf zellphysiologischer, molekularer

Ebene, da in diesem Bereich noch viele Prozesse, Wirkmechanismen und -richtungen ungeklärt und die Zusammenhänge vorerst rein korrelativer Natur sind.

Heutzutage wird in den unterschiedlichsten Berufssparten und Betrieben Tag und Nacht gearbeitet: Man denke hier an ärztliches und pflegerisches Personal, Mitarbeitende anderer Notfalldienste wie in Apotheken oder der Polizei, die Einsätze rund um die Uhr haben. Mitarbeitende in Atomkraftwerken sind ebenso in einen Schichtbetrieb eingebunden wie z. B. Arbeiter in der Autoindustrie oder Menschen, die im Transportwesen tätig sind. Die Liste derjenigen, die berufsbedingt auch nachts arbeiten, wird derzeit immer länger, und dementsprechend leben immer mehr Menschen in einer Art »chronischem Jetlag«. Diese ständige Desynchronisierung des Organismus von der Umwelt führt unweigerlich auch zu Rhythmusstörungen innerhalb eines Organismus (Rajaratnam u. Arendt 2001). Die Risiken für die Gesundheit scheinen dabei noch unterschätzt und in der Gesellschaft wenig präsent zu sein und diskutiert zu werden. Betriebe, die im Schichtbetrieb arbeiten, richten jedoch zunehmend mehr Aufmerksamkeit auf dieses Phänomen, nicht zuletzt weil Fehler und Effizienzeinbußen vermehrt in Nachtschichten auftreten.

Ein signifikanter Zusammenhang zwischen Schichtarbeit und Gesundheit konnte in der »Nurses-health-study«-Langzeitstudie aufgedeckt werden. Diese untersuchte mittels Befragungen und klinischen Daten seit 1976 alle zwei Jahre den Gesundheitszustand von weiblichem Pflegepersonal. Dabei konnte gezeigt werden, dass Pflegefachfrauen, die seit über 30 Jahren in Nachtschichten gearbeitet hatten, ein um 36% erhöhtes Risiko an Brustkrebs zu erkranken aufwiesen (Schernhammer et al. 2001). Eine daraus abgeleitete Hypothese besagt, dass durch die langfristige Lichtexposition während der Nacht das Schlafhormon Melatonin nicht sezerniert wird, was wiederum zum Wegfall der Östrogensuppression während der Nacht führt, sodass östrogenspezifische Mammakarzinome vermehrt auftreten (Stevens 2005). Eine weitere Hypothese besagt, dass das Tumorsuppressorgen *P53*, dessen Expression unter anderem durch Melatonin induziert wird, unter oben erwähnten Umständen in der Nachtarbeit nicht genügend exprimiert wird, was mit einer erhöhten Cancerogenese einhergeht (Mediavilla et al. 1999). In die gleiche Richtung weisende Ergebnisse konnten bei männlichen Schichtarbeitern bezüglich Prostatakarzinomen gefunden werden (Zhu et al. 2006).

Auf molekularerer Ebene gibt es mittlerweile Befunde, die dafür sprechen, dass das Clock-Gen *PER2* mit dem Tumorsuppressions-Gen *P53* interagiert und so direkt an der Regulation von Zellzyklen und Zelltod beteiligt zu sein scheint. Es liegt also die Vermutung nahe, dass Clock-Gene indirekt tumorregulative Funktionen übernehmen (Fu et al. 2002). Weitere Befunde aus der Grundlagenforschung implizieren auch die Beteiligung einer veränderten Genexpression von Clock-Genen bezüglich Schlafstörungen, Erschöpfungszuständen, infektiösen sowie autoimmunen Erkrankungen, Essstörungen, Suchtmittelabhängigkeit, Alzheimer-Erkrankung, Schizophrenie und affektiven Störungen. Auffällig ist, dass mit diesen Störungen jeweils eine unterschiedlich stark beobachtbare Störung des Tag-Nacht-Empfindens und -verhaltens einhergeht; von erhöhter Müdigkeit bei infektiösen Erkrankungen bis hin zu einer Tag-Nacht-Umkehr bei manisch-depressiven Menschen. Insbesondere im Bereich der affektiven Störungen weisen die Daten immer eindeutiger auf eine Mitbeteiligung der inneren Uhr bei der Ätiologie und Aufrechterhaltung hin. Dabei werden Polymorphismen von Clock-Genen wie auch vergleichsweise veränderte Clock-Genexpressionen gefunden (Bunney u. Potkin 2008). So wird z. B. bei saisonalbedingten affektiven Störungen als Ätiologiefaktor ein »Polymorphismusmuster« bei den Genen *BMAL1*, *NPAS2* und *PER2* diskutiert (Partonen et al. 2007).

Die Interpretation solcher Daten scheint jedoch aus zwei Gründen nicht ganz einfach. Zum einen stammen die meisten Daten aus Tierstudien, was die Generalisierbarkeit auf den Menschen nur mit einer gewissen Einschränkung zulässt. Zum anderen gibt es bislang keine Normwerte in Bezug auf die Expression von Clock-Genen beim Menschen, die überdies eine große interindividuelle Variabilität zeigt.

Zusammenfassend lässt sich festhalten, dass die Relevanz von gut funktionierenden Rhythmen in Bezug auf die Gesundheit erst rudimentär erforscht ist. Während einerseits die innere Uhr auf einen genetisch verankerten 24-Stunden-Rhythmus eingestellt ist, und sich kleine interindividuelle Unterschiede phänotypisch im Chronotypus äußern, scheint die Passung mit eindeutigen Zeitgebern der Umwelt in der heutigen Zeit immer schwieriger. Die Vermutung liegt nahe, dass eine gute und regelmäßige Orientierung am Hell-Dunkel-Zyklus, eine robuste innere Uhr, die jedoch auch eine gewisse Flexibilität sowie schnelle Adaptionsfähigkeit aufweist, für den Organismus salutogen wirken.

6.5.1 Mögliche Effekte von akutem und chronischem Stress auf die zirkadiane Rhythmik

Die Frage nach dem Zusammenhang sowie möglichen Kommunikationswegen zwischen Stress und der inneren Uhr, wird immer drängender angesichts der Tatsache, dass Stress bei vielen Störungen ein mitbedingend ursächlicher und aufrechterhaltender Faktor ist. Gleichzeitig scheint bei einer Vielzahl von Störungen die zirkadiane Rhythmik beeinträchtigt zu sein. Dies könnte sich wiederum auf die von der inneren Uhr angesteuerten regulatorischen Körpersysteme auswirken. Dabei scheint es bis dato noch unklar zu sein, wie die Wirkrichtung verläuft: Tangiert Stress primär die innere Uhr oder in erster Linie die spezifischen Systeme oder wirkt Stress auf beiden Ebenen gleichzeitig? Und umgekehrt gedacht: Könnte eine robuste und intakte innere Uhr, ebenso wie gut funktionierende regulatorische Körpersysteme, im weitesten Sinne als stressprotektiv angesehen werden? Diese Fragen werden in den nächsten Jahren eruiert werden müssen. Dabei spielt das Kortisol eine wichtige Rolle, da es möglicherweise als Kommunikationsmittel zwischen subjektiv empfundenem Stress und der inneren Uhr dienen könnte. Vermutet wird bislang eine starke Interaktion zwischen dem zirkadianen System und Glukokortikoiden, wobei jedoch auch hier die Wirkrichtung unklar ist: Einerseits scheint die zirkadiane Uhr die Regulation von Glukokortikoiden zu beeinflussen und umgekehrt, so zeigen erste Ergebnisse, dass Glukokortikoide die Regulation der Expression von Clock-Genen – zumindest in der Peripherie – beeinflussen (Balsalobre et al. 2000; Takahashi et al. 2001; Dickmeis et al. 2007). Dies wiederum könnte die Hypothese nähren, dass es nicht eine Wirkrichtung gibt, sondern regulatorische Systeme eines Organismus zwar primär von der inneren Uhr angesteuert werden, zugleich aber auch über Rückkoppelungsmechanismen zur Adjustierung der Uhr beitragen, indem ihre Parameter – in diesem Fall wären es Glukokortikoide – die Expression bestimmter Clock-Gene mitsteuern könnten (▶ Abschn. 6.4.2).

Bis auf wenige Ausnahmen stammen die molekularbiologischen Ergebnisse bezüglich des Zusammenhangs von Stress und der inneren Uhr aus Tierstudien. Eine direkte Übertragbarkeit auf den Menschen ist hier bei aber unreflektiert nicht möglich. Dies zeigt sich auch in den Paradigmen, die zur Stressinduktion angewendet wurden: erzwungenes Schwimmen, eingeschränkte Nahrungsabgabe sowie Immobilisation – also primär physische, aber mit großer, jedoch nicht überprüfbarer Wahrscheinlichkeit auch psychische Stressoren. Solche Studien belegen, dass Stress zu einem Anstieg der Genexpression von *PER1* sowie zu Veränderungen der Expressionsraten weiterer Clock-Gene z. B. im PVN, nicht jedoch im SCN führen (Takahashi et al. 2001). Zudem zeigten Mäuse mit einer Deletion des Gens *BMAL1* eine abgeschwächte Stressreaktion, gekennzeichnet über einen gedämpften Anstieg des Blutdrucks sowie verringerte Mengen an zirkulierenden Katecholaminen (Dallmann et al. 2006). Auch wurden chemische Substanzen, welche die HHNA stark aktivieren (also eine Art chemische Stressoren) verabreicht. Dabei fanden unterschiedliche Forschergruppen, dass eine Dexamethasoninjektion bei Mäusen die Genexpression von *PER1* in der Leber, der Niere und dem Herzen ansteigen lässt (Takahashi et al. 2001). Dieser Effekt der erhöhten Genexpression von *PER1* nach Einnahme von Dexamethason konnte auch bei zwei Patienten in bronchialem Epithelgewebe gefunden werden (Burioka et al. 2005). Ebenso zeigt sich im Tierversuch ein starker Anstieg der Genexpression von *PER1*, *PER2* und *CRY* in Fibroblasten nach Gabe von Dexamethason (Balsalobre et al. 2000). Dieser Effekt wird auch als »Resetting« der peripheren Uhr bezeichnet. Nach einer Lipopolysaccharidinjektion bei Mäusen wurden ebenfalls ein Anstieg der Genexpressionsrate von *PER1* in PVN, nicht jedoch im SCN oder der Leber, beobachtet (Takahashi et al. 2001; Yamamoto et al. 2005). Diese Daten lassen darauf schließen, dass Stress die zirkadiane Uhr zu beeinflussen vermag, und dies insbesondere in peripheren Geweben, jedoch weniger im Haupttaktgeber, dem SCN. Dies könnte ein Hinweis darauf sein, dass die Schaltzentrale der inneren Uhr sehr robust ist.

Erste Untersuchungen aus dem Humanbereich, die mit einem psychosozialen Stressparadigma durchgeführt wurden, lassen stark vermuten, dass selbst ein kurzer, akuter Stressor zu passageren Veränderungen in der Genexpressionsrate von *PER1* und *PER2* führt. Dabei unterschieden sich diejenigen Versuchspersonen, die von einem hohen chronischen Stressempfinden berichteten, von denjenigen, die eher wenig chronischen Stress erlebten, insofern, als die höher chronisch gestressten auch mit einer höheren Genexpressionsrate von *PER1* und *PER2* auf akuten Stress reagierten (Abbruzzese et al. in Vorbereitung). Weitere Untersuchungen im Humanbereich werden nötig sein, um genauere Zusammenhänge zu eruieren.

6.6 Chronotherapie und Chronopharmakologie

Die Chronotherapie betrachtet die Wirkung von therapeutischen Interventionen in Abhängigkeit des Faktors Zeit. Dementsprechend werden Rhythmen von Organismen stark in die Überlegung therapeutischer Vorgehensweisen miteinbezogen bzw. bilden eine wesentliche Grundlage für das therapeutische Handeln. In der Chronotherapie können Ansätze mit und ohne Medikamente unterschieden werden. Bei solchen mit medikamentös-pharmakologischen Interventionen spricht man von Chronopharmakologie, während chronotherapeutische Maßnahmen ohne Medikament häufig auch auf Interventionen mit Licht bzw. strukturierenden, Rhythmus gebenden Interventionen basieren. Diese Möglichkeit wird insbesondere im Bereich der affektiven Störungen seit einigen Jahren erfolgreich in Betracht gezogen. Dabei lässt sich z. B. die »bright light therapy« anführen, bei der Patienten täglich 30–120 min hellem Licht ausgesetzt werden (>2500 Lux). Hierdurch konnten gute Effekte bei saisonal bedingten und anderen spezifischen depressiven Erkrankungen erzielt werden (Lewy et al. 2007). Der Zeitpunkt der Bestrahlung ist dabei relevant, da je nachdem der zirkadiane Rhythmus vor- oder zurückverschoben werden kann (▶ Abschn. 6.4).

Die Methode der nächtlichen Schlafdeprivation bewirkt bei Menschen mit einer Major Depression eine kurzfristige Verbesserung der Befindlichkeit. Ebenso sieht die »interpersonal and social rhythm therapy« (IPSRT) einen möglichen Grund für affektive Erkrankungen in der Störung des endogenen Rhythmus (Frank et al. 2007). Die IPSTR nimmt an, dass psychosoziale Stressoren einen destabilisierenden Effekt auf biologische Rhythmen haben, was zu einer Desynchronisation des zirkadianen Systems mit dem Resultat der Auslösung von manischen oder depressiven Episoden führt. Umgekehrt sollen täglich festgelegte Zeitpläne und interpersonelle Beziehungen einen stabilisierenden Effekt auf Betroffene haben.

Bei der Chronopharmakologie spielt die Metabolisierungskinetik – die starken tageszeitlichen Schwankungen unterliegt – eine übergeordnete Rolle. Die Effektivität der Medikamentenabgabe hängt also zu einem großen Teil von der Tageszeit ab. Dabei stehen Metabolisierungs-, Abbau- und andere zellphysiologische Prozesse im Vordergrund. Insbesondere in der Krebsforschung wird immer stärker die Chronobiologie solcher Prozesse in chemotherapeutischen Behandlungen mitberücksichtigt (Granda et al. 2005). Es konnte mehrfach gezeigt werden, dass eine tageszeitlich differenziert getimte Abgabe der chemotherapeutischen Medikation über Pumpen eine bis zu 50%ig erhöhte Wirksamkeit hat im Gegensatz zu kontinuierlich über den Tag hinweg verabreichten Medikamenten (Lévi et al. 2007). Gleichzeitig können schwere Nebenwirkungen wie z. B. Entzündungen der Mundschleimhaut minimiert werden (Lévi u. Schibler 2007). Die Erkenntnis, dass Zellteilung und Zelltod in gesundem Gewebe ebenfalls einer stark zirkadianen Rhythmik unterstehen, während Krebszellen diese Rhythmik nicht aufweisen, ermöglicht die Zerstörung von Krebszellen durch chemotherapeutische Gifte in Zeitfenstern, in denen die Zellteilungen gesunden Gewebes möglichst wenig beeinträchtigt werden.

Ein weiterer Faktor, der zwar nicht direkt chronotherapeutischer Natur ist, jedoch in Zukunft vermehrt in Überlegungen zu Diagnostik und Therapie einbezogen werden muss, ist die individuelle Metabolisierungsgeschwindigkeit: Je nach genetischer Ausstattung tendieren Menschen dazu, Körpergifte schneller oder langsamer abzubauen. Es wird in diesem Zusammenhang von »rapid« bzw. »slow metabolizer« gesprochen. Dabei spielen Enzyme des Cytochrom-P450-Systems eine wichtige Rolle; diese Enzyme sind für den Abbau von Giftstoffen und deren Metabolisierung in der Leber zuständig.

Zusammenfassend kann gesagt werden, dass in der Chronopharmakologie vier wichtige Faktoren zur Behebung oder Milderung einer Störung berücksichtigt werden:

- Eignung des Pharmakons,
- optimale Dosierung,
- angesteuertes Zielorgan,
- Abgabe des Pharmakons in Abhängigkeit des optimalen Zeitpunkts.

Zukünftige Forschungsergebnisse könnten zu Erkenntnissen führen, welche die Effizienz von Interventionen und Medikationen um ein Vielfaches steigern könnten. Hierzu muss jedoch ein Bewusstsein für die herausragende Wichtigkeit biologischer Rhythmen in Bezug auf die Gesundheit geschaffen werden. Alleine der Umstand, dass biologische – insbesondere zirkadiane – Rhythmen aus evolutionsbiologischer Sicht zu den ältesten Eigenschaften von Organismen gezählt werden müssen, sind ein Indiz für die dringende Notwendigkeit intakter Rhythmen, um zu überleben.

Fazit

Zusammenfassend kann gesagt werden, dass das Bewusstsein für die Bedeutung tageszeitlicher Schwankungen im Zusammenhang mit der Gesundheit zu steigen scheint, jedoch die Tragweite des Einflusses endogener Rhythmen nach wie vor noch zu wenig differenziert in biopsychologische Überlegungen miteinbezogen wird. Erschwerend kommt hinzu, dass viele Wirkmechanismen bisher unzureichend geklärt sind oder gar erst vermutet werden. Bemerkenswert ist im Bereich der Chronobiologie das Zusammenspiel zwischen genetisch bedingten Gegebenheiten bezüglich der inneren Uhr und der Beeinflussbarkeit des zirkadianen Rhythmus auf der Verhaltensebene. Es ist zu hoffen, dass die nächsten Jahre mit aufschlussreichen Ergebnissen im Bereich der Chronobiologie aufwarten und es so möglich sein wird, bei physiologischen Vorgängen, aber auch auf der Leistungs- oder Verhaltensebene, mehr Varianz psychophysiologischer Prozesse aufzuklären.

Literatur

Abbruzzese EA, Birchler T, Ehlert U (in Vorbereitung). Psychosocial stress affects the gene expression of the Clock genes *hPER1* and *hPER2* in humans

Antle MC, Foley NC, Foley DK, Silver R (2007) Gates and oscillators II: zeitgebers and the network model of the brain clock. J Biol Rhythms 22: 14–25

Arjona A, Sarkar DK (2006) The circadian gene mPer2 regulates the daily rhythm of IFN-µ. J Interferon Cytokine Res 26: 645–649

Aschoff J (1965) Circadian Rhythms in Man: A self-sustained oscillator with an inherent frequency underlies human 24-hour periodicity. Science 148: 1427–1432

Bailey SL, Heitkemper MM (2001) Circadian rhythmicity of cortisol and body temperature: morningness-eveningness effects. Chronobiol Int 18: 249–261

Balsalobre A, Brown SA, Marcacci L et al. (2000) Resetting of Circadian Time in Peripheral Tissues by Glucocorticoid Signaling. Science 289: 2344–2347

Buijs RM, van Eden CG, Concharuk VD, Kalsbeek A (2003) The biological clock tunes the organs oft he body: timing by hormones and the autonomic nervous system. J Endocrinol 177: 17–26

Bunney JN, Potkin SG (2008) Circadian abnormalities, molecular clock genes and chonobiological treatments in depression. Br Med Bull 86: 23–32

Burioka N, Takata M, Okana Y et al. (2005) Dexamethasone influences human clock gene expression in bronchial epithelium and peripheral blood mononuclear cells in vitro. Chronobiol Int 22: 585–590

Czeisler CA, Shanahan TL, Klerman EB et al. (1995) Suppression of melatonin secretion in some blind patients by exposure to bright light. New England Journal of Medicine 332: 6–11

Dallmann R, Touma C, Palme R, Albrecht U, Steinlechner S (2006) Impaired daily glucocorticoid rhythm in Per1Brd mice. J Comp Physiol A Neuroethol Sens Neural Behav Physiol 192: 769–775

Danilenko K V, Cajochen C, Wirz-Justice A (2003) Is sleep per se a zeitgeber in humans? J Biol Rhythms 18: 170–178

Damiola F, Le Minh N, Preitner N, Kornmann B, Fleury-Olela F, Schibler U (2000) Restricted feeding uncouples circadian oscillators in peripheral tissues from the central pacemaker in the suprachiasmatic nucleus. Genes Dev 14: 2950–2961

Dickmeis T, Lahir, K, Nica G et al. (2007) Glucocorticoid Play a Key Role in Circadian Cell Cycle Rhythms. PLOS Biology 5: 854–864

Duffy JF, Rimmer DW, Czeisler CA (2001) Association of intrinsic circadian period with morningness-eveningness, usual wake time, and circadian phase. Behav Neurosci 115: 895–899

Duffy JF, Wright KP Jr (2005) Entrainment of the human circadian system by light. J Biol Rhythms 20: 326–338

Dunlap JC, Loros J, DeCoursey P (eds) (2004) Chronobiology – Biological Timekeeping. Sinauer, Sunderland

Frank, Swartz HA, Boland E (2007) Interpersonal and social rhythm therapy: an intervention addressing rhythm dysregulation in bipolar disorder. Dialogues Clin Neurosci 9: 325–331

Freedman MS, Lucas RJ, Soni B, von Schantz M, Munoz M, David-Grey ZK, Foster RG (1999) Non-rod, non-cone ocular photoreceptors regulate the mammalian circadian behaviour. Science 284: 502–504

Fu L, Pelicano H, Liu J, Huang P, Lee CC (2002) The circadian gene Period2 plays an important role in tumor suppression and DNA damage responses in vivo. Cell 111: 41–50

Gachon F, Nagoshi E, Brown SA, Rippberger J, Schibler U (2004) The mammalian circadian timing system: from gene expression to physiology. Chromosoma 113: 103–112

Granda TG, Liu XH, Smaaland R, Cermakian N, Filipski E, Sassone-Corsi P, Lévi F (2004) Circadian regulation of cell cycle and apoptosis proteins in mouse bone marrow and tumor. The FASEB Journal 19: 304–306

http://www.ucsd.tv/evolutionmatters/lesson1/study.shtml. Gesehen 24 Aug 2010

Kohsaka A, Bass J (2007) A sense of time: how molecular clocks organize metabolism. Trends Endocrinol Metab 18: 4–11

Konopka R, Benzer S (1971) Clock mutants of Drosophila melanogaster. Proc Natl Acad Sci U S A 68: 2112–2116

Kriegsfeld RJ, Silver R (2006) The regulation of neuroendocrine function: Timing is everything. Horm Behav 49: 557–574

Kudielka BM, Bellingrath S, Hellhammer DH (2007) Further support for higher salivary cortisol levels in »morning« compared to »evening« persons. J Psychosom Res 62: 595–596

Lévi F, Schibler U (2007) Circadian rhythms: mechanisms and therapeutic implications. Annu Rev Pharmacol Toxicol 47: 593–628

Lévi F, Focan C, Karaboué A et al. (2007) Implications of circadian clocks for the rhythmic delivery of cancer therapeutics. Adv Drug Deliv Rev 59: 1015–1035

Lewy AJ, Rough J N, Songer JB, Mishra N, Yuhas K, Emens JS (2007) The phase shift hypothesis for the circadian component of winter depression. Dialogues Clin Neurosci 9: 291–299

Mediavilla MD, Cos S, Sanchez-Barcelo EJ (1999) Melatonin increases p53 and p21WAF1 expression in MCF-5 human breast cancer cells in vitro. Life Sci 65: 415–420

Meyer-Bernstein EL, Jetton AE, Matsumoto SI, Markuns JF, Lehman MN, Bittman EL (1999) Effects of suprachiasmatic transplants on circadian rhythms of neuroendocrine function in golden hamsters. Endocrinology 140: 207–218

Motzkus D, Albrecht U, Maronde E (2002) The human PER1 gene is inducible by interleukin-6. J Mol Neurosci 18: 105–109

Partonen, T., Treutelein J., Alpman A et al. (2007) Three circadian clock genes Per2, Arntl, and Npas2 contribute to winter depression. Ann Med 39: 229–238

Ralph MR, Foster RG, Davis FC, Menaker M (1990) Transplanted suprachiasmatic nucleus determines circadian period. Science 247: 975–978

Rajaratnam SMW, Arendt J (2001) Health in a 24 hour society. Lancet 358: 999–1005

Rimmer DW, Boivin DB, Shanahan TL, Kronauer RE, Duffy JF, Czeisler CA (2000) Dynamic resetting of the human circadian pacemaker by intermittent bright light. Am J Physiol Regul Integr Comp Physiol 279: R1574–1579

Roenneberg T, Merrow M (2002) Light reception: discovering the clock-eye in mammals. Curr Biol 12: R163–165

Roenneberg T, Kuehnle T, Pramstaller PP, Ricken J, Havel M, Guth A, Merrow M (2004) A Marker fort he end of adolescence. Curr Biol 14: R1038–1039

Roenneberg T, Kuehnle T, Juda M, Kantermann T, Allebrandt K, Gordijn M, Merrow M (2007) Epidemiology of the human circadian clock. Sleep Med Rev 11: 429–438

Schernhammer ES, Laden F, Speizer FE, Willet, WC, Hunter DJ, Kawachi I, Colditz GA (2001) Rotating night shifts and risk of breast cancer in women participating in the nurses' health study. J Natl Cancer Inst 93: 1563–1568

Smolensky MH (2001) Circadian Rhythms in Medicine. CNS Spectrum 6: 467–482

Spork P (2005) Chronobiologie – Leben mit der Zeit. Rowohlt, Hamburg

Stevens RG (2005) Circadian Disruption and Breast Cancer, From Melatonin to Clock Genes. Epidemiology 16: 254–258

Takahashi S, Yokota SI, Hara R, Kobayashi T, Akiyama M, Moriya T, Shibata S (2001) Physical and Inflammatory Stressors Elevate circadian Clock Gene mPer1 mRNA Levels in the Paraventricular Nucleus of the Mouse. Endocrinology 142: 4910–4917

Vink JM, Groot AS, Kerkhof GA, Boomsma DI (2001) Genetic analysis of morningness and eveningness. Chronobiol Int 18: 809–822

Vitaterna MH, Takahashi JS, Turek FW (2001) Overview of circadian rhythms. Alcohol Res Health 25: 85–93

Wirz-Justice A (2006) Biological rhythm disturbances in mood disorders. Int Clin Psychopharmacol 21: 11–15

Wright KP Jr, Hughes RJ, Kronauer RE, Dijk DJ, Czeisler CA (2001) Intrinsic near-24-h pacemaker period determines limits of circadian entrainment to a weak synchronizer in humans. Proc Natl Acad Sci U S A 98: 14027–14032

Yamamoto T, Nakahata Y, Tanaka M et al. (2005) Acute physical stress elevates mouse period1 mRNA expression in mouse peripheral tissues via a glucocorticoid-responsive element. J Biol Chem 280: 42036–42043

Zeitzer JM, Dijk DJ, Kronauer R, Brown E, Czeisler C (2000) Sensitivity of the human circadian pacemaker to nocturnal light: melatonin phase resetting and suppression. J Physiol 526: 695–702

Zhu Y, Zheng T, Stevens RG, Zhang Y, Boyle P (2006) Does »clock« matter in prostate cancer? Cancer Epidemiol Biomarkers Prev 15: 3–5

Hunger- und Sättigungsregulation

Suzana Drobnjak, Ulrike Ehlert

Die Nahrungsaufnahme ist ein Prozess, der für alle Menschen lebensnotwendig ist. Hinter diesem Prozess verbirgt sich ein hoch komplexes System, das die Nahrungszufuhr reguliert. Die Verdauung sowie die Regulation von Hunger und Sättigung nehmen eine zentrale Bedeutung im Prozess der Nahrungsaufnahme ein. Das Essverhalten wird in wohlhabenden Nationen, denen in hinreichendem Maß Nahrungsmittel zur Verfügung stehen, viel diskutiert, denn immer mehr Menschen neigen zu Übergewicht oder entwickeln eine Essstörung. Daher stellt sich die Frage, welche physiologischen Mechanismen die Nahrungsregulation kontrollieren bzw. welche psychologischen Faktoren das Hunger- und Sättigungsgefühl beeinflussen.

Inzwischen ist bekannt, dass es eine aktive Regulation der Energiehomöostase gibt. Als Homöostase wird die Erhaltung einer relativ konstanten physiologischen Ausgewogenheit bezeichnet, die durch eine Vielzahl endokriner, immunologischer und zentralvenöser Mechanismen erreicht wird (▶ Kap. 1). Die homöostatische Steuerung von Hunger und Sättigung integriert biologische Faktoren im Zentralen Nervensystem (ZNS) und in der Peripherie. Im Folgenden werden deshalb zuerst die morphologischen Strukturen erläutert, die der Hunger- und Sättigungsregulation zugrunde liegen, bevor die entsprechenden endokrinen Mechanismen, die Gehirn-Darm-Achse und die mehrheitlich afferenten Impulse des Nervus vagus diskutiert werden. Schließlich werden verschiedene psychische Aspekte aufgezeigt, welche die Steuerung von Hunger und Sättigung beeinflussen können. In diesem Zusammenhang wird von psychobiologischen Steuerungsmechanismen gesprochen.

7.1 Historische Konzepte zur Erklärung von Hunger und Sättigung

In diesem Kapitel wird zuerst umrisshaft eine historische Perspektive eingenommen, bevor der Fokus auf den aktuellen Forschungsstand über die Hunger-und Sättigungsregulation gelegt wird. Bereits der römische Arzt und Philosoph Galen (ca. 130–200 n. Chr.) bezeichnete den Magen als Entstehungsort des Hungergefühls. Er definierte den Hunger als schmerzende Empfindungen, die nach längerem Nahrungsentzug auftreten. Die ersten Regulationsmodelle von Hunger und Sättigung wurden jedoch erst in unserer Zeit konzipiert. Diesen Modellen lag die Annahme zugrunde, dass der Beginn der Nahrungsaufnahme durch einen spezifischen Faktor ausgelöst wird, der den Energiehaushalt kontrolliert. So ist bei der **glukostatischen Theorie** dieser Auslöser der Abfall der Glukosekonzentration im Körper, der durch Zellen des ZNS wahrgenommen wird (Mayer 1955). Weitere Theorien, die auf einem ähnlichen Prinzip basieren, sind die **thermostatische, lipostatische** und **aminostatische Theorie**. Die thermostatische Theorie postuliert, dass eine absinkende Körpertemperatur die Nahrungsaufnahme auslöst und somit die Nahrungszufuhr vom Bedarf der Körperwärme abhängig ist (Brobeck 1948). Hingegen besagt die lipostatische Theorie, dass ein Metabolit für die Regulation des gespeicherten Fettes von Bedeutung ist (Mayer 1955). Die aminostatische Theorie sieht den Proteingehalt der Nahrung als Auslöser für die Nahrungsaufnahme (Hoebel 1971).

Im Laufe der Jahre wurden eine Vielzahl von Studien zum Verständnis der Regulation des Hunger- und Sättigungsgefühls durchgeführt. Die neuesten Erkenntnisse zeigen, dass die Nahrungsaufnahme durch eine Vielzahl von in Wechselwirkung stehender Faktoren gesteuert wird und ein hoch komplexes System darstellt. Bis heute sind jedoch bezüglich dieser Regulation des Hunger- und Sättigungsgefühls noch nicht alle Wirkungsmechanismen vollständig aufgeklärt. Für ein besseres Verständnis werden im Folgenden deren morphologischen Grundlagen kurz zusammengefasst.

7.2 Morphologie

Hunger und Sättigung werden sowohl über zentrale als auch periphere morphologische Strukturen reguliert.

7.2.1 Zentrale Strukturen

Eine wichtige Rolle in der Hunger- und Sättigungsregulation spielt der Hypothalamus. Er kann als oberstes Integrationsorgan vegetativer Funktionen angesehen werden. Folglich ist der Hypothalamus u. a. für die Aufrechterhaltung und Koordination wichtiger Mechanismen wie Atmung, Kreislauf, Körpertemperatur, Reproduktionsverhalten und Nahrungsregulation verantwortlich. Bereits Hetherington u. Ranson konnten im Jahre 1940 zeigen, dass bei Ratten Läsionen im Hypothalamus zu einer gestörten Nahrungsregulation führten. Der Annahme lag zugrunde, dass der ventromediale Hypothalamus als Sättigungszentrum und der laterale Hypothalamus als Hungerzentrum fungierten. Obwohl die Theorie vom ventromedialen Hypothalamus als Sättigungszentrum und lateralem Hypothalamus als Hungerzentrum sehr populär wurde, wurde sie durch spätere Forschung widerlegt (Hetherington u. Ranson 1942). In den letzten Jahren wurden zahlreiche Nuklei, die für die Regulation von Hunger und Sättigung relevant sind, entdeckt. Es handelt sich um den Nucleus arcuatus (ARC), Nucleus paraventricularis (PVN), den Nucleus dorsomedialis (DMH), den lateralen Hypothalamus (LH) und den ventromedialen Hypothalamus (VMH), die im Hypothalamus liegen. Daneben gibt es im Hirnstamm eine weitere wichtige Struktur, den Nucleus tractus solitarii (NTS). Neuronale Pfade zwischen diesen Nuklei bilden ein komplexes Netzwerk.

Innerhalb des ARC gibt es zwei für die Nahrungsregulation relevante neuronale Populationen

- orexigene Neuropeptide stimulieren die Nahrungsaufnahme und
- anorexigene Neuropeptide hemmen diese (▶ Abschn. 7.3.1 und ▶ Abschn. 7.3.2).

Die eine neuronale Population koexprimiert die mRNA für orexigene Neuropeptide, das Agoutiähnliche Protein (AgRP) und Neuropeptid Y (NPY), während die andere neuronale Population die mRNA für anorexigene Neuropeptide koexprimiert, für »cocaine- and amphetamine-regulated transcript« (CART) und das Proopiomelanokortin (POMC).

Der ARC liegt oberhalb der Ementia mediana und zusammen mit dieser Gehirnstruktur bildet der ARC ein Gehirnareal, bei welchem die Gehirn-Blut-Schranke so modifiziert ist, dass Hormone aus der Peripherie diese durchdringen können. Die Neurone des PVN hingegen exprimieren u. a. das Kortikotropin-releasing-Hormon (CRH) und das Thyrotropin-releasing-Hormon (TRH). Somit hat der PVN eine wichtige Funktion, wenn es um die Integration von ernährungsbezogenen Signalen aus der Schilddrüse und der Hypothalamus-Hypophysen-Nebennierenrinden-Achse (HHNA) geht. Ein weiterer für die Nahrungsregulation essenzieller Nukleus ist der bereits erwähnte DMH. Dessen Neurone sind mitverantwortlich für die Integration der Informationen aller Nuklei. Der LH ist das klassische »Hungerzentrum« und enthält glukosesensitive Neurone. Die Aktivität der Neurone des VMH wird als Hauptandockungsstelle des Hormons Leptin angesehen und gilt als eigentliches »Sättigungszentrum«. Der NTS, der im Hirnstamm liegt, bildet eine wichtige Empfangsstelle von peripheren Sättigungs- und Sattheitssignalen und liegt in einer reziproken Wechselwirkung mit den Nuklei des Hypothalamus. Periphere Signale umfassen vagale afferente Signale und Informationen der Hormone des Gastrointestinaltraktes, wobei der Nervus vagus die Verbindung zwischen dem Gastrointestinaltrakt und dem Gehirn darstellt (Smith u. Ferguson 2008).

7.2.2 Periphere Strukturen

Neben dem ZNS finden sich in der Peripherie wichtige Gewebe und Organe, die auf Hunger und Sättigung Einfluss nehmen. Dazu gehört das **Fettgewebe**, welches das Hormon Leptin produziert, und der **Magen**, da dort das für die Nahrungsregulation relevante Hormon Ghrelin hergestellt wird. Die **Bauchspeicheldrüse** hat neben ihrer exokrinen Funktion auch eine endokrine. Der endokrine Anteil der Bauchspeicheldrüse setzt sich aus den Langerhans-Zellen zusammen. Diese sind ausschlaggebend für die Regulation des Blutzuckerspiegels durch die Produktion der Hormone Insulin und Glukagon. Daneben sind auch nervale Signale von großer Bedeutung. Durch das Ausmaß der Magenfüllung, das von den Mechanorezeptoren registriert wird, oder durch die Anwesenheit verschiedener Nährstoffe, die von den Chemorezeptoren des Darms oder der Leber registriert werden, gelangen Informationen über den Nervus vagus zum Gehirn, wo diese verarbeitet werden.

7.3 Endokrine Steuerung von Hunger und Sättigung

Das Hunger- und Sättigungsgefühl wird durch zahlreiche zentrale und periphere Hormone gesteuert. Dabei kommt dem Zusammenspiel zwischen orexigenen und anorexigenen Hormonen eine zentrale Bedeutung für den Erhalt der Energiehomöostase zu.

7.3.1 Zentrale Hormonregulation durch orexigene und anorexigene Hormone

Das NPY besitzt für die Nahrungsregulation einen orexigenen (d. h. appetitstimulierenden) Effekt, wobei dieser bei einer intrazerebroventrikulären Verabreichung von NPY am deutlichsten zu beobachten ist. Diese führt bei Ratten zur vermehrten Nahrungsaufnahme bis hin zu Übergewicht. Die NPY-Synthese im ARC wird durch afferente Stimuli wie Leptin, Insulin und Glukokortikoide reguliert. Auch das »Melanin-concentrating hormone« (MCH) hat einen stimulierenden Effekt auf die Nahrungsaufnahme, denn Studien konnten zeigen, dass eine MCH-Injektion bei Ratten die Nahrungsaufnahme stark steigert (Williams et al. 2004). Allerdings kann eine Überproduktion von MCH zu einer Glukoseintoleranz oder Insulinresistenz führen. Hypokretin-1 und -2 oder auch Orexin-A und -B genannt, sind Peptide, die im LH und DMH lokalisiert sind. Die Applikation des Orexin-A erhöht die Nahrungsaufnahme und verzögert das Einsetzen des Sättigungsgefühls. Eine intrazerebroventrikuläre Injektion mit AgRP führt ebenfalls zu einer erhöhten Nahrungsaufnahme. Zudem konnten Studien belegen, dass eine vermehrte Expression des AgRP-Gens bei Mäusen zu Hyperphagie, Adipositas und Hyperinsulinämie führen kann (Pereira-da-Silva et al. 2005). Ein weiteres orexigenes Peptid ist Galanin, das in verschiedenen Hypothalamusarealen freigesetzt (ARC, DMH, PVN) wird und als Mitspieler von NPY gilt. Das endogene Opioidsystem hat ebenfalls eine orexigene Wirkung auf die Nahrungsaufnahme. Es besteht aus drei Familien von aktiven Peptiden: β-Endorphine, Dynorphine und Enkephaline. Schließlich sind noch die endogenen Cannabinoide zu erwähnen, welche ebenfalls eine orexigene Wirkung auf die Nahrungsregulation haben. Dabei wirkt das endogene Cannabinoid auf vier funktionellen Ebenen, auf dem:

- limbischen System (hedonistische Nahrungsregulation),
- Hypothalamus und Hirnstamm (integrierende Funktion),
- Darmsystem und
- Fettgewebe.

In jeder funktionellen Einheit interagiert das endogene Cannabinoid mit anderen dabei vorkommenden Hormonen, die in der Regulation von Hunger und Sättigung involviert sind (Anubhuti 2006).

Das CART, das im ARC exprimiert und in den POMC-Neuronen koexprimiert wird, hat einen inhibitorischen Effekt auf die Nahrungsaufnahme. Es besteht dabei eine Wechselwirkung zum Leptin, denn die Expression von CART wird durch das Leptin gesteigert. Das α-MSH gehört zur Familie der Melanokortine und wird von den POMC-Neuronen codiert. Auch bei Gabe dieses Hormons ist eine reduzierte Nahrungsaufnahme sowie Gewichtsverlust zu verzeichnen. Weitere Hormone, welche ein Sättigungsgefühl mitbeeinflussen können, sind Glukagon-like-Pepitd-1 (GLP-1) und Glukagon-like-Peptid-2 (GLP-2). Sie können sowohl als zentrale als auch periphere anorexigene (d. h. appetitinhibierende) Hormone gelten, da sie im Darm und im NTS exprimiert werden. Ein weiteres Hormon mit anorexigenem Effekt ist das CRH. Es wird im PVN des Hypothalamus als Reaktion auf Stress produziert. Im Zusammenhang mit der Hunger-und Sättigungsregulation wirkt dieses Hormon als Inhibitor auf die Nahrungsaufnahme. Serotonin wird im Mittelhirn exprimiert und projiziert Informationen zum Hypothalamus (vor allem PVN und VMH). Dieses Hormon ist ein wichtiger Modulator in verschiedenen Mechanismen wie Schlaf, Temperaturregulation, Schmerzwahrnehmung und Nahrungsregulation. Serotonin beeinflusst die Nahrungsregulation, indem es die Nahrungsaufnahme inhibiert, was wiederum durch die Verabreichung von Serotonin und der darauf folgenden Gewichtsreduktion bei Ratten und Menschen nachgewiesen werden konnte. Neurotensin vermindert ebenfalls die Nahrungsaufnahme und wird im ARC, PVN und DMH produziert.

7.3.2 Periphere Hormonregulation im Gastrointestinaltrakt

In der Peripherie gilt bislang nur Ghrelin als orexigenes, die Nahrungsaufnahme förderndes Hormon. Es wird hauptsächlich von endokrinen Zellen des Magens produziert. Die Ghrelinkonzentration ist vor einer Nahrungsaufnahme am größten und fällt nach einer Mahlzeit sehr schnell ab. Ghrelin fördert die Nahrungsaufnahme durch die Stimulation von NPY und AgRP im ARC und steht in antagonistischer Wirkung zum Leptin.

Das Peptid YY (PYY 3-36) entfaltet ebenfalls eine inhibitorische Wirkung auf die Nahrungsaufnahme. Es wird im Ileum, Intestinum crassum und Intestinum rectum produziert. Die Konzentration des PYY 3-36 ist proportional zum Energiewert der aufgenommenen Nahrung und ist daher nach fettreichen Speisen höher als z. B nach proteinreichen. Das PYY 3-36 hemmt die Nahrungsaufnahme durch Hemmung des NPY und Stimulierung des POMC. Cholezystokinin (CCK) wurde als erstes »Sättigungshormon« entdeckt. CCK wird im Duodenum und Jejunum produziert. Es wird als Folge freigesetzter Nährstoffe nach der Nahrungsaufnahme im Rahmen der Verdauung ins Blut freigesetzt. Durch die CCK-Applikation bei Tieren und Menschen konnte beobachtet werden, dass die Größe der Mahlzeit und die Dauer der Nahrungsaufnahme reduziert wurden. Das Hormon Leptin wurde 1994 entdeckt. Es wird hauptsächlich im Fettgewebe produziert. Leptin informiert das ZNS nach Blut-/Hirn-Schrankenpassage über den Zustand der Energiereserven. Zahlreiche Leptinrezeptoren befinden sich im ARC, PVN, DMH und LH des Hypothalamus. Leptin wirkt auf NPY, MCH, Orexine und AgRP und vermindert deren orexigene Wirkung. Demgegenüber steigert sich die Wirkung von α-MSH, CART und CRH durch das Leptin. Ebenso wie das Insulin, ist Amylin ein Hormon, das im Pankreas produziert wird. Es dockt ebenfalls an verschiedenste Rezeptoren im Hypothalamus an, jedoch ist die bekannteste Wirkung von Amylin die Hemmung der Magenentleerung. Daneben wird das ebenfalls im Pankreas exprimierte Insulin als anorexigenes Signal diskutiert. Die Insulinsekretion steigt nach einer Nahrungsaufnahme rapide an und nach der Blut-Hirn-Schrankenpassage erreicht es Gehirnregionen wie den VMH und ARC. Schließlich ist noch das Bombesin als peripheres anorexigenes Hormon erwähnenswert. Der PVN und NTS sind für dieses Hormon sensitiv. Möglicherweise entfaltet Bombesin seine inhibierende Wirkung auf die Nahrungsaufnahme, indem es in Interaktion mit dem CRH steht (Cummings u. Overduin 2007). In ◘ Tab. 7.1 sind alle orexigenen und anorexigenen Hormone mit deren Produktionsort und wichtigster Aktivität in der Hunger- und Sättigungsregulation zusammengefasst.

◘ Tab. 7.1 Orexigene und anorexigene Hormone mit deren Produktionsort und wichtigster Aktivität in der Hunger- und Sättigungsregulation

	Hormone	Primärer Produktionsort	Aktivität
Hunger			
Hypothalamus			
	NPY	ARC	Stimuliert Nahrungsaufnahme
	MCH	LH	Stimuliert Nahrungsaufnahme
	Orexin A, B	LH, DMH	Stimuliert die Nahrungsaufnahme, verzögert das Eintreten des Sättigungsgefühls
	AgRP	ARC	Erhöht Nahrungsaufnahme

Tab. 7.1 (Forts.)

	Hormone	Primärer Produktionsort	Aktivität
	Galanin	ARC, DMH, PVN	Mitspieler von NPY
	Endogenes Opioid	Hypothalamus	Stimuliert Nahrungsaufnahme
	Endogenes Cannabinoid	Hypothalamus und Gastrointestinaltrakt	Wirkt auf vier funktionellen Ebenen: – limbisches System – Hypothalamus und Hirnstamm – Darmsystem – Fettgewebe
Periphere Peptide			
	Ghrelin	Magen	Stimuliert Nahrungsaufnahme durch Erhöhung von NPY/AgRP; Antagonist von Leptin
Sättigung			
Hypothalamus			
	CART	ARC	Hemmt die Nahrungsaufnahme, steht in Wechselwirkung zum Leptin
	α-MSH	POMC	Reduziert Nahrungsaufnahme
	GLP-1 u. GLP-2	Darm, NTS	Sowohl zentrale als auch periphere anorexigene Wirkung
	CRH	PVN	Inhibierende Wirkung auf Nahrungsaufnahme
	Serotonin	Mittelhirn	Inhibiert Nahrungsaufnahme; projiziert Informationen zum Hypothalamus
	Neurotensin	ARC, PVN, DMH	Vermindert Nahrungsaufnahme
Periphere Peptide			
	PYY 3-36	Ileum, Intestinum crassum, Intestinum rectum	Hemmt die Nahrungsaufnahme durch Hemmung des NPY und Stimulierung des POMC
	CCK	Duodenum, Jejunum	Hemmt Grösse und Dauer der Mahlzeit
	Leptin	Fettgewebe	Hemmt Wirkung von NPY, MCH, Orexine und AgRP; stimuliert Wirkung von α-MSH, CART und CRH
	Amylin	Pankreas	Hemmung der Magenentleerung
	Insulin	Pankreas	Wirkt im VMH und ARC
	Bombesin	Gastrointestinaltrakt	Wirkt im PVN und NTS

AgRp Agouti-ähnliches Protein, *ARC* Nucleus arcuatus, *CART* »cocaine- and amphetamine-regulated transcript«, *CCK* Cholezystokinin, *CRH* Kortikotropin-releasing-Hormon, *DMH* Nucleus dorsomedialis *GLP* Glukagon-like-Peptid, *LH* lateraler Hypothalamus, *MCH* »Melanin-concentrating hormone«, *MSH* melanozytenstimulierendes Hormon, *NPY* Neuropeptid Y, *NTS* Nucleus tractus solitarii, *POMC* Proopiomelanokortin, *PVN* Nucleus paraventricularis, *PYY* Peptid Tyrosyl-Tyrosin, *VMH* ventromedialer Hypothalamus.

7.4 Zusammenspiel zwischen zentraler und peripherer Regulation: Gehirn-Darm-Achse

Die Darmfunktionen werden vom enterischen Nervensystem (ENS), ZNS, autonomen Nervensystem (ANS) und der Hypothalamus-Hypophysen-Nebennieren-Achse (HHNA) reguliert. Die bidirektionale Wechselwirkung zwischen Gehirn (ZNS) und Darm (ENS) wird als Gehirn-Darm-Achse bezeichnet. Das ANS und die HHNA haben dabei eine »Mediatorfunktion«. Die Gehirn-Darm-Achse wird als System definiert, welches afferente und efferente neurale, endokrine und ernährungsspezifische Signale zwischen dem ZNS und dem Gastrointestinalen Trakt integriert. Zudem ist der Gehirnstamm mit dem Belohnungssystem (mesolimbisches dopaminerges System) vernetzt.

Der Nervus vagus ist die wichtigste Verbindung zwischen Gehirn und Gastrointestinaltrakt und ist an verschiedenen Wirkmechanismen beteiligt. Die sensorische Wahrnehmung (Geschmack) der Nahrung wird im NTS verarbeitet, wo die afferenten Fasern des Vagusnervs eintreffen. Daneben ist der Nervus vagus für die Information über Distension und Kontraktion des Magens verantwortlich. Die Hormone des Gastrointestinaltraktes können über zwei Wege das Gehirn erreichen. Einerseits gibt es einen direkten Weg und andererseits einen indirekten, wobei der direkte Weg über die Blutbahn verläuft und der indirekte über die afferenten Nervenfasern des Vagusnervs. PYY 3-36, GLP-1 und Oxyntomodulin werden nach einer Mahlzeit vom Darm ausgeschüttet und können direkt im Hypothalamus und Gehirnstamm wirken. Das pankreatische Polypeptid (PP) signalisiert Informationen

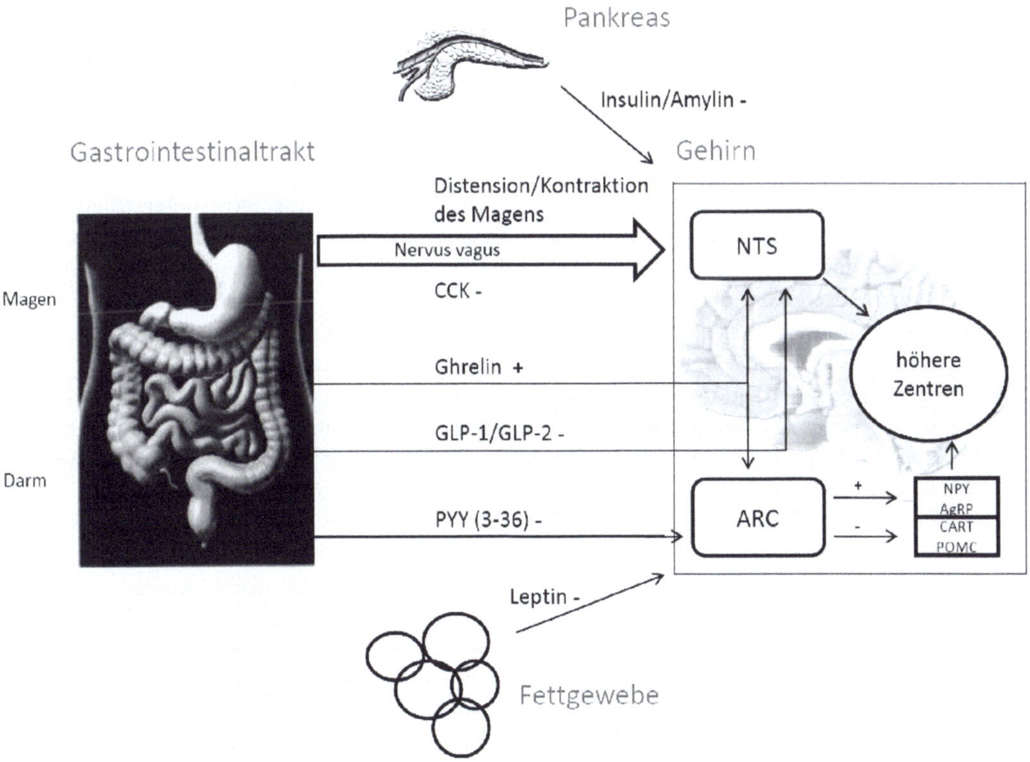

Abb. 7.1 Zentrale und periphere Regulation von Hunger und Sättigung; + entspricht dem orexigenen und – dem anorexigenen Effekt; *AgRP* Agouti-ähnliches Protein, *ARC* Nucleus arcuatus, *CART* »cocaine- and amphetamine-regulated transcript«, *CCK* Cholezystokinin, *GLP* Glukagon-like-Peptid, *NPY* Neuropeptid Y, *NTS* Nucleus tractus solitarii, *POMC* Proopiomelanokortin, *PYY* Peptid Tyrosyl-Tyrosin

im Gehirn über den direkten Weg. Grhelin hingegen kann wiederum auf beiden Wegen zum Gehirn gelangen und dort seine Wirkung entfalten. Leptin gelangt auf direktem Weg via Blut-Hirn-Schrankenpassage zum NTS und entfaltet dort seine Wirkung. Schließlich bindet CCK an Rezeptoren des Nervus vagus, der den NTS aktiviert und so der Hypothalamus wiederum Informationen erhält (Berthoud 2008). Im Folgenden sind die relevanten Aspekte der zentralen und peripheren Regulation von Hunger und Sättigung abgebildet.

7.5 Kurz- und langfristige Kontrolle von Hunger und Sättigung

Wie schon erläutert, gilt der Hypothalamus als zentrale Integrationsstelle in der Nahrungsregulation (▶ Abschn. 7.2.1). Die Regulation des Essverhaltens durch homöostatische Prozesse bewirkt eine langfristige Kontrolle des Körpergewichts. Dabei sind Mechanismen mit kurzzeitiger und langzeitiger Kontrolle der Nahrungsregulation wichtig. Die kurzfristige Kontrolle führt zu einem Völlegefühl, welches das Beenden der Nahrungsaufnahme initiiert. Somit wird zwischen **Sättigung** (kurzfristig, d. h. unmittelbare Beendigung der Nahrungsaufnahme) und **Sattheit** (langfristig, d. h. Zustand bis zur nächsten Nahrungsaufnahme) unterschieden.

An der kurzfristigen Kontrolle der Nahrungsaufnahme sind verschiedene Mechanismen beteiligt. Die Magendehnung ist als ein solcher Mechanismus zu qualifizieren. Die Information über die Magendehnung wird über afferente Nervenfasern des Nervus vagus dem Gehirn übermittelt. Aber auch zirkulierende Nährstoffsignale wie z. B. Glukose, Aminosäuren und Fettsäuren fungieren als kurzfristige Kontrollmechanismen. Daneben fungieren noch GLP-1 und Peptid YY 3-36 als primäre »Sättigungshormone«.

Für die langfristige Kontrolle braucht der Hypothalamus Signale über den noch vorhandenen Anteil der Energiereserve im Körper, also der Höhe des Körperfettanteils. Die »adiposity signals« (Fettsignale) übermitteln diese nötigen Informationen zum Hypothalamus und es kommt zu einer Wechselwirkung zwischen den orexigenen und anorexigenen Hormonen. Die bedeutendsten Fettsignale sind Leptin, Insulin und Amylin, wobei dem Leptin die wichtigste Rolle beigemessen wird. Die Höhe der Leptinfreisetzung hängt primär von der metabolischen Tätigkeit der Fettzelle ab und sekundär von der Menge des Fettanteils im Körper. Durch diese beiden Mechanismen bzw. durch die kurz- und langfristige Kontrolle von Hunger und Sättigung ist die Möglichkeit gegeben, die Energiehomöostase im Gleichgewicht zu behalten.

7.6 Einflussfaktoren auf Hunger und Sättigung

Die Regulation des Hunger- und Sättigungsmechanismus wird von zahlreichen Faktoren beeinflusst. Die wesentlichsten werden im Folgenden erläutert.

7.6.1 Geschlecht, Alter und Erkrankungen

Zusätzlich zu den physiologischen Vorgängen, müssen auch sekundäre physiologische Vorgänge, die Hunger und Sättigung beeinflussen, herangezogen werden.

Metabolische **Geschlechtsunterschiede** bei Männern und Frauen zeigen sich hauptsächlich in der Fettverteilung. Die Fettanlagerung findet sich bei den Männern bevorzugt am Bauch, während sie bei Frauen eher an den Hüften oder am Gesäß angelegt ist. Die Wirkung des Östrogens auf die Hunger- und Sättigungsregulation scheint jedoch den größten Geschlechtsunterschied auszumachen. In Tierstudien konnte mehrfach gezeigt werden, dass Östradiol (ein Abkömmling von Östrogen) einen inhibitorischen Effekt auf die Nahrungsaufnahme bzw. Größe der Mahlzeit hat (Eckel 2004).

Besteht ein Östrogenmangel, kommt es zu Veränderungen in der Nahrungsregulation in Folge einer Aufhebung des inhibitorischen Effekts, was zu Überessen und Übergewicht führen kann. Bei Frauen im gebärfähigen Alter kommt es aufgrund fluktuierender Östrogenspiegel im Verlauf des Menstruationszyklus durch die regulatorischen Östrogeneffekte zu einer variierenden Nahrungsaufnahme mit einer reduzierten Nahrungsaufnahme um den Ovulationszeitpunkt herum und einer erhöhten Nahrungsmittelaufnahme in der zweiten Zyklushälfte.

Östrogen besitzt einen spezifischen Effekt auf die Anhäufung von subkutanem Fett (z. B. an den Hüften), der sich bei einem Östrogenmangel, wie z. B. in der Menopause durch eine Steigerung der zentralen Fettablagerung äußert. Östrogen steht jedoch in einer Wechselwirkung mit den orexigenen und anorexigenen Hormonen. So schwächt Östrogen die Wirkung des NYP ab, indem es dessen Exprimierung inhibiert. Weiter konnte in Rattenstudien gezeigt werden, dass ovarektomierte Tiere schnell an Gewicht zunehmen, dieser Effekt bei Östrogensubstitution jedoch ausbleibt (Butera et al. 2010).

Auch auf Ghrelin nimmt Östrogen einen hemmenden Effekt, da eine Östrogengabe die orexigene Wirkung von Ghrelin schwächt und sich in Folge die Nahrungsaufnahme vermindert. Östradiol reduziert ebenfalls die MCH-Sensitivität bei weiblichen Ratten. Eine MCH-Applikation bei männlichen Ratten bewirkte eine stärkere Nahrungsaufnahme als bei weiblichen Ratten, welche eine Östrogensubstitution nach Ovarektomie erhielten. Daneben steht Östrogen auch in einer Wechselwirkung mit anorexigenen Hormonen wie dem Insulin, Leptin, Serotonin und CCK. Die Sensitivität des Insulins ist abhängig von der Konzentration des Östrogens, d. h. bei reduzierter Östrogenkonzentration steigt die Insulinsensitivität. Gleiches gilt für Leptin: Bei Östrogenapplikation wird die Wirkung des Leptins verstärkt. Bereits vor der Pubertät, aber insbesondere im gebärfähigen Alter sind die Leptinspiegel bei Frauen höher als bei Männern. Nach der Pubertät entsteht sowohl bei Frauen als auch bei Männern eine Wechselwirkung zwischen Leptin und den Sexualhormonen. In verschiedenen Studien konnte gezeigt werden, dass niedrige Östrogenkonzentrationen mit einer geringeren Leptinsensitivität einhergehen. Hingegen führten hohe Östrogenspiegel sowohl bei weiblichen und männlichen Östrogensubstituierten zu einer gesteigerten Leptinsensitivität (Asarian u. Geary 2006).

Auch zwischen Östrogen und Serotonin wird aufgrund verschiedener Studienbefunde ein Zusammenhang ermittelt. Demzufolge scheint Östradiol über einen indirekten Weg eine Gewichtsabnahme zu fördern, da es die Expression von Serotonin erhöht. Dieser Zusammenhang könnte in der Diskussion, warum Frauen häufiger an Essstörungen leiden, klinisch bedeutsam sein, da auch bei der Anorexia nervosa eine Häufung des kurzalleligen 5-HTT-Polymorphismus (Serotonin-Transporter-Gen) beschrieben wurde. Schließlich besteht auch eine Wechselwirkung zwischen CCK und Östrogen. Es konnte gezeigt werden, dass Östrogen die Sensitivität der CCK-Rezeptoren des Nervus vagus steigert und somit eine höhere Konzentration an CCK ins Gehirn gelangt, wobei Östrogen keinen steigernden Effekt auf die CCK-Bildung nimmt (Brown u. Clegg 2010).

Der **Prozess des Alterns** beeinflusst verschiedenste physiologische Funktionen bei Menschen, einschließlich das Essverhalten. Zwischen dem 20. Lebensjahr und dem durchschnittlich 35. Lebensjahr weist das Körpergewicht wenige Schwankungen auf und kann als relativ konstant definiert werden. Doch bis zum 70. Lebensjahr sind gegensätzliche Entwicklungen zu vernehmen. Das Körpergewicht erfasst eine Steigerung, da die Energieabgabe geringer ausfällt als die Energieaufnahme. Ab dem 70. Lebensjahr sinkt das Körpergewicht rasch, da es zu einer raschen Energieaufnahmesenkung kommt (sog. Altersanorexie). Der Appetitverlust im höheren Alter kann verschiedene Ursachen haben. Es werden soziale Faktoren wie Armut, soziale Isolation, aber auch psychiatrische Erkrankungen wie Depression, Demenz etc. diskutiert.

Daneben gibt es verschiedene **körperliche Erkrankungen**, wie Infektionen, gastrointestinale Störungen, Herz-Kreislauf-Erkrankungen und Zahnprobleme, welche die Nahrungsaufnahme beeinträchtigen können. Auf physiologischer Ebene werden drei Veränderungen diskutiert:

1. Die Leistungsfähigkeit des Geruchs- und Geschmacksinns nimmt mit dem Alter ab und somit wird auch die Nahrungsaufnahme inhibiert.
2. Der reduzierte Dehnungsreflex des Magens kann zu einem schnelleren Sättigungsgefühl führen.
3. Eine erhöhte Freisetzung des anorexigenen CCK wurde berichtet.

Weitere Veränderungen von Hormonen, die für die Energiehomöostase verantwortlich sind, wurden bisher kaum erforscht (Chapman 2007).

Die Wechselwirkung zwischen Immunsystem und Nahrungsregulation wurde im Zusammenhang mit der Reaktion auf Infektionen aufgezeigt. So fand sich in Tierexperimenten eine Wechselbeziehung zwischen Ghrelin, Serotonin, NPY, α-MSH und krankheitsbedingter Inappetenz. Lipopolysaccharid ist ein pathogener Bestandteil der Zellmembran von gramnegativen Bakterien. Nach einer experimentell induzierten bakteriellen Infektion kommt es zu einer Freisetzung von Zytokinen wie Interleukin-1 und Tumor-Nekrose-Faktor α, weil Lipopolysaccharid diese Freisetzung stimuliert. Die Zytokine tragen zu einer Prostaglandinfreisetzung im Gehirn bei, welche wiederum auf die für die Regulation von Hunger und Sättigung verantwortliche Neuronenverbände wirken und damit eine Inappetenz auslösen.

Eine Wechselwirkung lässt sich auch zwischen (an)orexigenen Hormonen, den Mediatoren (wie die Sexualhormone) und dem Immunsystem im gesunden Körper ausmachen. Es konnte gezeigt werden, dass Östradiol die Immunantwort verstärkt, während Testosteron und Progesteron diese vermindern. Schließlich wird angenommen, dass die Appetitverminderung bei älteren Menschen durch eine chronische subklinische Stimulierung der Immunantwort bedingt ist, da durch verschiedenste geringfügige Krankheiten, die Entzündungsreaktionen hervorrufen, die Zytokinproduktion erhöht wird.

7.6.2 Sensorische Wahrnehmung

Die Ausbildung eines Geschmackserkennungsgedächtnisses infolge von Lernprozessen ist zentral für die Bildung von Nahrungsaufnahmemustern. Wird die Nahrungsaufnahme mit positiver Erfahrung verbunden, wird diese Information im Gehirn als »attraktiv« abgespeichert. Diejenigen Nahrungsmittel, welche als attraktiv und mit positiver Erfahrung assoziiert werden, werden verstärkt aufgenommen und nehmen somit einen indirekten Effekt auf die Hunger-Sättigung-Regulation. Es entsteht ein Konditionierungsvorgang. So z. B. entscheiden sich Ratten in Experimenten häufiger für zucker- oder fetthaltige Nahrung, wenn sie vorher schon eine positive Erfahrung damit gemacht haben als für die Alternative. Dies kann zu einer erhöhten Nahrungsaufnahme bis hin zu Übergewicht führen. Die diesen Vorgängen zugrundeliegende Gehirnregion ist das Belohnungssystem. Das Geschmackssystem ist hauptsächlich auf der Zunge lokalisiert. Es konnte nachgewiesen werden, dass es Wechselwirkungen zwischen Geschmacksstoffen und Rezeptorzellen auf der Zunge gibt. Diese Wechselwirkung wird als Aktivität afferenter Nerven umgewandelt und somit zum Gehirn als Information weitergeleitet. Wichtig zu erwähnen ist dabei, dass die Rezeptorenvielfalt auf der Zunge genetisch bedingt ist. Das deutet darauf hin, dass es zwar einen Zusammenhang zwischen Geschmackswahrnehmung und dem Ernährungsverhalten gibt, der genaue Kausalzusammenhang jedoch bislang noch nicht vollständig geklärt ist.

7.6.3 Stress

Die Forschung im Rahmen des bidirektionalen Zusammenhangs zwischen Stress und Essverhalten ist ein relativ neues Forschungsgebiet. Es ist inzwischen belegt, dass während oder nach einem Stressereignis ca. 30% der Menschen aufgrund verminderter Energieaufnahme Gewicht verlieren, wohingegen bei allen anderen Menschen Stress als Stimulator für Nahrungsaufnahme wirkt und zu einer Steigerung des Körpergewichts führen kann.

Es ist davon auszugehen, dass die HHNA bei diesen Vorgängen eine zentrale Rolle spielt, da die akute intrazerebroventrikuläre Verabreichung von CRH bei Versuchstieren eine Reduktion der Nahrungsaufnahme bewirkt. Weiterhin konnte gezeigt werden, dass CRH und Glukokortikoide eine antagonistische Wirkung auf NPY haben. Während CRH eine inhibitorische Wirkung auf NPY besitzt, verstärken Glukokortikoide die nahrungsstimulierende Wirkung des NPY. Die Sekretion von Leptin wird ebenfalls von den Glukokortikoiden bzw. vom Kortisol stimuliert. Andererseits können Glukokortikoide auch eine Leptinresistenz verursachen. Folgend aus diesen Ergebnissen wird eine Hyperaktivität der HHNA bei übergewichtigen Menschen mit einer Leptinresistenz diskutiert. Schließlich wird auch die Insulinsensitivität durch die Wirkung von Glukokortikoiden gesenkt, was durch eine Dexamethasongabe gezeigt werden konnte.

Die hormonellen Prozesse, die der Nahrungsaufnahme zugrunde liegen, werden jedoch auch von kognitiven Prozessen beeinflusst. Einerseits wird dabei das Phänomen des »gezügelten Essverhaltens« und andererseits das des »ungezügelten Essverhaltens« beschrieben. So konnte gezeigt werden, dass Frauen mit »gezügeltem Essverhalten« eine höhere Kortisolausschüttung aufweisen als jene, die keinen gezügelten Essstil zeigen. Der genaue Kausalzusammenhang ist jedoch nicht erklärt. Zum einen korreliert gezügeltes Essverhalten positiv mit der Fettmasse und zum anderen wird gezügeltes Essverhalten psychisch belastend erlebt. Dennoch zeigen Menschen mit gezügeltem Essverhalten, die einem standardisierten psychischen Laborstressor ausgesetzt wurden, eine verstärkte Nahrungsaufnahme, während bei Menschen mit ungezügeltem Essverhalten das Gegenteil der Fall war. Auch die beiden psychologischen Prozesse des »Mögens« und »Wollens«, welche mit dem Belohnungssystem assoziiert sind, sind in der nichthomöostatischen Regulation des Essverhaltens eingebunden. Betrachtet man das »Mögen«- System, das mit dem Opiatsystem assoziiert ist, so lässt sich beobachten, dass die Gabe eines Opiatantagonisten die Nahrungsaufnahme und die Annehmlichkeit des Essens vermindert. Am Vorgang des »Wollens« und dem sog. motivationalen Aspekt dieses Prozesses ist das Dopaminsystem beteiligt. Es konnte gezeigt werden, dass Glukokortikoide die Dopaminausschüttung begünstigen und somit die Nahrungsaufnahme gesteigert werden kann (Nieuwenhuizen u. Rutters 2008).

7.6.4 Emotionen

Die Forschung rund um das Thema Hunger und Sättigung beschränkte sich bislang mehrheitlich auf die metabolische Kontrolle der Energiebilanz, bezüglich der Hirnstrukturen insbesondere auf den Hypothalamus. Studien zu Zusammenhängen zwischen der Nahrungsregulation und Kognitionen bzw. Emotionen sind bisher selten, jedoch von besonderer Bedeutung.

So konnte gezeigt werden, dass bereits das Nachdenken über Essen die neuronale Aktivität moduliert, spezifische Hirnareale aktiviert werden und eine physiologische Antwort wie vermehrten Speichelfluss oder eine Steigerung der Insulinsekretion initiieren kann. Das bedeutet, dass auch bei Abwesenheit von »echtem« Essen, die gedankliche Auseinandersetzung mit Essreizen, welche als konditionierte Stimuli im Gedächtnis gespeichert sind, physiologische Reaktionen auslösen können.

Emotionen haben eine wichtige motivationale Funktion und stellen eine wichtige Komponente im menschlichen Verhalten dar. Sie können somit auch das Essverhalten von Menschen beeinflussen. Es gibt eine große interindividuelle Variabilität, wenn es um den Einfluss von Emotionen auf das Essverhalten geht. Es konnte z. B. gezeigt werden, dass negative Emotionen die Bereitschaft zur Nahrungsaufnahme bei Menschen, die ein gezügeltes Essverhalten zeigen, stimulieren. Diese Beobachtung wird dahin gehend interpretiert, dass diese Personen Nahrungsaufnahme als eine Bewältigungsstrategie negativer Emotionen einsetzen. Dieses Phänomen zeigt sich bei Patienten und Patientinnen mit Bulimia nervosa und »Binge eating« häufiger als bei Menschen, die ein normales Essverhalten besitzen.

Heutzutage lassen sich fünf »Thesen« bilden, welche die Wechselwirkung zwischen Emotionen und Essverhalten postulieren.

1. Emotionen können als Stimuli für die Nahrungsaufnahme gelten und eine Nahrungsaufnahme »auslösen«.
2. Intensive Emotionen, d. h. Emotionen mit einem hohen Arousal, hemmen die Nahrungsaufnahme.
3. Bei Menschen mit einem gezügelten Essverhalten können negativ bzw. positiv erlebte Emotionen die Nahrungsaufnahme steigern.
4. Essen kann als kompensatorischer Effekt in Bezug auf positiv bzw. negativ erlebte Emotionen angesehen werden.
5. Menschen mit einem normalen Essverhalten besitzen eine Kongruenz zwischen Essverhalten und Emotionen.

Der Zusammenhang zwischen diesen genannten Aspekten und den dazu zugrundeliegenden biologischen Mechanismen ist bislang wenig erforscht und bietet zukünftig ein interessantes Forschungsfeld (Macht 2008).

Literatur

Anubhuti SA (2006) Role of neuropeptides in appetite regulation and obesity-A review. Neuropeptides 40: 375–401

Asarian L, Geary N (2006) Modulation of appetite by gonadal steroid hormones. Philos Trans R Soc Lond A 361: 1251–1263

Berthoud H-R (2008) The vagus nerve, food intake and obesity. Regul Pept 149: 15–25

Brobeck JR (1948) Food intake as a mechanism of temperature regulation. Yale J Biol Med 6: 545–552

Brown LM, Clegg DJ (2010) Central effects of estradiol in the regulation of food intake, body weight, and adiposity. J Steroid Biochem Mol Biol (im Druck)

Butera PC, Wojcik DM, Clough SJ (2010) Effects of estradiol on food intake and meal patterns for diets that differ in flavor and fat content. Physiol Behav 99: 142–145

Chapman IM (2007) The anorexia of aging. Clin Geriatr Med 23: 735–756

Cummings DE, Overduin J (2007) Gastrointestinal regulation of food intake. J Clin Invest 117: 13–27

Eckel LA (2004) Estradiol: a rhythmic, inhibitory, indirect control of meal size. Physiol Behav 82: 35–41

Finlayson G, King N, Blundell JE (2007) Liking vs. wanting food: Importance for human appetite control and weight regulation. Neurosci Biobehav Rev 31: 987–1002

Hetherington AW, Ranson SW (1942) The spontaneous activity and food intake of rats with hypothalamic lesions. Am J Physiol 136: 609–617

Hoebel BG (1971) Feeding: neural control of intake. Annu Rev Physiol 33: 533–568

Macht M (2008) How emotions affect eating: A five-way model. Appetite 50: 1–11

Mayer J (1955) Regulation of energy intake and the body weight: the glucostatic theory and the lipostatic hypothesis. Ann N Y Acad Sci 1: 15–43

Nieuwenhuizen AG, Rutters F (2008). The hypothalamic-pituitary-adrenal-axis in the regulation of energy balance. Physiol Behav 94: 169–177

Pereira-da-Silva M, De Souza CT, Gasparetti AL, Saad MJ, Velloso LA (2005) Melanin-concentrating hormone induces insulin resistance through a mechanism independent of body weight gain. J Endocrinol 186: 193–201

Smith PM, Ferguson AV (2008) Neurophysiology of hunger and satiety. Research Reviews 14: 96–104

Williams G, Cai XJ, Elliott JC, Harrold JA (2004) Anabolic neuropeptides. Physiol Behav 81: 211–222

Bedeutung der Genetik für Psychoneuroendokrinologie und Psychoimmunologie

Stefan Wüst, Eco de Geus

Psychoneuroendokrinologie und Psychoimmunologie untersuchen die Zusammenhänge zwischen Verhalten und Hormon- bzw. Immunsystem. Im komplexen Zusammenspiel mit Umweltfaktoren beeinflussen unsere Gene ausnahmslos alle Bereiche dieser Forschungsdisziplinen. Genetische Faktoren haben einen Einfluss auf die Sekretion eines Hormons sowie auf die Sensitivität seines Rezeptors, sie beeinflussen Entzündungsprozesse und sind von größter Bedeutung für unser Verhalten. Gene beeinflussen die Wirkweise der neurobiologischen Bahnen, über die Verhalten, Hormon- und Immunsystem interagieren und selbst die Wahrscheinlichkeit, einem bestimmten Umweltfaktor ausgesetzt zu sein, ist nicht frei von genetischen Einflüssen. Hierbei hat die Verhaltensgenetik simple deterministische Vorstellungen längst überwunden. Es gibt weder ein Gen für Rücksichtslosigkeit noch ein Intelligenz- oder ein Kämpfergen. Gene codieren nicht für Verhaltensweisen sondern für Proteine, welche die Formierung neuronaler Systeme steuern. Diese sind es, die mit ihrer Fähigkeit, flexibel auf internale und externale Stimuli zu reagieren, die wahren Substrate des Verhaltens darstellen. Die genetische Forschung kann helfen zu verstehen, warum unter scheinbar gleichen Kontextbedingungen biopsychologische Reaktionen und Verhaltensweisen bei verschiedenen Individuen sehr unterschiedlich ausfallen. Hierbei hat die Genetik ein weitaus größeres Ziel vor Augen als die bloße Abschätzung, ob Gene einen Einfluss auf einen Phänotyp haben und wie groß dieser in etwa ist. Eng verknüpft mit der Frage, wie genetische Variation neurobiologische Systeme beeinflusst, ist die Frage danach, wie und wo Verhalten gesteuert wird. Genetische Variation betrifft zu einem großen Teil regulatorische Regionen auf der DNA und hier lokalisierte Unterschiede können nicht nur beeinflussen, wie viel von einem Genprodukt exprimiert wird, sondern auch zu welchem Zeitpunkt und in welchem Gewebe. Insbesondere im Gehirn können so auch subtile genetische Unterschiede, die z. B. auf Steuerung der Expression eines Rezeptors wirken, bedeutsame Effekte auf das Verhalten haben. Somit ist die Genetik ein wichtiges Werkzeug zur Aufdeckung der molekularen Grundlagen des Verhaltens einschließlich der Grundlagen psychischer Störungen.

Wie kaum in einer anderen Disziplin ist in der Genetik in den letzten Jahren ein explosionsartiger Zuwachs an zur Verfügung stehenden Daten zu verzeichnen und obwohl es im eigentlichen Sinne keine ausgeprägte Psychoneuroendokrinologie- und praktisch keine Psychoneuroimmunologie-Genetik gibt, stellt die Auswahl der für dieses Kapitel passenden Inhalte daher eine gewisse Herausforderung dar. Anstelle der Präsentation einer unübersichtlich langen Liste von Einzelbefunden sollen im folgenden Abschnitt zunächst einige, für das weitere Verständnis wichtige Konzepte und Methoden der Verhaltensgenetik erläutert werden. Im Anschluss geben wir einen aktuellen Überblick über Befunde zur Bedeutung genetischer Faktoren für die Regulation der Hypothalamus-Hypophysen-Nebennierenrinden-Achse (HHNA). Die HHNA steht im Zentrum psychoneuroendokrinologischer Forschung und ist auch für die Psychoneuroimmunologie von größter Bedeutung, da die Regulation der Glukokortikoide über die Lebensspanne hinweg, beginnend mit dem Leben in utero (z. B. Veränderungen durch pränatale Stressexposition) bis hin zur Immunseneszenz, sowohl für die angeborene als auch für die adaptive Immunität von Bedeutung ist. Anhand dieser Befunde lässt sich der derzeitige Stand der Forschung gut verdeutlichen. Im letzten Abschnitt werden einige Perspektiven der psychobiologisch orientierten Genetik skizziert. Nachdem wir hier zu Beginn des Kapitels zu verdeutlichen versuchten, warum die Genetik für eine moderne Psychoneuroendokrinologie und Psychoneuroimmunologie wichtig ist, werden wir diesen Gedanken im letzten Abschnitt erneut aufgreifen und erläutern, warum er unseres Erachtens auch umgekehrt gilt: Eine moderne Genetik braucht dringend Konzepte und Methoden aus Psychoneuroendokrinologie und Psychoneuroimmunologie.

8.1 Grundlagen der Verhaltensgenetik

Nahezu alle Variablen oder »Phänotypen«, die im Bereich Psychoneuroendokrinologie und Psychoneuroimmunologie von Interesse sind, weisen erhebliche interindividuelle Unterschiede auf und die Merkmalsausprägung in der Population dürfte in vielen Fällen einer Normalverteilung ähneln. Die Unterschiede zwischen Individuen in solchen Phänotypen sind zu einem erheblichen Teil auf genetische Variation zurückzuführen, die auf Ebene der DNA (»deoxyribonucleic acid«) Moleküle gespeichert ist. DNA-Moleküle sind Polymere, die zwei Stränge aufweisen, die aus einer langen Sequenz aus 4 stickstoffhaltigen Basen (**G**uanin, **A**denosin, **T**hymin, **C**ytosin) bestehen. DNA-Stränge haben eine Orientierung und die Enden werden als 5′ bzw. 3′Ende bezeichnet. Durch die charakteristische Verdrillung des Doppelstrangs entsteht die Doppelhelixstruktur und diese bildet gemeinsam mit Bindungsproteinen (den Histonen), die Chromosomen. Im Kern humaner Zellen befinden sich 23 Chromosomenpaare (22 Autosomenpaare und 2 Geschlechtschromosomen), von denen jeweils eines von mütterlicher und eines von väterlicher Seite stammt. Die Chromosomen eines Paares sind weitgehend identisch (homolog), jedoch findet sich im Durchschnitt an etwa einer von 700 Positionen ein Basenpaar, in dem sich die mütterliche und väterliche DNA-Sequenz unterscheiden können.

Der Großteil der Variation entsteht während der DNA-Replikation und der DNA-Reparatur. Meist sehr seltene Varianten mit einem unmittelbaren Effekt auf die Genfunktion werden als Mutation bezeichnet, während (meist etwas häufigere) Varianten mit relativ geringem oder keinem offensichtlichen Effekt als Polymorphismen gelten. Da jedoch weder die Definition über die Funktion noch über die Häufigkeit stringent durchzuhalten ist, wäre es im Grunde korrekter, allgemein von Sequenzvariationen zu sprechen. Die identischen Orte (Loci) zweier homologer Chromosomen (maternal und paternal) werden als Allele bezeichnet. Der Genotyp eines Menschen für diesen spezifischen Locus besteht aus der Kombination dieser beiden Allele. Ein Beispiel findet sich in der ersten Spalte von ◘ Tab. 8.1, in der ein fiktives Gen »*CAR60*« vorgestellt wird, das den Verlauf der Kortisolspiegel in der ersten Stunde nach dem Erwachen beeinflusst. *CAR60* weist an einer bestimmten Stelle einen »single nucleotide polymorphism« (SNP) auf, also eine Sequenzvariation in einem Basenpaar; in dem hier dargestellten Beispiel C oder G. Somit kann eine Person einen von drei Genotypen für diesen Locus haben, nämlich CC, CG (=GC) oder GG.

Für den Transfer der genetischen Information des SNP in *CAR60* vom Kern ins Zytoplasma der Zelle wird ein Teil des DNA-Strangs in eine mobile RNA-(»ribonucleic acid«)Sequenz überschrieben. Bei dieser Überschreibung der DNA in das primäre RNA-Transkript wird die komplette Sequenz des entsprechenden DNA-Abschnittes kopiert, beginnend mit der 5′-untranslatierten Region (5′ UTR) bis zur 3′ UTR. Das Transkript enthält Abschnitte, die später in Aminosäureketten translatiert werden (Exons, die codierende Sequenz), unterbrochen von Abschnitten mit nichtcodierenden Sequenzen (Introns). Nach Verlassen des Zellkerns werden unter enzymatischer Kontrolle die Introns entfernt und die Exons zusammengefügt. Dieser Prozess, der als RNA-Spleißen bezeichnet wird (gebräuchlicher ist der englische Begriff »splicing«), ist auf spezifische Sequenzen (GT und AG) an den Exon-Intron-Übergängen (»splice junctions«) angewiesen. Der so verarbeitete Strang stellt die Kopiermatrize zur Synthetisierung eines Aminosäurestrangs dar, in dem jeweils drei codierende Basen (ein Triplett oder Kodon) für eine Aminosäure codieren. Polypeptide können auch posttranslational noch vielfältig modifiziert werden, z. B. in dem sie

◘ Tab. 8.1 Genotypen und genotypische Effekte eines kausalen SNP im fiktiven Gen *CAR60* auf die Kortisolaufwachreaktion

Genotyp	Frequenz	Phänotyp (P)	Homozygoter Mittelwert (M)	Genotypischer Effekt (P–M)	Notation
CC	0,25	8 nmol/l	10 nmol/l	−2 nmol/l	$-a$
CG (=GC)	0,50	11 nmol/l	10 nmol/l	+1 nmol/l	D
GG	0,25	12 nmol/l	10 nmol/l	+2 nmol/l	$+a$

mit anderen Polypeptiden zusammengefügt werden und so funktionelle Proteinkomplexe bilden. Proteine sind, oft in komplexer Interaktion mit weiteren Proteinen, für die enzymatische Steuerung von Zellfunktionen verantwortlich, sie stellen die strukturellen Komponenten der Zelle wie z. B. Membranen dar, sie fungieren als Speicher, als Rezeptor, Hormon oder Transkriptionsfaktor. Proteine stellen somit die Basis jeglicher biologischer Variation auf Gewebe-, Organ- oder Organsystemebene dar.

8.1.1 Monogene Trait-Variation

Durch genetische Variation in den Exons können unterschiedliche Isoformen und somit Proteinvarianten mit veränderter funktioneller Effizienz entstehen. In den meisten Fällen handelt es sich bei diesen Sequenzvariationen um die Variation einer einzelnen Base (ein SNP). Die Bedeutung einer solchen Variation für die Proteinfunktion hängt häufig von der Position innerhalb eines Tripletts ab. Ein Basentausch an der ersten oder zweiten Position ist meist bedeutsamer als an der dritten Sequenzvariationen mit erheblichen Folgen sind

- das Auftreten eines Stopkodons (Abbruch der Translation),
- Mutationen, die zur Verschiebung des Leserasters führen (Störung der kompletten Polypeptidsequenz nach Auftreten der Variation),
- Insertionen oder Deletionen mehrerer Basen oder auch Repeat-Expansionen, die keine »normale« Funktionsvariabilität zu Folge haben, sondern zum Fehlen eines Proteins führen (z. B. Phenylketonurie) oder zur Bildung dysfunktionaler oder gar toxischer Proteine (z. B. Morbus Huntington).

Obwohl funktionelle Variation aufgrund von Protein Isoformen zweifellos wichtig ist, macht sie nur einen kleinen Teil der gesamten, durch genetische Unterschiede verursachten Variation aus. Ein großer Teil der bedeutsamen allelischen Variation führt hingegen zu Unterschieden in der Steuerung der Genexpression. Hierbei handelt es sich also um Variation, die nicht zu unterschiedlichen Proteinen führt, sondern zu einer vermehrten oder verringerten Expression des gleichen Proteins. Die Genexpression kann durch Sequenzvariation in den Promoter-Regionen des Gens moduliert werden, aber auch durch Variation an zahlreichen anderen »Suppressor« oder »Enhancer« Loci. Solche Regionen können in Introns lokalisiert sein oder auch bis zu 500 Kilobasen jenseits der 3′- und 5′-UTR-Grenzen.

Zur Illustration des quantitativen Effekts allelischer Variation greifen wir auf den oben eingeführten SNP im *CAR60*-Gen zurück und nehmen der Einfachheit halber an, dass der mittlere Effekt aller anderen Einflussfaktoren in der Population zu einer durchschnittlichen Kortisolaufwachreaktion von 10,5 nmol/l führt und dass *CAR60* das einzige Gen ist, das Einfluss auf die Kortisolaufwachreaktion nimmt. Das Vorliegen eines Cytosinallels senkt die Aufwachreaktion (C ist das »Reduktionsallel«), während das Vorliegen eines Guaninallels zu einer erhöhten Kortisolaufwachreaktion führt (»Steigerungsallel«). Wir beobachten Personen mit drei verschiedenen Aufwachreaktionen und Genotypen: 8 nmol/l (Genotyp CC), 11 nmol/l (Genotyp CG (= GC)) sowie 12 nmol/l (Genotyp GG). Diese Genotypeffekte werden üblicherweise über den Bezug auf die Differenz zwischen homozygoten Individuen (CC, GG) definiert. Formal bezeichnen $-a$ und $+a$ die additiven allelischen Effekte, die zu einer Abweichung vom homozygoten Mittelwert (M) führen, und d bezeichnet die Dominanzabweichung des beim heterozygoten Zustand beobachteten Phänotyps vom homozygoten Mittelwert. Bei ausschließlich additiven Effekten ist der vom heterozygoten Genotyp hervorgebrachte Phänotyp identisch mit dem homozygoten Mittelwert (10 nmol/l). Da jedoch das zu einer höheren Kortisolaufwachreaktion führende G-Allel einen stärkeren Effekt auf den Phänotyp zu haben scheint als das C-Allel, weist das *CAR60*-Gen in dem hier dargestellten Beispiel einen Dominanzeffekt auf ($d \neq 0$).

Die übliche Notation für die Allelfrequenz eines biallelischen Gens in der Population ist p für die Frequenz des einen und q für die Frequenz des zweiten Allels, wobei diese einen Wert zwischen 0 und 1 annehmen können und sich zu 1 aufaddieren ($p = 1 - q$). Unter der theoretischen Annahme, dass in einer (großen) Population Paarungen zufällig erfolgen und keine Selektion, Mutation oder Migration stattfindet, lassen sich die Allelfrequenzen der Nachkommen vollständig anhand der Allelfrequenzen der Eltern vorhersagen. Diese Beziehung wird im Hardy-Weinberg-Gesetz beschrieben. Solange die Randbedingungen konstant bleiben, befinden sich die Frequenzen im Hardy-Weinberg-Gleichgewicht (»Hardy-Weinberg-Equilibrium«, HWE). Die Genotypfrequenzen für CC, CG und GG sind demnach p^2, $2pq$, und q^2. Laut Tab. 8.1 weisen in diesem Beispiel beide Allele C und G eine Frequenz von 0,5 auf.

Unter der Annahme des HWE kann der mittlere genetische Effekt (μ_g) des *CAR60* Gens nun in allgemeinerer Form beschrieben werden:

$$\mu_g = a(p-q) + 2pq\,d \qquad [1]$$

Die auftretende genetische Varianz setzt sich aus zwei Termen zusammen, die auf additive genetische Effekte bzw. auf Dominanzeffekte zurückzuführen sind:

$$V_G = pq(a + (q-p)\,d)^2 + 4(pq\,d)^2 \qquad [2]$$

Hierbei beschreibt $2pq(a+(q-p)\,d)^2$ die additive genetische Varianz (V_A) and $4(pq\,d)^2$ die Dominanzvarianz (V_D). Der Beitrag des additiven Anteils an der Gesamtvarianz des Traits wird häufig als Erblichkeit im engeren Sinne (»narrow sense heritability«) bezeichnet und der komplette genetische Anteil an der phänotypischen Varianz, also additive genetische Varianz und Dominanzvarianz, als Erblichkeit im weiteren Sinne (»broad sense heritability«).

8.1.2 Polygene Trait-Variation

Das in Tab. 8.1 vorgestellte Beispiel eines einzelnen Gens, das für die komplette genetische Varianz der Kortisolaufwachreaktion verantwortlich ist, entspricht selbstverständlich nicht der Realität. Ein komplexer Phänotyp wie die Kortisolaufwachreaktion bzw. allgemein die HHNA-Regulation wird durch sehr viele Gene beeinflusst. Dennoch gelten die grundsätzlichen Prinzipien monogener Effekte in erweiterter Form auch für polygene Einflüsse (Mather u. Jinks 1971). Nehmen wir also an, neben dem SNP im *CAR60*-Gen existiert noch ein zweites Gen mit einem A/T-SNP, welcher ebenfalls die Kortisolaufwachreaktion moduliert. Nehmen wir weiter an, beide Eltern sind bezüglich beider SNP heterozygot (Genotyp CG/AT), so können vier verschiedene Allelkombinationen in die Keimzellen segregieren und so an die Nachkommen weitergegeben werden (Abb. 8.1). Das kombinatorische Ergebnis dieser Paarung sind 16 mögliche Genotypkombinationen. Wie jedoch bereits 1905 von Punnett beschrieben wurde (Punnett 1905), ergeben sich in diesem Beispiel nur neun tatsächlich verschiedene Genotypen (die allgemeine Berechnungsregel ist 3^n, wobei n für die Anzahl der Gene steht), da einige Kombinationen den gleichen genotypischen Wert aufweisen (z. B. CGTA und GCTA). Oben haben wir bereits den hypothetischen Populationsmittelwert (μ) für die Kortisolaufwachreaktion infolge aller anderen Einflussfaktoren auf 10,5 nmol/l festgesetzt. Wenn beide Reduktionsallele C und T zu einer Verringerung der Aufwachreaktion um 2 nmol/l führen und die beiden Steigerungsallele G und A eine Erhöhung um 2 nmol/l gegenüber dem Mittelwert bewirken, so führen diese beiden Loci zu den Veränderungen, die im mittleren und unteren Teil von Abb. 8.1 dargestellt sind. Es ergeben sich in unserem Fall also fünf verschiedene Phänotypen (allgemein: $2n+1$). Die Reduktion von neun Genotypen auf fünf Phänotypen erklärt sich durch die Tatsache, dass unterschiedliche Genotypen in Summe den gleichen genotypischen Effekt haben können; z. B. führen vier der Genotypen zu einem Anstieg der Aufwachreaktion um 4 nmol/l (CGAA, GGTA, GCAA, GGAT).

So illustriert Abb. 8.1 zwei wesentliche Prinzipien der Genetik:

- Allelische Variation ist diskret für jedes einzelne Gen, die Summe vieler allelischer Effekte führt jedoch zu einem (semi-)kontinuierlichen Merkmal.
- Die Weitergabe der elterlichen allelischen Variation führt zwar im Mittel zu einer ähnlichen Ausprägung der Phänotypen in einer Familie, erlaubt aber zugleich auch erhebliche Unterschiede (in unserem Beispiel eine Differenz von bis zu 16 nmol/l).

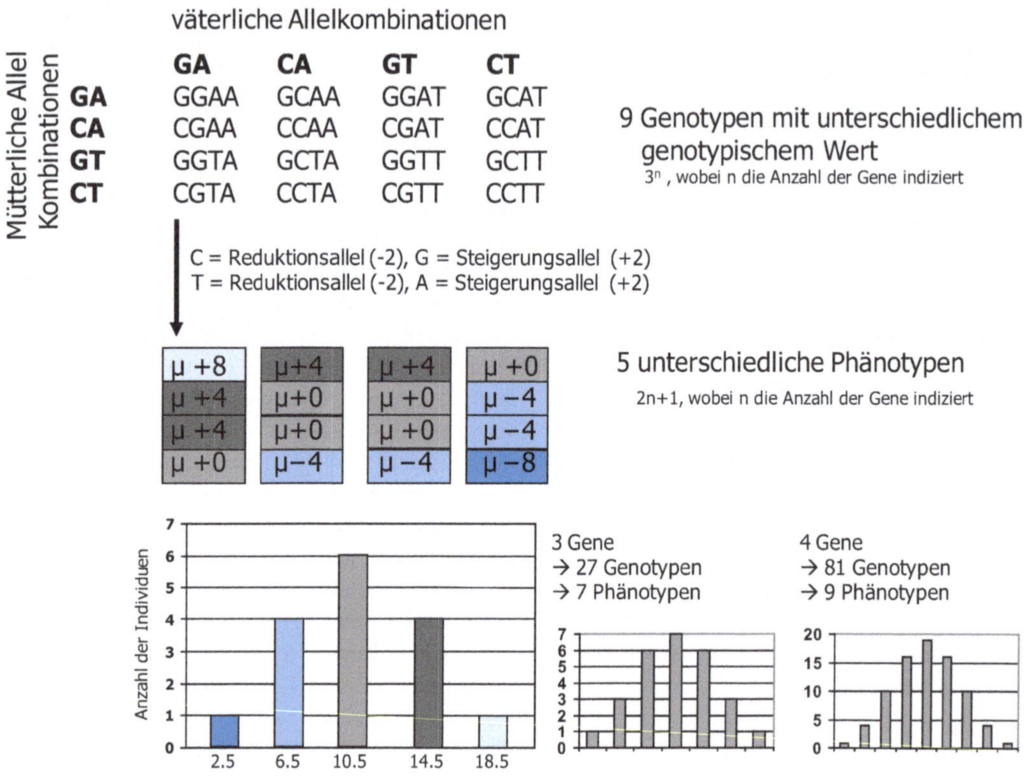

Abb. 8.1 Genotypen, genotypische Effekte und Phänotypverteilung bei Heterozygotie bezüglich zweier fiktiver Gene mit Einfluss auf die Kortisolaufwachreaktion

Die Annahme lediglich zweier relevanter Gene stellt selbstverständlich wiederum eine unrealistische Simplifizierung dar und Abb. 8.1 verdeutlicht, dass die Berücksichtigung weiterer Gene schnell zu einer normalverteilten Ausprägung des Phänotyps in der Population führt. Diese bedeutsame Erkenntnis haben wir dem genialen Sir Ronald Fisher zu verdanken, der mit seinem zentralen Grenzwerttheorem den scheinbaren Widerspruch zwischen den mendelschen Regeln und der Normalverteiltheit der meisten Merkmale auflöste (Fisher 1918).

Das Beispiel in Abb. 8.1 beruht auf weiteren speziellen Annahmen, nämlich dass

- beide Eltern heterozygot sind für beide Loci,
- die Effektgrößen der verschiedenen Reduktions- und Steigerungsallele gleich sind und
- alle Allele in ihren Wirkungen additiv sind, es somit keine Interaktion zwischen Allelen eines Locus (Dominanz) oder zwischen verschiedenen Loci (Epistase) gibt.

In der Realität stehen viele Merkmale unter dem Einfluss einer Vielzahl von Genen mit unterschiedlichen allelischen Effektgrößen sowie Allelfrequenzen, und es sind nichtadditive genetische Effekte aufgrund von Dominanz und Epistase zu erwarten. Ferner betreffen alle bislang besprochenen Effekte ausschließlich die Auswirkungen genetischer Variation. Selbstverständlich wird die Ausprägung eines Merkmals jedoch auch entscheidend durch eine Vielzahl von Umweltfaktoren in komplexer Weise beeinflusst. Hierbei handelt es sich um die intrauterine Umwelt (z. B. pränataler Stress), die Ernährung, das Klima, den elterlichen Erziehungsstil, den Anschluss an »Peers«, Erkrankungen und Unfälle, traumatische Erlebnisse (Missbrauch, Überfälle, Kriegseinsätze etc.), chronischer Stress und vieles mehr. Auch Umweltfaktoren (deren Auftretenswahrscheinlichkeit z. T. wiederum nicht völlig frei von genetischen Einflüssen ist) wirken additiv oder in Interaktion mit anderen Umwelteinflüssen oder genetischen Faktoren auf den beobachtbaren Phänotyp, im genannten Beispiel die Kortisolaufwachreaktion. Das Zusammenspiel dieser Effekte führt zur Normalverteiltheit der großen Mehrheit aller biologischen und psychologischen Merkmale.

8.1.3 Die Schätzung der Erblichkeit

Erblichkeit oder Heritabilität ist der relative Beitrag aller additiven genetischen Effekte und aller Dominanzeffekte zur Gesamtvarianz eines Phänotyps. Zur Schätzung der Heritabilität werden Familienstudien durchgeführt, deren Grundprinzip es ist, den Grad der genetischen Ähnlichkeit in Bezug zu setzen zur beobachteten Ähnlichkeit des Phänotyps. Anhand der bereits beschriebenen biometrischen Grundprinzipien können wir die genetische Kovarianz zweier Individuen schätzen. Diese ist in ◘ Tab. 8.2 für eine Auswahl verschiedener Verwandtschaftsverhältnisse angegeben.

Weisen zwei Personen keine überdurchschnittliche genetische Ähnlichkeit auf ist ihre erwartete genetische Kovarianz Null. Dies schließt natürlich nicht aus, dass diese Personen aufgrund von Umwelteinflüssen in einem Merkmal eine überdurchschnittliche Ähnlichkeit aufweisen (z. B. gleiche frühkindliche Erfahrungen, Lebensgewohnheiten o. Ä.). Genetisch verwandte Personen, z. B. Mutter und Kind, haben jedoch häufiger identische Allele als nicht verwandte Individuen. Der Vergleich der erwarteten Kovarianz zwischen Eltern und Kind ($pq(\mathrm{a}+(q-p)\mathrm{d})^2$) mit der ▸ oben vorgestellten Gleichung [2] zeigt, dass diese Kovarianz identisch ist mit der Hälfte der gesamten additiven genetischen Varianz ($=\frac{1}{2}V_A$). Die Dominanzvarianz wird nicht von Eltern an die Nachkommen weitergegeben. Die Kovarianz zwischen Geschwistern umfasst hingegen sowohl additive Varianz als auch Dominanzvarianz. Der entsprechende Vergleich zwischen ◘ Tab. 8.2 und Gleichung [2] zeigt, dass die Kovarianz zwischen Geschwistern die Hälfte der additiven genetischen Varianz und ein Viertel der Dominanzvarianz beinhaltet ($=\frac{1}{2}V_A+\frac{1}{4}V_D$).

Die genetische Kovarianz variiert also systematisch mit dem genetischen Verwandtschaftsgrad und allgemein gilt für die genetische Kovarianz eines Phänotyps, der bei zwei Individuen gemessen wurde:

$$\text{Kovarianz}\,(P_1, P_2) = \mathbf{u} \times V_A + \mathbf{r} \times V_D \qquad [3]$$

Hierbei sind P_1 und P_2 die Phänotypausprägungen bei Individuum 1 und 2, **u** ist der Verwandtschaftskoeffizient, der die Übereinstimmung angibt unter der Annahme, dass alle beitragenden Loci additiv wirken, und **r** ist der entsprechende Koeffizient für Dominanzeffekte. Für Eltern-Kind Paare ist $\mathbf{u}=\frac{1}{2}$ und $\mathbf{r}=0$, für Geschwister ist $\mathbf{u}=\frac{1}{2}$ und $\mathbf{r}=\frac{1}{4}$, für Onkel/Tanten mit ihren Neffen/Nichten ist $\mathbf{u}=\frac{1}{4}$ und $\mathbf{r}=0$, für Großeltern und Enkel ist $\mathbf{u}=\frac{1}{4}$ und $\mathbf{r}=0$ und für Cousins und Cousinen ist $\mathbf{u}=\frac{1}{8}$ und $\mathbf{r}=0$. Wird nun die Kovarianz eines Phänotyps bei vielen Familienmitgliedern unterschiedlichen Verwandtschaftsgrades gemessen, ergibt sich ein Set von Gleichungen mit unterschiedlichen Werten für **u** und **r**, welches algebraisch aufgelöst werden kann, um V_A und V_D zu schätzen. Dies ist das Grundprinzip der Nutzung von Familienstudien zur Schätzung der Heritabilität eines Phänotyps.

◘ **Tab. 8.2** Erwartete genetische Kovarianz bei unterschiedlichen Verwandtschaftsverhältnissen

Familiäre Beziehung	Erwartete genetische Kovarianz
Nicht verwandt	Kovarianz (Trait $_{Individuum\ 1}$, Trait $_{Individuum\ 2}$) $=0$
Eltern – Kind	Kovarianz (Trait $_{Eltern}$, Trait $_{Kind}$) $=pq\,(\mathrm{a}+(q-p)\,\mathrm{d})^2$
Geschwister	Kovarianz (Trait $_{Geschwister\ 1}$, Trait $_{Geschwister\ 2}$) $=pq\,(\mathrm{a}+(q-p)\,\mathrm{d})^2+(pq\,\mathrm{d})^2$
Monozygote Zwillinge	Kovarianz (Trait $_{Zwilling 1}$, Trait $_{Zwilling\ 2}$) $=2\,pq\,(\mathrm{a}+(q-p)\,\mathrm{d})^2+4\,(pq\,\mathrm{d})^2$

8.1.4 Zwillingsstudien

Die Untersuchung familiärer Ähnlichkeit stellt ein wichtiges Werkzeug der Genetik dar, allerdings ist ein bereits von Sir Francis Galton (1869) bemerkter Nachteil solcher Studien, dass das Ausmaß der genetischen Übereinstimmung durch das Ausmaß ebenfalls übereinstimmender familiärer Umweltbedingungen konfundiert sein kann. So haben z. B. zwei Geschwister nicht nur eine größere genetische Übereinstimmung als eine Tante und ihre Nichte, sondern sie wachsen meist auch im gleichen Haushalt auf. Die geteilten Umweltbedingungen umfassen potenziell wichtige Faktoren, wie den sozioökonomischen Status, die Nachbarschaft, die Schule, die Ernährung, den Erziehungsstil der Eltern etc. Die Lösung zur Differenzierung der genetischen Effekte von Auswirkungen der geteilten Umwelt auf den Phänotyp fand sich in dem Phänomen, das von Galton als »a unique experiment of nature« bezeichnet wurde: bei monozygoten und dizygoten Zwillingen.

Monozygote (MZ) Zwillinge entstehen, wenn sich aus bislang nicht vollständig verstandenen Gründen eine befruchtete Eizelle vor der Einnistung im Uterus teilt. MZ-Paare sind mit wenigen seltenen Abweichungen genetisch identisch (Martin et al. 1997). Wird mehr als eine Eizelle während eines Menstruationszyklus von den Ovarien freigesetzt und werden die Eizellen von verschiedenen Spermien befruchtet, so entstehen dizygote Zwillinge (DZ). Genetisch unterscheiden sich DZ-Paare nicht von normalen Geschwisterpaaren, sie weisen also im Durchschnitt ebenfalls eine 50%ige genetische Übereinstimmung auf. Zwillinge unterschiedlichen Geschlechts sind stets dizygot.

Über den Vergleich der Ähnlichkeit eines Phänotyps bei MZ- und DZ-Zwillingen kann die familiäre Ähnlichkeit zurückgeführt werden auf spezifische Umweltfaktoren (E), geteilte Umweltfaktoren (C), additive genetische Faktoren (A) und genetische Dominanzfaktoren (D). Ist die Ähnlichkeit eines Phänotyps bei MZ Paaren höher als bei DZ Paaren, so weist dies darauf hin, dass additive genetische Effekte und eventuell Dominanzeffekte die Ausprägung des Phänotyps beeinflussen. Bei gleicher phänotypischer Ähnlichkeit bei MZ- und DZ-Paaren ist die geteilte Umwelt als Hauptursache für die familiäre Ähnlichkeit anzunehmen. Die phänotypische Abweichung innerhalb von MZ-Paaren wird der spezifischen (also nicht geteilten) Umwelt zugeschrieben. Hierunter fallen z. B. unterschiedliche Schulklassen, Berufe, Erkrankungen, Lebensereignisse etc. Zwillingsforscher setzen meist Strukturgleichungsmodelle zur Schätzung von A, D, C, und E ein. Ein solches Modell beschreibt die Beziehungen zwischen latenten, nicht beobachtbaren Variablen (hier genetische und Umweltfaktoren) und den beobachteten Variablen anhand verschiedener Gleichungen. Strukturgleichungsmodelle können über Pfaddiagramme grafisch dargestellt werden, was das Verständnis komplexer multivariater Designs sehr erleichtern kann. ◘ Abb. 8.2 zeigt ein exemplarisches Pfaddiagramm für eine Zwillingsstudie zur Kortisolaufwachreaktion. Auf Grundlage biometrischer Theorien werden die Beziehungen zwischen den latenten Variablen für MZ- und DZ-Paare festgelegt. Additive Faktoren korrelieren zu 1 bei MZ- und zu 0,5 bei DZ-Paaren, während genetische Dominanzfaktoren ebenfalls zu 1 bei MZ- aber nur zu 0,25 bei DZ-Paaren korrelieren. Ein Teil der familiären Umwelt stimmt vollständig bei Zwillingspaaren überein, was sich in einer Korrelation von 1 zwischen C-Faktoren ausdrückt. Die Gültigkeit der »equal environment assumption« vorausgesetzt ist diese Korrelation bei MZ- und DZ-Paaren gleich. Alle spezifischen und jeweils nur ein Geschwister beeinflussende Umweltfaktoren, sind per Definition unkorreliert.

Nun ist es möglich, die in ◘ Abb. 8.2 implizierte Varianz-Kovarianz-Matrix abzuleiten(Neale u. Cardon 1992). Varianzen und Kovarianzen im Zwillingsmodell können repräsentiert werden durch lineare Strukturgleichungen der gesamten phänotypischen Varianz (V_P) der MZ- und DZ-Paare ($V_P = V_A + V_D + V_C + V_E$), der MZ-Kovarianz ($Cov[MZ] = V_A + V_D + V_C$) und der DZ-Kovarianz ($Cov[DZ] = 0{,}50\,V_A + 0{,}25\,V_D + V_C$). Da wir es mit vier unbekannten Variablen und nur drei Beobachtungen zu tun haben, kann bestenfalls einer der beiden Terme V_C und V_D geschätzt werden. Dies bedeutet nicht, dass V_C und V_D nicht beide zur phänotypischen Varianz beitragen können, sondern nur, dass sie nicht simultan allein auf Grundlage von Zwillingsdaten geschätzt werden können. Daher muss zwangsläufig angenommen werden,

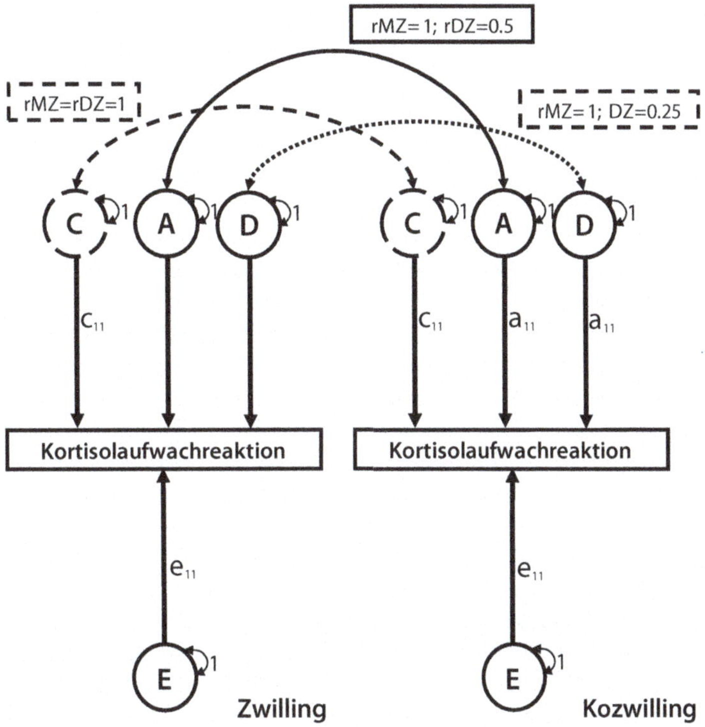

Abb. 8.2 Pfaddiagramm zur Illustration korrelierter latenter additiver (*A*), dominanter (*D*) und geteilter Umweltfaktoren (*C*), welche zur Ähnlichkeit der Kortisolaufwachreaktion bei Zwillingspaaren führen kann; ebenfalls dargestellte spezifische Umweltfaktoren (*E*) sind unkorreliert in Zwillingspaaren

dass entweder C oder D keinen Einfluss hat. Für Dominanzeffekte ist diese Annahme sinnvoll, wenn die Korrelation der DZ-Paare nicht deutlich geringer als halb so hoch ist wie die Korrelation der MZ-Paare. In diesem Fall wird V_C geschätzt und für V_D Null angenommen. Zur Annahme der Abwesenheit geteilter Umwelteinflüsse (C) sollten die DZ Korrelation nicht deutlich höher als halb so hoch wie die MZ-Korrelation sein. Dann schätzen wir V_D und nehmen für V_C Null an. Sollen geteilte Umwelteinflüsse und Dominanzeffekte gleichzeitig geschätzt werden, so müssen dem klassischen Zwillingsmodell Daten von Eltern und Nachkommen von Zwillingspaaren hinzugefügt werden (Keller et al. 2009).

8.1.5 Kandidatengen-Assoziationsstudien

Zwillingsstudien können zeigen, dass psychobiologische Phänotypen einem signifikanten Einfluss genetischer Faktoren unterliegen. Da diese Faktoren jedoch als latente Variablen angenommen werden müssen, bleiben die Gene, die der ermittelten Heritabilität zugrunde liegen, unbekannt. Die Identifikation dieser Gene sowie der genetischen Netzwerke, in denen sie agieren, ist von großer Bedeutung und würde u. a. erheblich zum Verständnis der neuroendokrinen Grundlagen psychischer Störungen beitragen.

Bis vor wenigen Jahren war die Untersuchung von Kandidatengenen die wichtigste Strategie zur Gensuche (allerdings können Kandidatengenstudien auch eine etwas andere Zielsetzung verfolgen; ► Abschn. 8.2.2). Hierbei müssen a priori ein oder mehrere relevante Gene ausgewählt werden. Dies geschieht auf Grundlage des Wissens über die molekularbiologische Bedeutung des Gens in einem kausalen Netzwerk (biologischer Kandidat) oder aufgrund der Lokalisation des Gens in der Nähe eines Peaks einer Kopplungsuntersuchung (Positionskandidat). Im besten Fall erfüllt ein Gen beide Kriterien. Die existierenden Varianten in einem Kandidatengen sollten priorisiert werden nach funktioneller Signifikanz (soweit bekannt) oder nach ihrer Lage und hierbei sollten bevorzugt Varianten ausgewählt werden, die innerhalb einer codierenden, einer Promoter- oder einer Splice-Region liegen. Meist handelt es sich bei den Varianten um SNP, es werden aber auch VNTR (»variable number of tandem repeat«) Polymorphismen oder Insertions-/Deletionspolymorphismen untersucht. Die ausgewählte Variante kann eine kausale Bedeutung haben, sie kann aber auch ein genetischer Marker sein, der sich mit einer kausalen Variante in Kopplungsungleichgewicht (»linkage disequilibrium«, LD) befindet. Befinden sich zwei Loci in LD bedeutet dies, dass sie nicht durch wesentliche meiotische Bruchpunkte getrennt sind, was dazu führt, dass sie in der Population nur selten oder nie durch Crossing-over-Ereignisse getrennt wurden. Bei hohem LD kann bei Kenntnis eines Allels einer Variante das Allel der anderen Variante zuverlässig bestimmt werden.

Im Rahmen einer regressionsanalytischen Betrachtung beinhaltet ein allgemeines Modell für einen genetischen Effekt an einem Locus einen Term für lineare Effekte eines Allels und einen weiteren Parameter für Dominanzeffekte. Hinsichtlich des linearen Terms geht man von additiven Effekten aus und die Genotypen (z. B. GG, CG und CC im *CAR60*-Gen) werden als 0, 1 und 2 codiert, worin sich in diesem Fall die Wirkdosis des C-Allels ausdrückt. Das entsprechende β-Gewicht drückt den additiven Effekt des C-Allels aus. Abweichungen der mittleren Phänotypausprägung bei den heterozygoten Individuen vom homozygoten Mittelwert (M) weisen auf einen Dominanzeffekt hin. Zur Quantifizierung dieses Effektes ist der Dominanzterm erforderlich. Die Genotypen GG, CG und CC werden mit 0, 1 und 0 codiert, wobei das resultierende Beta-Gewicht in diesem Fall die Abweichung der Heterozygoten vom homozygoten Mittelwert angibt. Die allgemeine Regressionsgleichung für einen biallelischen Locus ist:

$$P = \mu + \beta_a A + \beta_d D + e \qquad [4]$$

Hierbei ist P ein quantitativer Phänotyp, μ ist der mittlere Basiswert von P, A und D sind Dummyvariablen, die für die Codierung für lineare (0, 1, 2) und nichtlineare (0, 1, 0) Effekte des Genotyps stehen und e ist ein Fehlerterm für den Normalverteiltheit angenommen wird.

Ein Nachteil der Nutzung einzelner Varianten in einem Gen ist, dass es weitere für den Phänotyp relevante Varianten im selben Gene geben kann, z. B. mehrere Polymorphismen die Genexpression modulieren. Aus diesem Grunde werden häufig Haplotypen anstelle einzelner Varianten zur Assoziationsanalyse eingesetzt. Ein Haplotyp bezeichnet mehrere Varianten (meist SNP) in einem kleinen chromosomalen Bereich (meist innerhalb eines Gens), deren Ausprägung nicht unabhängig voneinander ist, da sie in starkem LD zueinander stehen. Dies hat auch den Vorteil, dass man eine Assoziation mit einem Phänotyp ermitteln kann, auch wenn man nur einen Teil der SNP des Haplotyps tatsächlich genotypisiert hat (»haplotype tagging« SNP oder einfach »tagging« SNP). In der dritten Phase des internationalen »Hapmap« Projektes (International HapMap Project 2010) wurden mittlerweile Millionen von SNP genomweit in verschiedenen Ethnien charakterisiert, wodurch die Auswahl von Tagging SNP enorm erleichtert wurde.

Zwei große Probleme einer Vielzahl klassischer Kandidatengen-Assoziationsstudien sind mangelnde Teststärke und Stratifikationseffekte. Obwohl Assoziationen (z. T. repliziert) in relativ kleinen Stichproben gefunden wurden, zeigen »Power«-Kalkulationen, dass bis zu 1000 Probanden erforderlich sind, um genetische Haupteffekte zu detektieren, die kleiner sind als 1% der Standardabweichung. Die notwendige Probandenzahl ist noch weit höher, wenn eine größere Anzahl von SNP oder Haplotypen getestet wird, da in diesem Fall die akzeptierte α-Fehlerwahrscheinlichkeit (üblicherweise $p = 0{,}05$) für multiples Testen korrigiert werden muss. Falsch-positive Assoziationen durch Stratifikation können entstehen, wenn in Subgruppen der untersuchten Population (meist Gruppen mit unterschiedlicher Ethnizität) sowohl die Allelfrequenzen als auch die Ausprägung des untersuchten Phänotyps systematisch abweichen. Das klassische Beispiel ist die Fingerfertigkeit im Umgang mit Essstäbchen, die signifikant mit jeder der vielen Genvarianten assoziiert ist, die sich in ihrer Frequenz zwischen asiatischen und nichtasiatischen Populationen unterscheiden. Dies gilt jedoch nur, wenn entsprechend große Subgruppen in der untersuchten Population vertreten sind. Für das hier dargestellte Beispiel wäre dies etwa in San

Francisco der Fall. Allerdings finden sich z. T. erhebliche genetische Stratifikationseffekte auch innerhalb europäischer Ethnien, was den häufig benutzten Begriff »Kaukasier« für alle europäischstämmigen Menschen wenig sinnvoll erscheinen lässt. Frequenzunterschiede gibt es z. B. hinsichtlich der häufig untersuchten Variante 5-HTTLPR im Serotonintransportergen bei Menschen türkischer und deutscher Abstammung. Aus diesem Grunde sollten Assoziationsstudien nur in homogenen Populationen durchgeführt werden.

8.1.6 Gen-Gen-, Gen-Alter-, Gen-Geschlecht- und Gen-Umwelt-Interaktionen

Aus genetischer Perspektive sind praktisch alle psychobiologischen Phänotypen komplex. Dies bedeutet, dass mit hoher Wahrscheinlichkeit sehr viele Gene mit jeweils kleinem Effekt einen Einfluss nehmen und dass diese Effekte wiederum moduliert werden durch andere Gene, das Lebensalter, das Geschlecht und durch Umweltfaktoren. Regressionsanalytisch ist es naheliegend, daher diese Interaktionen (Gen-Gen, Gen-Alter, Gen-Geschlecht, Gen-Umwelt oder gar Interaktionen höherer Ordnung) in das Regressionsmodell aufzunehmen. Allerdings treibt ein solcher Ansatz den erforderlichen Stichprobenumfang erheblich weiter in die Höhe. Der hierzu erforderliche ökonomische Aufwand muss in Bezug gesetzt werden zu einem Nachteil von Kandidatengenstudien bei der Suche nach Genen: Dieser Ansatz ist vollständig abhängig vom existierenden Wissen über die molekularbiologischen Grundlagen des interessierenden Phänotyps. Hunderte oder gar Tausende von Genen, die auf den Phänotyp wirken, werden nicht als Kandidatengen ausgewählt, da ihre Funktion noch unbekannt ist oder da sie sich in Netzwerken befinden, die bislang nicht mit dem Phänotyp in Verbindung gebracht wurden.

8.1.7 Genomweite Assoziation

Seit wenigen Jahren ist es möglich, einen anderen Zugangsweg zur Gensuche in großen Stichproben zu wählen und genomweite Assoziationsstudien (GWAS) durchzuführen. In einer GWAS wird ein großer Teil der genetischen Varianten des gesamten Genoms mit einer bestimmten Frequenz direkt oder über »tagging« SNP abgedeckt, indem 500.000 bis 1.000.000 SNP bei jedem Probanden genotypisiert werden.

Dieser systematische, zuweilen auch als »brute force« bezeichnete Ansatz wurde möglich durch die Entwicklung exakter und (halbwegs) bezahlbarer Hochdurchsatz Genotypisierungstechniken im Zusammenhang mit dem »Human-Genome-Sequencing«-Projekt und dem rasch anwachsenden Wissen über Haplotypenstrukturen im »HapMap«-Projekt. Im Anschluss an die Genotypisierung wird jeder SNP auf Assoziation mit dem interessierenden Phänotyp getestet. Im Gegensatz zum Kandidatengenansatz muss keine a priori Auswahl stattfinden und somit stellt unzulängliches Wissen über molekularbiologische Grundlagen des Phänotyps an dieser Stelle keinen limitierenden Faktor dar. Fehler aufgrund von Populationsstratifikation können statistisch kontrolliert werden, indem SNP berücksichtigt werden, die sich als Marker für Ethnizität eignen.

Ein offensichtlicher Nachteil von GWA-Studien ist, dass die getesteten Assoziationen enorm kleine p-Werte erreichen müssen, um die Kontrolle für multiples Testen zu überstehen, die bei der Durchführung von bis zu 1.000.000 Tests erforderlich ist. Die Schwelle, die unterschritten werden muss, um eine Assoziation als wahr anzunehmen, liegt in etwa bei einem p-Wert von 10^{-8}. Entsprechend können selbst Studien mit mehreren Tausend Probanden zu klein sein, um genetische Varianten mit durchaus relevantem Effekt zuverlässig zu detektieren. Ein vielversprechender Ansatz zur Lösung dieses Problems ist die kombinierte Analyse Zehntausender Patienten und Kontrollpersonen, die in vielen Zentren in verschiedenen Ländern phänotypisiert wurden. Solche großen kooperativen Ansätze haben sich z. B. bereits für eine Reihe medizinischer Risikofaktoren wie Adipositas, Glukose- und Cholesterinspiegel als sehr erfolgreich erwiesen (Aulchenko et al. 2009; Dupuis et al. 2010; Willer et al. 2009). Viele der detektierten Gene befanden sich auf keiner a priori Kandidatengenliste, was die prinzipielle Potenz von GWAS zur Aufdeckung bislang unbekannter biologischer Mechanismen belegt. So z. B. galten nur 4 der 24 als gesichert geltenden Genvarianten für Diabetes mellitus Typ 2bereits zuvor als Kandidaten. Andererseits wurden einige Kandidaten für Variabilität im Lipid-Metabolismus auch in GWAS bestätigt, Kandidatengenstudien können also durchaus valide Befunde liefern(Aulchenko et al. 2009). Eine regelmäßig aktualisierte Übersicht aller publizierten GWAS findet sich auf der Internetseite des »National Human Genome Research Institute« (2010).

Bislang liegen keine GWAS vor, die unmittelbar der Psychoneuroendokrinologie oder der Psychoneuroimmunologie zuzuordnen sind. Ergebnisse einer wachsenden Zahl von Kandidatengenstudien erlauben jedoch interessante Einblicke in die genetische Architektur neuroendokriner Regulationsmechanismen unter Ruhebedingungen und in Reaktion auf Stress. Im nächsten Abschnitt werden hierzu einige wesentliche Befunde aus Kandidatengenstudien und Zwillingsuntersuchungen präsentiert.

8.2 Die Bedeutung genetischer Faktoren für die Regulation der HHNA

Auf allen Ebenen der Stressregulation lassen sich ausgeprägte Unterschiede zwischen Individuen beobachten. Dies gilt sowohl für Persönlichkeitseigenschaften und Reaktionsstile als auch für psychische und biologische Reaktionen auf akuten Stress, bis hin zu längerfristigen Stresskonsequenzen einschließlich der Vulnerabilität für stressbezogene Erkrankungen. Die Suche nach den Quellen dieser Unterschiedlichkeit ist zugleich die Suche nach den psychobiologischen Mechanismen der Stressregulation und nach den Ursachen für Erkrankungen. Die Frage, ob genetische Faktoren eine wesentliche Varianzquelle darstellen, ist daher im Grunde sehr naheliegend.

8.2.1 Zwillingsstudien zur HHNA-Regulation

In den letzten Jahrzehnten wurden verhältnismäßig wenige Versuche unternommen, durch formalgenetische Studien die Bedeutung von genetischen und Umweltfaktoren für interindividuelle Unterschiede in der neuroendokrinen Stressregulation zu untersuchen. Bei diesen Untersuchungen handelte es sich praktisch ausschließlich um Zwillingsstudien. Auf den ersten Blick mag dies verwundern angesichts der großen Bedeutung, welche der Stressregulation in der psychobiologischen Forschung allgemein beigemessen wird und angesichts der Relevanz der HHNA-Regulation für eine Reihe somatischer und psychischer Störungen. Bei genauerer Betrachtung erscheint dieser relative Mangel an formalgenetischen Untersuchungen jedoch plausibel. Klassischerweise war die medizinische Genetik fokussiert auf harte klinische Endpunkte, die eine dichotome Einteilung in gesund oder erkrankt erlauben. So liegen weltweit z. B. zahlreiche Zwillings- und Familienstudien zur Depression, zur Schizophrenie oder zu Komponenten des metabolischen Syndroms vor und für alle diese Erkrankungen konnten signifikante Heritabilitäten ermittelt werden (z. B. 30–45% für Depression und etwa 80% für Schizophrenie). Erst die technologischen Fortschritte in der molekularen Genetik ermöglichten die Suche nach Variation in einzelnen Genen, die der ermittelten Erblichkeit zugrunde liegt (► Abschn. 8.1.5 und ► Abschn. 8.2.2) und mit dieser Suche kam bei komplexen Erkrankungen in der Regel die Erkenntnis, dass gefundene Gene bestenfalls einen geringen Teil der genetischen Varianz aufzuklären vermochten. Eine der erfolgversprechenden Strategien einer modernen, an Mechanismen interessierten Genetik ist in dieser Situation die Suche nach geeigneten Endophänotypen (Gottesman u. Gould 2003). Das Endophänotypenkonzept geht von der plausiblen Annahme aus, dass neuropsychiatrische Erkrankungen komplex und heterogen sind und dass sich diese Heterogenität auch auf die genetischen Grundlagen bezieht. So mag es verschiedene Sets von Genen geben, die das Risiko für verschiedene Störungsformen erhöhen, sich dann aber auf phänomenologischer Ebene ähneln und so mit der gleichen DSM- oder ICD-Diagnose versehen werden. Werden aber nun in einer Fall-Kontroll-Studie alle Patienten in einer Gruppe zusammengefasst, können kaum solide genetische Assoziationen gefunden werden. Endophänotypen sind nun Phänotypen, die näher an der biologischen Genfunktion stehen sollen als der relativ weit entfernte und heterogene Phänotyp »Krankheit«. Sie sollten selbst Heritabilität und eine Assoziation mit dem Zielphänotyp aufweisen. Endophänotypen können kognitive Funktionen sein, neuroanatomische und biochemische Variablen, aber auch z. B. neuropsychologische Fragebogendaten. Da häufig experimentelle Ansätze zum Einsatz kommen und quantitative Variablen erhoben werden, dürfte die Datenqualität in vielen Fällen einer dichotomen Einteilung in krank oder gesund überlegen sein. Obschon das Konzept nicht völlig trennscharf ist, wird deutlich, dass vieles, das im Bereich Psychoneuroendokrinologie und Psychoneuroimmunologie erhoben wird, auch als Endophänotyp definiert werden kann. Der Endophänotypenansatz rückt die neuroendokrine Stressregulation und mit ihr die HHNA in jüngerer Vergangenheit zunehmend in den Fokus der psychiatrischen bzw. medizinischen Genetik. Zur relativen Zurückhaltung der genetischen Forschung trug in der Vergangenheit sicherlich auch bei, dass eine genetische Untersuchung sinnhaft nur zu Phänotypen durchgeführt werden kann, die zumindest in signifikanten Anteilen eine mehr oder minder zeitstabile Eigenschaft im Sinne eines Traits repräsentieren. Obschon die Psychoneuroendokrinologie in Bezug auf die Aktivität und Reaktivität der HHNA schon immer (häufig implizit) von dieser Annahme ausging, wurden erst in den vergangenen beiden Jahrzehnten geeignete Messprotokolle etabliert, für die diese Annahme systematisch untersucht und im Wesentlichen bestätigt werden konnte. Dies gilt vor allem für die Messung der Kortisolaufwachreaktion aber auch für Messungen im Urin, vorausgesetzt es werden nicht nur Kortisol selbst, sondern auch seine Metaboliten gaschromatografisch-massenspektrometrisch quantifiziert. Die Messung von Kortisol aus den Haaren könnte sich als weiterer valider und relativ zeitstabiler Marker erweisen, allerdings steht hierfür ein Nachweis auf breiter empirischer Basis derzeit noch aus. Auch standardisierte Paradigmen zur Stressinduktion, wie etwa der Trierer Sozialer Stress Test (TSST), standen der Psychoendokrinologie lange Zeit nicht zur Verfügung.

Als ebenfalls hemmend für die genetische Forschung in diesem Themenbereich wirkt sich die partielle Unvereinbarkeit der einerseits statistisch erforderlichen großen Stichprobenumfänge aus (▶ Abschn. 8.1.7) und der erhebliche Aufwand andererseits, der mit einer angemessenen Phänotypisierung der HHNA-Regulation einhergeht; dies gilt insbesondere für Studien zur Reaktivität dieses Systems.

Daher kann nicht erstaunen, dass insbesondere in älteren Arbeiten wenig aussagekräftige Methoden zur Phänotypisierung verschiedener Aspekte der HHNA-Regulation Verwendung fanden und dass in der Mehrzahl der Studien eine statistisch verlässliche Schätzung genetischer Parameter aufgrund der geringen Stichprobenumfänge nicht, oder nur bedingt möglich war.

Aufgrund der gegebenen Kürze sollen hier nur einige relativ aktuelle Befunde Erwähnung finden. Eine kurze Zusammenfassung relevanter Zwillingsstudien zur HHNA-Regulation bis 2003 findet sich bei Wüst et al. (2004). Von den Studien, welche die Erblichkeit der HHNA-Aktivität unter Ruhebedingungen zum Gegenstand hatten, erscheinen insbesondere jene relevant, welche die Kortisolaufwachreaktion untersuchten, da sich dieses Maß in den vergangenen Jahren als wertvoller, zugleich relativ ökonomischer und somit auch für große Kohorten geeigneter Indikator erwiesen hat. In mehreren Zwillings- bzw. kombinierten Zwillings- und Familienstudien mit einer insgesamt statistisch überzeugenden Probandenzahl konnte konsistent beobachtet werden, dass die Kortisolaufwachreaktion bzw. morgendliche Kortisolspiegel, die mit Bezug zum Zeitpunkt des Erwachens erhoben werden, unter signifikantem genetischen Einfluss stehen. Die Variabilität basaler Kortisolspiegel im Laufe des Tages scheint hingegen vorwiegend auf dem Einfluss von Umweltfaktoren zu beruhen, möglicherweise da existierende genetische Effekte durch eine variable Anpassung der HHNA-Aktivität an sich rasch ändernde situative Einflüsse maskiert werden. Als Heritabilität der Kortisolspiegel 30–45 min nach dem Erwachen wurde 60% bei jungen Zwillingspaaren und 34% bei erwachsenen Paaren ermittelt (Bartels et al. 2003; Kupper et al. 2005; Wüst et al. 2000). Aktuelle Arbeiten dokumentieren erstmals auch Gen-Umwelt-Interaktionen-Effekte. Bei sechs Monate alten Zwillingspaaren wurde ein modulierender Einfluss ungünstiger familiärer Umweltbedingungen in der frühen Kindheit (»family adversity«) auf die Erblichkeit gut kontrollierter morgendlicher Kortisolspiegel ermittelt (Ouellet-Morin et al. 2009).

Bei der Durchsicht der Studien zur Heritabilität von HHNA-Reaktionen auf Stimulation fällt zunächst trotz der überschaubaren Anzahl an Studien die große Heterogenität der Verfahren zur Phänotypisierung auf, die sowohl die Methodenentwicklung der Erforschung der HHNA der letzten vier Jahrzehnte, als auch die unterschiedlichen Interessenschwerpunkte der Autoren reflektieren mag. Die Art der Stimulation reichte von der Applikation von Ethanol, Dextroamphetamin, CRH und ACTH über eine Fahrradergometrie bis hin zu akutem psychosozialem Stress. Es überrascht daher nicht, dass insbesondere frühere Arbeiten kaum zu konsistenten Aussagen bezüglich der Bedeutung genetischer Faktoren für HHNA-Reaktionen kamen. In einer kleinen, methodisch jedoch aufwendigen Studie bei 58 Zwillingspaaren führten wir u. a. einen $ACTH_{1-24}$-Stimulationstest, einen Dexamethason-Suppressionstest sowie zu drei Zeitpunkten den TSST durch. Deutlich ähnlichere Reaktionen bei den monozygoten gegenüber den dizygoten Paaren, und somit klare Hinweise auf Heritabilität, zeigten sich sowohl in den Plasmakortisolreaktionen auf $ACTH_{1-24}$-Applikation als auch in den Speichelkortisol- und ACTH-Reaktionen nach Dexamethasongabe. Besonders auffällig waren die Korrelationsmuster im TSST. Nach der ersten TSST-Exposition wurden Reaktionen registriert, die innerhalb der monozygoten Paare keine oder eine nur unwesentlich höhere Ähnlichkeit aufwiesen als bei den dizygoten Paaren. Bemerkenswerterweise stiegen die Intrapaarkorrelationen bis zur dritten Stressexposition bei den monozygoten Paaren jedoch sowohl für das Speichelkortisol als auch das Plasmakortisol, das ACTH und die Herzrate erheblich an und erreichten statistische Signifikanz, während die Korrelationen der dizygoten Paare weiterhin keine statistische Bedeutsamkeit aufwiesen (Federenko et al. 2004). Ein erheblicher genetischer Einfluss auf alle endokrinen Parameter als auch auf die Herzrate konnte somit angenommen werden. Wir gehen davon aus, dass bei der ersten Konfrontation mit der belastenden TSST-Situation situative Faktoren (bzw. Faktoren, die aus Person-Situation-Interaktionen resultieren) in höherem Maße zur Variabilität in den Reaktionen beitragen als bei den folgenden Konfrontationen. Hierzu passt die Beobachtung, dass es zu einem signifikanten Anstieg der Zustandsängstlichkeit (prä vs. post TSST) nur bei der ersten Stressexposition kam. Ein initial maskierender Effekt etwa der Neuigkeit, Unkontrollierbarkeit und Unvorhersehbarkeit der Situation scheint bei wiederholter Konfrontation mit der Belastungssituation an Bedeutung zu verlieren, sodass ein existenter genetischer Effekt sichtbar wird.

Insgesamt kann also nach derzeitiger Datenlage festgehalten werden: Obwohl die HHNA ohne jeden Zweifel ein hochdynamisches, auf wechselnde Umwelteinflüsse sowohl schnell als auch gegebenenfalls langfristig adaptiv reagierendes biologisches System ist, können wir von einer signifikanten Bedeutung genetischer Faktoren für einige Aspekte der Regulation der HHNA ausgehen. Diese formalgenetische Evidenz, obschon sie etwas lückenhaft ist, stellt die logische Voraussetzung für die Untersuchung der sich anschließenden Frage dar. Welche Gene, oder exakter formuliert, welche interindividuellen Variationen in welchen Genen sind für diese Heritabilität verantwortlich?

8.2.2 Kandidatengen-Assoziationsstudien zur HHNA-Regulation

Wie wählt man aus den rund 20.000 bis 25.000 Genen des menschlichen Genoms geeignete Kandidatengene für die Untersuchung der psychoendokrinen Stressregulation aus? Die Schwierigkeit dieses Auswahlprozesses hängt vor allem von der Frage ab, die man mit der Untersuchung beantworten möchte. Ist man etwa an der Frage interessiert, ob das serotonerge System an der Reaktion der HHNA auf akuten Stress beteiligt ist, so ist es zweifellos sinnvoll, Gene auszuwählen, die für Serotoninrezeptoren oder für den Serotonintransporter codieren und von denen man weiß, dass sie funktionell bedeutsame Polymorphismen aufweisen. Gleiches gilt für die Frage, ob der Mineralokortikoidrezeptor (MR) an präfrontalen Funktionen beteiligt ist. In diesem Fall ist z. B. die Untersuchung exekutiver

Funktionen durch neuropsychologische Tests und ereigniskorrelierte Potenziale bei gesunden Probanden mit unterschiedlichen Varianten eines oder mehrerer MR-Genpolymorphismen ein plausibler Ansatz. Bei diesen und ähnlichen Forschungsfragen stellt also der Zugang über eine genetische Assoziationsstudie eine Art »Sonde« dar, mit der man indirekt Systeme und Funktionen erforschen kann, die sonst bei Menschen nicht oder nur schwer zugänglich sind.

Komplizierter wird es, wenn man das klassische Ziel der molekularen Genetik verfolgt, nämlich die Suche nach Genen, die die Ausprägung eines komplexen Merkmals beeinflussen. Sollen z. B. diejenigen Gene gefunden werden, die maßgeblich der Erblichkeit der akuten HHNA-Reaktion auf psychischen Stress zugrunde liegen oder – noch ehrgeiziger – der Erblichkeit derjenigen Form der Depression, die mit relativem Hyperkortisolismus einhergeht, so können sinnvollerweise nur jene Gene ausgewählt werden, von denen man mehr oder minder fundiert bereits vermuten kann, dass sie Einfluss auf den Phänotyp nehmen (▶ Abschn. 8.1.5). Da das notwendige Mechanismenwissen in den meisten Fällen jedoch fragmentarisch ist, muss die Auswahl an einem bestimmten Punkt zwangsläufig willkürlich erfolgen. Eine Erhöhung der Erfolgschancen durch gleichzeitige Untersuchung sehr vieler Kandidatengene ist insbesondere bei arbeitsaufwendigen experimentellen Studien meist keine Option, da dies die statistisch notwendige Probandenzahl, und damit nicht zuletzt die Kosten, unrealistisch in die Höhe treibt. Diese Überlegungen schließen selbstverständlich nicht aus, dass mit dem Kandidatengenansatz krankheitsrelevante Gene gefunden werden können, man sollte sich jedoch dieser Grenzen bewusst sein. Eine weitere Einschränkung ist, dass man nur finden kann, wonach man sucht. Neue Gene können mit dieser Strategie praktisch nicht identifiziert werden. Allerdings gilt dies im übertragenen Sinn vermutlich für jegliche hypothesengeleitete Forschung.

Im Zentrum der Erforschung der Psychoneuroendokrinologie des Stresses steht die HHNA und somit ein komplexes System, an dessen peripherer und zentraler Regulation eine Vielzahl von Genen beteiligt ist. Mögliche Kandidaten für entsprechende Studien sind Gene, die für unmittelbare HHNA Hormone und ihre Rezeptoren codieren sowie Gene, die einen modulierenden Einfluss haben (z. B. opioiderge, katecholaminerge oder GABAerge Einflüsse). Ebenfalls sinnvolle Kandidaten sind Gene für Proteine bzw. Enzyme, die an der Kortisol Biosynthese, der Bioverfügbarkeit (z. B. 11-β Hydroxysteroid Dehydrogenasen), dem Transport (z. B. kortikosteroidbindendes Globulin, CBG), der systemischen Absorption (z. B. P-Glykoprotein) oder an der zellulären Signaltransduktion von Kortisol beteiligt sind (z. B. Hitzeschockproteine und seine Kofaktoren). Es ist nicht das Ziel dieses Kapitels, sämtliche Kandidatengenstudien zur HHNA-Regulation erschöpfend zu referieren. Stattdessen sollen exemplarische Befunde skizziert und einige Schwerpunkte gesetzt werden. Eine aktuelle Überblicksarbeit findet sich bei DeRijk (2009).

Aufgrund einer Vielzahl vor allem tierexperimenteller Befunde wird den Genen, die für die beiden Rezeptoren codieren, über die Kortisol seine Effekte entfaltet, eine besonders große Bedeutung für die Regulation der HHNA zugeschrieben. Hierbei handelt es sich um den hochaffinen Mineralokortikoidrezeptor und den etwa 10-fach geringer affinen Glukokortikoidrezeptor (GR). Während die Verteilung von MR relativ spezifisch ist, kommen GR in jeder kernhaltigen Körperzelle vor und daher sind praktisch alle Körpergewebe ein potenzieller Wirkungsort für Kortisol. MR und GR sind ferner von zentraler Bedeutung für die Regulation der HHNA selbst, da sie entscheidend für kortisolvermittelte Feedbackschleifen sind.

Schon seit Längerem ist die Bedeutsamkeit von sporadisch auftretenden Varianten des **GR-Gens** (***NR3C1***) für das seltene generalisierte GC-Resistenz-Syndrom bekannt. Relevanter im vorliegenden Kontext sind jedoch Befunde, die zeigen, dass relativ häufige GR-Genpolymorphismen signifikant zur ausgeprägten interindividuellen Variabilität sowohl der HHNA-Reaktivität als auch der GC-Sensitivität in der Population beitragen. Signifikante Assoziationen fanden sich im Wesentlichen mit 4–5 GR-Gen-SNP bzw. mit den von diesen Varianten konstituierten Haplotypen (ER22/23EK umfasst zwei SNP in Codon 22 und 23, die in der dbSNP-Datenbank die »RefSNP-accession-numbers« rs6189 & rs6190 tragen; außerdem N363S A/G, rs6195; BclI C/G, rs41423247; A3669G, rs6198; jüngst auch NR3C1-1 T/C, rs10482605). Angesichts der Hauptfunktionen von Kortisol überrascht es nicht, dass wiederholt Assoziationen zu verschiedenen Maßen des Glucose und Fett Metabolismus gefunden wurden. Andere assoziierte Phänotypen waren kardiovaskuläre Parameter sowie das Vorliegen von rheumatoider Arthritis. Von direkter Bedeutung für die HHNA-Regulation sind Berichte über einen Zusammenhang von GR-Genotyp und dem Ausmaß der Kortisolsuppression nach Dexamethasongabe. In eigenen Studien wurde erstmals eine Assoziation zwischen GR-Genpolymorphismen und endokrinen Reaktionen auf psychosozialen Stress beobachtet. Während Probanden, die homozygot für das seltene Allel des BclI-Polymorphismus waren, abgeflachte Kortisolreaktionen auf den TSST zeigten, fanden sich erhöhte Reaktionen bei Trägern des seltenen Allels des N363S-Polymorphismus. In dieser Studie wurden ausschließlich junge Männer untersucht. In einer Anschlussuntersuchung konnte dieser Effekt beim männlichen Teil der Kohorte repliziert werden (Kumsta et al. 2007). Die Befunde bei den Frauen stellten sich jedoch anders dar und werden ► im Abschn. »Gen-Geschlecht-Interaktionen« erneut aufgegriffen. Polymorphismen werden häufig aufgrund des in vitro Nachweises ihrer Funktionalität für eine Kandidatengenstudie ausgewählt und so fand sich z. B. für das seltenere Allel des N363S eine erhöhte Transaktivierungskapazität. Allerdings lässt sich nicht mit völliger Bestimmtheit sagen, ob sich dieser Unterschied auch in vivo in relevanter Weise auswirkt. Für viele Polymorphismen fehlt ein solcher Nachweis bislang völlig. Ein Beispiel hierfür ist der BclI-Polymorphismus, für den verhältnismäßig viele Assoziationen berichtet wurden. Diese Variante liegt in einem Intron und befindet sich auch nicht in der Nähe einer regulatorischen Spleißregion. In solchen Fällen wird vermutet, dass sich die assoziierte Variante (hier BclI) im Kopplungsungleichgewicht mit einem anderen Polymorphismus in der Promoterregion des GR-Gens oder der 3' UTR befindet, mit entsprechenden Effekten auf die GR-Expression bzw. die mRNA-Stabilität. Deutliche Assoziationen zu Maßen der HHNA-Regulation haben wir ferner für den in Exon 9β lokalisierten Polymorphismus A3669G beobachtet (► Abschn. »Gen-Geschlecht-Interaktionen«). In vitro zeigte sich ein stabilisierender Effekt dieser Variante auf die mRNA der β-Form des GR. GRβ selbst bindet zwar keine Hormone und weist auch keine Transaktivierungskapazität auf, hat jedoch einen inhibierenden Effekt auf die hormonbindende α-Form des Rezeptors. Wir konnten kürzlich zeigen, dass dieser in-vitro-funktionelle Polymorphismus mit einem zweiten, ebenfalls funktionellen SNP im Promoter von Exon 1C (rs10482605) in fast vollständigem Kopplungsungleichgewicht steht. Dies bedeutet, dass Phänotypen, die mit der einen Variante assoziiert sind, ebenfalls eine Assoziation mit der anderen Variante aufweisen. Ob der nachgewiesene oder vermutete molekulare Funktionsmechanismus eines Polymorphismus jedoch tatsächlich kausal der beobachteten Assoziation zugrunde liegt, lässt sich zwar vermuten, in Kandidatengenstudien jedoch generell nicht feststellen. Die Befundlage erlaubt mittlerweile insgesamt den Schluss, dass GR-Genpolymorphismen in der Tat die HHNA-Regulation modulieren. Allerdings sind diese Befunde – und dies gilt nicht nur für die Untersuchungen zum GR-Gen, sondern für praktisch alle hier berichteten Assoziationsbefunde – aus Studien mit kleinen bis mittleren Stichprobenumfängen hervorgegangen. Insbesondere bei Kandidatengenstudien sollte daher großer Wert auf eine Replikation der Ergebnisse gelegt werden.

Nachdem anhand der Studien zu GR-Genpolymorphismen auch einige grundsätzliche Aspekte angesprochen wurden, kann im Weiteren die Darstellung relevanter Befunde zu anderen Genen etwas kürzer ausfallen.

Polymorphismen im **MR-Gen (*NR3C2*)** wurden bislang in der psychobiologischen Forschung nur selten untersucht. Ursache hierfür dürfte vor allem sein, dass der im Gehirn primär in limbischen Strukturen exprimierte MR schon unter basalen Bedingungen größtenteils okkupiert ist. Und welche Rolle sollte ein Rezeptor spielen, der fast immer aktiviert ist? Diese Sichtweise hat sich jedoch durch aktuelle Befunde geändert. Es wurde beobachtet, dass der MR, der nach der klassischen Sicht wie alle nukleären Rezeptoren seine Wirkung im Zellkern entfaltet, auch in der Membran hippokampaler Neurone vorkommt und an schnellen kortisolvermittelten Feedbacksignalen beteiligt sein kann. Ein anderer Befund, der deutlich für eine Beteiligung des MR an der dynamischen Regulation der HHNA spricht, stammt aus Kandidatengenstudien. Wir konnten beobachten, dass ein in-vitro-funktioneller MR-Gen-SNP (I180V, rs5522) sowohl mit Kortisol als auch mit Herzratenreaktionen auf den TSST signifikant assoziiert war (DeRijk et al. 2006). Ferner konnte eine geschlechtsspezifische Assoziation zwischen MR-Gen-SNP und der Kortisolsuppression nach Dexamethasongabe gefunden werden (▶ unten). Diese Befunde mögen als Beispiel dafür dienen, wie eine experimentelle Kandidatengenstudie beim Menschen als Sonde dienen und in Kombination mit anderen Datenquellen (z. B. tierexperimentellen oder zellphysiologischen Befunden) zur Generierung vom Mechanismenwissen beitragen kann.

Zum **ACTH-Rezeptorgen (*MC2R*)** liegen, obschon es zweifellos ein weiterer logischer Kandidat ist, extrem wenige Arbeiten mit Bezug zur Stressregulation vor. Entsprechende Zurückhaltung ist bei der Bewertung der Befunde angemessen, die auf eine Assoziation eines MC2R-T/C-Promoter-SNP mit HHNA-Reaktionen auf pharmakologische Stimulation sowie mit dem Verhältnis aus basalen ACTH zu basalen Kortisolspiegeln hindeuten.

FKBP5: Dieses Gen codiert für das FK506-bindende Protein 51 (FKBP51). Dabei handelt es sich um ein sog. Cochaperon des Hitzeschockproteins 90 und es ist damit Teil des Proteinkomplexes, der den GR inaktiviert und für die Ligandenbindung, Rezeptoraktivierung und Transkription von Bedeutung ist. In einer Studie zu drei in Kopplungsungleichgewicht stehenden FKBP5-SNP (rs4713916, rs1360780, rs3800737) wurden für die SNP und die Haplotyp basierte Analyse signifikante Assoziationen sowohl mit der Zustandsangst bei TSST Exposition als auch mit den Kortisol Reaktionen gefunden (Ising et al. 2008). Die Reaktionsverläufe legten nahe, dass die selteneren Allele der FKBP5-Varianten mit einer verlangsamten Rückkehr der Kortisolwerte auf das Ausgangsniveau assoziiert sind.

Das Opioidsystem übt einen überwiegend hemmenden Einfluss auf die HHNA aus. CRH-Neurone im Nucleus paraventricularis (PVN) des Hypothalamus exprimieren μ-Opioidrezeptoren und werden über diese von β-Endorphin produzierenden Neuronen gehemmt. Es ist daher plausibel anzunehmen, dass Varianten im **μ-Opioidrezeptorgen** (OPRM1) die HHNA-Regulation modulieren könnten. Die Verabreichung des nichtselektiven Opioidantagonisten Naloxon führt über die Blockierung des hemmenden Einflusses von β-Endorphin zu einem deutlichen Anstieg von ACTH und Kortisolspiegeln und es konnte in mehreren Studien gezeigt werden, dass das seltenere Allel eines Asn40Asp-SNP (rs1799971) mit einer erhöhten Kortisolreaktion auf Naloxon einhergeht (Wand et al. 2002). Dieser Effekt ist konsistent mit dem Befund, dass dieses Allel zu einer 3-fach erhöhten Affinität des Rezeptors für β-Endorphin führt. Nur auf den ersten Blick erscheint verwirrend, dass die gleiche Variante mit reduzierten Kortisolreaktionen auf akuten psychischen Stress assoziiert gefunden wurde. Aufgrund der höheren Affinität des Rezeptors, der vom selteneren Allel exprimiert wird, kann ein verstärkter hemmender Einfluss auf CRH-Neurone und somit eine verringerte HHNA-Aktivierung bei psychischem Stress angenommen werden.

Gammaaminobuttersäure (GABA) ist der weitverbreitetste inhibitorische Neurotransmitter im Gehirn und sowohl CRH-Neurone im PVN als auch noradrenerge Neurone im Locus coeruleus exprimieren GABA-Rezeptoren. In einer Studie zum ***GABRA6*-Gen**, das für die $GABA_A\alpha6$-Untereinheit des GABA-Rezeptors codiert, wurde ebenfalls der TSST als HHNA-Stimulationsprotokoll gewählt und es konnte eine Assoziation zwischen ACTH, Kortisol sowie Blutdruckreaktionen und einem SNP in der 3' untranslatierten Region (rs3219151) gefunden werden.

Den Abschluss dieses Abschnittes bilden mit den Genen, die für den Serotonintransporter, für Catechol-O-Methyltransferase sowie für »brain derived neurotrophic factor« (BDNF) codieren, drei Gene, die zweifellos zu den Kandidaten zählen, die insgesamt am häufigsten in der psychiatrischen Genetik untersucht wurden. Zu allen Dreien liegen aktuelle Überblicksartikel zu Assoziationen mit allen wesentlichen psychiatrischen Störungen vor. Diese Schwerpunktsetzung dokumentiert zum einen die große Bedeutung, die aus guten Gründen der Funktion dieser Gene in diesem Feld beigemessen wird. Andererseits führen publizierte Assoziationsbefunde häufig dazu, dass genau diese Varianten in diesen Genen für weitere Assoziationsstudien ausgewählt werden. Dieser sich selbstverstärkende Prozess schmälert nicht die mögliche biologische Relevanz eines Gens, er lässt jedoch befürchten, dass es sich bei den publizierten Effekten nicht selten um falsch-positive Befunde handelt.

Es ist seit Langem bekannt, dass das serotonerge System die HHNA-Regulation beeinflusst. Dichte, primär aus dem dorsalen und medialen Nucleus raphé stammende serotonerge Neurone innervieren limbische Strukturen einschließlich des Hippocampus und der Amygdala sowie dem anterioren Hypothalamus. Auch können komplexe serotonerge Subsysteme auf Ebene des Hypothalamus, der Hypophyse und der Nebennierenrinde direkt hemmend oder stimulierend auf die HHNA wirken. Von entscheidender Bedeutung für die serotonerge Neurotransmission ist der Serotonintransporter (5-HTT) und die transkriptionelle Aktivität des **5-HTT-Gens (*SLC6A4*)** wird signifikant durch einen Längenpolymorphismus in der Promoterregion moduliert, der als 5-HTTLPR bezeichnet wird. Unter anderem wurden Assoziationen zwischen 5-HTTLPR und Depression sowie zahlreichen weiteren Phänotypen mit Bezug zu Depressivität und Angst gefunden. Eine Reihe inkonsistenter Befunde führte allerdings zur Annahme, dass 5-HTTLPR möglicherweise nicht direkt mit Depression assoziiert ist, sondern über die skizzierten Bahnen die neuroendokrine Stressregulation beeinflussen könnte. Erst vereinzelt liegen aussagekräftige Befunde zur Assoziation von 5-HTTLPR mit der HHNA-Regulation vor. In einer recht kleinen Studie wurden bei Mädchen, die homozygot das transkriptionell inaktivere S-Allels trugen, stärkere Kortisolreaktionen auf eine psychische Belastungssituation beobachtet als bei heterozygoten oder homozygoten Trägern des L-Allels (Gotlib et al. 2008). Hierzu konsistent fiel in einer anderen Untersuchung die Kortisol Reaktion bei Neugeborenen auf den routinemäßig durchgeführten Fersenschnitt bei homozygoten Trägern des transkriptionell inaktiveren 5-HTT-Genotyps stärker aus (Mueller et al. im Druck). Allerdings erfolgte die genotypische Gruppierung in dieser Arbeit nicht allein auf Grundlage der 5-HTTLPR sondern auch anhand eines SNP innerhalb der repetitiven Sequenz des 5-HTTLPR, der ebenfalls In-vitro-Einfluss auf die transkriptionelle Aktivität nimmt. Die Befunde sind also nicht völlig vergleichbar. In einer eigenen Arbeit konnten die Autoren bei 216 gesunden Frauen und Männern keine Assoziation zwischen dem 5-HTTLPR (mit oder ohne Berücksichtigung des internen SNP) und ACTH- oder Kortisolreaktionen auf den TSST feststellen. Es fanden sich jedoch Zusammenhänge mit anderen Indikatoren der HHNA-Regulation, die im folgenden Abschnitt erwähnt werden.

In Tierstudien konnte eine Reduktion der Expression von »brain derived neurotrophic factor« im Hippocampus sowie eine Veränderung der HHNA-Regulation nach BDNF-Injektion beobachtet werden. Ein funktioneller SNP im **BDNF-Gen** (rs6265), der meist als Val66Met-Polymorphismus bezeichnet wird, wurde in zwei Studien bei Männern als signifikant mit endokrinen, kardiovaskulären und subjektiv-psychischen Reaktionen auf akuten Stress assoziiert gefunden (Shalev et al. 2009). In beiden Fällen zeigten Probanden mit Val/Val-Genotyp die stärkeren Reaktionen.

Catechol-O-Methyltransferase (COMT) steht als Katecholamin abbauendes Enzym mechanistisch in enger Verbindung zur Stressregulation, es wurden allerdings bislang nur wenige Befunde zur Assoziation von Polymorphismen im **COMT-Gen** und der HHNA-Regulation berichtet. Nach Naloxonstimulation zeigte sich bei 46 Probanden ein signifikanter Zusammenhang zwischen ACTH- und Kortisolreaktionen und dem prominentesten COMT-Genpolymorphismus Val158Met (rs4680), mit stärkeren Reaktionen bei Personen mit dem Genotyp-Met/Met (Oswald et al. 2004).

Gen-Geschlecht-Interaktionen

Eine zunehmende Anzahl von Studien berichtet, wenn auch selbstverständlich nicht völlig konsistent, über Gen-Geschlecht-Interaktionen, die vermuten lassen, dass die gleiche genetische Variante in unterschiedlicher oder gar gegensätzlicher Weise mit der HHNA-Regulation assoziiert sein kann. Wie oben beschrieben, fanden wir in zwei eigenen Kohorten abgeflachte Kortisolreaktionen auf den TSST bei männlichen Probanden mit dem GR-Genotyp-BclI-G/G. In der zweiten Kohorte wurden jedoch auch Frauen untersucht und hier war dieser

Genotyp mit den stärksten Kortisolreaktionen assoziiert (Kumsta et al. 2007). In der gleichen Studie fanden wir ausgeprägt stärkere ACTH- und Kortisolreaktionen bei Trägern des selteneren Allels des GR-SNP-A3669G sowie eine ebenfalls signifikant verringerte ACTH-Suppression nach Dexamethasongabe; dies galt jedoch ausschließlich für die Männer. Eine signifikante Gen-Geschlecht-Interaktion bezüglich der Suppression der HHNA-Aktivität nach Dexamethason zeigte sich auch bei den MR-Genvarianten I180V und 2G/C (rs2070951). Alle Frauen dieser Kohorte nahmen orale Kontrazeptiva ein und aufgrund der bekannten Effekte ethinylöstradiolhaltiger Präparate auf die stimulierte HHNA-Aktivität kann ein Einfluss dieser Medikation auf die beobachteten Interaktionen derzeit nicht ausgeschlossen werden. Allerdings wurden geschlechtsspezifische Assoziationen auch in Studien gefunden, in denen die weiblichen Teilnehmer keine oralen Kontrazeptiva einnahmen (TSST-Reaktionen und BDNF-Val66Met) bzw. bei Maßen, auf die die Einnahme von Kontrazeptiva keinen nennenswerten Einfluss hat (Kortisolaufwachreaktion und 5-HTTLPR; Wüst et al. 2009). Gen-Geschlecht-Interaktionen sind ferner nicht auf Maße mit Bezug zur HHNA beschränkt (Weiss et al. 2006). Die zelluläre Umwelt bei Männern und Frauen unterscheidet sich erheblich und zielgewebespezifisch. Insbesondere ist hierbei an die komplexen Wirkungen der Sexualsteroide und ihrer Rezeptoren zu denken. Diese umfassen sowohl periphere aber vor allem zentralnervöse Effekte und sie umfassen sowohl organisatorische Effekte auf die Hirnentwicklung in frühen Lebensphasen als auch aktuelle Effekte auf die Stressregulation. Über die An- oder Abwesenheit von Faktoren in der Zelle zu einem bestimmten Zeitpunkt kann das Geschlecht Einfluss auf die Genexpression sowie auf die Penetranz und Expressivität einer Reihe von Phänotypen nehmen. In diesem Sinne lassen sich Gen-Geschlecht-Interaktion als Sonderform einer Gen-Umwelt-Interaktion interpretieren (Weiss et al. 2006). Es bleibt abzuwarten, ob die deutlich unterschiedliche Prävalenz einiger stressbezogener Erkrankungen bei Männern und Frauen womöglich zum Teil auf solche Gen-Geschlecht-Interaktionen zurückzuführen ist.

Psychopathologische Relevanz von Gen- und Gen-Umwelt-Effekten

Die mögliche Bedeutung einer genetischen Modulation der HHNA-Regulation für das individuelle Risiko, an einer psychischen Störung zu erkranken, steht nicht im Fokus dieses Beitrages. Da sich jedoch die Psychoendokrinologie letztlich im Wesentlichen über eine klinische Zielsetzung definiert, und da es zur Einordnung der Relevanz der hier berichteten genetischen Erkenntnisse beiträgt, sollen einige Befunde dennoch skizziert werden.

In einer Reihe von Studien mit Stichprobenumfängen zwischen etwa 50 und 500 Patienten und einer entsprechenden Anzahl Kontrollpersonen wurde bisher die Assoziation zwischen GR-Genpolymorphismen und Depression untersucht. Erwartungsgemäß kamen diese Arbeiten nicht zu gänzlich konsistenten Ergebnissen, allerdings fanden sich in mehreren Arbeiten signifikante Assoziationen mit dem BclI-Polymorphismus und mit Varianten in der 5'-Region des Gens. Hier ist vermutlich auch der bereits erwähnte Exon-1C-Promoter-SNP-rs10482605 und/oder die Variante A3669G in Exon 9β von Bedeutung, die zueinander in Kopplungsungleichgewicht stehen. Eine Gen-Umwelt-Interaktion zwischen ungünstigen Bedingungen in der Kindheit und GR Gen Polymorphismen wurde bei 900 älteren Probanden beobachtet. Ein Zusammenhang zwischen den selteneren Allelen des Exon-9β-Polymorphismus sowie der Variante ER22/23EK und erhöhter Depressivität fand sich nur bei Probanden, die ungünstige Umweltbedingungen in der Kindheit angegeben hatten. Keine Assoziation fand sich bislang z. B. zwischen GR-Genvarianten und der posttraumatischen Belastungsstörung (PTBS).

Auffällig sind Befunde aus aufwendigen Studien zu FKBP5. In zwei unabhängigen Kohorten wurde eine Assoziation zwischen rs1360780 und dem Wirkungseintritt von Antidepressiva beobachtet und in verschiedenen Arbeiten fanden sich Zusammenhänge zwischen FKBP5 Varianten und der Anzahl depressiver Episoden bzw. dem Vorliegen einer Depression. In einer Arbeit zur PTBS moderierten FKBP5-SNP den Zusammenhang zwischen Missbrauchserfahrung in der Kindheit und späteren PTBS Symptomen (Binder et al.

2008). Eine Studie zur bipolaren Störung fand keine Assoziation zu FKBP5-Polymorphismen.

Während bislang wenige direkte Assoziationen zwischen Polymorphismen im CRH-Rezeptor-1-(CRHR1-)Gen und psychischen Störungen gefunden wurden, liegen mehrere Berichte über Gen-Umwelt-Interaktionen vor. So scheinen CRHR1-Gen-SNP den Zusammenhang zwischen Missbrauch bzw. Misshandlung in der Kindheit und Depression sowie Kortisolreaktionen auf den Dexamethason-CRH-Test zu modulieren (Heim et al. 2009; Polanczyk et al. 2009).

In einer hinsichtlich der Stichprobengröße relativ überzeugenden Arbeit wurde eine signifikante Assoziation zwischen Varianten im Angiotensin-Konversionsenzym-(ACE-)Gen und dem Vorliegen einer Depression beobachtet. Ferner fand sich in einer Subgruppe ein Zusammenhang zur HHNA-Reaktion im Dexamethason-CRH-Test. ACE wandelt Angiotensin I in Angiotensin II um, das die ACTH-Sekretion beeinflusst und die Effekte von CRH potenziert.

Der BDNF-Genpolymorphismus-Val66Met wurde mit zahlreichen psychischen Störungen in Verbindung gebracht. Im vorliegenden Kontext erscheint relevant, dass bei depressiven Patienten eine Assoziation zwischen Val66Met und der HHNA-Reaktion im Dexamethason-CRH-Test gefunden wurde.

8.2.3 Stress, HHNA, Immunfunktionen und Gene: erste Befunde

Es wurde bereits erwähnt, dass es nach gegenwärtigem Wissensstand nur sehr wenige genetische Studien gibt, die im engeren Sinne der Psychoneuroimmunologie zuzuordnen wären. Dies bedeutet allerdings keinesfalls, dass die genetischen Grundlagen von Immunfunktionen oder immunbezogenen Erkrankungen nicht intensiv erforscht würden. So finden sich z. B. allein in der Übersicht aller publizierten GWAS (► Abschn. 8.1.7) unter anderem genomweite Studien zum C-reaktiven Protein (CRP) und zum Immunglobulin-E sowie zu chronisch-entzündlichen Darmerkrankungen, Periodontitis, Psoriasis, multipler Sklerose, zu systemischem Lupus erythematodes und zu rheumatoider Arthritis. Hinsichtlich der Komorbidität immunbezogener und psychiatrischer Erkrankungen ist bemerkenswert, dass wiederholt eine negative Korrelation zwischen Rheuma und Schizophrenie berichtet wurde und dass sich in einer aktuellen GWAS signifikante Assoziationen zwischen Schizophrenie und Polymorphismen in einem Bereich der HLA-(humanes Leukozyten-Antigen-System-)Region fanden, in der sich eine Reihe von Genen befinden, die für verschiedene Immunfunktionen bedeutsam sind.

Kurzfristige Reaktionen biologischer Systeme sowie langfristige adaptive und maladaptive Veränderungen in der Regulation dieser Systeme bei akutem und chronischem Stress sind ein zentrales Thema nicht nur der Psychoneuroendokrinologie, sondern auch der Psychoneuroimmunologie. Die Bedeutung der Stressregulation für die Entstehung immunbezogener Erkrankungen rückt somit wiederum auch die HHNA in den Mittelpunkt des Interesses. Stress kann zu substanziellen und klinisch bedeutsamen Veränderungen in der angeborenen und erworbenen Immunabwehr führen und diese Veränderungen werden primär durch die HHNA und das sympathikoadrenomedulläre System vermittelt. Hierbei sind die Effekte von Stress bzw. Glukokortikoid-(GC-)Exposition auf das Immunsystem äußerst komplex und die Wirkrichtung (supprimierend oder verstärkend) auf Immunfunktionen wird durch verschiedene Faktoren beeinflusst. Zu diesen zählen unter anderem Dauer und Intensität der Stressexposition, das untersuchte Zielgewebe aufgrund der spezifischen Redistribution von Leukozyten (z. B. Milz vs. zirkulierendes Blut vs. Lymphknoten) sowie GC-Konzentration und Ursprung (physiologische vs. pharmakologische Dosis und endogene vs. synthetische GC). Zugleich haben nicht nur GC einen Einfluss auf Immunfunktionen sondern umgekehrt beeinflussen Immunprozesse erheblich die HHNA. So kann eine chronische Zytokinexposition über Protein-Protein-Interaktionen und Effekte auf die GR-Phosphorylierung zu einer Beeinträchtigung der GR-Translokation und der GR-DNA-Bindung führen. Eine so gestörte GR-Funktion kann zu einer klinisch relevanten GC-Resistenz beitragen.

Verschiedene Assoziationsbefunde dokumentieren die Relevanz von GR-Genpolymorphismen für die Interaktion von HHNA-Regulation und Immunprozessen, obschon diese Befunde nicht aus Psychoneuroimmunologiestudien im eigentlichen Sinne hervorgingen. Für das seltenere Allel der im letzten Abschnitt vorgestellten Variante A3669G in Exon 9β wurde eine signifikant positive Assoziation mit rheumatoider Arthritis (DeRijk et al. 2001) berichtet sowie eine negative Assoziation mit nasaler Staphylococcus-aureus-Persistenz, einem etablierten Risikofaktor für systemische Infektionen (van den Akker et al. 2006). In der gleichen Studie wurde ein positiver Zusammenhang mit dem selteneren Allel des GR-ER22/23EK-Polymorphismus beobachtet. Ebenfalls im Rahmen der großen populationsbasierten »Rotterdam-Studie« fanden sich bei homozygoten Trägern des GR-Gen-Haplotyps, der wesentlich durch das seltene Allel des A3669G-Polymorphismus definiert wird, ein signifikant erhöhtes Risiko für kardiovaskuläre Erkrankungen sowie erhöhte CRP- und Interleukin-(IL)-6-Spiegel (van den Akker et al. 2008). Dieser interessante Befund wurde kürzlich in einer unabhängigen Kohorte repliziert (Otte et al. im Druck). Für eine ausführliche Darstellung psychoneuroimmunologischer Aspekte kardiovaskulärer Erkrankungen sei an dieser Stelle auf das ▶ Kap. 14 verwiesen. Erhöhte CRP- und IL-6- sowie erhöhte IL-1β- und Tumor-Nekrose-Faktor-(TNF)-α-Spiegel wurden wiederholt auch bei Depression beobachtet, einer Erkrankung, die bekanntermaßen eine erhebliche Komorbidität mit kardiovaskulären Erkrankungen aufweist (▶ Kap. 19). In asiatischen Populationen wurden für einzelne Polymorphismen im TNF-α- und im IL-1β-Gen Assoziationen mit dem Vorliegen einer Depression bzw. mit dem Ansprechen auf pharmakologische antidepressive Therapie berichtet. Derselbe TNF-α-Gen-SNP modulierte in einer Kohorte von Industriearbeitern den Zusammenhang zwischen CRP-Spiegeln und dem psychometrisch erfassten Konstrukt »vitale Erschöpfung« (Jeanmonod et al. 2004).

Angesichts der Fülle an Befunden, die deutliche Zusammenhänge zwischen der neuroendokrinen Stressregulation und dem Immunsystem belegen sowie die komplexe Beteiligung von Immunprozessen an der Entstehung psychischer und somatischer Erkrankungen dokumentieren, ist der Mangel an originär psychoneuroimmunologisch konzipierten genetischen Studien gleichermaßen offensichtlich und erstaunlich. Diese Lücke zu schließen, insbesondere durch kooperative Projekte mit Beteiligung von Expertise aus beiden Bereichen, dürfte eine lohnende Forschungsperspektive darstellen.

8.3 Perspektiven

Angesichts der rasanten technologischen Entwicklung in der Molekulargenetik und der enormen Menge publizierter Daten übersieht man rasch, wie jung diese Forschungsdisziplin ist. Die erste GWA-Studie wurde 2005 publiziert (eine Arbeit zur Makuladegeneration) und Kandidatengenstudien gibt seit etwa 25 Jahren. Es kann daher nicht überraschen, dass eine originär psychoneuroendokrinologische oder psychoneuroimmunologische Genetik noch in den Kinderschuhen steckt. Dennoch liegen mittlerweile überzeugende und z. T. mehrfach replizierte Befunde aus formalgenetischen und aus Kandidatengenstudien vor, wie wir im vorangegangenen Abschnitt anhand genetischer Arbeiten zur HHNA-Regulation aufgezeigt haben. Psychoneuroendokrinologie- oder Psychoneuroimmunologie-GWAS im eigentlichen Sinne gibt es nicht und es bleibt abzuwarten, ob es solche Untersuchungen in größerer Zahl jemals geben wird. Allerdings liegt mittlerweile eine Reihe von GWAS zu psychiatrischen Erkrankungen vor. Obschon bislang nur wenige Genvarianten repliziert identifiziert werden konnten, ist davon auszugehen, dass GWAS in Zukunft erheblich zu unserem Verständnis der molekularen Grundlagen psychischer bzw. psychiatrischer Phänotypen beitragen werden. Gleiches gilt vermutlich für die nächste Generation genetischer Studien, in denen es mach- und finanzierbar werden wird, das komplette Exom oder gar das gesamte Genom in größeren Kohorten zu sequenzieren.

Die derzeit viel diskutierte Erkenntnis, dass auch durch GWAS gefundene Varianten bislang nur einen kleinen Teil der genetischen Varianz aufzuklären vermögen (zur »missing heritability« Debatte siehe Manolio et al. 2009) führt aktuell zu verschiedenen Forderungen hinsichtlich der strategischen Ausrichtung zukünftiger Forschungsbemühungen. Zu diesen zählen u. a. eine weitaus bessere und umfangreichere Charakterisierung von Umweltfaktoren und ebenso eine bessere und umfangreichere Charakterisierung relevanter Phänotypen und Endophänotypen. Diese Ziele werden bei komplexen Phänotypen aufgrund der zwangsläufig riesigen Stichprobenumfänge in GWAS auch in Zukunft kaum zu erreichen sein. An dieser Stelle zeigt sich, dass GWAS und Kandidatengen-Assoziationsstudien keine konkurrierenden, sondern komplementäre Ansätze sind. Experimentelle Assoziationsstudien erlauben eine hochspezifische Selektion von Patienten bzw. Probanden, eine exakte Endophänotypisierung, eine umfangreiche Charakterisierung von Umweltfaktoren (auch zur Aufdeckung von Gen-Umwelt-Interaktionen) und die Sammlung von quantitativen, häufig messwiederholten Daten unter kontrollierten Bedingungen. Die Auswahl der Kandidaten sollte im optimalen Fall auf Grundlage verschiedener Datenquellen geschehen. An erster Stelle sind Befunde aus GWAS zu nennen, aber auch tierexperimentelle Untersuchungen und Geneexpressionsstudien können einen wichtigen Beitrag leisten. So können Reliabilität und Validität der Ergebnisse von Kandidatengenstudien erheblich gesteigert werden, allerdings bleibt die Forderung nach unabhängiger Replikation selbstverständlich weiterhin bestehen.

Das Erkennen der Bedeutung psychobiologischer Prozesse für psychiatrische und somatische Störungen, die Betonung des Endophänotypansatzes und die verstärkte Orientierung in Richtung Umweltfaktoren in der medizinisch genetischen Forschung führen uns zurück zur These, die im Einleitungskapitel formuliert wurde: Die Genetik ist für eine moderne Psychoneuroendokrinologie und Psychoneuroimmunologie von großer Bedeutung, zugleich kann die Genetik jedoch auch erheblich von Konzepten und Methoden der Psychobiologie profitieren. Verdeutlichen lässt sich dies anhand der psychobiologischen Stressforschung, deren Kernkompetenz sowohl die Charakterisierung der für die Stressregulation relevanten biologischen Systeme im Sinne einer Endophänotypisierung ist, als auch die Beschreibung stressbezogener Umweltfaktoren. Es bleibt zu hoffen, dass diese Expertise in Zukunft verstärkt in die genetische Forschung exportiert wird.

Literatur

Aulchenko YS, Ripatti S, Lindqvist I et al. (2009) Loci influencing lipid levels and coronary heart disease risk in 16 European population cohorts. Nat. Genet 41(1): 47–55

Bartels M, de Geus EJ, Kirschbaum C, Sluyter F, Boomsma DI (2003) Heritability of daytime cortisol levels in children. Behav Genet 33(4): 421–433

Binder EB, Bradley RG, Liu W et al. (2008) Association of FKBP5 polymorphisms and childhood abuse with risk of posttraumatic stress disorder symptoms in adults. JAMA 299(11): 1291–1305

DeRijk RH (2009) Single nucleotide polymorphisms related to HPA axis reactivity. Neuroimmunomodulation 16(5): 340–352

DeRijk RH, Schaaf MJ, Turner G et al. (2001) A human glucocorticoid receptor gene variant that increases the stability of the glucocorticoid receptor beta-isoform mRNA is associated with rheumatoid arthritis. J Rheumatol 28(11): 2383–2388

DeRijk RH, Wüst S, Meijer OC, Zennaro et al. (2006) A common polymorphism in the mineralocorticoid receptor modulates stress responsiveness. J Clin Endocrinol Metab, 91(12): 5083–5089

Dupuis J, Langenberg C, Prokopenko I et al. (2010) New genetic loci implicated in fasting glucose homeostasis and their impact on type 2 diabetes risk. Nat Genet 42(2): 105–116

Federenko IS, Nagamine M, Hellhammer DH, Wadhwa PD, Wüst S (2004) The heritability of hypothalamus pituitary adrenal axis responses to psychosocial stress is context dependent. J Clin Endocrinol Metab 89(12): 6244–6250

Fisher RA (1918) The correlation between relatives and the supposition of mendelian inheritance. Transactions of the Royal Society of Edinburgh 52: 399–433

Galton FRS (1869) Hereditary Genius. MacMillan, London

Gotlib I, Joormann J, Minor K, Hallmayer J (2008) HPA Axis Reactivity: A Mechanism Underlying the Associations Among 5-HTTLPR, Stress, and Depression. Biol Psychiatry 63(9) 847–851

Gottesman II, Gould TD (2003) The endophenotype concept in psychiatry: etymology and strategic intentions. Am J Psychiatry 160(4): 636–645

Heim C, Bradley B, Mletzko TC (2009) Effect of Childhood Trauma on Adult Depression and Neuroendocrine Function: Sex-Specific Moderation by CRH Receptor 1 Gene. Front Behav Neurosci 3: 41

International HapMap Project (2010) http://www.hapmap.org. Gesehen 5 Juli 2010

Ising M, Depping A, Siebertz A et al. (2008) Polymorphisms in the FKBP5 gene region modulate recovery from psychosocial stress in healthy controls. Eur J Neurosci 28(2): 389–398

Jeanmonod P, von Kanel R, Maly FE, Fischer JE (2004) Elevated Plasma C-reactive protein in chronically distressed subjects who carry the A allele of the TNF-alpha-308 G/A polymorphism. Psychosom Med 66(4): 501–506

Keller MC, Medland SE, Duncan LE et al. (2009) Modeling extended twin family data I: description of the Cascade model. Twin Res Hum Genet 12(1): 8–18

Kumsta R, Entringer S, Koper JW, van Rossum EF, Hellhammer DH, Wüst S (2007) Sex specific associations between common glucocorticoid receptor gene variants and hypothalamus-pituitary-adrenal axis responses to psychosocial stress. Biol Psychiatry 62(8): 863–869

Kupper N, de Geus EJ, van den Berg M, Kirschbaum C, Boomsma DI, Willemsen G (2005) Familial influences on basal salivary cortisol in an adult population. Psychoneuroendocrinology 30(9): 857–868

Manolio TA, Collins F S, Cox NJ, Goldstein DB, Hindorff LA., Hunter DJ, McCarthy MI, Ramos EM, Cardon LR et al. (2009) Finding the missing heritability of complex diseases. Nature, 461(7265), 747–753

Martin N, Boomsma D, Machin G (1997) A twin-pronged attack on complex traits. Nat Genet 17(4): 387–392

Mather K, Jinks JL (1971) Biometrical Genetics. Chapman & Hall, London

Mueller A, Brocke B, Fries E, Lesch KP, Kirschbaum C (im Druck) The role of the serotonin transporter polymorphism for the endocrine stress response in newborns. Psychoneuroendocrinology 35(2): 289–296

National Human Genome Research Instutute (2010) http://www.genome.gov/gwastudies. Gesehen 5 Juli 2010

Neale MC, Cardon LR (1992) Methodology for Genetic Studies of Twins and Families. Kluwer, Dordrecht

Oswald LM, McCaul M, Choi L, Yang X, Wand GS (2004) Catechol-O-methyltransferase polymorphism alters hypothalamic-pituitary-adrenal axis responses to naloxone: a preliminary report. Biol Psychiatry 55(1): 102–105

Otte C, Wüst S, Zhao S, Pawlikowska L, Kwok PY, Whooley MA (im Druck) Glucocorticoid Receptor Gene, Low-Grade Inflammation, and Heart Failure: The Heart and Soul Study. J Clin Endocrinol Metab

Ouellet-Morin I, Dionne G, Perusse D et al. (2009) Daytime cortisol secretion in 6-month-old twins: genetic and environmental contributions as a function of early familial adversity. Biol Psychiatry 65(5): 409–416

Polanczyk G, Caspi A, Williams B et al. (2009) Protective effect of CRHR1 gene variants on the development of adult depression following childhood maltreatment: replication and extension. Arch Gen Psychiatry 66(9): 978–985

Punnett RC (1905) Mendelism. Bowes & Bowes, Cambridge

Shalev I, Lerer E, Israel S et al. (2009) BDNF Val66Met polymorphism is associated with HPA axis reactivity to psychological stress characterized by genotype and gender interactions. Psychoneuroendocrinology 34(3): 382–388

van den Akker EL, Koper JW, van Rossum EF et al. (2008) Glucocorticoid receptor gene and risk of cardiovascular disease. Arch Intern Med 168(1): 33–39

van den Akker EL, Nouwen JL, Melles DC et al. (2006) Staphylococcus aureus nasal carriage is associated with glucocorticoid receptor gene polymorphisms. J Infect Dis 194(6): 814–818

Wand GS, McCaul M, Yang X, Reynolds J, Gotjen D, Lee S, Ali A (2002) The mu-opioid receptor gene polymorphism (A118G) alters HPA axis activation induced by opioid receptor blockade. Neuropsychopharmacology 26(1): 106–114

Weiss LA, Pan L, Abney M, Ober C (2006) The sex-specific genetic architecture of quantitative traits in humans. Nat Genet, 38(2): 218–222

Willer CJ, Speliotes EK, Loos RJ et al. (2009) Six new loci associated with body mass index highlight a neuronal influence on body weight regulation. Nat Genet 41(1): 25–34

Wüst S, Federenko I, Hellhammer DH, Kirschbaum C (2000) Genetic factors, perceived chronic stress, and the free cortisol response to awakening. Psychoneuroendocrinology 25(7): 707–720

Wüst S, Federenko IS, Van Rossum EFC, Koper JW, Kumsta R, Entringer S, Hellhammer DH (2004) A psychobiological perspective on genetic determinants of hypothalamus-pituitary-adrenal axis activity. Ann N Y Acad Sci 1032(1): 52–62

Wüst S, Kumsta R, Treutlein J, Frank J, Entringer S, Schulze TG, Rietschel M (2009) Sex-specific association between the 5-HTT gene-linked polymorphic region and basal cortisol secretion. Psychoneuroendocrinology 34(7): 972–982

Psychoendokrinologische und -immunologische Veränderungen während der Lebensspanne

Brigitte M. Kudielka, Nicolas Rohleder

Das endokrine System und das Immunsystem stellen zusammen mit dem Zentralnervensystem (ZNS) drei weitverzweigte Kommunikationsnetze unseres Organismus dar, über die zahlreiche Körperfunktionen gesteuert und überwacht werden. Während das ZNS elektrische Impulse generiert um Informationen innerhalb des ZNS zu verarbeiten und von Neuronen an nachgeordnete Körperzellen weiterzuleiten, produziert das endokrine System Hormone, welche als Botenstoffe des Körpers agieren. In enger Zusammenarbeit mit dem ZNS steuert das endokrine System nicht nur die offensichtlichen phänotypischen Entwicklungen des Menschen über die Lebensspanne, sondern es ist auch maßgeblich an der Veränderung funktioneller Eigenschaften beteiligt. Das Immunsystem muss parallel mit sowohl zellulären und humoralen Abwehrprozessen dafür sorgen, dass die Integrität des Organismus in der Auseinandersetzung mit potenziell schädigenden Fremdkörpern (Antigenen) im sich entwickelnden bzw. alternden Menschen aufrechterhalten wird.

Das folgende Kapitel ist in zwei größere Abschnitte gegliedert. Der erste Teil des Kapitels (▶ Abschn. 9.1) beschäftigt sich mit Veränderungen in zentralen endokrinen Achsen über die Lebensspanne. Anbetracht der Vielzahl aller Hormone unseres Körpers liegt der Schwerpunkt dabei zwangsläufig auf ausgewählten Hormon-(Teil)-Systemen, die besondere Berücksichtigung in der psychoendokrinologischen Forschung finden. Daher liegt der Hauptfokus in diesem Teilkapitel auf der sog. Hypothalamus-Hypophysen-Nebennierenrinden-Achse (HHNA) (▶ Abschn. 9.1.1). Im Weiteren werden das sympathoadrenomedulläre (SAM) System (▶ Abschn. 9.1.2) und das Enzym α-Amylase (▶ Abschn. 9.1.3) sowie die Hypothalamus-Hypophysen-Gonaden-Achse (HHGA) (▶ Abschn. 9.1.4) und das Steroidhormon Dehydroepiandrosteron (DHEA) (▶ Abschn. 9.1.5) behandelt. Das zweite größere Teilkapitel (▶ Abschn. 9.2) fokussiert auf Lebensspannenaspekte in der Regulation des Immunsystems. Der Fokus liegt dabei jeweils auf der Darstellung von Veränderungen über die Lebensspanne und der Bedeutung psychosozialer Faktoren für die Alterung des Immunsystems.

9.1 Psychoendokrinologische Veränderungen während der Lebensspanne

9.1.1 Die Hypothalamus-Hypophysen-Nebennierenrinden-Achse

Grundlagen der Hypothalamus-Hypophysen-Nebennierenrinden-Achse

Ein Hauptforschungsinteresse der Psychoendokrinologie liegt im Bereich der Stress- und psychobiologischen Gesundheitsforschung. Dieser Forschungszweig beruht auf frühen Beobachtungen von Zusammenhängen zwischen Stressexposition und Stresserleben einerseits und individueller gesundheitlicher Entwicklung andererseits. Dies umfasst Aspekte der Aufrechterhaltung von Gesundheit sowie der Entstehung von Krankheit über die Zeit.

In Reaktion auf Stress werden verschiedene regulatorische Systeme des Körpers aktiviert, die eine Anpassungsleistung des Körpers auf sowohl interne als auch externe Anforderungen darstellen und auf die Bewältigung der Stresssituation abzielen. Wie in ▶ Kap. 1 beschrieben, gehören die HHNA sowie das sympathische Nervensystem zu den wichtigsten Stresssystemen. Beide Systeme kommunizieren mit dem Organismus über die Ausschüttung von Botenstoffen: Glukokkortikoiden aus den Nebennierenrinden (beim Menschen vorwiegend Kortisol) sowie Katecholaminen (Adrenalin und Noradrenalin) aus den Nervenendigungen des sympathischen Nervensystems und aus dem Nebennierenmark. Gerade Veränderungen in der Regulation der HHNA werden mit der Aufrechterhaltung von Gesundheit bzw. der Entstehung von Krankheit in Verbindung gebracht (McEwen 1998). Dabei wird sowohl die basale **Aktivität** als auch die **Reaktivität** der HHNA auf einen Stimulus betrachtet. Unter Ruhebedingen erfolgt die Synthese bzw. Freisetzung der HHNA-Hormone Kortikotropin-releasing-Hormon (CRH), adrenokortikotropes Hormon (ACTH) und Kortisol nicht gleichförmig über 24 Stunden, sondern unterliegt einer deutlichen zirkadianen Schwankung. Nach einem Maximalwert kurz nach dem morgendlichen Erwachen (sog. Kortisolaufwachreaktion, CAR) fallen die Werte im Weiteren kontinuierlich über den Tag ab, falls keine zusätzliche Stimulation vorliegt (Fries et al. 2009; Kudielka u. Wüst 2010; Wilhelm et al. 2007). Um die akute Reaktion der HHNA auf einen Stimulus hin untersuchen zu können, werden u. a. physische Reize (z. B. Heel-Prick-Test bei Neugeborenen), körperliche Betätigung (z. B. Fahrradergometrie), pharmakologische Stimulationsmethoden (z. B. die Verabreichung von CRH oder synthetischem ACTH) und vor allem psychologische Stressprotokolle (wie z. B. der Trierer Sozialer Stress Test, TSST) verwendet (Gunnar et al. 2009; Kudielka et al. 2009).

Die Hypothalamus-Hypophysen-Nebennierenrinden-Achse über die Lebensspanne

Die pränatale Hypothalamus-Hypophysen-Nebennierenrinden-Achse

Während der pränatalen und frühen postnatalen Entwicklung durchläuft das endokrine Stresssystem gravierende Veränderungen (Ng 2000). Bereits in der Frühschwangerschaft sind jedoch sowohl fetales CRH hypothalamischen Ursprungs sowie hypophysäres ACTH und Glukokortikoide aus den Nebennierenrinden nachweisbar. Schon der Fetus verfügt damit über eine funktionstüchtige HHNA mit den typischen hierarchisch organisierten Teilstücken sowie der HHNA-typischen negativen Feedbackregulation. Im weiteren Verlauf der Schwangerschaft tritt zusätzlich CRH aus der Plazenta (sog. pCRH) in den fetalen Kreislauf über. Da der Fetus nicht über CRH-Bindungsproteine verfügt, stimuliert das pCRH direkt die fetale HHNA. Es kommt zur vermehrten Produktion und Ausschüttung von ACTH, Kortisol und Androgenen. Gegen Ende der Schwangerschaft etabliert sich zusätzlich ein positiver Feedbackmechanismus, da fetales Kortisol wiederum die Plazenta erreicht und dort die weitere Produktion von pCRH stimuliert. Pränatale und frühe postnatale Stresserfahrungen können potenziell einen lebenslangen Einfluss auf die Regulation der HHNA ausüben (Kudielka et al. 2009). Die sog. fetale Programmierung wird dabei als Mechanismus für den Zusammenhang von pränatalem Stress einerseits und einem ungünstigem Geburtsausgang (wie z. B. geringes Geburtsgewicht) und erhöhter Vulnerabilität für spätere Erkrankungen im Erwachsenenalter andererseits diskutiert (Huizink et al. 2004).

Die Hypothalamus-Hypophysen-Nebennierenrinden-Achse in der frühen postnatalen Phase, Kindheit und Pubertät

Das Neugeborene zeigt noch nicht den typischen ca. 24-stündigen zirkadianen Rhythmus (Gunnar 1992). Unabhängig von der Tages- und Nachtzeit wurden z. B. mehrere Kortisolgipfelwerte beobachtet, die möglicherweise mit den Aktivitäts- und Ruhezyklen des Neugeborenen zusammenhängen. Im drei Monate alten Säugling kann sich jedoch bereits prinzipiell ein Kortisolhöchstwert am Morgen sowie der Tiefstwert (sog. Nadir) am Abend bzw. in der ersten Nachthälfte etablieren, was vermutlich mit der fortschreitenden Konsolidierung der Schlafarchitektur in Zusammenhang steht. Dennoch zeigen Einjährige eine sehr große Variabilität in ihren morgendlichen Aufwachzeiten und Schlafgewohnheiten und somit auch Tageskortisolverläufen. So z. B. können kurze Nickerchen während des Vormittages (z. B. während einer ruhigen Autofahrt) oder ein Mittagsschläfchen die Kortisolspiegel in der ersten Tageshälfte bereits absinken lassen, während Nahrungsaufnahmen zu kurzzeitigen Anstiegen führen können. Somit ist für die basale HHNA-Aktivität des Säuglings weniger die aktuelle Tageszeit ausschlaggebend als das vorangegangene oder gegenwärtige Verhalten. Es zeigte sich, dass der basale zirkadiane Rhythmus sich in engem Zusammenhang mit den Schlaf-wach-Gewohnheiten des Kindes entwickelt. Wenn z. B. während des Tages kein Schlaf mehr stattfindet, d. h. der Mittagsschlaf aufgegeben wird, stellt sich schließlich die auch für Erwachsene charakteristische Rhythmik ein.

Über das erste halbe Lebensjahr hinweg steigen die zunächst sehr geringen CBG-Spiegel (kortikosteroidbindendes Globulin) deutlich an. Da Kortisol sich primär an CBG als Transportmolekül anbindet, verringert sich dadurch gerade in den ersten sechs Monaten der Spiegel an freiem ungebundenen Kortisol, während die Gesamtplasmakonzentrationen ansteigen.

Bereits die HHNA des Neugeborenen ist stressresponsiv und reagiert auf eine Vielzahl von Stimuli wie z. B. den Heel-Prick-Test oder medizinische Untersuchungen (Gunnar 1992; Gunnar et al.

2009). Die Höhe einer HHNA-Reaktion ist dabei äußerst variabel (keine Alles-oder-Nichts-Reaktion) und zeigt recht schnelle Erholungszeiten. Auch Habituationseffekte bei wiederkehrenden Stressoren wurden bereits bei Säuglingen berichtet. Während in den ersten Lebensmonaten bereits milde Stressoren die HHNA aktivieren können, verringert sich in der Folgezeit die Reagibilität der HHNA insbesondere in Reaktion auf moderate Stimuli. Gründe dafür liegen auf physiologischer Ebene, vermutlich in der verbesserten negativen Feedbackregulation, und der verringerten Sensitivität der Nebennierenrinde auf ACTH sowie auf psychologische Ebene in der gesteigerten Fähigkeit gezielter elterliche Unterstützung einzufordern. Beginnend in der Säuglingszeit scheint sich während der Kindheit prinzipiell eher eine HHNA-Hyporesponsivität einzustellen; z. B. ist es relativ schwer eine standardisierte Laborsituation zu finden, die zu deutlichen HHNA-Reaktionen bei Kleinkindern führt (Gunnar et al. 2009). Mit Beginn des Jugendalters und der Pubertät scheint diese Phase jedoch zu Ende zu gehen. Es liegen Hinweise vor, dass sich die HHNA-Reagibilität auf akute Stressexposition unter Laborbedingungen mit fortschreitendem Jugendalter bzw. in Relation zum Pubertätsstatus steigert und das Reaktionsmuster sich mehr und mehr den Mustern von Erwachsenen angleicht (Kudielka et al. 2004). Dies umfasst auch den für Erwachsene typischen Kortisolanstieg nach dem morgendlichen Erwachen. Im Weiteren steigen die basalen Kortisolspiegel über die Kindheit und Jugend kontinuierlich bzw. in Relation zur Pubertät an.

Die Hypothalamus-Hypophysen-Nebennierenrinden-Achse im Erwachsenenalter

Im Erwachsenenalter zeigen basale Aktivität und die Reaktivität der HHNA typische zirkadiane und Reaktionsmuster, welche ▶ Kap. 1 beschrieben wurden. Charakteristisch für den erwachsenen zirkadianen Rhythmus der HHNA ist die morgendlichen Kortisolaufwachreaktion (CAR), die einen Anstieg der Kortisolwerte um ca. 50–100% in der ersten Stunde nach dem Erwachen beschreibt, sowie ein anschließendes Absinken der Kortisolwerte bis zum nächtlichen Tiefstwert (Nadir) in der ersten Nachthälfte (Fries et al. 2009; Kudielka u. Wüst 2010; Wilhelm et al. 2007). Dieses Muster weist eine hohe intra- und interindividuelle Variabilität auf, die das Resultat multipler konstanter sowie variabler biologischer, psychologischer und sozialer Einflussfaktoren ist. Neben der basalen HHNA-Aktivität ist die HHNA-Reaktion auf Stimulation auch im Erwachsenenalter generell durch große intra- und interindividuelle Variabilität geprägt.

Von besonderem Interesse im Rahmen dieses Kapitels sind zum einen Zusammenhänge der HHNA-Regulation mit dem Lebensalter sowie mit dem reproduktiven System, da dessen Funktionsweise eine bedeutende Variation über die Lebensspanne aufweist. Während Geschlechtseffekte auf die basale Aktivität der HHNA selten berichtet werden, gibt es einen deutlichen Zusammenhang mit der Reaktivität der HHNA. In Reaktion auf psychosoziale Stressoren zeigen jüngere (und auch ältere) erwachsene Männer im Vergleich zu Frauen in der Mehrzahl der Studien höhere HHNA-Reaktionen. Im Gegensatz dazu fallen die HHNA-Reaktionen nach Stimulation mit CRH oder Dexamethason-(Dex-)CRH bei Frauen höher aus (Kudielka et al. 2009; Kudielka u. Kirschbaum 2005). Innerhalb der weiblichen Population wird ein deutlicher Zusammenhang des Menstruationszyklus und der Einnahme der Antibabypille mit der HHNA-Reaktivität, nicht jedoch mit der basalen Aktivität der HHNA berichtet (Kudielka et al. 2009). In einer eigenen Studie untersuchten die Autoren die HHNA-Reaktionen auf den TSST bei 81 gesunden erwachsenen Männern, Frauen in der Follikelphase, Frauen in der Lutealphase und bei Frauen, die orale Kontrazeptiva einnehmen (Kirschbaum et al. 1999). Im Gesamtplasmakortisol zeigten sich keinerlei Geschlechtseffekte, jedoch die Speichelkortisolreaktionen fielen zwischen den Gruppen deutlich unterschiedlich aus. Frauen in der Lutealphase hatten mit den Männern vergleichbar hohe Reaktionen, während Frauen in der Follikelphase und Frauen, die orale Kontrazeptiva einnehmen, deutlich geringere Speichelkortisolreaktionen zeigten. Dies verdeutlicht, dass zwischen Gesamtplasmakortisolspiegeln und freien Speichelkortisolkonzentrationen klar unterschieden werden muss. Deutlich verringerte Speichelkortisolreaktionen sowie generell höhere Gesamtplasmakortisolkonzentrationen bei Einnahme der Antibabypille zeigten sich in dieser Studie und wurden ebenfalls konsistent in früheren Arbeiten berichten. Diese und andere Ergebnisse lassen auf eine bedeutsame Rolle der endogenen CBG-Spiegel schließen, die durch die Einnahme synthetischer Östrogenkomponenten, wie sie in vielen Antibabypille enthalten sind, signifikant gesteigert werden.

Eine Schwangerschaft ist generell mit bedeutsamen hormonellen Veränderungen in der Physiologie der HHNA-Achse verbunden (▶ Kap. 18). CRH-, ACTH, Plasmakortisol- und CBG-Spiegel steigen deutlich an und freie Kortisolspiegel sind leicht erhöht. Während der Schwangerschaft scheint die Reaktivität der HHNA generell verringert zu sein, was mit einer veränderten HHNA-Feedbackregulation sowie einer Desensibilisierung von kortikotrophen Zellen oder auch einer veränderten Verfügbarkeit von CRH-Bindungsproteinen im mütterlichen Plasma in Zusammenhang stehen kann. Nach der Geburt führt das Stillen des Säuglings direkt vor einer Stressexposition zu verringerten HHNA-Stressreaktionen bei der Mutter, welche vor allem inhibitorischen Effekten der laktogenen Peptide Oxytozin und Prolaktin zugeschrieben werden. Im Tierexperiment, jedoch nicht beim Menschen, zeigte sich darüber hinaus auch basal eine generell reduzierte HHNA-Regulation bei säugenden Muttertieren.

Die Hypothalamus-Hypophysen-Nebennierenrinden-Achse im höheren Erwachsenalter

Untersuchungen der basalen Aktivität der HHNA haben gezeigt, dass die nächtlichen Tiefstwerte (Nadir) im höheren Lebensalter höher als bei jüngeren Erwachsenen ausfallen und dass sich im Alter die Dauer der nächtlichen Hormontiefstände verkürzt (Van Cauter et al. 1996). Somit sind ältere Menschen höheren nächtlichen Kortisolkonzentrationen ausgesetzt. Die zirkadiane Rhythmik bleibt auch im höheren Lebensalter zwar prinzipiell erhalten, jedoch stellt sich eine Vorverschiebung um ca. drei Zeitstunden ein. Ergebnisse bezüglich der Kortisolaufwachreaktion fallen dagegen eher uneinheitlich aus. Größere Längsschnittstudien schließlich zeigen, dass mit fortschreitendem Lebensalter nicht generell ein Anstieg der basalen Kortisolspiegel am Tag zu verzeichnen ist, sondern dass im höheren Lebensalter eine große interindividuelle Varianz vorliegt, mit altersbedingten ansteigenden, stabilen oder eventuell sogar absinkenden Kortisolkonzentrationen (Lupien et al. 1996). Weitgehend unveränderte Plasmakortisolkonzentrationen im Alter können sich u. a. auch als Resultat einer altersbedingten geringeren Produktionsrate bei gleichzeitig verringertem metabolischem Abbau einstellen. Zusammengefasst liegen somit Befunde vor, die im höheren Lebensalter auf veränderte nächtliche Werte rund um den Zeitpunkt des Nadirs hindeuten sowie auf primär unveränderte oder lediglich leicht veränderte Werte während des Tages, bei jedoch insgesamt großer individueller Variationsbreite (Kirschbaum et al. 2005).

Es liegen bislang relativ wenige Studien vor, die explizit die Reaktivität der HHNA auf akuten psychischen Stress im höheren Lebensalter untersuchen (Seeman u. Robbins 1994). Das überrascht, da vermutet wird, dass Unterschiede zwischen jüngeren und älteren Probanden unter akuter Stimulation deutlicher zutage treten könnten als unter Ruhebedingungen. In früheren Studien zeigten sich sehr heterogene Ergebnisse mit sowohl höheren als auch niedrigeren HHNA-Reaktionen im höheren Lebensalter oder ausbleibenden Reaktionsunterschieden zwischen den untersuchten Altersgruppen. In einem eigenen Forschungsprojekt beobachteten die Autoren bei sowohl Männern und Frauen vergleichbare ACTH- und Kortisolreaktionen nach Exposition mit dem TSST bei jüngeren und älteren Probanden (Kudielka et al. 1999; Kudielka et al. 2000). In einer Reanalyse, basierend auf fünf unabhängigen TSST-Studien, in der u. a. jüngere und ältere Erwachsene eingingen, konnte man höhere ACTH-Reaktionen bei jüngeren Männern bei vergleichbaren Gesamtkortisolreaktionen sowie erhöhte Speichelkortisolreaktionen bei älteren Männern beobachten (Kudielka et al. 2004). Letzteres konnte jüngst repliziert werden (Strahler et al. 2010). Die Ergebnisse deuten auf einen höheren hypothalamischen »drive« bei jüngeren Männern hin sowie auf eine generell höhere Nebennierenrindensensitivität für ACTH-Signale bei Frauen. In vergleichsweise größerer Zahl als psychologische Stressstudien liegen pharmakologische Stimulationsstudien vor, in denen die Regulation verschiedener funktioneller Abschnitte der HHNA mittels pharmakologischer Funktionstests geprüft wurde (Seeman u. Robbins 1994). Bei der Mehrzahl der Studien zum

CRH- oder CRH-/Vasopressinstimulationstest sowie dem Dex-CRH-Test zeigen ältere Probanden, insbesondere Frauen, eine höhere HHNA-Reaktion (Kudielka et al. 1999). Auf der Ebene der Nebennierenrinde hingegen zeigt sich nicht generell eine veränderte Nebennierenrindenkapazität oder -sensitivität in Abhängigkeit des Lebensalters (z. B. bei Stimulation mit synthetischem oder extrahiertem ACTH). Im Weiteren deuten Studien darauf hin, dass jedoch die HHNA-Feedbacksensitivität im Alter nachlässt. Zu Erklärung von altersbezogenen Veränderungen in der Resilienz bzw. Regulation der HHNA werden vor allem das Glukokortikoidkaskaden- sowie das Kortikosteroid-Rezeptor-Balance-Modell herangezogen (de Kloet et al. 1998; Sapolsky et al. 1986). Ebenfalls wird die nachlassende Verfügbarkeit von Sexualsteroidspiegeln im Klimakterium als potenzieller Einflussfaktor der HHNA-Regulation diskutiert, diesbezügliche methodisch überzeugende Studien liegen allerdings bislang nur in sehr geringer Zahl vor. In der oben bereits zitierten eigenen Studie applizierten die Autoren z. B. eine CRH-Stimulation nach vorabendlicher Dexamethasonprämedikation (sog. Dex-CRH-Test) in sowohl jüngeren premenopausalen erwachsenen Frauen, placebobehandelten postmenopausalen Frauen sowie postmenopausalen Frauen nach zweiwöchiger Östradiolbehandlung (Kudielka et al. 1999). Interessanterweise fanden sich gegenüber den jüngeren Frauen deutlich höhere HHNA-Reaktionen bei den placebobehandelten postmenopausalen Frauen, während sich die Reaktionen der Östradiolbehandelten dem Reaktionsmuster der Jüngeren signifikant annäherten. Das zeigt deutlich, dass Sexualsteroide einen bedeutenden Einfluss auf HHNA-Reaktionen haben können und zu den beschriebenen altersbezogenen Veränderungen in der HHNA-Regulation beitragen.

9.1.2 Das sympathoadrenomedulläre (SAM) System

Grundlagen des sympathoadrenomedullären Systems

Der Locus caeruleus und der Hypothalamus stellen die zentralen Steuerorgane des sympathoadrenomedullären Systems dar (▶ Abschn. 9.1.1). Diese Strukturen bilden gleichsam die Verknüpfung zum klassischen endokrinen System. Die Nervenfasern des Sympathikus ziehen zu einzelnen Markzellen des Nebennierenmarks (auch Medulla genannt) und bilden dort Synapsen. Interessanterweise handelt es sich bei den endokrinen Zellen des Nebennierenmarks (NNM) um in der Entwicklungsgeschichte umgewandelte sympathische postganglionäre Zellen. Eine Ausschüttung der Katecholamine Adrenalin und Noradrenalin aus dem NNM in den Blutstrom erfolgt aufgrund sympathischer Aktivierung durch elektrische Nervenimpulse. Beim Erwachsenen beträgt die Ausschüttung unter Ruhebedingungen ca. 8–10 ng/kg Körpergewicht (KG)/min. Dabei werden zu 80%Adrenalin und zu 20% Noradrenalin freigesetzt. Sie wirken prinzipiell auf dieselben Erfolgsorgane wie die Neurotransmitter der postganglionären sympathischen Neurone. Ihre Wirkungen ergeben sich durch die Bindung an membranständige Rezeptoren. Aufgrund unterschiedlicher Affinitäten von Adrenalin und Noradrenalin zu α- und β-adrenergen Rezeptoren können sie unterschiedliche Wirkungen zeigen. Im Blut sind Katecholamine größtenteils an Sulfat gebunden und weisen eine geringe Halbwertszeit auf. Eine Inaktivierung der Katecholamine erfolgt durch die schnelle Wiederaufnahme in postganglionäre Neurone bzw. raschen enzymatischen Abbau. Ein zirkadianer Rhythmus mit höheren Morgenwerten und niedrigeren Konzentrationen während der Nacht wurde primär für Noradrenalin beschrieben. Das SAM wird besonders durch psychische (z. B. Aufregung und Ärger) und physische Belastungen (z. B. körperliche Anstrengung, Wettkämpfe, Hitze, Kälte, Schmerz) aktiviert. Die wesentliche Aufgabe der freigesetzten Katecholamine ist es, gespeicherte Energie (freie Fettsäuren, Glukose) zu mobilisieren und gleichzeitig weniger wichtige Organismusfunktionen zu drosseln. Katecholamine erhöhen z. B. die Herzfrequenz, das Schlagvolumen und somit das Herzzeitvolumen und infolge den Blutdruck. Weiterhin bewirken sie über eine Dilatation der Bronchien eine verstärkte Sauerstoffzufuhr.

Das sympathoadrenomedulläre System über die Lebensspanne

Referenzwerte zu Katecholamin-Urinkonzentrationen im Kindes- und Jugendalter zeigen über die ersten Lebensjahre zunächst deutlich abfallende Adrenalin- und vor allem Noradrenalinwerte. Mit Eintritt in das Erwachsenenalter scheinen die Noradrenalinwerte wieder anzusteigen. Auch Plasmanoradrenalinkonzentrationen zeigen deutliche Altersunterschiede. Im Vergleich zu etwa Zehnjährigen haben ältere Menschen um die 70 Jahre ca. 30–50% höhere Werte. In einer größeren Studie mit 956 Männern und Frauen zwischen 17 und 88 Jahren konnte gezeigt werden, dass basale Noradrenalinspiegel im Urin bei sowohl Männern als auch Frauen mit fortschreitendem Lebensalter ansteigen, während ein altersbedingter Adrenalinanstieg nur bei den Frauen beobachtet wurde (Gerlo et al. 1991). Auch andere Studien berichten von höheren Noradrenalinkonzentrationen im höheren Lebensalter und eher unveränderten Adrenalinspiegeln unter Ruhebedingungen. Die Befundlage ist diesbezüglich jedoch nicht ganz einheitlich.

Bei der Untersuchung von Katecholaminreaktionen auf akuten Stress werden primär Plasmawerte gemessen, sodass die Sekretionsrate aus dem Nebennierenmark nicht von der metabolischen Abbaurate im Blutstrom unterschieden werden kann. Aus methodisch aufwendigeren Arbeiten liegen Hinweise dafür vor, dass im höheren Lebensalter sowohl die Adrenalinsekretion als auch die Abbaurate verringert sind, sodass im Vergleich zu jüngeren Probanden schließlich vergleichbare Konzentrationen im Plasma gemessen werden. Die Plasmanoradrenalinkonzentrationen hingegen sind im Alter aufgrund einer höheren Noradrenalinausschüttung bei gleichzeitig reduziertem metabolischen Umsatz signifikant erhöht. Zusammenfassend scheint zwar demnach die Adrenalinsekretion im Alter nachzulassen, aufgrund verminderter Abbauraten bleiben die Plasmakonzentrationen aber eher unverändert. Noradrenalinkonzentrationen im Plasma scheinen dagegen mit dem Alter bei einer erhöhten Sekretion bei gleichzeitig verminderter Abbaurate anzusteigen. Unterschiedliche Effekte, welche die schließlich im Blut beobachtbaren Katecholaminkonzentrationen maßgeblich beeinflussen können, erklären vermutlich die ansonsten eher inkonsistente Befundlage (Kirschbaum et al. 2005). Wie auch bei der Regulation der HHNA wurden Effekte lebenslanger Programmierung beim sympathischen Nervensystem bzw. sympathoadrenergen System durch pränatale sowie frühkindliche Stresserfahrungen beschrieben, die sich je nach Einflussfaktor vielmehr regional als global in einzelnen spezifischen Funktionseinheiten des Systems niederschlagen.

9.1.3 α-Amylase: ein potenzieller neuer Marker für die Aktivität des sympathischen Nervensystems (SNS)

Grundlagen der α-Amylase

Als weiterer potenzieller Marker für die Aktivität des sympathischen Nervensystems wird das Enzym α-Amylase diskutiert. α-Amylase wird infolge von β-adrenerger Stimulation lokal in den Speicheldrüsen produziert und mit dem Speichel in den Mundraum ausgeschüttet (Rohleder u. Nater 2009). Da für die Messung der α-Amylase im Speichel keine Blutentnahme benötigt wird, ist sie gerade für die psychoendokrinologische Forschung attraktiv. α-Amylase zeigt basal eine ausgeprägte zirkadiane Rhythmik mit abfallenden Werten in Relation zum morgendlichen Erwachen und über den Tag kontinuierlich ansteigenden Konzentrationen mit Gipfelwerten in den späten Nachmittagsstunden. Darüber hinaus ist α-Amylase stresssensitiv und es liegen erste Hinweise vor, die dafür sprechen dass α-Amylase die Aktivität des sympathischen Nervensystems reflektiert. Dieser Parameter kann allerdings nicht als direkter Marker der peripher gemessenen Adrenalin- oder Noradrenalin-Konzentrationen interpretiert werden.

α-Amylase über die Lebensspanne

Die basale Aktivität der α-Amylase ist beim Neugeborenen sehr gering bzw. liegt unterhalb der Nachweisgrenze. In den ersten Lebensjahren steigen die Werte kontinuierlich an und erreichen bis zum ca. dritten Lebensjahr Konzentrationen, die auch bei Erwachsenen beobachtet werden. Analog sind akute stressbedingte Anstiege beim Neugeborenen nicht beobachtbar, jedoch entwickelt sich die Stressreaktivität der α-Amylase über die Kindheit hinweg und erreicht mit der Adoleszenz die für Erwachsene typische Reaktionshöhe (Rohleder u. Nater 2009).

Im Erwachsenenalter werden die oben beschriebenen Muster der basalen Aktivität sowie der Stressreaktivität gefunden. Bisher gibt es keine Hinweise auf einen Zusammenhang der basalen α-Amylaseaktivität mit dem Geschlecht oder Variation von Geschlechtshormonen (Rohleder u. Nater 2009). Ebenso gibt es zwar bisher keine Ergebnisse, die auf Reaktionsunterschiede zwischen Männern und Frauen sowie einen Einfluss des Menstruationszyklus oder der Antibabypille hindeuten, jedoch wurden deutlich verringerten Stressreaktionen der α-Amylase während des zweiten Schwangerschaftstrimesters berichtet (Nierop et al. 2006).

Die basale α-Amylaseaktivität zeigt keine bedeutsamen Veränderungen über die erwachsene Lebensspanne und scheint auch im höheren Lebensalter stabil zu sein. In einer eigenen Studie konnten die Autoren zeigen, dass eine akute Reaktivität der α-Amylase auf den TSST bei Männern und Frauen auch noch im Alter von 60 Jahren erhalten ist. Allerdings zeigten die Ergebnisse eine Verringerung der akuten Stressreaktion um 30–40% bei älteren Erwachsenen und ebenso bei Kindern im Alter von 6–8 Jahren (Strahler et al. 2010).

Es kann zusammengefasst werden, dass die basale Aktivität der α-Amylase im Speichel relativ früh während der Lebensspanne ein Niveau erreicht, das bis ins hohe Lebensalter bestehen bleibt. Bezüglich der Stressreaktivität deuten erste Ergebnisse auf eine maximale Reaktivität im jungen bis mittleren Erwachsenenalter hin, bei verringerter Reaktivität in der Kindheit sowie im höheren Lebensalter.

9.1.4 Die Hypothalamus-Hypophysen-Gonaden-Achse (HHGA)

Grundlagen der Hypothalamus-Hypophysen-Gonaden-Achse

Die Steuerung der Sexualhormone erfolgt primär über die Hypothalamus-Hypophysen-Gonaden-Achse (HHGA) (▶ Kap. 1). Prinzipiell besteht die reproduktive Achse bei Männern und Frauen aus den gleichen anatomischen Teilstrecken; die jeweils geschlechtsspezifischen Zielgewebe erfüllen dabei ihre geschlechtsspezifischen Funktionen. Bei Frauen sind die Zielgewebe die Ovarien, bei Männern die Hoden. Das übergeordnete Steuerorgan der HHGA ist der Hypothalamus, der über die Ausschüttung des Freisetzungshormons GnRH (Gonadotropin-releasing-Hormon) die weitere Sekretion von FSH (follikelstimulierendes Hormon) und LH (luteinisierendes Hormon) aus der Hypophyse steuert. Von der Hypophyse aus gelangen FSH und LH über den Blutstrom zu den Gonaden, wo sie die Synthese und Sekretion wiederum solcher Hormone auslösen, die an der Reifung von Samen (Mann) und Eizellen (Frau) beteiligt sind und gleichzeitig die Hormonachse maßgeblich über negatives und (bei Frauen) auch positives Feedback kontrollieren. Bei der Frau fördert FSH u. a. die Reifung der Follikel im Ovar während LH für die ovarielle Steroidbiosynthese und ovulationsauslösende Mechanismen verantwortlich ist. Beim Mann hingegen bewirkt LH eine verstärkte Synthese von Androgenen. Da Androgene, die nicht an Bindungsproteine gebundene sind, durch sog. Aromatisierung in Östrogene umgewandelt werden können, beruhen z. B. beim Mann ca. 20% des zirkulierenden Östrogens auf umgewandelten Androgenen. Ebenso wie die HHNA unterliegt auch die reproduktive Achse einer zirkadianen Rhythmik und zeigt pulsatile Aktivität. Die im Weiteren große intra- und interindividuelle Varianz in der Aktivität der HHGA ist auf Faktoren wie das Geschlecht, das Lebensalter und den Geschlechtsreifestatus zurückzuführen (▶ Abschn. 9.1.4).

Die Hypothalamus-Hypophysen-Gonaden-Achse über die Lebensspanne

In ungefähr der 8. Schwangerschaftswoche bilden sich unter dem Einfluss von Sexualhormonen die Vorläufer der inneren und äußeren Geschlechtsorgane. Bis dahin war das Geschlecht des Embryos unbestimmt bzw. bisexuell. Vor allem die von den beim männlichen Embryo dann vermehrt produzierten Androgene der sich entwickelnden Hoden, sind für die weitere Differenzierung zum männlichen Organismus ausschlaggebend. Auch Strukturen im ZNS werden pränatal durch die hormonellen Einflüsse geschlechtsspezifisch geprägt (z. B. Hypothalamus und limbisches System). In den ersten Monaten nach der Geburt stellen sich dann beim Jungen etwas höhere Testosteron- und beim Mädchen höhere Östrogenspiegel ein als beim jeweils anderen Geschlecht. Die männlichen Östrogen- und die weiblichen Testosteronkonzentrationen sind jeweils sehr niedrig. Im weiteren Verlauf der frühen Kindheit bis zum Einsetzen der Pubertät lassen sich dann bei beiden Geschlechtern nur sehr niedrige Testosteron- als auch Östrogenspiegel nachweisen.

Die vorangegangene Ruhephase endet abrupt mit Einsetzen der Pubertät. Diese beginnt beim Jungen mit ca. 9–11 Jahren, beim Mädchen zwischen dem 8. und 10. Lebensjahr. Beim Jungen setzen zunächst nur nachts, dann auch tagsüber, hypothalamische GnRH-Pulse ein, die die Freisetzung von LH und FSH aus der Hypophyse bewirken und die Androgenproduktion und letztlich die Spermatogenese fördern. Durch starke Androgeneinwirkung maskulinisiert der Junge körperlich und psychisch. Beim Mädchen setzt ebenfalls mit der Pubertät eine sich steigernde pulsatile GnRH-Ausschüttung ein, die schließlich den ersten Menstruationszyklus auslöst. Die ersten Zyklen laufen jedoch noch anovulatorisch, also ohne vollständige Eireifung, ab. Mit der Pubertät erreichen somit beim Jungen die Testosteronspiegel und beim Mädchen die Östrogenspiegel ihre maximalen Werte, was die Maskulinisierung beim Jungen bzw. Femininisierung beim Mädchen zur Folge hat. Die mit Abschluss der Pubertät erreichten Sexualhormonwerte werden bis zum Einsetzen des Klimakteriums auf fast unverändertem Niveau gehalten werden. Während mit Pubertät die Reifung zur Fortpflanzungsfähigkeit bezeichnet wird, ist die Adoleszenz der graduelle Übergang von der Kindheit zum Erwachsenen.

Bei der Frau ist die Fortpflanzungsfähigkeit ungefähr bis zum 45. Lebensjahr gegeben. Es schließt sich das sog. Klimakterium an, in dem sich der Übergang von der vollen Geschlechtsreife bis zum Senium vollzieht. Die jetzt nachlassende Funktionstüchtigkeit der Ovarien ist vor allem durch morphologische Veränderungen und durch die nachlassende Anzahl und Qualität östrogenproduzierender Follikel bedingt. Es kommt zu Hypoöstrogenismus, die Rückkopplungsmechanismen bleiben aus, und es stellt sich gegenregulatorisch eine dauerhaft erhöhte Gonadotropinkonzentration ein (Hypergonadotropismus). Schließlich bleibt die Menstruation aus. Die letzte durch die Ovarien gesteuerte Regelblutung wird als Menopause bezeichnet und tritt ungefähr um das 50. Lebensjahr auf. Die größten hormonellen Veränderungen stellen sich jedoch im Zeitraum von 3–5 Jahren vor und nach der Menopause ein. Diese Übergangsphase wird als Perimenopause bezeichnet. In dieser Zeit treten häufig klimakterische Beschwerden auf. Typisch sind z. B. Reizbarkeit, Schlafstörungen, depressive Verstimmungen, Minderung der Leistungskraft, Antriebslosigkeit, Hitzewallungen mit Schweißausbrüchen, Schwindelanfälle, Herzrasen und Parästhesien, die zusammengefasst als **psychisches und vegetatives Menopausensyndrom** bezeichnet werden. Betroffene Frauen werden daher oftmals mit Östrogenen oder kombinierten Östrogen-Gestagen-Präparaten behandelt. Mit dem Begriff der Postmenopause im engeren Sinne wird schließlich der endgültige Wechsel vom fortpflanzungsfähigen zum unfruchtbaren Stadium bezeichnet. Die Hauptbildungsorte von Östrogenen liegen nun außerhalb der Gonaden wie z. B. im Fettgewebe, in der Muskulatur und in den Nebennierenrinden. Androgenwirkende Hormone werden zwar weiterhin ausgeschüttet, können aber nur geringfügig in Östrogene umgewandelt werden.

Im Gegensatz zur Frau verläuft der Alterungsprozess des reproduktiven Systems beim Mann deutlich gradueller und zeitlich variabler. Die zumeist in der fünften Lebensdekade einsetzende und kontinuierlich fortschreitende Abnahme der Androgenproduktion ist hauptsächlich auf die Degeneration und Abnahme der Leydig-Zellen zurückzuführen und scheint dabei vom allgemeinen Gesundheitszustand abhängig zu sein. Die mit dem Alter nachlassende Funktionstüchtigkeit der Hoden kann sowohl zu einer Erhöhung der gonadotropen Hormone LH und FSH im Sinne eines primären Hypogonadismus als auch zu absinkenden Konzentrationen an bioaktivem LH im Sinne eines sekundären Hypogonadismus führen. Die Signalwirkung von GnRH scheint sich im Weiteren mit fortschreitendem Alter allgemein abzuschwächen, und es verliert sich mit der geringeren Häufigkeit an LH-Signalen der für den jungen Mann typische zirkadiane Testosterontagesrhythmus. Weiterhin lässt im Alter die Abbaurate im Plasma nach, während gleichzeitig die Testosteronbindungskapazität ansteigt. Aufgrund verstärkter Aromatisierung verschiebt sich nun das Verhältnis von Östrogenen zu Androgenen zugunsten der östrogenen Hormone, was nicht zuletzt auf den mit dem Alter häufig ansteigenden Fettanteil des Körpers zurückzuführen ist (denn: Fettgewebe ist ein Hauptbildungsort von Östrogenen außerhalb der Gonaden.) Die reproduktive Funktionsfähigkeit kann jedoch durchaus bis in das hohe Lebensalter erhalten bleiben, obwohl sich einerseits im Rahmen der Spermiogenese altersbedingte Veränderungen in der täglichen Produktionsrate, Morphologie und Motilität der Spermien einstellen und andererseits die erektile Potenz nachzulassen scheint. Analog zur Behandlung klimakterischer Beschwerden bei Frauen werden seit einigen Jahren auch Fragen der Hormonsubstitution für den Mann im höheren Lebensalter diskutiert.

Aus psychoendokrinologischer Sicht ist bedeutsam, dass Sexualsteroide die HHNA-Reaktion auf Stress maßgeblich beeinflussen, wie sowohl zahlreiche Tier- als auch Humanstudien belegen (Kudielka et al. 2009). Generelle Stimmungsverbesserungen durch Hormonsubstitutionstherapien im Klimakterium konnten nicht bestätigt werden. Jedoch scheinen Östrogensubstitutionen bei postmenopausalen Frauen durchaus Verbesserungen in kognitiven Leistungstests bewirken zu können sowie das Demenzrisiko zu reduzieren. Testosteronsubstitution bei älteren Männern scheint positive Auswirkungen auf das Wohlbefinden und die Libido zu besitzen, jedoch sind die Gefahren möglicher Nebenwirkungen nicht zu unterschätzen. Ebenfalls liegen Hinweise vor, dass Testosterongaben auch kognitive Leistungen beeinflussen können. Es liegen jedoch auch Befunde vor, die solche Zusammenhänge beim Menschen nicht stützen (Kirschbaum et al. 2005).

9.1.5 Dehydroepiandrosteron (DHEA) über die Lebensspanne

Grundlagen von Dehydroepiandrosteron

Das Steroidhormon Dehydroepiandrosteron (DHEA) gehört zur Gruppe der Androgene und wird beim Menschen in den Nebennierenrinden und Gonaden synthetisiert und ausgeschüttet. DHEA liegt auch zentralnervös vor und wird daher als Neurosteroid bezeichnet. Die Sekretion von DHEA erfolgt primär durch ACTH. Kortisol (▶ Abschn. 9.1.1) und DHEA können jedoch sehr unterschiedliche oder gar gegenläufige Sekretionsmuster zeigen. DHEA und DHEA-S, also an Sulfat gebundenes DHEA, werden an den Blutstrom abgegeben und zirkulieren dort in sowohl gebundener als auch in freier Form. Aufgrund unterschiedlicher Affinitäten zu Transportstoffen zeigt DHEA-S eine hohe zeitliche Stabilität (7–19 h) während DHEA einem raschen enzymatischen Abbau unterworfen ist (15–30 min). Die Plasmakonzentration von DHEA-S ist unter den Steroiden am Größten, sie kann bis zu 10-mal höher als die Kortisolkonzentration ausfallen. Im Gegensatz zu Kortisol verfügt DHEA auch nicht über einen Feedbackmechanismus auf hypophysärer oder hypothalamischer Ebene.

Dehydroepiandrosteron über die Lebensspanne

Der ontogenetische Verlauf von DHEA-Konzentrationen zeigt beim Menschen ein einzigartiges Muster. Während die fetalen Nebennierenrinden DHEA produzieren, sinken die DHEA-Spiegel in den ersten Lebensmonaten kontinuierlich ab, bis ungefähr mit Ende des 2. Lebensjahres ein Minimum in der DHEA-Konzentration erreicht ist. Mit dem 7. Lebensjahr kommt es dann zu einem plötzlichen präpubertären Anstieg, der bis zum 15. Lebensjahr zu verzeichnen ist. Mit ca. 30 Jahren erreichen sowohl Männer als auch Frauen ihre Lebenshöchstwerte. Auffällige Geschlechtsunterschiede zeigen sich im Erwachsenenalter insofern, als dass Männer im Vergleich zu Frauen fast durchgängig über 10–30% höhere DHEA- und DHEA-S-Konzentrationen verfügen. Nach dem 30. Lebensjahr sinkt die Konzentration an DHEA kontinuierlich ab. Das jährliche Absinken liegt bei ca. 2–3%. Es stellt somit eine besondere Eigenart von DHEA dar. Dennoch zeigt sich eine große Variabilität in individuellen Verläufen, die im Einzelfall nicht unbedingt dem prototypischen Verlauf folgen. Der auffällige Altersabbau beruht vermutlich weniger auf einer verstärkten Abbaurate von DHEA und seinem Sulfat, sondern vielmehr einer verringerten Synthese. Parallel zum alterskorrelierten Absinken der DHEA-Spiegel verliert sich ebenfalls kontinuierlich das typische zirkadiane Profil. Aufgrund seiner spezifischen peripheren und auch zentralen sowie übergreifenden Effekte wird DHEA auch als multifunktionales Steroidhormon bezeichnet. DHEA scheint nicht über einen eigenen selektiven Rezeptor zu verfügen, sondern entfaltet seine Wirkungen im Allgemeinen auf nichtgenomischem Wege oder aber über die Umwandlung in aktive Steroide. Aus Sicht der Psychoendokrinologie sind die zentralen Effekte von DHEA von besonderem Interesse. So zeigen z. B. DHEA und besonders DHEA-S als Neurosteroide antagonistische Wirkungen am GABA-A-Rezeptorkomplex. Sie hemmen die GABA-vermittelte Inhibition und entfalten daher bezogen auf die Zielneurone eine exzitatorische Wirkung. Damit sind DHEA und DHEA-S potente Modulatoren des generellen Erregungsniveaus. Im Weiteren wird diskutiert, inwieweit DHEA das generelle physische und physische Wohlbefinden beim Menschen sowie die kognitive Leistungsfähigkeit, zumindest beim Nagetier, beeinflusst.

9.2 Psychoimmunologische Veränderungen während der Lebensspanne

Die wichtigste Aufgabe des Immunsystems ist die Verteidigung des Organismus gegen Krankheitserreger und andere pathogene Substanzen von außen, aber ebenso gegen veränderte körpereigene Zellen, wie z. B. zu Krebs führende Mutationen (▶ ausführlich Kap. 2). Zur Erfüllung dieser Aufgabe stehen dem Immunsystem verschiedene, sehr effektive Abwehrmechanismen zur Verfügung, die in ▶ Kap. 2 ausführlicher beschrieben werden. Innerhalb des Immunsystems tragen verschiedenste Subsysteme zu einer erfolgreichen Krankheitsabwehr bei. Man unterscheidet zum einen das angeborene Immunsystem vom adaptiven Immunsystem. Innerhalb dieser beider Subsysteme wird die Abwehr durch zelluläre Mechanismen (z. B. Makrophagen, natürliche Killerzellen, Granulozyten bei der angeborenen Immunität sowie T- und B-Lymphozyten bei der adaptiven Immunität) und humorale Mechanismen (z. B. Zytokine, Komplementproteine und Antikörper) geleistet.

Da diese Abwehrmechanismen auch körpereigene Gewebe schädigen können, muss das Immunsystem sehr genau zwischen körpereigenen und körperfremden bzw. veränderten körpereigenen Zellen und Stoffen unterscheiden. Abwehrreaktionen stehen zudem unter enger Überwachung immuneigener Mechanismen sowie anderer Systeme, wie z. B. der HHNA und des SNS, welche die Aktivität des Immunsystems in beide Richtungen beeinflussen können.

Die Psychoimmunologie befasst sich mit der Untersuchung der Regulation des Immunsystems durch das zentrale Nervensystem und dessen periphere Effektorsysteme, wie z. B. die oben genannten Stresssysteme HHNA und SNS, und ebenso mit der Beeinflussung des zentralen Nervensystems durch das Immunsystem. Von besonderer Bedeutung ist hier die Tatsache, dass die meisten Zellen des Immunsystems Rezeptoren für Botenstoffe des endokrinen Systems aufweisen, die diese Regulation möglich machen. Zudem sezernieren die Zellen des Immunsystems eigene Botenstoffe, die sog. Zytokine. Diese Zytokine dienen nicht nur der Kommunikation innerhalb des Immunsystems, sondern werden auch von anderen Geweben und Organsystemen, u. a. dem ZNS erkannt.

Die Entwicklung des Immunsystems über die Lebensspanne des Menschen wird nicht durch das Lebensalter allein determiniert, sondern kovariiert mit altersbedingten Veränderungen anderer Systeme. So ist z. B. durch die Interaktion mit dem endokrinen System die Alterung des Immunsystems unter anderem durch psychologische Ereignisse wie chronischen Stress und Traumatisierung beeinflussbar. Bei der Betrachtung der Entwicklung des Immunsystems über die Lebensspanne muss unterschieden werden zwischen

- der Immunkompetenz, d. h. der Fähigkeit des Immunsystems Krankheitserreger und veränderte körpereigenen Zellen zu erkennen und zu bekämpfen, und
- der Immunkontrolle, d. h. der Fähigkeit des Immunsystems die eigenen Aktivität herunterzuregulieren und somit die Bekämpfung körpereigener Gewebe zu vermindern.

Veränderungen der Immunkontrolle wiederum können sich auf die Funktion des zentralen Nervensystems auswirken und so auch psychologische Effekte haben.

9.2.1 Entwicklung der Immunkompetenz über die Lebensspanne

Entwicklung der Immunkompetenz in den ersten Lebensjahren

Der menschliche Organismus verfügt schon pränatal über ein funktionierendes Immunsystem. Im ersten Schwangerschaftstrimester findet eine Kolonisierung des Thymus durch hämatopoetische (blutbildende) Stammzellen statt, die in der 7. bis 10. Schwangerschaftswoche beginnen, zu T-Lymphozyten zu reifen. Ab der 10. bis 12. Schwangerschaftswoche können auch die ersten Antikörper nachgewiesen werden. Dieses pränatale Immunsystem ist in seiner Funktionsweise an die besonderen intrauterinen Bedingungen angepasst. Zum einen wird ein Schutz gegenüber viralen und bakteriellen Infektionen über die Plazenta angestrebt, wobei gleichzeitig proinflammatorische und TH1-Abwehrreaktionen unterdrückt werden, da diese zu einem Abbruch der Schwangerschaft oder einer Frühgeburt führen können (M'Rabet et al. 2008).

Beim Neugeborenen muss die immediate Abwehr von Krankheitserregern zunächst durch das angeborene Immunsystem erfolgen, das sich allerdings noch den intrauterinen Aufgaben entsprechend in einem gehemmten Zustand befindet. Die Abwehr von Krankheitserregern ist dadurch beim Neugeborenen zunächst nicht optimal. Daher gehören Infektionen des Gastrointestinaltrakts und des respiratorischen Systems zu den häufigsten Todesursachen. Jedoch ist diese Vermeidung von Entzündungsreaktionen für die Kolonisation der Haut und des Gastrointestinaltrakts mit nützlichen Bakterien erforderlich (M'Rabet et al. 2008). Bestimmte Zellen der angeborenen Immunität sind beim Neugeborenen noch nicht voll funktionsfähig. Neutrophile Granulozyten, dendritische Zellen und Monozyten liegen in verringerter Anzahl vor, und zeichnen sich durch eine verringerte antimikrobielle Aktivität, Antigenpräsentation und Zytokinproduktion aus. Natürliche Killerzellen sind ebenfalls weniger effektiv. Auch die physikalischen Abwehrmechanismen weisen im Neugeborenen zunächst eine verringerte Funktion auf. Beim Erwachsenen wird z. B. im Magen ein niedriger pH-Wert aufrechterhalten, und es werden antipathogene Substanzen sezerniert. Dieses, sowie die Sekretion von Mukusproteinen ist beim Neugeborenen noch stark eingeschränkt (M'Rabet et al. 2008).

Während traditionell davon ausgegangen wurde, dass ein adaptives Immunsystem im Neugeborenen nicht funktionsfähig ist, musste diese Ansicht revidiert werden. Studien am Mausmodell zeigten, dass neonatale Zellen aus allen Funktionsbereichen des adaptiven Immunsystems unter optimalen Bedingungen voll aktiviert werden können (Adkins et al. 2004). Allerdings zeigen diese Ergebnisse eher ein theoretisches Potenzial. Im realen Leben sind adaptive Immunreaktionen beim Neugeborenen tatsächlich oft weniger ausgeprägt und weniger protektiv als die von Erwachsenen. Diese Funktionseinschränkungen lassen sich durch unterschiedliche Mechanismen erklären. Zum einen ist die Anzahl der Immunzellen geringer und zum anderen stammen noch viele Zellen von fetalen hämatopoietischen Vorläufern ab und sind somit an intrauterine Bedingungen angepasst. Aufgrund der geringeren Lebensdauer ist die Zahl der zurückliegenden Pathogenexpositionen und damit die Anzahl der Gedächtniszellen in den ersten Lebensmonaten geringer. Neonatale T- und B-Lymphozyten weisen zudem charakteristische Reaktions- und Interaktionsmuster auf, die oftmals in einer verringerten Aktivierung resultieren. Da das Potenzial zu voller Aktivierung bei optimaler Stimulierung vorhanden ist, wird davon ausgegangen, dass sich eine Vermeidung von Immunreaktionen gegen die auf das Neugeborene einwirkende massive Anzahl von Krankheitserregern als evolutionärer Schutzmechanismus gegen potenziell lebensbedrohliche Immunüberaktivierung entwickelt hat (Adkins et al. 2004).

Aufgrund der verringerten Immunkompetenz profitiert das neonatale Immunsystem besonders vom Transfer verschiedenster immunmodulierender Substanzen sowie von Antikörpern über die Muttermilch. Durch die Weitergabe mütterlicher Antikörper findet ein teilweiser Transfer des mütterlichen immunologischen Gedächtnisses statt. So profitieren Neugeborene von pränatalen Impfungen der Mutter, was z. B. für Diphterie gezeigt wurde. Zudem spielen maternale Substanzen eine wichtige Rolle durch die Modulation der Reifung des neonatalen intestinalen Immunsystems (M'Rabet et al. 2008).

Immunkompetenz im Erwachsenenalter

Mit zunehmender Antigenexposition findet im Anschluss eine zunehmende Reifung des Immunsystems statt. Hierbei stellen die ersten beiden Lebensjahre die wichtigste Phase dar. Antikörper des Typs IgM (Immunglobulin M) erreichen in den beiden Lebensjahren erwachsene Konzentrationen (IgG oft erst im Alter von 4–6 Jahren) (Holladay u. Smialowicz 2000) und die Stimulierbarkeit verschiedener Immunfunktionen in vitro entwickelt in etwa demselben Zeitfenster erwachsene Werte (West 2002). Diese Reifungsphase scheint allerdings recht variabel zu sein, und wird durch Faktoren wie z. B. Antigenexposition und Stillen beeinflusst. Die Entwicklung der Immunkompetenz setzt sich bis ins Erwachsenenalter fort und wird weiterhin von einer Vielzahl von Faktoren, wie z. B. der Pubertät, moduliert (Holladay u. Smialowicz 2000).

Veränderung der Immunkompetenz im höheren Lebensalter

Im höheren Lebensalter beobachtet man typische Veränderungen der Immunfunktion, welche mit dem Begriff »Immunseneszenz« (englisch: »immunosenescence«) beschrieben werden. Eine der wichtigsten Veränderungen ist die Verringerung der Immunkompetenz, d. h. eine verringerte Fähigkeit des Immunsystems den Organismus gegen Krankheitserreger zu verteidigen.

Die deutlichste Auswirkung dieser Immunseneszenz ist eine erhöhte Anfälligkeit für Infektionserkrankungen. Ältere Menschen erkranken signifikant häufiger an Lungenentzündung, Meningitis, Infektionen des Urogenitaltraktes, Grippe (Influenza) und Gürtelrose (Herpes zoster). Insbesondere Influenza und Lungenentzündung stellen nach kardiovaskulären Erkrankungen und Krebs die dritthäufigste Todesursache in der Altersgruppe über 75 Jahren dar. Des Weiteren ändert sich im höheren Lebensalter die klinische Präsentation von Infektionen. Insbesondere der häufig verringerte Anstieg der Körpertemperatur trägt zu einer verzögerten Diagnose und Behandlung und dadurch zur höheren Mortalität bei. Deutlich vermindert im höheren Lebensalter ist weiterhin der Erfolg von Impfungen. Dieses wird besonders deutlich im Zusammenhang mit saisonalen Grippeimpfungen sowie bei der Impfung gegen Pneumokokken, den wichtigsten Auslösern der Lungenentzündung. Hier zeigen Menschen im höheren Lebensalter häufig fast eine Halbierung der Effektivität des Schutzes.

Zu den am frühesten beobachtbaren altersbedingten Veränderungen des Immunsystems gehört die Veränderung des Thymus, dessen Rückbildung schon in frühen Lebensjahren beginnt. Während lange angenommen wurde dass der Thymus seine Funktion im höheren Lebensalter vollständig einstellt, weiß man heute dass im Thymus durchaus bis ins hohe Lebensalter weitere T-Lymphozyten heranreifen können. Allerdings nimmt die Anzahl und Funktionsfähigkeit dieser T-Zellen mit zunehmendem Lebensalter ab. Während die Anzahl von Gedächtniszellen zunimmt, scheint die Fähigkeit, auf neue Antigene zu reagieren am stärksten betroffen zu sein (Dorshkind et al., 2009).

Im Zusammenhang mit der Atrophie des Thymus kommt es im höheren Lebensalter zu typischen Veränderungen im Bereich der zellulären adaptiven Immunität, wobei Veränderungen in der Funktionsweise der CD8-T-Zellen am besten untersucht sind. Neben der verringerten Produktion naiver T-Lymphozyten kommt es etwa ab dem 60. Lebensjahr zur sog. oligoklonalen Expansion. Anstelle der Proliferation eines bestimmten, antigenspezischen T-Zell-Klons zeigen andere, nicht für das Antigen spezifische T-Zellen eine erhöhte Zellteilung. Es handelt sich hierbei meist um T-Zellen, welche für früher angetroffene oder chronisch vorhandene Krankheitserreger wie den Zytomegalievirus (ZMV) spezifisch sind. Diese Expansion von nicht benötigten T-Zellen verringert die Fähigkeit des Immunsystems, adäquat und spezifisch auf neue Antigene zu reagieren. Zudem erschwert die Anwesenheit vieler nicht benötigter T-Zellen die Besiedelung peripherer lymphatischer Organe durch neue naive T-Lymphozyten. Diese Veränderungen in Subpopulation und Funktionsweise gehen einher mit einigen phänotypischen Veränderungen, wie z. B. der verringerten Produktion des Zytokins Interleukin-(IL-)2 und dem Verlust des kostimulatorischen Moleküls CD28 (Dorshkind et al. 2009). Von ähnlichen Defekten sind auch CD4-T-Helferzellen betroffen. Im höheren Lebensalter werden nicht nur weniger naive T-Helferzellen produziert, sondern die vorhandenen Zellen zeigen bestimmte Funktionseinschränkungen, wie z. B. eine verringerte Fähigkeit zur Bindung an antigenpräsentierende Zellen, verringerte IL-2-Produktion und verringerte Expansion nach Antigenpräsentation (Dorshkind et al. 2009).

Weniger gut untersucht ist die altersbedingte Veränderung von B-Lymphozyten, z. B. eine geringere Affinität der produzierten Antikörper für ihre jeweiligen Antigene. Zudem zeigen B-Lymphozyten im höheren Lebensalter eine verringerte Fähigkeit zum sog. Klassenwechsel, der es B-Lymphozyten ermöglicht, für ein bestimmtes Antigen spezifische Antikörper mit unterschiedlichen Isotypenklassen (z. B. IgG, IgA oder IgE) zu produzieren. Zwar sind diese Funktionsveränderungen mit einer verringerten Effektivität der B-Lymphozyten verbunden, jedoch ist unklar, ob es sich um intrinsische Veränderungen oder um Folgen der verminderten Funktionalität von CD4-T-Helferzellen handelt (Dorshkind et al. 2009).

9.2.2 Veränderungen der Immunkontrolle über die Lebensspanne

Ein wichtiger Faktor in der Betrachtung des Immunsystems neben der Kompetenz zur Abwehr potenzieller externer Pathogene oder veränderter körpereigener Gewebe liegt in der Fähigkeit des Organismus, das Immunsystem unter Kontrolle zu halten. Wie im Grundlagenteil (▶ Kap. 3) dargestellt, ist ein Versagen der Immunkontrolle mit negativen Gesundheitsauswirkungen, insbesondere mit chronisch entzündlichen sowie Autoimmunerkrankungen assoziiert.

Entwicklung von Autoimmunerkrankungen über die Lebensspanne

Die Fähigkeit des Organismus zur Kontrolle des Immunsystems verändert sich über die Lebensspanne. Insbesondere bei den Autoimmunerkrankungen zeigt sich ein Zusammenhang mit der Entwicklung der HHGA. Es kommt z. B. zu einem dramatischen Anstieg in der Inzidenz des systemischen Lupus erythematodes (SLE) beim Eintritt der Pubertät bei jungen Frauen.Diese Inzidenz ist nach der Pubertät bei Frauen etwa 5-mal höher als bei Männern. Vergleichbare Zusammenhänge scheint es bei der multiplen Sklerose (MS) zu geben. Präpubertär zeigt sich eine leicht erhöhte Inzidenz bei Jungen, doch ab einem Alter von 12 Jahren zeigt sich eine deutliche Verschiebung hin zu ebenfalls etwa 5-mal höheren Inzidenzraten bei jungen Frauen (Shaw u. Stevens 2008) (▶ ausführlich Kap. 12).

Während des Erwachsenenalters steht das Immunsystem in enger Interaktion mit dem endokrinen System und wird somit zum einen durch Veränderungen der basalen Aktivität und der Reaktivität von Stresssystemen moduliert. Zum anderen wirkt weiterhin das reproduktive System auf die Funktion des Immunsystems ein. So gibt es z. B. einen Zusammenhang in der Aktivität von Autoimmunerkrankungen mit dem weiblichen Menstruationszyklus und deutliche Unterschiede zwischen den Geschlechtern, die wiederum in den reproduktiven Lebensjahren am deutlichsten ausgeprägt sind. So treten das Sjögren-Syndrom und der SLE zu 90–95% bei Frauen auf, bei der rheumatoiden Arthritis sind etwa zwei Drittel der Betroffenen weiblichen Geschlechts. Aufgrund der Variation der Symptome mit dem Menstruationszyklus sowie typischer Veränderungen einer Schwangerschaft und Postpartum wird angenommen, dass gonadale Steroide für die Modulation der Immunfunktion verantwortlich sind (Whitacre 2001).

Im höheren Lebensalter zeigt sich ein weniger eindeutiges Bild. Zum einen findet man eine erhöhte Konzentration von Autoantikörpern im Blut älterer Menschen, andererseits erfahren einige Autoimmunerkrankungen wie der SLE und das Sjögren-Syndrom im höheren Lebensalter eine deutliche Symptomminderung. Häufig kommt es zu einer veränderten klinischen Präsentation, wie z. B. bei der rheumatoiden Arthritis (Ramos-Casals et al. 2003).

Chronisch unterschwellige Entzündung im höheren Lebensalter

Eine der bedeutendsten altersbedingten Veränderungen der Immunfunktion ist der graduelle Verlust der Immunkontrolle im Bereich der angeborenen Immunität. Betrachtet man die Aktivität einzelner Bestandteile der angeborenen Immunität, so kommt es hier ähnlich wie bei der adaptiven Immunität mit zunehmendem Lebensalter zu einer Abnahme der Anzahl aktivierbarer Immunzellen und zu einer Abnahme der funktionellen Effektivität. So z. B. zeigen neutrophile Granulozyten und dendritische Zellen eine verringerte Fähigkeit zur Phagozytose und Chemotaxis und natürliche Killerzellen liegen in verringerter Anzahl vor und sind weniger effektiv. Jüngere Untersuchungen an Monozyten und Makrophagen zeigen ebenfalls Funktionseinschränkungen, die sich durch geringere Stimulierbarkeit zur Freisetzung proinflammatorischer Zytokine wie IL-1-β, IL-6, und Tumornekrosefaktor (TNF)-α auszeichnen (Franceschi et al. 2007).

Scheinbar inkompatibel mit diesen Ergebnissen ist der deutliche Anstieg der Konzentrationen proinflammatorischer Zytokine sowie des Akutphasenproteins C-reaktives Protein (CRP) im Blutplasma. Insbesondere die Plasmakonzentrationen des IL-6 steigen kontinuierlich mit dem Lebensalter an und sind im höheren Lebensalter 2- bis 3-mal höher als im Erwachsenenalter (Krabbe et al. 2004). Es ist zur Zeit nicht eindeutig geklärt, wie es in Anbetracht der verringerten Stimulierbarkeit isolierter Immunzellen zu systemisch erhöhten Konzentrationen kommen kann. Denkbar ist, dass die verringerte Stimulierbarkeit in vitro im Sinne einer negativen Feedbackschleife ein Resultat des systemisch erhöhten Entzündungsstatus sein könnte, dass die systemisch erhöhten Entzündungsmediatoren von nonimmunologischen Geweben sezerniert werden, oder dass diese Folge altersbedingter Veränderungen der Konzentration von Sexual- und Stresshormonen darstellen. Franceschi et al. haben zur Erklärung dieser Veränderungen die Theorie des »inflamm-aging« formuliert. Sie postulieren, dass der Alterungsprozess des angeborenen (und des adaptiven) Immunsystems eine Folge chronischer Stimulation durch Antigenexposition über die gesamte Lebensspanne darstellt, die letztendlich zu einem Zustand der chronischen Überaktivierung führt (Franceschi et al. 2007).

Wenn auch die genauen Ursachen der chronisch unterschwelligen Entzündung im höheren Lebensalter zurzeit noch nicht bekannt sind, so sind dessen Folgen eindeutig: In Längsschnittstudien konnte gezeigt werden, dass erhöhte Konzentrationen inflammatorischer Moleküle wie TNF-α, IL-6 und CRP signifikante Prädiktoren für allgemeine Morbidität und Mortalität darstellen (Krabbe et al. 2004). Harris et al. (1999) berichten ein 2,6-fach erhöhtes Todesrisiko in einer etwa fünfjährigen Follow-Up-Periode für diejenigen Studienteilnehmer über 65 Jahre, die sowohl erhöhte IL-6 als auch CRP-Konzentrationen im Blut aufwiesen (Harris et al. 1999). Diese Effekte sind in allen Studien unabhängig von Vorerkrankungen oder anderen traditionellen Risikofaktoren wie z. B. Rauchen, Bluthochdruck, Übergewicht oder Inaktivität, was auf eine ursächliche Rolle der Entzündungsprozesse hindeutet. Tatsächlich sind Entzündungsprozesse ein zentraler pathophysiologischer Mechanismus bei der Arteriosklerose und somit ein Vorläufer für Herz-Kreislauf-Erkrankungen (▶ Kap. 14). Zudem wird eine Beteiligung von Entzündungsprozessen an der Entstehung von Insulinresistenz und Diabetes, der Alzheimer-Erkrankung, Osteoporose, Gebrechlichkeit und Verschlechterung kognitiver Fähigkeiten vermutet (Krabbe et al. 2004).

9.2.3 Zusammenhang der Immunseneszenz mit psychosozialen Faktoren

Betrachtet man die oben beschriebenen Veränderungen von Immunkompetenz und Immunkontrolle, so wird deutlich, dass wir auf deskriptivem Niveau recht genau wissen, welche Immunfunktionen im höheren Lebensalter vorkommen, und warum z. B. die Abwehr von Krankheiten verschlechtert ist. Weniger gut ist allerdings untersucht, warum es zu diesen Veränderungen kommt, und wie interindividuelle Unterschiede im Bereich der Immunseneszenz erklärbar sind. Zwei prominente Theorien sind bereits angesprochen worden. Die Theorie des »inflamm-aging« postuliert, dass lebenslange Antigenexposition zu einem Zustand der chronischen Überaktivierung der Entzündungskaskade führt (Franceschi et al. 2007). Die Theorie der replikativen Seneszenz postuliert, dass lebenslange Antigenexposition zu einer Verkürzung der sog. Telomere in T-Lymphozyten führt. Als Telomere werden spezifische DNA-Strukturen an den Chromosomenden bezeichnet, die zum einen für die Stabilität der Chromosomen erforderlich sind, und zum anderen mit jeder Zellteilung verkürzt werden. Das Enzym Telomerase kann diesem Prozess entgegenwirken, ist aber nicht in allen Zelltypen gleichermaßen vorhanden (Blackburn 1990). Bei T-Lymphozyten schränkt die Verkürzung der Telomere die Möglichkeit für weitere Replikationszyklen ein. Dies bedingt die oben beschriebene oligoklonale Expansion, welche mit einer verminderten Fähigkeit einhergeht, spezifische T-Zell-Klone zu aktivieren(Dorshkind et al. 2009). Da beide Theorien lebenslange Antigenexposition als zentrale Ursache für die Alterung postulieren, ist es denkbar dass diese in Übereinstimmung gebracht werden können und so den Prozess der Immunseneszenz besser beschreiben können. Eine Schlussfolgerung aus beiden Theorien ist, dass eine schnellere oder frühere Alterung des Immunsystems die Folge von häufigeren und/oder schwereren Infektionen mit unterschiedlichen Pathogenen ist.

Einfluss von psychosozialen Faktoren auf die Immunseneszenz

Aufgrund der engen Vernetzung des Immunsystems mit Effektorsystemen des ZNS sowie mit dem endokrinen System kann weiterhin angenommen werden, dass altersassoziierte Veränderungen in diesen Systemen mit der Immunseneszenz zusammenhängen.

Untersuchungen an Personengruppen, die chronischen Stressbelastungen ausgesetzt sind, haben zu der Erkenntnis geführt, dass chronischer Stress ähnliche Effekte hat wie die oben beschriebene Immunseneszenz. Zu den am häufigsten untersuchten Personen gehören sog. »Caregiver«, d. h. Personen, die ein enges Familienmitglied mit einer schweren, meist degenerativen Erkrankung wie z. B. der Alzheimer-Krankheit pflegen müssen. Diese Personen stehen unter vielfältigen Belastungen, was deutliche Auswirkungen auf die Gesundheit hat.

So ist der Erfolg von Impfungen bei »Caregivern« deutlich niedriger als bei gleichaltrigen Kontrollpersonen. »Caregiver« zeigen höhere Plasmakonzentrationen von Antikörpern gegen latente Viren, wie z. B. Epstein-Barr-Virus (EBV) oder Zytomegalievirus (ZMV), was auf eine verringerte Effektivität der zellulären Immunität hindeutet. Zudem zeigen »Caregiver« eine um etwa ein Viertel verlangsamte Wundheilung und, von besonderer Bedeutung im Zusammenhang mit dem Phänomen des »inflamm-aging«, einen signifikant beschleunigten altersassoziierten Anstieg der Plasmakonzentration von IL-6 (Gouin et al. 2008). Möglicherweise im Zusammenhang mit der Theorie der replikativen Seneszenz wurde bei jüngeren »Caregivern« gefunden, dass chronischer Stress mit kürzeren Telomeren und einer verringerten Aktivität des Enzyms Telomerase einhergeht (Epel et al. 2004). Dies kann dahin gehend interpretiert werden, dass chronischer Stress durch eine Verringerung der Replikationsaktivität von T-Lymphozyten zu einer Beschleunigung der Immunseneszenz beitragen kann. Besonders interessant ist in diesem Zusammenhang, dass somit biologischer Stress durch Pathogenexposition und psychosozialer Stress auf demselben pathogenen Mechanismus konvergieren würden.

Im Zusammenhang mit der möglichen Vermittlung altersassoziierter Veränderungen in der Immunfunktion mit chronischem Stresserleben stellt sich die Frage, welche Rolle das endokrine System im Rahmen dieser Veränderungen spielt. Wie in den vorherigen Abschnitten dargestellt, kommt es im höheren Lebensalter zu charakteristischen Veränderungen in verschiedenen Hormonsystemen. So nimmt im höheren Lebensalter die Konzentration von Geschlechtshormonen beim Mann graduell, und bei der Frau mit Einsetzen der Menopause relativ abrupt ab. Die Konzentration des Nebennierenhormons DHEA nimmt graduell mit dem Lebensalter ab. Weniger eindeutig sind altersbedingte Veränderungen der Aktivität der beiden diskutierten Stresssysteme. Veränderungen der HHNA im höheren Lebensalter zeichnen sich durch eine relativ große Variabilität aus. Obwohl das zirkadiane Aktivitätsmuster erhalten bleibt, verringert sich das nächtliche Absinken der Kortisolkonzentrationen, was im Mittel zu leicht erhöhten Kortisolkonzentrationen im Tagesmittel führen dürfte. Für das sympathoadrenomedulläre System werden Anstiege basaler Adrenalinkonzentrationen bei Frauen sowie basaler Noradrenalinkonzentrationen bei beiden Geschlechtern berichtet.

Von besonderer Bedeutung scheint das Verhältnis der Nebennierenhormone Kortisol und DHEA zu sein. Durch das altersbedingte Absinken des

DHEA kommt es im höheren Lebensalter zu einem Anstieg des Kortisol-/DHEA-Verhältnisses. Da angenommen wird, dass DHEA die Immuneffekte von Kortisol abschwächt, wird vermutet, dass diese Imbalance verschiedene altersbedingte Immunveränderungen vermittelt. Insbesondere scheint DHEA die Funktion der adaptiven zellulären Immunität zu unterstützen, während es die Sekretion proinflammatorischer Zytokine verringert. Geschlechtshormone scheinen ähnliche modulierende Auswirkungen zu haben, wodurch ihr Absinken im höheren Lebensalter womöglich weiter zur Immunseneszenz beiträgt. Im Zusammenhang mit der altersbedingten chronisch unterschwelligen Entzündung ist weiterhin von Interesse, dass die Hormone des SAM über die Aktivierung proinflammatorischer Transkriptionsfaktoren zu einer weiteren Anregung der Entzündungsreaktion beitragen können. In Bezug auf die Kontrolle der Entzündungsreaktion ist weiterhin von Bedeutung, dass sowohl chronischer Stress als auch höheres Lebensalter mit einer verringerten Sensitivität der Entzündungsreaktion gegenüber supprimierenden Kortisoleffekten einhergehen (Bauer et al. 2009).

Zusammengenommen unterstützen diese Beobachtungen die Annahme, dass wiederholtes oder dauerhaftes Stresserleben über die Lebensspanne über verschiedenste Mechanismen an der Alterung des Immunsystems beteiligt ist. Zwar wäre es verfrüht zu postulieren, dass Stressereignisse die treibende Kraft des Alterungsprozesses darstellen, jedoch mehren sich Hinweise darauf, dass Stresserleben zu einem früheren und/oder schnellerem Alterungsprozess führen. Zudem scheinen die altersbedingten Veränderungen des endokrinen Systems mit typischen Veränderungen der Immunfunktion und Immunkontrolle zusammenzuhängen. Es wurde postuliert, dass chronische Stressexposition über die Lebensspanne, analog zur chronischen Antigenexposition, zu einer dauerhaften Glukokortikoidresistenz führt, die eine zentrale Rolle bei der chronisch unterschwelligen Entzündung spielt.

Auswirkungen der Immunseneszenz auf das zentrale Nervensystem

Die Interaktion von Immunsystem und ZNS sind nicht unidirektional im Sinne einer Beeinflussung der Peripherie durch die Effektorsysteme des ZNS. Vielmehr ist das Immunsystem in der Lage Signale an das ZNS zu senden und kann somit profunde psychologische Auswirkungen haben.

Infektionen und Entzündungsprozesse gehen häufig mit deutlichen Verschlechterungen des psychischen Wohlbefindens und der kognitiven Leistungsfähigkeit einher. In Tier- und Humanexperimenten konnte gezeigt werden, dass diese Veränderungen durch die proinflammatorischen Zytokine IL-1, IL-6 und TNF-α vermittelt werden. Die Auswirkungen dieser Zytokine werden daher unter dem Begriff »sickness behavior« zusammengefasst. Im Einzelnen umfasst dieser Symptomkomplex neben dem zentralen Element Fieber Veränderungen wie Lethargie, Anorexie, und sozialen Rückzug, erhöhte Schmerzempfindlichkeit und Schläfrigkeit sowie weitere psychologische Veränderungen. So konnte an gesunden Probanden gezeigt werden, dass eine niedrig dosierte Endotoxinbehandlung zu signifikanten Anstiegen von Ängstlichkeit und depressiver Stimmung sowie zu deutlichen Verringerungen der verbalen und nonverbalen Gedächtnisleistung führt. Es herrscht allgemein Übereinstimmung darin, dass diese Symptome einen Schutzmechanismus des Körpers darstellen. Das Immunsystem teilt dem ZNS mit, dass es notwendig ist, die Körpertemperatur zu erhöhen, Energie einzusparen, sich keinen unnötigen Belastungen und Gefahren auszusetzen sowie nicht überlebensnotwendige Funktionen wie Reproduktion und soziale Interaktion zu unterlassen.

Da diese Symptome denen der Depression sehr ähneln, liegt es nahe, eine Verbindung zwischen chronisch unterschwelliger Entzündung und der erhöhten Prävalenz der Depression im höheren Lebensalter anzunehmen. Tatsächlich gibt es inzwischen eine robuste Datenbasis, die einen prospektiven Zusammenhang von IL-6-Konzentrationen und dem Auftreten von Depression und depressiven Symptomen belegt (Dantzer et al. 2008).

Die Veränderungen des Immunsystems im höheren Lebensalter können jedoch auch unabhängig von den immediaten Effekten von Entzündungsmediatoren das Wohlbefinden beeinträchtigen. So liegt es nahe anzunehmen, dass die erhöhte Krankheitsanfälligkeit gegenüber Infektionen sowie das erhöhte Arterioskleroserisiko sich negativ auf das allgemeine Wohlbefinden auswirken.

Literatur

Adkins B, Leclerc C, Marshall-Clarke S (2004) Neonatal adaptive immunity comes of age. Nat Rev Immunol 4(7): 553–564

Bauer ME, Jeckel CM, Luz C (2009) The role of stress factors during aging of the immune system. Ann NY Acad Sci 1153: 139–152

Blackburn EH (1990) Telomeres and Their Synthesis. Science 249(4968): 489–490

Dantzer R, O'Connor JC, Freund GG, Johnson, RW Kelley KW (2008) From inflammation to sickness and depression: when the immune system subjugates the brain. Nat Rev Neurosci 9(1): 46–56

de Kloet ER, Vreugdenhil E, Oitzl MS Joels M (1998) Brain corticosteroid receptor balance in health and disease. Endocr Rev 19(3): 269–301

Dorshkind K, Montecino-Rodriguez E, Signer RA (2009) The ageing immune system: is it ever too old to become young again? Nat Rev Immunol 9(1): 57–62

Epel ES, Blackburn EH, Lin J, Dhabhar FS, Adler NE, Morrow JD et al. (2004) Accelerated telomere shortening in response to life stress. Proc Natl Acad Sci USA 101(49): 17312–17315

Franceschi C, Capri M, Monti D, Giunta S, Olivieri F, Sevini F et al. (2007) Inflammaging and anti-inflammaging: a systemic perspective on aging and longevity emerged from studies in humans. Mech Ageing Dev 128(1): 92–105

Fries E, Dettenborn L, Kirschbaum C (2009) The cortisol awakening response (CAR): facts and future directions. Int J Psychophysiol 72(1): 67–73

Gerlo EA, Schoors DF, Dupont AG (1991) Age- and sex-related differences for the urinary excretion of norepinephrine, epinephrine, and dopamine in adults. Clin Chem 37(6): 875–878

Gouin JP, Hantsoo L, Kiecolt-Glaser JK (2008) Immune dysregulation and chronic stress among older adults: a review. Neuroimmunomodulation 15(4-6): 251–259

Gunnar MR (1992) Reactivity of the hypothalamic-pituitary-adrenocortical system to stressors in normal infants and children. Pediatrics 90(3 Pt 2): 491–497

Gunnar MR, Talge NM, Herrera A (2009) Stressor paradigms in developmental studies: what does and does not work to produce mean increases in salivary cortisol. Psychoneuroendocrinology 34(7): 953–967

Harris TB, Ferrucci L, Tracy RP et al. (1999) Associations of elevated interleukin-6 and C-reactive protein levels with mortality in the elderly. Am J Med 106(5): 506–512

Holladay SD, Smialowicz RJ (2000) Development of the murine and human immune system: differential effects of immunotoxicants depend on time of exposure. Environ Health Perspect 108, Suppl 3: 463–473

Huizink AC, Mulder EJ, Buitelaar JK (2004) Prenatal stress and risk for psychopathology: specific effects or induction of general susceptibility? Psychol Bull 130(1): 115–142

Kirschbaum C, Kudielka BM, Gaab J, Schommer NC, Hellhammer DH (1999) Impact of gender, menstrual cycle phase, and oral contraceptives on the activity of the hypothalamus-pituitary-adrenal axis. Psychosom Med 61(2): 154–162

Kirschbaum C, Kudielka BM, Wolf TO, Rohleder N (2005) Endokrinologie und Immunologie des höheren Lebensalters. In Filipp S-H, Staudinger UM (Hrsg) Enzyklopädie der Psychologie, Themenbereich C Theorie und Forschung, Serie V Entwicklungspsychologie, Band 6 Entwicklungspsychologie des mittleren und höheren Erwachsenenalters, Hogrefe, Göttingen, pp, chapter 5, 173–208

Krabbe KS, Pedersen M, Bruunsgaard H (2004) Inflammatory mediators in the elderly. Exp Gerontol 39(5): 687–699

Kudielka BM, Kirschbaum C (2005) Sex differences in HPA axis responses to stress: a review. Biol Psychol 69(1): 113–132

Kudielka BM, Wüst S (2010) Human models in acute and chronic stress – assessing determinants of the individual stress response. Stress 13(1): 1–14

Kudielka BM, Schmidt-Reinwald AK, Hellhammer DH, Kirschbaum C (1999) Psychological and endocrine responses to psychosocial stress and dexamethasone/corticotropin-releasing hormone in healthy postmenopausal women and young controls: the impact of age and a two-week estradiol treatment. Neuroendocrinology 70(6): 422–430

Kudielka BM, Buske-Kirschbaum A, Hellhammer DH, Kirschbaum C (2004) HPA axis responses to laboratory psychosocial stress in healthy elderly adults, younger adults, and children: impact of age and gender. Psychoneuroendocrinology 29(1): 83–98

Kudielka BM, Schmidt-Reinwald AK, Hellhammer DH, Schürmeyer T, Kirschbaum C (2000) Psychosocial stress and HPA functioning: no evidence for a reduced resilience in healthy elderly men. Stress 3(3): 229–240

Kudielka BM, Hellhammer DH, Wüst S (2009) Why do we respond so differently? Reviewing determinants of human salivary cortisol responses to challenge. Psychoneuroendocrinology 34(1): 2–18

Lupien S, Lecours AR, Schwartz G et al. (1996) Longitudinal study of basal cortisol levels in healthy elderly subjects: evidence for subgroups. Neurobiol Aging, 17(1), 95–105

M'Rabet L, Vos AP, Boehm G, Garssen J (2008) Breast-feeding and its role in early development of the immune system in infants: consequences for health later in life. J Nutr 138(9): 1782S–1790S

McEwen BS (1998) Protective and damaging effects of stress mediators. N Engl J Med 338(3): 171–179

Ng PC (2000) The fetal and neonatal hypothalamic-pituitary-adrenal axis. Arch Dis Child Fetal Neonatal Ed 82(3): F250–254

Nierop A, Bratsikas A, Klinkenberg A, Nater U, Zimmermann R, Ehlert U (2006) Prolonged salivary cortisol recovery in second trimester pregnant women and attenuated salivary alpha-amylase responses to psychosocial stress in human pregnancy. J Clin Endocrinol Metab 91: 1329–1335

Ramos-Casals M, Garcia-Carrasco M, Brito MP, Lopez-Soto A, Font J (2003) Autoimmunity and geriatrics: clinical significance of autoimmune manifestations in the elderly. Lupus 12(5): 341–355

Rohleder N, Nater UM (2009) Determinants of salivary alpha-amylase in humans and methodological considerations. Psychoneuroendocrinology 34(4): 469–485

Sapolsky RM, Krey LC, McEwen BS (1986) The neuroendocrinology of stress and aging: the glucocorticoid cascade hypothesis. Endocr Rev 7(3): 284–301

Seeman TE, Robbins RJ (1994) Aging and hypothalamic-pituitary-adrenal response to challenge in humans. Endocr Rev 15(2): 233–260

Shaw EA, Stevens AM (2008) Are pediatric autoimmune diseases primarily genetic diseases? Curr Opin Rheumatol, 20(5): 589–594

Strahler J, Mueller A, Rosenloecher F, Kirschbaum C, Rohleder N (2010) Salivary alpha-amylase stress reactivity across different age groups. Psychophysiology 47(3): 587–595

Van Cauter E, Leproult R, Kupfer DJ (1996) Effects of gender and age on the levels and circadian rhythmicity of plasma cortisol. J Clin Endocrinol Metab 81(7): 2468–2473

West LJ (2002) Defining critical windows in the development of the human immune system. Hum Exp Toxicol 21(9–10): 499–505

Whitacre CC (2001) Sex differences in autoimmune disease. Nat Immunol 2(9): 777–780

Wilhelm I, Born J, Kudielka BM, Schlotz W, Wüst S (2007) Is the cortisol awakening rise a response to awakening? Psychoneuroendocrinology 32(4): 358–366

Endokrine Parameter als Evaluationskriterien psychotherapeutischer Maßnahmen

Jens Gaab

Unter der Annahme, dass einerseits endokrine Parameter und deren Interaktionen bedeutsam für die Entstehung und den Verlauf von psychischen Störungen und somatischen Erkrankungen sind und andererseits psychische Prozesse einen Einfluss auf endokrine Parameter haben, stellt sich die interessante Frage, ob denn auch im Umkehrschluss über psychische Prozesse und Interventionen ein Einfluss auf endokrine Parameter und über deren jeweilige ätiologische Bedeutung, auf die Entstehung und den Verlauf von psychischen Störungen und somatischen Erkrankungen ausgeübt werden kann. Dieser Möglichkeit soll in diesem Kapitel auf den Grund gegangen werden, indem psychoendokrine Ansatzpunkte sowie die Effekte von dort ansetzenden Interventionen beschrieben und diskutiert werden sollen.

10.1 Psychoendokrinologische und -immunologische Ansatzpunkte

Aufgrund ihrer großen Bedeutung für das (Über-) Leben ist es sinnvoll, jedenfalls aus einer überlebensbezogenen Perspektive, den Einfluss von psychischen Prozessen auf das Hormonsystem nicht unbeschränkt zu zulassen – vor allem, wenn man berücksichtigt, welche Risiken in Kauf genommen werden, um mit der Beeinflussung durch Hormone einen Vorteil zu erreichen, z. B. durch Doping mit Steroiden im Spitzensport (Quaglio et al. 2009). Wo lassen sich aber Ansatzpunkte zur sinnvollen Intervention finden und welche Aussagen lassen sich über die daraus resultierenden Möglichkeiten ableiten?

Ein grundlegender Ansatzpunkt, verstanden als Mechanismus, wie psychische Prozesse Einfluss auf Hormonsystem nehmen, ist dadurch gegeben, dass es überlebenstechnisch durchaus sinnvoll ist, wenn durch und unter psychischer Belastung auch körperliche Systeme aktiviert werden (sehr gute Übersicht in Sapolsky et al. 2000). Wird eine Person mit einer Belastung konfrontiert, z. B. einer wichtigen Prüfung im Studium oder einer drohenden Entlassung im Beruf, werden verschiedene körperliche Systeme aktiviert, wobei der Hypothalamus-Hypophysen-Nebennierenrinden-Achse (HHNA; »hypothalamus pituitary adrenal axis«, HPAA) mit den Hormonen Kortikotropin-releasing-Hormon (CRH), Adrenokortikotropin (ACTH) und Kortisol eine Schlüsselrolle zukommt. Vereinfacht dargestellt haben die erwähnten Hormone der HHNA nicht nur an sich wichtige Funktionen, z. B. durch die Sicherstellung einer langfristigen Energieversorgung, die Beeinflussung kognitiver Prozesse oder die Reduktion von reproduktivem Verhalten (was wiederum als Energieerhaltungsmaßnahme angesehen werden kann), sondern sie fungieren auch als Mediatoren und Regulatoren von Stressreaktionen anderer körperliche Systeme, wie kardiovaskuläres System, autonomes Nervensystem und Immunsystem. Ein sehr treffendes Bild dieser stressbedingten körperlichen Reaktionen und der Rolle der HHNA hierbei stammt von Tausk (1902–1990), der vor fast 60 Jahren Stress als Feuer und die körperlichen Stressreaktionen als Löschungsversuche mit Wasser betrachtete, wobei er die Rolle von Kortisol vor allem darin sah, den Wasserschaden zu begrenzen(Tausk 1951, zit. in Sapolsky et al. 2000, S. 56).

Auch wenn eine Aktivierung der HHNA langfristige (und sinnvolle) Konsequenzen hat, wird eine langfristige Aktivierung der HHNA mit negativen Konsequenzen assoziiert. Es wird dabei angenommen, dass durch eine langandauernde Aktivierung der HHNA nicht nur mit einer erhöhten Freisetzung der betreffenden Hormone zu rechnen ist, was an sich schon zu negativen Konsequenzen führen kann (z. B. eine erhöhte Infektionsanfälligkeit s. Cohen et al. 2002), sondern dass auch über den Zeitraum der eigentlichen Belastung hinaus die Regulation dieser Hormonachse, im Sinne einer Unter- (Übersicht s. Heim et al. 2000a) oder Überfunktion (z. B. depressive Störungen s. Heim et al. 2000b), verändert wird (Übersicht s. McEwen 1998). Auch wenn sich daraus noch kein Ansatzpunkte zwischen Psyche und Hormonsystem ableiten lassen, können zwei Ziele möglicher Interventionen abgeleitet werden:

- Erstens wäre es wichtig zu zeigen, dass psychotherapeutische Interventionen die Aktivierung körperlicher Systeme unter Belastungen im Sinne einer Prävention oder Therapie verändern, reduzieren oder optimieren und
- zweitens wäre es auch sinnvoll, die Auswirkungen psychotherapeutischer Maßnahmen auf be-

lastungsbedingte Veränderungen der Funktion oder Regulation von körperlichen Systemen zu untersuchen.

Vereinfacht ausgedrückt, wie kann man einerseits Schädigungen vermeiden und wie kann man andererseits Schädigungen behandeln?

Ansatzpunkte für psychotherapeutische Interventionen liefert die Erkenntnis, dass zur Erklärung der körperlichen Reaktionen oder Veränderungen eine ausschließliche Betrachtung der situativen Gegebenheit nicht ausreicht. Auch wenn situative Gegebenheiten, vor allem, wenn sie eine soziale Evaluation beinhalten, einen bedeutenden Einfluss auf das Ausmaß der körperlichen Reaktion haben (sehr gute Übersicht in Dickerson u. Kemeny 2004), lässt sich selbst unter Kontrolle der situativen Parameter eine hohe interindividuelle Variabilität beobachten. Das bedeutet, dass eine bestimmte Situation zwar einen gewissen Reaktionsrahmen vorgibt, dass sich aber innerhalb einer Situation höchst unterschiedliche Reaktionen beobachten lassen. In Bezug auf die HHNA konnte dies anhand einer standardisierten sozialen Stresssituation, dem Trierer Sozialer Stress Test (TSST, Kirschbaum et al. 1993) gut untersucht werden. Es zeigte sich dabei, dass die subjektive kognitive antizipatorische Bewertung (◘ Abb. 10.1; Gaab et al. 2005b) sowie auch das emotionale Befinden (Schlotz et al. 2008) hoch mit der darauffolgenden Kortisolreaktion korrelierten bzw. diese signifikant vorhersagten ($0{,}40<r<0{,}60$).

Ein Nachweis entsprechend starker Zusammenhänge ist bei der Entstehung von funktionalen Veränderungen durch langfristige Belastungen natürlich weniger einfach zu liefern, da dies den Einsatz von langfristig-prospektiven Untersuchungen erfordert und auch da die Berücksichtigung anderer Einflussgrößen erforderlich macht. Die Ergebnisse retrospektiver Untersuchungen deuten aber darauf hin, dass langfristige psychische Belastungen mit funktionalen Veränderungen körperlicher Reaktionssysteme assoziiert sind. So konnte z. B. gezeigt werden, dass das Ausmaß der ACTH-Reaktion auf den Insulin-Toleranztest, einen standardisierten pharmakologischen Belastungstest, bei Patienten mit chronischer Erschöpfung mit dem Ausmaß der Depressions- und Angstsymptome negativ assoziiert waren ($-0{,}53<r<-0{,}64$), d. h. je höher die psychische Belastung, desto weniger ACTH konnte auf die Belastung freigesetzt werden (Gaab et al. 2004).

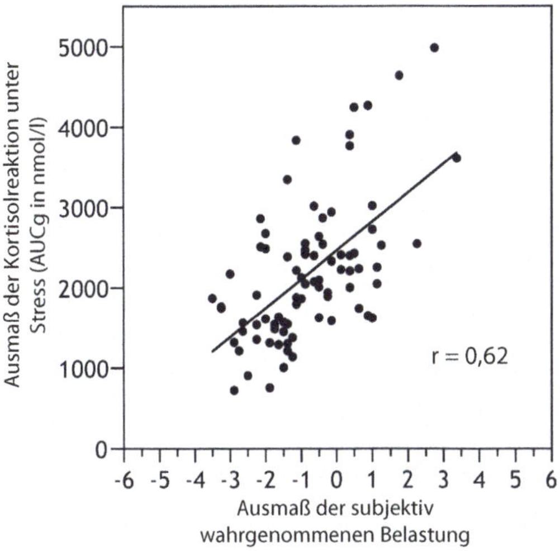

◘ **Abb. 10.1** Zusammenhang zwischen der subjektiv wahrgenommenen Belastung (je höher, desto mehr) vor einem standardisierten sozialen Stresstest und der anschließenden Kortisolreaktion (je höher, desto mehr). (Aus Gaab et al. 2005b, mit frdl. Genehmigung von Elsevier)

Zusammenfassend lässt sich festhalten, dass es von Interesse wäre, über psychotherapeutische Interventionen endokrine Parameter zu beeinflussen, da diese eine ätiologische Bedeutung bei vielen Störungen und Erkrankungen haben. Als Ziele solcher Interventionen können einerseits die Veränderungen der biologischen Reaktionen auf Belastungen, andererseits aber auch die belastungsbedingten Veränderungen der betreffenden Systeme an sich identifiziert werden. Ansatzpunkte dazu liefern die beobachteten Zusammenhänge zwischen psychischen Prozessen und den biologischen Parametern.

10.2 Beispiele psychoendokriner Psychotherapieevaluation

In folgenden sollen Psychotherapieevaluationsstudien vorgestellt werden, die es zum Ziel hatten, psychoendokrine Belastungsreaktionen bzw. die Funktion entsprechender endokriner Systeme zu beeinflussen.

10.2.1 Psychotherapeutische Beeinflussung der akuten psychoendokrinen Stressreaktion

Psychosozialer Stress führt zu der Aktivierung verschiedener biologischer Systeme, wobei der HHNA eine Schlüsselrolle zukommt. Wie beschrieben, liefern stressbezogene Kognitionen und Emotionen den Ansatzpunkt zur psychotherapeutischen Beeinflussung der psychoendokrinen Stressreaktion.

Welche Auswirkungen haben entsprechende psychotherapeutische Interventionen?

Zur Überprüfung dieser Frage wurden in der ersten Untersuchung dieser Art die Auswirkungen eines kognitiv-verhaltenstherapeutischen Stressmanagementtrainings auf die Kortisolreaktionen unter akutem psychosozialen Stress untersucht. Dazu wurden insgesamt 48 gesunde männliche Personen randomisiert in zwei Gruppen eingeteilt, wobei die eine Gruppe ein manualisiertes kognitiv-verhaltenstherapeutischen Stressmanagementtraining erhielt, die andere Gruppe hingegen die Wartekontrollgruppe bildete, d. h. das Stressmanagementtraining erst nach Ende der gesamten Studie erhielt. Beide Gruppen absolvierten, eine Woche nachdem die Behandlungsgruppe das Stressmanagementtraining erhalten hatte, einen standardisierten psychosozialen Stresstest (TSST). Es zeigte sich, dass die Behandlungsgruppe im Vergleich mit der Kontrollgruppe eine signifikant geringere Kortisolfreisetzung zeigte (Gaab et al. 2003, ◘ Abb. 10.2).

Interessanterweise konnten mittels Kovarianzanalyse die Unterschiede in der Kortisolreaktion durch die Unterschiede in der kognitiven Bewertung erklärt werden, d. h. im Vergleich zur Kontrollgruppe zeigte die Behandlungsgruppe eine niedrigere Kortisolreaktion, weil sie die Belastungssituation als weniger signifikant belastend wahrgenommen hatte.

Ein vergleichbares Ergebnis konnte auch in einer Folgestudie gezeigt werden. Dabei konnte an einer größeren Stichprobe gesunder junger Männer und Frauen gezeigt werden, dass sich die psychoendokrinen Effekte auch noch nach vier Monaten und auch bei Frauen nachweisen lassen (Hammerfald et al. 2006, ◘ Abb. 10.3).

Sind diese psychoendokrinen Effekte nur durch kognitiv-verhaltenstherapeutische Methoden zu erreichen?

Auch wenn an dieser Stelle das große Problem der Psychotherapieforschung (»Welche psychotherapeutische Methode wirkt am besten?«) nicht beantwortet werden kann, ist die Frage nach der differenziellen Effektivität angebracht. In einer in Bezug auf Untersuchungsdesign und -methode zur voranbeschriebenen Studie (Hammerfald et al. 2006) ähnlichen Untersuchung, konnte gezeigt werden, dass ein ressourcenaktivierendes Stressmanagementtraining, welches vor allem auf der Ebene körperlicher Marker, den »felt senses«, von impliziten

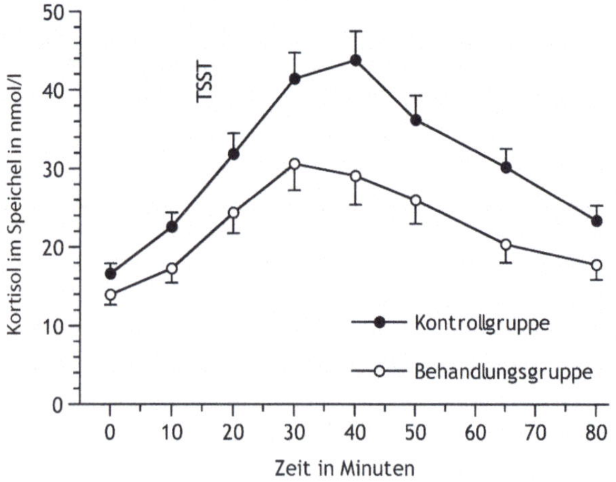

◘ **Abb. 10.2** Auswirkungen eines kognitiv-verhaltenstherapeutischen Stressmanagementtrainings auf die Kortisolreaktion unter Belastung. (Aus Gaab et al. 2003, mit frdl. Genehmigung von Elsevier)

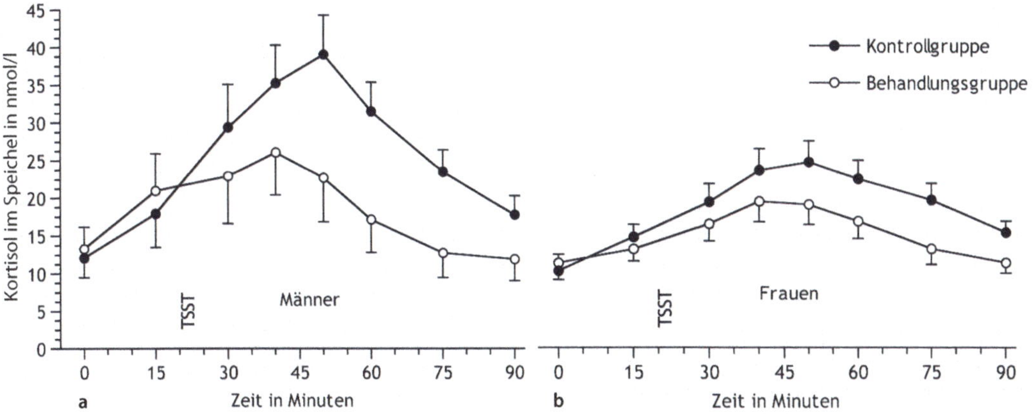

Abb. 10.3a,b Auswirkungen eines kognitiv-verhaltenstherapeutischen Stressmanagementtrainings auf die Kortisolreaktion unter Belastung bei Männern (**a**) und Frauen (**b**) vier Monate nach Ende der Behandlung. (Aus Hammerfald et al. 2006, mit frdl. Genehmigung von Elsevier)

Motiven ansetzt (Storch 2004), vergleichbare psychoendokrine Effekte erzielt (Storch et al. 2007; Abb. 10.4). Inwieweit diese gleichartigen Effekte auch auf gleichartige Wirkmechanismen erklärt werden können, ist unklar, auch wenn das ressourcenorientierte sowie auch das kognitiv-verhaltenstherapeutische Stressmanagementtraining zu einer Reduktion der antizipativen kognitiven Stressbewertungsprozesse geführt hat und diese kognitive Veränderungen auch die endokrinen Veränderungen mediiert haben (Gaab et al. 2003; Hammerfald et al, 2006; Storch et al. 2007).

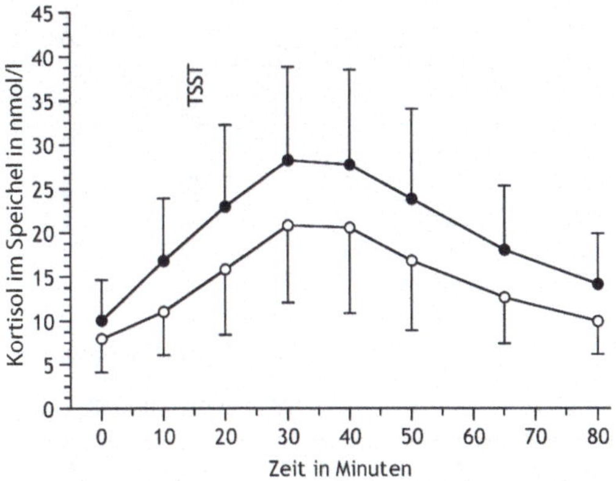

Abb. 10.4 Auswirkungen eines ressourcenaktivierenden Stressmanagementtrainings auf die Kortisolreaktion unter Belastung bei Männern drei Monate nach Ende der Behandlung. (Aus Storch et al. 2007)

10.2.2 Psychotherapeutische Beeinflussung von psychoendokrinen Veränderungen bei anhaltenden Belastungen

Wurde im vorangegangenen ▶ Abschn. 10.2.1 der Frage nachgegangen, ob durch psychotherapeutische Verfahren die psychoendokrine Stressreaktion per se beeinflusst werden kann (wobei die Antwort ein klares »Ja« ist), soll nun geklärt werden, ob sich entsprechende Befunde bei eher langfristigen psychoendokrinen Veränderungen, wie sich auch bei verschiedenen psychischen Störungen und somatischen Erkrankungen auftreten, nachweisen lassen. Es lassen sich hierbei zwei Fragestellungen differenzieren:

1. Sind belastungsbedingte Veränderungen durch psychotherapeutische Maßnahmen zu verhindern?
2. Können vorliegende Veränderungen durch entsprechende Interventionen wieder normalisiert werden?.

Zur Beantwortung der ersten Frage wurden in einer Studie mit insgesamt 28 Studenten, die vor einer wichtigen schriftlichen universitären Prüfung standen, untersucht, welche Auswirkungen ein kognitiv-verhaltenstherapeutisches Stressmanagementtraining auf die zirkadiane und belastungsindizierte

Kortisolfreisetzung haben (Gaab et al. 2006). Dazu wurden acht Wochen vor der schriftlichen Prüfung bei allen Untersuchungsteilnehmern Kortisolproben zur Bestimmung des Aufwachkortisol- sowie des Tagesprofils erhoben. Anschließend absolvierten die Teilnehmer der Behandlungsgruppe ein Stressmanagementtraining mit insgesamt fünf Terminen à zwei Stunden. Die Kortisolmessungen wurden dann am Tag der Prüfung wiederholt. Zusätzlich wurde alle zwei Wochen die psychische Befindlichkeit anhand von Fragebogen erfasst. Es zeigt sich, dass sich die Kortisolprofile zu Beginn der Untersuchung nicht unterschieden, dass aber am Tag der Prüfung die Teilnehmer der Behandlungsgruppe eine signifikant höhere Reaktion im Aufwachkortisolprofil aufwiesen (Abb. 10.5). Unterschiede im zirkadianen Tagesprofil konnten hingegen nicht nachgewiesen werden.

Es zeigte sich zudem, dass am Tag der Prüfung bei den Teilnehmern der Behandlungsgruppe die subjektiven Stressbewertungen (erwartet) signifikant und hoch mit der Kortisolreaktion korrelierten (r=0,56), wohingegen entsprechende Zusammenhänge bei den Teilnehmern der Kontrollgruppe nicht gefunden wurden (r=0,13, n. s.). In Bezug auf die psychische Befindlichkeit ließen sich deutliche Effekte beobachten, d. h. bei den Teilnehmern der Behandlungsgruppe konnten, im Gegensatz zur Kontrollgruppe, keine Anstiege der psychischen Belastung vor der Prüfung beobachtet werden. Diese Ergebnisse lassen sich dahin gehend interpretieren, dass es in der Zeit der Prüfungsvorbereitung aufgrund der ansteigenden psychischen Belastung in der Kontrollgruppe zu einer Hyporeaktivät der HHNA kam, in deren Folge am Tag der Prüfung – trotz vorhandener akuter psychischer Belastung – keine der wahrgenommenen Bedrohung entsprechende Kortisolreaktion erfolgte. In der Behandlungsgruppe hingegen blieb eine solche Veränderung der HHNA aus, d. h., am Tag der Prüfung kam es zu einer der wahrgenommenen Bedrohung angemessenen Kortisolreaktion.

10.2.3 Psychotherapeutische Beeinflussung von psychoendokrinen Veränderungen bei psychischen Störungen

Wie oben und in den verschiedenen Kapiteln des zweiten Teils dieses Buches beschrieben, werden bei verschiedenen psychischen Störungen endokrine Veränderungen als Mediator zwischen Verhalten und Erleben und den beobachtenden Beschwerden sowie als physiologische Substrate derselben angesehen. Lassen sich diese über psychoendokrine Prozesse entstandenen Veränderungen durch psychotherapeutische Interventionen beeinflussen? Dieser Frage soll anhand von Untersuchungen bei

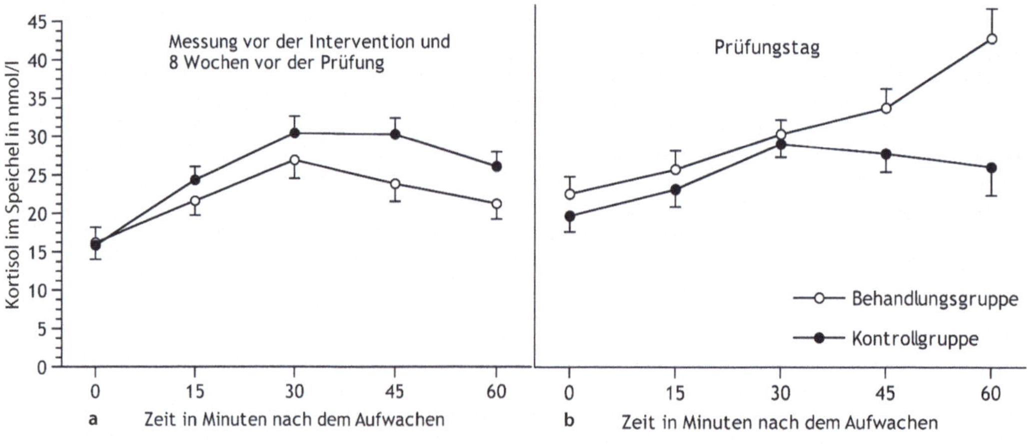

Abb. 10.5a,b Auswirkungen eines kognitiv-verhaltenstherapeutischen Stressmanagementtrainings auf die Aufwachkortisolreaktion acht Wochen vor (**a**) sowie direkt (**b**) vor einer mündlichen Prüfung. (Aus Gaab et al. 2006, mit frdl. Genehmigung von Elsevier)

Patienten mit Spinnenangst und mit somatoformen Störungen nachgegangen werden (weitere Hinweise auf endokrine sowie immunologische Effekte psychotherapeutischer Interventionen ▶ Kap. 11, Kap. 15 und Kap. 17).

Aufgrund der zentralen Bedeutung der HHNA-Hormone CRH und Kortisol für die Prozessierung von emotionalen Reaktionen auf bedrohlicher Stimuli (Strohle u. Holsboer 2003), stellt sich die Frage, ob eine psychotherapeutische Intervention zu endokrinen Veränderungen führt. In einer quasiexperimentellen Untersuchung an 15 Personen mit Spinnenangst und 15 gesunden Kontrollpersonen konnte gezeigt werden, dass über den Verlauf von drei Expositionssitzungen, in denen Spinnenängstliche erfolgreich die Annäherung und den Umgang mit Spinnen und Spinnenstimuli (d. h. Bilder, Modelle etc.) lernten und die zu einer signifikanten Verringerung der Spinnenangst geführt hatten, auch eine Normalisierung der Kortisolverläufe vor, während und nach der Exposition erreicht wurde (Gaab et al. 2005a; ◘ Abb. 10.6).

In einer Untersuchung an Patienten mit chronischer Erschöpfung konnte Roberts et al. (2009b) zeigen, dass sich die Kortisolfreisetzung über den Tagesverlauf während einer 6-monatigen kognitiv-verhaltenstherapeutischen Behandlung um ca. 16% signifikant erhöhte. Interessanterweise konnte dieser Anstieg der Kortisolfreisetzung sowohl bei Patienten, die im Rahmen der psychotherapeutischen Behandlung eine Verbesserung ihrer Befindlichkeit erlangten, als auch bei Patienten ohne Verbesserung beobachtet werden. In einer Folgeuntersuchung konnte aber gezeigt werden, dass das eine verringerte Kortisolfreisetzung zu Beginn der Therapie einen signifikanten und klinisch bedeutsamen Effekt auf das Ausmaß der Befindlichkeitsverbesserung nach der Psychotherapie hatte, d. h. je niedriger die Kortisolfreisetzung vor Beginn der psychotherapeutischen Behandlung, desto geringer fiel die Befindlichkeitsverbesserung aus (Roberts et al., 2009a; ▶ Kap. 11).

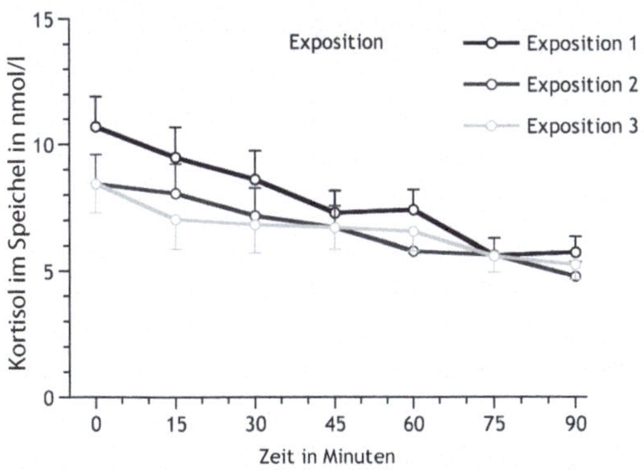

◘ **Abb. 10.6** Abbildung eine kognitiv-verhaltenstherapeutischen Expositionsbehandlung auf die Kortisolverläufe während drei Expositionen. (Aus Gaab et al. 2005a)

Auch wenn die vorgestellten Untersuchungen keine generellen Aussagen erlauben, liefern sie Ansatzpunkte dafür, dass über psychotherapeutischen Behandlungen psychoendokrine Parameter und Systeme beeinflusst werden und dass diese Veränderungen auch von klinischer Bedeutung sein könnten.

10.3 Validität, Reliabilität und Veränderungssensitivität endokriner Parameter

Der Einsatz endokriner Parameter bei der Evaluation psychotherapeutischer Intervention setzt voraus, dass die eingesetzten Parameter auch dafür geeignet sind, d. h., dass diese auch das zu messende Konstrukt valide abbilden, die Messung an sich reliabel ist und auch eine ausreichende Veränderungssensitivität aufweist, damit allfällige Veränderungen auch abgebildet werden können.

Hinsichtlich der Validität ist eine Beurteilung scheinbar einfach, da Hormone tatsächlich existieren, d. h., sie sind molekular nachweisbar. Entsprechend ist die Angabe eines Hormonwerts vordergründig vollständig valide, da dabei kein theoretisches Konstrukt gemessen wird, sondern eine beobachtbare Substanz. Problematischer ist die Beurteilung der Validität dann, wenn endokrine Parameter als Indikator für das Vorliegen eines theoretischen Konstrukt genutzt werden sollen. Wird z. B. Kortisol als Indikator von »Stress« benutzt, so ist zu beachten, dass hohe Kortisolspiegel das Konstrukt »Stress« nicht unbedingt valide abbilden, da hohe Kortisolspiegel auch aufgrund von zirkadianen Schwankungen, Nahrungsmittelaufnahme oder endokrinen Erkrankungen auftreten können. Aus diesem Grund ist zur Gewährleistung einer validen

Messung sicherzustellen, dass potenzielle Beeinflussungsmöglichkeiten, Tageszeit, Geschlecht, Rauchen, Einnahme von empfängnisverhütender Medikation, kontrolliert bzw. ausgeschlossen werden.

In Bezug auf die Reliabilität ist festzustellen, dass die aktuellen biochemischen Analyseverfahren eine sehr niedrige Inter- und Intraassayvarianz aufweisen (in der Regel unter 10%), sodass die Reliabilität der Messung an sich als sehr hoch angesehen werden kann. Die Retestreliabiltät ist vom untersuchten endokrinen Parameter abhängig. Liegt sie z. B. bei einer 2-maligen Messung über einen Zeitraum von 14 Tage zwischen r=0,73 (bei Frauen) und r=0,93 (bei Männern) (Liening et al. 2010), so ist die Retestreliabilität für die Kortisolfreisetzung über den gesamten Zeitraum von 12 Stunden nach dem Erwachen mit r=0,34 bis r=0,65 deutlich geringer (Edwards et al. 2001). Eine noch geringere Retestreliabilität kann bei psychoendokrinen Reaktionen auf psychosoziale Situationen beobachtet werden. In einer Untersuchung mit einer Wiederholung des TSST über fünf aufeinander folgende Tage lagen die Interkorrelationen zwischen den einzelnen Tagen zwischen 0,38>r>0,50 (Kirschbaum et al. 1995). Dies kann auch durch die bei wiederholter Darbietung auftretende Habituation miterklärt werden.

Die Beurteilung der Veränderungssensitivität, verstanden als Fähigkeit einer Messmethode tatsächliche Veränderungen abzubilden, ist aufgrund der Kontinuität der Messergebnisse – endokrine Parameter sind verhältnisskaliert – prinzipiell als sehr gut anzusehen. Probleme können aber dann entstehen, wenn ein Parameter aufgrund der beschriebenen Validitäts- und Reliabilitätseinschränkungen tatsächliche Veränderungen nicht abbilden kann. So ist z. B. die Veränderungssensitivität der Kortisolanstiege nach dem Aufwachen dadurch eingeschränkt, dass einerseits eine hohe intra- und interindividuelle Variabilität (Almeida et al. 2009; Thorn et al. 2009) sowie andererseits eine hohe Inkonsistenz der Zusammenhänge mit unterschiedlichen psychologischen Konstrukten (Mikolajczak et al. 2010) besteht.

10.4 Methodisches Vorgehen beim Einsatz biologischer Parameter zur Therapieevaluation

Die in ► Abschn. 10.3 beschriebenen Einschränkungen in Validität, Reliabilität und Veränderungssensitivität machen eine sorgfältige Untersuchungsplanung notwendig, da sonst die Interpretation und inhaltliche Aussagen erschwert werden.

Ausgangspunkt solcher Planungen ist die Frage nach dem interessierenden Konstrukt, d. h. »Was?« soll »Warum?« gemessen werden. Interessiert z. B. im Rahmen einer psychotherapeutischen Evaluationsstudie die Auswirkung von akutem Stress auf die HHNA, dann ist die Erfassung der zirkadianen Kortisolfreisetzung oder die Kortisolreaktion nach dem Aufwachen keine sinnvolle Wahl, da beide Parameter keine direkten Indikatoren der akuten endokrinen Stressreaktion sind. Sinnvoll wäre bei dieser Fragestellung die Wahl z. B. des TSST. Dies wiederum würde aber einen Prä-Post-Vergleich verhindern, da der TSST bei wiederholter intraindividueller Durchführung eine ungenügende Retestreliabilität aufweist. Entsprechend wäre bei dieser Fragestellung ein Postinterventionsvergleich in einem randomisiert-kontrollieren Untersuchungsdesign sinnvoll, wobei dann aber große Sorgfalt bei der Vergleichbarkeit der Untersuchungsbedingungen (optimal wäre hier der Einsatz einer unbehandelten Kontroll-, einer Placebo- und einer Interventionsgruppe) und der Kontrolle potenzieller Einflussfaktoren (z. B. Einnahme oraler Kontrazeptiva, Alter, Rauchen etc.) notwendig ist.

Nach der Klärung des interessierenden Konstrukts ist die Frage nach der methodischen Umsetzung, d. h. dem »Wie?«, angebracht. Aufgrund des zunehmenden Verständnisses von – und des großen Forschungsinteresses an – psychoendokrinen Zusammenhängen in den letzten 20 Jahren stehen aktuell eine Vielzahl verschiedener methodischer Zugänge zur Verfügung. Es lassen sich hierbei prinzipiell reaktions- und aktivitätsbezogene Messmethoden unterscheiden.

Die Aktivität endokriner Systeme bzw. Parameter wird bestenfalls durch die wiederholte Messung bestimmt, wobei die Sekretionsmuster und die Metabolisierung der entsprechenden Parameter berücksichtigt werden müssen. Eine andere Möglichkeit bieten kumulative Parameter, wie z. B. die Messung von Kortisol in einer 24-Stunden-Urinprobe oder neuerdings auch in Haaren (Thomson et al. 2010), wobei bei diesen Verfahren keine Aussagen über Variabilität und Dynamik der endokrinen Freisetzung möglich sind.

Die Erfassung reaktiver Parameter dient in der Regel zur Testung der Funktionalität eines endokrinen Systems. Grundsätzlich lassen sich hier pharmakologische und nichtpharmakologische Methoden unterscheiden. Pharmakologische Stimulationsverfahren, wie z. B. der Insulintoleranztest, der CRH-Stimulationstest und der Dexamethasonsuppressionstest, ermöglichen, anhand empirisch ermittelter Referenzwerte, valide Aussagen über das Vorliegen von Dysfunktionen und meist auch deren Lokalisation. Da pharmakologische Stimulationstest in der Regel dazu dienen, endokrine Störungen und Erkrankungen festzustellen, sind sie entsprechend so ausgelegt, dass eine klare Unterscheidung von Norm- und Krankheitsbereich möglich ist. Aufgrund der hohen Potenz dieser Methoden besteht aber auch die Gefahr, dass moderate funktionale Veränderungen nicht abgebildet werden, sodass die Veränderungssensitivität, trotz hoher Validität und Reliabilität, dieser Methoden für den Bereich moderater Funktionsveränderungen nicht immer gegeben ist.

Im Gegensatz dazu liefern nichtpharmakologische Belastungsverfahren, wie z. B. die Kortisolreaktion nach dem Aufwachen (Pruessner et al. 1997) oder die Kortisolreaktion während/nach einer psychosozialen oder körperlichen Belastungssituation (Kirschbaum et al. 1993; Gaab et al. 2002) wichtige Informationen über die Funktionalität endokriner Systeme unter Umständen, wie sie auch unter alltäglichen Bedingungen zu beobachten sind. Hierbei ist aber zu beachten, dass die Dosis der Belastung nur schwer zu bestimmen ist, da die situativen und persönlichen Gegebenheiten nicht immer bekannt, erfassbar oder kontrollierbar sind. So ist z. B. der TSST unbestritten ein sehr gutes Verfahren, um das Ausmaß der Kortisolreaktion auf psychosoziale Belastungen zu messen. Unklar ist aber, wie die »Dosis« der Belastung gemessen bzw. kontrolliert werden kann und welche Faktoren zur Erklärung einer individuellen Reaktion herangezogen werden können. Eine Möglichkeit die subjektiv wahrgenommene »Stressdosis« zu erfassen und auch bei der Beurteilung der endokrinen Stressreaktionen zu berücksichtigen, bieten psychometrische Fragebogen, welche vor (Gaab et al. 2005b; Gaab 2009) oder während (Schlotz et al. 2008) einer akuten Belastung eingesetzt werden.

Fazit

Der Einsatz endokriner Parameter in der Psychotherapieevaluation stellt eine interessante Erweiterung der Perspektive dar, da dadurch eine wichtige Schnittstelle zwischen Erleben und Verhalten und biologischen Prozessen erfasst wird. Bisherige Untersuchungen zeigen, dass bei Berücksichtigung der Eigenschaften und Funktionen der endokrinen Systeme und Parameter sowie einem entsprechenden Untersuchungsvorgehen und -design, psychotherapeutische Interventionen zu bedeutsamen Veränderungen der Aktivität und Reaktivität endokriner Systeme führen. Vor dem Hintergrund der Bedeutung endokriner Systeme für die Emotionsregulation, das körperliche Befinden und die Leistungsfähigkeit verschiedener physiologischer Systeme bietet die psychoendokrine Psychotherapieforschung wichtige Erkenntnisse für die Beurteilung psychotherapeutischer Interventionen bei psychischen Störungen und körperlichen Erkrankungen.

Literatur

Almeida DM, Piazza JR, Stawski RS (2009) Interindividual differences and intraindividual variability in the cortisol awakening response: an examination of age and gender. Psychol Aging 24(4): 819–827

Cohen S, Hamrick N, Rodriguez MS, Feldman PJ, Rabin BS, Manuck SB (2002) Reactivity and vulnerability to stress-associated risk for upper respiratory illness. Psychosom Med 64(2): 302–310

Dickerson SS, Kemeny ME (2004) Acute stressors and cortisol responses: a theoretical integration and synthesis of laboratory research. Psychol Bull 130(3): 355–391

Edwards S, Clow A, Evans P, Hucklebridge F (2001) Exploration of the awakening cortisol response in relation to diurnal cortisol secretory activity. Life Sci 68(no) 18: 2093–2103

Gaab J (2009) PASA – Primary Appraisal Secondary Appraisal – Ein Fragebogen zur Erfassung von situationsbezogenen kognitiven Bewertungen. Verhaltenstherapie 19: 114–115

Gaab J, Blattler N, Menzi T, Pabst B, Stoyer S, Ehlert U (2003) Randomized controlled evaluation of the effects of cognitive-behavioral stress management on cortisol responses to acute stress in healthy subjects. Psychoneuroendocrinology 28(6): 767–779

Gaab J, Engert V, Heitz V, Schad T, Schurmeyer TH, Ehlert U (2004) Associations between neuroendocrine responses to the Insulin Tolerance Test and patient characteristics in chronic fatigue syndrome. J Psychosom Res 56(4): 419–424

Gaab J, Huster D, Peisen R et al. (2002) Hypothalamic-pituitary-adrenal axis reactivity in chronic fatigue syndrome and health under psychological, physiological, and pharmacological stimulation. Psychosom Med 64(6): 951–962

Gaab J, Jucker P, Staub F, Ehlert U (2005a) Mind over matter: Psychobiologische Effekte einer Konfrontationstherapie bei Spinnenangst. Z Klin Psychol und Psychother 34(2): 121–132

Gaab J, Rohleder N, Nater UM, Ehlert U (2005b) Psychological determinants of the cortisol stress response: the role of anticipatory cognitive appraisal. Psychoneuroendocrinology 30(6): 599–610

Gaab J, Sonderegger L, Scherrer S, Ehlert U (2006) Psychoneuroendocrine effects of cognitive-behavioral stress management in a naturalistic setting – a randomized controlled trial. Psychoneuroendocrinology 31(4): 428–438

Hammerfald K, Eberle C, Grau M, Kinsperger A, Zimmermann A, Ehlert U, Gaab J (2006) Persistent effects of cognitive-behavioral stress management on cortisol responses to acute stress in healthy subjects – a randomized controlled trial. Psychoneuroendocrinology 31(3): 333–339

Heim C, Ehlert U, Hellhammer DH (2000a) The potential role of hypocortisolism in the pathophysiology of stress-related bodily disorders. Psychoneuroendocrinology 25(1): 1–35

Heim C, Newport DJ, Heit S et al. (2000b) Pituitary-adrenal and autonomic responses to stress in women after sexual and physical abuse in childhood. JAMA 284(5): 592–597

Kirschbaum C, Pirke KM Hellhammer DH (1993) The ‚Trier Social Stress Test'--a tool for investigating psychobiological stress responses in a laboratory setting. Neuropsychobiology 28(1–2): 76–81

Kirschbaum C, Prussner JC, Stone AA et al. (1995) Persistent high cortisol responses to repeated psychological stress in a subpopulation of healthy men. Psychosom Med 57(5): 468–474

Liening SH, Stanton SJ, Saini EK, Schultheiss OC (2010) Salivary testosterone, cortisol, and progesterone: two-week stability, interhormone correlations, and effects of time of day, menstrual cycle, and oral contraceptive use on steroid hormone levels. Physiol Behav 99(1): 8–16

McEwen BS (1998) Protective and damaging effects of stress mediators. N Engl J Med 338(3): 171–179

Mikolajczak M, Quoidbach J, Vanootighem V, Lambert F, Lahaye M, Fillee C, de Timary P (2010) Cortisol awakening response (CAR)'s flexibility leads to larger and more consistent associations with psychological factors than CAR magnitude. Psychoneuroendocrinology 35(5): 752–757

Pruessner, JC, OT Wolf, DH Hellhammer, A Buske-Kirschbaum, K von Auer, S Jobst, F Kaspers & C Kirschbaum. 1997. Free cortisol levels after awakening: a reliable biological marker for the assessment of adrenocortical activity. Life Sci 61, no. 26: 2539–2549

Quaglio, G, A Fornasiero, P Mezzelani, S Moreschini, F Lugoboni & A Lechi. 2009. Anabolic steroids: dependence and complications of chronic use. Intern Emerg Med 4(4): 289–296

Roberts AD, Charler ML, Papadopoulos A, Wessely S, Chalder T, Cleare AJ (2009a) Does hypocortisolism predict a poor response to cognitive behavioural therapy in chronic fatigue syndrome? Psychol Med 1–8

Roberts AD, Papadopoulos AS, Wessely S, Chalder T, Cleare AJ (2009b) Salivary cortisol output before and after cognitive behavioural therapy for chronic fatigue syndrome. J Affect Disord 115(1-2): 280–286

Sapolsky, RM, Romero LM, Munck AU (2000) How do glucocorticoids influence stress responses? Integrating permissive, suppressive, stimulatory, and preparative actions. Endocr Rev 21(1): 55–89

Schlotz W, Kumsta R, Layes I, Entringer S, Jones A, Wust S (2008) Covariance between psychological and endocrine responses to pharmacological challenge and psychosocial stress: a question of timing. Psychosom Med 70(7): 787–796

Storch M (2004) Resource-activating Selfmanagement with the Zurich Resource Model (ZRM). European Psychotherapy 5/1: 27–64

Storch M, Gaab J, Kuttel Y, Stussi AC, Fend H (2007) Psychoneuroendocrine effects of resource-activating stress management training. Health Psychol 26(4): 456–463

Strohle A, Holsboer F (2003) Stress responsive neurohormones in depression and anxiety. Pharmacopsychiatry 36 Suppl 3: 207–214

Tausk M (1951) Hat die Nebenniere tatsächlich eine Verteidigungsfunktion? Das Hormon (Organon, Holland) 3: 1–24

Thomson S, Koren G, Fraser LA, Rieder M, Friedman TC, Van Uum SH (2010) Hair Analysis Provides a Historical Record of Cortisol Levels in Cushing's Syndrome. Exp Clin Endocrinol Diabetes 118(2): 133–138

Thorn L, Hucklebridge F, Evans P, Clow A (2009) The cortisol awakening response, seasonality, stress and arousal: a study of trait and state influences. Psychoneuroendocrinology 34(3): 299–3067

Klinik

Funktionelle somatische Beschwerden

Urs M. Nater

11.1 Grundlagen

Eine erstaunlich hohe Anzahl von Arztbesuchen erfolgt aufgrund von somatischen Beschwerden, für die auch nach eingehender medizinischer Untersuchung keine hinreichende Erklärung gefunden werden kann. Es wird geschätzt, dass bis zu zwei Drittel aller Patienten nie eine biomedizinische Erklärung für ihre Symptome erhalten. Somatische Beschwerden, die sich nicht durch Erkenntnisse der modernen Medizin begründen lassen, werden als »funktionel« oder als »medizinisch nicht erklärbar« bezeichnet (Kroenke u. Mangelsdorff 1989). Sie bedeuten ein beträchtliches Problem für die Gesundheitssysteme auf der ganzen Welt und führen zu einer hohen subjektiven Belastung.

Je nach Konstellation der funktionellen somatischen Beschwerden lässt sich eine Reihe von Syndromen definieren, die in der medizinischen Literatur beschrieben worden sind. Alle definieren sich dadurch, dass nach einer eingehenden medizinischen Untersuchung keine strukturelle Pathologie oder Auffälligkeiten des Gewebes zu finden sind. Zu den bekanntesten und auch häufigsten dieser Syndrome gehören

- das chronische Erschöpfungssyndrom (»chronic fatigue syndrome«, CFS),
- das Reizdarmsyndrom (»irritable bowel syndrome«, IBS) und
- das Fibromyalgiesyndrom (»fibromyalgia syndrome«, FMS),

auf die im Folgenden genauer eingegangen wird. Es gibt aber zahlreiche weitere Syndrome, die in die Literatur Eingang gefunden haben; dazugehören: chronische Unterbauchbeschwerden, Spannungskopfschmerzen, atypische Gesichtsschmerzen, funktionelle Dyspepsie, multiple chemische Sensitivität, das »sick building syndrome«, um nur einige zu nennen.

Es mag aus dieser Aufzählung deutlich werden, dass bestimmte Syndrome bevorzugt von bestimmten medizinischen Spezialitäten definiert werden. So gibt es durchaus die Hypothese, dass einige Beschwerdebilder durch die Brille eines Spezialisten gesehen werden und damit andere, u. U. ebenfalls wichtige Symptome, vernachlässigt werden. Als Beispiel sei hier das Fibromyalgiesyndrom angeführt, das im Bereich der Rheumatologie viele Verfechter gefunden hat, da es eine Reihe von rheumatologisch relevanten Symptomen aufweist. Dabei wird jedoch vernachlässigt, dass ebenfalls viele Beschwerden berichtet werden, die bei anderen Syndromen im Mittelpunkt stehen, wie starke Müdigkeit (wie bei CFS) oder Magen-Darm-Beschwerden (wie bei IBS). Es wird aus diesem Grund diskutiert, ob wir es allenfalls nicht mit einer Vielzahl von unabhängigen funktionellen Syndromen zu tun haben, sondern dass es lediglich ein einziges funktionelles Syndrom gibt, das eine bestimmte Schnittmenge an Kernsymptomen aufweist (Wessely et al. 1999). Wenn man Symptombilder der verschiedenen beschriebenen Syndrome nebeneinanderstellt, wird schnell deutlich, dass bestimmte Symptome bei fast allen Syndromen vorkommen, wie z. B. Müdigkeit, Schmerzen aller Art, kognitive Beeinträchtigungen, gastrointestinale Beschwerden usw. (Barsky u. Borus 1999). Trotz der großen Überlappungen gibt es aber dennoch auch Hinweise darauf, dass bestimmte Syndrome unabhängig voneinander existieren. So haben groß angelegte Studien bei Patienten mit funktionellen Beschwerden gezeigt, dass Syndrome wie CFS, IBS oder FMS auch unabhängig von anderen Syndromen identifiziert werden können.

Da viele der genannten Syndrome aus mehr oder weniger arbiträr zusammengestellten Symptomen bestehen, stellt sich die Frage, inwiefern es allenfalls auf pathophysiologischer Ebene Gemeinsamkeiten geben könnte. Man wird sehen, dass es eine Vielzahl von Veränderungen gibt, die erstaunlicherweise übereinstimmend bei bestimmten funktionellen Syndromen zu finden sind. Im Besonderen hat sich in den vergangenen 15 Jahren gezeigt, dass Veränderungen des endokrinen und des Immunsystems zu beobachten sind. Im Folgenden sollen für die drei häufigsten Syndrome – CFS, IBS und FMS – die entsprechenden Befunde summarisch zusammengetragen und diskutiert werden.

11.2 Ausgewählte Störungsbilder und korrespondierende endokrinologische und immunologische Veränderungen

11.2.1 Chronisches Erschöpfungssyndrom

Gemäß den Klassifikationskriterien der »Centers for Disease Control and Prevention«, CDC; Fukuda et al. 1994) ist das chronische Erschöpfungssyndrom (CFS) definiert durch eine medizinisch nicht erklärbare Erschöpfung von mindestens sechs Monaten Dauer, die nicht das Resultat einer fortwährenden Anstrengung ist, die nicht durch Ruhe gemildert werden kann und die zu einer substanziellen Reduktion von beruflichen und sozialen Aktivitäten führt. Weiter müssen mindestens vier von acht begleitenden Symptomen vorliegen; dazu gehören nichterholsamer Schlaf, Gedächtnis- und Konzentrationsprobleme, Muskelschmerzen, Halsschmerzen und empfindliche Lymphknoten.

Veränderungen des endokrinen Systems

Die Datenlage zu Veränderungen der in ▶ Kap. 1 beschriebenen Hypothalamus-Hypophysen-Nebennierenrinden-Achse (HHNA) ist bei CFS relativ beeindruckend (Cleare 2004). In einer der ersten Arbeiten zu Auffälligkeiten der HHNA bei CFS wurden bereits 1991 erniedrigte Kortisolspiegel im 24-h-Sammelurin von CFS-Patienten im Vergleich zu gesunden Kontrollprobanden gefunden (Demitrack et al. 1991). Die Autoren interpretierten ihre Befunde dahin gehend, dass es auf der Ebene des zentralen Nervensystems einen noch zu untersuchenden Defekt geben muss, der die Kortisolproduktion in den Nebennieren dysreguliert. Weitere Studien konnten diese relative Hypoaktivität der HHNA bei CFS bestätigen. Besonders interessant sind hierbei Befunde zu Veränderungen der Aufwachreaktion des Kortisols, das mit erhöhtem Stress in Verbindung gebracht wurde. Die bisher zum Aufwachkortisol berichteten Resultate weisen darauf hin, dass die Kortisolaufwachreaktion bei CFS bedeutend reduziert ist (Nater et al. 2008). Interessant ist dabei zu erwähnen, dass gezeigt werden konnte, dass diese Veränderungen nur bei Frauen zu finden waren, nicht jedoch bei Männern und besonders deutlich ausgeprägt waren, wenn die Patienten frühen Kindsmissbrauch berichtet hatten (Heim et al. 2009). Es kann also sein, dass es durch schwere Belastungen in einer vulnerablen Phase der Entwicklung zu einer Auslenkung der endokrinen Stressachse kommt, die auch im Erwachsenenalter persistiert. Wird das Individuum dann mit einem akuten Stressor konfrontiert, ist es nicht mehr in der Lage, adäquat auf den Stimulus zu reagieren – was sich z. B. in niedrigen Kortisolwerten zeigen kann. Es muss aber angemerkt werden, dass diese Ergebnisse durch Studien kontrastiert werden, die keine endokrinen Unterschiede zwischen CFS-Patienten und gesunden Kontrollen gefunden hatten.

Weitere Einsichten konnten Studien liefern, in denen mit pharmakologischen Stimulationstests gearbeitet wurde, die aufzeigen, auf welcher Ebene der HHNA allfällige Dysregulationen ihren Ursprung haben. So verweisen diese Studien auf eine erhöhte Feedbacksensitivität der HHNA, eine erhöhte adrenokortikale Sensitivität und eine reduzierte maximale Kortisolantwort auf die Gabe von ACTH (Gaab et al. 2002). Insgesamt lassen sich die Befunde, unter Vorbehalt einiger nicht eindeutiger Resultate, dahin gehend zusammenfassen, dass bei Patienten mit CFS im Vergleich zu Gesunden ein relativer Hypokortisolismus vorliegt.

Veränderungen des Immunsystems

Trotz vieler Jahre reger Forschungstätigkeit ist es nicht gelungen, einen pathophysiologischen Faktor für das Entstehen von CFS zu identifizieren. Nachdem Ende der 1980er Jahre die ersten Fälle von CFS beschrieben worden waren, war ein naheliegender ursprünglicher Gedanke, dass die beobachteten Erschöpfungszustände durch Infekte ausgelöst sein mussten. Man hatte sich besonders auf das Epstein-Barr-Virus (EBV) konzentriert und dabei festgestellt, dass bei Personen mit Erschöpfung in der Tat erhöhte EBV-Titer beobachtet werden konnten. Genauere Untersuchungen ergaben aber dann jedoch, dass dieser Befund nicht konsistent genug auftrat, um als Erklärung für alle Fälle von CFS zu dienen. Andere Studien untersuchten die Rolle von Herpesviren und konnten auch hier keinen Zusammenhang mit der Entstehung von CFS feststellen. Schließlich wurden auch Enteroviren und Parvoviren umfassend untersucht und erneut konnten keine konsistenten Befunde berichtet werden. Ein besonderes Interesse hat in jüngster Zeit das Retrovirus XMRV hervorgerufen. In einer kontrollierten Studie konnte gezeigt werden, dass fast drei Viertel aller CFS-Patienten, die untersucht worden waren, XMRV aufwiesen. Die Geschichte scheint sich aber auch in diesem Fall zu wiederholen: Nur wenige Monate nach dem aufsehenerregenden Bericht sind bereits mehrere Arbeiten erschienen, die XMRV bei CFS-Patienten nicht finden können. Das Symptom Erschöpfung ist eine typische Konsequenz der Infektion durch eine Reihe von Bakterien. So wurde Erschöpfung nach der Infektion von Borrelia burgdorferi oder Chlamydia-Bakterien festgestellt. Besonders interessant ist auch die Nähe des Post-Lyme-Syndromes, das dem CFS stark ähnlich ist und nach einer geheilten Borrelia-Infektion entstehen kann. Trotz dieser Hinweise gibt es jedoch keinerlei konsistente Zusammenhänge zwischen bakteriellen Infektionen und CFS. Die bisherige Forschung hat also gezeigt, dass eine Reihe von Viren und Bakterien zumindest für einen Teil der CFS-Fälle verantwortlich sein kann, dass aber diese in keiner Weise als Hauptverursacher für CFS verantwortlich gemacht werden können (Lyall et al. 2003).

Auf der Ebene von systemischen Veränderungen des Immunsystems sind eine Reihe von Auffälligkeiten beschrieben worden, die auf subtile chronische Entzündungsprozesse bei CFS-Patienten hindeuten. So wurden insbesondere erhöhte Konzentrationen von proinflammatorischen Zytokinen (▶ Kap. 2) gefunden (Patarca-Montero et al. 2001). Substanzen wie Interleukin-(IL-)6 und Tumornekrosefaktor-(TNF-)α wurden in erhöhtem Maße im Serum oder in der zerebrospinalen Flüssigkeit von CFS-Patienten beobachtet. Zu diesen Befunden passen Immunveränderungen, die bei In-vitro-Stimulation von peripheren mononukleären Zellen zu finden sind, da sich auch hier eine erhöhte Ausschüttung von proinflammatorischen Zytokinen zeigt. Durch diese Veränderungen sind denn auch Befunde zu erklären, die Veränderungen zytokinmediierter Immunaktivität nahe legen: So findet man bei CFS-Patienten erhöhte Antikörperkonzentrationen, erniedrigte NK-Zellenaktivität und aktivierte T-Lymphozyten. Besonders interessant sind in diesem Zusammenhang Befunde auf der Ebene der Genexpression, die nahelegen, dass bei CFS bestimmte Gene dysreguliert sind, deren Funktion im Zusammenhang mit dem Immunsystem steht.

Konsequenzen

Die Konsequenzen der oben beschriebenen endokrinen und immunologischen Veränderungen bei Patienten mit CFS sind weitreichend. Der berichtete Hypokortisolismus kann in einem direkten Zusammenhang mit den typischen Symptomen des Beschwerdebildes gesehen werden. Kortisol wirkt, zusammen mit verschiedenen Neurotransmittern, direkt auf zentralnervöser Ebene und reguliert dabei Funktionen wie Wachheit, Schlaf, Kognitionen und Affekt. Wenn man nun bedenkt, wie eng das endokrine mit dem Immunsystem verknüpft ist (▶ Kap. 4), erscheint es naheliegend, dass Veränderungen in dem einen System Veränderungen im anderen bedingen können. So hat Kortisol z. B. inhibitorische Effekte auf die Ausschüttung von proinflammatorischen Zytokinen (wie z. B. IL-6) und ist mitverantwortlich dafür, dass nach akuter Ausschüttung die Werte auf das Ausgangsniveau zurückgebracht werden. Fällt nun also diese hemmende Wirkung im Rahmen eines Hypokortisolismus weg, kann so etwas wie eine subtile chronische Entzündung bei CFS-Patienten beobachtet werden. Tatsächlich ist insbesondere der Effekt von IL-6 auf Erschöpfung gut nachgewiesen. Es ist in diesem Zusammenhang auch interessant, auf die Nähe zu Morbus Addison hinzuweisen; diese Krankheit ist durch eine ungenügende Verfügbarkeit von Kortisol charakterisiert und als Konsequenz dessen zeigen sich Symptome wie Erschöpfung und Konzentrationsschwächen, wie sie auch bei CFS im Vordergrund stehen. Leider haben nur wenige Studien sowohl Veränderungen des endokrinen wie auch des Immunsystems gleichzeitig in einer Studie gemessen. So sind Aussagen über die Interaktion der beiden Systeme bei CFS begrenzt und die hier beschriebenen Wechselwirkungen noch nicht im Humanmodell getestet worden. Erste Studien zu Veränderungen von Genexpressionsmustern bei CFS zeigen aber, dass Gene, die bei chronischer Entzündung eine Rolle stehen, in einem direkten Zusammenhang mit einer erniedrigten Reaktivität der

HHNA stehen. Solche und ähnliche Studien werden in Zukunft die Konsequenzen von endokrinen und immunologischen Veränderungen besser erklären können.

11.2.2 Reizdarmsyndrom

Das Reizdarmsyndrom (IBS) ist eine funktionelle Erkrankung des Magen-Darm-Traktes. Gemäß den Rom-III-Kriterien (Drossman 2006) ist es durch wiederkehrende Episoden abdominaler Schmerzen oder Beschwerden charakterisiert, die mindestens 3 Tage andauern und in den vergangenen 3 Monaten mindestens einmal pro Monat vorgekommen sein müssen. Weiter sollen mindestens 2 der 3 folgenden Kriterien erfüllt sein:

- Schmerzen und Beschwerden werden durch Defäkation gelindert;
- der Beginn ist mit einer Veränderung der Stuhlfrequenz verbunden;
- der Beginn ist mit einer Veränderung der Stuhlform verbunden.

Es werden dabei insbesondere zwei Untertypen des Syndroms beschrieben, deren eine sich durch die vorherrschende Symptomatik der Diarrhöe und die andere sich durch Konstipation auszeichnet.

Veränderungen des endokrinen Systems

Die Anzahl der Studien, die endokrine Veränderungen bei IBS beschrieben haben, ist erstaunlich gering und die Befunde sind relativ uneinheitlich. So wurden z. B. bei IBS-Patienten im Vergleich mit Kontrollen höhere Kortisolkonzentrationen sowohl im Blut als auch im Urin gefunden, während gleichzeitig mindestens ebenso viele Studien zu finden sind, die von erniedrigten Werten berichten. Ebenso gibt es aber auch vereinzelte Studien, in denen keine Unterschiede bezüglich basaler Kortisolwerte gefunden werden konnten. Die inkonsistenten Resultate mögen z. T. darin begründet sein, dass endokrine Parameter auf verschiedene Art und Weise gemessen wurden (▶ Kap. 3). Interessant ist aber auch, dass eine veränderte Aktivität der HHNA nicht zwangsläufig mit der Störung als solche zusammenhängen muss. So wurde z. B. in einer Studie festgestellt, dass erniedrigte Kortisolwerte mit Schmerzen assoziiert waren, während hohe Kortisolwerte mit depressiven Symptomen korreliert waren (Ehlert et al. 2005). Dies ist ein Hinweis darauf, dass Kortisolkonzentrationen differenzielle Hinweise auf komorbide Symptome geben können. Es scheint aber auch wichtig zu sein, den Schweregrad der Erkrankung einzubeziehen; so konnte gezeigt werden, dass erniedrigte Morgenkortisolwerte nur bei denjenigen IBS-Patienten zu finden waren, die sich durch ihre Beschwerden bedeutsam beeinträchtigt fühlten. Wie oben angesprochen, sind aber auch verschiedene Subtypen bei IBS identifizierbar. Nur sehr wenige Studien haben endokrine Veränderungen im Hinblick auf diese Subtypen untersucht. In einer kürzlich erschienenen Studie wurden erhöhte Kortisolwerte während des Schlafes bei konstipationsprädominanten IBS-Patienten gefunden, während erniedrigte Werte bei diarrhöeprädominanten IBS-Patienten beobachtet wurden (Burr et al. 2009). Diese Befunde könnten einen Hinweis darauf geben, dass es sinnvoll ist, Untergruppen bei IBS differenziell zu untersuchen, da allenfalls unterschiedliche pathophysiologische Mechanismen wirksam sein könnten. Schließlich muss bei den aufgeführten Befunden auch bedacht werden, dass diese von basalen Messungen stammen. Es gibt zwar eine Reihe von Arbeiten, in denen die HHNA auf unterschiedliche Weise stimuliert wurde. Hier ist aber die Befundlage uneinheitlich und es wurden erhöhte, erniedrigte oder auch gar keine Unterschiede zu Kontrollgruppen gefunden.

Veränderungen des Immunsystems

Ähnlich wie bei CFS wurde auch die Rolle von Infektionen bei IBS in Betracht gezogen. Das postinfektiöse IBS ist denn auch relativ häufig (bis zu 30% aller IBS-Fälle) und scheint besonders nach einer Infektion mit Campylobacter, Salmonellen oder Shigella aufzutreten (Spiller 2003). Eindeutig definierbare infektiöse Erreger, die in einem klaren Zusammenhang mit IBS stehen, wurden jedoch bisher nicht identifiziert. Insgesamt ist die Anzahl der Studien, die Immunveränderungen bei IBS untersucht haben, relativ übersichtlich. Das Hauptaugenmerk lag dabei auf Konzentrationsunterschieden von Zytokinen. Insbesondere erhöhte Konzentrationen von IL-6, IL-8, IL-1b und TNF-α sowie eine Reduktion des antiinflammatorischen IL-10 wurden beschrieben. Andere Studien haben erhöhte T-Zellen- und B-Zellen-Aktivierung bei IBS-Patienten berichtet. Diese Befunde können im Kontext von sowohl erhöhter wie auch erniedrigter Expression von Genen, die mit Immunregulation verbunden sind, gesehen werden.

Konsequenzen

Es ist nicht einfach, die sich teilweise widersprechenden Befunde bezüglich endokriner Veränderungen zu interpretieren. Die wenigsten Studien haben Zusammenhänge mit IBS-typischen Symptomen gefunden, was die Frage nach den Konsequenzen einer dysregulierten HHNA schwierig zu beantworten erscheinen lässt. Zukünftige Studien müssen insbesondere eine erhöhte Homogenität ihrer Stichproben erreichen und hier insbesondere auf Einheitlichkeit der Subtypen sowie der psychopathologischen Auffälligkeiten achten. In Bezug auf Immunveränderungen scheint das Bild etwas deutlicher zu sein. Hier zeigen sich vorwiegend Befunde einer erhöhten Immunaktivierung bei IBS, die ganz ähnlich wie bei CFS als eine schwache aber chronische Entzündung interpretiert werden kann. Die klinischen Konsequenzen dieser Beobachtung sind interessant: So gibt es einige wenige Befunde, die klar darauf hinweisen, dass z. B. eine erhöhte Anzahl an Mastzellen positiv mit viszeraler Hypersensitivität korreliert. Letztere ist eine für IBS-Patienten typische Auffälligkeit, die sich in einer stark erniedrigten Schmerzschwelle im Magen-Darm-Bereich äußert. Damit könnten Veränderungen des Immunsystems in einem direkten Zusammenhang mit dem Syndrom stehen. Inwiefern nun aber endokrine oder immunologische Auffälligkeiten quasi als Prädisposition das spätere Entstehen von IBS vorbereitet oder begünstigt haben oder aber ob diese Veränderungen lediglich eine Folge des Schweregrads oder der Chronizität des Beschwerdebildes sind, bleibt aufgrund des Mangels an entsprechenden Längsschnittstudien unbestimmt.

Fibromyalgiesyndrom

Das »American College of Rheumatology« hat 1990 festgelegt, dass das Fibromyalgiesyndrom (FMS) diagnostiziert wird, wenn chronische ausgedehnte Schmerzen vorliegen, die auf beiden Seiten des Körpers, und zwar sowohl im unteren wie auch im oberen Bereich lokalisiert sind. Weiter muss eine exzessive Empfindlichkeit an mindestens 11 von insgesamt 18 Druckpunkten erfolgen, die anhand eines Schemas identifiziert werden können (Wolfe 1990).

Veränderungen des endokrinen Systems

Auch bei FMS gibt es nicht viele Studien, die sich mit möglichen endokrinen Veränderungen auseinandergesetzt haben (Tanriverdi et al. 2007). Im Unterschied zu den vorangegangenen Störungsbildern gibt es hier jedoch eine Reihe von Studien, die über einen längeren Zeitraum hinweg sehr engmaschig Messproben genommen haben, sodass über die Veränderungen bestimmter Parameter über einen Tag-Nacht-Zyklus hinweg Aussagen gemacht werden können. Diese Studien deuten auf leicht erhöhte basale Kortisolwerte bei FMS im Vergleich zu Gesunden hin. Andere Studien, in denen ebenfalls basale Messungen vorgenommen worden sind, zeigen jedoch entweder geringere Werte oder aber keinerlei Unterschiede im Vergleich zu gesunden Kontrollgruppen. Im Zusammenhang mit erniedrigten Werten sind Studien von Bedeutung, die einen pharmakologischen Test verwendet hatten. Diese deuten vorwiegend auf erniedrigte Kortisolwerte hin, wozu eine erhöhte negative Feedbacksensitivität auf die Gabe von Dexamethason passen würde. In einer kürzlich erschienenen Studie wurde ein psychologischer Stresstest verwendet; dabei zeigten FMS-Patienten signifikant geringere Kortisolausschüttung aufgrund des Tests als gesunde Kontrollen (Wingenfeld et al. 2008). Die Befunde deuten darauf hin, dass es einen Unterschied macht, ob basale Werte endokriner Aktivität gemessen werden oder ob das endokrine System mittels pharmakologischer oder psychologischer Stimulierung aktiviert wird.

Veränderungen des Immunsystems

Ähnlich wie bei den vorangegangenen zwei Störungsbildern wurde festgestellt, dass FMS nach einer Infektion quasi als Chronifizierung der Beschwerden fortbestehen kann. Insbesondere Hepatitis C, HIV, und Lyme-Borreliose wurden in diesem Zusammenhang genannt (Buskila 2001). Diese Befunde mögen aber lediglich Hinweise für die generelle Ätiopathogenese von FMS-typischen Beschwerden geben, denn ein klarer Zusammenhang mit bestimmten infektiösen Erregern mit FMS wurde bisher nicht hergestellt. Bezüglich systemischer Veränderungen des Immunsystems wurden bei FMS insbesondere Zytokinkonzentrationen untersucht. Dabei wurden vorwiegend erhöhte Werte berichtet, mit wenigen Ausnahmen, die erniedrigte Konzentrationen oder keine Unterschiede gefunden haben. Wichtig sind hierbei Genexpressionsstudien, die bei FMS-Patienten eine erniedrigte Expression von antiinflammatorischen und analgetisch wirksamen Zytokinen gefunden haben.

Konsequenzen

Die Studien zu Veränderungen des endokrinen Systems deuten auf eine Unterfunktion der HHNA hin, obwohl es auch einige methodisch gut kontrollierte Studien gibt, die das Gegenteil zeigen. Die erhöhte Aktivierung des Immunsystems weist darauf hin, dass dies eine Konsequenz der wegfallenden »Bremse« durch Kortisol sein könnte. Nicht in dieses Muster passen die Befunde erhöhter endokriner Aktivierung. Es ist wichtig darauf hinzuweisen, dass es nur sehr wenige Studien gibt, die sowohl Parameter der endokrinen als auch der immunologischen Aktivität bei FMS gemessen haben. Eine integrative Betrachtungsweise der Interaktionen zwischen diesen beiden Systemen ist deshalb außerordentlich schwierig. Zudem haben die meisten Studien darauf verzichtet, auf höheren Ebenen der HHNA Messungen vorzunehmen; so bleiben die Ergebnisse zwangsläufig auf die Ebene der Nebennierenrinden beschränkt und eine Aussage über Dysregulationen auf höheren Ebenen ist nicht möglich. In ▶ Kap. 2 konnte gezeigt werden, wie eng das Immunsystem mit dem sympathischen Nervensystem verknüpft ist und von diesem kontrolliert wird. Die Befunde häufen sich, dass bei FMS ein erhöhter sympathischer Tonus zu beobachten ist (Martinez-Lavin 2007). Ein dysreguliertes autonomes Nervensystem könnte also z. T. im komplizierten Spiel zwischen HHNA und Immunsystem eine entscheidende modulierende Funktion ausüben und damit zu den FMS-typischen Symptomen wie Schmerzen, aber auch häufig berichteten Beschwerden wie Müdigkeit und kognitiven Beeinträchtigungen führen (Van Houdenhove u. Egle 2004).

11.2.3 Gemeinsamkeiten und Unterschiede zwischen den Störungsbildern

Sollen die endokrinen Veränderungen der drei besprochenen Störungsbildern verglichen werden, fällt zunächst einmal die uneinheitliche Datenlage auf. Es lassen sich eher Tendenzen als klar belegbare Gemeinsamkeiten oder Unterschiede feststellen. Der Hauptgrund für diese Beobachtung liegt wohl darin, dass die Definitionskriterien der besprochenen Syndrome sehr offen sind. Damit ist es durchaus möglich, dass es innerhalb der einzelnen Beschwerdebilder Subtypen (bei IBS sogar explizit definiert) gibt, die pathophysiologisch nicht ohne Weiteres miteinander vergleichbar sind. Auf der anderen Seite wird bei der Betrachtung der Definitionen auch deutlich, dass es eine große Überlappung der Beschwerden bei den drei Syndromen gibt. Damit könnte es allenfalls gewinnbringender sein, weitere Forschung nicht auf der Ebene der Syndrome zu betreiben, sondern gezielt auf Symptomebene nach erklärenden Mechanismen zu suchen. Weitere Einschränkungen der bisherigen Literatur betreffen die Tatsache, dass die verschiedenen Studien eine Vielzahl von unterschiedlichen Messmethoden verwendet haben. Wie in ▶ Kap. 2 dargestellt, können sich Aussagen bezüglich endokriner oder immunologischer Aktivität beträchtlich unterscheiden, je nachdem an welchen Körperstellen, in welchen Körpermedien und mit welchen Messutensilien die Parameter erhoben worden sind. Ein weiterer Nachteil, an dem der Großteil der berichteten Studien leidet, ist der fast ausschließliche Fokus auf Kortisol. So wichtig und interessant diese Befunde sind, so wenig wird die alleinige Messung von Kortisol der Komplexität der HHNA insgesamt gerecht. In diesem Zusammenhang ist auch deutlich darauf hinzuweisen, dass nur sehr wenige Studien eine integrative Zusammenschau von endokrinen und immunologischen Parametern unternommen haben; damit bleiben Aussagen bezüglich der stark verschränkten Funktionsweise dieser Systeme bei funktionellen somatischen Beschwerden natürlich weitgehend Spekulation.

Wenn man nun aber dennoch den Versuch wagt, eine Aussage zu den Befunden von endokrinen und immunologischen Parametern bei funktionellen somatischen Beschwerden zu machen, dann kann man konstatieren, dass den drei hier berichteten Beschwerdebildern gemeinsam ist, dass in vielen Studien eine generelle **Unterfunktion der HHNA** beobachtet worden ist. Gleichzeitig finden sich mehr Befunde für eine **Überfunktion des Immunsystems** als gegenteilige Ergebnisse. Diese Betrachtungsweise kann zumindest z. T. Beschwerden wie Schmerzen, Müdigkeit und kognitive Beeinträchtigungen erklären.

Die bei den in diesem Kapitel dargestellten Syndromen feststellbare Unterfunktion der HHNA äußert sich in den meisten Fällen in einer geringeren Ausschüttung von Kortisol im Vergleich zu einer Kontrollgruppe. Deshalb wird dieses Phänomen als **relativer Hypokortisolismus** bezeichnet (Heim u. Nater 2007). Dieser hat eine Reihe von Konsequenzen, die für das Verständnis der Pathophysiologie von funktionellen somatischen Beschwerden wichtig sind. Zunächst ist festzuhalten, dass Glukokortikoide (wie Kortisol) Glukoneogenese induzieren, d. h. die Neubildung von Glukose im menschlichen Körper fördern. Es werden ebenfalls freie Fettsäuren mobilisiert und der Verbrauch von Aminosäuren für die Proteinsynthese reduziert. Diese Veränderungen führen normalerweise dazu, dass der Energiehaushalt des Organismus positiv beeinflusst wird. Wenn nun also Kortisol als für diese Prozesse so wichtiger stimulierender Parameter in seiner Funktionsweise eingeschränkt ist oder sogar wegfällt, kann es als Folge zu einer negativen Energiebilanz und damit zu den typischen Symptomen von Erschöpfung und Müdigkeit kommen.

Weiter üben Glukokortikoide einen hemmenden Einfluss auf die Sekretion von proinflammatorischen Zytokinen aus, wie dies bereits oben dargestellt worden ist. So werden Substanzen wie IL-6 oder TNF-α, die unter akutem Stress oder bei einer Entzündung in ihrer Konzentration ansteigen, auf ihren Ausgangswert zurückreguliert. Von den beiden genannten Zytokinen weiß man, dass sie die zelluläre Immunität regulieren und Schmerzempfinden modulieren können. Eine erhöhte oder überlange Aktivierung im Gehirn kann über die Stimulation des CRH-Noradrenalin-Systems zu einer Beeinträchtigung von kognitiven Funktionen und der Stimmung führen, beides Beschwerden, die bei den beschriebenen Syndromen zu beobachten sind. So kann also eine durch einen Mangel an Kortisol ausgelöste Enthemmung von proinflammatorischen Zytokinen in einer erhöhten Anfälligkeit für Erschöpfung, Schmerzen und kognitiver sowie emotionaler Beeinträchtigung führen.

Kortisol übt auch einen direkten Einfluss auf das Gehirn und damit das Verhalten aus. Dies passiert über die negativen Feedbackeffekte der Glukokortikoide auf die CRH-induzierte Aktivierung der noradrenergen Zellen im Locus coeruleus. Ein relativ erniedrigter Ausstoß an Kortisol kann dann permissive Effekte haben, die in einer erhöhten und aufrecht erhaltenen Aktivierung der Feedforward-Kaskade zwischen CRH und Noradrenalinsystemen resultieren. Wenn in diesem Zusammenspiel auch noch die oben erwähnten Zytokindysregulationen mit ins Spiel kommen, kann dies zu Erschöpfung, Schmerz und gastrointestinalen Beschwerden führen.

- Wie kommt es zu diesen Veränderungen?
- Stand am Anfang eine aus irgendwelchen Gründen erhöhte Kortisolausschüttung, die chronisch wurde und auf längere Zeit hinweg die natürliche und adaptive Immunität unterdrückt hat?
- Haben die dann zum Einsatz kommenden gegenregulatorischen Maßnahmen einen Hypokortisolismus herbeigeführt, der sich schließlich über die oben aufgeführten Mechanismen in funktionellen somatischen Beschwerden äußert?

Diese Fragen können nicht befriedigend geklärt werden und müssen mit längsschnittlichen Studien angegangen werden.

Ein möglicher Erklärungsansatz könnte von der Beobachtung ausgehen, dass die endokrine Stressachse bei traumatischen Erfahrungen zu einem frühen Zeitpunkt im Leben eines Menschen nachhaltig in ihrer Funktionstüchtigkeit eingeschränkt werden kann (▶ Kap. 19). In der Tat finden sich bei Patienten mit CFS, IBS oder FMS signifikant mehr Berichte über traumatische Erfahrungen in der Kindheit, wie z. B. sexuellen Kindesmissbrauch, als bei gesunden Kontrollen. Wenn in einem so kritischen und vulnerablen Stadium der

Entwicklung des biologischen Stresssystems die Entwicklung beeinträchtigt wird, kann die Sensitivität des Systems im Erwachsenenalter dergestalt eingeschränkt sein, dass eine adäquate Reaktion auf neuartige Stressoren nicht mehr oder nur noch mit Mühe möglich ist. Berücksichtigt man nun den von Patienten mit funktionellen somatischen Beschwerden überzufällig berichteten psychologischen Stress (Nater u. Ehlert 2010), ist es leicht vorstellbar, dass als Konsequenz dieser Entwicklungen eine nachhaltige Dysregulation auf endokriner und immunologischer Ebene stattfinden und entsprechend die Ausbildung von funktionellen somatischen Beschwerden begünstigt werden kann. Damit können diese Beschwerden als unterschiedliche Ausprägungen eines **Stresssyndroms** gesehen werden, dem ähnliche pathophysiologische Mechanismen zugrunde liegen. Nur eine Verbindung von peripherphysiologischen, genetischen und zentralnervösen Herangehensweisen in zukünftigen Studien kann hier weitere Aufklärung bringen.

Es wird in diesem Abschnitt einmal mehr deutlich, was sich bereits bei der Darstellung der pathophysiologischen Auffälligkeiten der drei Syndrome herauskristallisiert hat; die hier berichteten Veränderungen sind in keiner Weise typisch für eine bestimmte Störung oder bestimmte Beschwerden. Die Auffälligkeiten sind vielmehr unspezifischer Natur und erlauben es deshalb nicht, die Syndrome aufgrund pathophysiologischer Veränderungen zu charakterisieren oder gar zu klassifizieren. Es soll aber nicht grundsätzlich ausgeschlossen werden, dass dies in Zukunft möglich sein könnte; trotz großer symptomatischer Überlappung zwischen den Syndromen existieren diese durchaus auch unabhängig voneinander, sodass es Mechanismen geben muss, die auf Symptomebene entweder für Erschöpfung oder Magen-Darm-Beschwerden hauptverantwortlich sind. Eine Untersuchung dieser Mechanismen ist aber natürlich nur unter der Voraussetzung möglich, dass die oben angesprochenen Einschränkungen in weiteren Studien behoben werden.

11.3 Veränderung endokrinologischer und immunologischer Dysregulation durch therapeutische Interventionen

Die Suche nach geeigneten therapeutischen Interventionen bei funktionellen somatischen Beschwerden hat eine lange Tradition, die bis jetzt nur bedingt von Erfolg gekrönt war. Es hat sich über die Jahre hinweg gezeigt, dass zu den am besten geeigneten Verfahren diejenigen der **kognitiven Verhaltenstherapie** gehören. Insbesondere bei CFS und IBS wurde eine Vielzahl von randomisierten kontrollierten Studien durchgeführt, die in vielen Fällen einen positiven Effekt auf die Beschwerden zeigen konnten. Es sind jedoch auch Studien publiziert worden, die keine positiven Veränderungen gezeitigt haben. Es scheint so, dass lediglich eine Untergruppe von Patienten mit funktionellen somatischen Beschwerden von kognitiv-verhaltenstherapeutischen Angeboten profitieren kann.

Interessanterweise gibt es nur sehr wenige Studien, die die in diesem Kapitel dargestellten typischen physiologischen Veränderungen als Outcome-Parameter in ihre Therapiestudien mit einbezogen hatten. Besonders spannend erscheinen die Ergebnisse, die aus einer Studie bei CFS-Patienten gewonnen wurden, die man einer kognitiven Verhaltenstherapie unterzogen hatte. Dabei zeigte sich, dass der zu Beginn der Therapie bestehende Hypokortisolismus durch die Intervention wieder auf ein normales Niveau zurückgebracht werden konnte. Weiter zeigte sich auch, dass geringe Kortisolwerte zu Beginn der Therapie ein schlechteres Ansprechen auf die Intervention vorhersagten (Roberts et al. 2009). Ähnliche Ergebnisse erbrachte eine Studie bei FMS-Patienten, die einer dreiwöchigen Therapie unterzogen wurden, die neben körperlicher Betätigung auch kognitiv-verhaltenstherapeutische Elemente beinhaltete. Entsprechend den oben genannten Befunden wurde nach Beendigung der Therapie eine Erhöhung der Kortisolwerte beobachtet. In diesem Fall hatte die Intervention auch einen positiven Effekt auf die berichteten Schmerzen (Bonifazi et al. 2006). Dass nicht nur psychotherapeutische Verfahren einen positiven Effekt auf physiologische Prozesse haben können, wurde in einer Studie bei IBS-Patienten gezeigt, bei denen nach einer Akupunkturintervention stärker abfallende Kortisolkonzentrationen als bei einer Vergleichsgruppe gefunden wurden.

Wenn bei einem Beschwerdebild eine für die Entstehung und Aufrechterhaltung wichtige Substanz – wie in diesem Fall Kortisol – fehlt, liegt die Idee nahe, diese Substanz künstlich zu substituieren. Tatsächlich wurde der Versuch wiederholt unternommen, bei CFS-Patienten mittels der Gabe von Hydrokortison das ursprüngliche Gleichgewicht der HHNA wieder herzustellen. In einigen Fällen konnte tatsächlich ein Erfolg dahin gehend erzielt werden, als die Müdigkeit signifikant nach Gabe von Hydrokortison zurückging. Erste enthusiastische Befunde wurden aber bald durch negative Befunde kontrastiert und entsprechende Interventionen seit mehreren Jahren, wohl auch aufgrund der Schwierigkeiten bei der Dosierung und der entsprechenden Nebenwirkungen, unterlassen (Whiting et al. 2001).

Therapeutische Effekte auf Parameter des Immunsystems wurden hingegen bis jetzt fast nie untersucht. Eine Ausnahme bildet eine jüngere Studie, bei der ein positiver Effekt von Massage auf Antikörperproduktion bei IBS-Patienten nachgewiesen werden konnte. Auch die Tatsache, dass mittels antiinflammatorischer Medikamente die Immundysregulationen bei IBS-Patienten reversibel gemacht werden können, ist ein hoffnungsvoller Anfang. Aber groß angelegte randomisiert-kontrollierte Studien fehlen in diesem Bereich weitgehend. Zudem muss in jedem Fall einer neuen Intervention kritisch abgewogen werden, inwiefern eventuelle Nebenwirkungen (insbesondere bei Immuntherapien) durch eine (oft nur leichte) Verbesserung der Symptomatik aufgewogen werden können. Es darf durchaus festgehalten werden, dass behaviorale Interventionen in dieser Hinsicht medikamentösen Therapien zum aktuellen Zeitpunkt weit überlegen sind.

Literatur

Barsky AJ, Borus JF (1999) Functional somatic syndromes. Ann Intern Med 130(11): 910–921

Bonifazi M, Suman AL, Cambiagg C et al. (2006) Changes in salivary cortisol and corticosteroid receptor-alpha mRNA expression following a 3-week multidisciplinary treatment program in patients with fibromyalgia. Psychoneuroendocrinology 31(9): 1076–1086

Burr RL, Jarrett ME, Cain KC, Jun SE, Heitkemper MM (2009) Catecholamine and cortisol levels during sleep in women with irritable bowel syndrome. Neurogastroenterol Motil, 21(11): 1148–1197

Buskila, D. (2001) Fibromyalgia, chronic fatigue syndrome, and myofascial pain syndrome. Curr Opin Rheumatol 13(2): 117–127

Cleare AJ (2004) The HPA axis and the genesis of chronic fatigue syndrome. Trends Endocrinol Metab 15(2): 55–59

Demitrack MA, Dale JK, Straus SE, Laue L, Listwak SJ, Kruesi MJ et al. (1991) Evidence for impaired activation of the hypothalamic-pituitary-adrenal axis in patients with chronic fatigue syndrome. J Clin Endocrinol Metab 73(6): 1224–1234

Drossman DA (2006) The functional gastrointestinal disorders and the Rome III process. Gastroenterology 130(5): 1377–1390

Ehlert U, Nater UM, Böhmel TH (2005) Salivary cortisol levels in subgroups of patients with functional gastrointestinal disorders correspond to measures of depressive mood and pain perception. J Psychosom Res 59(1): 7–10

Fukuda K, Straus SE, Hickie I, Sharpe MC, Dobbins JG, Komaroff A (1994) The chronic fatigue syndrome: a comprehensive approach to its definition and study. International Chronic Fatigue Syndrome Study Group. Ann Intern Med 121(12): 953–959

Gaab J, Huster D, Peisen R et al. (2002) Low-dose dexamethasone suppression test in chronic fatigue syndrome and health. Psychosom Med 64(2): 311–318

Heim C, Nater UM (2007) Hypocortisolism and stress. In: Fink G (ed) Encyclopedia of stress (2nd ed). Academic Press, Oxford, pp 400–407

Heim C, Nater UM, Maloney E, Boneva R, Jones JF, Reeves WC (2009) Childhood trauma and risk for chronic fatigue syndrome: association with neuroendocrine dysfunction. Arch Gen Psychiatry 66(1): 72–80

Kroenke K, Mangelsdorff AD (1989) Common symptoms in ambulatory care: incidence, evaluation, therapy, and outcome. Am J Med 86(3): 262–266

Lyall M, Peakman M, Wessely S (2003) A systematic review and critical evaluation of the immunology of chronic fatigue syndrome. J Psychosom Res 55(2): 79–90

Martinez-Lavin, M. (2007) Biology and therapy of fibromyalgia. Stress, the stress response system, and fibromyalgia. Arthritis Res Ther, 9(4), 216

Nater UM, Ehlert U (2010) Stress as a pathophysiological factor in functional somatic syndromes [invited review]. Current Psychiatry Reviews (eingereicht)

Nater UM, Maloney E, Boneva RS et al. (2008) Attenuated morning salivary cortisol concentrations in a population-based study of persons with chronic fatigue syndrome and well controls. J Clin Endocrinol Metab 93(3): 703–709

Patarca-Montero R, Antoni M, Fletcher MA, Klimas NG (2001) Cytokine and other immunologic markers in chronic fatigue syndrome and their relation to neuropsychological factors. Appl Neuropsychol 8(1): 51–64

Roberts AD, Charler ML, Papadopoulos A, Wessely S, Chalder T, Cleare AJ (2009) Does hypocortisolism predict a poor response to cognitive behavioural therapy in chronic fatigue syndrome? Psychol Med 1–8

Spiller RC (2003) Estimating the importance of infection in IBS. Am J Gastroenterol 98(2): 238–241

Tanriverdi F, Karaca Z, Unluhizarci K, Kelestimur F (2007) The hypothalamo-pituitary-adrenal axis in chronic fatigue syndrome and fibromyalgia syndrome. Stress 10(1): 13–25

Van Houdenhove B, Egle UT (2004) Fibromyalgia: a stress disorder? Piecing the biopsychosocial puzzle together. Psychother Psychosom 73(5): 267–275

Wessely S, Nimnuan C, Sharpe M (1999) Functional somatic syndromes: one or many? Lancet 354(9182): 936–939

Whiting P, Bagnall AM, Sowden AJ, Cornell JE, Mulrow CD, Ramirez G (2001) Interventions for the treatment and management of chronic fatigue syndrome: a systematic review. Jama 286(11): 1360–1368

Wingenfeld K, Heim C, Schmidt I, Wagner D, Meinlschmidt G, Hellhammer DH (2008) HPA axis reactivity and lymphocyte glucocorticoid sensitivity in fibromyalgia syndrome and chronic pelvic pain. Psychosom Med 70(1): 65–72

Wolfe F (1990) Fibromyalgia. Rheum Dis Clin North Am 16(3): 681–698

Autoimmunerkrankungen

Christoph Heesen, Stefan M. Gold

12.1 Die Rolle endokrinologischer und immunologischer Faktoren bei der Ätiologie autoimmunologischer Erkrankungen

Autoimmunerkrankungen stellen eine heterogene Gruppe von 70–80 verschiedenen entzündlichen Erkrankungen dar, die ca. 4–10% der Bevölkerung betreffen (Shapira et al. 2009). Kosten für Autoimmunerkrankungen für das Gesundheitswesen werden mittlerweile im Bereich von Herz-Kreislauf-Erkrankungen und Krebserkrankungen gesehen, insbesondere aufgrund des oft über Jahrzehnte chronischen Verlaufs (Shapira et al. 2009). Daten sprechen für einen Anstieg der Inzidenz und Prävalenz in den Industrienationen (Shapira et al. 2009). Autoimmunerkrankungen lassen sich nachweisen auf der Basis einer Immunantwort, die sich gegen Gewebe richtet. Diese lassen sich nach dem Zielorgan, dem Zielgewebe oder Funktionssystem gegen den sich die Immunreaktivität richtet klassifizieren. Autoimmunerkrankungen können früh bis zur 2. Dekade auftreten, z. B. Diabetes mellitus Typ 1, lassen sich jedoch typischerweise in der 3. bis 6. Dekade diagnostizieren. Die Ätiopathogenese von Autoimmunerkrankungen ist komplex. Im Vordergrund stehen genetische, immunologische, endokrine und Umweltfaktoren. Für wesentliche Autoimmunerkrankungen wie Diabetes mellitus Typ 1, multiple Sklerose (MS), autoimmune Schilddrüsenerkrankungen und entzündliche Darmerkrankungen lässt sich eine Häufung in gemäßigten Breiten und damit in hochentwickelten Industrienationen nachweisen. Bei den Umweltfaktoren werden im Wesentlichen UV-Strahlungen, westlicher Lebensstil, Infektionen, Umweltgifte, Ernährungsfaktoren und einige krankheitsspezifische Faktoren wie z. B. Jodexposition bei Autoimmunthyreoiditis diskutiert. Die Therapien sind oft teilwirksam, palliativ, die Lebensqualität ist oft erheblich eingeschränkt. Damit haben Autoimmunerkrankungen eine hohe persönliche und ökonomische Relevanz. Vor dem Hintergrund, dass 80% der Autoimmunerkrankungen bei Frauen auftreten, sind schon epidemiologisch endokrine Faktoren in der Pathogenese hochwahrscheinlich. Eine grundsätzlich unterschiedliche immunologische Antwort auf inflammatorische Stimuli zwischen Männern und Frauen könnte hier relevant sein. Bei Frauen kommt es verstärkt zu einer Antikörperantwort, bei Männern eher zu einer allgemeinen inflammatorischen Reaktion. So finden sich z. B. Unterschiede in der Interferon-Gamma-Antwort auf Stressreize (Cutolo u. Straub 2009).

Grundsätzlich ist Autoimmunität als ein physiologisches Phänomen zu betrachten. Autoreaktive Zellen und Autoantikörper lassen sich auch bei Gesunden nachweisen. Autoimmune Zellen werden über den Thymus eliminiert, persistierende autoreaktive Zellen werden vermutlich durch regulatorischen T-Zellen kontrolliert, die in den letzten Jahren verstärkt in den Fokus der Autoimmunitätsforschung gerückt sind (Bettini u. Vignali 2009). Bei Vorliegen von genetischen und Umweltfaktoren sowie Veränderungen im Immunsystem kann es zu einer fehlenden Elimination kommen, ebenso wie möglicherweise zu einem Alterungsprozess von Kontrollmechanismen. Insofern ist eine Autoimmunreaktion als Dysregulation der physiologischen Autoimmunität und als dynamischer Prozess und nicht als Frage des Vorhandenseins oder Fehlens zu verstehen. Autoimmunerkrankungen können vereinfacht in T-Helferzellen-Typ 1-(TH1-) oder T-Helferzellen-Typ 2-(TH2-)vermittelte Erkrankungen klassifiziert werden, abhängig von der Sekretion von Interferon-gamma (IFN-γ), Interleukin-17 (IL-17) oder Interleukin-4 (IL-4) von CD4-positiven Zellen. Dennoch sind bei vielen Autoimmunprozessen sowohl zelluläre als auch antikörpervermittelte Prozesse wirksam (Calcagni u. Elenkov 2006). In den letzten Jahren ist eine weitere Zellpopulation mit Sekretion der Zytokine IL-17 und IL-22 in den Fokus des Verstehens von Toleranz gerückt, die sog. TH17-Zellen. Insofern sind zu den oben genannten Zelltypen TH17-Zellen als dritte Gruppe von T-Helferzellen zu sehen, die insbesondere in der Entstehung der MS für relevant angesehen werden.

12.2 Spezifische Ausprägungen von Autoimmunerkrankungen

Die folgende Darstellung widmet sich nur den häufigsten Autoimmunerkrankungen (■ Tab. 12.1).

Tab. 12.1 Übersicht Autoimmunerkrankungen nach dem TH1/2-Paradigma

TH1 (IL-12, TNF-α)	TH2 (IL-10)
multiple Sklerose (MS)	systemischer Lupus erythematodes (SLE)
Hashimoto-Thyreoiditis	Morbus Basedow
Diabetes mellitus	»Alter«
Morbus Crohn	»Schwangerschaft«
rheumatoide Arthritis (RA)	Colitis ulcerosa

Grundsätzlich werden MS, Diabetes mellitus, die Hashimoto-Thyreoiditis und Morbus Crohn vereinfachend eher einem TH1-Typ zugeschrieben mit einer Überproduktion von Interleukin-12 und TNF-α wohingegen die TH2-Aktivität und Interleukin-10-Produktion eher vermindert ist. Hingegen stellt der systemische Lupus erythematodes (SLE) eine eher TH2-vermittelte Autoimmunerkrankung dar.

Im Alter zeigt sich im Immunsystem eher eine TH2-Dominanz, was möglicherweise das gehäufte Auftreten von Autoantikörpern im höheren Lebensalter erklärt. Autoimmunprozesse stellen einen chronischen Entzündungsreiz für den Organismus dar, der oft durch akute Infektionen verschlechtert wird wie z. B. bei MS, rheumatoider Arthritis (RA), Psoriasis, SLE (Kunz u. Ibrahim 2009). Diese Stressfaktoren aktivieren zwei biologisch hochkonservierte Systeme, die Hypothalamus-Hyphophysen-Nebennierenrinden-Achse (HHNA) und das sympathische Nervensystem (SNS). Physiologisch führen Aktivierung der HHNA sowie Reduktion der androgenen Produktion zu einer Suppression der Immunantwort. In verschiedenen Tiermodellen (Thyreoiditis, Lupusnephritis, experimentelle immune Enzephalitis) korreliert eine schwache HHNA-Reaktivität mit dem Autoimmunprozess (Mason 1991). Chronische Entzündungsreize verändern diese Funktionssysteme. So scheint das Arginin-Vasopression-System die ACTH-Funktion in der Stimulation der Kortisolproduktion zu übernehmen (Elenkov u. Chrousos 2006). Glukokortikoide und Katecholemine induzieren systemisch einen TH2-Shift durch Unterdrückung von Antigenpräsentation und TH1-Funktionen bei Stimulation von TH2-Zytokinen. Durch die Stimulation von zytoplasmischen Glukokortikoidrezeptoren und β2-Adrenozeptoren wird die Induktion von IL-2 als Hauptinduktor einer TH1-Antwort unterdrückt. Dies geht einher mit einer reduzierten IFNγ-Aktivität und gesteigerten IL-4-Produktion von T-Lymphozyten. Tierexperimentelle Untersuchungen haben gezeigt, dass eine Elimination der Sympathikusantwort durch chemische Sympathektomie sowohl Modelle der Arthritis als auch der MS und RA verstärkt (Calcagni u. Elenkov 2006). Störungen der Verteilung von β-Adrenozeptoren wie auch Funktionalitäten des autonomen Nervensystems haben sich bei verschiedenen Autoimmunerkrankungen zeigen lassen (Calcagni u. Elenkov 2006). Weitere Belege für die Bedeutung von endokrinen Faktoren bei Autoimmunerkrankungen ergeben sich aus dem Verlauf dieser Erkrankungen in der Schwangerschaft. Insbesondere die RA und die MS zeigen im 3. Trimenon Remissionen mit häufigen postpartalen Rezidiven. Immunologisch korrelieren diese Befunde mit einer Reduktion von IL-2 und IFNγ und einer erhöhten Produktion von IL-4 und IL-10, besonders im 3. Trimenon (Calcagni u. Elenkov 2006). Relevante verantwortliche endokrine Faktoren sind erhöhte Spiegel von Kortisol und Noradrenalin, Vitamin D3, Östrogene und Progesterone. Möglicherweise stellt dieser TH2-Shift auch eine wesentliche Ursache für eine Verschlechterung eines SLE in der Schwangerschaft dar. Neben einer Modulation peripherer adrenerger Rezeptoren auf Immunzellen wird der Glukokortikoidsensitivität peripherer Immunzellen in der Kontrolle chronischer Entzündungszeichen eine zunehmend wichtige Rolle in der Regulation von chronischen Entzündungen zugeschrieben. Möglicherweise entwickelt sich hier bei chronischen Autoimmunprozessen zuerst eine Glukokortikoidresistenz, die den Erkrankungsprozess perpetuiert. Neben den genannten endokrinen Faktoren scheint auch psychologischen Faktoren, wie chronischen Stressbelastungen für die RA (Cutolo 2010), für die MS (Mohr et al. 2004), für autoimmune Schilddrüsenerkrankungen (Klecha et al. 2008) und den Diabetes mellitus Typ 1 (Sepa et al. 2006) eine Bedeutung zuzukommen. Zumindest für das Auftreten von Exazerbationen dieser Erkrankungen finden sich Belege. Hier spielen frühe Traumatisierung, zwischenmenschliche Belastung, lebensbedrohliche Ereignisse und auch chronische Infektionen eine Rolle. Möglicherweise ist eine frühe Prägung der Stressregulationssysteme hier relevant wirksam. Daten zum SLE (Bricou et al. 2006) und zu entzündlichen Darmerkrankungen sind weniger konsistent (Mawdsley u. Rampton 2006).

Straub et al. (2007) beschreiben eine gestörte Synchronisation von endokrinen und immunen Stressreaktionssystemen als wesentlich relevant für die Entwicklung von Autoimmunerkrankungen. Sowohl bei RA als auch beim SLE und der Colitis ulcerosa konnte gezeigt werden, dass die Synchronisation von Transmittern der HHNA und des SNS gestört ist (Straub et al. 2002). Dies kann dann zum Unterhalt des Krankheitsprozesses beitragen.

12.3 Entzündliche Darmerkrankungen

Zu den autoimmunentzündlichen Darmerkrankungen im engeren Sinne werden der Morbus Crohn und die Colitis ulcerosa gerechnet. Grundsätzlich werden Umgebungsfaktoren, der genetische Hintergrund der intestinalen mikrobiellen Flora und Immunfaktoren Schlüsselbedeutungen in der Entwicklung einer chronischen intestinalen Entzündung zugeschrieben (Scaldaferri u. Fiocchi 2007).

Histopathologisch findet sich beim Morbus Crohn eine transmurale granulomatöse Infiltration mit Strukturen und Fisteln, die diskontinuierlich den ganzen Gastrointestinaltrakt betreffen kann. Die T-Zellreaktivität entspricht eher einem TH1-Muster, bei der Colitis ulcerosa einer eher TH2-vermittelten entzündlichen Reaktion lediglich der Mukosa im Bereich von Colon und Rektum, die zu Kryptenabzessen führt. In der Hygienehypothese wird die deutliche Reduktion mikrobieller Faktoren in der Umgebung von Menschen mit westlicher Lebensweise verantwortlich gemacht. Im Fokus steht dabei insbesondere ein postulierter Mangel an regulatorischen T-Zellen im Immunsystem des Darms. Rauchen stellt den stärksten Umgebungsrisikofaktor für den Morbus Crohn dar, hingegen eher einen Schutzfaktor für eine Colitis ulcerosa. Verschiedene diätetische Faktoren sind verantwortlich gemacht worden, insbesondere ein erhöhter Konsum von zuckerhaltigen Speisen für Colitis ulcerosa, darüber hinaus von fettem Fisch für Morbus Crohn. Verschiedene genetische Faktoren, die insbesondere für das Erkennen von bakteriellen Bestandteilen relevant sind, aber auch eine gestörte Regulation immunologischer Faktoren ist bedeutsam (Scaldaferri u. Fiocchi 2007). Nach wie vor ist die Frage ungeklärt, ob die intestinale Flora bei Morbus Crohn verändert ist. Grundsätzlich besteht die Annahme, dass der Morbus Crohn eher eine TH1-vermittelte Autoimmunerkrankung mit dem Schlüsselzytokin IFN-γ darstellt, wohingegen die Collitis ulcerosa ein eher TH2-, IL-13-vermittelte Erkrankung darstellt. Allerdings finden sich Daten, dass die TH1- und TH2-Antworten möglicherweise sekundär zu einem Defekt der unspezifischen Immunantwort bestehen. Eine Dysregulation der T-Zellen scheint auf der Ebene der regulatorischen T-Zellen aber möglicherweise auch TH17-Zellen zu bestehen. Bei der unspezifischen Abwehr zeigen sich Störungen der mikrobiellen Antigenerkennung auf Ebene der Toll-like-Rezeptoren. Schließlich finden sich neuere Hinweise für eine Bedeutung einer gestörten Angiogenese in der Pathogenese.

Neurone des SNS versorgen den gesamten Darm, wohingegen Neurone des parasympathischen autonomen Nervensystems den oberen Darm, das distale Kolon und Rektum versorgen. Sowohl sympathische als auch parasympathische Fasern sind mit eigenen Darminnervationen verbunden und formen das enterische Nervensystem, das auch als Hirn-Darm-Achse bezeichnet wird (Margolis u. Gershon 2009). Neurone des autonomen Nervensystems und des enterischen Nervensystems zeigen eine histologische Nähe zum Gewebe des Gastrointestinaltraktes und enthalten Neurotransmitter wie Vasopression, Substanz P und Somatostation, die alle Immunfunktionen beeinflussen. Im Bereich der neuroendokrinen Faktoren findet sich bei chronisch entzündlichen Darmerkrankungen eine erhöhte Dichte von Nervenfasern, die u. a. vasointestinales Polypeptid (VIP) sezernieren. Diese Faktoren wirken auf Lymphozyten und Mastzellen immunmodulierend. Interessanterweise induziert insbesondere die Zytokinsekretion (IL-1 und TNF-α) eine Zunahme von Gliazellen in der Darmschleimhaut. Diese wiederum ist selbst sekretorisch aktiv. Insbesondere werden große Mengen Wachstumsfaktoren wie GDNF (»glial cell line-derived neurotrophic factor«) und NGF (»nerve growth factor«) gebildet. Neben den Schutzenfunktionen dieser Wachstumsfaktoren führen diese möglicherweise auch zu einer Veränderung der neuronalen Regulation des Darms im Sinne eines »pathologischen intestinalen Gedächtnisses«.

Schon lange existieren Untersuchungen, die Stressbelastung eine Relevanz bei Exazerbation von entzündlichen Darmerkrankungen eine Rolle zukommen lassen. Im Tiermodell bestehen deutliche Hinweise, dass eine abgeschwächte HHNA eine verstärkte Entzündungsaktivität intestinal zur Folge hat (Margolis u. Gershon 2009). Humane Studien haben eine erhöhte Dichte CRH-immunoreaktiver Zellen intestinal gezeigt. Diese finden sich nicht nur im Schleimhautgewebe, sondern auch im Immuninfiltrat. Peripheres CRH findet sich in Gestalt der Neuropeptide Urokortin 1 bis 3. Synergistisch zum CRH zeigt sich Urokortin 1 intestinal erhöht, Urokortin 2 scheint jedoch ein antiinflammatorischer Effekt zuzukommen. Insgesamt sind die Mechanismen der CRH-Familie von Neuropeptiden auf das periphere Immunsystem nicht ausreichend geklärt. Grundsätzlich wird ihnen im Gegensatz zu zentralen Mechanismen eher ein immunstimulierender Effekt zugesprochen. Ein weiterer neuropeptiderger Faktor ist Neurotensin mit seinen Rezeptoren NTR 1 und 2. Neurotensin wird sowohl im Gehirn als auch intestinal produziert und scheint eine duale Rolle einerseits proinflammatorisch, andererseits reparaturinduzierend zu haben. Ebenso präsent im ZNS wie im peripheren Nervensystem und hier im myenterischen Nervengeflecht findet sich VIP. Im Tiermodell verbessert VIP eine experimentelle Colitis. Die Befunde zur Bedeutung von VIP bei entzündlichen Darmerkrankungen des Menschen sind widersprüchlich (Margolis u. Gershon 2009).

Verschiedene Untersuchungen zu Stressfaktoren und Schüben inflammatorischer Darmerkrankungen sind durchgeführt worden, jedoch mit inkonsistenten Effekten (Camara et al. 2009). In Tiermodellen zeigt akuter und chronischer Stress einen deutlichen Zusammenhang zur Entwicklung von Rezidiven gastrointestinaler Entzündungen. Einige wenige Untersuchungen beschäftigen sich mit Dysregulation des autonomen Nervensystems und der HHNA (Straub et al. 2002). Insgesamt sprechen die Befunde insgesamt für eine Desynchronisation von HHNA- und SNS-Antworten.

12.4 Multiple Sklerose

Die MS ist eine entzündliche und degenerative Erkrankung in deren Pathogenese autoreaktiven T-Zellen eine Schlüsselbedeutung zugewiesen wird (Compston u. Coles 2008). Auch hier spielen genetische Faktoren (HLA-Assoziation) und Umweltfaktoren eine entscheidende Rolle. Die MS tritt in gemäßigten Breiten und in Industrienationen vermehrt auf. Möglicherweise sind auch UV-Strahlung (Vitamin D) und Ernährung (mehrfach ungesättigte Fettsäuren) relevante modulierende Faktoren.

Histopathologisch stehen Entmarkungen mit Verlust der Markscheiden, aber auch Axondurchtrennungen und Neuronenuntergang im Vordergrund. Die Astrozytenreaktion führt zur namengebenden glialen Vernarbung. Im unterschiedlichen Ausmaß finden sich entzündliche, oft perivaskulär akzentuierte Filtrate, bei denen T-Lymphozyten und Makrophagen dominieren. Eine Klassifikation in 4 Subtypen, je nach Dominanz von verschiedenen entzündlichen oder degenerativen Veränderungen, ist Gegenstand der aktuellen Diskussion (Compston u. Coles 2008).

Zahlreiche Studien belegen eine Dysregulation von Stressreaktionsmechanismen bei MS (◘ Abb. 12.1). Ausgehend von Untersuchungen bei der experimentell autoimmunen Enzephalomyelitis (EAE) in der Lewis-Ratte, bestand lange Zeit das Konzept, dass eine Unterfunktion der HHNA einen wesentlichen Pathogenitätsfaktor bei der MS darstellt. Klinische Untersuchungen, zuletzt bestätigt von Ysrraelit et al. (2008) zeigten eher eine Aktivierung der HHNA: Die Nebennieren von MS-Patienten zeigten sich vergrößert und Kortisolspiegel in Blut und Liquor sind eher erhöht. Mittels sensitiven klinischen Tests (Dexamethson-CRH-

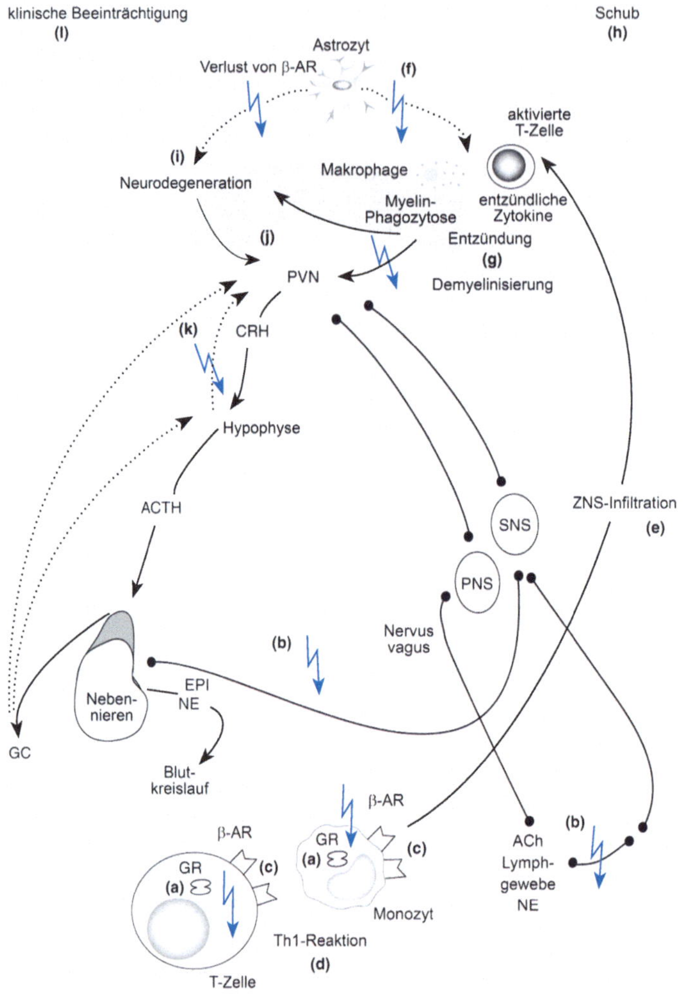

Abb. 12.1 Bedeutung von Stressmechanismen für die Pathogenese der multiplen Sklerose. Die HHNA und das ANS werden durch entzündliche Prozesse (z. B. Zytokine) aktiviert. Diese Aktivierung führt zur Ausschüttung von Glukokortikoiden (*GC*) sowie Adrenalin (*EPI*) und Noradrenalin (*NE*) aus den Nebennieren und NE aus den sympathischen Nervenenden. Normalerweise binden GC intrazelluläre Rezeptoren der Immunzellen und limitieren dadurch entzündliche Reaktionen. Bei MS-Patienten sind diese inhibitorischen Schaltwege gestört (*a*). Die Aktivierung des SNS ist bei MS vermindert (*b*). Dazu kommt eine dysfunktionale Signalvermittlung der β-adrenergen Rezeptoren im Immunsystem (c). Die Insensitivität von Zellen des adaptiven Immunsystems für inhibitorische Signale der HHNA und des SNS könnte daher zur peripharen TH1-Polarisierung (*d*) und zur Einwanderung ins zentrale Nervensystem (ZNS) beitragen, einem Schlüsselschritt in der Pathogenese der MS (*e*). Innerhalb des ZNS, möglicherweise begünstigt durch mangelnde, β-adrenergvermittelte Schutzfunktionen von Astrozyten (*f*), kommt es zu lokalen Entzündungsprozessen und Demyelinisierung (*g*). Diese Vorgänge äußern sich klinisch in Krankheitsschüben (Schub, »relapse«, *h*). Neurogenerative Prozesse der MS (*i*) in den fortgeschrittenen Krankheitsphasen korrelieren mit chronischer Aktivierung der HHNA (*j–k*) und könnten dadurch zur Bildung von irreversiblen Beeinträchtigungen (klinische Beeinträchtigung, »disability«, *l*) der Patienten beitragen. *Gepunktete Pfeile* (Inhibition), *schwarze Pfeile* (Aktivierung), *schwarze Linien* (Innervation), *blaue Blitze* (gestörte Prozesse bei MS). *ACTH* Adrenokortikotropes Hormon, *CRH* Kortikotropin-releasing Hormon, *GC* Glukokortikoide, *GR* Glukokortikoidrezeptor, *EPI* Epinephrine, *NE* Norepinephrine, *PVN* paraventrikularer Nukleus des Hypothalamus, *SNS* sympathisches Nervensystem, *PNS* parasympathisches Nervensystem, *βAR* β-adrenerge Rezeptoren. (Aus Gold et al. 2005, mit frdl. Genehmigung von Elsevier)

Test) findet sich bei ca. 1/3 der Patienten eine verminderte Hemmbarkeit der ACTH-Ausschüttung. Diese Hyperaktivität der Achse ist nach neueren Untersuchungen (Gold et al. 2005) mit der Progression der Erkrankung, aber auch mit der Behinderung insgesamt und insbesondere dem kognitiven Defizit korreliert. Die Anzahl von CRH-exprimierenden Neuronen im Hypothalamus von MS-Patienten mit Kolokalisierung von Arigin-Vasopressin zeigte sich vermehrt. Dabei stellte sich allerdings heraus, dass eine hohe HLA-Expression als Indikator von Mikroglia-/Makrophagenaktivierung negativ mit der CRH-Expression korrelierte. Die Menge der Läsionen im Hypothalamus korrelierte darüber hinaus mit einem schweren Krankheitsverlauf und früherem Tod.

Bei MS findet sich zumeist in der Anfangsphase eine Aktivierung der HHNA als Regulationsantwort auf die Entzündung. Mit dem Fortschreiten der Erkrankung entwickeln sich verschiedene Dysregulationen. Fortschreitende Neurodegeneration in Hirnarealen, die mit der HHNA-Regulation verbunden sind, Desensibilisierung der hypothalamischen Rückkopplung und proinflammatorische Zytokine können zum einen zu einer persistierenden Hyperaktivität führen. Diese hat möglicherweise eine prognostische Bedeutung. Andererseits zeigt eine Subgruppe mit tödlichen Verläufen eine verminderte CRH-Aktivität und inadäquat niedrige Kortisolantworten auf Entzündungsreize. Damit tritt neben der Desensibilisierung und Hyperaktivität auch eine Erschöpfung von endokrinen Gegenregulationsmechanismen mit Hyporeaktivität auf.

Untersuchungen aus den letzten Jahren haben sich darüber hinaus der Glukokortikoidsensitivität peripherer Immunzellen gewidmet. Insgesamt sprechen die Befunde für eine reduzierte Glukokortikoidsensitivität bei MS. Möglicherweise ist diese ein Prädiktor für das Ansprechen auf eine Steroidtherapie (van Winsen et al. 2010) und darüber hinaus ein Klassifikationsparameter für eine bestimmte MS-Subgruppe.

Schon lange ist bekannt, dass sich die Aktivität verschiedener Autoimmunerkrankungen in der Schwangerschaft und postpartal verändert. Bei der MS führt eine Schwangerschaft insbesondere im 3. Trimester zu 70% relativer Schubratenreduktion allerdings mit einem »Rebound« an Schüben postpartal. In der Schwangerschaft lässt sich ferner eine Verschiebung hin zu TH2-Lymphozyten-Anworten nachweisen, die eine Abstoßung des Fetus vermeidet und einen Antikörpertransfer auf den Fetus unterstützt. Neben Geschlechtshormonen sind es aber auch Vitamin D, α-Fetoprotein, früher Schwangerschaftsfaktor, humanes Choriongonadotropin, bestimmte Glykoproteine und Interferon-τ, die induziert werden. Östriol erreicht seine höchsten Werte im 3. Trimester und könnte ein wesentlicher Faktor sein. Dabei lassen sich neben Effekten auf T-Lymphozyten auch andere Effekte der Östrogene nachweisen (Übersicht bei Gold u. Voskuhl 2009; ◘ Abb. 12.2). Eine erste Studie über 6 Monate mit 8 mg Östriol/Tag bei 12 Frauen zeigten, wie in Tiermodelluntersuchungen, eine TH2-Verschiebung sowie eine Abnahme von kontrastmittelaufnehmenden Läsionen im MRT bei Patienten mit schubförmiger MS. Bei sekundärchronischer MS fand sich keine Wirksamkeit der Östrogene auf MRT-Parameter.

Testosteron besitzt ebenfalls immunomodulatorische Eigenschaften (Gold u. Voskuhl 2009) und die Wirkung dieses Hormons wird mit der verminderten Prävalenz von MS bei Männern im Vergleich zu Frauen in Verbindung gebracht. Bei Männern treten Autoimmunerkrankungen darüber hinaus eher im späteren Lebensalter auf, wenn die Testosteronspiegel zunehmend absinken. Ein Viertel der männlichen MS-Patienten hat erniedrigte Testosteronspiegel, sodass es denkbar ist, dass auch Androgene protektiv bei MS sein könnten. Im Tierversuch konnte der protektive Effekt von Testosteron kürzlich gezeigt werden. Aufbauend auf den tierexperimentellen Befunden lieferte eine Pilotstudie bei 10 Männern mit schubförmiger MS erste Hinweise auf mögliche therapeutische Effekte von transdermaler Testosterontherapie über 12 Monate auf laborgestützte Krankheitsmarker.

12.4.1 Störungen des sympathischen Nervensystems bei MS

Schon lange ist im Tiermodell bekannt, dass eine Sympathektomie den Verlauf einer EAE verschlechtert und Betamimetika den Verlauf abmildern. Mit

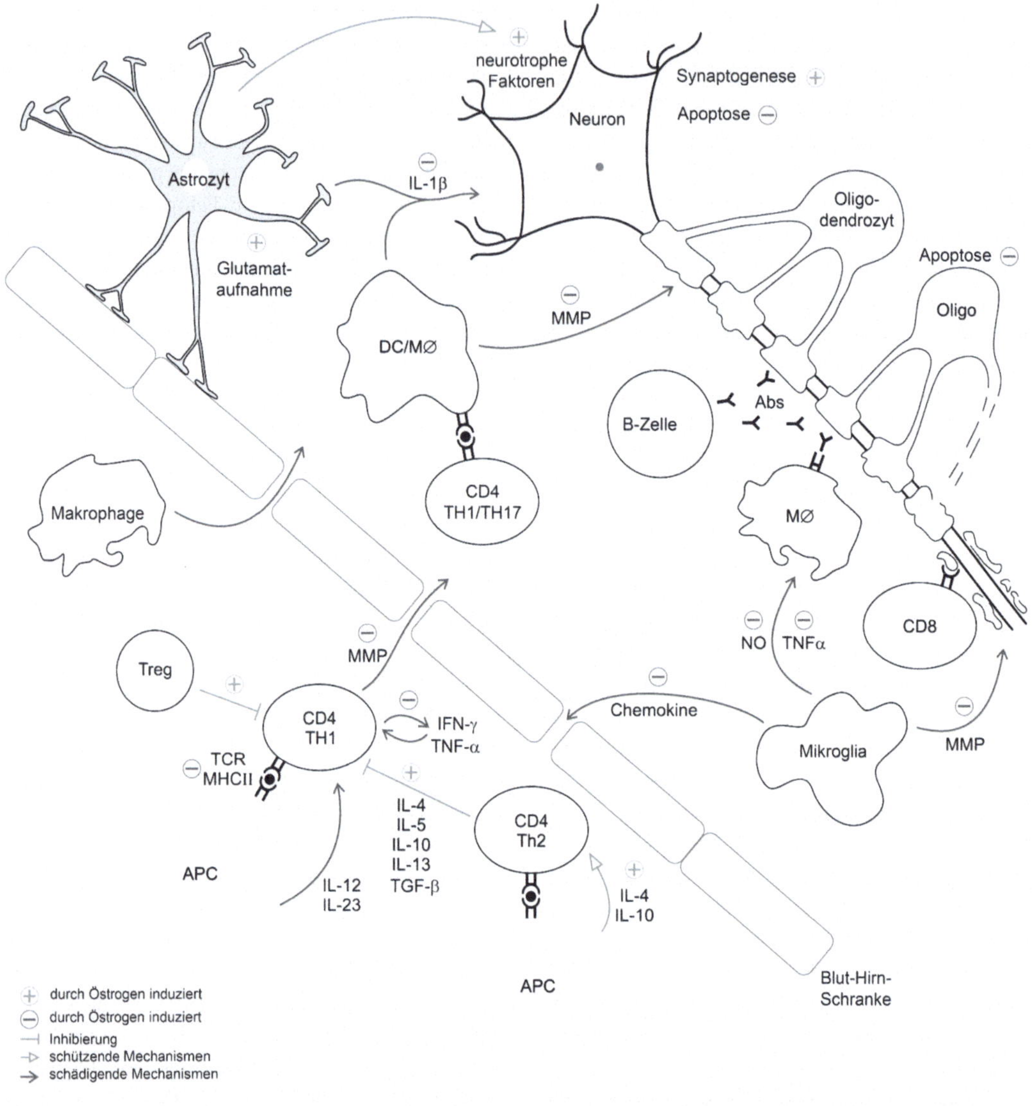

Abb. 12.2 Therapeutische Mechanismen von Östrogen bei multipler Sklerose. Im peripheren Immunsystem üben Östrogene immunmodulatorische Effekte aus, z. B. durch Verminderung der Antigenpräsentation durch professionelle APC. Dadurch wird eine Verschiebung von zellmediierten TH1-Reaktionen auf humorale TH2-Reaktionen begünstigt. An diesem Prozess wirken auch durch östrogenstimulierte regulatorische T-Zellen mit. Östrogen können außerdem durch Inhibition von Matrix-Metalloproteinasen (MMP) und Chemokinen die Fähigkeit von peripheren Immunzellen zur Einwanderung ins ZNS vermindern. Innerhalb des ZNS limitieren Östrogene entstehende Gewebeschäden durch Reduzierung von Zytokinen, MMP und Stickstoffmonoxid (NO). Östrogene können auch protektive Effekte auf Neuronen und Oligodendrozyten entfalten, indem sie Glutamataufnahme und die Produktion von Wachstumsfaktoren durch Astrozyten sowie Neubildung synaptischer Verbindungen stimulieren; *APC* antigenpräsentiernde Zelle, *TCR* T-Zell-Rezeptor, *MHC* »Major-histocompatibility«-Komplex, *NO* Stickstoffmonoxid, *MMP* Matrix-Metalloproteinase; *MØ* Makrophage, *DC* dendritische Zelle. (Aus Gold u. Voskuhl 2009, mit frdl. Genehmigung von Elsevier)

klinischen Funktionstests lassen sich ferner Herz-Kreislauf-Regulationsstörungen bei Patienten mit MS als Hinweis für autonome Störungen nachweisen. Die Progression der Erkrankung scheint mit einer parasympatischen Dysfunktion zu korrelieren (Flachenecker 2001). Befunde zu Katecholaminspiegeln im Blut und in Immunzellen sind widersprüchlich. Allerdings scheint die Anzahl β-adrenerger Rezeptoren auf Lymphozyten bei MS erhöht zu sein und korreliert sowohl mit der klinischen als auch der kernspintomographischen Aktivität der Erkrankung (Giorelli 2004). Neuere Untersuchungen sprechen dafür, dass die erhöhte Zahl peripherer Rezeptoren Ausdruck oder Gegenregulation einer defekten intrazellulären Signaltransduktion ist (Giorelli 2004). So zeigte sich eine verminderte Expression der G-Protein-Rezeptor-gekoppelten Kinase-2 und eine erhöhte Isoproterenol-induzierte cAMP-Akkumulation, die aber funktionell nicht wirksam wird. Da eine Stimulation von B2-Rezeptoren eine TH2-Verschiebung induziert, könnte eine defekte Signaltransduktion hier zu einer TH1-Überaktivität führen und damit pathogenetisch bei MS relevant werden.

Aber auch im ZNS liegt möglicherweise eine adrenerge Dysregulation vor. Katecholamine können die INFg induzierte MHC-Klasse-2-Expression auf Astrozyten über einen β-adrenergen Mechanismus hemmen und damit die Antigenpräsentation im ZNS reduzieren. Vor diesem Hintergrund gewinnt der Befund, dass β2-adrenerge Rezeptoren auf Astrozyten in Gehirnen von MS-Patienten nicht nachweisbar sind, eine Bedeutung (De Keyser et al. 2004), wobei diese Untersuchungen bislang nicht repliziert worden sind.

Bei Gesunden penetrieren aktivierte T-Zellen die Blut-Hirn-Schranke und sezernieren IFN-γ, um MHC-Klasse-II-Moleküle zu induzieren. Da Noradrenalin über β2-adrenerge Rezeptoren die MHC-Expression hemmt, findet eine geringere Antigenpräsentation statt. Dazu wirkt Noradrenalin über die Laktatbildung aus Glykogen als ATP-Lieferant für Axone. Bei MS kommt es durch den Verlust der β-Adrenozetoren zu IFN-γ-induzierten MHC-Klasse-II-Expression und Ablauf der Autoimmunkaskade. Immunzellen, Zytokine, und Stickstoffmonoxid (NO) aus Mikroglia und Astrozyten führen zusammen mit Antikörpern zu Demyelinsierung sowie Oligodendrozyten- und Axonschaden. Die cAMP-mediierte Glykogenolyse ist vermindert und damit die ATP-Zufuhr für Axone gestört mit der Folge von Dysfunktion und Degeneration.

Seit der Erstbeschreibung der MS durch Charcot wird psychologischen Belastungsfaktoren eine Schlüsselrolle in der Auslösung von Schüben der MS zugeschrieben. Bis vor Kurzem war dieser Zusammenhang umstritten. Eine neuere systematische Metaanalyse (Mohr et al. 2004; ◘ Abb. 12.3a) hingegen zeigte einen deutlich positiven Zusammenhang mit einer mittleren gesamten Effektstärke von 0,5 zwischen Stress und der Auslösung von Schüben durch seelische Belastungen. Kürzlich wurde die einzige kleine Negativstudie, die keinen positiven Zusammenhang von Belastung und Suppression von Schubaktivität zeigen konnte, durch eine größere Studie widerlegt (Golan 2008 et al.; ◘ Abb. 12.3b). Eine skandinavische epidemiologische Studie hat nachweisen können, dass frühere Traumatisierungen durch Verlust eines Kindes bei Eltern das MS-Risiko erhöhen (Li et al. 2004). Kürzlich fanden sich erste Hinweise (Dube et al. 2009), dass derlei Zusammenhänge für verschiedene Autoimmunerkrankungen möglicherweise relevant sind, insbesondere bei Traumatisierungen im Kindesalter. Eine Prägung der HHNA mit konsekutiver Dysregulation könnte hier bedeutsam sein.

Im Tiermodell, der EAE, zeigen sich sehr differenzierte Effekte von Stressbelastungen auf die Entwicklung und den Verlauf der Erkrankung abhängig vom Zeitpunkt der Belastung in Bezug auf die Immunisierung und der Art des Stressors (Heesen 2007). Insgesamt hängen die Effekte sehr von Art und Timing de Stressors zur EAE-Induktion ab. Wiederholte moderate Stressoren schienen suppressiv zu sein, wenn vor der Induktion der Erkrankung gegeben. Akute, schwer Stressoren nach Induktion der EAE scheinen eher verstärkend zu sein.

Einige wenige Untersuchungen haben sich der Frage einer veränderten endokrinen und immunologischen Reaktion auf experimentelle psychosoziale, neuropsychologische und physische Stressbelastungen bei MS gewidmet (Übersicht bei Gold et al. 2005; ◘ Abb. 12.4). Endokrine Faktoren (ACTH,

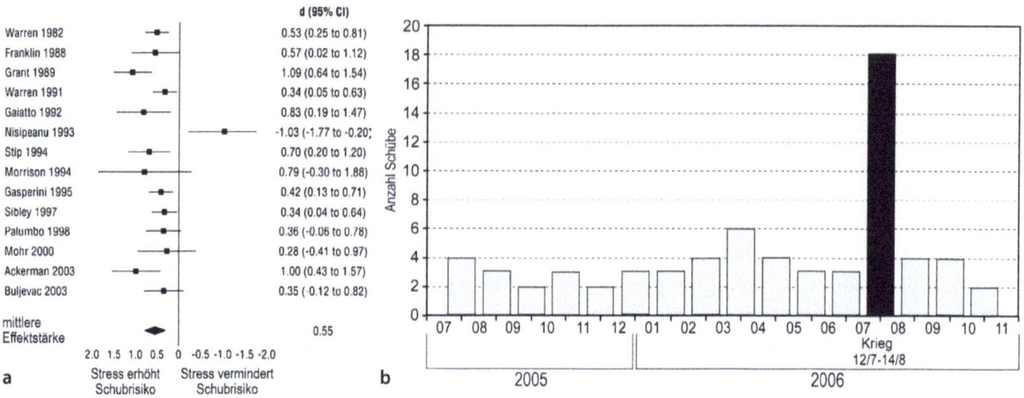

Abb. 12.3a,b Auswirkung von Stress auf das Schubrisiko bei MS. Prospektive Studien haben ein erhöhtes Schubrisiko durch psychologische Belastung belegt. In einer Metaanalyse von Mohr et al. wurde das Ausmaß dieses Zusammenhangs quantifiziert (**a**). Die ermittelte Effektstärke liegt dabei im Bereich der Wirksamkeit von zzt. für MS zugelassenen Medikamenten, kann also als klinisch relevant betrachtet werden. Der eindrucksvollste Beleg eines Zusammenhangs von Stress und Schubrisiko kommt von einer Studie aus Haifa in Israel, in der MS-Patienten während des 6-wöchigen Konfliktes mit dem Libanon im Sommer 2006 eine 3-fach erhöhte Schubrate im Vergleich zu vor oder nach den kriegerischen Auseinandersetzungen zeigten (**b**). (Aus Mohr et al. 2004; Golan et al. 2008, mit frdl. Genehmigung der BMJ Publishing Group Ltd. und Wiley & Sons)

Kortisol, Katecholamine, Endorphine) zeigten dabei kein anderes Antwortmuster als bei Gesunden. Die Produktion verschiedener Zytokine in einer 24-Stunden-Zellkultur nach Zugabe eines Mitogens (Phythämagglutinin, PHA) zeigte sich dabei allerdings gegenüber Gesunden nach kognitiver oder körperlicher Belastung eher vermindert. Als Erklärungsansatz wird die Hypothese vertreten, dass aufgrund einer Daueraktivierung von Stresssystemen bei MS eine Desensibilisierung für akute Stressoren besteht. Möglicherweise kann ein Fitnesstraining die immunologische Antwort auf akute körperliche Belastung normalisieren helfen.

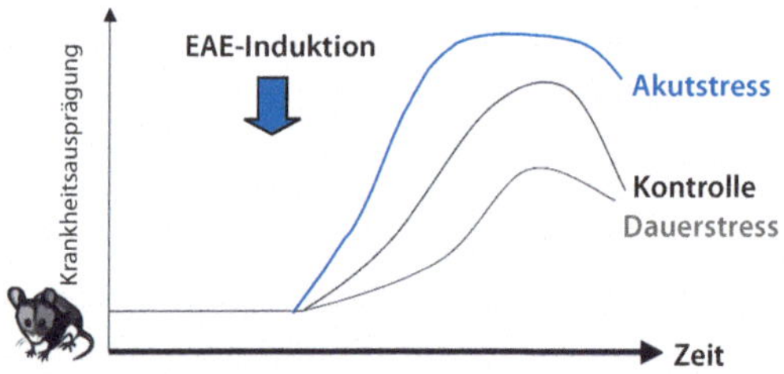

Abb. 12.4 Auswirkungen von Stress auf das Tiermodell der MS. Experimentelle Befunde zur Auswirkung von Stress auf das Tiermodell der MS, der experimentellen autoimmunen Enzephalomyelitis (EAE), sind uneindeutig. Ob sich Stress hier krankheitsfördernd oder -hemmend auswirkt, hängt vor allem von Charakteristika des eingesetzten Stressors ab. Akute Stressbelastung scheint hierbei zu einer Verstärkung der Symptome, länger andauernde, chronische Stressoren aber zu einer Abschwächung des Verlaufs zu führen

12.5 Rheumatoide Arthritis, SLE, Thyroiditis, Diabetes mellitus Typ 1

12.5.1 Rheumatoide Arthritis (RA)

In der Pathogenese der RA spielen zahlreiche genetische und nichtgenetische Faktoren eine Rolle, die unterschiedliche Bedeutungen beim Einzelnen haben können. Unstrittig ist der hereditäre Anteil der Erkrankung, der auf 50% des Gesamtrisikos geschätzt wird. Es besteht eine Assoziation mit bestimmten Allelen des *HLA-DRB1*-Gens (relevant für Antigenpräsentation) und *PTPN22*-Gens (T-Zellaktivierung). Neben genetischen Risikofaktoren tragen zahlreiche teilweise noch nicht identifizierte Umwelt- und Lebensstilfaktoren zur Entstehung der RA bei (Liao et al. 2009).

Histopathologisch ist die RA gekennzeichnet durch entzündliche Infiltrate in der Gelenkschleimhaut sowie Entzündungen im Bereich von Gelenkbeutel und Sehnen. Es finden sich B- und T-Zellinfiltare sowie dendritische Zellen. Antikörper aktivieren Komplemente und bilden Immunkomplexe, die wiederum vaskulitische Veränderungen induzieren können, was sich in der Beteiligung innerer Organe manifestieren kann.

Eine Schlüsselbedeutung in der Diagnostik der RA und dann auch im Verständnis der Erkrankung haben Antikörper gegen zitrullinierte Eiweiße, die bei 60% der RA oft schon im präklinischen Stadium nachweisbar sind (Klareskog et al. 2008). Möglicherweise stellt dieser Degradationsmechanismus einen ganz wesentlichen autoimmunen Stimulus dar. Neben einem Tabakkonsum, der Zitrullinierungen begünstigt, stellen auch Bluttransfusionen und ein hoher Fleischkonsum Risikofaktoren dar. Schutzfaktoren sind moderater Alkoholkonsum, orale Kontrazeptiva und Vitamin-C-Einnahme. Die Bedeutung von Immunfaktoren wird durch die genetischen Risikofaktoren, die Autoantikörperproduktion und den Nutzen von antiinflammatorischen und Antikörperbasierten Therapien belegt. Vermutlich spielen auch Faktoren der Angiogenese und der mesenchymalen Reaktivität eine Rolle in der Entwicklung von Entzündung und Gelenkdestruktion. In der Pathogenese werden ferner virale Faktoren, die eine dauerhafte Aktivierung von Synovialzellen bedingen, sowie eine primär T- und sekundär B-zellulärvermittelte Autoreaktivität gegen verschiedene Gelenkstrukturen diskutiert. In der pathogenetischen Endstrecke entsteht dann die Enzymproduktion synovialer Fibroblasten. Im Tiermodell konnte Anfang der 90er Jahre (Sternberg 1992) gezeigt werden, dass eine verminderte Aktivität der HHNA zu rheumatoiden Symptomen führt. Folgeuntersuchungen konnten zeigen, dass es innerhalb der ersten Wochen bei RA zu einer Zunahme der Sekretion von Kortisol-Dehydroepiandrosteron (DHEA) und Androstendion kommt. Parallel zu einer frühen Erniedrigung des Antigens Dehydroepiandrosteronsulfats (DHEA-S) kommt es auf hypothalamischem Niveau zu Veränderungen, die zu einer Erniedrigung der Geschlechtshormonproduktion führen. Im weiteren Verlauf zeigt sich dann eine relative Verminderung der Kortisolsekretion im Verhältnis zur Entzündungsreaktion. Lokale Mechanismen führen zu einer bei Arthritispatienten erniedrigten lokalen Konzentration von antientzündlich wirksamem Kortisol. Auch Veränderungen des SNS lassen sich zeigen in Gestalt von einer verminderten Anzahl sympathischer Nervenendigungen im entzündlichen Synovialgewebe im Vergleich zu Patienten mit traumatischen Gelenkverletzungen (Weidler et al. 2005). Mit der sympathischen Verarmung einhergehend findet sich ein vermehrter Einfluss α-adrenerger Mechanismus gegenüber β-adrenergen. Diese Verschiebung hat ebenfalls eine eher proentzündliche Modulation zur Folge. Sensible Nervenfasern scheinen jedoch nicht vermindert zu sein. Zur Bedeutung von psychologischen Belastungsfaktoren sind die Befunde bislang nicht eindeutig.

Allerdings finden sich bei der juvenilen Arthritis deutliche Hinweise für einen Zusammenhang traumatischer Erfahrungen (Scheidung der Eltern, Trennung der Eltern, Tod von Familienangehörigen, Adoption) und der Entwicklung einer juvenilen Arthritis. In der Auswertung von über 27 Untersuchungen bei mehr als 2000 Patienten kommen Straub et al. (2005) zu dem Schluss, dass psychische Belastung die Krankheitssituation eher verschärft. Auf dem Boden der verschiedenen gestörten Stresshormonachsen kommt es je nach Art und Dauer von Stressbelastungen möglicherweise zu verschiedenen Antwortmustern. Akutbelastungen dämpfen Entzündungsaktivität und chronische Belastungen sind eher stimulierend.

12.5.2 Systemischer Lupus erythematodes (SLE)

Der SLE ist eine systemische Autoimmunerkrankung, bei der zahlreiche Autoantikörper im Vordergrund stehen. Die Ätiologie des SLE ist unklar. Ergebnisse von Zwillings- und Familienstudien ergaben jedoch eindeutig die bedeutende Rolle genetischer Faktoren (Horneff 2006).

Histopathologisch stehen beim SLE Immunkomplexe im Zentrum der Veränderungen. Diese finden sich z. B. als »Lupusband« entlang der Basalmembran in der Haut mit IgG-, IgM- und C3-Komplementnachweis. Ganz wesentlich ist ferner die gestörte Elimination autoreaktiver Zellen vor allem der Apoptose.

Verschiedene relevante Regionen im Bereich des Histokompatibilitätskomplexes auf Chromosom 6 sind beschrieben worden. Veränderungen in humoralen Immunfaktoren im Bereich der Zytokine und der Interferone haben eine zusätzliche Bedeutung. Auf der Basis der Diagnose-gebenden Autoantikörper zeigt sich eine Schlüsselfunktion in der veränderten Funktionalität von B-Lymphozyten. Hier zeigen Befunde eine erniedrigte Schwelle für B-Zellaktivierung, eine verlängerte Lebenszeit von B-Zellen und Apoptosedefekte. Allerdings finden sich auch Hinweise für eine verminderte Elimination von autoreaktiven T-Lympthozyten. Bei den eher exogenen Faktoren scheinen Östrogene für Prädisposition, Krankheitsschweregrad und -aktivität eine wichtige Rolle zu spielen. SLE wird vor allen bei Frauen zwischen Menarche und Menopause beobachtet und erreicht eine für Autoimmunerkrankungen maximale Geschlechtergewichtung von 9:1. Orale Kontrazeptiva können Krankheitsschübe auslösen, ebenso sind eine Verminderung von Androgenen sowie erhöhte Prolaktinspiegel beschrieben. Östrogene fördern die Interaktion von B-Zellen insbesondere mit TH2-Zellen und erhöhen die Expression von antiapoptotischen Proteinen (z. B. BCL-2), wodurch Autoreaktivitätszellen vermehrt überleben können (Horneff 2006). Die Bedeutung von UV-Strahlen für die Pathogenese ist lange bekannt, jedoch nicht gänzlich geklärt. Möglicherweise kommt es zur Apoptose von Keratinozyten und in der Folge nukleärer Antigendegeneration und Oberflächenpräsentation mit immunogener Wirkung. Infektionen spielen darüber hinaus eine Triggerrolle, z. B. EB-Viren, die eine Dysregulation der T-zellulären Immunantwort nach sich ziehen. Ähnlich der MS sind immunologische Untersuchungen bei SLE verkompliziert durch eine mögliche primäre Manifestation der Erkrankung auf der Ebene des zentralen Nervensystems. Psychiatrische Veränderungen wie Verwirrtheit, Verstimmung, Psychosen oder auch kognitive Defizite können in der Folge sehr unterschiedliche Mechanismen inkl. einer Lupustherapie sein. Ähnlich der RA konnten Straub et al. eine Desynchronisation von SNS und HHNA beim SLE zeigen (Straub et al. 2007).

In einer systematischen Metaanalyse kommen Bricou et al. (2006) zur Schlussfolgerung, dass lebensbelastende Ereignisse einen relevanten Faktor für Krankheitsverschlechterung darstellen. Pawlak et al. (1999) und Jacobs et al. (2001) untersuchten immunologische Antworten auf akute psychologische Belastung bei Lupuspatienten und Gesunden und fanden hier Unterschiede, z. B. in der fehlenden Induktion von NK-Zellaktivität. Andere Untersuchungen fanden auf psychologischen, neuropsychologischen oder Ergometriestress hin fehlende Mobilisation von Zellen aus dem Knochenmark. Im Tiermodell des SLE konnte erstmals das Phänomen der konditionierten Immunsuppression bei Ader u. Cohen (1975) gezeigt werden. Folgeuntersuchungen zeigten, dass das Lernvermögen der Tiere deutlich verschlechtert war nach Manifestation der Erkrankung (Sakić et al. 1994). Eine kleine Untersuchung bei neun Patienten konnte grundsätzlich Immunkonditionierungsphänomene auch bei betroffenen Patienten zeigen (Giang et al. 1996).

12.5.3 Autoimmune Schilddrüsenerkrankungen

Autoimmune Schilddrüsenerkrankungen stellen die häufigste organisch-spezifische Autoimmunerkrankung dar, die ca. 5% der Bevölkerung betrifft. Unterschieden werden die chronische Autoimmunthyreoiditis (Hashimoto), sporadische und Postpartumthyreoiditis sowie der Morbus Grave und die atopische Thyreoiditis. Hashimoto-Thyreoiditis und Morbus Basedow zeigen Gemeinsamkeiten, wenngleich sie als unterschiedliche Erkrankungen interpretiert werden müssen (Klecha et al. 2008).

Histopathologisch findet sich bei der Hasimoto-Thyreoiditis und beim Morbus Basedow lymphozytäre Infiltrate in der Schilddrüse. Bei der Hashomoto-Thyroiditis wird der Autoimmunprozess durch TH1-Lymphozyten mit den Zytokinen IFN-γ, IL-12 und TNF-α reguliert, beim Morbus Basedow durch ein TH2-Muster, vor allem IL-10 sezernieren.

Auf dem Boden von genetischen, Umwelt- und endokrinen Faktoren kommt es zur Freisetzung von Autoantigenen der Schilddrüse, Thyreoglobulin, Thyreoxidperoxidase und der TSH-Rezeptor stellen dabei die Schlüsselproteine dar. Bei einer Hashimoto-Thyreoiditis kommt es zu einer T-Zell-mediierten Immunerkrankung entsprechend einem TH1-Mechanismus. Beim Morbus Basedow findet sich ein geringfügiges Infiltrat und ein vorwiegend antikörpervermittelter Prozess im Sinne eines TH2-mediierten Prozesses. Bei den genetischen Einflussfaktoren finden sich HLA-Assoziationen sowie Faktoren der Kostimulation sowie der thyreoidalen Antigene. Jod stellt den wesentlichen Ernährungsfaktor dar, wo eine Jodsubstitution in der Ernährung eine erhöhte Inzidenz von Autoimmunthyreoitiden gezeigt hat. Andere Faktoren, die bei prädisponiertem Individuum eine Autoimmunthyreoiditis indizieren können, sind Medikamente, Bestrahlung, Rauchen, virale und bakterielle Infektionen. Im Tiermodell des Obese-Hühnerstammes (Wick et al. 1992) findet sich bei normalen Kortisteronwerten eine erhöhte Konzentration von kortikosteroidbindendem Globulin, was zu einer verminderten Verfügbarkeit des freien aktiven Hormons führt. Bei diesem Modell besteht eine generelle und primäre T-Zell-Hyperreaktivität, die bei Entwicklung einer Immunthyreoiditis pathogenetisch relevant zu sein scheint. Es kommt zu einem T-Zellinfiltrat, das transferiert auf gesunde Individuen auch eine Erkrankung induziert. Die Antigenbelastung führt nicht zu einem Anstieg von Glukokortikoidspiegeln im Blut, sodass von einer Hyporeaktivität der HHNA in diesem Modell ausgegangen werden kann.

Die ersten Untersuchungen zur Autoimmunität und Stressbelastung finden sich bei der Autoimmunhypothyreoiditis. Hier fand sich bereits während des 2. Weltkrieges, aktuell auch während des Jugoslawienkrieges eine deutlich erhöhte Inzidenz des Morbus Grave in der Bevölkerung. Einige Daten sprechen darüber hinaus für eine Beeinflussung von Stressbelastungen für den Verlauf der Erkrankung (Bagnasco et al. 2006). Ähnliche Untersuchungen bestehen nicht für die Hashimoto-Thyreoiditis. Vielmehr finden sich Hinweise, die einen Schutz durch eine Hypoaktivität der HHNA andeuten. Möglicherweise ist die TH1-/TH2-Differenzierung der beiden Erkrankungen hier erklärend. Thyreoitiden treten verschärft postpartal auf, möglicherweise assoziiert mit einem TH2-/TH1-Returnshift. Vergleichbar zeigte sich, dass die Verwendung von Kontrazeptiva einen schützenden Effekt in Bezug auf den Morbus Grave, jedoch nicht auf die Hashimoto-Thyreoiditis hat. Veränderte Level von Schilddrüsenhormonen führen darüber hinaus zu einer Veränderung von Immunfunktionen. Schwere Hypothyreosen führen zu einer Lymphozytenfunktionsstörung, wobei diese Befunde im Wesentlichen aus nichtautoimmunvermittelten Erkrankungen, die mit einer Hypo- oder Hyperthyreose einhergehen abgeleitet wurden.

12.5.4 Diabetes mellitus

Der Diabetes mellitus Typ 1 wird als chronische Immunerkrankung verstanden mit einer Prodromalphase, bei der insulinproduzierende β-Zellen des Pankreas bei genetisch empfänglichen Patienten verändert sind. Hier sind autoreaktive T-Zellen (CD4 und CD8) an dem Krankheitsprozess beteiligt. Eine Reihe von Autoantigenen hat sich nachweisen lassen: Insulin, Glutamatsäure, Glutaminsäuredecarboxylase, das Protein Tyrosinphosphatase, assoziiertes Inselantigen 2 (IA2) und ein Zinktransporterprotein. Grundsätzlich werden genetische und Umweltfaktoren für die Entstehung der Erkrankung verantwortlich gemacht (Knip u. Siljander 2008). Auch beim Diabetes mellitus Typ 1 findet sich eine zunehmende Häufigkeit mit Abstand vom Äquator. Eine frühe Kuhmilchexposition und eine Exposition zu Nitrosamin werden als Umweltfaktoren verantwortlich gemacht. Faktoren wie Wachstum, Infektionen oder auch psychologische Belastungen werden darüber hinaus diskutiert als Ausdruck eines verstärkten Insulinbedarfs. Histopathologisch finden sich autoreaktive Lymphozyten in den Langerhans-Zellen der Bauchspeicheldrüse.

Psychologischer Stress mindert die Insulinsensitivität, erhöht die Insulinresistenz und vermittelt über diesen Mechanismus möglicherweise zusätzlich einen relevanten Induktionsfaktor. Es konnten in 9 von 10 Studien in einer systematischen Analyse (Sepa 2006) ein positiver Zusammenhang zwischen Stressbelastung und Entwicklung eines Diabetes mellitus Typ 1 bei Kindern, Jugendlichen und Erwachsenen gezeigt werden. Im Tiermodell des »Biobreeding« konnte nachgewiesen werden, dass

Tiere, die über 14 Tage einem chronischen Stress ausgesetzt waren, signifikant häufiger einen Diabetes entwickelten als Kontrolltiere. Andere Autoren zeigen, dass langzeitige Isolation oder auch Belastung durch überfüllte Käfige vor einer Diabetesentwicklung schützten, hingegen kurzzeitige Stressbelastung keinen Effekt und eine Adrenalektomie eine verstärkte Entwicklung der Erkrankung zur Folge hatte.

12.6 Veränderung immunologischer und endokriner Dysregulation durch Therapie

Auf der Basis der oben ausgeführten neuroendokrinologischen Störungen bei autoimmunologischen Erkrankungen insbesondere in Reaktivitäten der Hauptstressreaktionssysteme ergeben sich verschiedene therapeutische Ansätze. Grundgedanke ist dabei, die desynchronisierten Systeme zu synchronisieren. Darüber hinaus ergibt sich aus den Zusammenhängen der Bedarf an Kontrolle von Stressbelastungen und Stressmanagementstrategien. Basierend auf der tageszeitlichen Schwankung der Symptome bei RA scheint eine Steroidgabe über ein Retardpräparat abends und ein Direktpräparat morgens der Tagesapplikation überlegen zu sein (Buttgereit et al. 2008). Dies findet sich in den grundsätzlichen Empfehlungen der europäischen Liga gegen Rheumatologie zur Steroidtherapie. Auch bei MS finden sich Hinweise, dass eine nächtliche Gabe eine höhere Effektivität einer Steroidtherapie zur Schubbekämpfung nach sich zieht (Glass-Marmor et al. 2007). Nachdem Vorstudien positive Effekte einer Östrogengabe zur Schubprophylaxe bei MS gezeigt haben (Sicotte et al. 2002), findet jetzt eine große Phase-2-Studie statt. Andererseits sind Östrogengaben bei anderen Autoimmunprozessem, insbesondere wenn führend TH2-vermittelt, wie z. B. eine Kontrazeption bei SLE möglicherweise kritisch zu sehen. Ferner finden sich Hinweise, dass Vitamin D an der Entwicklung und dem Unterhalt von Autoimmunerkrankungen beteiligt ist (▶ oben). Möglicherweise stellt Vitamin D einen Schlüsselfaktor in der geografischen Verteilung von Autoimmunerkrankungen dar. Epidemiologische Daten deuten auf ein erhöhtes MS-Risiko hin bei Patienten mit erniedrigtem Vitamin-D-Spiegel. Auch tierexperimentell zeigt ein Vitamin-D-Mangel ein erhöhtes Risiko für Verschlechterungen bei entzündlichen Darmerkrankungen und MS. Auch bei SLE und RA spielt möglicherweise Vitamin D eine Rolle. Kürzlich konnte gezeigt werden, dass die Vitamin-D3-Spiegel invers mit der Aktivität einer RA korreliert sind (Cutolo 2010). Bei MS findet gegenwärtig eine Phase-2-Studie mit Vitamin D in Australien statt. Auch beim SLE finden sich Hinweise für eine Korrelation der Schwere der Erkrankung mit erniedrigten Vitamin-D-Spiegeln (Ruiz-Irastorza et al. 2008). Angesichts der Daten zur Dysregulation im SNS versuchen Therapiestudien Betamimetika »add-on« zu Immunmodulatoren einzusetzen.

Einige wenige Studien mit behavioralen Therapien zeigen, dass mäßiges Sporttraining einen positiven Effekt auf proinflammatorische Immunfaktoren und dysregulierte Stress-System-Achsen hat (Straub et al. 2008). Im Feld der Sporttherapien bei MS finden sich Hinweise, dass eine verminderte immunologische Antwort durch eine sportliche Trainingsbehandlung wieder hergestellt werden kann (Heesen et al. 2006). Verschiedene Untersuchungen haben darüber hinaus eine Modulation von Neurotrophinen gezeigt. Überzeugende Untersuchungen von psychologischen Therapieansätzen wie z. B. Stressbewältigung oder metakognitivem Training unter Bezug auf immunologische Faktoren liegen aus Sicht der Autoren nicht vor. Jedoch finden sich Indizien, dass eine Stärkung von Selbstmanagementkompetenzen einen die Krankheitsaktivität modulierenden Effekt hat, so z. B. eine Schubratenreduktion bei MS nach evidenzbasiertem Trainingsprogramm zum Thema Schubmanagement (Köpke 2009).

Es bleibt zu hoffen, dass neben immunologischen Therapieansätzen auch immunendokrine und behaviorale Therapien bei Autoimmunerkrankungen weiter evaluiert werden. Basierend auf dem Konzept, dass Gesundheit mehr die Fähigkeit zur Adaptation ist, als ein konkreter Zustand (Anonymous 2009) sind edukative Maßnahmen möglicherweise eine ganz wesentliche Strategie diese Adaptationsspielräume zu erweitern.

Fazit

Autoimmunerkrankungen haben als meist chronische Erkrankungen eine hohe individuelle und gesundheitsökonomische Relevanz. Ihre Inzidenz ist zunehmend. Autoimmunität ist als multifaktorielle Dysregulation eines physiologischen Phänomens zu verstehen. Die HHNA und das SNS stellen zwei ganz wesentliche Regulationssysteme des Immunsystems dar, die darüber hinaus über die Verarbeitung von Stress ganz wesentlich kognitiv und emotional gestaltet werden. Mittlerweile haben zahlreiche Untersuchungen die Bedeutung endokriner Faktoren und Belastungsfaktoren für Autoimmunprozesse zeigen können. Jenseits der Erkenntnis, dass die Behandlung mit Kortisonpräparaten viele Autoimmunprozesse zumindest vorübergehend positiv beeinflusst, finden sich zunehmend Ansätze differenzierterer endokrin-immuner und behavioraler Therapien.

Literatur

Ader R, Cohen N (1975) Behaviorally conditioned immunosuppression. Psychosom Med 37(4): 333–340

Anonymous (2009) What is health? The ability to adapt. Lancet 373(9666): 781

Bagnasco M, Bossert I, Pesce G (2006) Stress and autoimmune thyroid diseases. Neuroimmunomodulaton 13(5-6): 309–17

Bettini M, Vignali DA (2009) Regulatory T cells and inhibitory cytokines in autoimmunity. Curr Opin Immunol 21(6): 612–618

Bricou O, Taïeb O, Baubet T, Gal B, Guillevin L, Moro MR (2006) Stress and coping strategies in systemic lupus erythematosus: a review. Neuroimmunomodulation 13(5–6): 283–293

Buttgereit F, Doering G, Schaeffler A et al. (2008) Efficacy of modified-release versus standard prednisone to reduce duration of morning stiffness of the joints in rheumatoid arthritis (CAPRA-1): a double-blind, randomised controlled trial. Lancet 371(9608): 205–214

Calcagni E, Elenkov I (2006) Stress system activity, innate and T helper cytokines, and susceptibility to immune-related diseases. Ann NY Acad Sci 1069: 62–76

Cámara RJ, Ziegler R, Begré S, Schoepfer AM, von Känel R (2009) Swiss Inflammatory Bowel Disease Cohort Study (SIBDCS) group. The role of psychological stress in inflammatory bowel disease: quality assessment of methods of 18 prospective studies and suggestions for future research. Digestion 80(2): 129–139

Compston A, Coles A (2008) Multiple sclerosis. Lancet 372(9648): 1502–1517

Cutolo M (2010) Hormone therapy in rheumatic diseases. Curr Opin Rheumatol. (Epub im Druck)

Cutolo M, Straub RH (2009) Insights into endocrine-immunological disturbances in autoimmunity and their impact on treatment. Arthritis Res Ther 11(2): 218

De Keyser J, Zeinstra E, Mostert J, Wilczak N (2004) Beta 2-adrenoceptor involvement in inflammatory demyelination and axonal degeneration in multiple sclerosis. Trends Pharmacol Sci 25: 67–71

Dube SR, Fairweather D, Pearson WS, Felitti VJ, Anda RF, Croft JB (2009) Cumulative childhood stress and autoimmune diseases in adults. Psychosom Med 71(2): 243–250

Elenkov IJ, Chrousos GP (2006) Stress system-organization, physiology and immunoregulation. Neuroimmunomodulation 13(5–6): 257–267

Flachenecker P, Reiners RH., Krauser M, Wolf A, Toyka KV (2001). Autonomic dysfunction in multiple sclerosis is related to disease activity and progression of disability. Mult Scler 7: 327–324

Giang DW, Goodman AD, Schiffer RB, Mattson DH, Petrie M, Cohen N, Ader R (1996) Conditioning of cyclophosphamide-induced leukopenia in humans. J Neuropsychiatry Clin Neurosci 8: 194–201

Giorelli M, Livrea P, Trojano M (2004). Post-receptorial mechanisms underlie functional disregulation of beta2-adrenergic receptors in lymphocytes from Multiple Sclerosis patients. J Neuroimmunol. 155:143–149

Glass-Marmor L, Paperna T, Ben-Yosef Y, Miller A (2007) Chronotherapy using corticosteroids for multiple sclerosis relapses. J Neurol Neurosurg Psychiatry 78(8): 886–888

Golan D, Somer E, Dishon S, Cuzin-Disegni L, Miller A (2008) Impact of exposure to war stress on exacerbations of multiple sclerosis. Ann Neurol 64(2): 143–148

Gold SM, Voskuhl RR (2009) Estrogen and testosterone therapies in multiple sclerosis. Prog Brain Res 175: 239–251

Gold SM, Mohr DC, Huitinga I, Flachenecker P, Sternberg EM, Heesen C (2005) The role of stress-response systems for the pathogenesis and progression of multiple sclerosis. Trends Immunol 6: 644–651

Gold SM, Chalifoux S, Giesser BS, Voskuhl RR (2008) Immune modulation and increased neurotrophic factor production in multiple sclerosis patients treated with testosterone. J Neuroinflammation 5: 32

Heesen C, Romberg A, Gold S, Schulz KH (2006) Physical exercise in multiple sclerosis: supportive care or a putative disease-modifying treatment. Expert Rev Neurother 6(3): 347–355

Heesen C, Gold SM, Huitinga I, Reul JMHM (2007) Stress and hypothalamic-pituitary-adrenal axis function in experimental autoimmune encephalomyelitis and multiple sclerosis - a review. Psychneuroendocrinology 32(6): 604–618

Horneff G (2006) Ätiopathogenese de systemischen Lupus erythematodes. Monatsschr Kinderheil 154: 1177–1188

Jacobs R, Pawlak CR, Mikeska E et al. (2001) Systemic lupus erythematosus and rheumatoid arthritis patients differ from healthy controls in their cytokine pattern after stress exposure. Rheumatology (Oxford) 40(8): 868–875

Klareskog L, Widhe M, Hermansson M, Rönnelid J (2008) Antibodies to citrullinated proteins in arthritis: pathology and promise. Curr Opin Rheumatol 20(3): 300–305

Klecha AJ, Barreiro Arcos ML, Frick L, Genaro AM, Cremaschi G (2008) Immune-endocrine interactions in autoimmune thyroid diseases. Neuroimmunomodulation 15(1): 68–75

Knip M, Siljander H Autoimmune mechanisms in type 1 diabetes (2008) Autoimmun Rev 7(7): 550–557

Köpke S, Kasper J, Mühlhauser I, Nübling M, Heesen C (2009) Patient education program to enhance decision autonomy in multiple sclerosis relapse management: a randomized-controlled trial. Mult Scler 15(1): 96–104

Kunz M, Ibrahim SM (2009) Cytokines and cytokine profiles in human autoimmune diseases and animal models of autoimmunity. Mediators Inflamm 2009: 979258

Li J, Johansen C, Brønnum-Hansen H, Stenager E, Koch-Henriksen N, Olsen J (2004) The risk of multiple sclerosis in bereaved parents: A nationwide cohort study in Denmark. Neurology 62(5): 726–729

Liao KP, Alfredsson L, Karlson EW (2009) Environmental influences on risk for rheumatoid arthritis. Curr Opin Rheumatol 21(3): 279–283

Margolis KG, Gershon MD (2009) Neuropeptides and inflammatory bowel disease. Curr Opin Gastroenterol 25(6): 503–511

Mason D. (1991) Genetic variation in the stress response: susceptibility to experimental allergic encephalomyelitis and implications for human inflammatory disease. Immunol Today 12(2): 57–60

Mawdsley JE, Rampton DS (2006) The role of psychological stress in inflammatory bowel disease. Neuroimmunomodulation 13(5–6): 327–336

Mohr DC, Hart SL, Julian L, Cox D, Pelletier D (2004). Association between stressful life events and exacerbation in multiple sclerosis: a meta-analysis. BMJ 328: 731–735

Pawlak CR, Jacobs R, Mikeska E et al. (1999) Patients with systemic lupus erythematosus differ from healthy controls in their immunological response to acute psychological stress. Brain Behav Immun 13(4): 287–302

Ruiz-Irastorza G, Egurbide MV, Olivares N, Martinez-Berriotxoa A, Aguirre C (2008) Vitamin D deficiency in systemic lupus erythematosus: prevalence, predictors and clinical consequences. Rheumatology (Oxford) 47(6): 920–923

Sakić B, Szechtman H, Talangbayan H, Denburg SD, Carbotte RM, Denburg JA (1994) Disturbed emotionality in autoimmune MRL-lpr mice. Physiol Behav 56(3): 609–617

Scaldaferri F, Fiocchi C (2007) Inflammatory bowel disease: progress and current concepts of etiopathogenesis. J Dig Dis 8(4): 171–178

Selmi C (2009) A new year in autoimmunity. Ann NY Acad Sci 1173: 239–242, Review

Sepa A, Ludvigsson J (2006) Psychological stress and the risk of diabetes-related autoimmunity: a review article. Neuroimmunomodulation 13(5–6): 301–308

Shapira Y, Agmon-Levin N, Shoenfeld Y (2009) Defining and analyzing geoepidemiology and human autoimmunity. (Epub im Druck)

Sicotte NL, Liva SM, Klutch R, Pfeiffer P, Bouvier S, Odesa S, Wu TC, Voskuhl RR (2002) Treatment of multiple sclerosis with the pregnancy hormone estriol. Annals of Neurology Oct;52(4):421–428

Sternberg EM, Glowa JR, Smith MA, Calogero AE, Listwak SJ, Aksentijevich S, Chrousos GP, Wilder RL, Gold PW. Corticotropin releasing hormone related behavioral and neuroendocrine responses to stress in Lewis and Fischer rats. Brain Res. 1992 Jan 20;570(1–2):54–60

Straub RH, Herfarth H, Falk W, Andus T, Schölmerich J (2002) Uncoupling of the sympathetic nervous system and the hypothalamic-pituitary-adrenal axis in inflammatory bowel disease? J Neuroimmunol 126(1–2): 116–125

Straub RH, Dhabhar FS, Bijlsma JW, Cutolo M (2005) How psychological stress via hormones and nerve fibers may exacerbate rheumatoid arthritis. Arthritis Rheum 52(1): 16–26

Straub HR, del Rey A, Besedovsky H (2007) Konzept zur Erklärung ähnlicher pathophysiologischer Mechanismen bei verschiedenen Krankheiten unter Berücksichtigung der biologischen Evulotion. In: Straub RH (Hrsg) Lehrbuch der klinischen Pathophysiologie komplexer chronischer Erkrankungen. Band 2: Spe. Pathophysiologie. Vandenhoek & Ruprecht, Göttingen, S 9–22

Straub RH, Rauch L, Fassold A, Lowin T, Pongratz G (2008) Neuronally released sympathetic neurotransmitters stimulate splenic interferon-gamma secretion from T cells in early type II collagen-induced arthritis. Arthritis Rheum 58(11): 3450–3460

van Winsen LM, Polman CH, Dijkstra CD, Tilders FJ, Uitdehaag BM (2010) Suppressive effect of glucocorticoids on TNF-alpha production is associated with their clinical effect in multiple sclerosis. Mult Scler 16(4): 500–502

Voskuhl RR (2003) Hormone-based therapie in MS. Int MS J 10: 60–66

Weidler C, Holzer C, Harbuz M, Hofbauer R, Angele P, Schölmerich J, Straub RH (2005) Low density of sympathetic nerve fibres and increased density of brain derived neurotrophic factor positive cells in RA synovium. Annals of the Rheumatic Diseases 64(1):13–20

Wick G, Hu Y, Gruber J, Kühr T, Wozak E, Hála K (1992) The role of modulatory factors in the multifacetted pathogenesis of autoimmune thyroiditis. Int Rev Immunol 9(2): 77–89

Ysrraelit MC, Gaitán MI, Lopez AS, Correale J (2008) Impaired hypothalamic-pituitary-adrenal axis activity in patients with multiple sclerosis. Neurology 71(24): 1948–1954

Normaler und gestörter Schlaf

Roland von Känel

13.1 Grundlagen

Schlaf kann unmittelbar als ein Verhaltenszustand beschrieben werden, der sich fundamental vom Wachzustand unterscheidet. Schlaf erfüllt wichtige biologisch-restorative – einschließlich neuroendokrinologische und immunologische – sowie neurokognitive und emotional-stabilisierende Funktionen. Der Mensch verbringt ungefähr ein Drittel seiner Lebenszeit mit Schlafen. Die durchschnittliche Schlafdauer hat sich allerdings seit Anfang des letzten Jahrhunderts um 2 Stunden verkürzt. Laut US-amerikanischen Untersuchungen ist dies vor allem wegen eines frühen Arbeitsbeginns, langer Arbeitswege und abendlichem Fernsehkonsum begingt (Basner u. Dinges 2009). Die Reduktion der durchschnittlichen Schlafdauer ist in der 24-Stunden-Gesellschaft zur Norm geworden. Andererseits kann die Schlafdauer nicht über längere Zeit unter eine kritische Zahl von 6–7 Stunden gesenkt werden, ohne dass gesundheitliche Probleme auftreten. Große epidemiologische Studien zeigen, dass eine verkürzte Schlafdauer ein prospektiver Risikofaktor für kardiovaskuläre Morbidität und erhöhte Gesamtmortalität darstellt (Gallicchio u. Kalesan 2009). Die Inzidenz für Diabetes, das metabolische Syndrom und Übergewicht ist bei einer Schlafdauer unter 6 Stunden ebenfalls erhöht. Interessanterweise ist mehr Schlaf nicht einfach gesünder, indem eine durchschnittliche Schlafdauer von über 8 Stunden das Sterblichkeitsrisiko ebenfalls erhöht. Der Zusammenhang zwischen der Schlafdauer und erhöhtem Morbiditäts- und Mortalitätsrisiko scheint teilweise direkt durch mit dem Schlaf assoziierte neuroendokrinologische und immunologische Prozesse vermittelt zu sein und somit unabhängig von einer Vielzahl vom Variablen, welche die körperliche und psychische Gesundheit ebenfalls beeinflussen.

Neben einer durch den Lebensstil bedingten gewollten Verkürzung der Schlafdauer leiden immer mehr Menschen an subjektiven Schlafstörungen wie Ein- und Durchschlafstörungen sowie unerholsamem Schlaf. Die Prävalenz für Symptome einer Insomnie (Schlaflosigkeit) werden in der Allgemeinbevölkerung mit 5–50% angegeben. Je nach Studie erfüllen 1–10% der Bevölkerung die Kriterien für ein primäres Insomniesyndrom nach DSM-IV. Lange Zeit wurden Insomniebeschwerden als eine »Befindlichkeitsstörung« chronisch gestresster Individuen angesehen und im klinischen Alltag, trotz beträchtlichem Leidensdruck der Schlafgestörten, vergleichsweise wenig gewürdigt. Nun zeigt sich aber zunehmend, dass insbesondere eine verlängerte Einschlafzeit mit einem erhöhten Risiko einhergeht, vorzeitig zu versterben oder eine kardiovaskuläre Erkrankung auszubilden (Bixler 2009). Die gesundheitliche Bedeutung einer verkürzten Schlafdauer und von gestörtem Schlaf wurde ebenfalls bei Schichtarbeitern erkannt sowie bei Menschen, die oft über die Zeitzonen hinweg reisen, und bei psychiatrischen Störungen (z. B. Depression, Alkoholabhängigkeit). Schließlich sind in den letzten Jahren die Untersuchungen zum obstruktiven Schlafapnoe-Syndrom (OSAS) sprunghaft angestiegen. Die Evidenz für eine Assoziation zwischen dem OSAS und verschiedenen Herz-Kreislauf-Erkrankungen, Diabetes mellitus und dem metabolischen Syndrom ist hoch (Somers et al. 2008).

Wichtig ist zu verstehen, dass zwischen Schlaf einerseits und neuroendokrinologischen und immunologischen Prozessen andererseits eine bidirektionale Beziehung besteht. Überdies interagieren schlafassoziierte neuroendokrinologische und immunologische Prozesse auch miteinander. Gestörter Schlaf führt also einerseits zu neuroendokrin-immunologischen Veränderungen; diese können andererseits den Schlaf per se beeinflussen, wie dies z. B. bei einer Infektionskrankheit mit erhöhter Schläfrigkeit offenbar wird. Zusammenfassend kann gesagt werden, dass Schlafrestriktion, subjektive und objektive Schlafstörungen vor allem für Herz-Kreislauf-Krankheiten, mit diesen assoziierten metabolischen Erkrankungen und für eine erhöhte Sterblichkeit erhebliche klinische Bedeutung haben.

In diesem Kapitel wird zuerst der normale Schlaf mit seinen Beziehungen zu ausgewählten neuroendokrinologischen und immunologischen Parametern dargestellt. Diese werden dann in Bezug zu abnormen Schlafzuständen gesetzt und in den Kontext von körperlichen und psychischen Störungen gestellt. Das Schwergewicht liegt auf humanexperimentellen und epidemiologischen Studien. Ergebnisse aus tierexperimentellen Untersuchungen werden berichtet, wenn sie für das Verständnis der beim Menschen gewonnen Erkenntnisse einen besonderen Beitrag leisten. Das Kapitel endet mit einer Diskussion über Interventionen, die gemäß dem Verständnis der Wechselwirkungen zwischen Schlaf einerseits und neuroendokrinem und Immunsystem andererseits versuchen sollen, über eine Veränderung des einen Systems das andere zu modulieren mit dem Ziel einer positiven Auswirkung auf die Gesundheit. Da sowohl der Schlaf, als auch mit ihm assoziierte neuroendokrinologische und -immunologische Vorgänge zyklisch verlaufen, sei an dieser Stelle auch auf das ▶ Kap. 6 verwiesen, das die schlafbezogenen biologischen Rhythmen vertieft darstellt.

13.2 Normaler Schlaf

13.2.1 Schlafstadien und Schlafdauer

Während des Nachtschlafs durchschreitet ein Mensch 4- bis 6-mal einen Schlafzyklus von ungefähr 90 min Dauer (◘ Abb. 13.1). Entsprechend der während dem Schlaf mit dem Elektroenzephalogramm (EEG) abgeleiteten Hirnströme, die unterschiedliche Arousalzustände des Gehirns anzeigen, unterscheidet man die Phase des Non-REM-Schlafs mit 4 Stadien von unterschiedlicher Schlaftiefe (I–IV) von der Phase des REM-Schlafs. REM steht für »rapid eye movement« und zeugt davon, dass währen dieser Schlafphase die Augen rasche Bewegungen ausführen. Im Gegensatz zum Non-REM-Schlaf ist die Skelettmuskulatur im REM-Schlaf maximal entspannt und die Hirnaktivität erhöht. Im REM-Schlaf kommt es auch zu einem Anstieg der Atem- und Herzfrequenz sowie des Blutdrucks. Die Funktionen des REM-Schlafs sind nicht abschließend erklärt, haben aber wohl eine Bedeutung bei Lernprozessen, der Informationsverarbeitung und Stressbewältigung. Die Stadien III und IV des Non-REM-Schlafs werden zusammen als »slow wave sleep« (SWS) oder Deltaschlaf bezeichnet (Auftreten von Deltawellen im EEG). Dies sind die Phasen des Tiefschlafs, gekennzeichnet durch eine geringe Weckbarkeit durch äußere Reize, im Gegensatz zu den Stadien I (Übergang vom Wachzustand zum Einschlafen) und II (leichter Schlaf), die durch leichtere Weckbarkeit gekennzeichnet sind. Im Verlauf der Nacht nimmt der REM-Schlaf anteilmäßig zu und der Non-REM-Schlaf ab.

Die Art und Dauer des Schlafs ändert sich über die Lebensspanne. Neugeborene schlafen mit 16 h täglich länger und verbringen einen umfangreicheren Anteil im REM-Schlaf als gesunde Erwachsene mit einer durchschnittlichen Schlafdauer von 7–8 h. Ältere Menschen verbringen mehr Zeit im Stadium II oder wach im Bett und zeigen entsprechend

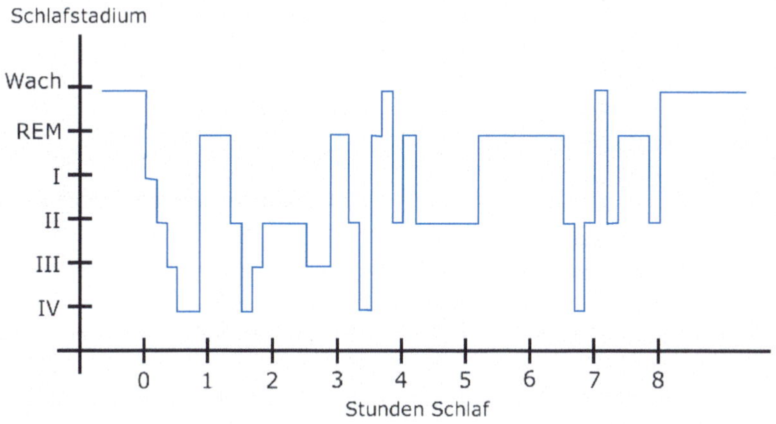

◘ **Abb. 13.1 Schlafstadien einer Nacht.** Das Hypnogramm (Schlafprofil) zeigt den normalen Ablauf des Durchschreitens der verschiedenen Schlafstadien (I–IV) des Non-REM-Schlafs und des REM-Schlafs während einer Nacht mit 8 h ungestörtem Schlaf. Während in der ersten Nachthälfte anteilmäßig der »slow wave sleep« (Stadien III+IV) überwiegt, kommt es in der zweiten Nachthälfte zu einer anteilmäßigen Zunahme der oberflächlicheren Schlafstadien I+II und insbesondere des REM-Schlafs (▶ Text für weitere Erläuterungen). (Aus Wikipedia 2010)

weniger Tiefschlaf, wobei sie das Stadium IV mitunter gar nicht mehr erreichen. Manche ältere Menschen kompensieren die reduzierte nächtliche Schlafdauer und -qualität mit einer Schlafepisode am Tag (»Nickerchen«). Letztlich ist das Schlafbedürfnis individuell und zeigt eine große Bandbreite. Es gibt Menschen, die sich nach 4 Stunden Schlaf erholt und voll leistungsfähig fühlen und andere, die hierzu 12 Stunden Schlaf benötigen.

13.2.2 Schlafmessung

Eine Vielzahl von selbst- und fremdgerateten Fragebogen sowie apparativ-technischen Möglichkeiten stehen zur subjektiven und objektiven Messung des Schlafs zur Verfügung. Für eine detaillierte Darstellung der Vor- und Nachteile der unterschiedlichen Methoden sei auf einschlägige Lehrbücher und Übersichten verweisen (Kryger et al. 2005; Buysse et al. 2006). Der Goldstandard für die objektive Schlafmessung ist die Polysomnografie (PSG), die in einem Schlaflabor durchgeführt wird. Bei der PSG werden über mehrere Ableitungskanäle verschiedenste Körperfunktionen über die ganze Nacht aufgezeichnet. Dazu gehören unter anderem ein EEG, ein Elektrokardiogramm, ein Elektromyogramm, ein Elektrookulogramm (Erfassung der Augenmotorik), Atembewegungen, Extremitätenbewegungen, die Pulsoxymetrie (Erfassung der arteriellen Sauerstoffsättigung), der Atemfluss an Mund und Nase, der Maskendruck bei kontinuierlicher positiver Überdruckbeatmung (»continous positive airway pressure«, CPAP) und der arterielle Blutdruck. Technische Fortschritte haben ermöglicht, dass die PSG auch zu Hause durchgeführt werden kann. Dies ist besonders wertvoll für Studien, welche die häuslichen Lebensumstände auf den Schlaf untersuchen wollen, z. B. die Auswirkungen der nächtlichen Unruhe eines dementen Patienten auf den Schlaf des pflegenden Ehepartners. Wichtige, mit der PSG erhobene objektive Schlafparameter, sind die Gesamtzeit im Bett (»time in bed«, TIB); die Gesamtschlafdauer (»total sleep time«, TST); die Schlafeffizienz (»sleep efficiency«, SE) als Quotient TST/TIB; die Einschlafzeit (»sleep onset latency«, SOL); die REM-Latenz (»REM latency«) als Zeit zwischen dem Einschlafen und dem Beginn der ersten REM-Phase; die intermittierende Wachzeit (»wake after sleep onset«, WASO) und die Schlafarchitektur (»REM sleep, non-REM sleep« mit den Schlafstadien I–IV).

Im Gegensatz zur PSG ist die Aktigrafie (in Kombination mit einem Schlaf-/Aktivitätstagebuch) einfacher, billiger und über mehrere Tage durchführbar. Die Aktigrafie kann zur Erfassung des Schlaf-wach-Rhythmus unter normalen Lebensbedingungen und zur Objektivierung von Schlafstörungen eingesetzt werden. Entgegen der PSG erfasst der Aktigraf über nur einen Kanal körperliche Bewegungen (Aktivitätsindex). Die Aufzeichnungen liefern zirkadiane Angaben zur Schlaf- und Wachdauer. Erfasst werden typischerweise TST, SE und WASO sowie Perioden von Inaktivität tagsüber. Die mit Aktigrafie erhobenen Schlafparameter korrelieren recht gut mit den durch PSG erhobenen (Blackwell et al. 2008).

Zur Ermittlung der subjektiven und objektiven Schläfrigkeit am Tag eignen sich die »Epworth Sleepiness Scale« (ESS) und der »Multiple Sleep Latency Test« (MSLT). Müdigkeit kann mit verschiedenen selbstgerateten Fragebogen erhoben werden, so mit dem »Profil of Mood States« (POMS) und dem »Multidimensional Fatigue Symptom Inventory«, von dem eine Kurzform existiert (MFSI-SF). Die subjektive Schlafqualität kann zuverlässig mit dem »Pittsburgh Sleep Quality Index« (PSQI) erfasst werden. Insomniebeschwerden werden mit selbstgerateten Fragebogen oder einem klinischen Interview erhoben. Erst ein strukturiertes Interview nach DSM-IV Kriterien erlaubt die Diagnose eines Insomniesyndroms.

13.2.3 Neuroendokrinologie

Der menschliche Nachschlaf ist durch spezifische Veränderungen in der neuroendokrinen Hormonaktivität charakterisiert, welche immunregulatorische Eigenschaften über von Immunzellen exprimierte Hormonrezeptoren ausüben. Allgemein lässt sich sagen, dass Wachstumshormon, Prolaktin und Melatonin eher immunsupportiv wirken, wohingegen Kortisol und Katecholamine als eher immunsuppressiv angeschaut werden. Aufgrund der nachfolgend ausgeführten nächtlichen Abfolge in der Aktivität dieser Hormone kann für die frühere Nachtphase eine immunsupportive Wirkung mit einer T-Zellen-vermittelten dominierenden Typ-1-Zytokinaktivität postuliert werden. Für die spätere Nachtphase ergibt sich dann eher eine immunsuppressive Wirkung (Opp et al. 2007).

Wachstumshormon

Wachstumshormon (»growth hormone«, GH) wird vor allem während dem SWS und damit in der ersten Nachthälfte sezerniert. Im späteren Verlauf der Nacht, wenn der REM-Schlaf dominiert, fällt GH auf ein Minimum ab (Obal u. Krueger 2004). Die durch GABAerge Neurone vermittelte GHRH-(»growth hormone-releasing hormone«) Sekretion im Hypothalamus hat eine besondere Bedeutung bei der Schlafregulation und GH-Freisetzung während des Schlafs. Eine defekte GHRH-Aktivität reduziert den Non-REM-Schlaf, was durch GH-Zufuhr nicht kompensiert werden kann. Während Schlaf also die GH-Sekretion beeinflusst, erhöhen Substanzen, die den SWS fördern, die Freisetzung von GH. Exogen zugeführtes GHRH fördert den Non-REM-Schlaf bei verschiedenen Spezies und Suppression der endogenen GHRH-Produktion bewirkt eine simultane Suppression des Non-REM-Schlafs. Individuen mit einem Defizit an GH zeigten eine verminderte totale Schlafdauer und eine erhöhte Fragmentierung des Schlafs im Vergleich zu Kontrollen mit normaler GH-Produktion. Der Zusammenhang zwischen GH und Schlaf ist weniger von einem zirkadianen Mechanismus bestimmt, als vielmehr durch den Schlaf selbst. So kommt es auch am Anfang einer Schlafepisode am Tag zu einem GH-Anstieg. Entsprechend korrelieren auch die Konzentration und genetische Expression (mRNA) von GHRH im Hypothalamus mit der Schlaf-wach-Aktivität während dem diurnalen Zyklus, Schlafrestriktion und Erholungsschlaf (Zisapel 2007).

Glukokortikoide

Während der ersten Nachthälfte mit dem vermehrten SWS ist die Freisetzung von CRH, ACTH und Kortisol minimal, um dann in der zweiten Nachthälfte mit anteilmäßiger Zunahme des REM-Schlafs anzusteigen. Die Aktivität der Hypothalamus-Hypophysen-Nebennierenrinden-Achse (HPAA) erreicht zum Zeitpunkt des Erwachens den Peak (Meerlo et al. 2008). Der morgendliche Kortisolanstieg bereitet den Organismus auf das Erwachen vor und mobilisiert die hierzu notwendige Energie. Neben der klaren zirkadianen Regulation der HPAA-Aktivität in der Nacht und am Tag, bewirkt der Schlaf per se während dem SWS in der Nacht (nicht aber am Tag) eine leichte Hemmung der Kortisol-Sekretion. Mit zunehmendem Alter erfolgt der Kortisolanstieg während der Nacht früher und ein nächtlicher Kortisolanstieg führt eher zu Erwachen und Unterdrückung des SWS. Der Rückgang der Melatoninsekretion im Alter scheint für diese verstärkte HPAA-Aktivität am Anfang der Nacht mitverantwortlich zu sein. Eine erhöhte 24-h-Ausscheidung von Kortisol ist mit einer schlechteren Schlafqualität assoziiert, d. h. korreliert direkt mit einer längeren Wachdauer und umgekehrt mit der REM-Schlafdauer. Diese Befunde mögen miterklären, warum der Schlaf mit höherem Lebensalter physiologisch an Qualität und Effizienz einbüßt und gegenüber Stressoren vulnerabler wird (z. B. mehr Unterbrüche im Nachtschlaf, geringe Schlaftiefe und Erholsamkeit des Schlafs im Alter). So berichtet mehr als die Hälfte der über 65-jährigen Menschen über einen gestörten Schlaf (Zisapel 2007).

Katecholamine

Die Sekretion von Adrenalin und Noradrenalin ist in der Nacht – gegenüber der Tagesrate – deutlich reduziert und zwar sowohl während dem SWS als auch während des REM-Schlafs. Im Gegensatz dazu ist die Aktivität der sympathischen Nervenfasern während des SWS, nicht aber während des REM-Schlafs, vermindert. Der Schlaf-wach-Rhythmus beeinflusst vor allem die Adrenalinkonzentration, die horizontale Körperlage im Schlaf die Noradrenalinkonzentration (Dodt et al. 1997). Zudem wird der nächtliche Abfall des Adrenalins, mehr noch als der Abfall des Noradrenalins, durch endogene Oszillatoren bestimmt (Meerlo et al. 2008). Die Abnahme der nächtlichen Sympathikusaktivität zeigt sich weiter darin, dass sich die autonome Balance Richtung Parasympathikusaktivität verschiebt, ersichtlich an der erhöhten vagalen Modulation der Herzfrequenz (Herzratenvariabilität) und einer tieferen Pulsfrequenz als am Tag.

Melatonin

Melatonin hat eine somnogene Wirkung und gilt als eigentlicher Zeitgeber für den Schlaf. Gegenüber dem zirkadianen Taktgeber hat der Schlaf für sich eine vernachlässigbare Wirkung auf die Melatoninspiegel. Der merkbare Anstieg im Schlafbedürfnis am Abend erfolgt ungefähr 2 Stunden nach dem Einsetzen der endogenen Melatoninproduktion. Diese erreicht in der Mitte der Nacht einen Peak und fällt dann gegen Morgen hin wieder ab (Zisapel 2007). Exogen zugeführtes Melatonin führt zu Schläfrigkeit und verkürzt die Einschlafdauer (SOL).

Ghrelin und Leptin

Bei gesunden Individuen sind die Ghrelin-Spiegel am Anfang der Nacht erhöht, was für eine somnogene Potenz mit Förderung des Non-REM-Schlafs spricht. Seine somnogene Wirkung scheint Ghrelin auch über einen Effekt auf GHRH auszuüben. Andererseits vermögen sehr hohe Ghrelin-Spiegel den Schlaf beim Menschen zu unterbrechen und das Hungergefühl zu erhöhen (Kapsimalis et al. 2008). Bei Nagern verlängert exogen zugeführtes Leptin den Non-REM-Schlaf und verkürzt den REM-Schlaf.

13.2.4 Immunologie

Zytokine

Verschiedenste Zytokine und Chemokine wurden auf ihr Potenzial hin, den Schlaf physiologisch (d. h. spontan) zu regulieren, bei Mensch und Tier untersucht: IL-1α, IL-1β, IL-2, IL-4, IL-6, IL-8, IL-10, IL-13, IL-15, IL-18, TNF-α, TNF-β, IFN-α, INF-β, INF-γ, TGF-β1 (Opp et al. 2007). Bisher ergibt sich allerdings einzig für IL-1β und TNF-α eine konsistente Bedeutung für die normale Regulation des Schlaf-wach-Rhythmus, spezifisch des Non-REM-Schlafs. Die Unterdrückung des REM-Schlafs nach externer Administration proinflammatorischer Zytokine scheint nur bei pathologischen Schlafzuständen von Bedeutung. Bei verschiedenen Tierspezies führt die Gabe von IL-1β und TNF-α zu einer Zunahme des Anteils an Non-REM-Schlaf, wobei die physiologischen Schlafcharakteristika zumindest bei niedrigeren Dosierungen weitgehend erhalten bleiben. Umgekehrt scheinen die Applikationen von IL-1Ra und der antiinflammatorischen Zytokine IL-4 und IL-10, eine Hemmung des Non-REM-Schlafs zu bewirken. IL-2 steigt während des Schlafs an, hat per se aber keine somnogene Eigenschaften (Mills u. Dimsdale 2004). IL-1β nimmt einen direkten Einfluss auf neuronale Netzwerke im Hypothalamus und Hirnstamm, die an der Schlafregulation beteiligt sind. Beim Menschen sind die IL-1β-Spiegel vor dem Einschlafen und die IL-1β-Aktivität während des SWS am höchsten (Kapsimalis et al. 2008).

Die somnogene Wirkung von IL-1β und TNF-α erfolgt über verschiedene Mechanismen. Die Aktivierung des Nervus vagus führt zu einer vermehrten IL-1β-mRNA-Exprimierung im Hypothalamus, während umgekehrt eine Vagotomie den Schlaf beeinträchtigt. Weitere somnogene Mechanismen sind eine zytokininduzierte Aktivierung der Stickoxidsynthetase (NOS) mit vermehrter Produktion von diffundierendem Stickoxid (NO), des Transkriptionsfaktors NF-κB, von Prostaglandinen, des Kortikotropin-releasing-Hormons (CRH) und des GHRH (Kapsimalis et al. 2008). Andererseits scheint eine Überaktivität der HPAA den Schlaf zu beeinträchtigen, indem eine kortikosteronvermittelte Hemmung der Zytokinexpression im Nagerhirn eine Reduktion des Non-REM-Schlafs bewirkt. Untersuchungen zu den somnogenen Wirkungen von im Plasma erhobenen Zytokinspiegeln beim Menschen müssen berücksichtigen, dass diese nicht unmittelbar die Zytokinkonzentration in bestimmten Hirnarealen und deren Bezug zur Schlaf-wach-Regulation widerspiegeln. Zudem scheinen systemische Zytokine den Schlaf über verschiedene molekulare Einflüsse und Wirkungen auf Neuropeptide und Neurotransmitter zu regulieren. Entgegen dem Tierversuch ist beim Menschen nicht abschließend geklärt, ob endogene Fluktuationen von proinflammatorischen Zytokinen im physiologischen Bereich, allen voran TNF-α, den Schlaf wirklich induzieren und den SWS-Anteil erhöhen oder ob diese Zytokine nur für Müdigkeit und Schläfrigkeit eine Rolle spielen (Opp et al. 2007).

Mehr noch als beim normalen Schlaf, übt IL-6 bei gestörtem Schlaf eine wichtige Funktion in der Schlafregulation aus. Beim Menschen gibt es einen Zusammenhang mit der Menge an zirkulierendem

IL-6 und dem Ausmaß der Müdigkeit bzw. Schläfrigkeit. Daher wird IL-6 von einigen Autoren als Vermittler eines homöostatischen Schlafdrucks nach einer Phase von längerem Wachsein betrachtet (Vgontzas et al. 2005). Eine Erhöhung von IL-6 und anderen proinflammatorischen Zytokinen findet sich bei verschiedenen Zuständen mit vermehrter Tagesschläfrigkeit. Neben seinen somnogenen Eigenschaften scheint erhöhtes IL-6 vor allem bei gleichzeitiger Erhöhung von Kortisol den Schlaf zu stören. Im Gegensatz zur klaren Zirkadianik der IL-1β und TNF-α Produktion bei ungestörtem Schlaf (Peak am Nachmittag und in den Abendstunden, danach Abfall bis zum Morgen), ist weniger klar, ob IL-6 mit einem zirkadianen Rhythmus produziert wird. Die Studien, die eine Zirkadianik für IL-6 zeigten, variieren zudem im jeweiligen Peak und Nadir der IL-6-Produktion (Opp et al. 2007). Für einen deutlichen Peak der IL-6-Spiegel in der frühen Nacht scheint ein endogener Oszillator aber deutlich unbedeutender zu sein, als ein vom Schlaf-wach-Zyklus abhängiger Mechanismus. In einer Studie stieg zirkulierendes IL-6 2,5 Stunden nach dem Einschlafen an, wogegen der IL-6-Anstieg bei partiellem Schlafentzug nicht vor dem Einschlafen um 3 Uhr früh erfolgte. Dasselbe Sekretionsmuster wurde für GH, nicht aber für Melatonin und Kortisol beobachtet (Redwine et al. 2000; ◘ Abb. 13.2).

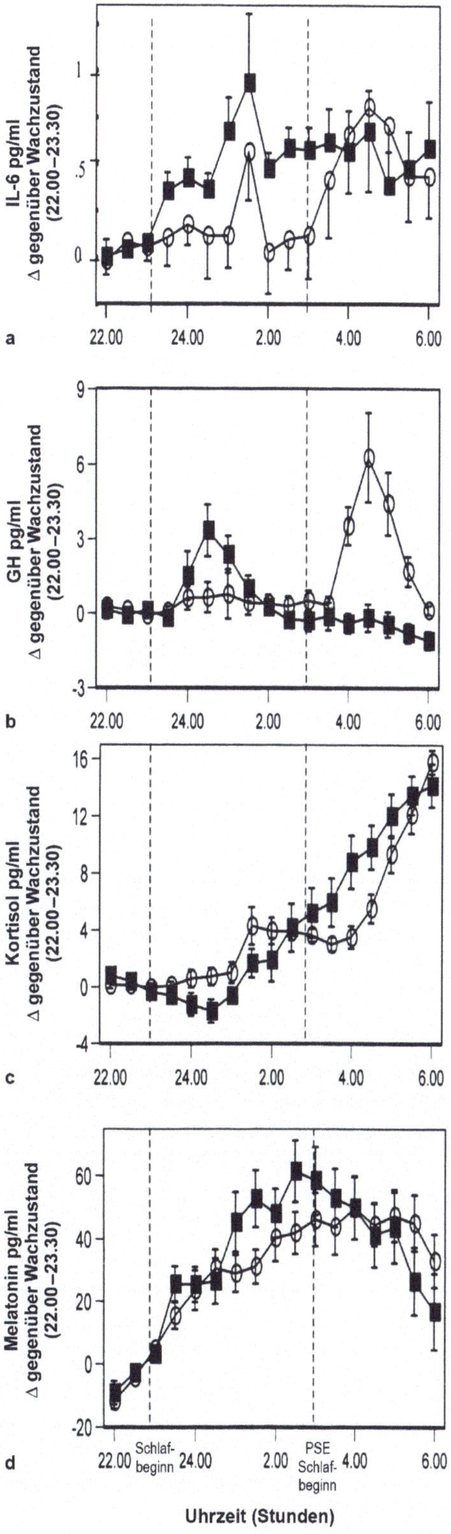

◘ **Abb. 13.2a–d Interleukin-6 (IL-6) und Hormonprofile bei Schlafentzug.** Die Abbildung zeigt die mittleren Veränderungsscores (±SEM) von der Wachphase zu den jeweiligen Zeitpunkten zu welchen die Konzentrationen von IL-6 (**a**), Wachstumshormon (GH) (**b**), Kortisol (**c**) und Melatonin (**d**) in der Zirkulation gesunder Männer bestimmt wurden. Der Vergleich zwischen den beiden Nächten zeigt, dass die IL-6- und GH-Sekretion in Abhängigkeit vom Zeitpunkt des Einschlafens ansteigen. Die Sekretion von Kortisol und Melatonin wurde durch Änderungen im Schlaf-wach-Rhythmus nicht signifikant beeinflusst. Dies bestätigt, dass die Freisetzung von Kortisol und Melatonin überwiegend durch einen zirkadianen Rhythmus gesteuert wird; *schwarzes Viereck* ungestörter Nachtschlaf (Einschlafen um 23:00), *weißer Kreis* partieller Schlafentzug in der ersten Nachthälfte (Einschlafen um 03:00). (Aus Redwine et al. 2000, Copyright 2000, The Endocrine Society)

TH1-Zytokindominanz während des Schlafs

Allgemein kann gesagt werden, dass bei gesunden Freiwilligen ohne subjektive und objektive Schlafstörungen in der Nacht ein Shift in der TH1/TH2-Zytokinproduktion in Richtung einer TH1-Zytokindominanz erfolgt (z. B. Anstieg im Quotienten INF-γ/Il-10 oder INF-γ/IL-4). Dies ist vereinbar mit einem Überwiegen der adaptiven zellulären gegenüber der humoralen Immunantwort (Irwin 2008). Während des Schlafs kommt es auch zu einem Anstieg IL-12-produzierender Vorstufen antigenpräsentierender dendritischer Zellen, die für die adaptive TH1-zytokinvermittelte zelluläre Immunantwort von Bedeutung sind (Dimitrov et al. 2007). Der nächtliche Anstieg von Melatonin in Kombination mit einer Reduktion der Glukokortikoidaktivität und erhöhter Prolaktinfreisetzung (während dem SWS) trägt zum nächtlichen Überwiegen von Typ-1-Zytokinen (z. B. IL-2, IL-12) gegenüber Typ-2-Zytokinen (z. B. IL-10) bei (Lange et al. 2006). Aus klinisch-therapeutischer Sicht ist interessant, dass vor dem Schlaf verabreichte Glukokortikoide den TH1-Zytokin-Shift während des Schlafs blockieren. Schlaf vermindert gegenüber dem Wachzustand die Anzahl IL-10-produzierender Monozyten und Melatonin vermindert in vitro die Produktion von IL-10, einem potenten Hemmer der Synthese von Typ-1-Zytokinen (Irwin 2002). Obwohl GH die T-Zell-Proliferation und Typ-1-Zytokinantwort verstärkt (wie dies Melatonin und Prolaktin tun), ist weniger klar, ob der nächtliche GH-Anstieg für die Typ-1-Zytokindominanz von Bedeutung ist. Zusätzlich reduzieren GH und Prolaktin die TH2-Zytokinaktivität.

Ebenfalls postuliert wurde ein Beitrag des autonomen Nervensystems zur TH1-Zytokindominanz. Die Reduktion der sympathischen Aktivität soll mit dem zirkadianen Anstieg der parasympathischen Aktivität in der Nacht die adaptive T-Zell-Funktion mit TH1-Zytokinproduktion verstärken. Bei der Fülle an beschriebenen Mechanismen, die eine Verbindung zwischen normalem Schlaf und erhöhter TH1-Zytokindominanz plausibel machen, soll nicht unerwähnt bleiben, dass im späten Verlauf der Nacht die TH1-Zytokindominanz von einer TH-2-Zytokindominanz abgelöst wird (Opp et al. 2007).

Immunkompetente Zellen

Die absolute Zahl zirkulierender weißer Blutzellen während eines regulären Schlaf-wach-Zyklus ist eindrucksvoll konsistent, wenn auch die jeweiligen Peaks und Nadirs über die einzelnen Studien eine Heterogenität zeigen (Opp et al. 2007). ◻ Abb. 13.3 zeigt die am Abend und am Anfang der Nacht erhöhten Konzentrationen für Leukozyten, Granulozyten und Monozyten sowie Subsets von Lymphozyten, einschließlich TH-Zellen ($CD4^+$), zytotoxischen T-Zellen ($CD8^+$), aktivierten T-Zellen ($HLA\text{-}DR^+$) und B-Zellen ($CD19^+$). Im Verlaufe der Nacht kommt es zu einem Abfall der Leukozyten bis auf Tiefstwerte am Morgen. Im Gegensatz dazu erreichen die Anzahl und zytotoxische Aktivität der NK-Zellen ihre Minima in der frühen Nachtphase und die Maxima gegen den Morgen hin (Born et al. 1997).

Die mittels EEG erhobenen TST, SE und Dauer des Non-REM-Schlafs korrelieren positiv mit der NK-Aktivität; dies weist darauf hin, dass »guter Schlaf« mit einer funktionalen unspezifischen zellulären Immunantwort einhergeht (Irwin 2002). Die physiologische Bedeutung dieser Veränderungen bleibt allerdings unklar und ihre Erklärung mehrdeutig. Eine Abnahme zirkulierender weißer Blutzellen könnte eine Migration derselben nach extravaskulär in lymphatisches Gewebe (mit Erhöhung der lokalen Immunantwort), einschließlich in die Milz oder eine verstärkte Margination entlang den Gefäßwänden widerspiegeln (Opp et al. 2007). Für letztere Erklärung vermag zu sprechen, dass bei gesunden Individuen während der Nacht vermehrt zelluläre Adhäsionsmoleküle exprimiert werden, über welche die Leukozyten an die Gefäßwände andocken könnten (Irwin 2008).

13.2.5 Schlaffaktoren

Aus den vorhergehenden Ausführungen wird deutlich, dass verschiedene Hormone, Neuropeptide und Zytokine als eigentliche »Schlaffaktoren« betrachtet werden können, die eine wichtige eigenständige Rolle in der Schlafregulation ausüben. Die Definitionskriterien für eine endogen-chemische Substanz als »Schlaffaktor« sind in ▶ der folgenden Übersicht aufgeführt (Mills u. Dimsdale 2004). Ge-

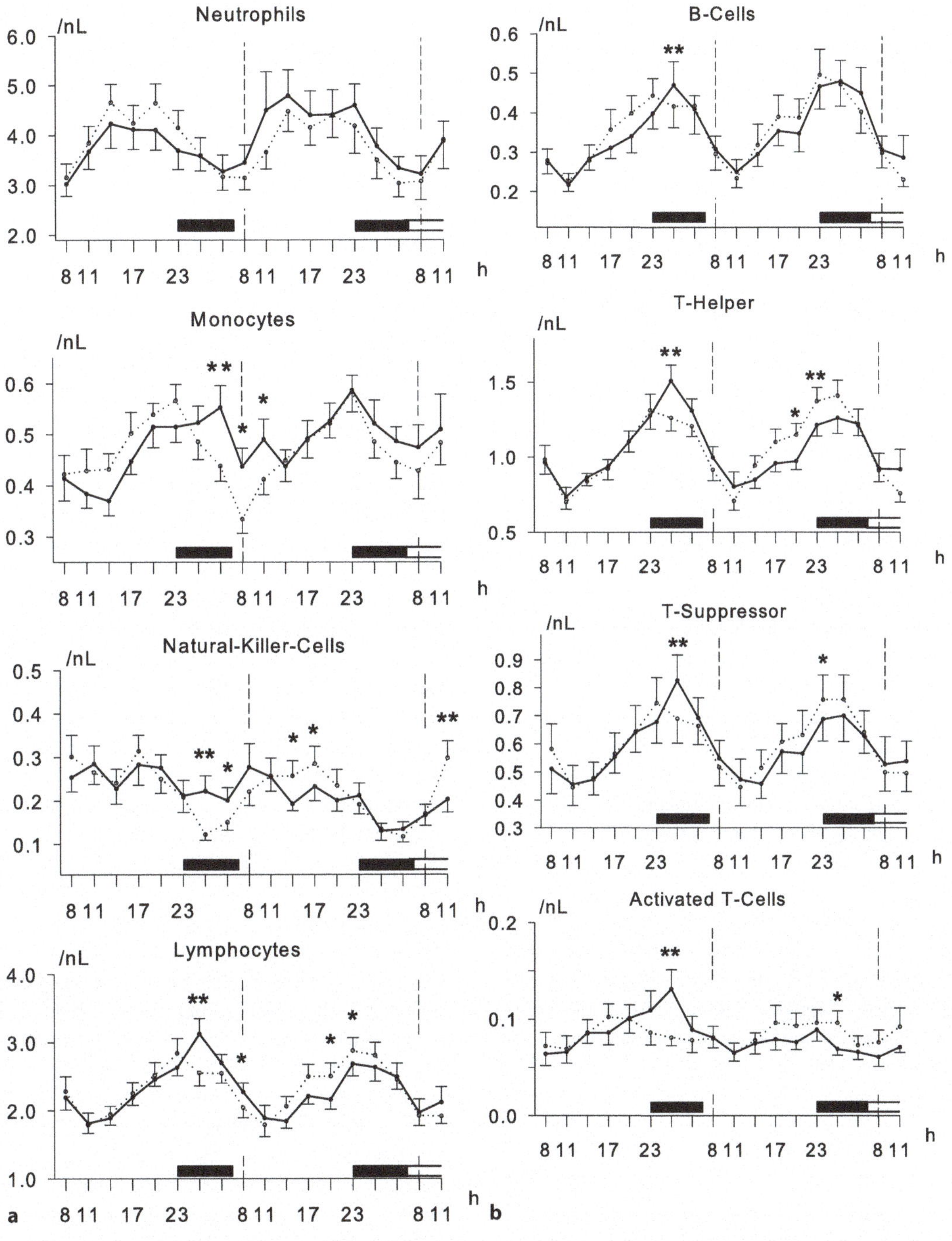

Abb. 13.3 Anzahl peripherer weißer Blutzellen bei ungestörtem und entzogenem Nachtschlaf. Mittlere Anzahl (±SD) von Zellen und Lymphozytensubpopulationen im Blut während zwei regulärer Schlaf-wach-Zyklen (gestrichelte Linie) und einem Wach-wach-Zyklus (durchwachte Nacht) gefolgt von einem regulären Schlaf-wach-Zyklus (Erholungsschlaf) (durchgezogene Linie); schwarzer Balken Bettzeit von 23:00 bis 07:00 in der ersten Nacht und von 23:00 bis 11:00 in der zweiten Nacht. (Aus Born et al. 1997, Copyright 1997. The American Association of Immunologists, Inc.)

mäß diesen Kriterien wirken IL-1β, TNF-α, GHRH und wohl auch GH und Prolaktin somnogen und CRH und Somatostatin (welches GH hemmt) antisomnogen.

Kriterien für einen endogenen Schlaffaktor

- Wenn die Substanz von außen zugeführt oder endogen produziert wird, sollte sie einen physiologischen Schlaf induzieren
- Substanz und ihr Rezeptor müssen im Hirn exprimiert werden
- Konzentration der Substanz und ihr Turnover (oder ihres Rezeptors) sollte mit dem Schlaf-wach-Zyklus variieren
- Konzentration der Substanz (oder ihres Rezeptors) sollten mit zunehmender Dauer von Wachheit ansteigen
- Inaktivierung der Substanz (oder Blockade ihres Rezeptors) sollte den Spontanschlaf reduzieren
- Inaktivierung der Substanz (oder Blockade ihres Rezeptors) sollte den durch verschiedene somnogene Stimuli (z. B. Schlafentzug, Infektion) induzierten Schlaf reduzieren
- Wirkung der Substanz auf den Schlaf sollte von ihren weiteren biologischen Wirkungen abgegrenzt werden können

Nach der erfolgten Darstellung der neuroendokrinen und immunologischen Vorgänge sowie deren Zusammenspiel beim normalen Schlaf befasst sich das nächste Kapitel mit den neuroendokrinologischen und immunologischen Veränderungen bei gestörtem Schlaf.

13.3 Gestörter Schlaf

Nachfolgend werden verschiedene abnorme experimentelle und klinische Schlafzustände mit ihren Beziehungen zum neuroendokrinen und immunologischen System besprochen. Untersuchungen am Menschen bringen mit sich, dass der immunologische und mit ihm assoziierte inflammatorische Zustand im leicht zugänglichen Medium Blut erhoben wird. In ◘ Tab. 13.1 werden die bei abnormen Schlafzuständen gefunden erhöhten Konzentrationen von zirkulierenden inflammatorischen Biomarkern zusammengefasst.

13.3.1 Schlafentzug

Allgemeines

Schlafentzug kann allgemein sowie hinsichtlich seiner endokrinologischen und immunologischen Auswirkungen als Stressor konzeptualisiert werden. Als Extremstress führt kompletter Schlafentzug bei Nagern nach mehreren Tagen über einen proinflammatorischen Zustand zum Tod (Everson 2005). Wie erwähnt, supprimiert Schlaf die Stresshormone (z. B. Katecholamine, Kortisol), wohingegen Schlafentzug diese Stresssysteme auf einem gleichen oder gar höheren Aktivitätsniveau hält als im Wachzustand. Wichtig bleibt die Frage, ob die Aktivierung der Stresssysteme direkt auf den Schlafentzug zurückzuführen ist oder eher einer sekundären neuroendokrinologisch-immunologischen Reaktion auf den Stressor Schlafentzug entspricht (Meerlo et al. 2008). Berücksichtigt werden muss überdies eine bidirektionale Beziehung, indem Schlafrestriktion das Stressniveau erhöht und psychologischer Stress die Schlafdauer über Ein- und Durchschlafstörungen verkürzen kann.

Nach einer durchwachten Nacht wird der Schlaf in der darauffolgenden Nacht tiefer (mehr SWS) und die Schlafdauer länger. Das Schlafdefizit wird also durch eine Steigerung der Schlafintensität während des Erholungsschlafs (»recovery sleep«) ausgeglichen. Allerdings gelingt diese Erholung nach partieller Schlafrestriktion über mehrere Nächte nicht mehr vollständig, was nach dem Stresskonzept der Allostase (Anpassung durch Veränderung) einer allostatischen Belastung für den Organismus gleichkommt (Kim et al. 2007). Die allostatische Belastung in Form physiologischer Veränderungen (»neurobiologische Schuld«) durch allzu häufigen und chronischen Schlafverlust scheint das Risiko besonders für diejenigen kardiovaskulären Erkrankungen und psychiatrischen Störungen zu erhöhen, bei welchen inflammatorische Veränderungen pathogenetisch eine bedeutende Rolle spielen (Meerlo et al. 2008).

Tab. 13.1 Systemische Erhöhung proinflammatorischer Marker bei abnormen Schlafzuständen

Schlafentzug (experimentell und naturalistisch)	IL-1β, TNF-α, sTNF-α-R1, IL-6, INF-γ
Kurze Gesamtschlafdauer	TNF-α
Lange Gesamtschlafdauer	IL-6, CRP
Chronische Insomnie	TNF-α, IL-6, CRP
Schläfrigkeit bei chronischen Krankheiten (z. B. rheumatoide Arthritis, Hämodialyse)	IL-1β, TNF-α, IL-6
Schlafprobleme bei Alkoholabhängigkeit	TNF-α, IL-6
Schlafprobleme bei der Depression	IL-6, sICAM-1
Schlafprobleme bei chronischem psychosozialen Stress	IL-6, CRP
Schlafprobleme im Alter	IL-6
Schläfrigkeit bei akuter Infektion durch mikrobielle Pathogene	IL-1β, TNF-α
Obstruktives Schlafapnoe-Syndrom	TNF-α, IL-6, IL-8, IL-18, CRP, sICAM-1, sVCAM-1, L-selectin
Exzessive Tagesschläfrigkeit beim OSAS	Il-1β, TNF-α, IL-6
Narkolepsie	TNF-α, IL-6

CRP C-reaktive Protein

Studien am Menschen untersuchten die neuroendokrin-immunologischen Auswirkungen von Schlafentzug sowohl nach einer kürzeren Periode (partieller Schlafentzug für ein paar Stunden in der ersten oder zweiten Nachthälfte oder Schlafentzug während einer ganzen Nacht) als auch über einen längeren Zeitabschnitt (mehrere Tage partieller oder kompletter Schlafentzug) (Opp et al. 2007). Die Befunde werden nachfolgend dargestellt und diskutiert.

Neuroendokrinologie

Bei Gesunden beeinflusst Schlafentzug im kontrollierten Experiment die Kortisolsekretion nicht oder höchstens leicht im Sinne eines geringen Kortisolanstiegs. Das Ausmaß dieses Anstiegs fällt durchschnittlich kleiner aus als bei anderen Stressoren. Wie Tierversuche nahelegen, könnte das leicht erhöhte Kortisol nach Schlafentzug allerdings mehr eine Folge von Prozeduren sein, die darauf abzielen, die Probanden wach zu halten, als eine unmittelbare Auswirkung der Schlafschuld per se (Meerlo et al. 2008). Erhöhte Kortisolspiegel können auch das Resultat einer Schlaffragmentierung sein. Erholungsschlaf vermag das erhöhte Kortisol rasch zu normalisieren. Bei ungenügendem Erholungsschlaf kann es in den Abendstunden des dem Schlafentzug folgenden Tages allerdings zu einer Reaktivierung der HPAA kommen (allostatische Belastung). Studien, die nach Schlafentzug gar ein vermindertes Kortisol zeigten, wurden dahin gehend interpretiert, dass durch die begleitende Müdigkeit, Schläfrigkeit und Abnahme der körperlichen und mentalen Aktivität der Kortisolspiegel auf ein Niveau sinkt, das unter demjenigen eines ausgeruhten und normal wachen Kontrollprobanden liegt.

Hinsichtlich der Auswirkungen von Schlafentzug auf die Katecholamine und kardiovaskuläre Aktivität zeigen experimentell-kontrollierte Studien zu Schlafentzug ein unterschiedliches Bild. Im Falle von Studien, die nach einem mehrtätigen Schlafentzug keinen oder nur einen geringen Anstieg in den Katecholaminspiegeln und der kardiovaskulären Aktivität gegenüber dem Schlafzustand zeigten, könnten mit erhöhter Müdigkeit einhergehende Verminderung in Arousal, Aufmerksamkeit und mentaler Aktivität eine Erklärung darstellen. Andererseits wurden viele dieser Studien bei Probanden in einer entspannten Rückenlage durchgeführt. Die sympathische Modulation der kardialen Aktivität wird aber vergleichsweise konsistenter beobachtet, wenn die schlafdeprivierten Probanden in einer sitzenden Position getestet und mental aktiviert werden (Zhong et al. 2005). Das Ausmaß im Anstieg der Katecholaminspiegel und der sympathischen Aktivität nach Schlafentzug scheint zudem mehr eine Funktion der Fragmentierung (Mikroarousal) und Unterbrechung des Schlafs zu sein, als der Dauer des Schlafentzugs. Tierexperimente lassen vermuten, dass eine kumulative Schlafdeprivation die basale Katecholaminaktivität in einem Maß erhöht, welches längerfristig zu einem arteriellen Bluthochdruck beim Menschen beitragen könnte (Meerlo et al. 2008).

Die Beziehungen von Ghrelin und Leptin als Regulatoren der Nahrungseinnahme sind unter dem Aspekt der Aufrechterhaltung der energetischen Bilanz und möglichen metabolischen Auswirkungen von Schlafentzug von Bedeutung. Eine kurze Schlafdauer und eine durchwachte Nacht sind in epidemiologischen und experimentellen Untersuchungen mit erhöhtem Ghrelin- und teilweise vermindertem Leptinspiegel vergesellschaftet (Schmid et al. 2008). Da Leptin den Appetit und das Hungergefühl reduziert und Ghrelin diese fördert (▶ Kap. 7), könnten diese neurohumoralen Mechanismen erklären, warum eine kurze Schlafdauer das Risiko für Übergewicht und Adipositas erhöht.

Immunologie

Ein partieller Schlafentzug von ein paar Stunden Dauer führt am darauffolgenden Tag zu einer systemischen Erhöhung proinflammatorischer Zytokine, einschließlich IL-1β, TNF-α und IL-6, sowie einer erhöhten IL-1β- und TNF-α-Produktion durch Monozyten. Schlafentzug erhöht ebenfalls das C-reaktive Protein (CRP), sTNFR1 und die meisten Subpopulationen der weißen Blutzellen, sodass Schlafverlust insgesamt eine Entzündungsantwort provoziert (Simpson u. Dinges 2007).

Über mehrere Studien betrachtet, zeigt der IL-6-Spiegel während einer einzigen Nacht Schlafentzug einen Abfall, am darauffolgenden Tag einen Anstieg und wiederum einen Abfall nach der ersten Nacht Erholungsschlaf (Vgontzas et al. 2005). Die IL-6-Spiegel sind während dem SWS tiefer als bei den oberflächlicheren Schlafphasen und im REM-Schlaf, aber gleich hoch wie im Wachzustand und sinken, wie erwähnt, nach einer Nacht Erholungsschlaf, der durch relativ mehr SWS charakterisiert ist, wieder ab. Exogen zugeführtes IL-6 reduziert den Anteil an SWS in der ersten Nachthälfte (Späth-Schwalbe et al. 1998). Zustände mit einer gestörten Schlafarchitektur (mehr REM-Schlaf auf Kosten des Non-REM-Schlafs), wie die Depression und fortgeschrittenes Alter, könnten über eine schlafassoziierte vermehrte IL-6-Sekretion das Risiko für entzündliche und insbesondere kardiovaskuläre Erkrankungen erhöhen (Irwin 2002). Die während des REM-Schlafs erhöhte Sympathikusaktivität könnte vermehrt IL-6 freisetzen.

Der beim ungestörten Schlaf beobachtete Shift in der TH1/TH2-Zytokinbalance in Richtung einer verstärkten TH1-Zytokinaktivität wird bei Schlafentzug blockiert. Eine Nacht ohne Schlaf vermindert signifikant den Anstieg IL-12-produzierender Vorstufen dendritischer Zellen, welche für die adaptive TH1-Zytokin-vermittelte zelluläre Immunantwort von Bedeutung sind (Dimitrov et al. 2007). Partieller Schlafentzug während einer Nacht führte zu einer Reduktion der unspezifischen zellulären Immunantwort, gemessen anhand der NK-Aktivität, IL-2-stimulierten NK-Aktivität und stimulierten Produktion von IL-2 durch Monozyten (Irwin 2002; Irwin 2008). Diese Veränderungen in der Funktion der Monozyten- und Lymphozytenpopulationen waren allerdings kurzzeitig. Eine Nacht Erholungsschlaf mit einem Rebound-Anstieg in der Gesamtschlafdauer und im SWS-Anteil trägt wohl zur Verbesserung der Immunitätslage bei, da SWS mit erhöhten IL-2-Spiegeln assoziiert wurde. IL-2 dürfte NK-Zellen während des Erholungsschlafs stimulieren. Ein bei partieller Schlafdeprivation (in der zweiten Nachthälfte) beobachteter Anstieg von Noradrenalin korrelierte umgekehrt mit der NK-Zellen-Aktivität (Irwin et al. 1999). Experimenteller Schlafentzug von 23:00–03:00 induzierte einen vorübergehenden Anstieg in der »toll-like-receptor-4»-stimulerten Produktion von TNF-α und IL-6 durch Monozyten und in der Transkription von mRNA dieser Zytokine. Die proinflammatorische Antwort auf Schlafentzug wurde durch den NF-κB vermittelt (Irwin et al. 2006). Bei Frauen fiel der Anstieg in der TNF-α- und IL-6-Produktion nach partiellem Schlafentzug stärker aus als bei Männern. Die Antigenantwort auf eine Vakzination mit Hepatitis-A- oder Influenza-A-Viren ist vermindert, wenn Schlafentzug kurz vor oder nach der Impfung erfolgt, was die generelle Annahme unterstützt, dass Schlafentzug die adaptive Immunantwort beeinträchtigt (Simpson u. Dinges 2007). Gegenüber einer Nacht mit ungestörtem Schlaf ist während einer ganzen Nacht ohne Schlaf die Anzahl Monozyten, NK-Zellen und Lymphozyten im peripheren Blut erhöht und fällt dann am Nachmittag und Abend des dem Schlafentzug folgenden Tages wieder ab (Born et al. 1997; ◘ Abb. 13.3).

In einer Studie mit sehr langem und ununterbrochenem Schlafentzug (64 Stunden) kam es zu einem kontinuierlichen Anstieg der Anzahl der Granulozyten und Monozyten sowie der NK-Zellen-Aktivität; diese Befunde waren nach einer Nacht Erholungsschlaf regredient (Dinges et al. 1994). Andere Studien mit länger dauerndem Schlafentzug (über 10 Stunden) beim Menschen bestätigen diese Befunde weitgehend, zeigten aber eine Abnahme der Anzahl und Aktivität der NK-Zellen und von Lymphozytensubpopulationen (Opp et al. 2007). Nach länger dauerndem Schlafentzug finden sich, wie bei kurzzeitigem Schlafentzug, allerdings weniger konsistent, Hinweise für eine Erhöhung proinflammatorischer Zytokine, so von IL-1β, TNF-α, IL-6 und INF-γ (Opp et al. 2007). Aus klinischer Sicht relevant stieg nach einem totalen Schlafentzug von 88 Stunden und einem partiellen Schlafentzug über 10 Tage (4 Stunden Schlaf pro Nacht) die CRP-Konzentration auf Werte an, die mit einem erhöhten kardiovaskulären Risiko einhergehen (Simpson u. Dinges 2007).

Nur wenige Studien untersuchten bisher den Zusammenhang zwischen der habituellen oder mittels PSG bestimmten Gesamtschlafdauer (ohne experimentelle Verkürzung der Schlafdauer) und zirkulierender inflammatorischer Marker. Diese fanden erhöhte IL-6- und CRP-Spiegel bei verlängerter Schlafdauer (>8 Stunden selbstberichteter gewohnheitsmäßiger Schlaf) und erhöhte TNF-α-Spiegel bei verkürzter Schlafdauer (<6 Stunden TST in der PSG). Die IL-1β- und IL-10-Spiegel zeigten ihrerseits keinen Zusammenhang mit der Schlafdauer (Patel et al. 2009).

13.3.2 Insomnie

Allgemeines

Ein chronisches Insomniesyndrom (Insomnie) ist durch eine mindestens 6-monatige Dauer von häufigen Ein- oder Durchschlafstörungen charakterisiert, die zu klinisch signifikantem Disstress und Beeinträchtigung der Aktivitäten im Alltag führen. Die Insomnie und Insomniebeschwerden erhöhen das Risiko für die gleichen, vor allem kardiovaskulären Krankheiten, wie dies Schlafentzug und -restriktion zu tun scheinen. Dies weißt darauf hin, dass bei der Insomnie vergleichbare neuroendokrinologische und immunologische Mechanismen beteiligt sein dürften. Die nachfolgend dargestellten Befunde beziehen sich zunächst auf Personen mit gestörtem Schlaf im Rahmen primärer Insomniebeschwerden ohne organische und psychiatrische Ursachen. Es soll aber auch betont werden, dass Insomniebeschwerden viele chronische Krankheiten begleiten (sekundäre Insomnie) und bei diesen über neuroendokrin-immunologische Veränderungen zu einem ungünstigen Krankheitsverlauf beitragen könnten.

Neuroendokrinologie

Die Zirkadianik der ACTH- und Kortisolsekretion scheint bei der Insomnie erhalten zu sein. Hingegen ist die ausgeschüttete Menge an ACTH und Kortisol über 24 Stunden insgesamt und vor allem am Abend erhöht (Vgontzas et al. 2001), wohl als Ausdruck des mit der Insomnie einhergehenden erhöhten allgemeinen Stressniveaus. Einerseits kann psychologischer Stress eine Insomnie und gleichzeitig erhöhte Kortisolspiegel begünstigen. Andererseits kann die mit subjektiver Beeinträchtigung im Alltag einhergehende Insomnie Stress und damit verbundenen erhöhte Kortisolaktivität bewirken (Meerlo et al. 2008). Patienten mit Insomnie zeigen einen nächtlichen Konzentrationsanstieg von zirkulierendem Noradrenalin, der umgekehrt mit der Schlafeffizienz (SE) korreliert (Irwin et al. 2003). Nächtliche Ghrelinspiegel waren bei Patienten mit primärer Insomnie tiefer als bei Kontrollen mit normalem Schlaf, wohingegen Leptin keinen Gruppenunterschied zeigte (Motivala et al. 2009).

Immunologie

Die Anzahl zirkulierender $CD3^+$-, $CD4^+$- und $CD8^+$-T-Zellen war bei Patienten mit primärer Insomnie vermindert (Savard et al. 2003). Wahrscheinlich über eine verstärkte nächtliche Sympathikusaktivität kommt es zu einer Abnahme der Aktivität der NK-Zellen (Irwin et al. 2003). Während die mittlere Sekretionsmenge von TNF-α und IL-6 über 24 Stunden bei Patienten mit Insomnie gleich ist wie bei Kontrollen ohne Insomnie, sezernieren Patienten mit Insomnie am Tag gegenüber der Nacht mehr TNF-α und IL-6. Dies könnte, zusammen mit der erhöhten 24-Stunden-Kortisolsekretion tagsüber, die Müdigkeit und Leistungseinbuße bei der Insomnie und im Speziellen die Einschlafschwierigkeiten mit erklären (Vgontzas et al. 2005). Eine andere Studie fand bei Patienten mit primärer Insomnie eine signifikant erhöhte nächtliche IL-6-Sekretion, die eine inverse Korrelation mit der subjektiven Schlafqualität und dem SWS-Anteil zeigte (Burgos et al. 2006). Bei gesunden Frauen korrelierte eine subjektiv schlechte Schlafqualität (im PSQI) und eine kürzere Schlafdauer (Tagebuch) mit höheren CRP-Spiegeln, nicht aber mit den TNF-α- und IL-6-Spiegeln (Okun et al. 2009). In einer großen epidemiologischen Studie korrelierte ein subjektiv gestörter Schlaf mit erhöhtem CRP bei Männern, nicht aber bei Frauen (Liukkonen et al. 2007). In einer Studie an jungen gesunden Probanden war schlechte Schlafqualität (im PSQI) – und insbesondere Einschlafschwierigkeiten – mit erhöhten CRP- und IL-6-Spiegeln bei Frauen, jedoch nicht bei Männern, korreliert (Suarez 2008).

Insomnie bei chronischen Krankheiten

Ein durch die Hämodialyse bedingter Anstieg von IL-1β und TNF-α könnte eine mögliche Erklärung sein für die Schläfrigkeit und Müdigkeit von Patienten mit einer Niereninsuffizienz. Bei Patienten mit rheumatoider Arthritis und einer HIV-Erkrankung wurde ein erhöhter TNF-α-Spiegel als Beitrag zur beobachteten Schlaffragmentierung und Schläfrigkeit postuliert (Kapsimalis et al. 2008). Verschiedene, allerdings nichtkonsistente, neuroendokrine und -immunologische Veränderungen werden ebenfalls als Beitrag zu Schlafstörungen, Müdigkeit und unerholsamen Schlaf bei funktionellen somatischen Syndromen, wie dem chronischen Erschöpfungssyndrom (»chronic fatigue syndrome«) und der Fibromyalgie, vermutet (▶ Kap. 11).

Abstinente Alkoholiker zeigen Durchschlafstörungen, verminderten Tiefschlaf und vermehrten REM-Schlaf (prognostischer Faktor für Rückfallgefahr) sowie eine erhöhte Anfälligkeit gegenüber Infektionskrankheiten. Gegenüber Kontrollen zeigten abstinente Alkoholiker ebenfalls eine eingeschränkte Immunkompetenz mit reduzierter NK-Zellen-Aktivität und IL-6-Produktion. Zusammen mit einer verminderten Produktion von IL-10, sprechen die immunologischen Befunde bei der Alkoholabhängigkeit für eine Dominanz der TH2- gegenüber der TH1-Zytokinantwort und damit denjenigen, wie sie bei Schlafentzug bei Gesunden gefunden wurden (Irwin 2008).

Patienten mit einer Depression berichten regelmäßig über Schlafstörungen wie verzögertes Einschlafen und frühmorgendliches Erwachen. Die REM-Latenz ist bei Depressiven markant verkürzt. Wegen der assoziierten prominenten Schlafstörungen, Störungen der neuroendokrinen und autonomen Regulation sowie der kompromittierten Immunfunktion (reduzierte Lymphozytenantwort und NK-Zellen-Aktivität), wird die Depression als besonders geeignetes Krankheitsmodell betrachtet, um mehr über die Zusammenhänge zwischen (gestörtem) Schlaf und dem Immunsystem zu lernen (Irwin 2002). Die schlafassoziierten neuroendokrinologischen und immunologischen Veränderungen bei der Depression werden im nächsten Abschnitt daher vertieft ausgeführt.

13.3.3 Depression

Hyperkortisolismus ist ein wichtiges Charakteristikum einer depressiven Störung und scheint umgekehrt über neurotoxische Effekte eine depressive Störung zu begünstigen (▶ Kap. 19). Länger dauernder Schlafentzug und die Insomnie sind Risikofaktoren für die Entwicklung einer Depression und wurden, wie erwähnt, mit einem erhöhten Kortisolspiegel assoziiert. Chronischer Schlafentzug und Insomnie könnten daher über einen HPAA- und kortisolvermittelten neuroplastischen Mechanismus die Vulnerabilität für eine depressive Störung erhöhen. Zudem wurde im Tierversuch nach chronischem partiellen Schlafentzug eine Abnahme der Sensitivität der CRH- und Serotoninrezeptoren im Gehirn, wie sie bei depressiven Störungen gefunden wird, gezeigt, die trotz uneingeschränktem Erholungsschlaf über Tage persistierte (Meerlo et al. 2008).

Bei depressiven Patienten korrelierte die NK-Zellen-Aktivität mit dem Schweregrad der Insomnie, jedoch nicht mit anderen depressiven Symptomen, wie Angst/Somatisierung, Gewichtsverlust und kognitiven Störungen. Bei depressiven Patienten korrelierten zudem eine kürzere Gesamtschlafdauer, geringere Schlafeffizienz und kürzerer Non-REM-Schlaf mit einer reduzierten lytischen NK-Zellen Aktivität (Irwin 2002). Obwohl nichtdepressive Kontrollen die gleichen Assoziationen zeigten, scheinen die Resultate für depressive Patienten von besonderer klinischer Bedeutung, da deren Schlaf ungleich schlechter ist als der von Gesunden.

Erhöhte Spiegel zirkulierender inflammatorischer Marker (z. B. IL-6, ICAM-1) werden bei depressiven Patienten regelmäßig gefunden (▶ Kap. 19). Im Vergleich zu gematchten Kontrollen fand sich bei depressiven Patienten ein positiver Zusammenhang zwischen vermehrter REM-Dichte (Häufigkeit von Augenbewegungen im REM-Schlaf) und verzögerter Einschlafzeit in der PSG mit dem IL-6 und ICAM-1. Die Schlafstörungen erklärten den Zusammenhang zwischen Depression und Inflammation vollständig (Motivala et al. 2005). Die wichtigen Zusammenhänge zwischen Schlaf, Depression und Inflammation werden durch eine prospektive Studie untermauert. Erhöhte IL-6-Spiegel sagten sowohl eine schlechte subjektive Schlafqualität (im PSQI) vorher als auch eine depressiven Affekt bei mit INF-α-behandelten Hepatitis-C-Patienten (Prather et al. 2009).

13.3.4 Chronischer psychosozialer Stress und Alter

Schlafstörungen treten oft im Kontext von chronischem psychosozialen Stress auf. Ein natürliches Modell für chronischen psychosozialen Stress und dessen Bezug zu gestörtem Schlaf, neuroendokrinen und immunologischen Veränderungen, sind Personen, die einen demenzkranken Angehörigen zu Hause pflegen (»Alzheimer caregiver«). Pflegende Angehörige haben aufgrund ihres meist fortgeschrittenen Alters einen zusätzlichen Vulnerabilitätsfaktor für gestörten Schlaf und assoziierte immunologische Veränderungen. So zeigen ältere Individuen immunologische Veränderungen, wie sie bei experimentellem Schlafentzug bei jungen Probanden beobachtet werden, nämlich eine eingeschränkte spezifische Immunantwort (TH2-Zytokindominanz) kombiniert mit Zeichen einer gestörten unspezifischen Immunabwehr (verminderte NK-Zellen-Aktivität) (Opp et al. 2007). Der schlechte Schlaf und die physiologische Schlafdeprivation per se könnten die reduzierte Immunkompetenz im Alter miterklären.

Alzheimer-Pflegende zeigten in der PSG eine verminderte TST und SE und männliche Pflegende zeigten mehr WASO als weibliche. Die WASO zeigte zudem eine positive Korrelation mit dem am Tag erhobenen Noradrenalinspiegel. Im Vergleich zu nichtpflegenden Kontrollen zeigten Pflegende erhöhte IL-6-Spiegel am Tag in Assoziation mit vermindertem SWS und erhöhtem Apnoe-Hypopnoe-Index (AHI) als Marker für eine OSAS. Der Zusammenhang mit dem SWS, nicht jedoch derjenige mit dem AHI, wurde durch das Alter weitgehend erklärt (von Känel et al. 2006). In einer Aktigrafiestudie fand sich ein signifikant stärkerer Zusammenhang zwischen verminderter Schlafdauer und erhöhten IL-6- und CRP-Spiegeln bei Individuen mit chronischem Pflegestress im Vergleich zu Kontrollen (von Känel et al. 2010).

13.3.5 Infektion

Wie ausgeführt, unterstützt normaler Schlaf die adaptive Immunantwort gegenüber einem infektiösen Agens und dadurch das Immungedächtnis. Bei viralen und bakteriellen Infektionskrankheiten sind Schläfrigkeit und Müdigkeit (Fatigue) als Bestandteil des »sickness behavior« charakteristische Symptome. HIV-seropositive Individuen zeigen mehr SWS, erhöhte TNF-α-Spiegel und Tagesmüdigkeit.

Im Tierversuch vermögen verschiedene mikrobielle Pathogene (Bakterien, Viren, Prionen, Pilze, Parasiten) das Schlaf-wach-Verhalten zu beeinflussen, wobei die Veränderungen in den jeweiligen Schlafphasen von den spezifischen Eigenschaften des Pathogens abhängen (Opp et al. 2007).

Die Verabreichung bakterieller Endotoxine beim Menschen induziert eine proinflammatorische Antwort mit Erhöhung von IL-1β, TNF-α und IL-6. Während kleine Endotoxindosen zu vermehrtem SWS führten, bewirkten hohe Dosen nächtliches Erwachen (Mullington et al. 2000). Zudem bewirkten exogen zugeführte IL-6 und INF-α in Dosen, die Fieber verursachen, eine Störung des Nachtschlafs mit Unterdrückung des SWS und auch des REM-Schlafs (Späth-Schwalbe et al. 1998). So scheinen die frühe unspezifische Immunabwehr und von außen zugeführte proinflammatorische Zytokine in fieberverursachender Dosierung den Schlaf eher zu stören als zu fördern. Es wird diskutiert, ob die erhöhte Körpertemperatur den Schlaf nicht per se beeinträchtigen könnte, was für IL-1β und TNF-α aber nicht der Fall ist (Opp et al. 2007).

In der Tat vermitteln IL-1β und TNF-α, die zusammen mit Serotonin im Hirn freigesetzt werden, spezifische Veränderungen im Schlaf, die eine wichtige Funktion für die Abwehrfähigkeit des Organismus gegenüber mikrobiellen Pathogenen übernehmen. Dies sind eine Zunahme des Non-REM-Schlafs, welcher Energie konservieren hilft, eine Unterdrückung des REM-Schlafs, was Schüttelfrost und die Produktion von Fieber ermöglicht, sowie eine Fragmentierung des Non-REM-Schlafs, was einen übermäßigen Wärmeverlust verhindert. Die Veränderungen im Schlaf während einer mikrobiellen Infektion können als Teil des »sickness behavior« während der Akutphase-Reaktion betrachtet werden, die letztlich der Erholung des Organismus dienen (Imeri u. Opp 2009). Während der durch eine Infektion ausgelösten Akutphase-Reaktion kommt es zudem zu einem Anstieg von Stresshormonen im Blut (Kortisol, Katecholamine), welche ihrerseits dem Hirn signalisieren, dass eine Infektion abläuft.

13.3.6 Obstruktives Schlafapnoe-Syndrom

Das OSAS ist mit einer durchschnittlichen Prävalenz von 1–2% bei Frauen und 2–4% bei Männern eine klinisch häufige und wichtige Schlafstörung mit exzessiver Tagesmüdigkeit und -schläfrigkeit (»Sekundenschlaf«). Definiert ist das OSAS durch wiederholte, mindestens 10 Sekunden andauernde Atempausen während dem Schlaf (Apnoen, Hypopnoen) mit einem Sättigungsabfall des partialen Sauerstoffdrucks um mindestens 4%. Ein Apnoe/Hypopne-Index (AHI) von 5/h in Kombination mit exzessiver Tagesschläfrigkeit ist für ein OSAS diagnostisch. Mit zunehmendem AHI steigt der Schweregrad des OSAS. Die intermittierenden Hypoxämien führen zu einer Sympathikusaktivierung und Schlaffragmentierung. Das OSAS ist ein eigenständiger Risikofaktor für kardiovaskuläre Krankheiten wie arterielle Hypertonie, Herzinfarkt, Hirnschlag und plötzlichen Herztod (Somers et al. 2008).

Bei Patienten mit OSAS werden erhöhte Spiegel verschiedener inflammatorischer Biomarker gefunden, die ihrerseits mit einem erhöhten kardiovaskulären Risiko einhergehen, nämlich CRP, TNF-α, IL-6, IL-8, IL-18 und zelluläre Adhäsionsmoleküle (ICAM-1, VCAM-1, L-Selectin) (McNicholas 2009). Erhöhte proinflammatorische Zytokine (Il-1β, TNF-α, IL-6) wurden in Zusammenhang mit der übermäßigen Tagesschläfrigkeit beim OSAS gebracht (Mills u. Dimsdale 2004). Das vermehrte viszerale Fettgewebe der oft übergewichtigen Patienten mit OSAS kommt als direkte Produktionsstätte für proinflammatorische Marker infrage. Interessanterweise geht die Adipositas per se mit erhöhter Tagesschläfrigkeit einher, wobei vor allem IL-6 beteiligt scheint. Die Zirkadianik des TNF-α ist beim OSAS gestört mit einer Verminderung des physiologischen nächtlichen Peaks und einem zusätzlichen Peak am Tag (Entzian et al. 1996). Zudem zeigten OSAS Patienten am Tag einen höheren CRP Spiegel als in der Nacht (Mills et al. 2009). Die Aktivität zytotoxischer NK-Zellen ist beim OSAS erhöht. Dies könnte durch eine Schädigung der Gefäßwand eine Arteriosklerose begünstigen (Dyugovskaya et al. 2005).

Autonome und molekulare Mechanismen vermögen die proinflammatorische Aktivität beim OSAS mitzuerklären. Darunter fallen einerseits eine erhöhte Aktivität des sympathischen Nervensystems (z. B. vermehrte Noradrenalinexkretion im Urin) sowohl in der Nacht als auch am Tag und andererseits eine verminderte vagale Aktivität mit ungenügender Hemmung der Produktion proinflammatorischer Zytokine. Neben der oben ausgeführten Bedeutung des viszeralen Fettgewebes als Zytokinquelle könnten Zytokine auch von entzündetem Gewebe im weichen Gaumen der OSAS-Patienten stammen. Schließlich vermag die intermittierende Hypoxie über die Aktivierung des NF-κB die Produktion von TNF-α, IL-6 und IL-18 zu stimulieren (Mills u. Dimsdale 2004; McNicholas 2009).

13.3.7 Narkolepsie

Die Narkolepsie (»Schlafkrankheit«) ist mit einer Prävalenz von 0,05% eine eher seltene, jedoch die Lebensqualität stark einschränkende Krankheit, die durch einen starken Schlafdrang und eindrückliche Störung im Schlafrhythmus und in der Schlafarchitektur gekennzeichnet ist (z. B. vorzeitiger REM-Schlaf). Pathogenetisch liegt der Narkolepsie ein Defizit des Neuropeptids Hypokretin (Orexin) zugrunde, das im Hypothalamus produziert wird. Ein Autoimmunprozess richtet sich dabei gegen Hypokretin produzierende Neurone. Hypokretin soll über Interaktionen mit unter anderem Ghrelin und Leptin den Schlaf-wach-Zyklus beeinflussen. Patienten mit Narkolepsie zeigten erhöhte TNF-α-, IL-6- und GH-Spiegel, als Hinweis für eine neuroendokrin-immunologische Beteiligung (Kapsimalis et al. 2008).

Nach der Darstellung von neuroendokrinen und immunologischen Veränderungen bei Zuständen mit gestörtem Schlaf in den vorhergehenden Abschnitten soll im nächsten Abschnitt die Datenlage zu Interventionen dargestellt werden, die darauf abzielen einen normalen Schlaf mit einer physiologischen neuroendokrinen Regulation und Immunitätslage zu erwirken.

13.4 Interventionen

Die Datenlage zu verhaltensmedizinischen Interventionen, Pharmakotherapie und weiteren therapeutischen Maßnahmen zur Wiederherstellung eines normalen Schlaf-wach-Rhythmus mit ungestörtem Schlaf und dem gleichzeitigen Ziel, neuroendokrine und immunologische Auslenkungen günstig zu beeinflussen, ist beschränkt. Die meisten Studien finden sich zu den Effekten der CPAP-Therapie beim OSAS. Vermutlich vermag CPAP die sekretorische Aktivität des Fettgewebes für proinflammatorische Zytokine bei Patienten mit OSAS zu vermindern (Kapsimalis et al. 2008). Eine Abnahme der sympathischen Hyperaktivität unter CPAP wurde mehrfach gezeigt und könnte die proinflammatorische Aktivität ebenfalls reduzieren (Mills u. Dimsdale 2004). Nach mehrmonatiger CPAP-Therapie zeigten verschiedene Studien eine signifikante Abnahme der absoluten Zahl der Lymphozyten und $CD4^{+}$ Zellen sowie der Spiegel für TNF-α, TNFR1, IL-6, IL-8 und ICAM-1 (Steiropoulos et al. 2009; Burioka et al. 2008). Wahrscheinlich wird eine genügend lange CPAP-Therapie zur Normalisierung der systemischen Inflammation beim OSAS benötigt, da nach einer 4-wöchigen Therapie kein signifikanter Rückgang von CRP, IL-6 und INF-γ verzeichnet wurde (Kohler et al. 2009). Die chirurgische Erweiterung der oberen Atemwege führte bei Patienten mit einem OSAS zu einer Abnahme der TNF-α-Spiegel (Kapsimalis et al. 2008).

Die Verabreichung von TNF-α-Blockern (»Biologicals« wie Etanercept und Infliximab) vermochte die Tageschläfrigkeit, Schlafqualität und Leistungsfähigkeit bei Patienten mit einem schweren OSAS und solchen mit rheumatoider Arthritis zu verbessern und den REM-Schlaf bei abstinenten Alkoholikern zu reduzieren (Irwin et al. 2009; Kapsimalis et al. 2008). Schlafstörungen, die im Rahmen einer Therapie bei Hepatitis C oder malignen Tumoren mit INF-α, auftreten, sprechen gut auf Benzodiazepine an. Zudem sollen die üblichen schlafhygienischen und pharmakologischen Empfehlungen bei gestörtem Schlaf im Rahmen psychiatrischer Erkrankungen befolgt werden. Nach einer durchwachten Nacht vermag ein »Nickerchen« von

2 Stunden am Nachmittag die erhöhten IL-6-Spiegel und Schläfrigkeit zu senken.

Während »Mindfulness-Meditation« (»Achtsamkeit«) den Abfall der $CD4^{+}$-Zellzahl bei HIV-Infizierten vermindert (Creswell et al. 2009), zeigte Tai Chi Chih einen positiven Effekt auf die Schlafqualität älterer Individuen (Irwin et al. 2008). Es wurde aber nicht untersucht, ob diese Effekte durch eine jeweilige Verbesserung der Schlafqualität und Immunitätslage vermittelt wurden. Eine Normalisierung des Schlafs mit einer Prädominanz von TH1-zytokinvermittelter adaptiver Immunantwort könnte den Impfschutz verbessern und die Behandlung von Krankheiten mit einer TH2-Zytokindominanz, wie der atopischen Dermatitis oder HIV-Infektion, unterstützen (Lange et al. 2006).

13.5 Zusammenfassung und Ausblick

Im vorliegenden Kapitel wurden die nach dem aktuellen Wissensstand am besten etablierten und für das klinische Verständnis wichtigen Interaktionen zwischen Schlaf einerseits und neuroendokrin-immunologischen Parametern andererseits aufgezeigt. Die vorgestellte Literatur lässt den Schluss zu, dass normaler Schlaf mit einer eher zellulär als humoral vermittelten adaptiven Immunantwort (TH1-Zytokindominanz) einhergeht und für ein funktionales Immunsystem, eine gute Immunkompetenz und Infektabwehr Bedeutung hat. Andererseits führen Störungen eines normalen Schlaf-wach-Zyklus unweigerlich zu Veränderungen in der Funktionsweise des Immunsystems, die im weitesten Sinne mit einer reduzierten Immunkompetenz umschrieben werden können. Allerdings ist die klinische Bedeutung der Zusammenhänge zwischen normalem und gestörten Schlaf einerseits und neuroendokrinologischen und immunologischen Veränderungen andererseits noch unklar. Die Evidenz für einen Zusammenhang zwischen Schlafstörungen wie der Insomnie und dem OSAS mit einem erhöhten Risiko für Krankheiten, bei denen inflammatorische Veränderungen eine pathogenetische Rolle spielen, ist zwar hoch, aber es fehlen bis jetzt prospektive Studien, die untersuchen, ob ein (bidirektionales) Wechselspiel zwischen Schlafstörungen und neuroendokrin-immunologischen Veränderungen dieses Risiko vorhersagt.

Die neuroendokrinen und immunologischen Veränderungen unter experimentellem Schlafentzug sind eindrucksvoll. Sie wurden aber überwiegend bei Gesunden erhoben, die mit einem Erholungsschlaf von einer Nacht die biologischen Veränderungen gut ausgleichen. Anders könnte es sich bei klinischen Populationen mit chronischen organischen und psychiatrischen Krankheiten oder chronisch gestressten und älteren Individuen verhalten. Bei entsprechender Vulnerabilität könnten auch schon kurzzeitige Veränderungen im neuroendokrin-immunologischen System den Verlauf von z. B. Herz-Kreislauf-Krankheiten und depressiven Störungen ungünstig beeinflussen. Nach partiellem Schlafverlust am Morgen könnten erhöhte Zytokinspiegel Auswirkungen am Tag haben und Müdigkeit und Schmerz bei verschiedenen organischen und funktionellen Krankheiten verstärken. Ein durch Schlafentzug bedingter Shift in der TH1/TH2-Zytokindominanz könnte den Verlauf von Krankheiten mit einer TH2-zytokindominierenden Immunantwort ungünstig beeinflussen. Der über eine Nacht hinausgehende vollständige oder kumulierte partielle Schlafentzug (z. B. bei ärztlichem Personal, Schichtarbeitenden, Vielfliegenden) könnte die unspezifische Immunabwehr – mit andauernder Erhöhung proinflammatorischer Zytokine und Reduktion der NK-Zellenaktivität – auch bei sonst Gesunden klinisch bedeutsam beeinträchtigen und so als allostatische Belastung längerfristig das Risiko für die Entwicklung von Herz-Kreislauf-Krankheiten, einem metabolischen Syndrom und Krebserkrankungen erhöhen. Allerdings bleiben diese klinischen Implikationen vorerst eine Hypothese und bedürfen methodologisch anspruchsvoller kontrollierter Langzeitstudien.

Für die Forschung haben diese umfangreichen Zusammenhänge zur Empfehlung geführt, dass die selbstberichtete Schlafdauer und -qualität bei jeder Untersuchung von inflammatorischen Markern (z. B. IL-6, CRP) miterhoben werden sollte. Wünschenswert wäre in Forschungssettings auch die Erhebung der Schlaf-wach-Aktivität über mindestens eine Woche mit einem Tagebuch. Wegen des profunden Effekts von Schlafentzug auf inflammatorische Marker sollten Probanden, die in der Nacht vor der Testung drei oder mehr Stunden weniger als üblich geschlafen haben oder mit Verdacht auf eine primäre Schlafstörung (z. B. OSAS) nicht in Studienprotokolle zu inflammatorischen Parametern eingeschlossen werden (O'Connor et al. 2009).

Die Auswirkungen von schlechtem Schlaf auf das Immunsystem offerieren nicht nur einen vielversprechenden Zugang für ein vertieftes Verständnis von schlafassoziierten Krankheiten, sondern ebenso einen therapeutischen Ansatzpunkt. Schlaf ist eine potenziell modifizierbare Verhaltensvariable. Das Verhalten so zu modifizieren, dass eine Person entsprechend ihrem individuellen Schlafbedürfnis zu ausreichend Nachschlaf kommt, scheint eine naheliegende und vergleichsweise einfache Maßnahme. Die Datenlage zu weiteren geeigneten Interventionen ist derzeit aber unzureichend und noch am besten für das OSAS dokumentiert. Behaviorale Interventionsstudien sind deshalb notwendig, um zu testen, ob eine Regulierung des Schlafs die Immunkompetenz und dadurch eine klinisch relevante Verbesserung der Gesundheit bewirkt.

Literatur

Basner M, Dinges DF (2009) Dubious bargain: trading sleep for Leno and Letterman. Sleep 32: 747–752

Bixler E (2009) Sleep and society: An epidemiological perspective. Sleep Med 10 Suppl 1: S3–S6

Blackwell T, Redline S, Ancoli-Israel S et al. Study of Osteoporotic Fractures Research Group. (2008) Comparison of sleep parameters from actigraphy and polysomnography in older women: the SOF study. Sleep 31: 283–291

Born J, Lange T, Hansen K, Mölle M, Fehm HL (1997) Effects of sleep and circadian rhythm on human circulating immune cells. J Immunol 158: 4454–4464

Burgos I, Richter L, Klein T et al. (2006) Increased nocturnal interleukin-6 excretion in patients with primary insomnia: a pilot study. Brain. Behav Immun 20: 246–253

Burioka N, Miyata M, Fukuoka Y, Endo M, Shimizu E (2008) Day-night variations of serum interleukin-6 in patients with severe obstructive sleep apnea syndrome before and after continuous positive airway pressure (CPAP) Chronobiol Int 25: 827–834

Buysse DJ, Ancoli-Israel S, Edinger JD, Lichstein KL, Morin CM (2006) Recommendations for a standard research assessment of insomnia. Sleep 29: 1155–1173

Creswell JD, Myers HF, Cole SW, Irwin MR (2009) Mindfulness meditation training effects on CD4+ T lymphocytes in HIV-1 infected adults: a small randomized controlled trial. Brain Behav Immun 23: 184–188

Dimitrov S, Lange T, Nohroudi K, Born J (2007) Number and function of circulating human antigen presenting cells regulated by sleep. Sleep 30: 401–411

Dinges DF, Douglas SD, Zaugg L et al. (1994) Leukocytosis and natural killer cell function parallel neurobehavioral fatigue induced by 64 hours of sleep deprivation. J Clin Invest 93: 1930–1939

Dodt C, Breckling U, Derad I, Fehm HL, Born J (1997) Plasma epinephrine and norepinephrine concentrations of healthy humans associated with nighttime sleep and morning arousal. Hypertension 30: 71–76

Dyugovskaya L, Lavie P, Hirsh M, Lavie L (2005) Activated CD8+ T-lymphocytes in obstructive sleep apnoea. Eur Respir J 25: 820–828

Entzian P, Linnemann K, Schlaak M, Zabel P (1996) Obstructive sleep apnea syndrome and circadian rhythms of hormones and cytokines. Am J Respir Crit Care Med 153: 1080–1086

Everson CA (2005) Clinical assessment of blood leukocytes, serum cytokines, and serum immunoglobulins as responses to sleep deprivation in laboratory rats. Am J Physiol Regul Integr Comp Physiol 289: R1054–R1063

Gallicchio L, Kalesan B (2009) Sleep duration and mortality: a systematic review and meta-analysis. J Sleep Res 18: 148–158

Imeri L, Opp MR (2009) How (and why) the immune system makes us sleep. Nat Rev Neurosci 10: 199–210

Irwin MR, Thompson J, Miller C, Gillin JC, Ziegler M (1999) Effects of sleep and sleep deprivation on catecholamine and interleukin-2 levels in humans: clinical implications. J Clin Endocrinol Metab 84: 1979–1985

Irwin MR (2002) Effects of sleep and sleep loss on immunity and cytokines. Brain Behav Immun 16: 503–512

Irwin RM, Clark C, Kennedy B, Gillin JC, Ziegler M (2003) Nocturnal catecholamines and immune function in insomniacs, depressed patients, and control subjects. Brain Behav Immun 17: 365–372

Irwin MR, Wang M, Campomayor CO, Collado-Hidalgo A, Cole S (2006) Sleep deprivation and activation of morning levels of cellular and genomic markers of inflammation. Arch Intern Med 166: 1756–1762

Irwin MR (2008) Human psychoneuroimmunology: 20 years of discovery. Brain Behav Immun 22: 129–139

Irwin MR, Olmstead R, Motivala SJ (2008) Improving sleep quality in older adults with moderate sleep complaints: A randomized controlled trial of Tai Chi Chih. Sleep 31: 1001–1008

Irwin MR, Olmstead R, Valladares EM, Breen EC, Ehlers CL (2009) Tumor necrosis factor antagonism normalizes rapid eye movement sleep in alcohol dependence. Biol Psychiatry 66: 191–195

Kapsimalis F, Basta M, Varouchakis G, Gourgoulianis K, Vgontzas A, Kryger M (2008) Cytokines and pathological sleep. Sleep Med 9: 603–614

Kim Y, Laposky AD, Bergmann BM, Turek FW (2007) Repeated sleep restriction in rats leads to homeostatic and allostatic responses during recovery sleep. Proc Natl Acad USA 104, 10697–10702

Kohler M, Ayers L, Pepperell JC et al. (2009) Effects of continuous positive airway pressure on systemic inflammation in patients with moderate to severe obstructive sleep apnoea: a randomised controlled trial. Thorax 64: 67–73

Kryger MH, Roth T, Dement WC (eds) (2005) Principles and practice of sleep medicine. 4th edition. Saunders, Philadelphia

Lange T, Dimitrov S, Fehm HL, Westermann J, Born J (2006) Shift of monocyte function toward cellular immunity during sleep. Arch Intern Med 166: 1695–1700

Liukkonen T, Räsänen P, Ruokonen A et al. (2007) C-reactive protein levels and sleep disturbances: observations based on the Northern Finland 1966 Birth Cohort study. Psychosom Med 69: 756–761

McNicholas, W.T. (2009) Obstructive sleep apnea and inflammation. Prog. Cardiovasc. Dis. 51, 392–399

Meerlo P, Sgoifo A, Suchecki D. (2008) Restricted and disrupted sleep: effects on autonomic function, neuroendocrine stress systems and stress responsivity. Sleep Med Rev 12: 197–210

Mills PJ, Dimsdale JE (2004) Sleep apnea: a model for studying cytokines, sleep, and sleep disruption. Brain Behav Immun 18: 298–303

Mills PJ, Natarajan L, von Känel R, Ancoli-Israel S, Dimsdale JE (2009) Diurnal variability of C-reactive protein in obstructive sleep apnea. Sleep Breath 13: 415–420

Motivala SJ, Sarfatti A, Olmos L, Irwin MR (2005) Inflammatory markers and sleep disturbance in major depression. Psychosom Med 67: 187–194

Motivala SJ, Tomiyama AJ, Ziegler M, Khandrika S, Irwin MR (2009) Nocturnal levels of ghrelin and leptin and sleep in chronic insomnia. Psychoneuroendocrinology 34: 540–545

Mullington J, Korth C, Hermann DM et al. (2000) Dose-dependent effects of endotoxin on human sleep. Am J Physiol. Regul Integr Comp Physiol 278: R947–R955

Obal F Jr, Krueger JM (2004) GHRH and sleep. Sleep Med Rev 8: 367–377

O'Connor MF, Bower JE, Cho HJ et al. (2009): To assess, to control, to exclude: Effects of biobehavioral factors on circulating inflammatory markers. Brain Behav Immun 23: 887–897

Okun ML, Coussons-Read M, Hall M (2009) Disturbed sleep is associated with increased C-reactive protein in young women. Brain Behav Immun 23: 351–354

Opp, M.R., Born, J., and Irwin, M.R. (2007) Sleep and the immune system. In Ader R (ed) Psychoneuroimmunology, 4th edition. Academic Press: San Diego, pp. 579–618

Patel SR, Zhu X, Storfer-Isser A, Mehra R, Jenny NS, Tracy R, Redline S (2009) Sleep duration and biomarkers of inflammation. Sleep 32: 200–204

Prather AA, Rabinovitz M, Pollock BG, Lotrich FE (2009) Cytokine-induced depression during IFN-alpha treatment: The role of IL-6 and sleep quality. Brain Behav Immun 23: 1109–1116

Redwine L, Hauger RL, Gillin JC, Irwin M (2000) Effects of sleep and sleep deprivation on interleukin-6, growth hormone, cortisol, and melatonin levels in humans. J Clin Endocrinol Metab 85: 3597–3603

Savard J, Laroche L, Simard S, Ivers H, Morin CM (2003) Chronic insomnia and immune functioning. Psychosom Med 65: 211–221

Schmid SM, Hallschmid M, Jauch-Chara K, Born J, Schultes B (2008) A single night of sleep deprivation increases ghrelin levels and feelings of hunger in normal-weight healthy men. J Sleep Res 17: 331–334

Simpson N, Dinges DF (2007) Sleep and inflammation. Nutr Rev 65: S244–S252

Somers VK, Whitem DP, Aminm R et al. (2008) Sleep apnea and cardiovascular disease. J Am Coll Cardiol 52: 686–717

Späth-Schwalbe E, Hansen K, Schmidt F et al. (1998) Acute effects of recombinant human interleukin-6 on endocrine and central nervous sleep functions in healthy men. J Clin Endocrinol Metab 83: 1573–1579

Steiropoulos P, Kotsianidis I, Nena E et al. (2009) Long-term effect of continuous positive airway pressure therapy on inflammation markers of patients with obstructive sleep apnea syndrome. Sleep 32: 537–543

Suarez EC (2008) Self-reported symptoms of sleep disturbance and inflammation, coagulation, insulin resistance and psychosocial distress: evidence for gender disparity. Brain Behav Immun 22: 960–968

von Känel R, Dimsdale JE, Ancoli-Israel S et al. (2006) Poor sleep is associated with higher plasma proinflammatory cytokine interleukin-6 and procoagulant marker fibrin D-dimer in older caregivers of people with Alzheimer's disease. J Am Geriatr Soc 54: 431–437

von Känel R, Ancoli-Israel S, Dimsdale JE et al. (2010) Sleep and biomarkers of atherosclerosis in elderly Alzheimer caregivers and controls. Gerontology 56: 41–50

Vgontzas AN, Bixler EO, Lin HM et al. (2001) Chronic insomnia is associated with nyctohemeral activation of the hypothalamic-pituitary-adrenal axis: clinical implications. J Clin Endocrinol Metab 86: 3787–3794

Vgontzas AN, Bixler EO, Lin HM, Prolo P, Trakada G, Chrousos GP (2005) IL-6 and its circadian secretion in humans. Neuroimmunomodulation 12: 131–140

Wikipedia (2010) Schlafprofil. Http://de.wikipedia.org/wiki/Schlaf. Gesehen 16. Aug 2010

Zhong X, Hilton HJ, Gates GJ et al. (2005) Increased sympathetic and decreased parasympathetic cardiovascular modulation in normal humans with acute sleep deprivation. J Appl Physiol 98: 2024–2032

Zisapel N (2007) Sleep and sleep disturbances: biological basis and clinical implications. Cell Mol Life Sci 64: 1174–1186

Kardiovaskuläre Krankheiten

Roland von Känel

14.1 Grundlagen

Kardiovaskuläre (Herz-Kreislauf-) Krankheiten sind in den industrialisierten Ländern die häufigste Todesursache. So z. B. entfielen in der Schweiz im Jahr 1999 41% der Todesfälle in der Gesamtbevölkerung auf kardiovaskuläre Krankheiten. Dabei machten die ischämischen Herzkrankheiten (inkl. Herz- bzw. Myokardinfarkt) mit 18%, andere Herzleiden (inkl. Herzinsuffizienz) mit 9% und zerebrovaskuläre Krankheiten (inkl. ischämischer Hirnschlag) mit 8% den Großteil aus. Die Prävalenz der arteriellen Hypertonie (Bluthochdruck) und des metabolischen Syndroms beträgt in der erwachsenen Weltbevölkerung je 25%. Die WHO prognostiziert, dass im Jahr 2030 die koronare Herzkrankheit, die depressiven Störungen und die HIV-/AIDS-Erkrankung die drei häufigsten Krankheitsursachen sein werden. Die Komorbidität von kardiovaskulären Krankheiten mit psychischen Störungen und psychologischen Auffälligkeiten ist hoch, z. B. zeigen 40% der Patienten nach einem Herzinfarkt eine klinisch relevante depressive Störung.

14.1.1 Psychosoziale Risikofaktoren

Die Depression und weitere psychosoziale Risikofaktoren erhöhen das Risiko für kardiovaskuläre Morbidität und Mortalität« insbesondere für den Herzinfarkt« in einem klinisch relevanten Ausmaß (Rozanski et al. 2005). Während gut die Hälfte des Herzinfarktrisikos durch klassische kardiovaskuläre Risikofaktoren wie Rauchen, Übergewicht, Hyperlipidämie, Diabetes mellitus, Bluthochdruck und geringe körperliche Aktivität erklärt werden kann, zeigte die weltweit durchgeführte Interheart-Studie, dass psychosoziale Faktoren den größten Teil des Restinfarktrisikos zu erklären vermögen (Rosengren et al. 2004). Gemäß ◘ Tab. 14.1 können psychosoziale Risikofaktoren für kardiovaskuläre Krankheiten qualitativ in vier Gruppen eingeteilt werden.

Diese psychosoziale Risikofaktoren können Herz und Kreislauf über verschiedene Mechanismen schädigen, indem sie zu einem ungesunden Lebensstil und einer schlechten Compliance mit der kardialen Therapie beitragen (Rozanski et al. 2005). Eine gemeinsame genetische Grundlage kann das Risiko für psychologischen Disstress und einen Herzinfarkt unabhängig voneinander erhöhen. Für das vorliegende Kapitel sind die direkten psychoneuroendokrin-immunologischen Mechanismen von Bedeutung, die das Herz-Kreislauf-System auch dann zu beeinträchtigen vermögen, wenn für klassische kardiovaskuläre Risikofaktoren statistisch kontrolliert wird (Rozanski et al. 2005). Ebenso wurde erkannt, dass immunologisch-entzündliche Veränderungen, wie sie kardiovaskulären Krankheiten zugrunde liegen, über einen Einfluss auf das Gehirn ein »sickness behavior« erzeugen, das mit negativen Affekten (z. B. Depressivität, Ängstlichkeit, Müdigkeit einhergeht). Daher wird grundsätzlich eine bidirektionale Beziehung zwischen psychosozialen Risikofaktoren und kardiovaskulären Krankheiten postuliert (Irwin u. Miller 2007).

Zu den in diesem Kapitel behandelten Krankheiten, denen eine Arteriosklerose zugrunde liegt (▸ Abschn. 14.2), werden die koronare Herzkrankheit, die zerebrovaskuläre Krankheit und die peripher-arterielle Verschlusskrankheit gezählt. Bevor auf diese Krankheitsbilder im Einzelnen eingegangen wird, erfolgt eine allgemeine Darstellung der Pathophysiologie der Arteriosklerose. Die arterielle Hypertonie und das metabolische Syndrom sind potente und modifizierbare Risikofaktoren für arteriosklerotische Erkrankungen. Beide werden mitunter als eigenständige kardiovaskuläre Krankheiten bezeichnet, sodass die jeweils dort beschriebenen psychoneuroendokrin-immunologischen Veränderungen in einem eigenen Abschnitt dargestellt werden. In einem weiteren Abschnitt wird auf zwei Krankheitsbilder eingegangen, bei denen die Erkrankung des Herzmuskels im Vordergrund steht, nämlich die chronische Herzinsuffizienz und die akute Stresskardiomyopathie. Nach der Darstellung der Krankheiten der arteriellen Strombahn und des Herzens werden die zunehmenden Erkenntnisse zu den immunologischen Vorgängen bei den thromboembolischen Erkrankungen des venösen Gefäßsystems abgehandelt. Das Kapitel schließt mit einem Überblick zu den Effekten medikamentöser und behavioraler Interventionen auf neuroendokrin-immunologische Parameter bei

Tab. 14.1 Psychosoziale Risikofaktoren für kardiovaskuläre Krankheiten

Negative Affekte (»psychologischer Disstress«)	Persönlichkeitsfaktoren	Soziales Umfeld	Fatiguezustände
Depression	Ärgerbereitschaft	Niedriger sozioökonomischer Status: höchste erreichte Ausbildung, Einkommen	Vitale Erschöpfung (»vital exhaustion«): Müdigkeit, Gereiztheit und Demoralisiertheit
Angst – Phobische Angst – Panik – Grübeln (»worrying«)	Feindseligkeit (»hostility«) und zynische Einstellung gegenüber Mitmenschen	Stress am Arbeitsplatz: hohe Anforderungen, geringer Handlungsspielraum, geringe Belohnung und Anerkennung	Insomnie: Ein- und Durchschlafstörungen
Posttraumatischer Stress nach psychologischer Traumatisierung	Typ-D-Persönlichkeit (»distressed personality«): Unvermögen, negativ erlebte Emotionen (»negative affectivity«) im zwischenmenschlichen Kontext auszudrücken (»social inhibition«)	Niedriger sozialer Support im Alltag und im Beruf, soziale Isolation	Burn-out-Syndrom mit Leitsymptom Erschöpfung, begleitet von zynischen Einstellungen und Ineffektivität bezogen auf die Arbeit
Trauer nach Versterben eines Angehörigen	Übersteigerte Verausgabungsbereitschaft im Beruf (»overcommitment«)	Pflege für einen (demenz)kranken Angehörigen	
Hoffnungslosigkeit	Neurotizismus	Stress in der Partnerschaft	
		Stress durch negative Lebensereignisse, inkl. in der frühen Kindheit	

kardiovaskulären Krankheiten und einem Ausblick auf die weitere Forschung und klinischen Implikationen vor dem Hintergrund der aktuellen Datenlage.

14.2 Arteriosklerose

14.2.1 Definition im Kontext psychosozialer Risikofaktoren

Die Arteriosklerose ist als eine das arterielle Gefäß zunehmend einengende« Verfettung und Verkalkung« definiert. Der arteriosklerotische Prozess verläuft während Jahrzehnten klinisch stumm, bis er sich, bei einer kritischen Verengung des Gefäßlumens oder Einreißen einer arteriosklerotischen Plaque (Kappe) als arteriosklerotische Krankheit schleichend oder auch akut manifestiert.

In Abb. 14.1 ist eine schematische Darstellung der psychoneuroendokrin-immunologischen Interaktionen bei der Sklerose der Herzkranzarterien (Koronararterien) gezeigt. Diese werden nachfolgend noch vertieft ausgeführt werden. Dieses konzeptuelle Modell sieht vor, dass die Perzeption psychosozialer Stressoren zu einer Aktivierung von stressverarbeitenden limbischen Hirnarealen führt. Hierzu gehören der anteriore zinguläre Kortex, die Amygdala, die Insula und der Hypothalamus (Gianaros u. Sheu 2009). Persönlichkeitsfaktoren beeinflussen die Interaktion mit dem sozialen Umfeld, die kognitive und emotionale Stressverarbeitung und die physiologische Stressreaktivität. Die Aktivierung limbischer Areale generiert einerseits tische Läsionen können aber ein hohes Rupturrisiko aufweisen (vulnerable Plaque), wenn aktivierte T-Zellen und Thrombozyten die Freisetzung proteolytischer Enzyme durch Makrophagen stimulieren. Solche Metalloproteinasen degradieren, verdünnen und destabilisieren die bindegewebige Matrix. Kommt es zu kleineren Einrissen der Plaque, wird durch freigelegten Gewebefaktor (»tissue factor«, TF) die Blutgerinnung über eine kaskadenartigen Aktivierung verschiedener Gerinnungsfaktoren in Gang gesetzt und die Stelle der Einblutung schließlich mit einem Thrombus (Gerinnsel aus Thrombozyten und Fibrin) abgedeckt. Im günstigen Fall erfolgen ein Umbau und Stabilisierung des Thrombus. Beim größeren Einriss einer vulnerablen Plaque, kann der sich rasch bildende Thrombus die Strombahn derart stark verschließen, dass es akut zum Herzinfarkt kommt.

Für das Ausmaß der akuten Thrombosierung eines Gefäßes und der Fibrinablagerungen innerhalb der Gefäßwand ist das Gleichgewicht zwischen pro- und antithrombotischen Faktoren entscheidend. Durch die verminderten antikoagulatorischen Eigenschaften des dysfunktionalen Endothels, in Kombination mit inflammatorisch-bedingter Hochregulierung von TF und anti-fibrinolytischem Plasminogen-Aktivator-Inhibitor-1 (PAI-1), besteht bei der Arteriosklerose ein Überwiegen prothrombotischer Kräfte. Inflammatorische und thrombotische Prozesse interagieren eng miteinander. Thrombin, das als Zwischenprodukt der Gerinnungskaskade an entzündlichen Gefäßstellen produziert wird, vermag Endothelzellen, Thrombozyten, glatte Muskelzellen, Monozyten und Makrophagen zur Produktion verschiedener inflammatorischer Moleküle anzuregen. Diese verstärken in einer Feedbackschleife wiederum die TF-Expression (Croce u. Libby 2007).

Spezifische Rolle von C-reaktivem Protein und Fibrinogen

Bei der Entwicklung der arteriosklerotischen Plaque spielen die mit psychosozialen Risikofaktoren wiederholt in Zusammenhang gebrachten inflammatorischen Biomarker CRP und Fibrinogen eine bedeutende Rolle. Diese werden durch die über IL-6-stimulierte Leber im Rahmen der Akutphase-Reaktion produziert. Zirkulierende CRP- und Fibrinogenspiegel sind bei arteriosklerotischen Krankheiten erhöht und beide Biomarker finden sich auch in der arteriosklerotischen Gefäßwand. CRP stimuliert die Produktion proinflammatorischer Zytokine durch Monozyten und Makrophagen, die Expression von TF auf der Oberfläche von Makrophagen, glatten Muskelzellen und Endothelzellen, die Expression zellulärer Adhäsionsmoleküle und die Migration von Monozyten in die Gefäßwand. Fibrinogen stimuliert die Proliferation glatter Muskelzellen, die Expression zellulärer Adhäsionsmoleküle sowie die Thrombusbildung durch Vermittlung der Thrombozytenaggregation und als Substrat für die Fibrinbildung.

14.3 Koronare Herzkrankheit

14.3.1 Klinische Präsentation

Der koronaren Herzkrankheit (KHK) liegt eine Sklerose der Koronargefäße mit kritischer Durchblutung des Herzmuskels (Myokardischämie) zugrunde, die sich im chronischen Zustand klinisch mit Brustschmerzen (Angina pectoris), Atemnot und eingeschränkter körperlicher Leistungsfähigkeit manifestiert. Mit Fortschreiten der Arteriosklerose und dem Ausmaß der Myokardischämie erhöht sich die Wahrscheinlichkeit für das Auftreten von Herzrhythmusstörungen, einer Herzinsuffizienz und einem akuten Koronarsyndrom (AKS). Zu den AKS gehören die instabile Angina pectoris (erstmalige Angina, Angina in Ruhe, an Intensität zunehmende Angina) und vor allem der akute Myokardinfarkt (Herzinfarkt), die vom plötzlichen Herztod« meist im Zusammenhang mit ischämiebedingten Herzrhythmusstörungen« gefolgt sein können. Beim AKS kommt es in der Regel akut zu einem kritischen Verschluss der Blutstrombahn durch einen Thrombus und Untergang von Herzmuskelzellen.

14.3.2 Psychoneuroendokrinologie und -immunologie

Die psychoneuroendokrin-immunologischen Mechanismen bei der KHK werden konzeptuell nach der Dauer der Einwirkung psychosozialer Risikofaktoren auf die Koronararterien dargestellt. Demnach haben chronisch einwirkende Risikofaktoren, wie ein niedriger sozioökonomischer Status und Persönlichkeitscharakteristika vor allem einen Einfluss auf den Beginn und das langsame Fortschreiten des arteriosklerotischen Prozesses. Dies vor allem in Kombination mit einer genetischen Prädisposition, ungesunder Lebensführung und weiteren Umweltfaktoren. Episodisch einwirkende Risikofaktoren, wie Depression und vitale Erschöpfung, sind für ein rasches Fortschreiten einer stabilen zu einer instabilen Plaque mit erhöhtem Rupturrisiko von Bedeutung. Akut einwirkende emotionale Belastungen wirken schließlich als Triggerfaktoren für ein AKS (Kop 1999).

Chronische psychosoziale Risikofaktoren

Hierzu werden lange einwirkende psychologische und soziale Belastungen sowie Persönlichkeitsvariablen gezählt. Die meisten Studien über Zusammenhänge zwischen chronischen psychosozialen Risikofaktoren und neuroendokrin-immunologischen Parametern sind Querschnittuntersuchungen, die bei Gesunden im Ruhezustand oder unter akutem Stress durchgeführt wurden. In ◘ Tab. 14.2 sind die Befunde zusammengefasst.

◘ Tab. 14.2 Chronische psychosoziale Risikofaktoren und neuroendokrin-immunologische Befunde mit Implikationen für die KHK bei initial Gesunden

Psychosozialer Risikofaktor	Ruhezustand	Veränderungen unter akutem psychologischem Stress
Niedriger sozioökonomischer Status	CRP, Fibrinogen, sICAM-1, Endothelin-1 erhöht	Verlängerter IL-6 Anstieg nach Stress
Finanzielle Schwierigkeiten	CRP, IL-6, IL-1Ra erhöht	
Arbeitsstress	Fibrinogen, Kortisolanstieg am Morgen erhöht HRV (total, LF und HF power) vermindert	
Übersteigerte Verausgabungsbereitschaft im Beruf (»overcommitment«)	PAI-1 erhöht	Verzögerte Erholung des prothrombotischen Zustands nach Stress
Niedriger sozialer Support	Fibrinogen erhöht	CRP, Fibrinogen, IL-6 Anstieg erhöht
Feindseligkeit (»hostility«) und zynische Einstellung gegenüber Mitmenschen	IL-6, TNF-α, LPS-stimulierte TNF-α Produktion erhöht	Thrombozytenaktivität, Katecholaminanstieg erhöht
Pflege eines Angehörigen	IL-6, NF-κB, D-dimer, Neuropeptide Y erhöht	Thrombozytenaktivität erhöht (korreliert positiv mit negativem Affekt und Noradrenalinaktivität)
Posttraumatische Belastungsstörung	IL-6, IL-1β, Leukozytenzahl erhöht IL-4 vermindert Fibrinogen, VWF, sTF erhöht	
Ängstlichkeit, »Grübeln«	Endothelfunktion vermindert Blutgerinnung aktiviert Fibrinolyse reduziert HRV vermindert Anzahl NK-Zellen vermindert	Verlängerte Sympathikusaktivierung nach Stress

HRV Herzratenvariabilität; *VWF* Von-Willebrand-Faktor

Ätiopathogenetisch soll eine **autonome Dysbalance** mit Überwiegen der sympathischen gegenüber der parasympathischen Aktivität und/oder **veränderte HPAA-Aktivität** zu erhöhten Spiegeln **proinflammatorischer Marker, endothelialer Dysfunktion** und einem **hyperkoagulablem Zustand** führen. Letzterer ist durch eine aktivierte Gerinnung (erhöhtes Fibrinogen, D-dimer, Gerinnungsfaktor (F) VII und VWF) und/oder herunterregulierte Fibrinolyse (erhöhte PAI-1) charakterisiert (Rozanski et al. 2005; von Känel u. Bacon 2010; von Känel et al. 2001; Hänsel et al. 2010). Unter akutem Stress scheinen chronisch gestresste Individuen teilweise eine verstärkte sympathische, entzündliche und hyperkoagulable Aktivität zu zeigen. Die biologischen Auslenkungen bei diesen Personen scheint zudem erst später wieder zum Ruhezustand zurückzukehren als bei Individuen ohne chronischen Stress.

Prospektive Studien und Untersuchungen bei Patienten mit KHK wurden bisher nur wenige durchgeführt. Negative Kindheitserlebnisse sagten einen erhöhten CRP-Spiegel nach einem Verlauf von 20 Jahren voraus. Pflegende eines Angehörigen mit einer Alzheimer-Demenz (Alzheimer »caregiver«, sog. Pflegestress) zeigten, im Vergleich zu nichtpflegenden Kontrollen, einen kontinuierlichen Anstieg im IL-6 Spiegel sowie in der antifibrinolytischen und prokoagulatorischen Aktivität mit zunehmender Dauer der Pflege über mehrere Jahre. Psychologischer Disstress (Ängstlichkeit, Depressivität und Schlafprobleme) sagte bei initial Gesunden das Risiko für ein kardiovaskuläres Ereignis nach einem Follow-up von 7 Jahren vorher, wobei ein erhöhtes CRP 6% dieses Risikos zu erklären vermochte (Hamer et al. 2008). Eine feindselige Einstellung gegenüber den Mitmenschen (»hostility«) korrelierte mit der Monozytenzahl zum Zeitpunkt der Hospitalisation wegen eines AKS. Andererseits war die mit »hostility« assoziierte stressinduzierte Thrombozytenaktivität bei Patienten mit und ohne KHK gleich ausgeprägt. Patienten, die nach einem Myokardinfarkt eine posttraumatische Belastungsstörung (PTBS) entwickelten, hatten höhere IL-6-, sICAM-1- und sVCAM-1-Spiegel, als Herzinfarktpatienten ohne PTBS. Bei einem traumaspezifischen Interview zeigten die Herzinfarktpatienten mit PTBS zudem einen Anstieg in sICAM-1 und sVCAM-1 (von Känel u. Gander 2010).

Episodische psychosoziale Risikofaktoren

Hierzu werden die Depression und Zustände von Erschöpfung (Fatigue) mit einer transienten Dauer von mehreren Wochen bis zu 2 Jahren gezählt (Kop 1999). Die Depression hat sich sowohl in Form einer klinischen Entität (Major Depression) als auch hinsichtlich einer bereits leichten depressiven Verstimmung (erhöhter Symptomscore auf einem Depressionsfragebogen) in den letzten 20 Jahren als der konsistenteste psychosoziale Risikofaktor für eine KHK etabliert (Rozanski et al. 2005). In ◘ Tab. 14.3 werden die bei der Depression gefundenen neuroendokrin-immunologischen Veränderungen mit pathophysiologischer Bedeutung für die KHK zusammengefasst (Skala et al. 2006).

Im Gegensatz zu chronischen psychosozialen Risikofaktoren, sind episodische Risikofaktoren durch eine Immunsuppression charakterisiert. Diese aktiviert latente Viren in der arteriosklerotischen Plaque und vermittelt die entzündungsbedingte Destabilisierung der Plaque. Die Zusammenhänge zwischen Depression, Inflammation und KHK werden multidirektional verstanden und sind Gegenstand laufender Forschung (Shimbo et al. 2005). Zusätzlich zu den direkten Effekten von Zytokinen für eine depressive Stimmung im Rahmen des »sickness behavior«, können die proinflammatorischen Zytokine IL-2 und TNF-α Enzyme im ZNS aktivieren, die die Degradierung von Tryptophan und Serotonin bewerkstelligen, dadurch zu einer Abnahme im Serotoningehalt des ZNS führen und eine weitere Zunahme der depressiven Verstimmung verursachen. Fall-Kontroll-Studien zeigen, dass der Zusammenhang zwischen einer depressiven Verstimmung und dem erhöhten Risiko für KHK auch dann vorhanden ist, wenn für proinflammatorische Zytokine, Gerinnungsaktivität und Adhäsionsmoleküle kontrolliert wird (inkl. CRP, IL-6, TNF-α, sICAM-1 und Fibrinogen). Prospektive Studien bei Patienten ohne KHK zeigen einerseits, dass die Depression einen Anstieg in proinflammatorischen Markern (IL-6, CRP) über Jahre vorhersagt (Stewart et al. 2009), andererseits aber auch, dass erhöhte inflammatorische Marker der Entwicklung einer depressiven Verstimmung

Tab. 14.3 Depression und neuroendokrin-immunologische Befunde mit Implikationen für die koronare Herzkrankheit

Betroffene Systeme	Befunde (Biomarker)	Pathophysiologische Konsequenzen
Aktivierte HPAA	Kortisol erhöht Glukokortikoidrezeptoren herunterreguliert oder desensibilisiert	Immunsuppression (Reaktivierung latenter viraler Infekte) Vasokonstriktion, Plaquedestabilisierung, antifibrinolytische Wirkung Thrombozytenaggregation
Sympathovagale Dysbalance	Noradrenalinspiegel erhöht Vagotonus vermindert (verminderte HRV, reduzierte Erholung der Herzrate nach körperlicher Anstrengung)	Hochregulierung zytokinproduzierender Makrophagen in der Plaque
Proinflammatorischer Zustand	IL-1β, TNF-α, IL-6, CRP-Spiegel erhöht	Verstärkte unspezifische Immunantwort Stimulation der HPAA (negatives Feedback)
Zellen der Immunabwehr	Leukozytenzahl erhöht (vor allem Neutrophile und Monozyten) NK-Zellen vermindert Zytotoxische T-Zellen vermindert	Verminderte spezifische Immunabwehr gegenüber mikrobiellen Pathogenen
Prothrombotischer Zustand	Thrombozytenaktivität (z. B. Plättchenfaktor 4), Fibrinogen, D-dimer, Plasminogen-Aktivator-Inhibitor-1-Spiegel erhöht	Fibrineinlagerung in der Gefäßwand mit Fortschreiten der Arteriosklerose
Endotheldysfunktion	Stickoxid-(NO-)Produktion vermindert Flussvermittelte Vasodilatation vermindert	Vasokonstriktion, Thrombozytenaggregation
Hochregulierte zelluläre Adhäsionsmechanismen	ICAM-1-Spiegel erhöht	Adhäsion von Endzündungszellen an das Endothel
Mikroorganismen	Antikörpertiter gegen Zytomegalieviren, Herpesviren und Ebstein-Barr-Viren	Entzündung der Gefäßwand

HRV Herzratenvariabilität.

vorhergehen (Gimeno et al. 2009). Bei Frauen mit vermuteter KHK sagten sowohl Depression als auch Inflammation ein erhöhtes Risiko für ein kardiovaskuläres Ereignis über die nächsten 5 Jahre vorher; IL-6 und CRP erklärten 4% bzw. 13% dieses Zusammenhangs (Vaccarino et al. 2007). In einer Studie an Männern nach einem AKS fand sich eine Interaktion zwischen Depressivität und CRP als prognostischer Faktor für ein erneutes kardiovaskuläres Ereignis. Allerdings war dieser Effekt nicht additiv, indem das vorhergesagte Risiko nicht höher war als das durch Depressivität und CRP allein vorhergesagte (Frasure-Smith et al. 2007).

Im Vergleich zur Fülle der Depressionsstudien ist die Datenlage zu neuroendokrin-immunologischen Veränderungen bei Zuständen von extremer Müdigkeit und Erschöpfung spärlicher. Nicht eingegangen wird in diesem Kapitel auf neuroendokrin-immunologische Veränderungen bei der Insomnie und anderen Schlafstörungen, die mit Fatigue und Erschöpfung einerseits und erhöhtem kardiovaskulärem Risiko andererseits assoziiert sind. Letztere werden in ► Kap. 13 unter den Schlafstörungen abgehandelt. Bei Individuen mit vitaler Erschöpfung und Burn-out wurden erhöhte Plasmaspiegel der proinflammatorischen Marker TNF-

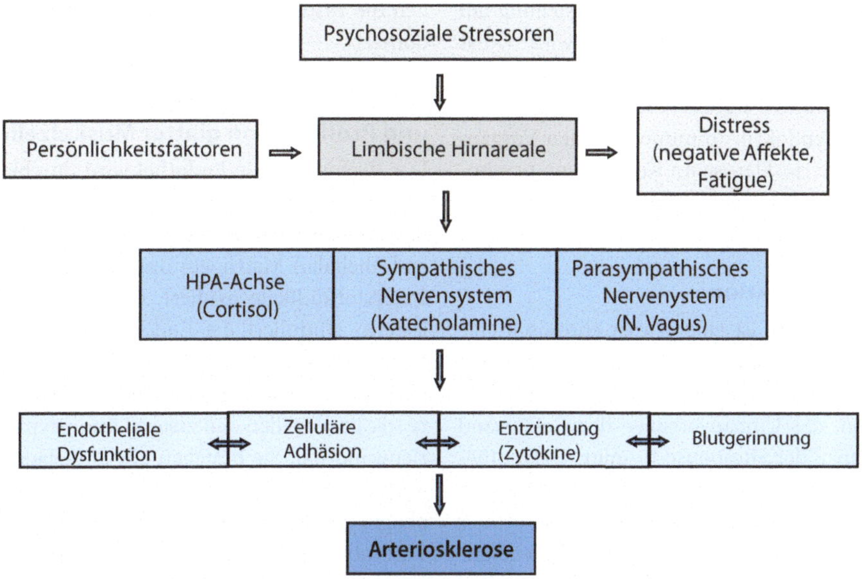

Abb. 14.1 Psychoneuroendokrin-immunologische Interaktionen bei der Arteriosklerose

als subjektiven Disstress empfundene negative Affekte und Fatiguezustände und moduliert andererseits die neuroendokrine und autonome Aktivität. Veränderungen in der Aktivität der Hypothalamus-Hypophysen-Nebennierenrinden-Achse (HPAA), eine Aktivierung des sympathischen Nervensystems und ein Reduktion der parasympathischen (vagalen) Aktivität führen über eine Beeinflussung der Endothelfunktion, zellulärer Adhäsionsprozesse, entzündlicher Vorgänge und der Blutgerinnung zur Arteriosklerose (von Känel 2008).

In den letzten Jahren wurden zahlreiche zirkulierende inflammatorische Biomarker identifiziert, die prospektiv das Risiko für arteriosklerotische Morbidität und Mortalität erhöhen und zwar unabhängig von klassischen kardiovaskulären Risikofaktoren. Zu den mit psychosozialen Risikofaktoren in Zusammenhang gebrachten Biomarkern gehören proinflammatorische Zytokine, Akutphase-Proteine, Gerinnungsparameter und zelluläre Adhäsionsmolekülen, einschließlich dem C-reaktiven Protein (CRP), Interleukin-(IL-)6, Tumornekrosefaktor-(TNF-)α, Fibrinogen, Fibrin D-dimer, Von-Willebrand-Faktor (VWF) und solublem interzellulärem Adhäsionsmolekül-1 (sICAM-1) (Mills u. von Känel 2010; von Känel u. Bacon 2010).

14.2.2 Normale Arterie

Die Wand einer Arterie besteht aus drei Schichten:
- Die innerste Schicht ist die Intima. Sie besteht aus einer das Gefäßinnere auskleidenden Schicht von Endothelzellen, gefolgt von einer lockeren subendothelialen Bindegewebsschicht.
- Die mittlere Schicht ist die Media. Sie besteht vor allem aus glatten Muskelzellen und etwas elastischem und kollagenhaltigem Bindegewebe.
- Die äußere Schicht ist die Adventitia aus lockerem Bindegewebe. Dieses verankert die Arterie in der Umgebung und enthält Nerven und kleinere Gefäße für die Versorgung der Arterie.

14.2.3 Pathophysiologie der Arteriosklerose

Die pathophysiologischen Mechanismen bei der Arteriosklerose werden anhand der krankhaften Veränderungen der Herzkranzgefäße (Koronararterien) dargestellt, da die Vorgänge bei der zerebrovaskulären Krankheit und der peripher-arteriellen Verschlusskrankheit ähnlich verstanden werden. Die Pathophysiologie der Koronarsklerose ist komplex, sodass für eine ausführliche Darstellung auf weiterführende Literatur verwiesen wird (Ross 1999; Plutzky 2001; Libby 2002). Hier soll die Information vermittelt werden, die für das Verständnis der neuroendokrin-immunologischen Vorgänge bei der Arteriosklerose im Kontext von psychosozialen Risikofaktoren notwendig ist (Brydon u. Steptoe 2007).

Endotheldysfunktion

Die Arteriosklerose ist eine primär chronisch-entzündliche Erkrankung der Koronararterien. Am Anfang der Koronarsklerose steht eine Endotheldysfunktion, der Umbauvorgänge der Gefäßwand folgen. Gemäß der »Response-to-injury«-Hypothese, werden die Umbauvorgänge im arteriosklerotischen Gefäß als unspezifische Immunantwort der Gefäßwand auf eine Verletzung und/oder ein mikrobielles Agens verstanden. Das ultimative Ziel dieser Immunantwort ist die Reparatur des Gewebeschadens und/oder Bekämpfung und Entfernung der Mikroorganismen. Gelingt dies nicht, so schreitet der arteriosklerotische Prozess voran. Als Antigene, welche die Immunantwort zu Beginn auslösen, kommt vor allem oxidiertes »Low-density-lipoprotein«-(LDL-)Cholesterin oder infektiöse Mikroorganismen (z. B. Chlamydien, Cytomegalieviren, CMV) infrage, die in arteriosklerotischen Läsionen gefunden wurden. Rauchen, hoher Blutzucker und Bluthochdruck schädigen die Arterie zusätzlich.

Die normalen homöostatischen Eigenschaften des Endothels verändern sich. Es beginnt zelluläre Adhäsionsmoleküle hochzuregulieren (z. B. ICAM-1 und VCAM-1), an welche Leukozyten über Integrine andocken, um dann in die Arterienwand einzuwandern. Zirkulierende Adhäsionsmoleküle (z. B. sICAM-1 oder sP-Selektin) entstammen einem proteolytischen Abwerfen (»shedding«) von Zelloberflächen. Die Konzentration zirkulierender Adhäsionsmoleküle korreliert mit der an Zelloberflächen exprimierten Menge. Das Endothel verliert seine antithrombotischen Eigenschaften. Es produziert vermindert Faktoren der Thrombozytenhemmung (z. B. Stickoxid, NO), antikoagulatorische Faktoren (z. B. Protein C) und profibrinolytische Moleküle, wie den Gewebsplasminogenaktivator (»tissue-type plasminogen activator«, t-PA). Die verminderte NO-Produktion beeinträchtigt zusätzlich die vasodilatatorischen Eigenschaften des Endothels.

Lipideinlagerung, Entzündung und Proliferation glatter Muskelzellen

Das dysfunktionale Endothel wird durchlässig für Lipoproteine (Transportproteine für Blutfette) wie das LDL-Cholesterin. Dieses lagert sich in der subendothelialen Matrix ein und wird durch reaktive Sauerstoffradikale oxidiert. Oxidiertes LDL-Cholesterin stimuliert die Endothelzellen zur Exprimierung von Adhäsionsmolekülen für Leukozyten und Thrombozyten. Entzündliche Fettstränge (»fatty streaks«) stellen den ersten Läsionstyp der Arterienwand dar. Sie bestehen aus fettbeladenen Makrophagen (Schaumzellen), die oxidiertes LDL phagozytiert haben, sowie aus T-Lymphozyten und Thrombozyten. Diese Entzündungszellen unterstützen die Proliferation glatter Muskelzellen in der Arterienwand. Zusätzliche Entzündungszellen (Monozyten, T-Lymphozyten, Thrombozyten) wandern aus der Blutstrombahn in die Arterienwand ein, werden aktiviert und schütten hydrolytische Enzyme, proinflammatorische Zytokine, Chemokine und Wachstumsfaktoren aus (z. B. IL-1β, Plättchenfaktor 4, Plättchenwachstumsfaktor, »macrophage inflammatory protein«-(MIP-)1α. Diese Substanzen stimulieren ihrerseits wiederum die Adhäsion und Migration weiterer Entzündungszellen sowie die Proliferation und Migration glatter Muskelzellen aus der Media in die Intima. Unter den T-Lymphozyten stellen $CD4^+$-Typ1-(TH1-)Zellen den Hauptanteil. Sie werden über die Präsentation oxidierter Lipide, bakterieller Endotoxine und apoptotischen Zellmaterials (Antigene) durch dendritische Zellen und Makrophagen aktiviert und sezernieren Interferon (IFN)-γ, IL-2, TNF-α. Das IL-10, ein TH2-Zytokin, hemmt die durch aktivierte Makrophagen und $CD4^+$-Zellen produzierten proinflammatorischen TH1-Zytokine (TNF-α, IL-1β, IL-6).

Fibrotischer Umbau und Plaqueruptur

Weitere Schädigungen der Gefäßwand führen zum fibrösen Umbauprozess unter der Beteiligung von Kollagen und Fibrin. Hierdurch bildet sich über der Läsion eine fibröse Kappe, welche die Arterie in der Regel noch nicht signifikant verengt. Nichtstenoder Dauer der Einwirkung psychosozialer Risikofaktoren auf die Koronararterien dargestellt. Demnach haben chronisch einwirkende Risikofaktoren, wie ein niedriger sozioökonomischer Status und Persönlichkeitscharakteristika vor allem einen Einfluss auf den Beginn und das langsame Fortschreiten des arteriosklerotischen Prozesses. Dies vor allem in Kombination mit einer genetischen Prädisposition, ungesunder Lebensführung und weiteren Umweltfaktoren. Episodisch einwirkende Risikofaktoren, wie Depression und vitale Erschöpfung, sind für ein rasches Fortschreiten einer stabilen zu einer instabilen Plaque mit erhöhtem Rupturrisiko von Bedeutung. Akut einwirkende emotionale Belastungen wirken schließlich als Triggerfaktoren für ein AKS (Kop 1999).

Chronische psychosoziale Risikofaktoren

Hierzu werden lange einwirkende psychologische und soziale Belastungen sowie Persönlichkeitsvariablen gezählt. Die meisten Studien über Zusammenhänge zwischen chronischen psychosozialen Risikofaktoren und neuroendokrin-immunologischen Parametern sind Querschnittuntersuchungen, die bei Gesunden im Ruhezustand oder unter akutem Stress durchgeführt wurden. In ◘ Tab. 14.2 sind die Befunde zusammengefasst.

◘ Tab. 14.2 Chronische psychosoziale Risikofaktoren und neuroendokrin-immunologische Befunde mit Implikationen für die KHK bei initial Gesunden

Psychosozialer Risikofaktor	Ruhezustand	Veränderungen unter akutem psychologischem Stress
Niedriger sozioökonomischer Status	CRP, Fibrinogen, sICAM-1, Endothelin-1 erhöht	Verlängerter IL-6 Anstieg nach Stress
Finanzielle Schwierigkeiten	CRP, IL-6, IL-1Ra erhöht	
Arbeitsstress	Fibrinogen, Kortisolanstieg am Morgen erhöht HRV (total, LF und HF power) vermindert	
Übersteigerte Verausgabungsbereitschaft im Beruf (»overcommitment«)	PAI-1 erhöht	Verzögerte Erholung des prothrombotischen Zustands nach Stress
Niedriger sozialer Support	Fibrinogen erhöht	CRP, Fibrinogen, IL-6 Anstieg erhöht
Feindseligkeit (»hostility«) und zynische Einstellung gegenüber Mitmenschen	IL-6, TNF-α, LPS-stimulierte TNF-α Produktion erhöht	Thrombozytenaktivität, Katecholaminanstieg erhöht
Pflege eines Angehörigen	IL-6, NF-κB, D-dimer, Neuropeptide Y erhöht	Thrombozytenaktivität erhöht (korreliert positiv mit negativem Affekt und Noradrenalinaktivität)
Posttraumatische Belastungsstörung	IL-6, IL-1β, Leukozytenzahl erhöht IL-4 vermindert Fibrinogen, VWF, sTF erhöht	
Ängstlichkeit, »Grübeln«	Endothelfunktion vermindert Blutgerinnung aktiviert Fibrinolyse reduziert HRV vermindert Anzahl NK-Zellen vermindert	Verlängerte Sympathikusaktivierung nach Stress

HRV Herzratenvariabilität; *VWF* Von-Willebrand-Faktor

tische Läsionen können aber ein hohes Rupturrisiko aufweisen (vulnerable Plaque), wenn aktivierte T-Zellen und Thrombozyten die Freisetzung proteolytischer Enzyme durch Makrophagen stimulieren. Solche Metalloproteinasen degradieren, verdünnen und destabilisieren die bindegewebige Matrix. Kommt es zu kleineren Einrissen der Plaque, wird durch freigelegten Gewebefaktor (»tissue factor«, TF) die Blutgerinnung über eine kaskadenartigen Aktivierung verschiedener Gerinnungsfaktoren in Gang gesetzt und die Stelle der Einblutung schließlich mit einem Thrombus (Gerinnsel aus Thrombozyten und Fibrin) abgedeckt. Im günstigen Fall erfolgen ein Umbau und Stabilisierung des Thrombus. Beim größeren Einriss einer vulnerablen Plaque, kann der sich rasch bildende Thrombus die Strombahn derart stark verschließen, dass es akut zum Herzinfarkt kommt.

Für das Ausmaß der akuten Thrombosierung eines Gefäßes und der Fibrinablagerungen innerhalb der Gefäßwand ist das Gleichgewicht zwischen pro- und antithrombotischen Faktoren entscheidend. Durch die verminderten antikoagulatorischen Eigenschaften des dysfunktionalen Endothels, in Kombination mit inflammatorisch-bedingter Hochregulierung von TF und anti-fibrinolytischem Plasminogen-Aktivator-Inhibitor-1 (PAI-1), besteht bei der Arteriosklerose ein Überwiegen prothrombotischer Kräfte. Inflammatorische und thrombotische Prozesse interagieren eng miteinander. Thrombin, das als Zwischenprodukt der Gerinnungskaskade an entzündlichen Gefäßstellen produziert wird, vermag Endothelzellen, Thrombozyten, glatte Muskelzellen, Monozyten und Makrophagen zur Produktion verschiedener inflammatorischer Moleküle anzuregen. Diese verstärken in einer Feedbackschleife wiederum die TF-Expression (Croce u. Libby 2007).

Spezifische Rolle von C-reaktivem Protein und Fibrinogen

Bei der Entwicklung der arteriosklerotischen Plaque spielen die mit psychosozialen Risikofaktoren wiederholt in Zusammenhang gebrachten inflammatorischen Biomarker CRP und Fibrinogen eine bedeutende Rolle. Diese werden durch die über IL-6-stimulierte Leber im Rahmen der Akutphase-Reaktion produziert. Zirkulierende CRP- und Fibrinogenspiegel sind bei arteriosklerotischen Krankheiten erhöht und beide Biomarker finden sich auch in der arteriosklerotischen Gefäßwand. CRP stimuliert die Produktion proinflammatorischer Zytokine durch Monozyten und Makrophagen, die Expression von TF auf der Oberfläche von Makrophagen, glatten Muskelzellen und Endothelzellen, die Expression zellulärer Adhäsionsmoleküle und die Migration von Monozyten in die Gefäßwand. Fibrinogen stimuliert die Proliferation glatter Muskelzellen, die Expression zellulärer Adhäsionsmoleküle sowie die Thrombusbildung durch Vermittlung der Thrombozytenaggregation und als Substrat für die Fibrinbildung.

14.3 Koronare Herzkrankheit

14.3.1 Klinische Präsentation

Der koronaren Herzkrankheit (KHK) liegt eine Sklerose der Koronargefäße mit kritischer Durchblutung des Herzmuskels (Myokardischämie) zugrunde, die sich im chronischen Zustand klinisch mit Brustschmerzen (Angina pectoris), Atemnot und eingeschränkter körperlicher Leistungsfähigkeit manifestiert. Mit Fortschreiten der Arteriosklerose und dem Ausmaß der Myokardischämie erhöht sich die Wahrscheinlichkeit für das Auftreten von Herzrhythmusstörungen, einer Herzinsuffizienz und einem akuten Koronarsyndrom (AKS). Zu den AKS gehören die instabile Angina pectoris (erstmalige Angina, Angina in Ruhe, an Intensität zunehmende Angina) und vor allem der akute Myokardinfarkt (Herzinfarkt), die vom plötzlichen Herztod« meist im Zusammenhang mit ischämiebedingten Herzrhythmusstörungen« gefolgt sein können. Beim AKS kommt es in der Regel akut zu einem kritischen Verschluss der Blutstrombahn durch einen Thrombus und Untergang von Herzmuskelzellen.

14.3.2 Psychoneuroendokrinologie und -immunologie

Die psychoneuroendokrin-immunologischen Mechanismen bei der KHK werden konzeptuell nach

Tab. 14.1 Psychosoziale Risikofaktoren für kardiovaskuläre Krankheiten

Negative Affekte (»psychologischer Disstress«)	Persönlichkeitsfaktoren	Soziales Umfeld	Fatiguezustände
Depression	Ärgerbereitschaft	Niedriger sozioökonomischer Status: höchste erreichte Ausbildung, Einkommen	Vitale Erschöpfung (»vital exhaustion«): Müdigkeit, Gereiztheit und Demoralisiertheit
Angst – Phobische Angst – Panik – Grübeln (»worrying«)	Feindseligkeit (»hostility«) und zynische Einstellung gegenüber Mitmenschen	Stress am Arbeitsplatz: hohe Anforderungen, geringer Handlungsspielraum, geringe Belohnung und Anerkennung	Insomnie: Ein- und Durchschlafstörungen
Posttraumatischer Stress nach psychologischer Traumatisierung	Typ-D-Persönlichkeit (»distressed personality«): Unvermögen, negativ erlebte Emotionen (»negative affectivity«) im zwischenmenschlichen Kontext auszudrücken (»social inhibition«)	Niedriger sozialer Support im Alltag und im Beruf, soziale Isolation	Burn-out-Syndrom mit Leitsymptom Erschöpfung, begleitet von zynischen Einstellungen und Ineffektivität bezogen auf die Arbeit
Trauer nach Versterben eines Angehörigen	Übersteigerte Verausgabungsbereitschaft im Beruf (»overcommitment«)	Pflege für einen (demenz)kranken Angehörigen	
Hoffnungslosigkeit	Neurotizismus	Stress in der Partnerschaft	
		Stress durch negative Lebensereignisse, inkl. in der frühen Kindheit	

kardiovaskulären Krankheiten und einem Ausblick auf die weitere Forschung und klinischen Implikationen vor dem Hintergrund der aktuellen Datenlage.

14.2 Arteriosklerose

14.2.1 Definition im Kontext psychosozialer Risikofaktoren

Die Arteriosklerose ist als eine das arterielle Gefäß zunehmend einengende« Verfettung und Verkalkung« definiert. Der arteriosklerotische Prozess verläuft während Jahrzehnten klinisch stumm, bis er sich, bei einer kritischen Verengung des Gefäßlumens oder Einreißen einer arteriosklerotischen Plaque (Kappe) als arteriosklerotische Krankheit schleichend oder auch akut manifestiert.

In Abb. 14.1 ist eine schematische Darstellung der psychoneuroendokrin-immunologischen Interaktionen bei der Sklerose der Herzkranzarterien (Koronararterien) gezeigt. Diese werden nachfolgend noch vertieft ausgeführt werden. Dieses konzeptuelle Modell sieht vor, dass die Perzeption psychosozialer Stressoren zu einer Aktivierung von stressverarbeitenden limbischen Hirnarealen führt. Hierzu gehören der anteriore zinguläre Kortex, die Amygdala, die Insula und der Hypothalamus (Gianaros u. Sheu 2009). Persönlichkeitsfaktoren beeinflussen die Interaktion mit dem sozialen Umfeld, die kognitive und emotionale Stressverarbeitung und die physiologische Stressreaktivität. Die Aktivierung limbischer Areale generiert einerseits

14.1 Grundlagen

Kardiovaskuläre (Herz-Kreislauf-) Krankheiten sind in den industrialisierten Ländern die häufigste Todesursache. So z. B. entfielen in der Schweiz im Jahr 1999 41% der Todesfälle in der Gesamtbevölkerung auf kardiovaskuläre Krankheiten. Dabei machten die ischämischen Herzkrankheiten (inkl. Herz- bzw. Myokardinfarkt) mit 18%, andere Herzleiden (inkl. Herzinsuffizienz) mit 9% und zerebrovaskuläre Krankheiten (inkl. ischämischer Hirnschlag) mit 8% den Großteil aus. Die Prävalenz der arteriellen Hypertonie (Bluthochdruck) und des metabolischen Syndroms beträgt in der erwachsenen Weltbevölkerung je 25%. Die WHO prognostiziert, dass im Jahr 2030 die koronare Herzkrankheit, die depressiven Störungen und die HIV-/AIDS-Erkrankung die drei häufigsten Krankheitsursachen sein werden. Die Komorbidität von kardiovaskulären Krankheiten mit psychischen Störungen und psychologischen Auffälligkeiten ist hoch, z. B. zeigen 40% der Patienten nach einem Herzinfarkt eine klinisch relevante depressive Störung.

14.1.1 Psychosoziale Risikofaktoren

Die Depression und weitere psychosoziale Risikofaktoren erhöhen das Risiko für kardiovaskuläre Morbidität und Mortalität« insbesondere für den Herzinfarkt« in einem klinisch relevanten Ausmaß (Rozanski et al. 2005). Während gut die Hälfte des Herzinfarktrisikos durch klassische kardiovaskuläre Risikofaktoren wie Rauchen, Übergewicht, Hyperlipidämie, Diabetes mellitus, Bluthochdruck und geringe körperliche Aktivität erklärt werden kann, zeigte die weltweit durchgeführte Interheart-Studie, dass psychosoziale Faktoren den größten Teil des Restinfarktrisikos zu erklären vermögen (Rosengren et al. 2004). Gemäß ◘ Tab. 14.1 können psychosoziale Risikofaktoren für kardiovaskuläre Krankheiten qualitativ in vier Gruppen eingeteilt werden.

Diese psychosoziale Risikofaktoren können Herz und Kreislauf über verschiedene Mechanismen schädigen, indem sie zu einem ungesunden Lebensstil und einer schlechten Compliance mit der kardialen Therapie beitragen (Rozanski et al. 2005). Eine gemeinsame genetische Grundlage kann das Risiko für psychologischen Disstress und einen Herzinfarkt unabhängig voneinander erhöhen. Für das vorliegende Kapitel sind die direkten psychoneuroendokrin-immunologischen Mechanismen von Bedeutung, die das Herz-Kreislauf-System auch dann zu beeinträchtigen vermögen, wenn für klassische kardiovaskuläre Risikofaktoren statistisch kontrolliert wird (Rozanski et al. 2005). Ebenso wurde erkannt, dass immunologisch-entzündliche Veränderungen, wie sie kardiovaskulären Krankheiten zugrunde liegen, über einen Einfluss auf das Gehirn ein »sickness behavior« erzeugen, das mit negativen Affekten (z. B. Depressivität, Ängstlichkeit, Müdigkeit einhergeht). Daher wird grundsätzlich eine bidirektionale Beziehung zwischen psychosozialen Risikofaktoren und kardiovaskulären Krankheiten postuliert (Irwin u. Miller 2007).

Zu den in diesem Kapitel behandelten Krankheiten, denen eine Arteriosklerose zugrunde liegt (▶ Abschn. 14.2), werden die koronare Herzkrankheit, die zerebrovaskuläre Krankheit und die peripher-arterielle Verschlusskrankheit gezählt. Bevor auf diese Krankheitsbilder im Einzelnen eingegangen wird, erfolgt eine allgemeine Darstellung der Pathophysiologie der Arteriosklerose. Die arterielle Hypertonie und das metabolische Syndrom sind potente und modifizierbare Risikofaktoren für arteriosklerotische Erkrankungen. Beide werden mitunter als eigenständige kardiovaskuläre Krankheiten bezeichnet, sodass die jeweils dort beschriebenen psychoneuroendokrin-immunologischen Veränderungen in einem eigenen Abschnitt dargestellt werden. In einem weiteren Abschnitt wird auf zwei Krankheitsbilder eingegangen, bei denen die Erkrankung des Herzmuskels im Vordergrund steht, nämlich die chronische Herzinsuffizienz und die akute Stresskardiomyopathie. Nach der Darstellung der Krankheiten der arteriellen Strombahn und des Herzens werden die zunehmenden Erkenntnisse zu den immunologischen Vorgängen bei den thromboembolischen Erkrankungen des venösen Gefäßsystems abgehandelt. Das Kapitel schließt mit einem Überblick zu den Effekten medikamentöser und behavioraler Interventionen auf neuroendokrin-immunologische Parameter bei

Tab. 14.3 Depression und neuroendokrin-immunologische Befunde mit Implikationen für die koronare Herzkrankheit

Betroffene Systeme	Befunde (Biomarker)	Pathophysiologische Konsequenzen
Aktivierte HPAA	Kortisol erhöht Glukokortikoidrezeptoren herunterreguliert oder desensibilisiert	Immunsuppression (Reaktivierung latenter viraler Infekte) Vasokonstriktion, Plaquedestabilisierung, antifibrinolytische Wirkung Thrombozytenaggregation
Sympathovagale Dysbalance	Noradrenalinspiegel erhöht Vagotonus vermindert (verminderte HRV, reduzierte Erholung der Herzrate nach körperlicher Anstrengung)	Hochregulierung zytokinproduzierender Makrophagen in der Plaque
Proinflammatorischer Zustand	IL-1β, TNF-α, IL-6, CRP-Spiegel erhöht	Verstärkte unspezifische Immunantwort Stimulation der HPAA (negatives Feedback)
Zellen der Immunabwehr	Leukozytenzahl erhöht (vor allem Neutrophile und Monozyten) NK-Zellen vermindert Zytotoxische T-Zellen vermindert	Verminderte spezifische Immunabwehr gegenüber mikrobiellen Pathogenen
Prothrombotischer Zustand	Thrombozytenaktivität (z. B. Plättchenfaktor 4), Fibrinogen, D-dimer, Plasminogen-Aktivator-Inhibitor-1-Spiegel erhöht	Fibrineinlagerung in der Gefäßwand mit Fortschreiten der Arteriosklerose
Endotheldysfunktion	Stickoxid-(NO-)Produktion vermindert Flussvermittelte Vasodilatation vermindert	Vasokonstriktion, Thrombozytenaggregation
Hochregulierte zelluläre Adhäsionsmechanismen	ICAM-1-Spiegel erhöht	Adhäsion von Endzündungszellen an das Endothel
Mikroorganismen	Antikörpertiter gegen Zytomegalieviren, Herpesviren und Ebstein-Barr-Viren	Entzündung der Gefäßwand

HRV Herzratenvariabilität.

vorhergehen (Gimeno et al. 2009). Bei Frauen mit vermuteter KHK sagten sowohl Depression als auch Inflammation ein erhöhtes Risiko für ein kardiovaskuläres Ereignis über die nächsten 5 Jahre vorher; IL-6 und CRP erklärten 4% bzw. 13% dieses Zusammenhangs (Vaccarino et al. 2007). In einer Studie an Männern nach einem AKS fand sich eine Interaktion zwischen Depressivität und CRP als prognostischer Faktor für ein erneutes kardiovaskuläres Ereignis. Allerdings war dieser Effekt nicht additiv, indem das vorhergesagte Risiko nicht höher war als das durch Depressivität und CRP allein vorhergesagte (Frasure-Smith et al. 2007).

Im Vergleich zur Fülle der Depressionsstudien ist die Datenlage zu neuroendokrin-immunologischen Veränderungen bei Zuständen von extremer Müdigkeit und Erschöpfung spärlicher. Nicht eingegangen wird in diesem Kapitel auf neuroendokrin-immunologische Veränderungen bei der Insomnie und anderen Schlafstörungen, die mit Fatigue und Erschöpfung einerseits und erhöhtem kardiovaskulärem Risiko andererseits assoziiert sind. Letztere werden in ▶ Kap. 13 unter den Schlafstörungen abgehandelt. Bei Individuen mit vitaler Erschöpfung und Burn-out wurden erhöhte Plasmaspiegel der proinflammatorischen Marker TNF-

Ätiopathogenetisch soll eine **autonome Dysbalance** mit Überwiegen der sympathischen gegenüber der parasympathischen Aktivität und/oder **veränderte HPAA-Aktivität** zu erhöhten Spiegeln **proinflammatorischer Marker, endothelialer Dysfunktion** und einem **hyperkoagulablem Zustand** führen. Letzterer ist durch eine aktivierte Gerinnung (erhöhtes Fibrinogen, D-dimer, Gerinnungsfaktor (F) VII und VWF) und/oder herunterregulierte Fibrinolyse (erhöhte PAI-1) charakterisiert (Rozanski et al. 2005; von Känel u. Bacon 2010; von Känel et al. 2001; Hänsel et al. 2010). Unter akutem Stress scheinen chronisch gestresste Individuen teilweise eine verstärkte sympathische, entzündliche und hyperkoagulable Aktivität zu zeigen. Die biologischen Auslenkungen bei diesen Personen scheint zudem erst später wieder zum Ruhezustand zurückzukehren als bei Individuen ohne chronischen Stress.

Prospektive Studien und Untersuchungen bei Patienten mit KHK wurden bisher nur wenige durchgeführt. Negative Kindheitserlebnisse sagten einen erhöhten CRP-Spiegel nach einem Verlauf von 20 Jahren voraus. Pflegende eines Angehörigen mit einer Alzheimer-Demenz (Alzheimer »caregiver«, sog. Pflegestress) zeigten, im Vergleich zu nichtpflegenden Kontrollen, einen kontinuierlichen Anstieg im IL-6 Spiegel sowie in der antifibrinolytischen und prokoagulatorischen Aktivität mit zunehmender Dauer der Pflege über mehrere Jahre. Psychologischer Disstress (Ängstlichkeit, Depressivität und Schlafprobleme) sagte bei initial Gesunden das Risiko für ein kardiovaskuläres Ereignis nach einem Follow-up von 7 Jahren vorher, wobei ein erhöhtes CRP 6% dieses Risikos zu erklären vermochte (Hamer et al. 2008). Eine feindselige Einstellung gegenüber den Mitmenschen (»hostility«) korrelierte mit der Monozytenzahl zum Zeitpunkt der Hospitalisation wegen eines AKS. Andererseits war die mit »hostility« assoziierte stressinduzierte Thrombozytenaktivität bei Patienten mit und ohne KHK gleich ausgeprägt. Patienten, die nach einem Myokardinfarkt eine posttraumatische Belastungsstörung (PTBS) entwickelten, hatten höhere IL-6-, sICAM-1- und sVCAM-1-Spiegel, als Herzinfarktpatienten ohne PTBS. Bei einem traumaspezifischen Interview zeigten die Herzinfarktpatienten mit PTBS zudem einen Anstieg in sICAM-1 und sVCAM-1 (von Känel u. Gander 2010).

Episodische psychosoziale Risikofaktoren

Hierzu werden die Depression und Zustände von Erschöpfung (Fatigue) mit einer transienten Dauer von mehreren Wochen bis zu 2 Jahren gezählt (Kop 1999). Die Depression hat sich sowohl in Form einer klinischen Entität (Major Depression) als auch hinsichtlich einer bereits leichten depressiven Verstimmung (erhöhter Symptomscore auf einem Depressionsfragebogen) in den letzten 20 Jahren als der konsistenteste psychosoziale Risikofaktor für eine KHK etabliert (Rozanski et al. 2005). In ◘ Tab. 14.3 werden die bei der Depression gefundenen neuroendokrin-immunologischen Veränderungen mit pathophysiologischer Bedeutung für die KHK zusammengefasst (Skala et al. 2006).

Im Gegensatz zu chronischen psychosozialen Risikofaktoren, sind episodische Risikofaktoren durch eine Immunsuppression charakterisiert. Diese aktiviert latente Viren in der arteriosklerotischen Plaque und vermittelt die entzündungsbedingte Destabilisierung der Plaque. Die Zusammenhänge zwischen Depression, Inflammation und KHK werden multidirektional verstanden und sind Gegenstand laufender Forschung (Shimbo et al. 2005). Zusätzlich zu den direkten Effekten von Zytokinen für eine depressive Stimmung im Rahmen des »sickness behavior«, können die proinflammatorischen Zytokine IL-2 und TNF-α Enzyme im ZNS aktivieren, die die Degradierung von Tryptophan und Serotonin bewerkstelligen, dadurch zu einer Abnahme im Serotoningehalt des ZNS führen und eine weitere Zunahme der depressiven Verstimmung verursachen. Fall-Kontroll-Studien zeigen, dass der Zusammenhang zwischen einer depressiven Verstimmung und dem erhöhten Risiko für KHK auch dann vorhanden ist, wenn für proinflammatorische Zytokine, Gerinnungsaktivität und Adhäsionsmoleküle kontrolliert wird (inkl. CRP, IL-6, TNF-α, sICAM-1 und Fibrinogen). Prospektive Studien bei Patienten ohne KHK zeigen einerseits, dass die Depression einen Anstieg in proinflammatorischen Markern (IL-6, CRP) über Jahre vorhersagt (Stewart et al. 2009), andererseits aber auch, dass erhöhte inflammatorische Marker der Entwicklung einer depressiven Verstimmung α, IL-6 und CRP gefunden (Melamed et al. 2006), möglicherweise als Folge eines Hypokortisolismus, der bei Erschöpfungszuständen teilweise gefunden wird. IL-4 und der Quotient TNFα/IL-4 waren bei Lehrern mit einem Burn-out vermindert. Diese Zytokinkonstellation könnte für eine TH1-Zytokindominanz sprechen (von Känel et al. 2008a). Ebenfalls fand sich bei vitaler Erschöpfung eine verminderte fibrinolytische Aktivität mit vor allem erhöhten PAI-1-Spiegeln (von Känel et al. 2001). Bei Patienten mit stabiler KHK ergeben sich ebenfalls Hinweise für einen proinflammatorischen und hyperkoagulablen Zustand mit erhöhten Plasmaspiegeln für IL-1β, IL-6, TNF-α und FVII. Bei Patienten mit vitaler Erschöpfung und KHK war die Aktivität des »macrophage migration inhibitory factor« (MIF) geringer, als bei den nicht erschöpften Patienten; zudem sagte ein verminderter MIF-Wert das Risiko für ein erneutes kardiales Ereignis vorher (Kwaijtal et al. 2007).

Akute psychosoziale Risikofaktoren

Emotionale Trigger für ein akutes koronares Ereignis sind akuter mentaler Stress (z. B. bei der Arbeit), akuter Ärger, akute depressive Verstimmung und Traurigkeit sowie akute traumatische Erlebnisse wie Naturkatastrophen und terroristische Aktionen. Das Risiko für einen akuten Myokardinfarkt ist vor allem in den zwei Stunden nach heftigen Emotionen erhöht (Steptoe u. Brydon 2009). Neuroendokrin-immunologische Veränderungen erfolgen bei akuten Ereignissen sowohl bei Gesunden, als auch bei Individuen mit fortgeschrittener Koronarsklerose. Bei Letzteren können sie aber, unter anderem bedingt durch die erwähnten verminderten physiologischen Funktionen des Endothels, ein Ausmaß annehmen, das ein AKS triggern kann. ◘ Abb. 14.2 gibt einen Überblick zu den psychobiologischen Veränderungen mit akuten Stressoren und der Kaskade neuroendokrin-immunologischer Abläufe mit potenziell pathologischem Ausgang.

Akuter Stress erhöht Blutdruck und Puls sowie den kardialen Output und damit den Sauerstoffbedarf des Herzmuskels. Bei Patienten mit KHK war die hämodynamische Antwort auf Stress und eine ärgerprovozierende Aufgabe verstärkt. Ebenfalls fand sich eine Konstriktion der Koronarien, wohingegen Gesunde eine Vasodilation zeigten. Die Reduktion der vagalen Modulation der Herzaktivität erhöht die Gefahr für Herzrhythmusstörungen. Die Katecholaminausschüttung erhöht die inflammatorische Aktivität über eine mRNA-Expression von IL-1β, IL-6 und CRP mit einem Anstieg von zirku-

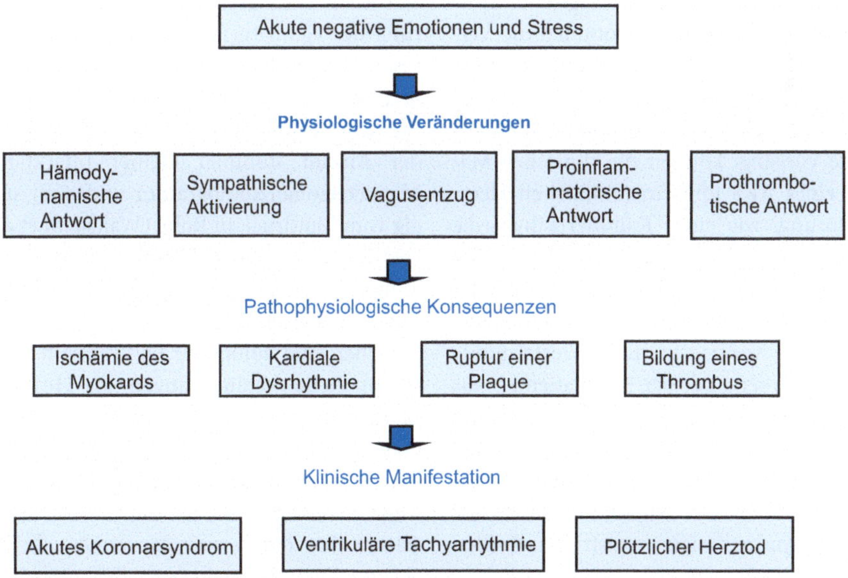

◘ **Abb. 14.2** Akute psychosoziale Risikofaktoren und neuroendokrin-immunologische Mechanismen lierenden Markern nicht vor einer Stunde (Steptoe et al. 2007). Diese können wiederum die Plaque destabilisieren und das thrombotische Potenzial erhöhen. Katecholamine vermitteln einem Anstieg sowohl prothrombotischer als auch antithrombotischer Faktoren, wobei als Nettoeffekt ein physiologischer hyperkoagulabler Zustand resultiert (z. B. Anstieg von D-dimer als Marker der Fibrinbildung auch bei Gesunden). Katecholamine aktivieren Thrombozyten über deren α2-adrenergen Rezeptoren und setzen über β2-adrenerge Rezeptoren VWF, den Blutgerinnungsfaktor 8 (FVIII) und t-PA aus Endothelzellen frei (von Känel u. Dimsdale 2000). Während der VWF die Thrombozytenadhäsion an lädierte Stellen des Gefäßendothels vermittelt, hat t-PA antifibrinolytische Eigenschaften. Individuen mit einer arteriosklerotischen Krankheit zeigen einen übermäßigen Gerinnungsanstieg, eine verminderte fibrinolytische Aktivierung und eine verzögerte Rückkehr des hyperkoagulablen Zustands zum Ruhewert nach Beendigung des akuten Stressors (von Känel u. Bacon 2010). Durch den hämodynamisch provozierten intravaskulären Druckanstieg und Austritt von Plasmavolumen aus dem Gefäßinnern ins Interstitium kommt es zur Stresshämokonzentration, die das thrombotische Risiko zusätzlich erhöht.

Zusammengenommen kompromittieren die genannten neuroendokrin-immunologischen Antworten auf akuten Stress und Emotionen die Versorgung des Herzmuskels mit Sauerstoff, stimulieren die Plaqueruptur, fördern die Thrombusbildung und bewirken eine elektrische Instabilität des Myokards. Diese Vorgänge können zur klinischen Manifestation eines AKS und einer tödlichen Herzrhythmusstörung, wie einer Kammertachykardie oder einem Kammerflimmern, führen. In der Tat wurde gezeigt, dass akuter Stress bei bis zu 50% der Patienten mit einer KHK eine klinisch stumme Myokardischämie verursacht. Eine Viertelstunde nach heftigem Ärger und, bei Herzpatienten aus New York City, im Monat nach dem Attentat des 12.09.2001 auf das World Trade Center, konnten vermehrte Entladungen von implantierten Kardioverter-Defibrillatoren zur Kupierung potenziell tödlicher Tachyarhythmien registriert werden (Steinberg et al. 2004).

14.4 Zerebrovaskuläre Verschlusskrankheit

14.4.1 Klinische Präsentation

Unter der zerebrovaskulären Verschlusskrankheit (ZVK) versteht man eine meist arteriosklerotischbedingte Einengung von extra- und intrazerebralen Arterien, die das Gehirn mit Sauerstoff versorgen. Eine arterioarterielle Embolie von thrombotischen Plaqueauflagerungen dieser Gefäße manifestiert sich klinisch als transiente ischämische Attacke (TIA, »Streifung«), gekennzeichnet von vorübergehenden neurologischen Ausfällen (z. B. flüchtige Sprachstörung oder Extremitätenschwäche) oder als ischämischer Insult (Hirnschlag) mit größeren, anhaltenden neurologischen Ausfällen und möglichem fatalen Ausgang.

14.4.2 Psychoneuroendokrinologie und -immunologie

»Life-event«-Stress und die Depression sind prospektiv mit einem erhöhten Risiko für eine ZVK assoziiert. Beruflicher Stress war mit einer erhöhten Prävalenz hyperintenser Läsionen im Magnetresonanztomogramm assoziiert, dies gilt als Ausdruck einer ischämischen Durchblutungsstörung des Gehirns, mit erhöhtem Risiko eine klinisch manifeste ZVK auszubilden. Bei älteren gesunden Individuen korrelierte das Ausmaß des Blutdruckanstiegs bei akutem mentalem Stress mit der Anzahl stummer kleiner Infarktareale im Magnetresonanztomogramm und zwar unabhängig vom Blutdruck in Ruhe (Waldstein et al. 2004). Das Risiko für einen Hirnschlag ist in den zwei Stunden nach heftigem Ärger und negativen Emotionen mehrfach erhöht.

Über eine autonome Dysfunktion vermittelte entzündliche Veränderungen im Hirn und der Blutdruckregulation scheinen eine wichtige Rolle beim stressinduzierten Hirnschlag zu spielen. Stress durch Immobilisierung verursachte im Hirn von Nagern eine unspezifische Immunantwort und verstärkte den durch eine experimentelle Ischämie verursachten Hirnschaden. Bei experimenteller Verengung der Hirnarterien zeigten gestresste Tiere ein größeres infarziertes Hirnareal als nicht gestresste Tiere. Stress führte zu einem Anstieg der Expression von IL-1β und TNF-α im Gehirn wobei die Applikation eines IL-1β- und TNF-α-Antikörpers die Infarktgröße und neurologische Defizite reduzierte. An der Vermittlung dieser stressinduzierten Neuroinflammation und Infarktgröße ist der Toll-like-Rezeptor 4 beteiligt (Caso et al. 2008). Eine Angiotensin-II-Rezeptor-Blockade mit Eprosartan vermindert die Noradrenalinfreisetzung, blockiert Katecholamineffekte und ist bei Hypertonikern mit einer stärkeren Reduktion von Morbidität und Mortalität für Hirnschlag vergesellschaftet als ein ebenfalls blutdrucksenkender Kalziumantagonist. Eine beidseitige Karotisstenose reduziert die Sensitivität des Baroreflex als Ausdruck verminderter Vagusaktivität. Die Behandlung mit einem Betablocker während der Akutphase des Hirnschlags reduzierte den sympathovagalen Tonus, die inflammatorische Aktivität (reduzierte Blutsenkungsreaktion), die Gerinnungsaktivität (weniger Thrombinbildung) und die Schwere des Hirnschlags (Laowattana u. Oppenheimer 2007).

Wie bei der KHK scheint eine bidirektionale Beziehung zwischen Depression und Hirnschlag zu bestehen, indem ein Hirnschlag zur sog. vaskulären Depression führen kann. Diese manifestiert sich bevorzugt bei Läsionen in den Basalganglien und dem linken Frontallappen. In diesen Hirnarealen wird i. Allg. bei Depressiven eine Verminderung der zerebralen Durchblutung gemessen. Verschiedene neuroendokrine und immunologische Veränderungen scheinen bei der nach Hirnschlag auftretenden Depression beteiligt zu sein. Angenommen werden eine Verminderung der Serotonin- und Noradrenalinspiegel im Gehirn, eine Assoziation mit dem kurzen Allel des für den Serotonintransporter codierenden Gens und eine Rolle der proinflammatorische Zytokinen IL-1β, TNF-α und IL-18 (Fang u. Cheng 2009). Unterstützung finden würde eine »proinflammatorische These« durch eine Studie, die zeigte, dass eine verminderte Herzratenvariabilität (HRV), die wiederholt mit erhöhten Spiegeln proinflammatorischer Zytokine in Zusammenhang gebracht wurde, mit der Entwicklung einer Depression nach Hirnschlag assoziiert war (Robinson et al. 2008). Allerdings bleibt derzeit unklar, ob inflammatorische Risikomarker für den Hirnschlag, wie das CRP, das Hirnschlagrisiko bei depressiven Individuen vermitteln oder ob das CRP und die Depression das Hirnschlagrisiko eher additiv erhöhen.

14.5 Periphere arterielle Verschlusskrankheit

14.5.1 Klinische Präsentation

Bei der peripheren arteriellen Verschlusskrankheit (pAVK) handelt es sich um eine kritische, meist arteriosklerosebedingte Durchblutungsstörung der Extremitäten, vor allem der Beine. Klinisch manifestiert sich die pAVK der Beine mit zuerst ischämiebedingten Schmerzen beim Gehen (Claudicatio intermittens oder »Schaufensterkrankheit«), dann auch in Ruhe. Die trophischen Störungen des Gewebes können ein Ausmaß annehmen, das die Amputation des Beins notwendig macht. Der akute Verschluss einer Beinarterie ist ein äußerst schmerzhafter medizinischer Notfall, der zum Abstreben der Extremität und Tod im Kreislaufschock führen kann. In den klassischen kardiovaskulären Risikofaktoren und dem erhöhten Risiko für zukünftige kardiovaskuläre Ereignisse unterscheiden sich Patienten mit pAVK nicht von denjenigen mit einer KHK.

14.5.2 Psychoneuroendokrinologie und -immunologie

Ärgerbereitschaft und Depressivität, nicht jedoch soziale Isolation, waren mit erstmaligem Auftreten von pAVK vergesellschaftet (Wattanakit et al. 2005). Die Gesamtmortalität war erhöht bei pAVK-Patienten mit Typ-D-Persönlichkeit im Vergleich zu denjenigen ohne Typ-D-Persönlichkeit (Aquarius et al. 2009). Es fand sich eine positive Korrelation zwischen Feindseligkeit (»hostility«) und dem klinischen Schweregrad einer pAVK. Depressive Symptome werden bei bis zu 25% bei pAVK-Patienten gefunden und korrelieren positiv mit dem Schweregrad der pAVK und geringerem Funktionszustand der unteren Extremität. Depressive Patienten mit pAVK hatten nach Intervention ein höheres Risiko für ein erneutes kardiovaskuläres Ereignis, einschließlich einer pAVK auf der kontralateralen Seite (Cherr et al. 2008). Die Depression sagt ebenfalls die funktionelle Leistungseinbuße von pAVK-Patienten beim Gehtest vorher.

Patienten mit pAVK scheinen sich nicht von Patienten ohne pAVK hinsichtlich basaler Plasmakortisolspiegel zu unterscheiden, wohingegen sich bei älteren Männern mit pAVK eine inverse Korrelation zwischen dem Serumkortisol und der Gehstrecke fand. Bei Patienten mit einer kardiovaskulären Erkrankung zusätzlich zur pAVK, scheint wegen der pAVK eine Verschiebung in der sympathovagalen Balance, erhoben mit der HRV, zugunsten einer erhöhten Sympathikusaktivität vorzuliegen. Dies wurde als kompensatorischer Mechanismus interpretiert, der dafür sorgt, dass der arterielle Blutdruck angesichts der verminderten arteriolären Vasodilatationsfähigkeit erhalten bleibt (Goernig et al. 2008). Bei der pAVK wurden erhöhte Level zellulärer Adhäsionsmoleküle und inflammatorischer Marker (z. B. CRP, IL-6) sowie hyperaktive Thrombozyten und ein aktiviertes Gerinnungssystem gefunden. Diese proinflammatorischen und prothrombotischen Veränderungen zeigten teilweise eine Assoziation mit dem Schweregrad und Prognose der pAVK, wurden aber nicht zu psychosozialen Faktoren in Bezug gesetzt.

14.6 Arterielle Hypertonie

14.6.1 Klinische Präsentation

Die primäre arterielle oder essenzielle Hypertonie (EHT) ist definiert durch einen systolischen und/oder diastolischen Blutdruck von mindestens 140/90 mmHg, der nicht durch eine sekundäre organische Erkrankung verursacht wird. Ein erhöhter Blutdruck ist einer der wichtigsten Risikofaktoren für arteriosklerotische Krankheiten, wie die KHK, ZVK und pAVK sowie für eine linksventrikuläre Hypertrophie und chronische Herzinsuffizienz. Es besteht ein kontinuierlicher Zusammenhang zwischen dem Anstieg des systolischen Blutdrucks ab 115 mmHg und einem erhöhten kardiovaskulären Risiko. Daher wird bereits ein Blutdruck zwischen 120–139 mmHg systolisch und 80–89 mmHg diastolisch als« prähypertensiv« bezeichnet. Neben genetischen Faktoren, einer ungesunden Lebensführung mit Übergewicht und zu wenig körperlicher Aktivität, wurden auch Abnormalitäten im Immunsystem für die Entwicklung einer EHT postuliert. Gefunden wurden erhöhte Spiegel zirkulierender Immunglobuline, verschiedene Autoantikörper und eine verminderte Anzahl und Funktion von T-Lymphozyten (Fu 1995).

14.6.2 Psychoneuroendokrinologie und -immunologie

Obwohl die Studienlage nicht einheitlich ist (Rutledge u. Hogan 2002), zeigen Patienten mit EHT, im Vergleich zu Individuen mit normalem Blutdruck, eine erhöhte Ärgerbereitschaft, »hostility«, Anspannung, Ungeduld, Ängstlichkeit, Depressivität, Neurotizismus, Verdrängungstendenz, Hoffnungslosigkeit, geringere hedonistische Emotionsregulation und weniger soziale Unterstützung. Chronischer psychosozialer Stress im Rahmen von Belastungen am Arbeitsplatz, dem Burn-out-Syndrom, einer posttraumatischen Belastungsstörung, der Pflege eines demenzkranken Partners zu Hause, und eines niedrigen sozioökonomischen Status wurde ebenfalls mit dem Risiko eine EHT zu entwickeln in Verbindung gebracht.

Der akute Blutdruckanstieg auf emotionalen Stress wird über verschiedene limbische Areale des Gehirns vermittelt: über den zingulären Kortex, die Amygdala, die Insula und den Hypothalamus. Die resultierende Aktivierung des Sympathikus führt zu einer Erhöhung des kardialen Outputs und des peripheren Gefäßwiderstands. Die gleichzeitige Hemmung vagaler Areale (Nucleus tractus solitarii, dorsale Vaguskerne, Nucleus ambiguus) führt zum Anstieg der Herzfrequenz und Abnahme des Baroreflex. Die Gesamtheit dieser Abläufe bestimmt das Ausmaß des akuten Blutdruckanstiegs (Gianaros u. Sheu 2009). Eine erhöhte Blutdruckreaktivität auf akuten mentalen Stress sagt prospektiv sowohl einen klinisch manifesten Blutdruck als auch eine Sklerose der Koronargefäße vorher (Matthews et al. 2006).

Im Ruhezustand zeigen hypertone Individuen erhöhte Noradrenalinspiegel, scheinen sich aber in den Adrenalin- und Kortisolspiegeln nicht von normotonen Individuen zu unterscheiden. Bei akutem mentalem Stress kommt es bei Individuen mit EHT zu einem übermäßigen Anstieg im diastolischen und systolischen Blutdruck und von adrenokortikotropem Hormon (ACTH), Kortisol, Noradrenalin und Adrenalin im Plasma (Wirtz et al. 2006). Hypertensive Individuen zeigten auch in weiteren für eine Arteriosklerose relevanten biologischen Markern wie Blutfetten und Gerinnungsparametern eine erhöhte Stressreaktivität mit entsprechender Dyslipidämie und Hyperkoagulabilität (von Känel u. Bacon 2010). Ärger, Ängstlichkeit, ein repressiver Copingstil und Grübeln/Hadern wurden mit einem größeren und teilweise verlängerten stressinduzierten Blutdruckanstieg und eine gute soziale Unterstützung mit einem verminderten stressinduzierten Blutdruckanstieg in Zusammenhang gebracht. Hypertensive Männer mit niedriger hedonistischer Emotionsregulation zeigten einen größeren stressinduzierten Noradrenalin- und Kortisolanstieg als hypertensive Männer mit hoher Emotionsregulation und Normotoniker. Hypertensive Männer mit niedrigem sozialen Support zeigten einen stärkeren Adrenalinanstieg als hypertensive Männer mit hohem sozialen Support und Normotensive (Wirtz et al. 2006; ◻ Abb. 14.3).

Bei der EHT werden in Ruhe sowohl ein hyperkoagulabler Zustand als auch erhöhte Spiegel proinflammatorischer Marker wie IL-1β, TNF-α, IL-6, IL-1Ra und CRP gefunden. Hypertensive zeigten auch eine größere LPS-stimulierte In-vitro-Produktion von TNF-α, IL-1β und IL-6 durch Monozyten und benötigten mehr Glukokortikoide als Normotensive, um diese zu hemmen. Normotensive Männer mit erhöhtem CRP hatten ein größeres Risiko, 11 Jahre später eine EHT zu entwickeln, als Männer mit tieferem CRP. Der stressinduzierte Anstieg von IL-6 und Fibrinogen im Plasma war positiv mit dem Anstieg des ambulanten Blutdrucks über 3 Jahre assoziiert (Brydon u. Steptoe 2005). Andererseits korrelierte das Ausmaß des Blutdruckanstiegs während akutem Stress mit dem IL-6-Spiegel 45 Minuten nach Stress und dem IL-1Ra-Spiegel 2 Stunden nach Stress (Steptoe et al. 2001).

Das IL-6 scheint eine wichtige Rolle für einen erhöhten Blutdruck zu spielen. Ausgewachsene Nager zeigten Bluthochdruck und erhöhte Basalwerte für ACTH und Kortikosteron, wenn sie pränatal IL-6 verabreicht erhielten (Samuelsson et al. 2004). Andererseits war bei IL-6-Knock-out-Mäusen der Blutdruckanstieg auf mentalen Stress reduziert. Die ◻ Abb. 14.4 zeigt ein Modell, wie chronischer psychosozialer Stress über inflammatorische Mechanismen, insbesondere einen IL-6-Anstieg, eine EHT begünstigen könnte.

Gemäß diesem Modell führt chronischer Stress zu einer Akkumulation von viszeralem Fettgewebe mit Freisetzung von IL-6 und TNF-α. Zusätzlich regen hämodynamische Scherkräfte das Endothel zur Zytokinproduktion an. Proinflammatorische Marker führen durch eine Verminderung der Synthese von vasodilatierendem Stickoxid (NO) zur endothelialen Dysfunktion. Zusätzlich führen reaktive Sauerstoffradikale über eine Verminderung des NO zu einer Erhöhung von Prostaglandin, einem potenten Vasokonstriktor (Pickering 2007). Die mögliche Rolle der stressassoziierten Beeinträchtigung der Endothelfunktion wird dadurch unterstrichen, dass Hypertensive unter akutem Stress ein zirkulatorisches Milieu zeigen, das mit einer verstärkten Leukozytenadhäsion an das Endothelium kompatibel ist (Mills u. von Känel 2010). Bei Nachkommen hypertensiver Eltern war zudem die stressinduzierte Freisetzung des Vasokonstriktors Endothelin-1 erhöht (Noll et al. 1996). Weiter zeigten Patienten mit EHT eine verminderte Dilatation der Karotiden und intrakraniellen arteriellen Gefäße bei mentalem Stress gegenüber Gesunden und älteren Kontrollen ohne EHT (Naqvi u. Hyuhn 2009).

14.7 Metabolisches Syndrom

14.7.1 Klinische Präsentation

Das metabolische Syndrom (MetS) ist durch das gleichzeitige Vorliegen mehrerer etablierter kardiovaskulärer Risikofaktoren definiert, denen als gemeinsamer Ausgangspunkt am ehesten eine durch Übergewicht verursachte Insulinresistenz zugrunde liegt. Die verschiedenen Definitionen des MetS berücksichtigen alle Störungen des Glukose- und Lipidstoffwechsels, der Blutdruckregulation und eine viszerale Fettakkumulation. In der angloame-

Abb. 14.3a–c Interaktion zwischen der essenziellen Hypertonie, Stresshormonreaktivität und Emotionsregulation sowie sozialer Unterstützung. a u. **b** Hypertoniker (*HT*) mit niedriger hedonistischer Emotionsregulation (*HER low*) zeigten eine höhere Kortisol- und Noradrenalinreaktivität mit dem Trierer Sozialer Stress Test (*TSST*; Rechenaufgabe plus Rede vor Gremium), als Normotensive (*NT*) und HT mit hoher HER (*HER high*). **c** HT mit niedriger sozialer Unterstützung (*PSS low*, perceived social support) zeigten eine höhere Adrenalinreaktivität im Vergleich zu den anderen Gruppen. (Aus Wirtz et al. 2006, Copyright 2006, The Endocrine Society)

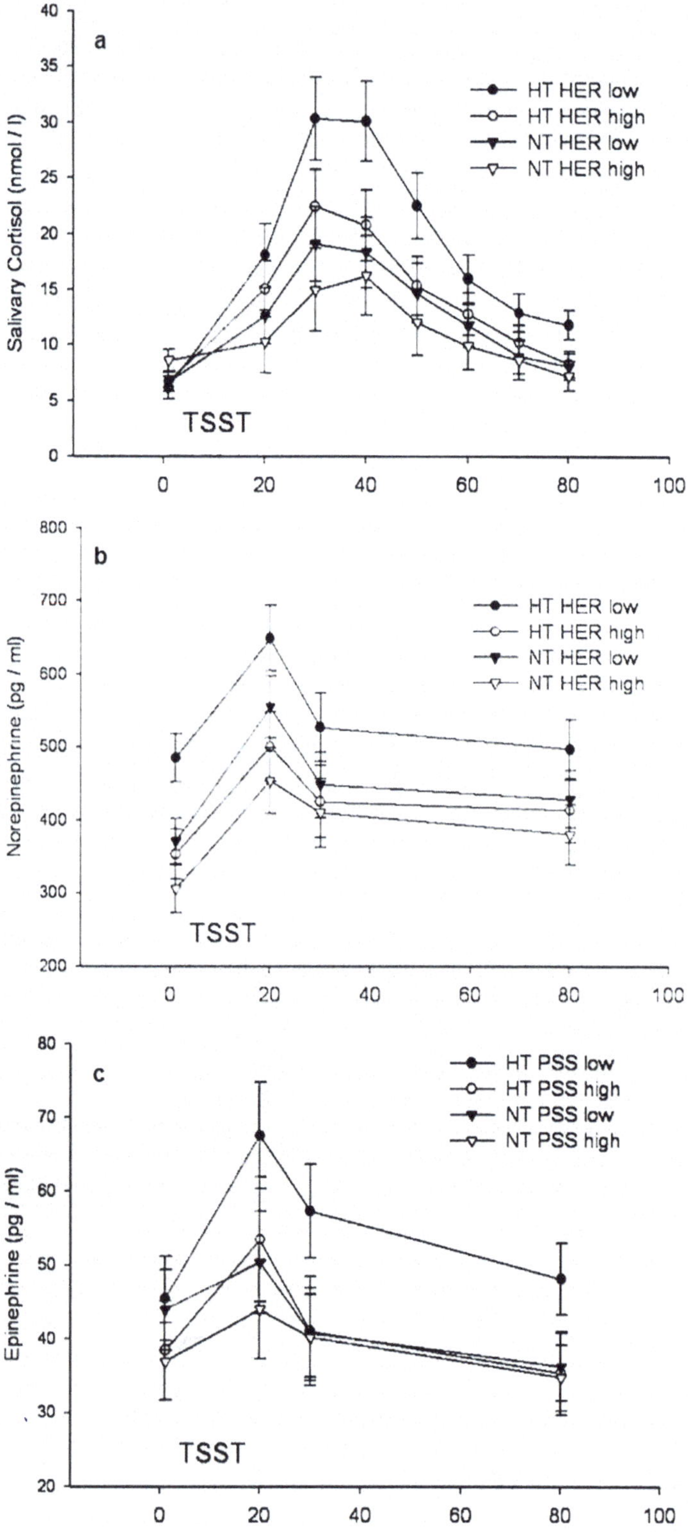

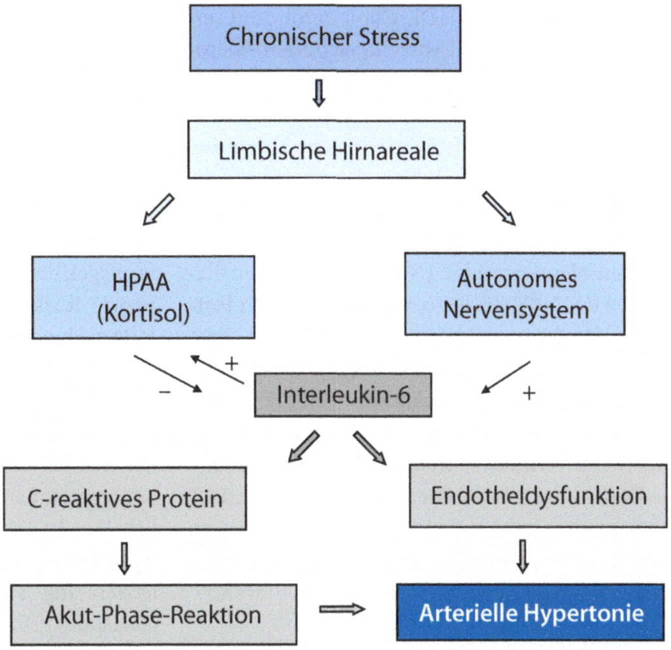

Abb. 14.4 Stress, Inflammation und essenzielle Hypertonie. Die Abbildung zeigt die neuroendokrin-immunologischen Pfade, über die chronischer psychosozialer Stress eine arterielle Hypertonie vermitteln könnte. (Mod. nach Pickering 2007)

rikanischen Literatur werden oft die Definitionskriterien des »National Cholesterol Education Program Adult Treatment Panel (ATP) III« verwendet. Von fünf kardiometabolischen Risikofaktoren müssen für ein MetS mindestens drei vorhanden sein, nämlich ein erhöhter Taillenumfang, ein arterieller Bluthochdruck, ein erhöhter Blutzucker oder Diabetes mellitus Typ 2, erhöhte Triglyzeride und ein erniedrigtes »high-density lipoprotein«-(HDL-) Cholesterin. Das MetS ist ein potenter Risikofaktor für die KHK. Verschiedene Mechanismen, die bei der Pathogenese des MetS diskutiert werden, sind für die Psychoendokrinologie und -immunologie von Bedeutung und wurden sowohl im Tiermodell als auch in teilweise prospektiven Studien am Menschen untersucht. Es sind dies eine erhöhte Aktivität des sympathischen Nervensystems und der HPAA, eine verminderte Vagusaktivität, inflammatorische Veränderungen sowie chronischer Stress und Depression. So führte z. B. in einer prospektiv angelegten Studie an initial gesunden Frauen ein niedriger sozioökonomischer Status entweder direkt oder über einen Pfad von geringen persönlichen Ressourcen (wenig Optimismus, Selbstwert und sozialer Support) via negative Emotionen (Depression, Ärger und Anspannung) zum MetS (Matthews et al. 2008). Es sei allerdings erwähnt, dass trotz der signifikanten Assoziation zwischen einer depressiven Verstimmung und dem MetS dieses weniger als 10% des mit der Depression assoziierten prospektiven kardiovaskulären Risikos bei Frauen mit vermuteter KHK erklärte (Vaccarino et al. 2008).

14.7.2 Psychoneuroendokrinologie und -immunologie

Bei Männern mit MetS fand sich eine größere Ausscheidung von Kortisol und Noradrenalinmetaboliten im 24-h-Sammelurin im Vergleich zu Männern ohne MetS. Ebenso korrelierte das MetS mit einer reduzierten kardialen autonomen (inkl. vagalen) Kontrolle und erhöhten IL-6- und CRP-Spiegeln. Ein substanzieller Anteil des Zusammenhangs zwischen dem MetS und sympathischer Hyperaktivität sowie verminderter kardialer autonomer Kontrolle wurde durch psychosoziale Faktoren wie Stress am Arbeitsplatz erklärt (Brunner et al. 2002). Bei Primaten führte chronischer Stress zur viszeralen Fettakkumulation, Insulinresistenz, Hyperinsulinämie, verminderten Glukosetoleranz, Dyslipidämie (vermindertes HDL-Cholesterol und erhöhte Triglyzeride) und vorzeitigen Atherosklerose. Diese Veränderungen zeigten eine Assoziation mit einer verstärkten ACTH-stimulierten Kortikosteronantwort und Hypertrophie der Nebenniere (Pasquali et al. 2006). Bei Nagern führte die Kombination von chronischem Stress, zusammen mit einer Ernährung reich an Fett und Zucker, zu erhöhten Neuropeptid-Y-(NPY-)Spiegeln und Expression des NPY-Y2-Rezeptors im viszeralen Fettgewebe. Die Mäuse bildeten nach 3 Monaten einen mit dem MetS vereinbaren Phänotyp aus. Andererseits konnten die metabolischen Veränderungen durch eine Hemmung des NPY-Y2-Rezeptors im Fettgewebe verhindert werden (Kuo et al. 2008). Die Depression scheint über ein erhöhtes Kortisol, wie dies beim Cushing-Syndrom gut bekannt ist, zu einer viszeralen Fettakkumulation mit den assoziierten metabolischen Veränderungen zu führen.

14.8 Chronische Herzinsuffizienz

14.8.1 Klinische Präsentation

Die chronische Herzinsuffizienz (CHI) entwickelt sich über Jahre und beschreibt die Unfähigkeit des geschwächten Herzmuskels, den Körper mit der für eine bestimmte körperliche Leistung notwendigen Blutmenge zu versorgen. Gründe hierfür sind entweder eine krankhaft verminderte Pumpfunktion des Herzens (systolische Herzinsuffizienz) oder eine gestörte Füllung des Herzens (diastolische Herzinsuffizienz). Typische Beschwerden einer CHI sind eine eingeschränkte körperliche Belastungsfähigkeit, Müdigkeit, Atemnot, Brustschmerzen und Herzrhythmusstörungen. Wichtigste Ursachen für eine CHI sind die KHK, die EHT und die idiopathische dilatative Kardiomyopathie.

14.8.2 Psychoneuroendokrinologie und -immunologie

Depression, Angst, soziale Isolation, schlechte Lebensqualität und die Typ-D-Persönlichkeit wurden mit einem erhöhten Risiko für Rehospitalisation und Mortalität bei Patienten mit CHI in Verbindung gebracht (Pasic et al. 2003). Bei der CHI findet sich eine autonome Dysbalance mit erhöhter sympathischer und reduzierter vagaler Regulation der Herzaktivität sowie ein systemischer hyperadrenerger Zustand mit erhöhten Noradrenalinspiegeln im Plasma und verminderter Noradrenalinclearance. Patienten mit CHI zeigen erhöhte Kortisolspiegel, die, wie die erhöhten Noradrenalinspiegel, die Prognose verschlechtern. Ob psychosoziale Risikofaktoren den Sympathikotonus und HPAA-Hyperaktivität bei der CHI zusätzlich verstärken, wurde bisher nicht untersucht.

Veränderungen im Level von Zytokinen scheinen einer CHI nicht vorauszugehen. Allerdings findet sich bei etablierter CHI ein Anstieg verschiedener proinflammatorischer Zytokine, einschließlich IL-1β, TNF-α, IL-2, IL-6, IL-8 und löslichen Zytokinrezeptoren (sTNFR1 und sTNFR2), wobei letztere die TNF-α-Aktivität hemmen. Als Ausgangspunkt für die Zytokinkaskade werden beschädigtes Herzmuskelgewebe sowie eine direkte Stimulation der TNF-α-Produktion durch den Herzmuskel und, bedingt durch die Minderperfusion, andere Organgewebe vermutet (Pasic et al. 2003). Ebenfalls diskutiert wurde eine Aktivierung des Immunsystems, mit bevorzugter Freisetzung von IL-6, durch den chronisch erhöhten Sympathikotonus und Katecholaminspiegel. Die LPS-induzierte Produktion proinflammatorischer Zytokine durch Monozyten (IL-1α, IL-1β, TNF-α) war bei schwerer CHI vermindert und sagte eine schlechtere Prognose vorher. Die reduzierte Kapazität der Monozyten, Zytokine zu produzieren war mit erhöhtem Plasmakortisol assoziierte und Kortisol hemmte ex vivo ebenfalls die Zytokinproduktion durch LPS-stimulierte Monozyten (Shimokawa et al. 1998). Die dargestellten neuroendokrinen und autonomen Veränderungen sowie die Zytokinkaskade tragen zum Funktionsverlust des Herzmuskels bei und verschlechtern die Prognose.

Zwischen der Depression und der CHI besteht eine bidirektionale Beziehung. Depressive Patienten haben ein erhöhtes Risiko, eine CHI zu entwickeln und Patienten mit einer CHI haben ein höheres Risiko, eine Depression auszubilden. Bis zu 40% der Patienten mit einer Herzinsuffizienz haben erhöhte Scores für Depressivität und Angst. Zytokine mit einer Bedeutung sowohl bei der Depression als auch bei der CHI sind IL1-β, IL-2, TNF-α und IL-6. Ob Zytokine die Komorbidität von Depression und CHI erklären, wurde bisher allerdings nicht untersucht. Eine Möglichkeit wäre, dass eine subklinische Herzinsuffizienz einen proinflammatorischen Status initiiert, der über Zytokine vermittelt depressive Symptome hervorruft und das Myokard zusätzlich schädigt (Pasic et al. 2003). Depressive CHI-Patienten zeigten gegenüber nichtdepressiven CHI-Patienten einen Shift in der TH1/TH2-Zytokindominanz Richtung TH2, der zudem einen Teil der schlechten kardiovaskulären Prognose der Patienten mit erhöhten Depressionsscores vermittelte (Redwine et al. 2007). Solubles ICAM-1, nicht aber IL-6 und CRP, sagten depressive Symptome bei CHI-Patienten nach einem Jahr vorher. Depressivität korrelierte bei Patienten mit CHI, nicht aber bei Kontrollen ohne CHI, positiv mit solublem P-Selektin vor und nach körperlicher Aktivität sowie mit dem aktivitätinduzierten Anstieg des P-Selektins im Plasma, als möglicher Ausdruck verstärkter zellulärer Adhäsion (Wirtz et al. 2009). Die Typ-D-Persönlichkeit war bei Patienten mit CHI mit erhöhten sTNF-R1- und sTNF-R2-Spiegeln einerseits und verminderten IL-10-Spiegeln anderseits assoziiert und sagte ebenfalls eine höhere IL-6/IL-10-Ratio ein Jahr später vorher (Denollet et al. 2009).

14.9 Stresskardiomyopathie

14.9.1 Klinische Präsentation

Die Stresskardiomyopathie ist unter verschiedenen Synonymen bekannt, so als »Tako-Tsubo-Syndrom« oder »Broken-Heart-Syndrom«. Die Häufigkeit wird bisher wohl unterschätzt. Oft im Gefolge eines heftigen emotionalen Ereignisses (z. B. Todesfall in der Familie, Erdbeben) kommt es zu einer immediat einsetzenden linksventrikulären Dysfunktion mit typischer Lokalisation im Bereich der Vorderwand (»apical ballooning«). Die berichteten Beschwerden zusammen mit Veränderungen im EKG und Anstieg von Enzymen aus dem Herzmuskel sind kaum von denjenigen beim akuten Myokardinfarkt zu unterscheiden. Die Koronarangiografie kann bei der Stresskardiomyopathie allerdings keinen Gefäßverschluss nachweisen. Obwohl der weitere Verlauf der Stresskardiomyopathie insgesamt gut ist, können in der Akutphase in ca. 10% ernsthafte Komplikationen wie ein kardiogener Schock, ventrikuläre Tachykardien, Thrombusbildung im Ventrikel oder gar der Tod eintreten.

14.9.2 Psychoneuroendokrinologie und -immunologie

Das Syndrom tritt überdurchschnittlich häufig bei Frauen in der Postmenopause auf, sodass diskutiert wurde, ob eine mit dem Lebensabschnitt assoziierte autonome kardiovaskuläre Dysregulation mit erhöhter Prävalenz von Angst und depressiven Störungen, allenfalls in Interaktion mit einem relativen Östrogenmangel, bei der Pathogenese eine Rolle spielen könnten (Nguyen et al. 2009). Am ehesten stressbedingt werden bei der Stresskardiomyopathie stark erhöhte Spiegel von Katecholaminen (Adrenalin und Noradrenalin) im Blut gefunden. Die« Katecholaminschwemme« trägt vermutlich zur Schädigung und Funktionsstörung der Herzmuskelzellen bei. In einigen Fällen scheint primär ein katecholaminbedingter Spasmus (mehrerer) epikardialer Gefäße zur Dysfunktion des Herzmuskels beizutragen. Die Katecholamintoxizität beinhaltet eine über β-adrenerge Rezeptoren vermittelte Genexpression für kalziumregulierte Proteine. Intrazellulärer Kalziumoverload führt dabei zum Kontraktilitätsverlust der Herzmuskelzellen, was in der Echokardiografie als vorübergehende Lähmung des Herzmuskels (»myocardial stunning«) dokumentiert werden kann (Akashi et al. 2010). Das Risiko für eine Thrombusbildung im linken Ventrikel wird durch die akute Entzündung und Katecholamine erhöht.

14.10 Venöse thromboembolische Erkrankungen

14.10.1 Klinische Präsentation

Unter einer venösen Thrombose versteht man den Verschluss einer Vene durch ein Blutgerinnsel, meistens an der unteren Extremität. Uncharakteristische Beschwerden sind ein Druckgefühl und Schmerzen in der Wade. Bei der Lungenembolie wird thrombotisches Material aus der Beinvene über die venöse Strombahn und die rechte Herzkammer in die Lungenarterien verschleppt. Typische Symptome sind atemabhängige Brustschmerzen und Atemnot. Der kritische Verschluss großer Lungenarterien kann einen fatalen Ausgang mit akutem Herzversagen nehmen. Die Jahresinzidenz einer venösen Thrombose beträgt 0,1%. Das kumulative Risiko für eine Rezidivthrombose beträgt nach 5 Jahren 25% und nach 10 Jahren 30%.

14.10.2 Psychoneuroendokrinologie und -immunologie

Erste Studien zeigen, dass psychosozialer Stress das Risiko für venöse Thromboembolien und vor allem für die Lungenembolie erhöhen kann (Rosengren et al. 2008). Zur Bedeutung psychoneuroendokrinimmunologischer Interaktion bei der Pathogenese venöser thromboembolischer Krankheiten ist bisher wenig bekannt, obwohl die Rolle inflammatorischer Veränderungen bei venösen Thromboembolien im Sinne einer unspezifischen Immunantwort unübersehbar ist. In der Akutphase und im stabilen Zustand mehrere Monate nach einer venösen Thrombose sind inflammatorische Marker in der Zirkulation erhöht. Ein im Rahmen des thrombotischen Geschehens erhöhter Venendruck und veränderte Fließeigenschaften des Blutes könnten eine inflammatorische Kaskade in der Venenwand und im Bereiche der von der Thrombose betroffenen Venenklappen einleiten und so den systemischen Entzündungszustand miterklären. Zusätzlich löst der Thrombus selbst eine inflammatorische Antwort in der Venenwand aus. Nach experimenteller Induktion einer Thrombose in der unteren Hohlvene bei der Ratte wurden die inflammatorischen Veränderungen über 6 Tage erhoben. Eine Infiltration der Venenwand erfolgte zuerst durch Neutrophile (Tag 1) und dann durch Monozyten/Makrophagen sowie Lymphozyten (Tag 3). ENA-78 (»epithelial neutrophil activating protein«), TNF-α, IL-6 und MIP-1α (»macrophage inflammatory protein«) stiegen an. Die Entzündungsreaktion der Gefäßwand bei der venösen Thrombose konnte durch Antikörper gegen TNF-α, ICAM-1 und P-Selektin reduziert werden (Wakefield et al. 1995). Eine Fall-Kontroll-Studie fand erhöhte Plasmaspiegel für IL-1β, TNF-α, IL-6, IL-8 und CRP bei Patienten mit einer mindestens 6 Monate zurückliegenden erstmaligen Venenthrombose (Reitsma u. Rosendaal 2004). In einer weiteren Fall-Kontroll-Studie zeigten Patienten mit rezidivierenden venösen Thrombosen, die mindestens 1 Jahr zurücklagen, erhöhte Plasmaspiegel für IL-6, IL-8 und MCP-1 (Monozyten-Chemoattraktor-Protein-1) (van Aken et al. 2000).

Aus epidemiologischer Sicht ist weniger klar, ob inflammatorische Marker das Risiko für eine weitere Thrombose oder gar für eine erstmalige venöse Thromboembolie erhöhen (Fox u. Kahn 2005). Allerdings wurde aus experimentellen Studien abgeleitet, dass proinflammatorische Veränderungen bei der venösen Thrombose eine Schlüsselrolle spielen könnten. Zytokine und Chemokine könnten über eine Wirkung auf Monozyten und Endothelzellen einen hyperkoagulablen Zustand hervorrufen. Infusion von TNF-α und IL-6 aktiviert die Gerinnung (Erhöhung von Prothrombinfragment 1+2, Thrombin-Antithrombin III und Fibrinopeptid A). Bakterielle Endotoxininfusion bei Menschen führt zum Anstieg von inflammatorischen Mediatoren IL-6 und TNF-α sowie der Gerinnungsaktivität, wobei TNF-α die Aktivierung des Endothels mit Freisetzung von t-PA und VWF vermittelte (van Deventer et al. 1990). Die TNF-α-Blockade vermag die durch Endotoxin induzierte entzündgsbedingte Gerinnungsaktivität abzuschwächen. Ebenfalls wurde gezeigt, dass TNF-α die endothelvermittelte antikoagulatorische Aktivität über das Herunterregulieren der Bildung von Protein C auf den Endothelzellen abschwächt (Nawroth u. Stern 1986). Die bei Patienten mit rezidivierenden Thrombosen erhöht gefundenen IL-6-, IL-8- und MCP-1-Spiegel vermögen die Produktion von Tissue-Faktor durch Monozyten zu induzieren (van Aken et al. 2000). MCP-1 vermittelt zudem die Wanderung von Monozyten Richtung Endothel und IL-6 stimuliert die Synthese der Akutphase-Proteine und Gerinnungsfaktoren Fibrinogen und FVIII. Eine erhöhte Gerinnungsaktivität des FVIII (FVIII:C) ist ein prospektiver Risikofaktor für venöse Thromboembolien, auch dann, wenn für Marker der Akutphase-Reaktion, wie das CRP, statistisch kontrolliert wird (Fox u. Kahn 2005).

Akuter mentaler Stress und Adrenalininfusion führen zu einem signifikanten Anstieg von FVIII:C im Plasma. Dieser Anstieg kann durch Betablockade reduziert werden (von Känel u. Dimsdale 2000). In diesem Zusammenhang wird diskutiert, inwieweit eine durch Angst vor dem Fliegen getriggerte inflammatorische und koagulatorische Aktivierung zum erhöhten Risiko beitragen könnte, bei einem Langstreckenflug eine Beinvenenthrombose zu erleiden. Bei Patienten mit einem venösen thromboembolischen Ereignis war eine am ehesten entzündungsbedingte erhöhte Thrombozytenzahl mit schlechter subjektiver Schlafqualität, Müdigkeit (Fatigue) und vitaler Erschöpfung assoziiert. Der Zusammenhang zwischen schlechtem Schlaf und erhöhter Thrombozytenzahl wurde durch das Ausmaß der Müdigkeit vermittelt (Krummenacher et al. 2009).

14.11 Interventionsstudien

14.11.1 Pharmakologische Interventionen

Verschiedene kardiovaskuläre Studien zeigen, dass Medikamente mit psychosozialen Risikofaktoren assoziierte neuroendokrin-immunologische Veränderungen günstig beeinflussen und erweitern damit das Verständnis für zugrundeliegende Mechanismen. Aus der Gruppe der antidepressiven Medikamente wurden die Effekte der selektiven Serotonin-Wiederaufnahmehemmer (SSRI) am häufigsten untersucht. Bei depressiven Patienten mit einer KHK verbessern die SSRI über eine NO-Produktion die Endothelfunktion und reduzieren die erhöhte Thrombozytenaktivität. Es wird diskutiert, dass SSRI für depressive Patienten mit verschiedenen kardiovaskulären Erkrankungen (inkl. ZVK, pAVK), Diabetes mellitus Typ 2 und dem MetS einen therapeutischen Vorteil haben könnten, da bei diesen Erkrankungen eine verminderte Endothelfunktion und erhöhte Thrombozytenaktivität mit pathogenetischer Bedeutung gefunden wurden (van Zyl et al. 2009). In der Tat reduzierten SSRI die Plasmaspiegel von E-Selektin bei Patienten mit einer KHK (und dadurch vermutlich an der Gefäßentzündung beteiligte endotheliale Adhäsionsvorgänge) und die verstärkte Thrombozytenaktivität beim MetS.

Bei Patienten mit CHI, die bereits eine Thrombozytenhemmung mit Aspirin hatten, reduzierten SSRI die Thrombozytenaktivität (Aggregationsbereitschaft, Expression von Glykoproteinen, Thrombozyten-Monozyten-Aggregate) zusätzlich. In einer weiteren Studie führten sechs Monate Therapie mit Trizyklika und Serotonin-/Noradrenalin-Wiederaufnahmehemmern bei depressiven CHI-Patienten zu einer Reduktion der TNF-α- und CRP-Spiegel sowie der Herzfrequenz. Der Effekt war stärker als unter SSRI-Therapie und bei nichttherapierten CHI-Patienten ohne Depression beobachtet (Tousoulis et al. 2009). Eine Übersichtsarbeit berichtete, dass die meisten bei CHI eingesetzten Medikamente die Spiegel proinflammatorischer Zytokine reduzieren, dass die sich hieraus ergebenden Implikationen für den klinischen Alltag aber (noch) unklar sind (Parish u. Evans 2008).

14.11.2 Psychosoziale Interventionen

Aus verhaltensmedizinischer Sicht von Interesse sind die sich häufenden kontrollierten Studien, die nahe legen, dass Änderungen im Lebensstil mit einer mediterranen Diät, Nahrungszusätzen wie Fischöl und regelmäßiger körperlicher Bewegung die zirkulierenden Spiegel proinflammatorischer Biomarker reduzieren. Wiederholt wurde gezeigt, dass psychosoziale Interventionen psychologischen Disstress bei Patienten mit einer kardiovaskulären Krankheit signifikant reduzieren. Vergleichsweise wenige Studien haben aber untersucht, ob derartige Interventionen auch das neuroendokrin-immunologische Risikoprofil günstig beeinflussen. So z. B. bewirken bei depressiven Patienten mit CHI im Gruppensetting durchgeführte kognitive Verhaltenstherapie und Stressmanagement eine Reduktion des depressiven Affekts. Nicht untersucht wurde jedoch, ob diese Interventionen auch die erhöhte Sympathikusaktivität und Zytokinlevel reduzieren und ob eine derartige Reduktion gar mit der Abnahme der Depressivität korreliert. Eine Review zu über 100 randomiserten kontrollierten Studien zu behavioralen Interventionen bei der EHT berichtete eine durchschnittliche Abnahme des systolischen Blutdrucks von 6–10 mmHg (Linden u. Moseley 2006). Allerdings waren die Befunde je nach Intervention sehr unterschiedlich. Individualisierte Interventionen und die Kombination verschiedener Techniken (Stressmanagement, Entspannung, Meditation, kognitive Zugänge) zeigten die größte Wirkung. Teilweise ergaben sich Effektstärken, wie sie mit blutdrucksenkenden Medikamenten erzielt werden. Mehrere Monate transzendentale Meditation (TM) führte bei hypertensiven Patienten zur Senkung des Blutdrucks, Abnahme der linksventrikulären Hypertrophie und Intima-Media-Dicke sowie Reduktion des Risikos für Herzinfarkt, Hirnschlag, kardiovaskuläre Mortalität und Gesamtmortalität (Walton et al. 2004). Die Interventionen bei der EHT zielen im Wesentlichen darauf ab, den Sympathikotonus zu senken und den Parasympathikotonus zu erhöhen sowie Problemlösestrategien zu verbessern (Linden u. Moseley 2006). Im Gegensatz zu den Studien bei der EHT, ist die Anzahl psychosozialer Interventionsstudien bei Patienten mit einer KHK vergleichsweise gering und fehlen für Patienten mit einer Herzinsuffizienz gänzlich. Bei den in ◻ Tab. 14.4 zusammengefassten Einzelstudien und Metaanalysen zu Patienten mit einer KHK ist die Wiederherstellung der autonomen Dysbalance vermutlich ein wichtiger Mechanismus zur Verbesserung der kardiovaskulären Morbidität. Ob psychologische Interventionen die kardiale Mortalität von Patienten mit KHK reduzieren, wird allerdings kontrovers diskutiert (Linden et al. 1996; Dusseldorp et al. 1999; Rees et al. 2004).

◻ Tab. 14.4 Psychosoziale Interventionen und neuroendokrin-immunologische Parameter bei Patienten mit einer koronaren Herzkrankheit

Autor(en)	Intervention	Therapieeffekt
Walton et al. 2004	8 Monate transzendentale Meditation	Reduktion von Ischämiezeichen im Belastungselektrokardiogramm
Carney et al. 2000	4 Monate Kognitive Verhaltenstherapie (Manual für depressive Koronarpatienten angepasst)	Reduktion der Herzfrequenz plus Zunahme der vagalen Modulation der Herzfrequenz (RMSSD) bei schwer depressiven Patienten im Vergleich zu wenig depressiven und nicht depressiven Patienten
Linden et al. 1996 Dusseldorp et al. 1999	Meta-Analysen mehrmonatiger Interventionsprogramme mit Stressmanagement plus Entspannungstechniken	Reduktion von Herzfrequenz, Hyperlipidämie und Blutdruck. Reduktion des Risikos für kardiale Rezidivereignisse und Mortalität
Rees et al. 2004	Meta-Analyse psychologischer Interventionen (inkl. Stressmanagement)	Keine Evidenz für Reduktion der kardialen Mortalität
Blumenthal et al. 1997	4 Monate Stressmanagement vs. übliche Behandlung	Reduktion von Myokardischämie (bei mentalem Stress und im Holter-EKG) und des Risikos für kardiale Rezidivereignisse
Blumenthal et al. 2005	4 Monate Stressmanagement vs. übliche Behandlung	Verbesserung der Endothelfunktion und Zunahme der vagalen kardialen Kontrolle
Claesson et al. 2006	1 Jahr kognitiv-verhaltenstherapeutisches Stressmanagement vs. übliche Behandlung	Keine Veränderung von CRP, Fibrinogen, VWF und fibrinolytischen Parametern
Albus et al. 2009	1 Jahr multimodale behaviorale Intervention (inkl. supportive Psychotherapie in der Gruppe, Entspannung) vs. übliche kardiologische Behandlung	Reduktion von Myokardischämie unter Belastung und der Anzahl schwerer koronarer Ereignisse

14.12 Zusammenfassung und Ausblick

Das vorliegende Kapitel zeigte die Fülle der in den letzten 20–30 Jahren erhobenen neuroendokrin-immunologischen Daten bei verschiedenen kardiovaskulären Krankheiten. Die Datenlage ist bei den häufigen arteriosklerotischen Krankheiten, insbesondere der KHK, am umfangreichsten. Dagegen steht die psychoneuroendokrin-immunologische Forschung bei der Stresskardiomyopathie und den venösen Thromboembolien erst am Anfang. Eine Integration der vorgestellten Zusammenhänge lässt ein Modell zu, bei dem psychosoziale Faktoren über einen veränderten Aktivitätszustand limbischer Areale, Veränderungen in der Aktivität der HPAA und dem autonomen Nervensystem bewirken, welche die physiologische Funktion des kardiovaskulären Systems in einem Maß verändern, sodass arterielle Gefäße und der Herzmuskel geschädigt werden können. Umgekehrt liefern inflammatorischen Einwirkungen auf das Hirn im Rahmen des »sickness behavior« eine mögliche Erklärung dafür, warum psychologischer Disstress (negative Affekte und Fatigue) bei Patienten mit kardiovaskulären Erkrankungen häufiger anzutreffen ist, als in der Allgemeinbevölkerung.

Ein erheblicher Teil der aktuellen Erkenntnisse stammt aus Querschnittsstudien, die streng genommen keine Kausalschlüsse zulassen. Mit anderen Worten wurden bisher kaum prospektive Studien durchgeführt, die getestet haben, ob neuroendokrin-immunologische Parameter das kardiovaskuläre Risiko mit psychosozialen Faktoren vermitteln oder ob immunologische Marker das durch psychosoziale Risikofaktoren vermittelte Risiko additiv erhöhen. Prospektive Untersuchungen und kontrollierte experimentelle Studien zu mechanistischen Zusammenhängen, die vermehrt auch an Patienten mit kardiovaskulären Krankheiten durchgeführt werden sollten, werden uns in Zukunft weitere wichtige Erkenntnisse liefern. Hierzu beitragen können auch Studien, welche die verschiedenen Ebenen und Interaktionen in den psychoneuroendokrin-immunologischen Pfaden gleichzeitig untersuchen. So z. B. haben Ergebnisse des Autors gezeigt , dass IL-6 (Inflammation) und löslicher Tissue-Faktor (Gerinnung, Endothelfunktion) miteinander korrelieren, wenn die HRV (autonome Funktion) erniedrigt ist, nicht jedoch, wenn die HRV hoch ist (von Känel et al. 2008b). Schließlich werden mehr Studien zu wirkungsvollen psychosozialen Interventionen benötigt, die nicht alleine den Disstress reduzieren, sondern auch das neuroendokrin-immunologische Risikoprofil günstig beeinflussen. Eine Translation dieser Erkenntnisse in die klinische Praxis hat das Potenzial die Häufigkeit stressassoziierter kardiovaskulärer Krankheiten zu reduzieren und deren Prognose zu verbessern.

Literatur

Akashit YJ, Neft HM, Möllmannt H, Ueyama T (2010) Stress cardiomyopathy. Annu Rev Med 61: 271–286

Albus C, Theissen P, Hellmich M et al. (2009) Long-term effects of a multimodal behavioral intervention on myocardial perfusion-a randomized controlled trial. Int J Behav Med 16: 219–226

Aquarius AE, Smolderen KG, Hamming JF, De Vries J, Vriens PW, Denollet J (2009) Type D personality and mortality in peripheral arterial disease: a pilot study. Arch Surg 144: 728–733

Blumenthal JA, Jiang W, Babyak MA et al. (1997) Stress management and exercise training in cardiac patients with myocardial ischemia. Effects on prognosis and evaluation of mechanisms. Arch Intern Med 157: 2213–2223

Blumenthal JA, Sherwood A, Babyak MA et al. (2005) Effects of exercise and stress management training on markers of cardiovascular risk in patients with ischemic heart disease: a randomized controlled trial. JAMA 293: 1626–1634

Brunner EJ, Hemingway H, Walker BR, Page M et al. (2002) Adrenocortical, autonomic, and inflammatory causes of the metabolic syndrome: nested case-control study. Circulation 106: 2659–2665

Brydon L, Steptoe A (2005) Stress-induced increases in interleukin-6 and fibrinogen predict ambulatory blood pressure at 3-year follow-up. J Hypertens 23: 1001–1007

Brydon L, Steptoe A (2007) Psychosocial Factors and coronary heart disease: the role of psychoneuroimmunological processes. In: Ader R (ed) Psychoneuroimmunology, 4th edition. Academic Press, San Diego, pp 945–974

Carney RM, Freedland KE, Stein PK, Skala JA, Hoffman P, Jaffe AS (2000) Change in heart rate and heart rate variability during treatment for depression in patients with coronary heart disease. Psychosom Med 62: 639–647

Caso JR, Pradillo JM, Hurtado O, Leza JC, Moro MA, Lizasoain I (2008) Toll-like receptor 4 is involved in subacute stress-induced neuroinflammation and in the worsening of experimental stroke. Stroke 39: 1314–1320

Cherr GS, Zimmerman PM, Wang J, Dosluoglu HH (2008) Patients with depression are at increased risk for secondary cardiovascular events after lower extremity revascularization. J Gen Intern Med 23: 629–634

Claesson M, Birgander LS, Jansson JH, Lindahl B, Burell G, Asplund K, Mattsson C (2006) Cognitive-behavioural stress management does not improve biological cardiovascular risk indicators in women with ischaemic heart disease: a randomized-controlled trial. J Intern Med 260: 320–331

Croce K, Libby P (2007) Intertwining of thrombosis and inflammation in atherosclerosis. Curr Opin Hematol 14: 55–61

Denollet J, Schiffer AA, Kwaijtaal M, Hooijkaas H, Hendriks EH, Widdershoven JW, Kupper N (2009) Usefulness of Type D personality and kidney dysfunction as predictors of interpatient variability in inflammatory activation in chronic heart failure. Am J Cardiol 103, 399–404

Dusseldorp, E, van Elderen, T, Maes, S, Meulman, J, Kraaij, V (1999) A meta-analysis of psychoeduational programs for coronary heart disease patients. Health Psychol 18: 506–519

Fang J, Cheng Q (2009) Etiological mechanisms of post-stroke depression: a review. Neurol Res 31: 904–909

Fox EA, Kahn SR (2005) The relationship between inflammation and venous thrombosis. A systematic review of clinical studies. Thromb Haemost 94: 362–364

Frasure-Smith N, Lespérance F, Irwin MR, Sauvé C, Lespérance J, Théroux P (2007) Depression, C-reactive protein and two-year major adverse cardiac events in men after acute coronary syndromes. Biol Psychiatry 62: 302–308

Fu ML (1995) Do immune system changes have a role in hypertension? J Hypertens 13: 1259–1265

Gianaros PJ, Sheu LK (2009) A review of neuroimaging studies of stressor-evoked blood pressure reactivity: emerging evidence for a brain-body pathway to coronary heart disease risk. Neuroimage 47: 922–936

Gimeno D, Kivimäki M, Brunner et al. (2009) Associations of C-reactive protein and interleukin-6 with cognitive symptoms of depression: 12-year follow-up of the Whitehall II study. Psychol Med 39: 413–423

Goernig M, Schroeder R, Roth T et al. (2008) Peripheral arterial disease alters heart rate variability in cardiovascular patients. Pacing Clin Electrophysiol 31: 858–862

Hamer M, Molloy GJ, Stamatakis E (2008) Psychological distress as a risk factor for cardiovascular events: pathophysiological and behavioral mechanisms. J Am Coll Cardiol 52: 2156–2162

Hänsel A, Hong S, Cámara RJ, and von Känel R (2010) Inflammation as a psychophysiological biomarker in chronic psychosocial stress. Neurosci Biobehav Rev (im Druck)

Irwin MR, Miller AH (2007) Depressive disorders and immunity: 20 years of progress and discovery. Brain Behav Immun 21: 374–383

Kop WJ (1999) Chronic and acute psychological risk factors for clinical manifestations of coronary artery disease. Psychosom Med 61: 476–487

Krummenacher R, Lukas P, Demarmels Biasiutti F, Begré S, Znoj H, von Känel R (2009) Independent association of sleep quality, fatigue, and vital exhaustion with platelet count in patient with a previous venous thromboembolic event. Platelets 20: 566–574

Kuo LE, Czarnecka M, Kitlinska JB, Tilan JU, Kvetnanský R, Zukowska Z (2008) Chronic stress, combined with a high-fat/high-sugar diet, shifts sympathetic signaling toward neuropeptide Y and leads to obesity and the metabolic syndrome. Ann NY Acad Sci 1148: 232–237

Kwaijtaal M, van der Ven AJ, van Diest R et al. (2007) Exhaustion is associated with low macrophage migration inhibitory factor expression in patients with coronary artery disease. Psychosom Med 69: 68–73

Laowattana S, Oppenheimer SM (2007) Protective effects of beta-blockers in cerebrovascular disease. Neurology 68: 509–514

Libby P (2002) Inflammation in atherosclerosis. Nature 420: 8868–8874

Linden W, Moseley JV (2006) The efficacy of behavioral treatments for hypertension. Appl Psychophysiol Biofeedback 31: 51–63

Linden W, Stossel C, Maurice J (1996) Psychosocial interventions for patients with coronary artery disease: a meta-analysis. Arch Intern Med 156: 745–752

Matthews KA, Räikkönen K, Gallo L, Kuller LH (2008) Association between socioeconomic status and metabolic syndrome in women: testing the reserve capacity model. Health Psychol 27: 576–583

Matthews KA, Zhu S, Tucker DC, Whooley MA (2006) Blood pressure reactivity to psychological stress and coronary calcification in the Coronary Artery Risk Development in Young Adults Study. Hypertension 47: 391–395

Melamed S, Shirom A, Toker S, Berliner S, Shapira I (2006) Burnout and risk of cardiovascular disease: evidence, possible causal paths, and promising research directions. Psychol Bull 132: 327–353

Mills PJ, von Känel R (2010) Circulating Biomarkers of Inflammation, Adhesion, and Hemostasis in Behavioral Medicine. In Steptoe, A (ed) Handbook of Behavioral Medicine: Methods and Applications (im Druck)

Naqvi TZ, Hyuhn HK (2009) Cerebrovascular mental stress reactivity is impaired in hypertension. Cardiovasc Ultrasound 7: 32

Nawroth PP, Stern DM (1986) Modulation of endothelial cell hemostatic properties by tumor necrosis factor. J Exp Med 163: 740–745

Nguyen SB, Cevik C, Otahbachi M, Kumar A, Jenkins LA, Nugent K (2009) Do comorbid psychiatric disorders contribute to the pathogenesis of tako-tsubo syndrome? A review of pathogenesis. Congest Heart Fail 15: 31–34

Noll G, Wenzel RR, Schneider M et al. (1996) Increased activation of sympathetic nervous system and endothelin by mental stress in normotensive offspring of hypertensive parents. Circulation 93: 866–869

Parish RC, Evans JD (2008) Inflammation in chronic heart failure. Ann Pharmacother 42: 1002

Pasic J, Levy WC, Sullivan MD (2003) Cytokines in depression and heart failure. Psychosom Med 65: 181–193

Pasquali R, Vicennati V, Cacciari M, Pagotto U (2006) The hypothalamic-pituitary-adrenal axis activity in obesity and

the metabolic syndrome. Ann NY Acad Sci 1083: 111–128
Pickering TG (2007) Stress, inflammation, and hypertension. J Clin Hypertens 9: 567–571
Plutzky J (2001) Inflammatory pathways in atherosclerosis and acute coronary syndromes. Am J Cardiol 88: 10K–15K
Redwine LS, Mills PJ, Hong S, Rutledge T, Reis V, Maisel A, Irwin MR (2007) Cardiac-related hospitalization and/or death associated with immune dysregulation and symptoms of depression in heart failure patients. Psychosom Med 69: 23–29
Rees K, Bennett P, West R, Davey SG, Ebrahim S (2004) Psychological interventions for coronary heart disease. Cochrane Database Syst Rev 2: CD002902
Reitsma PH, Rosendaal FR (2004) Activation of innate immunity in patients with venous thrombosis: the Leiden Thrombophilia Study. J Thromb Haemost 2: 619–622
Robinson RG, Spalletta G, Jorge RE, Bassi A, Colivicchi F, Ripa A, Caltagirone C (2008) Decreased heart rate variability is associated with poststroke depression. Am J Geriatr Psychiatry 16: 867–873
Rosengren A, Hawken S, Ounpuu S et al. (2004) Association of psychosocial risk factors with risk of acute myocardial infarction in 11119 cases and 13648 controls from 52 countries (the INTERHEART study): case-control study. Lancet 364: 953–962
Rosengren A, Fredén M, Hansson PO, Wilhelmsen L, Wedel H, Eriksson H (2008) Psychosocial factors and venous thromboembolism: a long-term follow-up study of Swedish men. J Thromb Haemost 6: 558–564
Ross R (1999) Atherosclerosis – an inflammatory disease. N Engl J Med 340: 115–126
Rozanski A, Blumenthal JA, Davidson KW, Saab PG, Kubzansky L (2005) The epidemiology, pathophysiology, and management of psychosocial risk factors in cardiac practice: the emerging field of behavioral cardiology. J Am Coll Cardiol 45: 637–651
Rutledge T, Hogan BE (2002) A quantitative review of prospective evidence linking psychological factors with hypertension development. Psychosom Med 64: 758–766
Samuelsson AM, Ohrn I, Dahlgren J, Eriksson E, Angelin B, Folkow B, Holmäng A (2004) Prenatal exposure to interleukin-6 results in hypertension and increased hypothalamic-pituitary-adrenal axis activity in adult rats. Endocrinology 145, 4897–4911
Shimbo D, Chaplin W, Crossman D, Haas D, Davidson KW (2005) Role of depression and inflammation in incident coronary heart disease events. Am J Cardiol 96: 1016–1021
Shimokawa, H, Kuroiwa-Matsumoto, M, and Takeshita, A (1998) Cytokine generation capacities of monocytes are reduced in patients with severe heart failure. Am Heart J 136, 991–1002
Skala JA, Freedland KE, Carney RM (2006) Coronary heart disease and depression: a review of recent mechanistic research. Can J Psychiatry 51: 738–745
Steinberg JS, Arshad A, Kowalski M et al. (2004) Increased incidence of life-threatening ventricular arrhythmias in implantable defibrillator patients after the World Trade Center attack. J Am Coll Cardiol 44:1261–1264
Steptoe A, Brydon L (2009) Emotional triggering of cardiac events. Neurosci Biobehav Rev 33: 63–70
Steptoe A, Willemsen G, Owen N, Flower L, Mohamed-Ali V (2001) Acute mental stress elicits delayed increases in circulating inflammatory cytokine levels. Clin Sci 101: 185–912
Steptoe A, Hamer M, Chida Y (2007) The effects of acute psychological stress on circulating inflammatory factors in humans: a review and meta-analysis. Brain Behav Immun 21: 901–912
Stewart JC, Rand KL, Muldoon MF, Kamarck TW (2009) A prospective evaluation of the directionality of the depression-inflammation relationship. Brain Behav Immun 23: 936–944
Tousoulis D, Drolias A, Antoniades C et al. 2009) Antidepressive treatment as a modulator of inflammatory process in patients with heart failure: effects on proinflammatory cytokines and acute phase protein levels. Int J Cardiol 134: 238–243
Vaccarino V, Johnson BD, Sheps DS et al. (2007) Depression, inflammation, and incident cardiovascular disease in women with suspected coronary ischemia: the National Heart, Lung, and Blood Institute-sponsored WISE study. J Am Coll Cardiol 50: 2044–2050
Vaccarino V, McClure C, Johnson BD et al. (2008) Depression, the metabolic syndrome and cardiovascular risk. Psychosom Med 70: 40–48
van Aken BE, den Heijer M, Bos GM, van Deventer SJ, Reitsma PH (2000) Recurrent venous thrombosis and markers of inflammation. Thromb Haemost 83: 536–539
van Deventer, SJ, Büller, HR, ten Cate, JW, Aarden, LA, Hack, CE, and Sturk, A (1990) Experimental endotoxemia in humans: analysis of cytokine release and coagulation, fibrinolytic, and complement pathways. Blood 76, 2520–2526
van Zyl LT, Lespérance F, Frasure-Smith N, Malinin AI, Atar D, Laliberté MA, Serebruany VL (2009) Platelet and endothelial activity in comorbid major depression and coronary artery disease patients treated with citalopram: the Canadian Cardiac Randomized Evaluation of Antidepressant and Psychotherapy Efficacy Trial (CREATE) biomarker sub-study. J Thromb Thrombolysis 27: 48–56
von Känel R (2008) Psychological distress and cardiovascular risk: what are the links? J Am Coll Cardiol 52: 2163–2165
von Känel R, Dimsdale JE (2000) Effects of sympathetic activation by adrenergic infusions on hemostasis in vivo. Eur J Haematol 65: 357–369
von Känel R, Bacon SL (2010) Hemostasis and endothelial function. In: Waldstein SR, Kop WJ, Katzel LI (eds) Handbook of Cardiovascular Behavioral Medicine. Springer, Berlin Heidelberg New York Tokio (im Druck)
von Känel R, Gander ML (2010) Posttraumatic Stress Disorder: Emerging Risk Factor and Mechanisms. In: Hjemdahl P,

Rosengren A, Steptoe A (eds) Stress and Cardiovascular Disease (im Druck)

von Känel R, Mills PJ, Fainman C, Dimsdale, JE (2001) Effects of psychological stress and psychiatric disorders on blood coagulation and fibrinolysis: a biobehavioral pathway to coronary artery disease? Psychosom Med 63: 531–544

von Känel R, Bellingrath S, Kudielka BM (2008a) Association between burnout and circulating levels of pro- and anti-inflammatory cytokines in schoolteachers. J Psychosom Res 65: 51–59

von Känel R, Nelesen RA, Mills PJ, Ziegler MG, Dimsdale JE (2008b) Relationship between heart rate variability, interleukin-6, and soluble tissue factor in healthy subjects. Brain Behav Immun 22: 461–468

Wakefield TW, Strieter RM, Wilke CA et al. (1995) Venous thrombosis-associated inflammation and attenuation with neutralizing antibodies to cytokines and adhesion molecules. Arterioscler Thromb Vasc Biol 15: 258–268

Waldstein SR, Siegel EL, Lefkowitz D, Maier KJ, Brown JR, Obuchowski AM, Katzel LI (2004) Stress-induced blood pressure reactivity and silent cerebrovascular disease. Stroke 35: 1294–1298

Walton KG, Schneider RH, Nidich S (2004) Review of controlled research on the transcendental meditation program and cardiovascular disease Risk factors, morbidity, and mortality. Cardiol Rev 12: 262–266

Wattanakit K, Williams JE, Schreiner PJ, Hirsch AT, Folsom AR (2005) Association of anger proneness, depression and low social support with peripheral arterial disease: the Atherosclerosis Risk in Communities Study. Vasc Med 10: 199–206

Wirtz PH, von Känel R, Mohiyeddini C, Emini L, Ruedisueli K, Groessbauer S, Ehlert U (2006) Low social support and poor emotional regulation are associated with increased stress hormone reactivity to mental stress in systemic hypertension. J Clin Endocrinol Metab 91: 3857–3865

Wirtz PH, Hong S, Redwine LS et al. (2009) Depressive symptoms are associated with soluble P-selectin reactivity to acute exercise in heart failure. Biol Psychiatry 65: 801–807

Psychoendokrinologie und Psychoimmunologie in der Onkologie

Michael H. Antoni, Susan Lutgendorf

Übersetzung von Ulrike Kübler

Die Diagnose und Behandlung einer Krebserkrankung wird von vielen Patienten als belastend erlebt. Ungeachtet dessen unterscheiden sich die Betroffenen im Hinblick auf derartige Herausforderungen erheblich in den in ihnen hervorgerufenen psychologischen Reaktionen sowie in ihrer Fähigkeit, sich davon zu erholen. Neben der Angst vor Rezidiven und Nebenwirkungen einer adjuvanten Therapie geht die Krebserkrankung oft einher mit der Besorgnis, das Heranwachsen der eigenen Kinder zu versäumen, vorzeitig sterben zu müssen und nur noch wenig Zeit mit dem Lebenspartner verbringen zu können. Aber auch um den Verlust von sozialen Bindungen und vertrauten Aktivitäten, sexueller Attraktivität und Sexualempfinden sorgen sich viele der Krebspatienten. Von Bedeutung ist, dass das während der Behandlung von den Patienten geäußerte Ausmaß an Disstress einen Prädiktor für deren Anpassung an die Krankheit einige Jahre später darstellen kann. Demzufolge können sowohl chronischer Stress als auch eine verminderte Lebensqualität über viele Jahre der Krebserkrankung bestehen bleiben.

Stressoren und mit Stress zusammenhängende psychosoziale Faktoren (negative affektive Zustände, wie z.B. Depression und Angst aber auch interpersonelle Phänomene, wie z. B. der Bruch in sozialen Beziehungen) konnten mit physiologischen Prozessen (z. B. mit neuroendokrinen und immunologischen Prozessen) in Verbindung gebracht werden, die für den Gesundheitszustand und die Lebensqualität von Krebspatienten bedeutsam sind (Antoni et al. 2006b).

Gegenstand dieses Kapitels ist die Bedeutung der psychoendokrinen und psychoimmunologischen Forschung in der Onkologie. Die Autoren werden einen Überblick über Forschungsarbeiten geben, die sich mit der gesundheitlichen Bedeutung einer psychosozialen und physiologischen Anpassung an die Krebsdiagnose und -behandlung beschäftigt haben. Dabei wird sich der Fokus zum einen auf psychosoziale Prozesse richten, die durch das Bewusstsein, an Krebs erkrankt zu sein, beeinflusst werden können, aber auch auf die Bedeutung der Stressphysiologie für die Krebsprogression (d. h. hinsichtlich Prozessen wie Tumorangiogenese, Tumorzellmigration und -invasion, Immunüberwachung des Tumors und Inflammation) sowie auf die Effekte von psychosozialen Interventionen auf die psychosoziale Anpassung und die damit assoziierten Veränderungen in neuroendokrinen und Immunprozessen, die für die Lebensqualität, aber auch für die Behandlungsergebnisse bei Krebspatienten relevant sein könnten.

15.1 Physiologische Adaptionsprozesse während der Krebserkrankung

Um den physiologischen Adaptionsprozess an die Krebserkrankungen zu verstehen, ist es zunächst hilfreich, einen Überblick über die wichtigsten physiologischen Veränderungen zu gewinnen, die Stressreaktionen sowie Disstresszustände als Antwort auf die Krebsdiagnose und -behandlung begleiten. Anschließend ist es wichtig aufzuzeigen, auf welche Weise die stressbedingten physiologischen Veränderungen relevant für jene biologischen Aktivitäten sein könnten, die für die Regulation der Krebsprogression verantwortlich sind. Wie bereits in ▶ Kap. 1 und Kap. 2 dieses Lehrbuchs skizziert, wird der Sympathikus als Teil des autonomen Nervensystem (ANS) bei Stress aktiviert, um die »Fight-or-Flight«-Reaktion hervorzurufen und die Produktion von Botenstoffen, wie die von Noradrenalin (NA) und Adrenalin (A) sowohl innerhalb des sympathischen Nervensystems als auch im Nebennierenmark (NNM) zu induzieren. Als Stressoren gelten Ereignisse, die die individuellen Bewältigungsressourcen übersteigen (z. B. die Diagnose einer Krebserkrankung). Zusätzlich aktiviert das Zentralnervensystem (ZNS) bei Stress die Hypothalamus-Hypophysen-Nebennierenrinden-Achse (HPAA). Dadurch wird unter anderem die Freisetzung von Vasopressin und Kortikotropin-releasing-Hormon (CRH) angeregt. Beide Hormone wiederum fördern die Ausschüttung des adrenokortikotropen Hormons (ACTH) aus dem Hypophysenvorderlappen, das seinerseits die Sekretion von Glukokortikoiden, wie z. B. Kortisol, aus der Nebennierenrinde (NNR) erhöht. Katecholamine (A und NA) sowie Kortisol regulieren eine Vielzahl physiologischer Reaktionen, einschließlich der Immunantwort und der Glukoneogenese, die eine wesentliche Rolle in der Krebsbiologie spielen könnten. Näheres hierzu folgt in späteren Abschnitten.

Ihre Wirkung auf diverse Effektorzellen übertragen die Botenstoffe des autonomen Nervensystems (ANS), NA und A, über die Bindung an sog. Adrenozeptoren (AR). Die AR gehören zu der Klasse der G-Protein-gekoppelten Rezeptoren, die ihrerseits in α- und β-Klassen unterteilt werden. Innerhalb der β-Klasse werden drei Subklassen, β1-, β2-, β3-AR unterschieden (Kobilka 1992). Die Rezeptoren sind an G-Proteine gebunden, die als molekulare Schalter agieren und intrazelluläre Signalkaskaden kontrollieren. β2-AR binden neben stimulierenden G-Proteinen (Gs) auch inhibitorische G-Proteine (Gi). Eine β2-AR induzierte Aktivierung von Gs vermittelt die Stimulation des cAMP-abhängigen Proteinkinase-A-(PKA-)Systems. Dieses wiederum aktiviert zahlreiche nachgeordnete Pfade, die Zellwachstum und Zellmigration begünstigen. Über die Aktivierung von Gi hingegen werden multiple Signalkaskaden kontrolliert, so auch der MAP-Kinase-Pfad, der bei Krebs häufig überaktiviert ist. Angst und Disstresszustände gehen oft einher mit erhöhten NA-Konzentrationen im zirkulierenden Raum und einer verzögerten Erholung (»recovery«) nach einer akuten Stressinduktion unter Laborbedingungen. Bisher gibt es nur wenige Forschungsarbeiten, die den Zusammenhang zwischen Katecholaminkonzentrationen im zirkulierenden Raum oder Reaktionen auf akute Stressoren und klinischen Outcome-Variablen bei Krebspatienten untersucht haben. Diese Tatsache sollte Anlass zu einer sorgfältigen Analyse durch entsprechende Forschungsgruppen geben. Allerdings mehren sich die Hinweise sowohl aus Tier- als auch aus Humanstudien, dass Katecholamine mit biologischen Aktivitäten assoziiert sind, die eine Krebsprogression zu begünstigen scheinen (näheres hierzu, ► folgender Abschnitt).

Es sprechen immer mehr Befunde für einen Zusammenhang zwischen dem Ausmaß an behavioralen oder psychosozialen Stressoren und Veränderungen in objektiven Stressindikatoren, wie z. B. Kortisol. Kortisol wiederum konnte mit einer verkürzten Überlebenszeit bei Krebspatienten assoziiert werden (Sephton et al. 2000). Erst kürzlich behandelte Krebspatienten zeigen sich besonders vulnerabel gegenüber belastenden Situationen, depressiver Stimmung und dem Mangel an positiven Erfahrungen. Dies wiederum könnte über eine wiederholte oder kontinuierliche Aktivierung der Hypothalamus-Hypophysen-Nebennierenrinden-Achse (HHNA) einen Einfluss auf die Stressphysiologie haben (McEwen 2007). Diese wiederholte Stimulation der HHNA kann deren autoregulatorischen Eigenschaften modifizieren, mit der Folge einer veränderten Kortisoltagesrhythmik. Das Kortisoltagesprofil wird häufig durch eine über den Tag verteilte Serie an gewonnenen Speichelproben erfasst (Sephton et al. 2000). Eine Reihe von Studien berichten Zusammenhänge zwischen Disstress und einer dysregulierten Kortisolfreisetzung bei Krebspatienten. So zeigte sich bei Patienten, die an unterschiedlichen fortgeschrittenen metastasierenden Krebsarten erkrankt waren, eine Assoziation zwischen Depression und einer verminderten Variabilität im Kortisoltagesprofil (Jehn et al. 2006). Ebenso konnte bei Brustkrebspatientinnen soziale Isolation mit einer über den Tag im Mittel höheren Menge an freigesetztem Kortisol in Verbindung gebracht werden (Turner-Cobb et al. 2000). Allerdings scheint nach jüngsten Studien an Brustkrebspatientinnen zu Folge, eine dysregulierte Kortisolausschüttung eher mit Krankheitsprozessen und Inflammation in Verbindung zu stehen als mit der Stressreaktivität (Abercrombie et al. 2004).

Demnach könnte eine dysregulierte HHNA bei Krebspatienten Implikationen für eine Vielzahl von Outcome-Variablen haben. Es konnte gezeigt werden, dass über den Tag im Mittel erhöhte absolute Kortisolwerte bei Patientinnen mit fortgeschrittener Brustkrebserkrankung mit einer supprimierten zellulären Immunität und bei Patientinnen mit Ovarialkarzinom mit einer erhöhten Konzentration des proinflammatorischen Zytokins Interleukin-(IL-)6 einhergehen (Lutgendorf et al. 2008a). Neben den Effekten, die Glukokortikoide auf Immun- und inflammatorische Prozesse haben, wurden direkte Verbindungen zwischen Glukokortikoiden und Krebswachstum berichtet. Es gibt Hinweise darauf, dass der Glukokortikoidrezeptor in Brustkrebszelllinien über einen Signalweg deren Überleben fördert und Apoptose hemmt (Moran et al. 2000). Darüber hinaus konnte für Glukokortikoide gezeigt werden, dass diese zusätzlich zu der Herunterregulation von DNA-Reperaturgenen, wie

z. B. *BRAC1* (Antonova u. Mueller 2008), in einem Mammakarzinom-Xenograf-Modell auch die Wirkungsstärke des Chemotherapeutikums Paclitaxel reduzieren (Pang et al. 2006). Obgleich in diesen Experimenten Glukokortikoide in pharmakologischen und nicht in mit Stress assoziierten Dosen appliziert worden sind, implizieren diese Befunde, dass die dynamische Funktion der HHNA Folgen sowohl für immunologische Pfade als auch für das Krebswachstum und die Behandlung von Krebs haben könnte.

15.2 Stressassoziierte Mechanismen und Krebsprogression

Befunde aus klinischen, zellulären, molekularen und Tierstudien sprechen vermehrt dafür, psychosoziale Faktoren und neuroendokrine Prozesse mit den für die Krebsprogression relevanten biologischen Aktivitäten, wie z. B. Angiogenese, Migration und Invasion von Tumorzellen, Inflammation und Immunüberwachung, in Verbindung zu bringen. Die Metastasierung – ein wichtiger Aspekt in der Krebsprogression – ist ein komplexer Prozess, für dessen Etablierung es mehrerer Schritte bedarf (Fidler 2003). Zum einen muss innerhalb der Tumormasse durch den Prozess der Angiognese eine Vaskularisierung erfolgen, um ein Tumorwachstum über einen Durchmesser von 1 mm hinaus zu ermöglich. Die Vaskularisierung stellt zugleich einen möglichen Weg zur hämatogenen Tumorzelldissemination, d. h. zum Abtransport metastasierender Tumorzellen über den Blutkreislauf dar. Zum anderen müssen Tumorzellen zur Migration sowie Invasion in gesundes Gewebe fähig sein. Hierzu müssen einzelne Tumorzellen vom Tumorverband dissoziieren, die Basalmembran penetrieren und in den Blutkreislauf gelangen. Von dort aus werden sie in Form von einzelnen Tumorzellen oder als Tumorembolien abtransportiert und in entlegene Organsysteme verschleppt. Nach der sich daran anschließenden Arretierung der Tumorzellen im Kapillarbett (Gefäßsystem eines Organs), müssen die Zellen aus dem Blutstrom austreten (Extravasation) und sich im Organparenchym festmachen. Um zu wachsen und um schließlich ihre eigene Blutversorgung zu entwickeln, müssen die invasiven Tumorzellen zu diesem Zeitpunkt mit ihrem Mikromilieu interagieren. Ferner müssen sich die Tumorzellen der Überwachung durch das Immunsystem entziehen. Zellen, die eines dieser Charakteristika nicht aufweisen, durch Bestandteile des Immunsystems neutralisiert oder durch Scherkräfte des zirkulierenden Blutes zerstört werden, können nicht metastasieren, d. h., die metastatische Kaskade wird unterbrochen. Einige der gegenwärtigen Therapiemaßnahmen zur Behandlung von Krebs versuchen in einen oder mehrere dieser Prozesse einzugreifen, um eine metastatische Progression der Erkrankung vorzubeugen (Fidler 2003). An dieser Stelle ist es wichtig zu erwähnen, dass es zunehmend Hinweise darauf gibt, dass eine Stressreaktion verschiedene Komponenten dieser Kaskade beeinflussen kann.

15.2.1 Angiogenese

Die Vaskularisierung von Tumoren (Angiogenese) ist ein komplexer Prozess, der für die Induktion von Endothelzellproliferation und -migration die Aktivierung verschiedener Signalpfade voraussetzt. Eine Vielzahl von Faktoren wirken angiostimulatorisch, so auch der »vascular endothelial growth factor« (VEGF), IL-6, der »transforming growth factor«-(TGF-)α und β, und der »tumor necrosis factor«-(TNF-)α (Spannuth 2008). Der VEGF kann über direkte Effekte auf Epithelzellen deren Proliferation fördern und sie vor Apoptose schützen. Die Apoptose ist ein natürlich vorkommender Prozess, bei dem neoplastische Zellen dann Suizid begehen, wenn diese einen oder mehrere Kontrollpunkte (»checkpoints«) im Zellzyklus überschreiten. Katecholamine, wie z. B. NA, können in Krebszellen des Eierstocks sowie in anderen Krebszelllinien die VEGF-Expression induzieren. Dabei scheint die Induktion der VEGF-Expression über β-adrenerge Rezeptoren auf den Krebszellen vermittelt zu sein (Lutgendorf et al. 2003). Andererseits konnte bei Patientinnen mit Ovarialkarzinom soziale Unterstützung, eine Komponente mit abpuffernder Wirkung gegenüber Stresserleben, mit einer geringeren VEGF-Konzentration in sowohl perioperativ gewonnenem Serum (Lutgendorf et al. 2002) als auch in Tumorgewebe (Lutgendorf et al. 2008a) in Verbindung gebracht werden. Das IL-6 ist ein weiterer proangiogenetischer Faktor, dem eine wesentliche Bedeutung in der Stimulation der Tumorprogression durch Förderung von Vaskularisierung zukommt. Seine Funktion erfüllt IL-6 dabei sowohl direkt, durch die Wirkung an Tumor- und Endothelzellen, als auch indirekt, durch Induktion der VEGF-Freisetzung aus Tumorzellen. Es sei darauf hingewiesen, dass NA die IL-6-Genexpression zu fördern scheint (Nilsson et al. 2007). In einer klinischen Studie konnte gezeigt werden, dass Ovarialkarzinom-Patientinnen im fortgeschrittenen Stadium mit höherer sozialer Unterstützung geringere IL-6-Konzentrationen sowohl im Plasma als auch im Aszites, einer den Tumor umgebenden Flüssigkeit, aufweisen (Costanzo et al. 2005). Daher wird NA, bekannt dafür unter Stress- und negativen affektiven Zuständen vermehrt freigesetzt zu werden, mit Konzentrationsanstiegen der beiden proangiogenetischen Faktoren VEGF und IL-6 assoziiert, die wiederum die Wahrscheinlichkeit für das Überleben der Krebszellen und deren Proliferation erhöhen können.

15.2.2 Tumorzellmigration und Invasion

Ebenso können neuroendokrine Stresshormone die Tumorzellmigration beeinflussen. Dies ist möglich, indem sie zum einen die Matrixmetalloproteinasen-(MMP-)Produktion in Tumorzellen erhöhen und darüber hinaus selbst als Lockstoff fungieren und so die Zellmigration induzieren (Sood et al. 2006). Proteine der MMP-Familie sind sowohl in den Abbau von extrazellulärer Matrix als auch in den Gewebeumbau involviert. Durch die Aktivierung des β-AR-Pfades in Ovarialkarzinomzellen steigert NA deren MMP-2- und MMP-9-Produktion (Sood et al. 2006). In einer klinischen Studie konnten sowohl eine Depression als auch erhöhter Lebensstress mit einer erhöhten Konzentrationen an MMP-9-sezernierenden tumorassoziierten Makrophagen (TAM) ($CD68^+MMP\text{-}9^+$-Zellen) in Verbindung gebracht werden. Demgegenüber wiesen Patienten mit höheren Werten an sozialer Unterstützung geringere Konzentrationen an $CD68^+$-$MMP\text{-}9^+$-Zellen auf (Lutgendorf et al. 2008b). Bei Patientinnen mit Ovarialkarzinom, zeigten diejenigen mit hohen Depressionswerten und geringer sozialer Unterstützung im Vergleich zu einer nach histologischem Befund und Alter parallelisierten Vergleichsgruppe, die ein hohes Ausmaß an sozialer Unterstützung bei geringen Depressionswerten aufwies, über 200 hochregulierte Gentranskripte sowie eine stärkere Aktivierung an Signalwegen, die mit Tumorwachstum und -progression (wie z. B. »nuclear factor kappa B«, NF-κB und »signal transducers and activators of transcription«, STAT) in Verbindung gebracht werden (Lutgendorf et al. 2009). Insgesamt lässt sich konstatieren, dass stressassoziierte Botenstoffe des neuroendokrinen Systems durch ihre Möglichkeit zur Förderung von biologischen Prozessen, welche die Migration und Invasion von Tumorzellen regulieren, die metastatische Kaskade beschleunigen könnten.

15.2.3 Immunantwort

Da der zellulären Immunantwort in der Überwachung und Zerstörung von Tumorzellen eine wesentliche Bedeutung zugeschrieben wird, bildete diese in der bisherigen psychoimmunologischen Forschung im Bereich der Onkologie einen wichtigen Schwerpunkt. Ungeachtet dessen wird die Rolle der Immunantwort bei Krebs vielfach kontrovers diskutiert. Grund hierfür ist die Tatsache, dass im Gegensatz zu Tumorzellen, die ein hohes immunogenes Potenzial aufweisen und somit durch Effektorzellen des Immunsystems rasch eliminiert werden, Tumorzellen mit geringem immunogenen Potenzial einer immunologischen Erkennung entgehen könnten. Das Ergebnis dieses unter dem Namen »Immunselektion« bekannten Prozesses ist eine von den Effektorzellen des Immunsystems ausgehende Zerstörung immunogener Tumorzellen sowie ein sich daraus ergebender Selektionsdruck in Richtung nichtimmunogener Krebszellen. Als Konsequenz eines solchen Selektionsprozesses werden Tumoren geformt, die sich der Erkennung durch das Immunsystem entziehen (Phillips 2002). Auch besitzen Tumore verschiedene Mechanismen, um der immunologischen Kontrolle sowie der immunvermittelten Zerstörung zu entkommen. Zu diesen Mechanismen zählen Mutationen, eine verminderte Antigenpräsentation, die Unterbrechung kostimulatorischer Signalwege von Immunzellen, aber auch die Unterbrechung apoptotischer Signalwege in Tumorzellen (Khong u. Restifo 2002).

Vor diesem Hintergrund stellen sich für die klinische Forschung im psychoonkologischen Bereich folgende zentrale Fragen:

- Unter welchen Bedingungen ist die Immunantwort gegen Krebszellen am wichtigsten (z. B. im Frühstadium, in virusassoziierten Tumoren etc.)?
- Welche Bestandteile des Immunsystems sind langfristig am ehesten mit dem Gesundheitszustand (z. B. Immunrekonstitution nach einer Knochenmarkstransplantation, krankheitsfreies Intervall, Rezidiv oder Krebsprogression) assoziiert?

Es ist anzunehmen, dass das Stadium und die Art der Erkrankung sowie der Behandlungszeitpunkt Bedingungen darstellen, die einen Einfluss auf die Bedeutung der Immunantwort nehmen. Daher scheinen immunogenere Formen von Krebs (z. B. virusassoziierte Tumoren, die sehr wahrscheinlich eine Immunantwort gegen Virusantigene auslösen) in sehr frühen Stadien (oder in Form von Präkanzerosen) die geeignetsten Modelle darzustellen, um psychoimmunologische Prozesse zu untersuchen. Hinsichtlich eines angemessenen Untersuchungszeitraums für die Beobachtung von stressassoziierten Veränderungen in der Immunüberwachung (Ben-Eliyahu 2003) und in Tumorwachstumsprozessen (Lee et al. 2009), die einen Risikofaktor für die Metastasierung darstellen, scheint die perioperative Periode besonders geeignet zu sein.

Es wird angenommen, dass der Zytotoxizität natürlicher Killer-(NK-)Zellen und den zytotoxischen T-Lymphozyten eine wesentliche Bedeutung in der Immunantwort des Wirts gegen spontane Tumorerkrankungen zukommt. Besonders wichtig scheinen diese Immunkomponenten hinsichtlich der Bekämpfung von im Blut zirkulierender Tumorzellen zu sein, wodurch eine Prävention von Metastasen ermöglicht wird. In der Allgemeinbevölkerung ließ sich für Individuen mit geringerer NK-Aktivität im Vergleich zu jenen, mit mittlerer oder hoher NK-Aktivität, über den Zeitraum von 11 Jahren ein 1,6-fach höheres Risiko an Krebs zu erkranken feststellen (Imai et al. 2000). Eine geringere NK-Aktivität ist mit der Entwicklung von Fernmetastasen bei Patienten mit Tumoren des Kopf- und Halsbereiches assoziiert (Schantz u. Goepfert 1987). Ferner ist die NK-Aktivität sowohl bei Patientinnen mit Brustkrebs des Stadiums IV (Baxevanis et al. 1993) als auch bei Patienten mit Lebemetastasen erniedrigt (Yamasaki et al. 1993). In Übereinstimmung mit diesen Studienergebnissen ist der Befund an Patientinnen mit fortgeschrittenem Ovarialkarzinom. Eine geringere präoperative NK-Aktivität war bei jenen Frauen zu beobachten, deren Krankheitsverlauf eine progressive Form annahm. Frauen mit höherer präoperativer NK-Aktivität zeigten hingegen einen nichtprogressiven Krankheitsverlauf. Auch konnte eine verminderte NK-Aktivität zum Zeitpunkt der Rezidivdiagnose festgestellt werden (Garzetti et al. 1993).

Im Bereich der Krebsimmuntherapie hat es bedeutende Arbeiten mit »response modifiers« gegeben, die die NK- und T-Zell-gerichtete zytotoxische Immunantwort gegen Tumoren steigern können. Zu der Klasse der »response modifiers« zählen u. a. die von den T-Helfer-(TH-)Zellen Typ 1 sezernierten Zytokine IL-2 und Interferon (IFN)-γ. TH1-Zytokine scheinen die Outcome-Variablen bei einigen Karzinomarten zu beeinflussen. Dieser Zytokineinfluss ist zurückzuführen auf deren Potenzial, Immunzellen, wie z. B. NK-Zellen und zytotoxische T-Zellen zu stimulieren. Diese Zellen sind wiederum in die Tumorüberwachung und die Zerstörung von Tumorzellen involviert. In der Tat scheinen lymphokinaktivierte Killerzellen (LAK-Zellen) – NK-Zellen, die mit Substanzen, wie z. B. IL-2 oder IFN-γ stimuliert worden sind – gegenüber einer Vielzahl an Tumorzellen zytotoxischer zu wirken als nichtaktivierte NK-Zellen (Baxevanis et al. 1993). Eine gering dosierte subkutane auf IL-2 basierende Immuntherapie führte bei Brustkrebspatientinnen nach einer autologen Transplantation zu einer signifikanten Steigerung der NK-/LAK-Lysis von MCF-7-Antigenen. Dieser Befund lässt vermuten, dass sich eine IL-2-Stimulation als ein bedeutendes In-vivo-Phänomen zur Förderung der Immunüberwachung bei einigen Krebsarten erweisen könnte. Der IL-2-Effekt scheint dabei über den selektiven Anstieg spezifischer NK-Zellsubpopulationen vermittelt zu sein (Miller et al. 1997).

Darüber hinaus ist bekannt, dass ein weiteres TH1-Zytokin, IFN-γ, unmittelbar das Wachstum bestimmter Krebszellen hemmt. Auch ist bei einigen Krebsarten eine ungünstigere Krankheitsprognose sowie eine höhere Rezidivrate assoziiert mit einer in Biopsieproben vorgefundenen geringeren Menge an mRNA-Transkripten des IFN-γ-Gens. IL-12, ebenso ein TH1-Zytokin, ist sowohl an der zellulären Immunantwort gegen Tumoren wie auch an der Hemmung der Angiogenese beteiligt. Durch die Stimulation der IFN-γ-Expression in Endothel-, NK- und T-Zellen verstärkt IL-12 eine Effektorantwort von TH1-Zellen (Trinchieri u. Scott 1995). Sobald NK-Zellen durch IL-12 stimuliert worden sind, stellen sie wichtige IFN-γ-Produzenten dar. Es konnte gezeigt werden, dass das von NK-Zellen sezernierte IFN-γ Anti-Tumor-Antworten in NK-Zellen und zytotoxischen T-Zellen induziert und bei Patienten mit gastrointestinalen Tumoren eine längere Überlebenszeit prognostiziert (Menard et al. 2009). Die Suche nach geeigneten Kombinationen aus Zytokinen zur Kontrolle von NK-Zellen sowohl innerhalb des Tumors als auch im Mikromilieu der Leber ist derzeit Gegenstand der Immuntherapieforschung (Subleski et al. 2009).

Diese Studien legen die Vermutung nahe, dass eine Zytokinkombination aus IL-2, IL-12 und IFN-γ die Immunüberwachung von Tumorzellen begünstigt und das Auftreten eines Rezidivs nach der Behandlung beeinflusst. Viele Zytokine stehen untereinander in Wechselwirkung. So können TH2-Zytokine (z. B. IL-4, IL-5, IL-10) die Wirkung von IL-2 und IFN-γ auf zellvermittelte Immunfunktionen, wie z. B. Lymphozytenproliferation und -zytotoxizität, antagonisieren. Ferner können TH2-Zytokine eine Niederregulation der IFN-γ-Produktion bewirken (Roussel et al. 1996). Bei unterschiedlichen Tumorarten berichten Studien von einer am Tumorort gegenüber den TH1-Zytokinen bestehenden TH2-Zytokindominanz und einer verminderten IL-2- und INF-γ-Produktion (Fischer et al. 1997). Es ist anzunehmen, dass langfristig entstehende gesundheitliche Folgeschäden, aufgrund residueller Tumorzellen nach einer Krebsoperation, zu einem beachtlichen Ausmaß von der Kompetenz des Immunsystems abhängen, Tumorzellen noch vor einem klinisch bedeutsamen Metastasenwachstum zu erkennen und abzutöten. Diese Immunprozesse scheinen zum einen von der Verfügbarkeit und der Ansprechbarkeit auf TH1-Zytokine (z. B. IL-2, IL-12 und IFN-γ) sowie von der Aufrechterhaltung einer geringen TH2-Zytokinkonzentration (z. B. IL-4 und IL-10) abzuhängen.

Chronischer Stress, Einsamkeit und Depression können die Immunantwort herabsetzen. Dies geschieht hauptsächlich über β-AR- und Glukokortikoid-Signalwege. T-, B- und NK-Zellen besitzen eine hohe Anzahl an adrenergen und Glukokortikoidrezeptoren. Neben den Rezeptoren für Katecholamine und Glukokortikoide exprimieren Lymphozyten auch Rezeptoren für ACTH und CRH. Die immunosuppressive Wirkung dieser Hormone, die empirisch bereits mehrfach belegt wurde, scheint über eine veränderte Zytokinproduktion und -kommunikation vermittelt zu sein. Stress wird aber auch mit einer verminderten Menge an TH1-Zytokinen (IFN-γ, IL-12 und IL-2) und einer erhöhten Menge an TH2-Zytokinen (IL-4, IL-5) in Verbindung gebracht. Ferner konnte eine reduzierte Expression des IL-2-Rezeptors bei Studenten im Prüfungsstress beobachtet werden (Kang u. Fox 2001). Ebenso konnten Stress und Angst bei Brustkrebspatientinnen nach einer Operation mit Einbußen in zahlreichen Markern der zellulären Immunantwort assoziiert werden, wie z. B. mit einer gegenüber der TH2-Zytokinproduktion verminderten TH1-Zytokinproduktion (Blomberg et al. 2009), einer gedämpften T-Zell-Antwort nach Mitogenstimulation und einer geschwächten NK-Zell-Aktivität (Andersen et al. 1998).

Dabei sei erwähnt, dass der Zusammenhang zwischen psychosozialen Faktoren und der Immunantwort nicht nur im peripheren Blut sondern auch auf der Ebene von tumorinfiltrierenden Lymphozyten (TIL) zu bestehen scheint. So konnten höhere Disstresswerte bei Ovarialkarzinom-Patientinnen zum Zeitpunkt der Operation mit einer geringeren NK-Aktivität in TIL in Verbindung gebracht werden. Darüber hinaus waren diese Werte mit einer TH2-Zytokindominanz assoziiert, die nicht nur im peripheren Blut, sondern auch in den Aszites und in den TIL zu beobachten war. Soziale Unterstützung hingegen wurde mit einer höheren

NK-Aktivität sowohl im peripheren Blut als auch in den TIL in Verbindung gebracht (Lutgendorf et al. 2005; Lutgendorf et al. 2008a). Diese Befunde sind aus mehreren Gründen erwähnenswert. Studien zur Immunantwort im peripheren Blut von Krebspatienten liefern allenfalls eine Näherung an das, was im Mikromilieu des Tumors geschieht. Demzufolge weisen Daten, die hinsichtlich des Mikromilieus des Tumors Beziehungen zwischen Disstress und dem Immunsystem belegen, darauf hin, dass diese Befunde mit Beziehungen, die im peripheren Blut beobachtet werden, übereinstimmen. Da Tumoren des Weiteren viele Möglichkeiten besitzen, die lokale Immunantwort herunterzuregulieren, scheint die Immunantwort, auch im bereits herunterregulierten Zustand, durch externe Faktoren beeinflussbar zu sein. Diese Hypothese wiederum legt die Vermutung nahe, dass psychosoziale Faktoren klinisch relevante Implikationen für das Mikromilieu des Tumors haben könnten.

Vor dem soeben skizzierten Hintergrund scheint es wenig verwunderlich, dass zunehmend mehr Befunde für einen Zusammenhang zwischen Stress- oder Disstresszuständen und einer dominanten Sekretion von TH2-Zytokinen sowie einer geschwächten zellulären Immunfunktionen sprechen. Die zelluläre Immunantwort ist für die Überwachung von Tumorzellen bedeutsam und wird ihrerseits wiederum durch das TH1/TH2-Zytokinprofil koordiniert. Darüber hinaus scheinen Katecholamin- und Kortisolspiegel in der gesunden wie auch in der an Krebs erkrankten Population sowohl mit Stress-/Disstresszuständen als auch mit Zytokinkonzentrationen und den damit korrespondierenden Immunfunktionen assoziiert zu sein. Insgesamt deuten diese Befunde darauf hin, dass stressassoziierte Veränderungen in neuroendokrinen Botenstoffen die Verbindung zwischen psychologischen Faktoren, der Immunfunktion und der Krebsprogression vermitteln könnten (Antoni et al. 2006a,b). Allerdings liegen bisher keine Daten vor, die diese Mediationshypothese stützen. So ist eine gesteigerte Immunantwort nicht grundsätzlich mit einem günstigeren Krankheitsverlauf bei Krebspatienten assoziiert. In einigen Fällen kann eine gesteigerte Immunantwort sogar mit der Entwicklung von behandlungsbedingten Nebenwirkungen (z. B. Erschöpfungszustand, »fatigue«) sowie mit einer beeinträchtigten Lebensqualität in Verbindung gebracht werden.

15.2.4 Inflammatorische Prozesse und Krebs

Vielen Krebsarten liegen inflammatorische Prozesse zugrunde, die deren Entstehung und Wachstum begünstigen (Coussens u. Werb 2002). Die TAM bilden im Mikromilieu zahlreicher solider Tumoren eine prädominierende Komponente. Obwohl diese Zellen hauptsächlich zum Tumorort rekrutiert werden, um eine gegen die Tumorzellen gerichtete zelluläre Immunantwort zu begünstigen, wechseln Makrophagen in Gegenwart eines proinflammatorischen Tumormikromilieus von einem phagozytierenden zu einem proinflammatorischen Phänotyp. Dieser Makrophagenphänotyp produziert Moleküle, die neben der Förderung von Angiogenese und Invasion die Inflammation weiter verstärken (Pollard 2004). Die Gegenwart von TMA konnte bei verschiedenen Tumorarten mit einem ungünstigen Krankheitsverlauf assoziiert werden (Tsutsui et al. 2005). Als stärker empirisch gesichert gilt, dass chronischer Stress inflammatorische Prozesse unterstützt. Dies kann sowohl über die Stimulation einer proinflammatorischen Zytokinsekretion als auch über eine Dysregulation von Mechanismen erfolgen, die mit der HHNA in Verbindung stehen und des Weiteren der Kontrolle der Inflammation dienen (Black 2002). Im Rahmen einer Krebserkrankung könnte chronischer Stress daher über die Förderung der Entwicklung inflammatorischer Prozesse eine Krebsprogression begünstigen. In Übereinstimmung mit dieser Annahme konnte Stress bei Patientinnen mit Ovarialkarzinom mit der im tumoralen Mikromilieu durch Makrophagen produzierten Menge an MMP-9 in Verbindung gebracht werden (Lutgendorf et al. 2008b). MMP-9 ist ein Molekül, das die Invasivität von Tumorzellen fördert.

Es ist naheliegend, dass etliche, der von Krebspatienten während der Diagnose und Behandlung berichteten Gefühle und Veränderungen in körperlichen Krankheitszeichen ein Konglomerat aus miteinander verbundenen Symptomen bilden. Dieses Konglomerat, auch bekannt unter dem Begriff

Krankheitsverhalten (»sickness behavior«), reflektiert die Antwort eines Erkrankten in der Auseinandersetzung mit der biopsychischen Bedrohung durch den Tumor. Im Hinblick auf Lebensqualität sind bei Krebspatienten depressive Verstimmung und Müdigkeit zwei zentrale Kernaspekte. Beide sind gleichzeitig Charakteristika von Krankheitsverhalten (Capuron u. Dantzer 2003). Weitere, ziemlich häufig auftretende Nebenwirkungen einer Krebsbehandlung, die durch psychische Zustände verstärkt werden könnten, umfassen neurokognitive Veränderungen (z. B. Gedächtnisprobleme), Schlaf- und sexuelle Störungen. Aber auch Nebenwirkungen, die spezifisch für bestimmte Krebsarten sind (z. B. Blasendysfunktion bei Patienten mit Prostatakrebs), könnten durch psychosoziale Prozesse verstärkt werden. Wobei die, einem solchen Effekt zugrundeliegenden biobehavioralen Mechanismen noch zu bestimmen sind.

Interessanterweise könnte diesem Symptomcluster, welches Krankheitsverhalten einschließt, ein gemeinsamer biologischer Mechanismus zugrunde liegen, der die Dysregulation proinflammatorischer Zytokine, wie z. B. IL-1, IL-6 und TNF-α beinhaltet. Zudem konnte nachgewiesen werden, dass die proinflammatorische Zytokinregulation sowohl durch Stressoren als auch durch die Funktion der HHNA beeinflusst werden kann. Dabei basiert der von der HHNA ausgehende Einfluss auf einer vermehrten Glukokortikoidsekretion aus der NNR in den Blutstrom sowie auf glukokortikoidresistente Zielzellen, wie z. B. Lymphozyten und Monozyten (Rohleder et al. 2003). Diese Prozesse scheinen durch Stress verstärkt zu werden. So zeigen z. B. Brustkrebspatientinnen mit Ermüdungszuständen auf einen akuten Stressor eine erhöhte inflammatorische Reaktion bei einer gleichzeitig zu beobachtenden, abgeschwächten Glukokortikoidantwort (Bower et al. 2007). Dies lässt eine möglicherweise gekoppelte Dysregulation von sowohl der Inflammation als auch der HHNA vermuten. Eine Dysregulation in denjenigen Mechanismen, die proinflammatorische Zytokine kontrollieren, könnte über die Förderung von Krankheitsverhalten unmittelbare Auswirkungen auf die Lebensqualität haben. Es sei darauf hingewiesen, dass diese inflammationsassoziierten Prozesse durch die Störung der für eine adäquate Wundheilung notwendigen physiologischen Mechanismen auch einen Einfluss auf die Regeneration der Patienten nach einer Krebsoperation haben könnten. Bei Patienten mit Prostatakrebs würde dies z. B. die Regeneration von Harn- und sexuellen Funktionen betreffen.

Psychoonkologen untersuchen schwerpunktmäßig verschiedene Signalgebungspfade über die die zuvor beschriebenen immunologischen und inflammatorischen Mechanismen für die Krankheitsprozesse bei Krebs von Bedeutung sein könnten. Zwei davon sollen im Folgenden skizziert werden. Ein Pfad bezieht sich auf die Rolle des Immunsystems bei der Regeneration physiologischer Funktionen, wie z. B. Energie- und Ermüdungsniveaus sowie Harn- und sexuelle Funktionen nach einer operativen und adjuvanten Therapie. Der anderer Pfad bezieht sich auf die Rolle der Inflammation und die der Immunantwort hinsichtlich des Rezidiv-(und Metastasen-)Risikos bei Krebspatienten, die kurativ und adjuvant behandelt worden sind.

Die Durchführung klinischer Längsschnittstudien an behandelten Krebspatienten zeigt sowohl die Schwierigkeiten als auch die Möglichkeiten auf, im Gesundheitszustand vulnerabler Populationen klinisch bedeutsame Veränderungen zu beobachten, die durch stressbezogene biobehaviorale Prozesse vermittelt sein könnten. Eine adjuvante Krebstherapie (einschliesslich Chemo-, Strahlen- und endokrine Therapie) kann signifikante immunmodulierende Effekte haben. Dazu zählen eine reduzierte NK-Aktivität sowie eine verminderte Induzierbarkeit der LAK-Aktivität und der Lymphozytenproliferation in IL-2-stimulierten Kulturen (Chuang et al. 1993). Behandlungsassoziierte Veränderungen in der Anzahl zytotoxischer Immunzellen (NK-Zellen, zytotoxische T-Zellen), der Proliferation von Lymphozyten und der NK-Aktivität könnten für Krebspatienten durchaus von gesundheitlicher Relevanz sein. Die behandelten Patienten könnten dadurch vulnerabler werden für Infektionen, für eine während der Erholungsphase schlechtere Überwachung von Krebsantigenen und möglicherweise auch für ein Spätrezidiv.

Die durch die T-Helferzellen gesteuerten, zellulären Immunfunktionen scheinen an der Überwachung von insbesondere virusassoziierten und hoch immunogenen Krebsarten bei kurativ und adjuvantiv behandelten Patienten beteiligt zu sein.

Dabei unterliegen die meisten dieser Immunfunktionen einer direkten Kontrolle durch TH1- und TH2-Zytokine. Da inflammatorische Zytokine möglicherweise die Krebsprogression fördern (Coussens u. Werb 2002) und des Weiteren einen Einfluss auf die Lebensqualität haben könnten (z. B. Erschöpfungszustände; Bower 2007), wäre auch die Beobachtung profinflammatorischer Zytokinkonzentrationen (IL-1β, IL-6 und TNF-α) im Blut in Verbindung mit behandlungsbedingten Nebenwirkungen oder der Krebsprogression wichtig. Ebenso bedeutsam wäre die Untersuchung der Fragestellung, ob diese Parameter durch stressbezogene Prozesse beeinflussbar sind.

Obgleich die Immunüberwachung, wie bereits erwähnt, einen entscheidenden Faktor darstellt, sollte nicht außer Acht gelassen werden, dass Mechanismen entdeckt worden sind, mit deren Hilfe Krebszellen der Immunüberwachung entgehen und Resistenzen gegenüber einer Chemo-, Strahlen- Immun- sowie hormonellen Therapie entwickeln können(Khong u. Restifo 2002). Die Rolle der stressbezogenen Immunsuppression in

- der Förderung jener Mechanismen, die das Entgehen der immunologischen Kontrolle begünstigen sowie in
- der Modulation der Effektivität von Immuntherapieprogrammen,

wurde bisher nicht ausreichend erforscht und wird sich daher für zukünftige Forschungsvorhaben als ein Erfolg versprechendes Gebiet erweisen.

15.2.5 Zusammenfassung der des Krebsbeginns und der Krebsprogression zugrundeliegenden Mechanismen

In den vorangegangenen Abschnitten wurden Forschungsarbeiten skizziert, die stressassoziierte Veränderungen in neuroendokrinen Systemen in Verbindung gebracht haben mit

- einer schlechteren psychologischen Anpassung an die Krebserkrankung,
- einer Stärkung von biologischen Aktivitäten, welche die Krebsmigration und -invasion fördern,
- einer vermehrten Störung zellulärer Immunparameter und
- einer Modifikation sowohl in der TH1/Th2-Zytokinbalance als auch in Bezug auf proinflammatorische und proangiogentische Zytokinkonzentrationen.

Dieses modifizierte Zytokinprofil könnte wiederum die Krebsprogression, aber auch behandlungsbedingte Nebenwirkungen fördern. Auch wurde die Rolle von tumorassoziierten Makrophagen hinsichtlich der Förderung eines proinflammatorischen Tumormikromilieus, der Herunterregulation der zellulären Immunität und der Steigerung des Tumorwachstums angesprochen (Pollard 2004). Stress scheint daher neben der Schwächung der zellulären Immunität, die Produktion inflammatorischer Zytokine zu erhöhen. Experimentelle Stressmodelle stützen deutlich die Annahme, dass eine durch NA vermittelte Expression bestimmter Signalmoleküle mit den Prozessen der Angiogenese und der Invasion assoziiert ist, die wiederum stärker mit einer Krebsprogression in Verbindung gebracht werden können. Wenngleich die stressbezogene Modulation der TH1-Zytokine und die der NK-Aktivität für bestimmte Krebsarten bedeutsam sein könnte, ist es bisher noch nicht gelungen, diese Immunprozesse mit den für die Krebsprogression der meisten Krebsarten relevanten Signalgebungspfade in Verbindung zu bringen. Des Weiteren gibt es bis zum heutigen Tag nicht eine Studie, die ein empirisch fundiertes Argument für eine stressvermittelte Veränderung in den die Überlebenszeit vermittelnden Indikatoren des Immunsystems oder in den Tumorwachstumsfaktoren liefern konnte.

15.3 Psychosoziale Anpassungsprozesse während einer Krebserkrankung

Individuen unterscheiden sich beachtlich sowohl in ihren psychologischen Reaktionen auf als auch in ihrer Erholung von einer Krebsdiagnose und -behandlung (Antoni 2003). In der Tat berichten einige Individuen noch Jahre nach der Behandlung von Stress und einer verminderten Lebensqualität. Dies scheint die dokumentierten interindividuellen

Unterschiede in den Kurvenverläufen zur Lebensqualität über die Zeit bei behandelten Krebspatienten zu erklären. Forschungsarbeiten, die den Zusammenhang zwischen Personenvariablen und Unterschieden in der Anpassungsfähigkeit an die Krebserkrankung untersucht haben, weisen auf die Bedeutung sowohl kognitiv-behavioraler als auch sozialer Faktoren hin. Diese Erkenntnis bildet die Grundlage für den Einsatz psychologischer Interventionen bei Krebspatienten. Kognitive Faktoren, die Einfluss darauf nehmen, wie eine Krebserkrankung bewertet wird, ob die Person z. B. durch Optimismus bei der Bekämpfung ihrer Erkrankung gekennzeichnet ist, könnten zur Anpassungsfähigkeit und Lebensqualität beitragen. Höhere Optimismuswerte vor der Operation sind assoziiert mit dem Gebrauch von adaptiven Copingstrategien, sowohl kognitiver als auch behavioraler Art. Zusätzlich erwies sich ein höherer Optimismuswert als Prädiktor für geringeren emotionalen Disstress zu verschiedenen Zeitpunkten während des ersten Jahres nach der Operation sowie für eine bessere Lebensqualität und reduziertes Disstresserleben mehrere Jahre nach der Operation (Antoni 2003).

Patienten, die sich von Partner, Familie oder Freunden inadäquat sozial unterstützt fühlen, sind im Vergleich zu denjenigen, die von einer adäquaten sozialen Unterstützung berichten, benachteiligt (Antoni 2003). Die häufig durch Ehepartner oder Familienmitglieder erfahrene emotionale Unterstützung ist für Patienten das Wichtigste, könnte aber auch, sofern die Unterstützung von den Patienten als unangemessen erlebt wird, das für sie am schädlichsten sein. Daher scheinen prosoziale Copingfertigkeiten, besonders für Krebspatienten, wichtig zu sein. Es ist anzunehmen, dass Krebskranke eindeutig und explizit kommunizieren müssen, was sie von anderen erwarten bzw. was diese unterlassen sollen. Dies spricht für die Bedeutsamkeit einer bedacht applizierten und sorgfältig überwachten Intervention zur Förderung positiver sozialer Interaktionen unter Patienten. Psychosoziale Interventionen zum Training sozialer Kompetenzen können, insbesondere bei Durchführung in einem Gruppensetting, solche Interaktionsmuster fördern (Antoni 2003).

Die Forschungsarbeit von Antoni (2003) gibt Hinweise darauf, dass ein stärkeres Disstresserleben unter Krebspatienten als eine Funktion aus intrapersonalen (Pessimismus und ein geringes Ausmaß an adaptivem Coping) und interpersonalen Faktoren (inadäquate soziale Unterstützung) angesehen werden könnte. Möglicherweise werden die physiologischen Reaktionen eines Individuums auf einen Stressor von denselben intra- und interpersonalen Faktoren beeinflusst, die auch für den Umgang mit Krebs maßgeblich zu sein scheinen. Auch stützt diese Arbeit die Hypothese, dass erworbene verhaltenstherapeutische Techniken zur Stressreduktion, wie z. B. Entspannungstechniken, für Krebspatienten hilfreich sein könnten (Antoni 2003). Dementsprechend wurden psychosoziale Interventionen mit dem Ziel entwickelt, Krebspatienten die Möglichkeit zu geben,

- durch das Erlernen von Entspannungstechniken und anderen angstreduzierenden Strategien von deren günstigen Einflüssen zu profitieren,
- kognitive Bewertungen (durch kognitive Umstrukturierung) zu modifizieren, um eine optimistische Haltung zu fördern,
- durch den Erwerb der Reframingtechnik und von akzeptierenden Copingstrategien Disstress zu reduzieren und
- durch die Aneignung zwischenmenschlicher Fertigkeiten (Selbstbehauptung, Aggressionstherapie) im Rahmen einer kognitiv-behavioralen Gruppentherapie soziale Unterstützung aufzubauen und aufrechtzuerhalten.

15.4 Psychosoziale Intervention und Krebsprogression

Wie bereits erwähnt, scheint die Regulation von neuroendokrinen Botenstoffen und Zytokinen einen biologischen Mechanismus darzustellen, über den stressbezogene Prozesse und Ressourcen, wie z. B. soziale Unterstützung, Einfluss auf die Lebensqualität und den Krankheitsverlauf nehmen könnten (Antoni et al. 2006b). Daraus könnte gefolgert werden, dass psychosoziale Interventionen, die krankheitsbedingten Disstress (Angst, depressive Stimmung) und Schwierigkeiten im zwischenmenschlichen Bereich zu bestimmten Zeitpunkten während der Krebsbehandlung zum Gegenstand haben, mit günstigeren Ausprägungen in Outcome-Variablen (z. B. weniger körperliche Nebenwirkungen, besserer allgemeiner Gesundheitszustand und vermindertes Rezidiv- und Sterberisiko) in Verbindung stehen. Falls diese Schlussfolgerung zutrifft, könnten psychosoziale Interventionsmaßnahmen, die Patienten helfen, Stressreaktionen zu modulieren und ihnen darüber hinaus soziale Unterstützung bieten, eine gesundheitsfördernde Wirkung sowohl auf die Psyche als auch auf den Körper haben – wobei letztere möglicherweise durch Interventionsassoziierte Veränderungen in der spezifischen endokrinen und/oder immunologischen Regulation vermittelt ist, während die Betroffenen die Krebsbehandlung und Erholungsphase durchlaufen (Antoni 2003). Es ist denkbar, dass die, während einer medikamentösen Behandlung durchgeführten psychosozialen Interventionsmaßnahmen auf physiologische Prozesse (z. B. auf endokrine oder Immunfunktionen), die im Verlauf einer Krebsbehandlung erfahrungsgemäß beeinträchtigt und möglicherweise mit dem künftigen Gesundheitszustand und der Lebensqualität assoziiert sind, zeitlich verzögerte Effekte (z. B. mehrere Wochen nach der Operation) haben. Welche Erkenntnisse gewinnen wir aus den zahlreichen klinischen Interventionsstudien hinsichtlich deren Auswirkungen bei Krebspatienten? Obwohl die Assoziationen zwischen Stress, psychosozialen Prozessen und den an der Krebsprogression beteiligten neuroendokrinen und biologischen Aktivitäten als empirisch gesichert gelten, konnte bisher kein konsistenter Nachweis dafür erbracht werden, dass psychosoziale Interventionsmaßnahmen den Verlauf einer Krebserkrankung beeinflussen.

Über 300 psychologische Interventionsstudien wurden in den letzten 50 Jahren an Krebspatienten durchgeführt, obgleich viele der Studien aufgrund von Mängeln und Heterogenität in der Stichprobenzusammensetzung, im Studiendesign sowie in der Ergebnisdarstellung kritisiert worden sind (Newell et al. 2002). Die meisten der psychologischen Interventionsstudien wurden an Brustkrebspatientinnen durchgeführt, weshalb sich die Autoren im Folgenden überwiegend auf diese Literatur beziehen werden. Diese Interventionsstudien können unterteilet werden in solche, die Patientinnen mit metastasefreiem Brustkrebs während des aktiven Behandlungszeitraums rekrutiert haben und solche, deren Auswahl sich auf Brustkrebspatientinnen mit Metastasen begrenzte.

Übersichtsartikel zu Studien des frühen 21. Jahrhunderts (Newell et al. 2002) kamen zu dem allgemeinen Fazit, dass verschiedene psychosoziale Interventionsmaßnahmen, die das Erlernen von Entspannungstechniken und Stressmanagement zum Ziel hatten, Patienten darin unterstützen, ihren Gefühlen und ihrer Angst freien, aber konstruktiven Ausdruck zu verleihen, ihnen soziale Unterstützung bieten und ihnen helfen, ihre Lebensqualität zu verbessern sowie mit Schmerzen und anderen körperlichen Symptomen umzugehen. Die Effekte und die Stichprobengrößen fielen meist klein aus, wobei die Wirksamkeit in Abhängigkeit von Inhalt, Format und Zielkriterien der Intervention variierte (Newell et al. 2002). Neuere Studien mit größeren Stichprobenumfängen fanden positive Effekte von psychosozialen Interventionen auf die Lebensqualität bei Brustkrebspatientinnen (McGregor u. Antoni 2009). Eher kontrovers diskutiert wird die Fragestellung, ob psychosoziale Interventionen die Krebsprogression und Überlebenszeit beeinflussen können. Obwohl eine bekannte Studie von Spiegel et al. (1989) an Patientinnen mit metastasierendem Brustkrebs zeigen konnte, dass Patientinnen der Interventionsbedingung, die eine einjährige supportive Gruppentherapie erhalten hatten, doppelt so lange lebten als Patientinnen der Kontrollbedingung, war es bisher, trotz mehrerer Versuche in jüngster Zeit, nicht möglich, diese Befunde zu replizieren (Goodwin et al. 2001). In drei kürzlich publiziert Untersuchungen wurde die Effektivität von einjährigen Interventionsmaßnahmen auf Rezidiv- und Überlebensraten evaluiert. In zwei der Studien erfolgte die Intervention an Patientinnen mit metastasierendem Mammakarzinom (Kissane et al. 2007; Spiegel et al. 2007). In der anderen hingegen an Brustkrebspatientinnen, die frei von Metastasen waren und ihre Intervention unmittelbar nach der Operation erhielten (Andersen et al. 2008).

Andersen et al. (2008) randomisierten die metastasefreien Brustkrebspatientinnen in eine Kontrollgruppe, die eine konventionelle Behandlung erhielt und in eine Interventionsgruppe, die vier Monate wöchentlich und anschließend 8-mal im monatlichen Rhythmus eine gruppenbasierte Intervention erhielt. Die Intervention umfasste Übungen zur Stressreduktion und zum Erwerb von Entspannungstechniken, Copingfertigkeiten und Selbstmanagementstrategien. Die Patientinnen der Interventionsbedingung zeigten eine signifikante Reduktion in der allgemeinen und brustkrebsspezifischen Mortalität. Das Follow-up lag dabei im Median bei 11 Jahren (Andersen et al. 2008). Diese Ergebnisse konnten weder auf soziodemografische Faktoren, Krankheitsstadium, prognostische Marker, Operationstypus oder adjuvante Therapieformen, die während der Untersuchung verabreicht worden sind, noch auf psychiatrische Medikation oder Beratung, die außerhalb der Studie empfangen wurde, zurückgeführt werden. In den Interventionsstudien von Kissane et al. (2007) und Spiegel et al. (2007) erhielten die Brustkrebspatientinnen über den Zeitraum eines Jahres eine wöchentliche supportiv-expressive Gruppentherapie (»supportive expressive therapy«, SET). In keiner der beiden Studien konnte ein allgemeiner Überlebensvorteil festgestellt werden, wenngleich in der Studie von Spiegel et al. (2007) in einer zweiten Analyse Hinweise darauf gefunden wurden, dass Frauen, die an einem östrogenrezeptor-negativen (»estrogen receptor«, ER) Tumor litten und einer SET-Bedingung zugeordnet waren, eine höhere Überlebenszeit aufwiesen. Es sei jedoch angemerkt, dass in der Studie von Kissane et al. (2007) eine Reanalyse der Daten der gleichen Substichprobe keine Überlebenseffekte erbrachte, was den Befunden von Spiegel et al. (2007) widerspricht.

Diese aktuellen Befunde lassen, ähnlich wie die Befunde der meisten früheren psychosozialen Interventionsstudien, eine uneinheitliche Datenlage erkennen. Hierbei ist jedoch relativierend anzumerken, dass die Intervention bei Anderson et al. (2008) hauptsächlich auf Techniken der kognitiv-behavioralen Stressreduktion und Strategien zur Veränderung des Lebensstils basierte, wohingegen der Fokus bei Kissane et al. (2007) und Spiegel et al. (2007), in Übereinstimmung mit den Zielen der SET, vermehrt auf Techniken zur Förderung von Gefühlsausdrücken und Übertragungen auf antizipierte Lebenssituationen gelegt wurde. Da ein Überlebensvorteil durch SET bei Patientinnen mit metastasierendem Brustkrebs in diesen jüngst publizierten Untersuchungen empirisch nicht ausreichend abgesichert werden konnte, stellt sich die Frage, ob dem wissenschaftlichen Nachweis eines günstigen Effekts psychosozialer Interventionsmaßnahmen bei metastasefreien Patientinnen größeres Gewicht eingeräumt werden sollte. Obwohl die Ergebnisse der Arbeitsgruppe um Andersen (2008) nicht unumstritten sind (Stefanek et al. 2009), ist es lohnenswert, diese im Kontext anderer Publikationen zu interpretieren, die verschiedene mögliche biobehaviorale Mechanismen zur Erklärung dieser Effekte heranziehen.

So wäre es denkbar, dass die Intervention von Andersen et al. (2008) Veränderungen in stressbezogenen Immunprozessen (und in den nicht erhobenen biologischen Prozessen von Krebs, wie z. B. Angiogenese, Migration und Invasion) bewirkt hat, die möglicherweise zu einem verbesserten allgemeinen Gesundheitszustand und einem veränderten Krankheitsverlauf beigetragen haben. Andersen et al. (2004) konnten zeigen, dass Patientinnen, die an einer psychosozialen Intervention teilnahmen, eine Stärkung der zellulären Immunität (Lymphozyten-Proliferationsreaktion, LPR) aufwiesen, wenngleich diese Effekte gering waren. Bei einem Teil der depressiven Patientinnen der psychosozialen Interventionsgruppe, deren Blut gründlicheren Analysen unterzogen worden war, berichtet die Forschungsgruppe abgeschwächte immunologische Marker in Übereinstimmung mit einer aktiven Infektion oder chronisch-entzündlichen Erkrankungen (Leukozyten, »white blood cells«, WBC; neutrophile Granulozyten) (Thornton et al. 2009). Diese Veränderungen könnten teilweise, wenngleich die Annahme derzeit rein spekulativ ist, die günstigen Effekte der Intervention auf den allgemeinen körperlichen Gesundheitszustand in dem Jahr nach der Operation (Andersen et al. 2007) und auf die erhobenen Outcome-Variablen im weiteren Nachbeobachtungszeitraum erklären (Andersen et al. 2008). Erwähnenswerterweise konnte bei Patientinnen, die letztlich ein Rezidiv entwickelt haben, gegenüber Frauen, die rezidivfrei blieben, 17 Monate vor dem Auftreten des Rezidivs höhere Mengen an WBC und neutrophilen Granulozyten festgestellt werden (Thornton et al. 2008). Ferner wiesen Patientinnen, die in dieser Untersuchung ein distales Rezidiv erfahren haben, schwächere zelluläre Immunantworten (NK-Zellaktivität, LPR) und stärkere WBC-Zunahmen auf, als Patientinnen, die lediglich ein lokales Rezidiv erleiden mussten. Demzufolge mag eine innerhalb einer kritischen Periode stattfindende Normalisierung von stress- und behandlungsassoziierten neuroendokrinen und immunologischen Regulationsmechanismen möglicherweise die günstigen Effekte der Intervention auf die Rezidivrate erklären. Dabei umfasst die kritische Periode einen Zeitraum, der nach der Behandlung beginnt und noch vor dem Auftreten des Rezidivs endet. Eine Optimierung des neuroendokrinen und immunologischen Zustands scheint die Verbreitung metastatischer Zellen nach der Primärtherapie abzuschwächen (Ben-Eliyahu 2003). Könnte eine solche Verbreitung metastatischer Zellen mittels Stressstudien über Parameter untersucht werden, die eine hochregulierte Produktion von Indikatoren für Angiogenese, Migration und Invasion reflektieren? Dies wäre gewiss ein ergiebiger Bereich künftiger Forschungsvorhaben.

Weitere kürzlich abgeschlossene Untersuchungen zur Wirksamkeit von Stressreduktionstechniken, wie z. B. zu kognitiv-verhaltenstherapeutischen Stressmanagement-(»cognitive behavioral stress management«, CBSM-) und meditationsbasierten Stressreduktionsansätzen (»meditation-based stress reduction«, MBSR), berichten bei metastasefreien Brustkrebspatientinnen, die während der medizinischen Behandlung rekrutiert worden sind, ähnliche Effekte auf Stress/Disstress sowie neuroendokrine und immunologische Indikatoren (Übersicht ▶ McGregor u. Antoni 2009). Zu diesen Effekten zählen eine verminderte Serumkonzentration von Kortisol am Spätnachmittag sowie ein Anstieg in der LPR, der TH1-Zytokinproduktion und im TH1/TH2-Zytokinverhältnis. In einer Studie wurden Patientinnen, die aufgrund eines nicht metastasierenden Brustkrebses operiert worden waren und sich auf den Beginn einer adjuvanten Therapie vorbereiteten, entweder einer Interventions- oder einer Kontrollgruppe zugeordnet. Während die Patientinnen der Interventionsgruppe über einen Zeitraum von 10 Wochen ein gruppenbasiertes CBSM-Training (Entspannung und Imagination, kognitive Umstrukturierung, Training von Copingfertigkeiten, Selbstbehauptung, Aggressionstherapie, Aufbau sozialer Unterstützung) erhielten, nahmen die Patientinnen der Kontrollgruppe an einer eintägigen psychoedukativen Gruppe teil. Nach 12 Monaten berichteten die Patientinnen der Interventionsgruppe Verbesserungen hinsichtlich negativer und positiver Stimmung sowie hinsichtlich einer Vielzahl von Indikatoren zur Lebensqualität. Auch zeigten sich bei diesen Patientinnen verminderte Serumkonzentrationen von Kortisol am Spätnachmittag und eine vermehrte Produktion von TH1-Zytokinen (IL-2 und IFN-γ) durch stimulierte T-Lymphozyten (Antoni et al. 2009). Demnach wurde diese Form der Intervention assoziiert mit reduzierten Disstresszuständen, besseren Werten in affektiven Zuständen, einer Reduktion der Kortisolkonzentration und einer Stärkung der zellulären Immunfunktion. Diese Veränderungen gehen wiederum einher mit einer schnelleren Regeneration des Patienten nach einer Krebsbehandlung.

Ein Vergleich des CBSM-Trainings mit dem breiteren Interventionsansatz von Andersen et al., welcher Entspannung mit kognitiver Verhaltenstherapie und Strategien zur Veränderung des Lebensstils kombiniert, lässt interessanterweise erkennen, dass unabhängig von der Interventionsmaßnahme, reduzierte Disstresswerte und Kortisolkonzentrationen in Beziehung standen zu einem gesteigertem Vertrauen im Gebrauch von Entspannungstechniken zur Stressbewältigung. Dieser Vergleich gibt Hinweise auf einen der möglichen Wirkfaktoren der Interventionen (d. h. Angst- und Spannungsabbau) und auf damit einhergehende neuroendokrine Veränderungen, die wiederum die Effekte der Interventionsmaßnahmen auf immunologische Indikatoren erklären könnten. Da es sich hierbei allerdings um korrelative Befunde handelt, ist es zur Trennung der Effekte des Entspannungstrainings von anderen Aspekten der multimodalen Interventionen (wie z. B. beim CBSM-Ansatz gegeben) notwendig, einen experimentellen Forschungsansatz zu verfolgen.

Studien, die die Wirksamkeit von MBSR-Interventionen von vergleichbarer Dauer und Intensität untersuchten, ließen bei sich in Behandlung befindlichen Brustkrebspatientinnen ähnliche Effekte erkennen (McGregor u. Antoni 2009). Da die Effekte von MBSR jedoch in nichtrandomisierten

Studien überprüft worden sind, ist hinsichtlich der Interpretation der Validität der Befunde Vorsicht geboten. An dieser Stelle ist es wichtig zu betonen, dass ausschließlich Interventionsstudien, denen es gelungen war, psychologische Effekte aufzuzeigen, auch imstande waren, physiologische Effekte nachzuweisen. Darüber hinaus stand das Ausmaß der Veränderungen in den neuroendokrinen und immunologischen Indikatoren im Allgemeinen mit der Größe der psychologischen Effekte in Verbindung (McGregor u. Antoni 2009). Während noch unklar ist, ob bei den Patientinnen, die an diesen kürzlich abgeschlossenen, auf der CBSM- oder MBSR-Technik basierenden Interventionsstudien teilgenommen haben, wie auch von Anderson et al. berichtet, verminderte Rezidiv- und erhöhte Überlebensraten festzustellen sein werden, scheint es lohnenswert, den Verlauf insbesondere von bestehenden Kohorten aus randomisiert-kontrollierten Studien, die die Interventionsphase bereits abgeschlossen haben, weiter zu verfolgen. Angesichts der Tatsache, dass die Erhebung der Überlebenszeit in solchen Interventionsstudien als das Ergebnis einer Post-hoc-Sekundäranalyse zu charakterisieren wäre, ist Vorsicht bei der Interpretation jener Studien geboten, die die Überlebenszeit als eine, bereits von Beginn an vorhandene, primäre Outcome-Variable aufführen. Vielmehr wäre es an dieser Stelle entscheidend, nach konsistenten Interventionseffekten sowie nach den vermeintlichen biobehavioralen Mechanismen zu suchen. Die daraus gewonnene Erkenntnis könnte für geplante Studien als Orientierung bei der Beantwortung der Frage dienen, welche spezifischen Interventionsmaßnahmen in welcher Weise voraussichtlich positive Effekte auf die Rezidiv- und Überlebensrate haben werden. So könnte es z. B. besonders ergiebig sein, basierend auf einem psychologischen Screening für Angst, Depression oder krebsspezifischen Disstress, Subgruppen von Krebskranken zu identifizieren und diese als Teilnehmer für Studien zu rekrutieren, die einen oder mehrere dieser psychischen Zustände ins Visier nehmen.

Es gilt zu berücksichtigen, dass die Effekte von psychosozialen Interventionen auf die Outcome-Variablen bei Krebs auch durch stressbezogene biologische Prozesse vermittelt sein könnten, die unabhängig von neuroimmunologischen Prozessen respektive unabhängig von der Immunregulation sind. Einige dieser biologischen Prozesse wurden in diesem Kapitel bereits skizziert. Sie beinhalten Prozesse, die die Metastasierung und das Tumorwachstum unterstützen, wie z. B. Angiogenese, Tumorzellmigration und -invasion. Diese Annahme mit Interventionsstudien zu testen ist wichtig. Ebenso ist es wichtig, zu untersuchen, ob die Patientinnen, die in den Studien psychosoziale Interventionen erhalten haben, erfolgreich ihr Gesundheitsverhalten (z. B. mehr körperliche Bewegung, bessere Ernährung, geringerer Alkoholkonsum, verbesserte Compliance mit der Hormontherapie und den Follow-up-Terminen) verändern konnten und tatsächlich eine effektivere medizinische Behandlung (z. B. Kointerventionseffekte) erhalten haben. Auch ist von Interesse, ob diese Veränderungen das Risiko der Krebsprogression minimieren und den allgemeinen Gesundheitszustand fördern konnten. Es sei darauf hingewiesen, dass Patientinnen, die in der Studie von Andersen et al. der psychosozialen Interventionsgruppe zugeordnet waren, mit einer höheren Wahrscheinlichkeit Compliance mit ihrer Chemotherapiekur zeigten und höhere Dosen verabreicht bekamen als Patientinnen der Kontrollgruppe (Andersen et al. 2004).

Die Effekte von psychosozialen Interventionen auf biobehaviorale Prozesse wurden überwiegend bei Brustkrebspatientinnen und nur selten bei anderen Populationen von Krebspatienten untersucht. Eine bekannte Studie berichtet von einer verbesserten Stimmung, Anstiegen in der NK-Zellaktivität und eine höhere Überlebensrate nach 6 Jahren bei Patienten mit malignem Melanom aufgrund einer 6-wöchigen psychosozialen Gruppenintervention, mit dem Fokus auf Copingfertigkeiten und zwischenmenschlicher Unterstützung (Fawzy et al. 1993). Es gibt erste Hinweise darauf, dass eine Interventionsmaßnahme, bestehend aus einer psychosozialen Telefonberatung, bei Patientinnen mit Zervixkarzinom mit einer verbesserten Lebensqualität und einem Shift von einer TH2- zu einer TH1-Zytokinantwort assoziiert ist (Nelson et al. 2008). Angesichts der Tatsache, dass sowohl das Zervixkarzinom als auch das maligne Melanom immunogenes Potenzial besitzen, sollte die Forschungstätigkeit in diesem Bereich vertieft und die Befunde an größeren Stichproben repliziert werden.

Während der Anfertigung eines Untersuchungsdesigns für eine psychosoziale Interventionsstudie empfiehlt es sich neben der Überlebens- und Rezidivrate auch andere, mit Stress in Verbindung stehende klinische Outcome-Variablen zu berücksichtigen, so z. B. die Inzidenz für mäßige bis schwere opportunistische Infektionen (OI) während und nach der Beendigung einer chirurgischen und adjuvanten Therapie. Es ist denkbar, dass eine operative Intervention und weitere Verfahren der Krebstherapie das Immunsystem hinreichend kompromittieren, sodass sich Krebspatienten während und nach der Behandlungsperiode zu einer Risikogruppe für opportunistische Erkrankungen zählen lassen (Antoni et al. 2006a). Als mehrfach repliziert gelten mit Stress in Verbindung stehende Veränderungen bei Infektionskrankheiten der oberen Atemwege, der Reaktivierung latenter Herpesviren sowie in der Progression neoplastischer Prozesse, die mit einer Virusinfektion assoziiert sind. Einige Studien berichten, dass psychosoziale Interventionen zur Stressreduktion bei Personen mit einer Infektionskrankheit, wie z. B. einer humanen Immundefizienzvirus-(HIV-)Infektion, Veränderungen in neuroendokrinen (verminderte Mengen an Kortisol und NA im Urin) und immunologischen (gesteigerte Rekonstitution naiver T-Zellen, verminderter Antikörpertiter gegen Herpesviren, reduzierte HIV-Viruslast) Parametern bewirken können (Überblick ► Carrico u. Antoni 2008). Eine kleine, randomisierte kontrollierte Studie bei Frauen mit einer HIV/humanes Papillomavirus-(HPV-)Koinfektion konnte zeigen, dass ein gruppenbasiertes CBSM-Training parallel zu einer Stressreduktion auch das Risiko für die Entwicklung einer persistenten zervikalen intraepithelialen Neoplasie reduziert. Dieser Befund lässt vermuten, dass eine Stressreduktion in einigen Settings das Risiko für opportunistische Neoplasien verringern könnte (Antoni et al. 2008). Ob eine Stressreduktion das Risiko für eine OI auch bei behandelten Krebspatienten herabsetzen kann, muss noch empirisch nachgewiesen werden. Zusammenfassend ist festzustellen, dass kein eindeutiger Nachweis für den Einfluss psychosozialer Interventionsmaßnahmen auf den Verlauf einer Krebserkrankung erbracht werden konnte. Darüber hinaus müssen die, diesen Effekten zugrundeliegenden biobehavioralen Mechanismen noch eindeutig bestimmt werden. Es wäre hilfreich, bereits bestehende Kohorten von Krebspatienten aus psychosozialen Interventionsstudien über einen längeren Zeitraum hinweg zu begleiten und ein begrenztes Konglomerat von solchen Indikatoren zu erheben, die vermeintliche Wirkungspfade repräsentieren. Dieses Konglomerat von Indikatoren könnte sich zusammensetzen aus

- psychosozialen Variablen (Stress, Depression und soziale Unterstützung),
- Variablen zur Erfassung von Veränderungen im Gesundheitsverhalten, einschließlich Compliance mit dem Verlauf der adjuvanten Therapie,
- neuroendokrinen Indikatoren (aus einer Serie von Speichelproben, Blutproben und Proben des Tumormikromilieus),
- einer Kombination von Zytokinen, die eine optimale lokale wie auch systemische Immunregulation (eine adäquate zelluläre Immunantwort gegen spezifische Antigene und geringe Konzentrationen inflammatorischer Zytokine) reflektieren,
- der Erhebung von Gewebe- und molekularen Veränderungen, die eine Modifikation in der Zirkulation mikrometastatischer Zellen sowie Veränderungen in Prozessen indizieren, welche die Metastasierung, Angiogenese und Tumorzellmigration und -invasion fördern.

15.5 Ausblick auf zukünftige Forschung

Aus In-vitro-, In-vivo- und klinischen Studien gibt es zunehmend empirische Evidenz für den Einfluss stressbezogener Prozesse auf Mechanismen, die mit der Krebsprogression, einschließlich der Immunregulation, Angiogenese und Invasion assoziiert sind. Die Beiträge systemischer Faktoren, wie z. B. die von neuroendokrinen Hormonen auf die wechselseitige Interaktion zwischen Tumor-, Endothel- und Stromazellen scheint für die Modulation von »Downstream«-Signalpfaden und damit auch für die Krebsprogression entscheidend zu sein. Obwohl der Nachweis der Einflüsse von Stresshormonen und deren Antagonisten auf die

Tumorprogression in Tiermodellen als gelungen gelten kann, konnte dieser in klinischen Studien bislang nicht eindeutig erbracht werden. Dieser Umstand macht den Bereich für künftige Forschungsvorhaben äußerst bedeutsam. Da Stresshormone nicht nur auf das Tumorwachstum, sondern auch auf etliche, mit dem Wachstum in Verbindung stehende physiologische Prozesse wirken, wird die Untersuchung folgender Fragestellung für künftige Forschungslinien von erheblicher Relevanz sein: Auf welche Weise beeinflussen biobehaviorale Pfade die Wirksamkeit der Chemo- und immunmodulatorischen Therapie und wie tragen diese zum Ermüdungszustand, Schmerz und zu den kognitiven Folgen der Chemotherapie bei? Ein Verständnis darüber zu entwickeln, wie zum einen die in diesem Kapitel skizzierten biobehavioralen Pfade durch sozioökonomische und kulturelle Stressoren negativ beeinflusst werden und wie darüber hinaus die Gesamtheit dieser psychosozialen Variablen mit der Dynamik der Tumorprogression bei verschiedenen Populationen interagieren, stellt ein wichtiges Ziel zukünftiger Forschung dar.

Nicht ausreichend ist derzeit die empirische Evidenz für die Annahme, dass psychosoziale Interventionen eine Verlangsamung der Krebsprogression bewirken. Ferner sind die biobehavioralen Mechanismen zu bestimmen, die solche Effekte erklären könnten. Trotz 50 Jahre Forschung zur Untersuchung der Effekte von psychosozialen Interventionen auf die Stimmung und die Lebensqualität bei Krebspatienten beginnen wir erst heute Erkenntnisse über Einflüsse dieser Interventionsmaßnahmen auf Indikatoren für physiologische Prozesse zu gewinnen, die eine Rolle in der Förderung der Krebsprogression bei sich in Behandlung befindlichen Patienten spielen könnten. Dysregulierte endokrine, immunologische, inflammatorische und Tumorwachstumsprozesse könnten eine direkte Wirkung auf die gegenwärtige und zukünftige Lebensqualität, die körperliche Regeneration und das rezidivfreie Überleben bei Krebspatienten in Behandlung haben (Antoni et al. 2006b).

Fortschritte im Verständnis jener Mechanismen, welche die Einflüsse psychosozialer Interventionen auf die Lebensqualität und die körperliche Gesundheit bei Krebspatienten erklären könnten, setzen klinische Interventionsstudien an Krebspatienten mit Prä-post-Vergleichen (d. h. Erfassung der Zielkriterien vor und nach der Intervention) von Indikatoren biobehavioraler Prozesse voraus. Trotz der Verbindung zwischen Stimmung, dem Ermüdungszustand und weiteren Aspekten von Krankheitsverhalten ist zum gegenwärtigen Zeitpunkt noch nicht bekannt, ob psychosoziale Interventionen bei Krebspatienten einen Abbau des Krankheitsverhaltens bewirken und wie dieser über endokrine und immunologische Prozesse vermittelt sein könnte. Allerdings werden derzeit Studien durchgeführt, die die Wirkung potenzieller Interventionsmaßnahmen im Hinblick darauf untersuchen. Es ist davon auszugehen, dass psychosoziale Interventionen, die sich an die zentralen Bedenken von Frauen und Männern vor und nach der operativen Therapie richten (z. B. Angst vor einem Rezidiv oder den Nebenwirkungen einer adjuvanten Therapie), über die Normalisierung neuroendokriner (Kortisol) und immunologischer (Regulation inflammatorischer Zytokine) Funktionsweisen, einer stressassoziierten Zunahme oder Aufrechterhaltung von Krankheitsverhalten entgegenwirken könnten. Der Verlauf in Richtung einer langfristig optimalen Entwicklung in gesundheitsrelevanten Outcome-Variablen könnte durch eine unterschiedliche Erholung nach der medizinischen Erstversorgung mitbestimmt sein, die anhand von psychischen und physischen Variablen erfasst wird.

Grundsätzlich sehen sich Studien zur Untersuchung der Auswirkungen psychosozialer Interventionsmaßnahmen auf neuroendokrine und immunologische Parameter bei Krebspatienten mit größeren methodischen Schwierigkeiten konfrontiert als Studien, die ausschließlich Veränderungen in der Lebensqualität untersuchen, wenngleich beiden Forschungsansätzen einzelne methodische Erfordernisse gemein sind. Eine Krebsdiagnose und -behandlung kann akuten wie auch chronischen Stress induzieren und die Lebensqualität reduzieren. Die Veränderungen in den psychosozialen Variablen könnten mit einer Verschlechterung in der Compliance mit der medizinischen Behandlung und einer Zunahme von negativem Gesundheitsverhalten bei einer gleichzeitigen Abnahme von positivem Gesundheitsverhalten einhergehen. Es ist denkbar, dass diese Verhaltensmodifikationen wiederum, in Kombination mit der physiologischen

Stressantwort, sowohl die lokale Progression von Krebs als auch dessen Metastasierung fördern. Um den Effekt standardisierter Interventionen sauber herauszuarbeiten, ist der Einfluss konfundierender Variablen zu minimieren. Dies ist möglich durch die Verwendung randomisierter Studiendesigns, durch die Begrenzung der Interventionsstudien auf Patienten mit spezifischer Krebsart, Krankheitsstadium, Therapieform und -zeitpunkt (während oder kurz nach Beendigung einer Therapie), durch die detaillierte Angabe der am Patienten angewandten medizinischen Behandlungsform (z. B. operative Therapie, operative und Strahlentherapie, operative und Chemotherapie etc.), durch die Kontrolle von Behandlungsfaktoren und klinisch-pathologischen, prognostischen Risikofaktoren.

Obgleich Studien zur Untersuchung der Wirksamkeit psychosozialer Interventionen auf die Krebsprogression vielversprechender zu sein scheinen, wird die Identifikation von vulnerablen Patientengruppen, die sich im Frühstadium befinden und am stärksten von psychosozialen Interventionen profitieren werden, für die zukünftige Forschung von wesentlicher Bedeutung sein. Solche Hochrisikopopulationen könnten durch ein breites Spektrum an Kriterien identifiziert werden (da diese Patienten z. B. vermehrt depressiv oder sozial benachteiligt sind oder aber hohe Disstresswerte oder bestimmte biologische Faktoren aufweisen, wie z. B. HIV/AIDS-Komorbidität, erbliche Risikofaktoren oder der Rezeptorstatus des Tumors). Ferner sind innovative Vorgehensweisen gefragt, um Interventionsmaßnahmen vielerorts anbieten zu können. Eine solche Vorgehensweise könnte auf der kombinierten Nutzung von technologischen Fortschritten in der Telekommunikation und gemeinschaftsbasierten Forschungsmethoden basieren. Und obwohl die jüngsten Forschungsbemühungen im Hinblick auf die Frage nach den biologischen Signalpfaden, welche die psychosozialen Prozesse mit den gesundheitsrelevanten Zielvariablen verbinden, primär psychoendokrine und psychoimmunologische Modelle als Grundlage herangezogen haben, ist es wichtig, den Fokus zu erweitern und die vielen komplexen, zellulären und biochemischen Aktivitäten zu untersuchen, die der Tumorentstehung und -progression zugrunde liegen und denen möglicherweise sogar eine größere Gesundheitsrelevanz zukommt. Vor dem Hintergrund, dass die Betonung nicht mehr auf dem Tumor liegt, sondern auf dem Mikromilieu des Tumors, sich in der Krebsforschung die Aufmerksamkeit also zwischenzeitlich verlagert hat, könnte es darüber hinaus sinnvoll sein, zu untersuchen, auf welche Weise psychosoziale Prozesse und Interventionsmaßnahmen das Mikromilieu des Tumors und den klinischen Krankheitsverlauf beeinflussen.

Literatur

Abercrombie HC, Giese-Davis J, Sephton S, Epel ES, Turner-Cobb JM, Spiegel D (2004) Flattened cortisol rhythms in metastatic breast cancer patients. Psychoneuroendocrinology 29: 1082–1092

Andersen BL, Farrar WB, Golden-Kreutz D et al. (1998) Stress and immune responses after surgical treatment for regional breast cancer. J Natl Cancer Inst 90: 30–36

Andersen BL, Farrar WB, Golden-Kreutz DM et al. (2004) Psychological, behavioral, and immune changes after a psychological intervention: A clinical trial. J Clin Oncol 22: 3570–3580

Andersen BL, Farrar WB, Golden-Kreutz D et al. (2007) Distress reduction from a psychological intervention contributes to improved health for cancer patients. Brain Behav Immun 21: 953–961

Andersen BL, Yang HC, Farrar WB et al. (2008) Psychologic intervention improves survival for breast cancer patients: a randomized clinical trial. Cancer113: 3450–3458

Antoni MH (2003) Stress management intervention for women with breast cancer. American Psychological Association Press, Washington DC

Antoni MH, Schneiderman N, Penedo F (2006a) Behavioral interventions: Immunologic mediators and disease outcomes. In: Ader R, Glaser R, Cohen N, Irwin M (eds), Psychoneuroimmunology (4th Ed) Academic, New York, pp 675–703

Antoni MH, Lutgendorf S, Cole S et al. (2006b) The influence of biobehavioral factors on tumor biology, pathways and mechanisms. Nat Rev Cancer 6: 240–248

Antoni MH, Pereira DB, Marion I et al. (2008) Stress management effects on perceived stress and cervical neoplasia in low-income HIV-infected women. J Psychosom Res 65: 389–401

Antoni MH, Lechner S, Diaz A et al. (2009) Cognitive behavioral stress management effects on psychosocial and physiological adaptation in women undergoing treatment for breast cancer. Brain Behav Immun 23: 580–591

Antonova L, Mueller CR (2008) Hydrocortisone down-regulates the tumor suppressor gene BRCA1 in mammary cells: a possible molecular link between stress and breast cancer. Genes Chromosomes Cancer 47: 341–352

Baxevanis CN, Reclos GJ, Gritzapis AD, Dedousis GV, Missitzis I, Papamichail M (1993) Elevated prostaglandin e2 production by monocytes is responsible for the depressed levels of natural killer and lymphokine-activated killer cell function in patients with breast cancer. Cancer 72(2): 491–501

Ben-Eliyahu S (2003) The promotion of tumor metastasis by surgery and stress: Immunological basis and implications for Psychoneuroimmunology. Brain Behavior Immun 17: 27–38

Black PH (2002) Stress and the inflammatory response: a review of neurogenic inflammation. Brain Behav Immun 16: 622–653

Blomberg BB, Alvarez JP, Diaz A et al. (2009) Psychosocial adaptation and cellular immunity in breast cancer patients in the weeks after surgery: An exploratory study. J Psychosom Res 67: 369–376

Bower JE (2007) Cancer-related fatigue: Links with inflammation in cancer patients and survivors. Brain Behav Immun 21: 863–871

Bower JE, Ganz PA, Aziz N, Olmstead R, Irwin MR, Cole SW (2007) Inflammatory responses to psychological stress in fatigued breast cancer survivors: Relationship to glucocorticoids. Brain Behav Immun 21: 251–258

Capuron L, Dantzer R (2003) Cytokines and depression: The need for a new paradigm. Brain Behav Immun 17(1 Suppl): 119–124

Carrico A, Antoni MH (2008) The effects of psychological interventions on neuroendocrine hormone regulation and immune status in HIV-positive persons: A review of randomized controlled trials. Psychosom Med: 70, 575–584

Chrousos GP, Gold PW (1992) The Concepts of Stress and Stress System Disorders. Overview of Physical and Behavioral Homeostasis. J Amer Med Assoc 267(9): 1244–1252

Chuang LT, Lotzova E, Cook KR, Cristoforoni P, Morris M, Wharton JT (1993) Effect of new investigational drug taxol on oncolytic activity and stimulation of human lymphocytes. Gynecol Oncol 49(3): 291–298

Costanzo ES, Lutgendorf SK, Sood AK, Anderson B, Sorosky J, Lubaroff DM (2005) Psychosocial factors and interleukin-6 among women with advanced ovarian cancer. Cancer 104: 305–313

Coussens LM, Werb Z (2002) Inflammation and cancer. Nature 420: 860–867

Fawzy FI, Fawzy NW, Hyun CS, Elashoff R, Guthrie D, Fahey JL, Morton DL (1993) Malignant melanoma. Effects of an early structured psychiatric intervention, coping, and affective state on recurrence and survival 6 years later. Arch Gen Psychiatry 50(9): 681–689

Fidler IJ (2003) The pathogenesis of cancer metastasis: the ‚seed and soil' hypothesis revisited. Nat Rev Cancer 3: 453–458

Fischer JR, Schindel M, Bulzebruck H, Lahm H, Krammer PH, Drings P (1997) Decrease of interleukin-2 secretion is a new independent prognostic factor associated with poor survival in patients with small-cell lung cancer. Ann Oncol 8: 457–461

Garzetti G, Cignitti M, Ciavattini A et al. (1993) Natural Killer Cell Activity and Progression-Free Survival in Ovarian Cancer. Gynecol Obstet Invest 35: 118–120

Goodwin PJ, Leszcz M, Ennis M (2001)The effect of group psychosocial support on survival in metastatic breast cancer. N Engl J Med 345: 1719–1726

Imai K, Matsumaya S, Miyake S, Suga I, Nakachi K (2000) Natural cytotoxic activity of peripheral-blood lymphocytes and cancer incidence, an 11 year follow-up study of a general population. Lancet 356: 1795–1799

Jehn CF, Kuehnhardt D, Bartholomae A et al. (2006) Biomarkers of depression in cancer patients. Cancer 107: 2723–2729

Kang D, Fox C (2001) Th1 and Th2 cytokine responses to academic stress. Res Nurs Health 24: 245–257

Khong HT, Restifo NP (2002) Natural selection of tumor variants in the generation of »tumor escape« phenotypes. Nat Immunol 3: 999–1005

Kissane D, Grabsch B, Clarke D (2007) Supportive-expressive group therapy for women with metastatic breast cancer: Survival and psychosocial outcomes from a randomized controlled trial. Psycho-Oncol 16: 277–286

Kobilka B (1992) Adrenergic receptors as models for G protein-coupled receptors. Annu Rev Neurosci 15: 87–114

Lee J, Shahzad M, Lin Y et al. (2009) Surgical stress promotes tumor growth in ovarian carcinomas. Clin Cancer Res 15: 2695–2702

Lutgendorf SK, Johnsen EL, Cooper B et al. (2002) Vascular endothelial growth factor and social support in patients with ovarian carcinoma. Cancer 95: 808–815

Lutgendorf SK, Cole S, Costanzo E et al. (2003) Stress-related mediators stimulate vascular endothelial growth factor secretion by two ovarian cancer cell lines. Clin Cancer Res 9: 4514–4521

Lutgendorf S, Sood AK, Anderson B et al. (2005) Social support, psychological distress, and natural killer cell activity in ovarian cancer. Journal of Clinical Oncology 23: 7105–7113

Lutgendorf SK, Weinrib AZ, Penedo F et al. (2008a) Interleukin-6, Cortisol, and Depressive Symptoms in Ovarian Cancer Patients. J Clin Oncol 26: 4820–4827

Lutgendorf SK, Lamkin DM, Jennings et al. (2008b) Biobehavioral Influences on Matrix Metalloproteinase Expression in Ovarian Carcinoma. Clin Cancer Res 14: 6839–6846

Lutgendorf SK, DeGeest K, Sung CY et al. (2009) Depression, Social Support, and Beta-Adrenergic Transcription Control in Human Ovarian Cancer. Brain Behav Immun 23: 176–183

McEwen BS (2007) Physiology and neurobiology of stress and adaptation: central role of the brain. Physiol Rev 87: 873–904

McGregor B, Antoni MH (2009) Psychological intervention and health outcomes among women treated for breast cancer: a review of stress pathways and biological mediators. Brain Behav Immun 23:159–166

Menard JY, Blay C, Borg S et al. (2009) Natural killer cell IFN-gamma levels predict long-term survival with imatinib mesylate therapy in gastrointestinal stromal tumor-bearing patients. Cancer Res 69: 3563–3569

Miller J, Tessmer-Tuck J, Pierson B et al. (1997) Low dose subcutaneous interleukin-2 after autologous transplantation generates sustained in vivo natural killer cell activity. Biological Blood Marrow Transplantation 3: 34–44

Moran TJ, Gray S, Mikosz CA, Conzen SD (2000) The glucocorticoid receptor mediates a survival signal in human mammary epithelial cells. Cancer Res 60: 867–872

Nelson E, Wenzel L, Osann K et al. (2008) Stress, immunity and cervical cancer: biobehavioral outcomes of a randomized clinical trial. Clin Cancer Res 14, 27: 2111–2118

Newell, S, Sanson-Fisher, R, Savolainen, N (2002) Systematic review of psychological therapies for cancer patients: Overview and recommendations for future research. J NCI 94: 558–584

Nilsson MB, Armaiz-Pena G, Takahashi R et al. (2007) Stress hormones regulate IL-6 expression by human ovarian carcinoma cells through a SRC-dependent mechanism. J Biol Chem 282: 29919–29926

Pang D, Kocherginsky M, Krausz T, Kim SY, Conzen SD (2006) Dexamethasone decreases xenograft response to Paclitaxel through inhibition of tumor cell apoptosis. Cancer Biol Ther 5: 933–940

Phillips RE (2002) Immunology taught by Darwin. Nat Immunol 3: 987–989

Pollard JW (2004) Tumour-educated macrophages promote tumour progression and metastasis. Nature Reviews Cancer 4: 71–78

Rohleder N, Wolf J, Kirschbaum C (2003) Glucocorticoid sensitivity in humans-interindividual differences and acute stress effects. Stress 6: 207–222

Roussel E, Gingras MC, Grimm EA, Bruner JM, Moser RP (1996) Predominance of a type 2 intratumoral immune response in fresh tumour-infiltrating lymphocytes from human gliomas. Clin Exp Immunol 105: 344

Schantz SP, Goepfert H (1987) Multimodality therapy and distant metastases. The impact of natural killer cell activity Arch Otolaryngol Head Neck Surg 113(11): 1207–1213

Sephton S, Sapolsky RM, Kraemer HC, Speigel D (2000) Early mortality in metastatic breast cancer patients with absent of abnormal diurnal cortisol rhythms. J Nat Cancer Inst 92: 994–1000

Sephton SE, Dhabhar FS, Keuroghlian AS et al. (2009) Depression, cortisol, and suppressed cell-mediated immunity in metastatic breast cancer. Brain Behav Immun Jul 28

Sood AK, Bhatty R, Kamat AA et al. (2006) Stress hormone mediated invasion of ovarian cancer cells. Clin Cancer Res 12: 369–375

Spannuth WA, Sood AK, Coleman RL (2008) Angiogenesis as a strategic target for ovarian cancer therapy. Nat Clin Pract Oncol 5: 194–204

Spiegel D, Bloom JR, Kraemer HC, Gottheil E (1989) Effect of psychosocial treatment on survival of patients with metastatic breast cancer. Lancet 2(8668): 888–891

Spiegel D, Butler LD, Giese-Davis J et al. (2007) Effects of Supportive-Expressive Group Therapy on Survival of Patients with Metastatic Breast Cancer: A Randomized Prospective Trial. Cancer 110: 1130

Stefanek M, Palmer S, Thombs B, Coyne J (2009) Finding what there is not: Unwarranted claims of an effects of psychosocial intervention on recurrence and survival. Cancer 115: 5612–5616

Subleski J, Wiltrout R, Weiss J (2009) Application of tissue-specific NK and NKT cell activity for tumor immunotherapy. J of Autoimmunity 33: 275–281

Tartour E, Gey A, Sastre-Garau X, Lombard SI, Mosseri V, Fridman WH (1998) Prognostic value of intratumoral interferon gamma messenger RNA expression in invasive cervical carcinomas. J Natl Cancer Inst 90: 287–294

Thornton L, Andersen B, Carson W (2008) Immune, endocrine, and behavioral precursors to breast cancer recurrence: a case-control analysis. Cancer Immunol Immunother 57: 1471–1481

Thornton L, Andersen B, Scholer T, Carson W (2009) A psychological intervention reduces inflammatory markers by alleviating depressive symptoms: secondary analysis of a randomized controlled trial. Psychosomatic Medicine 71: 715–724

Tsutsui S, Yasuda K, Suzuki K, Tahara K, Higashi H, Era S (2005) Macrophage infiltration and its prognostic implications in breast cancer: the relationship with VEGF expression and microvessel density. Oncol Rep 14: 425–431

Trinchieri G, Scott P (1995) Interleukin-12: a proinflammatory cytokine with immunoregulatory functions. ResImmunol 146: 423–431

Turner-Cobb JM, Sephton SE, Koopman C, Blake-Mortimer J, Spiegel D (2000) Social support and salivary cortisol in women with metastatic breast cancer. Psychosom Med 62: 337–345

Yamasaki S, Kan N, Harada T et al. (1993) Relationship between immunological parameters and survival of patients with liver metastases from breast cancer given immuno-chemotherapy. Breast Cancer Res Treat 26(1): 55–65

Lungenerkrankungen, Atemwegserkrankungen und atopische Erkrankungen

Gailen D. Marshall

Übersetzung von Mirjam Thoma

Die Gesundheit des Bronchialbaumes, der sich von der Nasenöffnung bis zu den terminalen Alveolen erstreckt, ist für das Wohlbefinden seines Wirts von kritischer Bedeutung. Atemwegsdysfunktionen im Rahmen einer durch Baumpollen verursachten unangenehmen Nasenverstopfung, einem Asthma auslösenden potenziell lebensbedrohlichen Bronchospasmus oder einer durch eine virale Lungenentzündung verursachten Alveolitis stellen ein wichtiges Gesundheitsproblem dar.

Laufende Studien weisen auf komplexe Interaktionen zwischen dem Verhalten, dem Immun- und neuroendokrinen System hin, die sich auf die Gesundheit auswirken (Zachariae 2009). Das daraus abgeleitete Paradigma erforscht die Beziehungen zwischen Stress, Disstress, Immunität und Gesundheit. Hierbei wird untersucht, welche Verhaltensweisen am meisten mit neuroendokrinen und immunologischen Veränderungen assoziiert sind und wie solche Veränderungen die klinische Aktivität (und allenfalls Kausalität) von Atopien, allergischen Atemwegserkrankungen (Rhinitis, Asthma) und verschiedenen infektiösen Erkrankungen beeinflussen können. Um die Rolle von neuroendokrinen, immunologischen und psychologischen Faktoren bei den Atemwegserkrankungen besser verstehen zu können, beginnt dieses Kapitel mit einer Diskussion über die geläufigste zugrunde liegende Ätiologie – die allergische Sensitivierung, die atopische Erkrankungen verursachen kann.

16.1 Atopische Erkrankungen

Die Atopie ist definiert als eine genetische Prädisposition, auf selektive Antigenproteine (sog. Allergene) mit der Produktion von antigenspezifischem IgE zu reagieren, was eine lokale oder manchmal systemische Kaskade initiiert und in klinischen Zeichen und Symptomen einer allergischen Erkrankung resultiert. Die globale Verbreitung von allergischen Erkrankungen hat in der westlichen Gesellschaft im Zeitraum der letzten 40 Jahre sprunghaft zugenommen. In Abhängigkeit vom spezifischen Land leiden bis zu einem von drei Individuen an irgendeiner Form einer allergischen Störung. Auf der Basis wiederholter Beobachtungen, dass ein Hauptrisikofaktor für die Entwicklung einer IgE-vermittelten Sensitivität für Allergene eine positive Familienanamnese (vor allem Angehörige ersten Grades) für Allergien ist, wird für deren Ätiologie eine genetische Prädisposition postuliert. Ebenso spielen Umweltfaktoren eine bedeutsame Rolle, da sich die Prävalenz für allergische Reaktionen in weniger als 40 Jahren verdreifacht hat. Weiterhin tragen externe Umgebungsfaktoren, wie verschiedene Luftschadstoffe und Veränderungen in der Exposition gegenüber Antigenen im Haushalt (d. h. Hausstaubmilben, Schimmelpilze und Tierhautschuppen) bei. Parallel zum Anstieg in der Prävalenz von Allergien, zeichnet sich ein dokumentierter globaler Anstieg von Lebensstressoren in unterschiedlichen sozioökonomischen Populationen ab. In der Tat sind Populationen mit dem höchsten nachgewiesenen Ausmaß an Stress auch diejenigen, die ein hohes Ausmaß an Atopien aufweisen, was eine kausale Beziehung zwischen Stress und Atopierisiko nahe legt.

16.1.1 Die Rolle von neuroendokrinen und immunologischen Faktoren in der Ätiologie von atopischen Erkrankungen

Die zwei Hauptpfade, die das Gehirn und das Immunsystem miteinander verbinden, sind das autonome Nervensystem (über den Locus caeruleus) und die Hypothalamus-Hypophysen-Nebennierenrinden-Achse (HHNA) (Berczi et al. 2009). Psychologischer Stress wird im Gehirn verarbeitet und dessen Effekte auf das Immunsystem erfolgen, zumindest zum Teil, über die nachfolgende Ausschüttung von neuroendokrinen Hormonen nach einer Exposition eines stressvollen Ereignisses. Neuroendokrine Bahnen beeinflussen die Immunfunktion einerseits über die Ausschüttung von Hormonen in den Blutkreislauf und anderseits über die direkte Innervation der Lymphorgane über postsynaptische sympathische Nervenfasern. Diese stressinduzierten Mediatoren haben In-vitro-Effekte auf verschiedene Immunfunktionen, einschließlich der Blastogenese, der natürlichen Killerzellaktivität und der Zytokinproduktion.

Sowohl Glukokortikoide als auch Katecholamine können eine Verschiebung von einer ausgeglichenen TH1/TH2-Zytokinbalance der mononukleären Zellen des peripheren Blutes (»peripheral blood mononuclear cells«, PBMC) hin zu einer prädominanten Typ-2-Antwort induzieren (Agarwal u. Marshall 1998). Das kann sowohl bei gesunden als auch bei kranken Individuen geschehen. So kann sich z. B. der Schweregrad von Asthma mit steigender Belastung und/oder Dauer des Stresses verschlimmern. Zusätzlich weisen Individuen mit hoher Angst und/oder Depression eine gehäufte latente Herpesvirusexpression auf. Zusammengefasst weisen diese Daten darauf hin, dass neuroendokrine Hormone die Immunfunktion beeinflussen können, und legen weiterhin nahe, dass diese eine Rolle bei stressassoziierten Immunveränderungen, welche schließlich zu Krankheiten führen, spielen.

Psychologischer Stress und Immunfunktion Die Effekte von psychologischem Stress auf das Immunsystem waren bisher Gegenstand intensiver Untersuchungen. Bei verschiedenen klinischen Situationen, wie Verlusterlebnissen, Konflikte in der Ehe, Pflege eines Verwandten mit einer chronischen Erkrankung und Krebs (Glaser 2005), konnten Effekte von chronischen und/oder wiederkehrenden Stressoren auf verschiedene Immunparameter, die mit einer erhöhten Inzidenz für infektiöse und/oder Hypersensitivitätserkrankungen assoziiert sind, gezeigt werden. Der klassische Effekt von chronischem Stress auf die Immunantwort ist eine primäre Suppression der zellulären Immunität. Es wurde bisher angenommen, dass der hierfür zugrunde liegende klinische Effekt von Stress eine gesteigerte Anfälligkeit für Infektionen ist.

Stress, neuroendokrine Hormone und Immunität Hyperkortisolismus wird häufig bei Patienten mit einer klinisch relevanten Depression beobachtet (▶ Kap. 19). Pharmakologische und physiologische Glukokortikoidkonzentrationen, wie sie gewöhnlich im Plasma von depressiven Patienten gemessen werden, können die IL-4-Produktion steigern und auch die IL-2-Spiegel in vivo und in vitro supprimieren. Diese Daten könnten zur Erklärung beitragen, weshalb Allergiepatienten nach einer Behandlung mit Glukokortikoiden erhöhte IgE-Konzentrationen im Serum aufweisen können.

Katecholaminkonzentrationen, wie sie im Plasma gestresster Individuen gefunden werden, können allergische und asthmatische Erkrankungen beeinflussen. Noradrenalin hemmt über β-Adrenozeptoren die Sekretion von IL-2, IFN-γ und IL-12, während es die Produktion von IL-6 und IL-10 stimuliert (Elenkov u. Chrousos 2006). Noradrenalin steigert auch die IL-4-stimulierte IgE-Produktion. Viele Mastzellen haben eine enge anatomische Verwandtschaft mit postganglionären sympathischen Nervenfasern, die Noradrenalin freisetzen. Des Weiteren können erhöhte Kortisolspiegel die Katecholaminproduktion in sympathischen Nervenendigungen und im Nebennierenmark steigern.

Zusätzlich zu den direkten Effekten von Stresshormonen, wurden andere Mechanismen in die allgemein beobachtete Immundysregulation von Allergiker und chronisch gestressten Individuen diskutiert. Diese berücksichtigen eine Vermehrung chromosomaler Schäden, oxidativer Stresspfade, Nerven-Mastzellen-Interaktionen und die intestinale Mikroökologie (Dysbiose). Für all diese Mechanismen wurde ein erhöhtes Risiko für allergische Erkrankungen aufgrund ihrer vermuteten immunregulatorischen Effekte postuliert. Ein vorgeschlagener Mechanismus im Erwerb der allergischen Sensitivierung könnte Stress sein, der eine additive Wirkung auf einige dieser umgebungsbedingten Einflüsse haben könnte. Etwa über die Vermehrung von oxidativ verursachten chromosomalen Defekten in Immunzellen, der Veränderung der Anzahl und/oder Funktion von Stresshormonen und Zytokinrezeptoren und der Veränderung der Populationsdynamiken von Darmbakterien; dies resultiert schließlich in einem dysfunktionalen Verarbeitungsprozess von Antigenen durch die Darmschleimhaut (Kiyono et al. 2001). Die Existenz dieser Einflüsse, einhergehend mit den begleitenden Immuneffekten von verschiedenen psychologischen Stresszuständen oder Stimmungsstörungen, arbeiten wahrscheinlich zusammen, hin zu einer Entwicklung einer Atopie.

16.1.2 Spezifische Manifestationen von atopischen Erkrankungen und entsprechende neuroendokrine und immunologische Dysregulation

Nachweislich hat psychologischer Stress ungünstige klinische Effekte auf vorhandene allergische und asthmatische Erkrankungen, könnte möglicherweise aber auch die Pathogenese dieser Krankheiten beeinflussen (Veres et al. 2009). Es besteht ein Zusammenhang zwischen einem erhöhten Ausmaß von allergischen Störungen und depressiven Symptomen als auch Angststörungen. Erstens könnte eine Depression anfällige Individuen für die Entwicklung von allergischen Störungen, über Mechanismen von endokrinen und immunen Dysregulationen, prädisponieren. Wichtig ist hierbei zu erwähnen, dass chronischer Stress bei depressiven Individuen die humorale Immunität auf Kosten der zellvermittelten Immunität erhöhen kann. Dies könnte erklären, wieso Stress und Depression die Produktion von IgE begünstigen können. Die immunologischen Veränderungen, die mit depressiven Störungen in Verbindung gebracht werden, insbesondere die Verschiebung von einer TH1- zu einer TH2-Zytokindominanz, begünstigen allergische Reaktionen auf spezifische Antigene. Depression ist zudem mit Hyperkortisolismus assoziiert. Studien haben gezeigt, dass niedrige Dosen von Glukokortikoiden die TH2-Aktivität sowohl in vivo als auch in vitro erhöhen und somit auch die IL-4- und IgE-Antikörpersynthese verstärken können. Pharmakologische als auch physiologische Glukokortikoidkonzentrationen können gleichzeitig die Produktion von IL-4 steigern und die von IL-2 in vivo unterdrücken.

Die gegenwärtige Befundlage stützt eine Modulation von allergischen Reaktionen durch Stimmungszustände und psychologische Stressoren (Rosenkranz 2009). Als Beispiel soll hier die atopische Dermatitis genannt werden, eine chronisch-entzündliche Hauterkrankung, die bis zu 10–15% der Population, hauptsächlich Kinder, betrifft. Eine Studie zeigte signifikant positive Korrelationen zwischen stressbezogenen Skalen und einer erhöhten Hautreaktivität nach Allergenexposition. Neueste Studien haben gezeigt, dass die Wahrscheinlichkeit für erhöhte positive Werte im Allergiehauttest, proportional zu den zugrunde liegenden Angstwerten war, und dass dies auch für die Wahrscheinlichkeit galt, eine verzögerte zelluläre Immunantwort auszubilden. Diese Befunde zeigen deutliche Interaktionen zwischen Stress und In-vivo-Allergieprovokationstests (Hauttests). Insgesamt unterstützen diese Daten eine klare Assoziation zwischen Stress, Immundysfunktion und klinischer Aktivität von atopischen und asthmatischen Krankheiten. Sie legen weiterhin nahe, dass es auch eine Assoziation zwischen dem Vorhandensein von chronischem psychologischen Stress und Disstress (insbesondere im Kontext einer Depression und/oder Angst) und der Pathogenese von Atopien und Asthma geben könnte.

16.1.3 Veränderungen in der neuroendokrinen und immunologischen Dysregulation in Reaktion auf Interventionen

Gemeinsamkeit zwischen stressinduzierter und allergischer Immunpathologie

Allergische Erkrankungen (einschließlich Asthma) werden als klinische Syndrome mit einer gemeinsamen systemischen Immundysbalance betrachtet, mit allerdings unterschiedlichen Phänotypen an Zielorganen wie Nase, Lunge, Haut und Darm. Ein Hauptfokus der aktuellen Forschung liegt auf der Identifikation von Risikopopulationen und berücksichtigt u. a. die spezifische Genexpression, Polymorphismen und interaktive Umgebungseinflüsse, die das Risiko für spezifische klinische Manifestationen von allergischen Erkrankungen erhöhen, mit dem Ziel, präventive vor therapeutische Maßnahmen zu stellen.

Interventionelle Strategien bedingen die Identifikation von Individuen mit einem erhöhten Risiko sowohl für allergische als auch für Stresskrankheiten mit der Suche nach Gemeinsamkeiten, z. B. die Häufigkeit (Prävalenz) des Auftretens von Atopien bei wenig vs. stark gestressten Kollektiven. Alternativ können Hoch- und Niedrigstressgruppen identifiziert und die Wahrscheinlichkeit für das

Auftreten (Inzidenz) allergischer Krankheiten zwischen den Gruppen verglichen werden. Spezifische genetische Profile sind mit Allergie- und Asthmaerkrankungen in Verbindung gebracht worden; so Einzelnukleotid-Polimorphismen an Genloci, wo Stresshormone und Zytokinrezeptoren codiert werden, sowie die Genexpression dieser Rezeptoren in Verbindung mit der Messung relativer Mengen von Stresshormonen und Zytokinen im Plasma. Diese Forschungsstrategie würde die Einteilung von Individuen in spezifische Subpopulationen erlauben, die möglicherweise ein erhöhtes Risiko aufweisen, atopische Erkrankungen in Zeiten von höchstem chronischem Stress zu entwickeln. Sobald das gefährdete Individuum identifiziert ist, würden interventionelle Maßnahmen auf eine von zwei Hauptvorgehensweisen ausgerichtet. Im Falle einer frühzeitigen Identifikation könnten Vorbeugungsmaßnahmen konzipiert werden, um Immunveränderungen, die mit einer atopischen Sensitivierung in Verbindung gebracht werden, vorzubeugen. Im Falle einer bereits vorhandenen Allergieerkrankung wären die Interventionsmaßnahmen von therapeutischer Natur, um immunregulatorische Ungleichgewichte, die für chronisch stressinduzierte Immunveränderungen verantwortlich sind, anzugehen. Dies sollte das Risiko eines stressinduzierten Krankheitsschubes minimieren.

Die vordergründigste Intervention ist die Vermeidung oder die Reduktion von Stress. Obwohl Möglichkeiten für eine Stressreduktion/-elimination manchmal zu Verfügung stehen, sind sie oft durch praktische Lebensumstände unserer gegenwärtigen Gesellschaft begrenzt. Demzufolge scheint ein Stressmanagement, das vor allem auf die Verbesserung von Copingfähigkeiten abzielt, eher als Grundlage für Interventionsstrategien im klinischen Kontext geeignet (Chida et al. 2008). Stressmanagementbehandlungen lassen sich in psychologische, physiologische oder pharmakologische Interventionen mit unterschiedlicher Kombination dieser drei Formen kategorisieren.

Psychologische Interventionen Psychologische Interventionen haben bei vielen immunvermittelten Erkrankungen positive Auswirkungen auf klinische Ergebnisvariablen. Selbsthilfegruppen und andere psychosoziale Faktoren sind hinsichtlich ihrer Effekte auf eine gesteigerte Lebenserwartung von Brustkrebspatientinnen, auf CD4-Zellzahlen bei AIDS-Patienten und reduzierter Aktivität einer Asthmaerkrankung untersucht worden. Mehrere Studien haben über eine verbesserte Symptomkontrolle von Patienten mit unterschiedlichen atopischen Störungen berichtet, die sich erfolgreich »mindfullness«-basierten psychologischen Interventionen, Biofeedback, Entspannungstherapie und psychologischer Beratung unterzogen hatten. All diese Techniken wurden in entsprechenden Studien untersucht, die eine Normalisierung der Immunbalance durch die Intervention zeigten. Allerdings stehen Studien noch aus, die eine direkte Korrelation zwischen Immunveränderungen durch solche Interventionen und einer klinischen Verbesserung bei Allergie- und Asthmaerkrankten aufzeigen.

Physiologische Interventionen Physiologische Interventionen zum Management von Allergien und Asthma wurden hauptsächlich im Kontext der Komplementär- und Alternativmedizin untersucht (Engler 2009). Behandlungsmaßnahmen, wie die therapeutische Rückenmassage, haben vergleichbar positive Effekte wie das Entspannungstraining auf die Asthma- und Allergieerkrankungsaktivität gezeigt. Dieselben Techniken bewirkten auch eine Verbesserung in immunregulatorischen Pfaden.

Pharmakologische Interventionen Patienten mit Angststörungen haben eine erhöhte Inzidenz für Allergie- und Asthmasymptome. Allergiker und Asthmatiker berichten häufig von einer gesteigerten Frequenz und einem erhöhten Schweregrad ihrer Symptome in Zeiten von starker Angst. Es konnte gezeigt werden, dass anxiolytische Medikamente (insbesondere Benzodiazepine), das Immunmilieu in situ in einer Art und Weise verbessern, die zumindest zum Teil ihre positiven klinischen Effekte im Management von Allergien und Asthma erklären könnte. Dies ist von besonderem Interesse, da der Gebrauch von solchen Wirkstoffen, in der akut am stärksten gestressten Asthmapatientenpopulation – solche mit akuten Krankheitsschüben – als relativ kontraindiziert diskutiert wurde, weil bezüglich der atemdepressiven Wirkung von Benzodiazepinen Besorgnis besteht.

Neueste Studien konnten zeigen, dass Hochstressphasen zu einer gesteigerten Superoxidbildung führen (Zhang 2009). Demzufolge könnten Wirkstoffe mit antioxidanten Eigenschaften wie Vitamin C und E potenziell prophylaktische Effekte auf stressinduzierte Immunveränderungen ausüben. In Untersuchungen des Autors und auch in anderen Studien konnte gezeigt werden, dass Vitamin C, Vitamin E, oder beide zusammen, immunregulatorische Ungleichgewichte von gestressten Individuen reduzieren können. Zusätzlich ist Vitamin C dafür bekannt, dass es einen direkten Einfluss auf Plasmakortisolspiegel ausübt und direkte antianxiolytische Eigenschaften hat. Vitamin C, Vitamin E oder beide, vermögen offenbar auch Symptome bei Patienten mit verschiedenen Allergieerkrankungen zu reduzieren. Des Weiteren haben gefährdete Kinder von stillenden Müttern, die hohe Mengen an Vitamin C zu sich nahmen, wie nachfolgend in der Milch nachgewiesen wurde, im Vergleich zu Kontrollen ein vermindertes Risiko einer Inzidenz für eine Atopie. Diese Daten weisen darauf hin, dass immunologische Dysfunktionen, die für allergische Erkrankungen verantwortlich gemacht werden und ebenso bei Stress beobachtet wurden, sowohl auf den prophylaktischen als auch therapeutischen Einsatz der erwähnten Oxidantien ansprechen könnten.

16.2 Lungenkrankheiten und Atemwegserkrankungen

Alleine bezogen auf die Fallzahlen sind die respiratorischen Krankheiten mit einer atopischen Genese – Asthma und Rhinitis – weltweit von größter Bedeutung. Obwohl sich annäherungsweise 80% der Asthmafälle bis zum Alter von fünf Jahren manifestiert haben, steigt auch die Prävalenz im Erwachsenenalter in der westlichen Gesellschaft langsam weiter an. Bis zu 90% des kindlichen Asthmas hat eine allergische Basis, während etwa 50% der Erwachsenen Asthmapatienten einen allergischen Trigger für ihre Krankheit haben. Trotz der extremen Bemühungen, neuere und effektivere Therapien zu entwickeln, verlaufen 4000 Asthmafälle pro Jahr in den USA tödlich, was Asthma zu einer wichtigen Todesursache für Kinder macht.

16.2.1 Die Rolle von neuroendokrinen und immunologischen Faktoren in der Ätiologie von Lungen- und Atemwegserkrankungen

Das Immunsystem verfügt über Zellen und Mediatoren, die in natürlicher Weise miteinander interagieren, um infektiöse und neoplastische Bedrohungen abzuwehren oder einzudämmen. Eine einwandfreie Immunbalance ist für die normale Abwehr des Wirts von kritischer Bedeutung. Dieses Gleichgewicht wird größten Teils durch Zytokine kontrolliert, die von $CD4^+$-T-Helferzellen, TH1 (IFNγ, IL-12) und TH2 (IL-4, IL-5, IL-13), produziert werden. Die TH1/TH2-Zytokinungleichgewichte spielen in der Pathogenese von verschiedenen Immmunregulatorischen Krankheiten, einschließlich der Atopie und Asthma, eine wichtige Rolle. IL-4 vermittelt den isotypen Wechsel zu IgE, fungiert als ein Wachstumsfaktor für Mastzellen und reguliert die Expression von Adhäsionsmolekülen (VCAM und VLA-4) im Epithel der Atemwege und eosinophilen Granulozyten hoch. IL-5 ist eine kritische Komponente im Wachstum und in der Differenzierung von eosinophilen Granulozyten. Auch das IL-13 spielt im isotypen Wechsel zu IgE eine Rolle und ist mannigfach in pathologische Abläufe beim Asthma involviert. IL-4 und IL-5 sind in bronchialen Biopsien, bronchoalveolären Lavagezellen und im peripheren Blut von Asthmatikern erhöht. Es hat sich gezeigt, dass die Behandlung von allergischer Rhinitis mittels Immuntherapie mit Allergenen in einer Verschiebung des gesamten TH1/TH2-Zytokingleichgewichts zurück zu einem prädominanten TH1-Profil resultiert, was wiederum mit einer positiven klinischen Antwort korreliert. Diese Befunde legen nahe, dass physiologische Zustände, die mit einem TH2-Zytokinmilieu in Verbindung gebracht werden, zu potenziellen Krankheitsverschlechterungen von asthmatischen und atopischen Erkrankungen führen können (Epstein 2006).

Autonome Innervation der Atemwege

Das Nervensystem vermittelt Reflexe, wie z. B. Niesen, Husten, Schleimsekretion und sogar den Bronchospasmus, um die Atemwege vor potenziell schädigenden Stimuli zu schützen. Die Lungen und die Atemwege werden von sensorischen Fasern des Nervus vagus innerviert (Jordan 2001). Afferente Nerven der Atemwege innervieren das Epithel, die Drüsen, die glatte Muskulatur, die Blutgefäße und parasympathische Ganglien der Atemwege. Mehrere unterschiedliche afferente Nerven innervieren die Atemwege. Mechanorezeptoren der Atemwege helfen den autonomen Grundtonus und das Atmungsmuster aufrechtzuerhalten und können auch indirekt über Bronchokonstriktoren, wie z. B. Histamin, Acetylcholin und Leukotriene aktiviert werden. Die Nozizeptoren werden als Teil des afferenten Nervensystems über verschiedene inflammatorische Mediatoren aktiviert. Eine Stimulation dieser Rezeptoren kann reflexartig einen Bronchospasmus und Erweiterung des bronchialen Gefäßsystems auslösen. Vergleichbar kann auch eine Stimulation der oberen afferenten Nerven der Atemwege einen reflexartigen Bronchospasmus auslösen. Dies wiederum ist sehr bedeutsam, da in sensibilisierten Individuen Allergenprovokationen der oberen Atemwege einen Bronchospasmus auslösen können.

Die sympathischen Nerven innervieren primär das bronchiale Gefäßsystem. Die parasympathischen Nerven innervieren die glatte Muskulatur der Atemwege, die Drüsen und das Gefäßsystem. Obwohl die glatte Muskulatur der menschlichen Atemwege ausreichend viele β-adrenerge Rezeptoren hat, steht ein direkter Nachweis für eine adrenerge Innervation der humanen glatten Muskulatur der Atemwege noch aus. Dies lässt vermuten, dass primär hormonale Katecholamine aus dem Blutkreislauf für die Bindung an diese Rezeptoren verantwortlich sind. Zirkulierende Katecholaminkonzentrationen unterscheiden sich in Abhängigkeit von akutem und chronischem Stress stark. Wahrscheinlich stellen sie einen von vielen Links zwischen Stress und der Atemwegsphysiologie/- pathologie dar. Die cholinerge Innervation ist primär für den bronchomotorischen Tonus in den humanen Atemwegen verantwortlich. Parasympathische Nerven versorgen die glatte Muskulatur in den Atemwegen mit funktionalen Entspannungsmomenten, die über multiple lösliche Mediatoren vermittelt werden. Diese noradrenerge, noncholinerge (NANC) Entspannungsreaktionen können überall, von der Trachea bis zu den schmalen Bronchien, stimuliert werden.

Auswirkung von allergischer Inflammation auf die Nerven

Viele klinische Symptome von allergischen Erkrankungen, wie z. B. das Kratzen, das Niesen, der Nasenausfluss, das Husten und der Bronchospasmus können das Resultat von, durch allergische Inflammation getriggerte, neuronale Aktivität sein. Mediatoren, die bei allergischen Reaktionen involviert sind, wie z. B. das Histamin, Leukotriene, Zytokine u. a., können Rezeptoren auf sensorischen und autonomen Nerven stimulieren und die Erregbarkeit von neuronalen Reflexbögen durch allergische Inflammationsmediatoren erhöhen. So z. B. der sensorische Nervenreizstoff, Bradykinin: Wenn er außerhalb der Allergensaison in die Nasenlöcher von Allergikern appliziert wird, verursacht er keine Symptome; wenn der Prozess aber während der Allergiesaison wiederholt wurde, verursachte er verstärktes Niesen und Nasensekretionen (Sheahan et al. 2006). Dementsprechend sind neuromodulatorische Effekte von allergischen Reaktionen verbreitet und könnten das Ziel von zukünftigen therapeutischen Zugängen sein.

16.2.2 Spezifische Manifestationen von Lungen- und Atemwegserkrankungen und entsprechende neuroendokrine und immunologische Dysregulationen

Die ungünstigen klinischen Effekte von psychologischem Stress auf Asthma und Rhinitis sind in der Literatur gut dokumentiert (Marshall 2004). Zunächst wurde angenommen, dass der Mechanismus via gesteigerte vagale Aktivität abläuft, was in eine bronchiale Hyperreaktivität resultieren und dadurch die Asthmasymptome verschlimmern würde. Andere Studien haben beobachtet, dass psychosoziale Einflüsse, die sich ungünstig auf den Schweregrad von allergischer Rhinitis auswirken, zu einer erhöhten Inzidenz und Schwere von Asthma führen können. Solche Einflüsse könnten Unterschiede in der Art, dem Ausmaß und der Dauer von psychologischem Stress, Inzidenz von Depression und Angststörungen oder beschränkter Belastbarkeit im Umgang mit psychosozialen Alltagsstressoren mit einschließen (Creer 2008).

Bei der allergischen Rhinitis besteht ein inflammatorischer Zustand der nasalen Schleimhaut, der durch Symptome von Juckreiz, Niesen, Nasenausfluss und -verstopfung charakterisiert ist und durch eine IgE-vermittelte Reaktion auf Allergene induziert wurde. Die allergische Rhinitis betrifft fast 20–40 Mio. Menschen in den USA mit einer vergleichbaren Häufigkeit in vielen anderen westlichen Gesellschaften. Eine länger andauernde Exposition gegenüber grenzwertigen Konzentrationen von in der Umgebung allgegenwärtigen Antigenen, z. B. von Hausstaubmilben und Schaben, Pollen und Schimmelpilzen, lösen bei atopischen Individuen eine TH2-Typ proallergische Reaktion aus, wobei in der Sensitivierungsphase eine spezifische IgE-Produktion stattfindet. Eine erneute Exposition gegenüber diesen Antigenen löst dann eine allergische Früh- und Spätphasenreaktion aus.

Die allergische Frühphasenreaktion erfolgt innerhalb von 5–60 min nach einer Allergenexposition. Sie wird ausgelöst durch Allergene, die sich auf der Nasenschleimhaut abgelagert haben und sich mit spezifischen IgE-Molekülen auf Mastzellen quervernetzen, was eine intrazelluläre Kaskade initiiert, die schließlich zur Freisetzung vorgeformter Mediatoren aus Mastzellgranula führt. Nachfolgend, innerhalb von Minuten, werden Prostaglandin D2 und entzündungsfördernde Leukotriene freigesetzt. Diese Mediatoren verursachen undichte vaskuläre Stellen, was sich klinisch in einem Schleimhautödem (Nasenverstopfung) und wässrigem Nasenfluss (»Triefnase«) manifestiert. Schleimhautdrüsensekretion und Blutgefäßerweiterung tragen weiter zur Nasenverstopfung bei. Die Stimulation von sensorischen Nerven lösen Nasenjucken und systemische Reflexe aus, wie z. B. Niesen und allenfalls Husten.

Die allergische Spätphasenreaktion beginnt 3–24 h nach einer Allergenexposition und resultiert als Folge von inflammatorischer zellulären Infiltration und Mediatorenfreisetzung in der Nasenschleimhaut. Zytokine, z. B. IL-5 und Chemokine (z. B. »regulated on activation normal T cell expressed and secreted«, RANTES) fördern die Infiltration und Migration von eosinophilen, basophilen und neutrophilen Granulozyten, T-Lymphozyten und Makrophagen in die Nasenschleimhaut. Das zelluläre Infiltrat setzt inflammatorische Mediatoren frei, die das Wiederauftreten und Fortdauern von allen Hauptsymptomen der Rhinitis bedingen können. Die TH2-Zytokine wiederum spielen in der Ausführung der andauernden Inflammation eine kritische Rolle. Zytokine, wie z. B. das TNF-α, IL-1 u. a., dringen in den systemischen Blutkreislauf ein und erreichen letztendlich den Hypothalamus, was in Erschöpfung, Unwohlsein, Reizbarkeit und neurokognitiven Defiziten resultiert, wie allgemein bei Patienten mit allergischer Rhinitis und lang anhaltenden nasalen Symptomen beobachtet werden kann.

Asthma ist eine komplexe, multifaktorielle klinische Erkrankung, die charakterisiert ist durch Obstruktion und Hyperreagibilität der Atemwege von unterschiedlichem Ausmaß gegenüber üblicherweise harmlosen Stimuli und Entzündungsreizen. Allergisches Asthma ist die am häufigsten vorkommende Form, sowohl bei Kindern als auch bei Erwachsenen. Beim Asthmatiker kann die Inflammation der Atemwege durch eine Vielzahl von Auslösern, alleine oder in Kombination, angeregt werden; diese schließen Allergene, respiratorische virale Infektionen, umgebungs- und berufsbedingte Schadstoffe (Dieselabgaspartikel, Ozon, Schwefeldioxid, Stickstoffdioxid) und Passivrauchen (»environmental tabacco smoke«, ETS) mit ein (Viera et al. 2009).

Allergische Früh- und Spätphasenreaktionen der unteren Atemwege, ähnlich denen der oberen Atemwege, resultieren in Erythemen, epithelialer Denudation, Ödemen, vermehrter Schleimhautproduktion und Durchblutung. Die epitheliale Schädigung ist das Resultat der Freisetzung entzündlicher Mediatoren aus eosinophilen Granulozyten, Neutrophilen und Mastzellen. Epithelzellen können aber auch aktiv Mitwirkende in der Freisetzung von Zytokinen und der Ausbreitung der Entzündung in den Atemwegen sein. Chronische Veränderungen, wie man sie in Atemwegen von Asthmatiker sieht (oft bezeichnet als »airway remodeling«) beinhalten Hypertrophie und Hyperplasie der glatten Muskulatur, Hyperplasie der Becherzellen, Hypertrophie der submukösen Drüsen, Neovaskularisation, Verdickung der retikulären Basalmembran und fibrotische Veränderungen mit Kollageneinlagerungen. Man glaubt, dass fehlgeleitete Reparaturvorgänge nach wiederholter Schädigung der Atemwege diesen Veränderungen zugrunde liegen. Das »remodeling« der Atemwege kann schon im Kindesalter beobachtet werden und schreitet mit dem Fortdauern der Asthmaerkrankung weiter voran. Es wurde angenommen, dass Asthmapatienten, die einem hohem Ausmaß von chronischem Stress ausgesetzt sind, relativ schwerwiegendere Krankheitsverläufe, einschließend das »Atemwegremodeling«, aufweisen.

Die Hyperreagibilität der glatten Muskulatur der Atemwege als Antwort auf natürliche Auslöser, z. B. Allergene, körperliche Anstrengung, kalte Luft, extreme Emotionen (starkes Lachen oder Weinen) ist ein weiteres Charakteristikum von Asthma. Die Hyperreagibilität der glatten Muskulatur kann der Atemwegsentzündung vorausgehen, sie begleiten und manchmal auch unabhängig von ihr auftreten, was die Heterogenität der Asthmaphänotypen erklärt. Die glatten Muskelzellen der Atemwege können auch aktiv in die Freisetzung von Zytokinen involviert sein. Da viele Patienten in der Krankheitsgeschichte von einer Verschlechterung ihrer Asthmasymptomatik in Zeiten von akutem Stress oder extremen Emotionen berichten, bedarf es weiterführender Forschung im Bereich der Beeinflussung der Reagibilität der glatten Muskulatur der Atemwege und Inflammation der Atemwege durch Stress und Emotionen.

16.2.3 Veränderungen in der neuroendokinen und immunologischen Dysregulation als Reaktion auf Interventionen

Asthmatische Krankheitsschübe wurden kausal mit stressreichen Situationen und Ereignissen in Verbindung gebracht. Stressreiche Lebensereignisse (»lifeevents«) erhöhen nicht nur das Risiko für eine weitere Asthmaattacke innerhalb der ersten paar Tage nach dem Ereignis, es wurde auch von einem verzögerten Risiko für die Zeit von bis zu 5–7 Wochen danach berichtet. Schwerwiegende negative Lebensereignisse wurden mit einem erhöhten Risiko für asthmatische Krankheitsschübe assoziiert, vor allem, wenn solche vor dem Hintergrund eines chronisch hohen Stressausmaßes eintraten. Kinder mit Asthma, deren Bezugspersonen bedeutsame psychische Probleme haben, zeigen eine Tendenz zu häufigeren Hospitalisationen. Kinder, mit klinisch bedeutsamen Verhaltensauffälligkeiten neigen dazu, häufiger zu keuchen und sie haben zudem einen niedrigeren Funktionsstatus. Auch die Exposition gegenüber einer gewaltreichen Atmosphäre (persönlich und nichtpersönlich), die klar stressinduzierte Mechanismen in Gang bringt, wurde mit der Morbidität für Asthma in Verbindung gebracht.

Interventionen für stressassoziierte Atemwegserkrankungen folgen analog den bei der Atopie dargelegten Rationalen und beziehen sich auf psychologische, physiologische und pharmakologische Zugänge, entweder einzeln oder in unterschiedlicher Kombination.

Psychologische Interventionen In einigen Untersuchungen wurde gezeigt, dass expressives Schreiben über stressreiche Lebenseregnisse das FEV_1 (»forced expiratory volume in the first second«), eine Messgröße der Atemwegsobstruktion beim Asthma, verbessert (FEV_1 = Einsekundenkapazität – das ist das während der Prüfung der Lungenfunktion gemessene Atemvolumen, das von der Testperson in einer Sekunde absolut forciert exspiriert werden kann). Das Biofeedback, gleich wie die mentalen Imaginationstechniken, wurde mit einigem Erfolg im Umgang mit Asthma angewendet. Die Entspannungstherapie zeigte bei Asthma einen positiven Effekt auf klinische Verlaufsvariablen, einschließlich einer Reduzierung der Anzahl von Krankheitsschüben und Klinikaufenthalten und einer verbesserten Atemwegsfunktion. Es konnte gezeigt werden, dass sich die Psychotherapie bei depressiven Asthmapatienten günstig auf die Krankheitsaktivität auswirkt, einschließlich einer reduzierten Anzahl an Krankheitsschüben und Aufnahmen in Notfallstationen.

Physiologische Interventionen Unkontrollierte Studien weisen darauf hin, dass in der Krankheitsbewältigung von an Asthma erkrankten Patienten,

Akupunktur, Chiropraktik und angewandte Kinesiologie hilfreich sein könnten. Indessen ist es bisher nicht gelungen, in sorgfältig kontrollierten Studien einen klaren klinischen Nutzen aufzuzeigen; dies möglicherweise aufgrund des in diesen Studien starken Placeboeffekts, der einen starken psychophysiologischen Einfluss hat auf die Immunität und allergische Erkrankungen, hier insbesondere das Asthma. Berichten zufolge hatte ein sorgfältig durchgeführtes körperliches Training einen positiven Effekt auf die Kontrolle des Asthmas, einschließlich bei den Patienten mit stressassoziierten Krankheitsschüben. Die Mechanismen, über die körperliche Aktivität diese positiven Effekte vermittelt, sind unklar. Allerdings wurde diskutiert, dass für diejenigen Patienten, die am meisten profitieren, körperliche Aktivität eine bedeutsame psychosoziale Maßnahme für das Stressmanagement darstellt.

Pharmakologische Interventionen Noch bis vor Kurzem waren psychoaktive Wirkstoffe die Hauptsäulen der Therapie vom »stressinduzierten Asthma« (Rietveld u. Creer 2003). Antidepressiva (Trizyklika und SSRI) haben in gewissen Asthmapopulationen einen nachgewiesenen Nutzen – insbesondere in solchen mit abgrenzbaren depressiven Störungen. Es gibt auch Studien, die darauf hinweisen, dass Asthmapatienten mit depressiven Episoden ohne formale Diagnose einer Depression, von einer Therapie mit Antidepressiva profitieren könnten. Interessanterweise zeigen viele Studien depressive Effekte bei Einsatz von rekombinanten Zytokinen zur Therapie z. B. bei Krebskrankheiten., Darunter waren solche, die auch bei allergischen Krankheiten von Bedeutung sind (z.B. IL-4). Dies weist darauf hin, dass die Behandlung einer zugrunde liegenden allergischen Erkrankung, das Zytokinmilieu verändern könnte, das die Blut-Hirn-Schranke passiert und so weniger depressive Episoden auftreten würden. Ein solcher Vorgang könnte einen Rückkopplungskreis zwischen der allergischen Erkrankung und depressiven Symptomen des Individuums einleiten.

Fazit

Die neuroendokrine Regulation von Immunantworten ist ein anerkannter Vorgang. Dass psychologischer Stress sich ungünstig auf den Verlauf (und eventuell auch die Inzidenz) von atopischen Erkrankungen, einschließlich der Atemwegserkrankungen, wie Asthma, auswirken kann, ist seit der Antike bekannt. Die hauptsächlichen Forschungsbestrebungen zielen auf die spezifischen Mechanismen, über die sich Stress auf die Inzidenz und den klinischen Verlauf dieser Krankheiten auswirkt. Diese Mechanismen zu definieren erlaubt, diejenigen Patienten mit dem individuell größten Risiko für ungünstige stressassoziierte Effekte zu identifizieren und zielgerichtete Interventionen zu entwickeln. Diese sollen ermöglichen die verschiedenen in diesem Kapitel behandelten immunbasierten Erkrankungen, die mit chronischem Stress assoziiert werden, wirksam zu behandeln (und hoffentlich auch präventiv anzugehen).

Literatur

Zachariae R (2009) Psychoneuroimmunology: a bio-psychosocial approach to health and disease. Scand J Psychol 50: 645–651

Berczi I, Quintanar-Stephano A, Kovacs K (2009) Neuroimmune regulation in immunocompetence, acute illness, and healing. Ann NY Acad Sci 1153: 220–239

Agarwal SK, Marshall GD (1998) Glucocorticoid-induced type-1/type-2 cytokine alterations in humans – a model for stress-related immune dysfunction. J Interferon Cytokine Research 18(12): 1059–1068

Glaser R (2005) Stress-associated immune dysregulation and its importance for human health: a personal history of psychoneuroimmunology. Brain Behav Immun 19(1): 3–11

Elenkov IJ, Chrousos GP (2006) Stress system – organization, physiology and immunoregulation. Neuroimmunomodulation 13: 257–267

Kiyono H, Kweon MN, Hiroi T, Takahashi I (2001) The mucosal immune system: from specialized immune defense to inflammation and allergy. Acta Odontol Scand 59: 145–153

Veres TZ, Rochlitzer S, Braun A (2009) The role of neuro-immune cross-talk in the regulation of inflammation and remodelling in asthma. Pharmacol Ther 122: 203–214

Rosenkranz MA, Davidson RJ (2009) Affective neural circuitry and mind-body influences in asthma. Neuroimage 47: 972–980

Chida Y, Hamer M, Steptoe A. A bidirectional relationship between psychosocial factors and atopic disorders: a systematic review and meta-analysis. Psychosom Med. 2008;70:102-116.

Engler RJ, With CM, Gregory PJ, Jellin JM (2009) Complementary and alternative medicine for the allergist-immunologist: where do I start? J Allergy Clin Immunol 123(2): 309–316

Zhang XY, Zhou DF, Qi LY et al. (2009) Superoxide dismutase and cytokines in chronic patients with schizophrenia: association with psychopathology and response to antipsychotics.Psychopharmacology (Berl) 204: 177–184

Epstein MM (2006) Targeting memory Th2 cells for the treatment of allergic asthma. Pharmacol Ther 109(1-2): 107–136

Jordan D (2001) Central nervous pathways and control of the airways. Respir Physiol 125: 67–81

Sheahan P, Walsh RM, Walsh MA, Costello RW (2006) Hyperresponsiveness of congestive nasal reflexes in allergic rhinitis. Rhinology 44(1): 68–73

Marshall GD (2004) Neuroendocrine Mechanisms of Immune Dysregulation: Applications to Allergy and Asthma. Ann Allergy Asthma Immunol 93: S11–17

Creer TL (2008) Behavioral and cognitive processes in the self-management of asthma. J Asthma 45: 81–94

Viera L, Chen K, Nel A, Lloret MG (2009) The impact of air pollutants as an adjuvant for allergic sensitization and asthma. Curr Allergy Asthma Rep 9(4): 327–333

Rietveld S, Creer TL (2003) Psychiatric factors in asthma: implications for diagnosis and therapy. Am J Respir Med 2: 1–10

HIV und AIDS

Jane Leserman, Lydia Temoshok

Übersetzung von Pearl Ghaemmaghami

17.1 Grundlagen

Es gibt beachtliche Forschungsarbeiten, die Stress und Depression sowohl akut wie auch chronisch mit veränderten endokrinen und immunologischen Reaktionen in Verbindung bringen (Irwin 2008). Von daher gibt es bei vielen Infektionskrankheiten überzeugende Befunde für psychoendokrinologische und psychoimmunologische Zusammenhänge. Bei diesem Kapitel wird der Schwerpunkt auf die Erkrankung durch das humane Immundefizienzvirus (HIV) gelegt, der Infektionskrankheit mit den überzeugendsten psychoendokrinologischen und psychoimmunologischen Befunden (Leserman 2008; Cole 2008; Temoshok et al. 2008a).

Das erworbene Immundefektsyndrom (»acquired immune deficiency syndrome«, AIDS) ist eine Erkrankung des menschlichen Immunsystems, die durch eine chronische Infektion mit HIV verursacht wird und allmählich zu einer Abschwächung der Immunfunktion mit Anfälligkeit für opportunistische Infektionen und Krebserkrankungen führt. HIV beeinträchtigt das Immunsystem, indem die $CD4^+$-T-Lymphozyten wie auch andere Zellen, die an der Wirtsimmunität beteiligt sind (Monozyten und Thymozyten), infiziert werden. $CD4^{+-}$-T-Zellen spielen eine wesentliche Rolle bei der Immunantwort, in dem sie andere Immunzellen aktivieren (zytotoxische T-Zellen, B-Zellen, Phagozyten, Makrophagen). Die normale Anzahl der $CD4^+$-T-Zellen liegt zwischen 800 und 1200 Zellen/mm^3 Blut. Üblicherweise, wenn die $CD4^+$-T-Lymphozytenzahl (CD4-Zahl) unter 500 mm^3 sinkt, können Patienten geringe Infektionen erleiden (z. B. Pilzinfektionen, Herpes simplex) oder andere Symptome ausbilden (z. B. Müdigkeit, Nachtschweiß und chronischer Durchfall). Während die HIV-Erkrankung fortschreitet und die $CD4^+$-T-Zellen unter 200 Zellen/mm^3 fallen, sehen sich die Betroffenen einem Risiko für ernsthafte opportunistische Infektionen und Krebserkrankungen ausgesetzt, die als Kategorie-C«-Symptome klassifiziert werden (z. B. Pneumocystis carinii Pneumonie, Toxoplasmose, Lymphom, Kaposisarkom). Eine CD4-Zahl unter 200 Zellen/mm^3 oder die Entwicklung von Kategorie-C-Symptomen werden vom US-Zentrum für Gesundheitsüberwachung und Vorsorge (»Centers for Disease Control and Prevention«, CDC) als AIDS definiert. Die HIV-RNA-Viruslast – die Menge HIV, die im Blut gemessen werden kann – ist ein weiterer Indikator für die Schwere der Erkrankung und die Fähigkeit des Immunsystems und therapeutischer Bestrebungen, das Virus zu kontrollieren.

Der Verlauf der HIV-Infektion ist durch eine lange Zeitspanne zwischen der Erstinfektion und dem Ausbruch gravierender Symptome gekennzeichnet. Aus diesem Grund wird HIV als ein »langsamer« Virus oder Lentivirus innerhalb der Familie der Retroviren bezeichnet. Die Progressionsrate der HIV-Infektion kann von Person zu Person erheblich variieren. Zu den Faktoren, die die Krankheitsprogression beeinflussen, zählen Koinfektion (z. B. Hepatitis), Lebensalter, Erbgut der Wirtszelle, der Einsatz antiretroviraler Therapie (ART) und die Einnahmetreue (Adhärenz) der Medikamente zur ART. Wenn die HIV-Behandlung aus der Verabreichung von mehreren Medikamenten besteht – üblicherweise mindestens drei verschiedene Wirkstoffe aus zwei Klassen von ART – wird von HAART (hochaktive antiretrovirale Therapie) gesprochen. Die Anwendung von HAART begann 1996 und ist verantwortlich für die dramatische Reduktion der Viruslast und Verbesserung der Immunfunktion und das Langzeitüberleben von HIV-infizierten Menschen. Eine strikte Einnahmetreue (Adhärenz) bei der Medikation mit HAART ist notwendig, um die HIV-Virussuppression aufrechtzuerhalten und die Entstehung arzneimittelresistenter Virusstämme zu verhindern.

Trotz der weitverbreiteten Anwendung von HAART und ihrem Erfolg bei der Verzögerung des Ausbruchs von AIDS und Versterben an AIDS, bestehen große Unterschiede bezüglich der HIV-Krankheitsprogression. Manche Menschen bleiben jahrelang mit und ohne Medikation gesund, während andere eine rasche Verschlechterung der Immunitätslage erleben und innerhalb ein oder zwei Jahre der ersten opportunistischen Infektion erliegen. Ein großer Teil dieser Unterschiede kann nicht durch die obengenannten Faktoren (z. B. Lebensalter, Koinfektion, Medikamenteneinnahmetreue) erklärt werden. In Anbetracht der Ergebnisse der psychoendokrinologischen und psychoimmunologischen Literatur und der Tatsache, dass viele HIV-infizierte Personen einem hohen Risiko der Beeinträchtigung psychischer Gesundheit ausgesetzt sind, haben sich Forscher gefragt, ob psychosoziale Faktoren (z. B. Stress, Depression, Bewältigungsmechanismen) sich auf neuroendokrine und immunologische Faktoren auswirken und letztendlich den Verlauf der HIV-Infektion beeinflussen können. Daher ist das Ziel dieses Kapitels sich mit folgenden Themen zu befassen:

- Bedeutung immunologischer Faktoren bei der Pathogenese und Progression von HIV und AIDS,
- Bedeutung neuroendokriner Dysregulation bei der Pathogenese und Progression von HIV und AIDS,
- Bedeutung von Stress, Depression und Bewältigung (Coping) in der HIV-Krankheitsprogression und
- potenzielle immunologische und neuroendokrine Veränderungen nach biopsychosozialen Interventionen.

17.2 Immunologische Faktoren in der Pathogenese und Progression von HIV/AIDS

17.2.1 Chronische Immunaktivierung

Das zentrale Rätsel der HIV-Pathogenese ist, dass trotz eines zunehmenden Abfalls der CD4-Zahl bei einer HIV-Infektion, die die Betroffenen für Infektionen durch opportunistische Pathogene anfällig macht, Forscher zum Schluss kommen, dass der Hauptverursacher der Erkrankung die persistierende und vielfältige Immunreaktion auf das HIV ist (Hazenberg et al. 2003). Diese chronische jedoch wirkungslose Immunaktivierung trägt erwiesenermassen erheblich zum Fortschreiten der HIV-Erkrankung bis zum Ausbruch von AIDS bei (Lawn et al. 2001).

Als Marker für die Zellaktivierung wird die CD38-Expression auf Zelloberflächen verwendet. CD38 ist ein Glykoprotein mit multifunktioneller Enzymaktivität, das auf der Oberfläche vieler Leukozyten, einschließlich $CD4^+$-, $CD8^+$-, B-Zellen und natürlicher Killerzellen, gefunden werden kann. (Malavasi et al. 2008). Die Funktion von CD38 besteht darin Substrate, wie Nikotinsäureamid-Adenin-Dinukleotid (NAD) zu spalten, die durch Zellen freigesetzt werden, die eine Apoptose (programmierter Zelltod) durchlaufen. Es ist denkbar, dass eine erhöhte CD38-Expression bei HIV-infizierten Patienten eine ungewöhnlich hohe Apoptose reflektiert (Gougeon et al. 1996). Das CD38-Protein wurde auch als prognostischer Marker bei Leukämie und AIDS verwendet. Insbesondere bei AIDS sind hohe CD38-Expressionsspiegel auf $CD8^+$-T-Zellen mit einer schlechteren Prognose assoziiert (Kolber 2008; Mekmullica et al. 2009). Giorgi et al. berichteten, dass dieser prognostische Wert aussagekräftiger war als die CD4-Zahl, HIV-Korezeptoren (CCR5 oder CXCR4), Plasmavirämie und humanes Leukozyten-Antigen-(HLA-)DR-Expression (ein weiterer HIV-Aktivierungsmarker) (Giorgi et al. 1999). Bei HIV-infizierten Patienten, die sich einer Therapie unterziehen, sind niedrigere CD38-Expressionsspiegel mit einer verbesserten Immunrekonstitution assoziiert (Al-Harthi et al. 2000; Tilling et al. 2002). Das Interesse von psychoendokrinologisch und psychoimmunologisch Forschenden für CD38 wurde durch einen Bericht angeregt, demzufolge akuter Stress die Expression von CD38 auf T-Lymphozyten erhöht (Atanackovic et al. 2006), was auf einen Kausalzusammenhang zwischen psychischem Stress und $CD38^+$-Expression schließen lässt, die möglicherweise durch Neuromediatoren bedingt ist.

17.2.2 Zytokine, Chemokine und HIV-Korezeptoren

Zwischen den Zytokinen und Chemokinen besteht ein komplexes Interaktionsnetzwerk, das die HIV-Pathogenese beeinflusst (Kinter et al. 2000). Die Forschung hat sich auf das Gleichgewicht zwischen Zytokinen fokussiert, welche die HIV-Replikation in vivo entweder stimulieren (inflammatorische Zytokine) oder inhibieren (β-Chemokine). Die Makrophagen-inflammatorischen Proteine (MIP-) 1α und MIP-1β, die zu den β-Chemokinen gehören, binden an den CCR5-Korezeptor und unterdrücken eine Infektion durch CCR5-Virusstämme auf wirksame Weise (Cocchi et al. 1995). Eine Produktionszunahme dieser β-Chemokine ist mit einem besseren klinischen Status, einer HIV-Infektion ohne AIDS-definierende Erkrankung und einem Schutz vor Infektionen assoziiert (Garzino-Demo et al. 1999; Ullum et al. 1998). Dementsprechend wird die Suppression der CCR5-Korezeptoren vermehrt als entscheidender Mechanismus für die natürliche und therapeutische Kontrolle der HIV-Erkrankung angesehen. Es konnte ebenso aufgezeigt werden, dass Variationen in den Genen, die CCR5 und MIP-1α encodieren, die HIV-Pathogenese, die Viruslast und den klinischen Verlauf von HIV durch ihren Einfluss auf die zellvermittelte Immunität beeinflussen, dies zusätzlich zu ihren besser bekannten Effekten auf Mechanismen des Viruseintritts (Dolan et al. 2007).

Zusätzlich zur Produktion der CCR5-β-Chemokin-Liganden, variiert die HIV-Korezeptorendichte (Anzahl Korezeptoren/$CD4^+$-T-Zellen) zwischen den Individuen und ist ein zugehöriger Faktor der HIV-Pathogenese. Es wurde gezeigt, dass die Dichte der CCR5-Korezeptoren auf primären $CD4^+$-T-Zellen mit dem Risiko durch HIV infiziert zu werden (Heredia et al. 2007) korreliert. In Übereinstimmung mit diesen In-vitro-Daten, beeinflussen Variationen der CCR5-Dichte die Krankheitsprogression und das Ansprechen auf die Therapie (Lange et al. 2002).

Interleukin-6 (IL-6) ist ein proinflammatorisches Zytokin, das von T-Zellen und Monozyten in der akuten Phase der Entzündungsreaktion abgesondert wird und Fieber vermittelt. Zunahmen in der IL-6-Produktion sind sowohl in vitro wie auch in vivo in Seren von HIV-infizierten Individuen beobachten worden (Lafeuillade et al. 1991), wie auch in der Zerebrospinalflüssigkeit von HIV-positiven Menschen mit AIDS-Demenz (Perrella et al. 1992). IL-6 kann in vitro eine HIV-Replikation in Monozyten induzieren (Poli et al. 1990). Des Weiteren erhöht IL-6 die Anzahl der CCR5-HIV-Korezeptoren, steigert die HIV-Replikation und induziert inadäquate Apoptose – alles Faktoren, die mit einer beschleunigten HIV-Progression assoziiert sind. Veröffentlichte Daten zeigen eine negative Rolle von IL-6 beim Verlauf der HIV-Infektion und deuten darauf hin, dass IL-6 z. T. für die oben diskutierte erhöhte Immunaktivierung, die die HIV-Replikation stimuliert, verantwortlich sein könnte (Lawn et al. 2001).

Interleukin-10 (IL-10) ist ein Zytokin, das durch aktivierte Makrophagen und einigen T-Helfer-Lymphozyten (TH2) produziert wird. Seine Funktion besteht darin, Makrophagen und dendritische Zellaktivierung durch eine Herunterregulation der TH1-Zytokinexpression, wie Interferon-gamma (IFN-γ) und der proinflammatorische Zytokine, wie IL-1 und dem Tumornekrosefaktor-α (TNF-α), zu erniedrigen (Smith et al., 2006). Seine immunologische Bedeutung ist daher mit der Beendigung der Immunantwort oder mit der Etablierung der Toleranz gegenüber Selbstantigenen assoziiert (Couper et al. 2008). Mäuse, bei denen das Gen für IL-10 deaktiviert wurde, entwickeln eine entzündliche Darmerkrankung. Dies deutet darauf hin, dass ein Mangel von IL-10 mit der Unfähigkeit einhergeht, Entzündungen zu kontrollieren, bedingt durch die Aktivierung von Makrophagen über enterische Mikroorganismen (Couper et al. 2008). IL-10 ist als ein Zytokin charakterisiert worden, das »vom Immunsystem und dem neuroendokrinen System beansprucht« wird und potenziell eine negative Feedbackrolle ausübt, um proinflammatorische Zytokine im zentralen Nervensystem (ZNS) entgegenzuwirken, und auch an der homöostatischen Funktion der Hypothalamus-Hypophysen-Nebennieren-Achse (HHNA) beteiligt ist (Blalock u. Smith 2007).

Stützend auf scheinbar widersprüchlichen Behauptungen bezüglich des IL-10-Spiegels bei HIV-infizierten Probanden oder bei Primatenmodellen der HIV-Infektion, mag die Rolle von IL-10 bei der HIV-Infektion weniger eindeutig erscheinen (Hofmann-Lehmann et al. 2002). Es konnte jedoch aufgezeigt werden, dass IL-10 die HIV-Infektion in vitro inhibieren kann (Bento et al. 2009). Zudem ist ein Promoterpolymorphismus von IL-10, der die IL-10-Produktion erhöht, mit einer besseren HIV-Prognose assoziiert (Shin et al. 2000). Wie sich herausstellte, geht eine erhöhte IL-10-Produktion in vitro mit einem verbessertem Ausgang der Krankheit einher (Betts et al. 2006). Im Gegensatz dazu berichtete eine andere Forschergruppe, dass bei HIV-infizierten Patienten die Produktion von IL-10 invers korreliert ist mit den CD4-Zahlen (Salvaggio et al. 1996). Die meisten Studien, die auf einen negative Effekt der IL-10-Spiegel auf die HIV-Progression hinwiesen, wurden mit Serumproben durchgeführt oder mit Zellen, die durch eine polyklonale Stimulation mit Phytohemagglutinin (PHA) aktiviert wurden. Weil die Produktion von Zellen, die durch Antigene aktiviert wurden, einen prädiktiven Wert für ein besseres Ergebnis haben, könnten Messungen der IL-10-Produktion durch antigenaktivierte Zellen im Vergleich zu Serummessungen oder Messungen von PHA-aktivierten Zellen einen besseren Marker für die Progression darstellen (Garzino-Demo et al. 1999).

Es besteht ein Mangel an Studien, die die psychoendokrinologischen und psychoimmunologischen Zusammenhänge mit diesen Zytokin- und β-Chemokinmediatoren der HIV-Progression untersucht haben. Temoshok et al. haben Zusammenhänge zwischen psychologischen (Typ-C-Bewältigungsstil und das damit verwandte Konstrukt der Alexithymie) und kardiovaskulären Faktoren (Übererregbarkeit und mangelhafte Erholung nach einer emotionalen Stressaufgabe) mit Zytokinmediatoren der HIV-Progression (antigenstimulierte Produktion von IL-6 und den Anti-HIV-β-Chemokinen MIP-1α und MIP-1β) untersucht (Temoshok et al. 2008b). Diese Studie wurde bei einer Baseline-Stichprobe von 200 HIV-infizierten, ambulanten Patienten überwiegend afroamerikanischer Abstammung, die eine HIV-Erstversorgungsklinik in der Innenstadt von Baltimore besuchten, durchgeführt. Der maladaptive Typ-C-Bewältigungsstil (z. B. Mangel an emotionalem Ausdruck und Kommunikation) ist mit der Krankheitsprogression bei HIV und anderen immunologisch-vermittelten Störungen in Verbindung gebracht worden (Temoshok et al. 2008b). In Regressionsanalysen, die um die Effekte von CD4-Zahl und Alter bereinigt wurden, ging ein stark ausgeprägter Typ-C-Bewältigungsstil, wie vorhergesagt, mit signifikant höherer IL-6-Produktion einher (Temoshok et al. 2008b). Übereinstimmend war das theoretisch verwandte Konstrukt der Alexithymie mit signifikant geringer stimulierter Produktion von HIV-inhibierendem MIP-1α korreliert. Unabhängig von der Alexithymie waren erhöhte Herzratenreaktivität und mangelhafte Erholung der Herzrate als Reaktion auf einen experimentellen Stressor nach der Datenbereinigung für kardiovaskuläre Medikation, Methadoneinnahme, CD4-Zahl und Alter ebenfalls signifikant mit einer geringeren Produktion von MIP-1α assoziiert. Das Ergebnis, dass ein Typ-C-Bewältigungsstil, Alexithymie und Herzratenreaktivität bzw. -erholung unabhängig und differenziell mit spezifischen Aspekten, die für die Immunfunktion relevant sind, einhergehen, könnte spezifische verhaltensbiologische Pfade widerspiegeln, die zur HIV-Progression beitragen.

Diese Zusammenhänge wurden im Wesentlichen bei der Nachfolgeuntersuchung nach 24 Monaten repliziert (Temoshok et al. 2009a; Temoshok et al. 2009b). Die Ausgangswerte (»Baseline«) von Alexithymie waren invers und signifikant mit dem MIP-1α-Stimulationsindex bei der Nachfolgeuntersuchung assoziiert, nachdem der Effekt für Alter, CD4-Zahl bei der Ersterhebung und Erhebungszeitpunkt kontrolliert wurde. Außerdem war eine Zunahme an Alexithymie, die in dieser Studie über den Verlauf der Messungen beobachtet wurde, mit einer 40%igen Abnahme im Stimulationsindex assoziiert. Bei multiplen Regressionsanalysen, die um die Effekte von Alter, CD4-Zahl, kardiovaskuläre Medikamente und Methadon bereinigt wurden, war eine verringerte Produktion von MIP-1α und/oder MIP-1β nach 24 Monaten mit folgenden Ausgangswerten assoziiert: hohem diastolischem und/oder systolischem Blutdruck (DBD/SBD) und/oder Herzratenreaktivität sowie mangelhafter Erholung von SBD und/oder DBD nach einer emotionalen Stressaufgabe. Die Ergebnisse deuten darauf hin, dass ein Muster von emotionalen und psychophysiologischen Dysregulationen, die in einer chronischen Suppression der Anti-HIV-β-Chemokinproduktion resultieren, zur HIV-Progression beitragen können.

17.2.3 Natürliche Killerzellen

Natürliche Killerzellen (NK-Zellen) sind große, granuläre Lymphozyten, die keine vorhergehende Sensibilisierung benötigen und eine wichtige Komponente der angeborenen Immunität begründen (Herberman 1986). NK-Zellen müssen nicht aktiviert werden und besitzen eine direkte zytolytische Aktivität gegen bestimmte Tumorzellen und virusinfizierte Zellen, einschließlich HIV-1-infizierte Lymphozyten. NK-Zellen spielen eine zentrale Rolle bei der Bestimmung der Qualität der Immunreaktion eines Wirts auf eine Infektion (Tyler et al. 1990). Ein kürzlich publizierter Überblicksartikel zur Rolle von NK-Zellen bei der HIV-Infektion deutet darauf hin, dass verschiedene Mechanismen und Prozesse, die NK-Zellen involvieren, bei der Kontrolle von HIV eine Rolle spielen (Alter u. Altfeld 2009). Es ist inzwischen anerkannt, dass die Proliferation der NK-Zellen kurz nach der akuten HIV-Infektion ausschlaggebend für die frühe Eindämmung der Virusreplikation und für die Induzierung/Regulation einer starken antiviral adaptiven TH1-Immunantwort ist. Die Induktion von Typ-1-proinflammatorischen Zytokinen (z. B. Interferon Gamma) resultiert in einer Potenzierung virusspezifischer $CD8^+$-T-Zellen, die als Kontrolle der viralen Replikation während der chronischen Phase (»Latenzphase«) der HIV-Infektion wirken (Alter u. Altfeld 2009). Neben diesen Mechanismen haben neue Forschungsergebnisse auch die komplexe Rolle der Killerimmunglobulinrezeptoren (KIR) aufgedeckt, die vorzugsweise auf zytotoxischen NK-Zellsubpopulationen exprimiert werden und an HLA-Klasse-I-Moleküle binden. Die kombinierte Expression spezifischer KIR in Verknüpfung mit ihren HLA-Klasse-I-Liganden wirkt bei der HIV-Erkrankung protektiv und wurde in Personen entdeckt, die dem HV-Virus stark exponiert, aber nicht infiziert sind (Alter u. Altfeld 2009).

HIV hat zahlreiche Mechanismen entwickelt, um diesen antiviralen und protektiven NK-Zellreaktionen auszuweichen oder abzulenken. So z. B. induziert HIV die Ausbreitung hoch dysfunktionaler NK-Zellsubpopulationen, denen die Mehrheit der NK-Zelleffektorfunktionen fehlt, einschließlich Abtöten, Zytokinfreisetzung und antikörperabhängige zelluläre Toxizität. Die Funktion der NK-Zellen wird, allgemein betrachtet, durch die HIV-Virämie beeinträchtigt, obgleich diese Mechanismen noch nicht gut verstanden sind (Ward u. Barker 2008).

Obwohl die NK-Zellaktivität bzw. NK-Zytotoxizität, der am häufigsten gemessene Immunfaktor in der psychoendokrinologischen und psychoimmunologischen Forschung ist, hauptsächlich weil dieser Faktor sehr sensitiv für Stress und psychosoziale Veränderungen ist, bestehen wenige biomedizinische Belege dafür, dass die NK-Zellaktivität per se ein Schlüsselfaktor oder Mediator für das Fortschreiten der HIV-Erkrankung ist. Es ist wahrscheinlicher, dass eine höhere zytotoxische Funktion der NK-Zellen während der HIV-Infektion, den Erfolg des Wirtes im Rahmen der Immunantwort HIV zu kontrollieren, eher widerspiegelt, anstatt diesen kausal herbeiführt. Goodkin et al. (1996) berichteten über einen negativen Einfluss, den das Erleben eines schmerzlichen Verlustes in einer Stichprobe von HIV-infizierten Männern auf die NK-Zellzytotoxizität und Lymphozytenproliferation in Reaktion auf PHA hatte. Das Erleben von Trauer ist ebenfalls mit erhöhtem Neopterin im Serum assoziiert. Neopterin ist ein Immunaktivierungsmarker, der mit einem erhöhten Risiko für die Entwicklung von AIDS einhergeht (Kemeny et al. 1995). Andere Studien haben jedoch keinen Zusammenhang gefunden zwischen belastenden Lebensereignissen und der NK-Zellzytotoxizität in afroamerikanischen Frauen, die mit HIV und humanen Papillomaviren koinfiziert waren; Pessimismus stand in Zusammenhang mit niedrigerer NK-Zellzytotoxizität und geringerem Prozentsatz an $CD8^+$-T-Zellen (neben $CD4^+$-T-Zellen gelten $CD8^+$-T-Zellen als Angriffsziel der HIV-Infektion) (Byrnes et al. 1998). Leserman et al. haben in einer 2 Jahre dauernden Studie zu HIV-infizierten Männer aufzeigen können, dass die Kombination von belastenden Lebensereignissen und depressiver Verstimmung mit einer größeren Abnahme der NK-Zellzahlen ($CD56^+$ und $CD16^+$ Subpopulationen) und $CD8^+$-T-Lymphozyten zusammenhing (Leserman et al. 1997). Eine Querschnittstudie über 200 HIV-infizierte Erwachsene ergab, dass der Zusammenhang zwischen psychischer Belastung (Angst und Depression) und Schwere der Erkrankung (höhere HIV-Viruslast und tiefere CD4-Zahl) statistisch durch eine geringere NK-Zellzahl, eine geringere Zytotoxizität und einer erhöhten $CD8^+$-T-Zellaktivität vermittelt war (Greeson et al. 2008).

Was zukünftige psychoendokrinologische und psychoimmunologische Forschung anbelangt, so wäre es wichtig, die vermuteten protektiven oder pathogenen Einflüsse von psychosozialen/behavioralen Faktoren auf die HIV-Progression zu erfassen und dabei mit biomedizinischen Forschern zusammenzuarbeiten. Damit könnten die Mechanismen aufgeklärt werden, die diese Faktoren mit der NKzellvermittelten Induktion der TH1- und $CD8^+$-T-Zellantworten kurz nach der HIV-Infektion in Zusammenhang bringen – und damit z. B. einer geringen Viruslast während der asymptomatischen HIV-Infektion mit guter Prognose – sowie dem protektiven Effekt der KIR-vermittelten Aktivierung der NK-Zellen.

17.3 Neuroendokrine Dysregulation in der Pathogenese und Progression von HIV/AIDS

17.3.1 Kortisol und Katecholamine

Die HIV-Infektion steht in Zusammenhang mit einer Vielzahl immunologischer und neuroendokrinologischer Funktionsauffälligkeiten und scheint diese auch zu verursachen. Ein aktives Gebiet der psychoendokrinologischen und psychoimmunologischen Forschung beschäftigt sich damit, die Effekte von Stressoren auf die Immunzellen und die entsprechenden Beiträge der Hormone der HHNA, ACTH und Kortisol sowie der Hormone der sympathoadrenomedullären Achse (SAM-Achse), Adrenalin und Noradrenalin, herauszuarbeiten.

Forscher haben beobachtet, dass erhöhtes Kortisol – das Steroidhormon der Nebennierenrinde, das während Stress ausgeschüttet wird und das wichtigste endogene Glukokortikoid des Menschen darstellt – eine zentrale Rolle in der Pathogenese der HIV-Infektion und Progression zu AIDS zu spielen scheint (Corley 1996). Eine Studie, die sozialen Stress mithilfe eines wichtigen Tiermodells untersucht hat, kam zum Ergebnis, dass Rhesusmakaken, die sich mit dem simianen Immundefizienzvirus (SIV) infiziert hatten und instabile soziale Bedingungen erfuhren, letztendlich eine kürzere Überlebenszeit hatten (Capitanio et al. 1998). Die Forscher fanden heraus, dass der Stress, der durch instabile soziale Bedingungen verursacht wird, mit tieferen basalen Kortisolkonzentrationen assoziiert war. Sie vermuteten, dass die tieferen basalen Kortisolkonzentrationen von einer verstärkten negativen Feedbackregulation der HHNA herrührten, was durch chronischen Stress bedingt war (Yehuda et al. 1995). Ähnlich fand eine Nachfolgestudie derselben Arbeitsgruppe ebenfalls bei Rhesusmakaken, dass anhaltendes unterwürfiges Verhalten der Makaken in instabilen sozial Gruppen (hoher Stress) mit tieferen basalen Plasmakortisolkonzentrationen assoziiert war (Capitanio et al. 2008). Leserman et al. fanden, dass bei HIV-infizierten Männern die Effekte von Stress und Depression auf die HIV-Krankheitsprogression nicht durch Kortisol vermittelt wurden. Allerdings war höheres Serumkortisol mit einer rascheren Krankheitsprogression und Todesfolge nach 9 Jahren Follow-up assoziiert (Leserman et al. 2002). Andere Studien, die die Glukokortikoidspiegel experimentell manipulierten, zeigten entweder keine Veränderungen in den $CD4^+$-T-Lymphozyten oder der HIV-Viruslast (Andrieu u. Lu 2004) oder aber Verbesserungen in diesen Krankheitsmarkern (Ulmer et al. 2005).

Es wird vorgeschlagen, dass Dehydroepiandrosteron (DHEA), ein natürlich vorkommendes Steroid der Nebenniere, dessen Pegelabfall die Progression zu AIDS vorhersagt, möglicherweise als Kortisolantagonist agiert, um die Kortisolhomöostase aufrecht zu erhalten (z. B. eine Abnahme der stressbedingten Hyperkortisolämie bewirkt) und die Immunfunktion zu verstärken (Clerici et al. 1997). Eine randomisierte kontrollierte Studie über eine zehn Wochen dauernde kognitiv-verhaltenstherapeutische Stressmanagementintervention bei HIV-positiven Männern zeigte, dass die Intervention die Zunahme von DHEA-S (Sulfat, wie in der Blutzirkulation vorkommend) dämpfte, das Verhältnis von Kortisol zu DHEA-S erhöhte und Stimmungsbeeinträchtigungen und wahrgenommenen Stress reduzierte (Cruess et al. 1999).

Die widersprüchlichen Befunde bezüglich der Rolle von Kortisol bei der Vermittlung von Stresseffekten in der HIV- Krankheitsprogression (Cole 2008) können möglicherweise im Licht neuster Ergebnisse verstanden werden, die die »klassische Sichtweise« – dass Glukokortikoide immer antiinflammatorisch wirken – in Frage stellen (Sorrells u. Sapolsky 2007). Diese Autoren überprüften den Befund, dass in manchen Fällen, Glukokortikoide die proinflammatorische Zytokinproduktion und Zellmigration zu erhöhen vermögen. Diese Tatsache könnte einen Teil der scheinbar widersprüchlichen Berichte in der psychoendokrinologischen und psychoimmunologischen Literatur erklären. Zudem könnten tageszeitabhängige Schwankungen von Kortisol ebenso zu den uneinheitlichen Ergebnissen bezüglich der Rolle der HHNA bei HIV beitragen.

Die In-vitro-Forschung bei Tieren (Rhesusmakaken) hat gezeigt, dass die mit dem sympathischen Nervensystem assoziierten Katecholamine, insbesondere Noradrenalin (NA), die Replikation des simianen Immundefizienzvirus beschleunigen können und/oder mit diesem assoziiert sind (Sloan et al., 2007). Jedoch besteht beschränkte Evidenz für solche Effekte bei in vivo Studien zur menschlichen HIV-Progression - dies trotz der begründeten Hypothese, dass der Einfluss von Stress auf Krankheitsprozesse über physiologische Stressreaktionssysteme vermittelt ist (Capitanio et al. 2008).

Eine der wenigen Studien beim Menschen,die die neuroendokrine Erhebungsmasse berücksichtigte, fand, dass hoher wahrgenommener Stress und Noradrenalin eine schlechtere HIV-Viruslastreaktion auf die Behandlung mit einem neuen Proteaseinhibitor (einem der wichtigsten Arzneistoffe von HAART) vorhersagen konnte (Ironson et al. 2008). Diese Forscher berichteten, dass NA den Zusammenhang zwischen wahrgenommenem Stress und Veränderung der Viruslast vermittelte, während Kortisol in keinem Zusammenhang mit der Viruslast stand. Andererseits konnten Temoshok et al. nicht bestätigen, dass eine dysregulierte physiologische Stressreaktion (erhöhte Herzratenreaktivität und verzögerte Erholungsreaktion nach einer experimentellen emotionsinduzierenden Stressaufgabe) den Effekt höherer Alexithymiewerte auf eine geringere Produktion von Anti-HIV-β-Chemokinen vermittelte. Vielmehr waren Alexithymie und erhöhte Reaktivität bzw. verzögerte Erholung unabhängige Einflussgrößen auf diese Schlüsselfaktoren der HIV-Progressionshemmung (Temoshok et al. 2008b).

17.3.2 Neurotransmitter

Es wird vermutet, dass zusätzlich zu den eher nachvollziehbaren psychologischen Einflüssen, wie Stigmatisierung und Umgang mit einer ernsten und oft tödlich verlaufenden chronischen Erkrankung, weitere Faktoren, wie die Abnahme der Lebensqualität und Depression – Erfahrungen, die Menschen mit HIV/AIDS häufig erleben – biologisch vermittelt sind (Solomon et al. 1991). Der immunvermittelte Katabolismus der essenziellen Aminosäure Tryptophan, das üblicherweise bei der mit der HIV-Progression verbundenen Verlagerung der TH2-Immunantwort (aktivierte Lymphozyten, die Zytokine mit antiinflammatorischen Eigenschaften exprimieren) zu einer überwiegenden TH1-Typ-Reaktion (Zytokine, die proinflammatorische Eigenschaften exprimieren) vorkommt, beeinträchtigt die Synthese des Neurotransmitters Serotonin (Schroecksnadel et al. 2007). Eine Reduktion von Serotonin und seinem Vorläufer Tryptophan wird bei der Pathogenese von affektiven Störungen und Depression vermutet (Widner et al. 2002). Die Umwandlung von Tryptophan in Kynurenin durch das Enzym Indoleamin-(2,3)-dioxygenase (IDO) wird durch das Zytokin IFN-γ ausgelöst, einem Schlüsselmediator der TH1-Typ-Immunreaktion (Brown et al. 1991). Es bestehen interessante Parallelen und Verbindungen zwischen der Immunaktivierung, wie sie sich in erhöhten Neopterinkonzentrationen im Plasma widerspiegelt (einem prognostischen Marker für die HIV-Progression), der Entwicklung von Depression und verstärktem Tryptophanabbau (Schroecksnadel et al. 2008), ebenso wie zwischen der Hemmung sowohl der Neopterinbildung als auch des Tryptophanabbaus durch effektive antivirale Therapie (Zangerle et al. 2002). Es ist zu erwarten, dass zukünftige Forschung enthüllen wird, inwieweit Serotonin und Tryptophan Biomarker oder Korrelate der HIV-Progression sind und / oder ob sie eine vermehrt kausale Rolle in der HIV-Immunpathogenese spielen (Boasso u. Shearer, 2007).

17.4 Stress, Depression und Bewältigung in der HIV-Krankheitsprogression

Dieser Abschnitt wird sich auf Längsschnittuntersuchungen vor und nach der Einführung von HAART konzentrieren, die überprüft haben, ob sich belastende Lebensereignisse, Depression oder Bewältigungsstrategien auf $CD4^+$-T-Zellen, HIV-Viruslast und Krankheitsprogression auswirken. Bisherige Literaturübersichten (Leserman 2008; Temoshok et al. 2008a) haben übereinstimmende und negative Effekte von Depression, Stress und mangelhafter Bewältigung auf die HIV-Krankheitsprogression verzeichnet. Die aussagekräftigste Evidenz stammt von Kohortenuntersuchungen über längere Zeitintervalle hinweg, da HIV langsam voranzuschreiten neigt. Zudem, weil sich psychosoziale Variablen über die Zeit hinweg verändern, haben die methodisch solidesten Studien die Chronizität von Depression oder Stress Rechnung getragen, anstatt auf ein einziges Baseline-Erhebungsmaß zu fokussieren (Chida u. Vedhara 2009).

Eine neuere Metaanalyse (Chida u. Vedhara 2009), die Daten über 17 Jahre von 35 prospektiven Kohorten (33.252 Stichprobenteilnehmer; 38% der Studien mit bis zu drei oder mehr Jahren dauernden Verlaufsuntersuchungen) berücksichtigte, fand einen robusten und signifikanten Zusammenhang zwischen »ungünstigen« psychosozialen Faktoren (z. B. Depression, Angst, belastende Lebensereignisse und vermeidende und verleugnende Bewältigung) und HIV-Krankheitsprogression (z. B. Abfall der $CD4^+$-T-Zellen oder Verschlechterung des klinischen Status). Die Zusammenhänge zwischen psychosozialen Faktoren und HIV-Erkrankung blieben sogar bestehen, wenn die Effekte der HAART-Medikamenteneinnahmetreue und der sozioökonomische Status kontrolliert wurden. Die Autorinnen werden einen kurzen Überblick über einige dieser Ergebnisse geben, sowohl vor wie auch nach der Einführung von HAART und auf länger dauernde prospektive Studien fokussieren und auch auf jene, die chronische Effekte psychosozialer Faktoren untersuchten.

17.4.1 Vor der HAART-Ära: Depression, belastende Lebensereignisse, Bewältigung

Die »San Francisco Men's Health«-Studie, eine 9 Jahre dauernde Längsschnittuntersuchung von 400 asymptomatischen HIV-infizierten homosexuellen Männer ergab, dass jene, die zu Studienbeginn depressiv waren, im Durchschnitt 1,4 Jahre früher AIDS entwickelten als jene, die nicht depressiv waren (Page-Shafer et al. 1996). Chronische Depression ging einher mit einem 67% erhöhtem Sterblichkeitsrisiko nach 7 Jahren im Vergleich zu keiner Depression (Mayne et al. 1996). Diese Ergebnisse veränderten sich auch nach der Bereinigung für demografische Variablen bei der Ersterhebung, CD4-Zahl, HIV-verwandte medizinische Symptome, ART und Gesundheitsverhalten nicht.

Das »Coping in Health and Illness«-Projekt (CHIP) untersuchte über 9 Jahre hinweg alle 6 Monate die Veränderung der depressiven Symptome und belastenden Lebensereignissen bei 96 anfänglich asymptomatischen HIV-infizierten homosexuellen Männer (Leserman et al. 1999; Leserman et al. 2002; Leserman et al. 2000). Ein hoher Durchschnitt für kumulierte belastende Ereignisse war prädiktiv für eine raschere Progression zu AIDS nach einem Follow-up nach 5,5 (Leserman et al. 1999), 7,5 (Leserman et al. 2000) und 9 Jahren (Leserman et al. 2002), wobei der Effekt für demografische Variablen, $CD4^+$-Zellen, Viruslast, ART und Serumkortisol kontrolliert wurde. Bei Beendigung der Studie hatten 74% der Teilnehmer, die bezüglich Stress über dem Median lagen, AIDS entwickelt, im Vergleich zu nur 40% der Teilnehmer, die sich unterhalb des Medians befanden. Der kumulative Durchschnitt der depressiven Symptome war ebenfalls mit einem erhöhten Risiko für AIDS nach 5,5 Jahren assoziiert (Leserman et al. 1999) und dem Risiko für klinische AIDS-Symptome, aber nicht für AIDS nach 9 Jahren (Leserman et al. 2002). Es zeigte sich, das Verleugnung als Bewältigungsstrategie nach 7,5 Jahren eine raschere Progression zu AIDS vorhersagen konnte (Leserman et al. 2000), ähnlich wie bei anderen Studien (Temoshok et al. 2008a). Obwohl höheres kumuliertes Serumkortisol mit einer rascheren Krankheitsprogression assoziiert war, vermochte Kortisol den Zusammenhang zwischen Stress und Depression auf der einen Seite und Krankheitsveränderung auf der anderen nicht zu vermitteln (Leserman et al. 2002).

Eine 6–8 Jahre dauernde Studie an 996 Frauen aus Tansania, die keinen Zugang zu HAART hatten, zeigte, dass chronische Depression mit einem 61% erhöhten Risiko für eine klinische Progression und einem mehr als doppelt so hohen Sterblichkeitsrisiko einherging (Antelman et al. 2007). In einer 3–4 Jahre dauernden Studie wurde der Stress durch einen schmerzlichen Verlust (Trauerfall) mit einem rascheren Abfall der $CD4^+$-Zellen assoziiert

(Kemeny u. Dean 1995) und einer Zunahme an Neopterin im Serum (einem Immunaktivierungsmarker, der mit einem erhöhten Risiko für AIDS assoziiert ist) (Kemeny et al. 1995).

Obwohl die oben zitierten Studien von signifikanten Ergebnissen bezüglich der Rolle von psychosozialen Faktoren und Markern der HIV-Krankheitsprogression berichten, existieren ebenso zahlreiche negative Studien. Die meisten dieser Studien neigen dazu, psychosoziale Baseline-Maße zu untersuchen, anstatt die Chronizität des Stresses oder der Depression zu erfassen (Chida u. Vedhara 2009).

17.4.2 HAART Ära: Depression, Stress und Bewältigung

Als effektivere Behandlungsmethoden für HIV verfügbar wurden, stellten sich Forscher mit einem Interesse für psychoimmunologische Zusammenhänge die Frage, ob psychosoziale Faktoren immer noch einen Effekt auf HIV-Erkrankungsmarker haben würden oder ob potente antiretrovirale Medikamente diesen Effekt verdecken würden. Da strikte Einnahmetreue (Adhärenz) der HIV-Medikamente ein wichtiger Prädiktor des Therapieerfolges darstellt, ist es wichtig die Einnahmetreue in diesen Studien zu kontrollieren.

Ickovics et al. haben HIV-infizierte Frauen (n=765) während einer 7-jährigen Zeitperiode verfolgt, als HAART verfügbar wurde (Ickovics et al. 2001). Frauen mit chronischen depressiven Symptomen hatten eine 2-fach erhöhte Wahrscheinlichkeit an AIDS zu sterben sowie eine stärkere Abnahmen der $CD4^+$-T-Lymphotyten als jene Frauen, die nie eine Depression durchlebt hatten. Diese Effekte waren bei den Frauen speziell stark ausgeprägt, die bezüglich $CD4^+$-T-Zellen tiefe Werte bei der Ersterhebung hatten. Als Kontrollvariablen mit eingeschlossen waren Baseline $CD4^+$, HIV-Viruslast, HIV-verwandte Symptome und ART. Bei einer neueren Reanalyse dieser Daten zeigten Frauen mit einer adaptiven psychologischen Bewältigungsstrategie (z. B. positiver Affekt, Sinnfindung und optimistische Erwartung bezüglich HIV) stärkere Abnahmen der mit AIDS einhergehenden Mortalität (Ickovics et al. 2006).

Die »Women's Interagency HIV Study« (WIHS), eine 7,5-jährige Untersuchung an 1716 Frauen in 5 US-Städten zeigte, dass jene mit chronischen depressiven Symptomen mit einer größeren Wahrscheinlichkeit an der HIV-Infektion starben (13%) als jene mit geringeren oder keinen depressiven Symptomen (6%) (Cook et al. 2004). Die Ergebnisse blieben auch dann bestehen, wenn demografische Variablen, illegaler Drogenkonsum, ART-Typus und Baseline-$CD4^+$, Viruslast und HIV-Symptome kontrolliert wurden. Zudem war Depression mit einer ungünstigen Virusantwort und höherem Risiko für Immunversagen, AIDS-definierende Erkrankung und Gesamtmortalität bei einer Subgruppe assoziiert, die mit der HAART-Anwendung begann (Anastos et al. 2005).

In einer Untersuchung von 490 HIV-infizierten Frauen und Männern, über bis 41 Monate Dauer, fanden Leserman et al., dass jede Zunahme an depressiven Symptomen um eine Standardabweichung mit einem 49% höheren Risiko für Tod durch AIDS einherging nachdem die Analyse für demografische Variablen CD4, Viruslast und ART kontrolliert wurde (Leserman et al. 2007). Zudem hatten Patienten, die mehr traumatische Ereignisse während der Kindheit und im Erwachsenenalter erlebt hatten, signifikant mehr opportunistische Infektionen und verstarben früher an AIDS oder anderer Ursache.

Eine 2 Jahre dauernde Studie mit 177 HIV-infizierten Patienten kam zum Schluss, dass jene mit einer höheren kumulativen Depression und einem vermeidender Bewältigungsstil, nach Kontrolle von HAART und Adhärenz, eine doppelt so starke Abnahme in den $CD4^+$-T-Zellen aufzeigten und eine größere Zunahme der Viruslast im Vergleich zu jenen mit tieferen Werten (Ironson et al. 2005a). Des Weiteren zeigten jene mit kritischen Lebensereignissen eine größere Zunahme der Viruslast, jedoch keine Veränderung in den $CD4^+$-T-Zellen.

Eine Depression zum Zeitpunkt der ersten HAART-Einführung wurde mit Folgendem assoziiert:

- einem mehr als 5-fach erhöhtem Risiko für eine klinische HIV-Progression (Bouhnik et al. 2005),
- einem größeren Risiko für AIDS und virologischem Versagen (d. h. Virusreplikation nach

initial gutem Ansprechen auf HAART) unter Kontrolle der Adhärenz (Villes et al. 2007; Parienti et al. 2004) und
- einer kürzeren Überlebensdauer (Lima et al. 2007).

Es ist wichtig, sich in Erinnerung zu rufen, dass die Richtung der Zusammenhänge zwischen Depression und Krankheitsprogression weiter exploriert werden müsste, da die fortschreitende Erkrankung eher die Stimmung beeinflussen könnte als umgekehrt. Die meisten Studien hingegen untersuchen psychosoziale Variablen vor einer Krankheitsveränderung. Es bestehen substanzielle Belege, sowohl vor wie auch nach der Einführung von HAART, dass belastende Ereignisse, Depression und mangelhafte Bewältigung eine immunologische und klinische Verschlechterung der HIV-Infektion verursachen können. Dieser psychoimmunologische Zusammenhang scheint selbst nach der Bereinigung für andere Prädiktoren der HIV-Krankheitsprogression robust zu bleiben. Es wird mehr Forschung benötigt, die die potenziell vermittelnde Rolle neuroendokriner und immunologischer Marker (z. B. proinflammatorische Zytokine und Chemokine) bei der Beziehung zwischen psychosozialen Faktoren und HIV-Krankheitsprogression untersucht.

17.5 Immunologische und endokrine Veränderungen nach biopsychosozialen Interventionen

Angesichts der Rolle von Stress und Depression bei der HIV-Krankheitsprogression haben eine große Anzahl von Studien untersucht, wie diese Zusammenhänge mit biopsychosozialen Interventionen rückgängig gemacht werden können. In der Tat wurde diese Literatur in mehreren Metaanalysen verarbeitet. Die gründlichste Metaanalyse evaluierte 35 bis 2006 publizierte randomisierte kontrollierte Studien, die die Wirksamkeit 46 einzelner Stressmanagementinterventionen bei total 3077 HIV-infizierten Personen untersucht hatten (Scott-Sheldon et al. 2008). Die Interventionen, die sowohl in Kleingruppen (36%) als auch in Einzelsitzungen (64%) durchgeführt wurden, schlossen Folgendes mit ein: Bewältigungsfertigkeiten (59%), interpersonelle Kompetenzen (50%), Entspannungsübungen (48%), Psychoedukation zu HIV und AIDS (37%), soziale Unterstützung (37%), Anleitung in und Durchführung von körperlicher Aktivität (26%) und Medikationsadhärenz (13%). Im Vergleich zu den Kontrollgruppen (davon 74% ohne Kontrollintervention), zeigten die Stressmanagementinterventionen bei der ersten Nachfolgeuntersuchung eine reliable Reduktion von Angst, Depression und Erschöpfung sowie eine Verbesserung der Lebensqualität ($d=0{,}16–0{,}38$). Die Interventionsgruppen in der Metaanalyse unterschieden sich nicht von den Kontrollen bezüglich: $CD4^+$-T-Zellen, HIV-Viruslast oder hormoneller Ergebnisse (z. B. Kortisol, Dehydroepiandrosteron-Sulfate). In ähnlicher Weise zeigte eine weitere Metaanalyse über 15 randomisierten kontrollierten Studien zu kognitiv-verhaltenstherapeutischen Interventionen bei HIV-Infizierten ähnliche Effektstärken für Veränderungen bei Depression und Angst mit einer geringen Evidenz für Interventionseffekte auf $CD4^+$-T-Zellen (Crepaz et al. 2008). Bezüglich biopsychosozialer Interventionen zeigt die Literatur erwähnenswerte Schwächen, die eine Interpretation dieser Studien erschweren.
- Erstens, die Evaluationszeitpunkte für die Nachfolgeuntersuchungen betrugen in der Regel eine Woche bis zu drei Monaten nach der Intervention – eine zu kurze Zeit, um immunologische und klinische Veränderungen bei HIV zu evaluieren.
- Zweitens kontrollieren die Studien in der Regel nicht den medizinischen Status der Patienten und die Medikamenteneinnahmetreue – zwei wichtige Faktoren, die das Krankheitsergebnis beeinflussen.
- Drittens neigen die Kontrollgruppen angesichts der Tatsache, dass die Mehrheit keine Kontrollintervention erhielt (z. B. wurde mit Kontrollprobanden auf einer Warteliste verglichen oder die Kontrollen erhielten die »übliche Pflege«), dazu, inadäquat zu sein. Die Effektstärken der Interventionen auf die psychische Gesundheit wäre möglicherweise bedeutend geringer bei äquivalenteren Kontrollen.

- Und schließlich wurden die meisten Studienstichproben nicht aufgrund des Bedarfs einer Stressmanagementbehandlung ausgewählt (z. B. depressive oder ängstliche Verstimmung); tatsächlich schlossen viele jene mit einer psychiatrischen Diagnose aus.

Die Überblicksarbeit von Carrico u. Antoni über kognitiv-verhaltenstherapeutische Stressmanagementinterventionen bei HIV geht von einer leicht anderen Interpretationen dieser Literatur aus (Carrico u. Antoni 2008). Ihr Review bezog sich auf 14 randomisierte kontrollierte Studien (z. B. kognitiv-verhaltenstherapeutisches Stressmanagement, Entspannungstraining), die den immunologischen Status und/oder neuroendokrine Ergebnisse untersuchten. Carrico u. Antoni kommen zum Schluss, dass ungeachtet der Behandlungsmodalität, Studien, die die psychologische Anpassung verbessern, dazu neigen, einen förderlichen Effekt auf den Immunstatus und/oder neuroendokrine Regulation zu haben. So z. B., in einer Studie mit homosexuellen Männer mit milden HIV-Symptomen zeigten jene Teilnehmer, die ein kognitiv-behaviorales Stressmanagement erhielten, anfänglich und auch über die Zeit hinweg eine Abnahme depressiver Symptome, Ängstlichkeit und mangelhafter Bewältigung, 24-Stunden-Kortisol und Noradrenalin (NA) sowie eine Zunahme der naiven $CD4^+$-T-Zellensubgruppen (ein Indikator für die Wiederherstellung des Immunsystems) und der zytotoxischen/Suppressor-T-Lymphozyten ($CD3^+CD8^+$) im Vergleich zu Kontrollteilnehmer einer modifizierten Warteliste (Antoni et al. 2000; Antoni et al. 2005). Eine Abnahme von Ängstlichkeit war mit einer Abnahme von NA assoziiert (Antoni et al. 2000). Reduktionen in der Kortisolproduktion und in der depressiven Stimmung während der Intervention vermittelten Veränderungen in naiven $CD4^+$-T-Zellen während der nachfolgenden 6–12 Monate (Antoni et al. 2005). Und schliesslich federte eine stärkere Reduktion von NA während eines kognitiv-behavioralen Stressmanagements die Abnahme in zytotoxischen/Suppressor-($CD8^+$) T-Zellen nach einem Jahr ab (Antoni et al. 2000).

Eine weitere Studie, die ein kognitiv-verhaltenstherapeutisches Stressmanagement plus supportiv-expressive Therapie mit einer Kontrollgruppe verglich, die Stressmanagementvideos anschaute, zeigte keinen Effekt der Experimentalintervention auf die CD4-Zahl oder HIV-Viruslast nach Beendigung der Behandlung (Ironson et al. 2005b). Aber diejenigen Teilnehmer, die während der Intervention in ihrer Selbstwirksamkeit zunahmen, wiesen einen signifikanten Zuwachs an $CD4^+$-T-Zellen und eine Abnahme der Viruslast auf. Mulder et al. (1995) zeigten ebenfalls keinen Effekt einer kognitiv-verhaltenstherapeutischen Behandlung auf die $CD4^+$-T-Zellzahl, fanden jedoch, dass Personen mit einer Reduktion von Belastung dazu neigten, die größte Zunahme an $CD4^+$ aufzuweisen.

Antoni et al. (2006) untersuchten bei 130 HIV-infizierten homosexuellen Männern den Einfluss eines kognitiv-verhaltenstherapeutischen Stressmanagements mit zusätzlichem Medikamentenadhärenztraining vs. einer Kontrollgruppe, die nur ein Adhärenztraining erhielt. Die Kombinationsbehandlungsgruppe zeigte, im Vergleich zur Kontrollgruppe, eine Reduktion in Depression und im verleugnenden Bewältigungsstil. Unter den Studienteilnehmer, die eine nachweisbare Viruslast zum Ersterhebungszeitpunkt aufwiesen, zeigten diejenigen in der kognitiv-behavioralen Stressmanagementgruppe eine signifikant stärkere Abnahme der HIV-Viruslast während der 15 Monate der Nachfolgeuntersuchung im Vergleich zu denjenigen, die nur ein Adhärenztraining erhielten.

In einer Stichprobe von HIV^+ und HIV-hinterbliebenen/trauernden homosexuellen Männern zeigten sowohl $HIV^{+,}$ als auch HIV-Männer, die randomisiert einer Trauerunterstützungsgruppe zugeteilt wurden, signifikante Abnahmen in Dysphorie, Plasmakortisol und Arztbesuchen und signifikante Zunahmen der CD4-Zahl und Total-T-Lymphozyten nach 6 Monaten im Vergleich zu HIV^+, als auch HIV-Kontrollen, die die übliche Pflege erhielten (d. h. die Intervention zeigte einen günstigen Effekt unabhängig vom HIV-Status) (Goodkin et al. 1998). Männer mit vermindertem Kortisolwerten wiesen eine signifikante Erhöhung der $CD4^+$-T-Zellen auf.

Trotz einiger positive Ergebnisse aus der oben zitierten Forschung, finden andere Studien keinen

Zusammenhang zwischen kognitiv-verhaltenstherapeutischen Interventionen und immunologischen oder neuroendokrinen Veränderungen (Scott-Sheldon et al. 2008). Viele dieser Studien zeigen keinen oder nur minimale Effekt auf depressive Verstimmung (Carrico u. Antoni 2008). Das Urteil darüber, ob kognitiv-verhaltenstherapeutische Interventionen immunologische und neuroendokrine HIV-Marker günstig beeinflussen und welche Mechanismen die Veränderungen im Immunstatus erklären, bleibt noch offen. Mehr Forschung ist notwendig, um aussagen zu können, ob psychosoziale Interventionen den Zusammenhang zwischen Stress, Immunsystem und Erkrankung bei HIV beeinflussen können. Wichtig ist, dass diese Art von Forschung über längere Zeitperioden betrieben wird und Menschen, die eine psychologische Behandlung benötigen (z. B. bei depressiver Verstimmung) sowie Menschen mit einem Risiko für eine Krankheitsprogression mit einbezogen werden (z. B. bei nachweisbarer Viruslast).

Fazit

Abschließend kann festgehalten werden, dass die aktuelle Forschung die Hypothesen unterstützt, dass psychosoziale Faktoren, wie chronische Depression, belastende Lebensereignisse, Bewältigung die klinische und immunologische Progression von HIV/AIDS beeinflussen können, selbst in einer Ära mit einer abnehmenden Prävalenz opportunistischer Infektionen. Über die biologischen Mechanismen, die diese Beziehungen aufklären können, ist noch wenig bekannt. Weitere Forschung über die vermittelnde Rolle der CD38-Expression, der Zytokine und Chemokine sowie über die neuroendokrine Dysregulation ist notwendig. Studien über längere Zeitspannen zu psychosozialen Interventionen bei HIV-Infektionen sind ebenso notwendig, weil noch unklar ist, ob diese Interventionen nur einen Einfluss auf die Stimmung haben jedoch nicht auf den neuroendokrinen und Immunstatus. Es ist wichtig, dass Kliniker, die HIV-infizierte Patienten behandeln, Depression, bedeutende Stressoren und dysfunktionale Bewältigungsmuster als Risikofaktoren für einen ungünstigen Krankheitsverlauf erkennen und folglich Patienten auf diese Aspekte hin evaluieren.

Literatur

Al-Harthi L, Siegel J, Spritzler J, Pottage J, Agnoli M, Landay A (2000) Maximum suppression of HIV replication leads to the restoration of HIV-specific responses in early HIV disease. AIDS 14: 761–770

Alter G, Altfeld M (2009) NK cells in HIV-1 infection: evidence for their role in the control of HIV-1 infection. J Intern Med 265: 29–42

Anastos K, Schneider MF, Gange SJ et al. (2005) The association of race, sociodemographic, and behavioral characteristics with response to highly active antiretroviral therapy in women. J Acquir Immune Defic Syndr 39: 537–544

Andrieu JM, Lu W (2004) Long-term clinical, immunologic and virologic impact of glucocorticoids on the chronic phase of HIV infection. BMC Med 2: 17

Antelman G, Kaaya S, Wei R, Mbwambo J, Msamanga GI, Fawzi WW, Smith Fawzi MC (2007) Depressive Symptoms Increase Risk of HIV Disease Progression and Mortality Among Women in Tanzania. J Acquir Immune Defic Syndr 44: 470–477

Antoni MH, Cruess DG, Cruess S et al. (2000) Cognitive-behavioral stress management intervention effects on anxiety, 24-hr urinary norepinephrine output, and T-cytotoxic/suppressor cells over time among symptomatic HIV-infected gay men. J Consult Clin Psychol 68: 31–45

Antoni MH, Cruess DG, Klimas N et al. (2005) Increases in a marker of immune system reconstitution are predated by decreases in 24-h urinary cortisol output and depressed mood during a 10-week stress management intervention in symptomatic HIV-infected men. J Psychosom Res 58: 3–13

Antoni MH, Carrico AW, Duran RE et al. (2006) Randomized clinical trial of cognitive behavioral stress management on human immunodeficiency virus viral load in gay men treated with highly active antiretroviral therapy. Psychosom Med 68: 143–151

Atanackovic D, Schnee B, Schuch G et al. (2006) Acute psychological stress alerts the adaptive immune response: stress-induced mobilization of effector T cells. J Neuroimmunol 176: 141–152

Bento CA, Hygino J, Andrade RM et al. (2009) IL-10-secreting T cells from HIV-infected pregnant women downregulate HIV-1 replication: effect enhanced by antiretroviral treatment. AIDS 23: 9–18

Betts MR, Nason MC, West SM et al. (2006) HIV nonprogressors preferentially maintain highly functional HIV-specific CD8+ T cells. Blood 107: 4781–4789

Blalock JE, Smith EM (2007) Conceptual development of the immune system as a sixth sense. Brain Behav Immun 21: 23–33

Boasso A, Shearer GM (2007) How does indoleamine 2,3-dioxygenase contribute to HIV-mediated immune dysregulation. Curr Drug Metab 8: 217–223

Bouhnik AD, Preau M, Vincent E et al. (2005) Depression and clinical progression in HIV-infected drug users treated with highly active antiretroviral therapy. Antivir Ther 10: 53–61

Brown RR, Ozaki Y, Datta SP, Borden EC, Sondel PM, Malone DG (1991) Implications of interferon-induced tryptophan catabolism in cancer, auto-immune diseases and AIDS. Adv Exp Med Biol 294: 425–435

Byrnes DM, Antoni MH, Goodkin K et al. (1998) Stressful events, pessimism, natural killer cell cytotoxicity, and cytotoxic/suppressor T cells in HIV+ black women at risk for cervical cancer. Psychosom Med 60: 714–722

Capitanio JP, Mendoza SP, Lerche NW, Mason WA (1998) Social stress results in altered glucocorticoid regulation and shorter survival in simian acquired immune deficiency syndrome. Proc Natl Acad Sci USA 95: 4714–4719

Capitanio JP, Abel K, Mendoza SP, Blozis SA, McChesney MB, Cole SW, Mason WA (2008) Personality and serotonin transporter genotype interact with social context to affect immunity and viral set-point in simian immunodeficiency virus disease. Brain Behav Immun 22: 676–689

Carrico AW, Antoni MH (2008) Effects of psychological interventions on neuroendocrine hormone regulation and immune status in HIV-positive persons: a review of randomized controlled trials. Psychosom Med 70: 575–584

Chida Y, Vedhara K (2009) Adverse psychosocial factors predict poorer prognosis in HIV disease: A meta-analytic review of prospective investigations. Brain Behav Immun 23: 434–445

Clerici M, Trabattoni D, Piconi S, Fusi ML, Ruzzante S, Clerici C, Villa ML (1997) A possible role for the cortisol/anticortisols imbalance in the progression of human immunodeficiency virus. Psychoneuroendocrinology 22 Suppl 1: S27–S31

Cocchi F, DeVico AL, Garzino-Demo A, Arya SK, Gallo RC, Lusso P (1995) Identification of RANTES, MIP-1 alpha, and MIP-1 beta as the major HIV-suppressive factors produced by CD8+ T cells. Science 270: 1811–1815

Cole SW (2008) Psychosocial influences on HIV-1 disease progression: neural, endocrine, and virologic mechanisms. Psychosom Med 70: 562–568

Cook JA, Grey D, Burke J et al. (2004) Depressive symptoms and AIDS-related mortality among a multisite cohort of HIV-positive women. Am J Public Health 94: 1133–1140

Corley PA (1996) Acquired immune deficiency syndrome: the glucocorticoid solution. Med Hypotheses 47: 49–54

Couper KN, Blount DG, Riley EM (2008) IL-10: the master regulator of immunity to infection. J Immunol 180: 5771–5777

Crepaz N, Passin WF, Herbst JH, Rama SM, Malow RM, Purcell DW, Wolitski RJ (2008) Meta-analysis of cognitive-behavioral interventions on HIV-positive persons' mental health and immune functioning. Health Psychol 27: 4–14

Cruess DG, Antoni MH, Kumar M et al. (1999) Cognitive-behavioral stress management buffers decreases in dehydroepiandrosterone sulfate (DHEA-S) and increases in the cortisol/DHEA-S ratio and reduces mood disturbance and perceived stress among HIV-seropositive men. Psychoneuroendocrinology 24: 537–549

Dolan MJ, Kulkarni H, Camargo JF et al. (2007) CCL3L1 and CCR5 influence cell-mediated immunity and affect HIV-AIDS pathogenesis via viral entry-independent mechanisms. Nat Immunol. 8: 1324–1336

Garzino-Demo A, Moss RB, Margolick JB et al. (1999) Spontaneous and antigen-induced production of HIV-inhibitory beta-chemokines are associated with AIDS-free status. Proc Natl Acad Sci USA 96: 11986–11991

Giorgi JV, Hultin LE, McKeating JA et al. (1999) Shorter survival in advanced human immunodeficiency virus type 1 infection is more closely associated with T lymphocyte activation than with plasma virus burden or virus chemokine coreceptor usage. J Infect Dis 179: 859–870

Goodkin K, Feaster DJ, Tuttle R et al. (1996) Bereavement is associated with time-dependent decrements in cellular immune function in asymptomatic human immunodeficiency virus type 1-seropositive homosexual men. Clin Diagn Lab Immunol 3: 109–118

Goodkin K, Feaster DJ, Asthana D et al. (1998) A bereavement support group intervention is longitudinally associated with salutary effects on the CD4 cell count and number of physician visits. Clin Diagn Lab Immunol 5: 382–391

Gougeon ML, Lecoeur H, Dulioust A et al. (1996) Programmed cell death in peripheral lymphocytes from HIV-infected persons: increased susceptibility to apoptosis of CD4 and CD8 T cells correlates with lymphocyte activation and with disease progression. J Immunol. 156: 3509–3520

Greeson JM, Hurwitz BE, Llabre MM, Schneiderman N, Penedo FJ, Klimas NG (2008) Psychological distress, killer lymphocytes and disease severity in HIV/AIDS. Brain Behav Immun 22: 901–911

Hazenberg MD, Otto SA, van Benthem BH et al. (2003) Persistent immune activation in HIV-1 infection is associated with progression to AIDS. AIDS 17: 1881–1888

Herberman RB (1986) Natural killer cells. Annu Rev Med 37: 347–352

Heredia A, Gilliam B, DeVico A et al. (2007) CCR5 density levels on primary CD4 T cells impact the replication and Enfuvirtide susceptibility of R5 HIV-1. AIDS 21: 1317–1322

Hofmann-Lehmann R, Williams AL, Swenerton RK et al. (2002) Quantitation of simian cytokine and beta-chemokine mRNAs, using real-time reverse transcriptase-polymerase chain reaction: variations in expression during chronic primate lentivirus infection. AIDS Res Hum Retroviruses 18: 627–639

Ickovics JR, Hamburger ME, Vlahov D, Schoenbaum EE, Schuman P, Boland RJ, Moore J (2001) Mortality, CD4 cell count decline, and depressive symptoms among HIV-seropositive women: Longitudinal analysis from the HIV Epidemiology Research Study. J Am Med Assoc 285: 1460–1465

Ickovics JR, Milan S, Boland R, Schoenbaum E, Schuman P, Vlahov D (2006) Psychological resources protect health: 5-year survival and immune function among HIV-infected women from four US cities. AIDS 20: 1851–1860

Ironson G, Balbin E, Stieren E, Detz K, Fletcher MA, Schneiderman N, Kumar M (2008) Perceived stress and norepinephrine predict the effectiveness of response to protease inhibitors in HIV. Int J Behav Med 15: 221–226

Ironson G, O'Cleirigh C, Fletcher MA et al. (2005a) Psychosocial factors predict CD4 and viral load change in men and women with human immunodeficiency virus in the era of highly active antiretroviral treatment. Psychosom Med 67: 1013–1021

Ironson G, Weiss S, Lydston D et al. (2005b) The impact of improved self-efficacy on HIV viral load and distress in culturally diverse women living with AIDS: the SMART/EST Women's Project. AIDS Care 17: 222–236

Irwin MR (2008) Human psychoneuroimmunology: 20 years of discovery. Brain Behav Immun 22: 129–139

Kemeny ME, Dean L (1995) Effects of AIDS-related bereavement on HIV progression among New York City gay men. AIDS Educ Prev 7: 36–47

Kemeny ME, Weiner H, Duran R, Taylor SE, Visscher B, Fahey JL (1995) Immune system changes after the death of a partner in HIV-positive gay men. Psychosom Med 57: 547–554

Kinter A, Arthos J, Cicala C, Fauci AS (2000) Chemokines, cytokines and HIV: a complex network of interactions that influence HIV pathogenesis. Immunol Rev 177: 88–98

Kolber MA (2008) CD38+CD8+ T-cells negatively correlate with CD4 central memory cells in virally suppressed HIV-1-infected individuals. AIDS 22: 1937–1941

Lafeuillade A, Poizot-Martin I, Quilichini R et al. (1991) Increased interleukin-6 production is associated with disease progression in HIV infection. AIDS 5: 1139–1140

Lange CG, Lederman MM, Madero JS et al. (2002) Impact of suppression of viral replication by highly active antiretroviral therapy on immune function and phenotype in chronic HIV-1 infection. J Acquir Immune Defic Syndr 30: 33–40

Lawn SD, Butera ST, Folks TM (2001) Contribution of immune activation to the pathogenesis and transmission of human immunodeficiency virus type 1 infection. Clin Microbiol Rev 14: 753–777

Leserman J (2008) Role of depression, stress, and trauma in HIV disease progression. Psychosom Med 70: 539–545

Leserman J, Petitto JM, Perkins DO, Folds JD, Golden RN, Evans DL (1997) Severe stress, depressive symptoms, and changes in lymphocyte subsets in Human Immunodeficiency Virus-Infected men. Arch Gen Psychiatry 54: 279–285

Leserman J, Jackson ED, Petitto JM et al. (1999) Progression to AIDS: The effects of stress, depressive symptoms, and social support. Psychosom Med 61: 397–406

Leserman J, Petitto JM, Golden RN et al. (2000) The impact of stressful life events, depression, social support, coping and cortisol on progression to AIDS. Am J Psychiatry 157: 1221–1228

Leserman J, Petitto JM, Gu H et al. (2002) Progression to AIDS, a clinical AIDS condition, and mortality: Psychosocial and physiological predictors. Psychol Med 32: 1059–1073

Leserman J, Pence BW, Whetten K, Mugavero MJ, Thielman NM, Swartz MS, Stangl D (2007) Lifetime trauma and depressive symptoms predict mortality in HIV. Am J Psychiatry164: 1707–1713

Lima VD, Geller J, Bangsberg DR et al. (2007) The effects of adherence on the association between depressive symptoms and mortality among HIV infected individuals first initiating HAART. AIDS 21: 1175–1183

Malavasi F, Deaglio S, Funaro A et al. (2008) Evolution and function of the ADP ribosyl cyclase/CD38 gene family in physiology and pathology. Physiol Rev 88: 841–886

Mayne TJ, Vittinghoff E, Chesney MA, Barrett DC, Coates TJ (1996) Depressive affect and survival among gay and bisexual men infected with HIV. Arch Intern Med 156: 2233–2238

Mekmullica J, Brouwers P, Charurat M et al. (2009) Early immunological predictors of neurodevelopmental outcomes in HIV-infected children. Clin Infect Dis 48: 338–346

Mulder CL, Antoni MH, Emmelkamp PM et al. (1995) Psychosocial group intervention and the rate of decline of immunological parameters in asymptomatic HIV-infected homosexual men. Psychother Psychosom 63: 185–192

Page-Shafer K, Delorenze GN, Satariano W, Winkelstein W, Jr (1996) Comorbidity and survival in HIV-infected men in the San Francisco Men's Health Survey. Ann Epidemiol 6: 420–430

Parienti JJ, Massari V, Descamps D, Vabret A, Bouvet E, Larouze B, Verdon R (2004) Predictors of virologic failure and resistance in HIV-infected patients treated with nevirapine- or efavirenz-based antiretroviral therapy. Clin Infect Dis 38: 1311–1316

Perrella O, Carrieri PB, Guarnaccia D, Soscia M (1992) Cerebrospinal fluid cytokines in AIDS dementia complex. J Neurol 239: 387–388

Poli G, Bressler P, Kinter A et al. (1990) Interleukin 6 induces human immunodeficiency virus expression in infected monocytic cells alone and in synergy with tumor necrosis factor alpha by transcriptional and post-transcriptional mechanisms. J Exp Med 172: 151–158

Salvaggio A, Balotta C, Galli M, Clerici M (1996) CD4 count in HIV infection is positively correlated to interferon-gamma and negatively correlated to interleukin-10 in vitro production. AIDS 10: 449–451

Schroecksnadel K, Zangerle R, Bellmann-Weiler R, Garimorth K, Weiss G, Fuchs D (2007) Indoleamine-2, 3-dioxygenase and other interferon-gamma-mediated pathways in patients with human immunodeficiency virus infection. Curr Drug Metab 8: 225–236

Schroecksnadel K, Sarcletti M, Winkler C et al. (2008) Quality of life and immune activation in patients with HIV-infection. Brain Behav.Immun. 22: 881–889

Scott-Sheldon LA, Kalichman SC, Carey MP, Fielder RL (2008) Stress management interventions for HIV+ adults: a meta-analysis of randomized controlled trials, 1989 to 2006. Health Psychol 27: 129–139

Shin HD, Winkler C, Stephens JC et al. (2000) Genetic restriction of HIV-1 pathogenesis to AIDS by promoter alleles of IL10. Proc Natl Acad Sci USA 97: 14467–14472

Sloan EK, Collado-Hidalgo A, Cole SW (2007) Psychobiology of HIV infection. In: Ader R (ed) Psychoneuroimmunology. 4 ed. Elsevier, Burlington, pp 1053–1976

Smith EM, Hughes, HM, Tu TK (2006) Interleukin-1- and the hypothalamic-pituitary-adrenal axis. In: Plotnikoff NP, Faith RE, Murgo AJ (eds) Cytokines, Stress, and Immunity 2 edn. CRC Press, Boca Raton, pp 167–190

Solomon GF, Kemeny M, Temoshok L (1991) Psychoneuroimmunologic aspects of Human Immunodeficiency Virus infection. In: Ader R, Felten DL, Cohen N (eds) Psychoneuroimmunology II. Academic Press, Orlando, pp 1081–1113

Sorrells SF, Sapolsky RM (2007) An inflammatory review of glucocorticoid actions in the CNS. Brain Behav Immun 21: 259–272

Temoshok LR, Wald RL, Synowski S, Garzino-Demo A (2008a) Coping as a multisystem construct associated with pathways mediating HIV-relevant immune function and disease progression. Psychosom Med 70: 555–561

Temoshok LR, Waldstein SR, Wald RL, Garzino-Demo A, Synowski SJ, Sun L, Wiley JA (2008b) Type C coping, alexithymia, and heart rate reactivity are associated independently and differentially with specific immune mechanisms linked to HIV progression. Brain Behav Immun 22: 781–792

Temoshok LR, Synowski SJ, Wald RL, Garzino-Demo A (2009a) Baseline cardiovascular reactivity predicts significantly lower production of HIV entry-inhibiting beta-chemokines at 24-month follow-up. Brain Behav Immun 23: 504–505

Temoshok LR, Wald RL, Synowski SJ, Garzino-Demo A, Wiley JA (2009b) Baseline alexithymia predicts stimulated production of a key HIV anti-progression factor over 24 months of follow-up. Ann Behav Med 37: 19

Tilling R, Kinloch S, Goh LE et al. (2002) Parallel decline of CD8+/CD38++ T cells and viraemia in response to quadruple highly active antiretroviral therapy in primary HIV infection. AIDS 16: 589–596

Tyler DS, Stanley SD, Nastala CA et al. (1990) Alterations in antibody-dependent cellular cytotoxicity during the course of HIV-1 infection. Humoral and cellular defects. J Immunol 144: 3375–3384

Ullum H, Cozzi LA, Victor J et al. (1998) Production of beta-chemokines in human immunodeficiency virus (HIV) infection: evidence that high levels of macrophage inflammatory protein-1beta are associated with a decreased risk of HIV disease progression. J Infect Dis 177: 331–336

Ulmer A, Muller M, Bertisch-Mollenhoff B, Frietsch B (2005) Low dose prednisolone reduces CD4+ T cell loss in therapy-naive HIV-patients without antiretroviral therapy. Eur J Med Res. 10: 105–109

Villes V, Spire B, Lewden C et al. (2007) The effect of depressive symptoms at ART initiation on HIV clinical progression and mortality: implications in clinical practice Antivir Ther. 12: 1067–1074

Ward J, Barker E (2008) Role of natural killer cells in HIV pathogenesis. Curr HIV/AIDS Rep 5: 44–50

Widner B, Laich A, Sperner-Unterweger B, Ledochowski M, Fuchs D (2002) Neopterin production, tryptophan degradation, and mental depression – what is the link? Brain Behav Immun 16: 590–595

Yehuda R, Boisoneau D, Lowy MT, Giller EL, Jr (1995) Dose-response changes in plasma cortisol and lymphocyte glucocorticoid receptors following dexamethasone administration in combat veterans with and without posttraumatic stress disorder. Arch Gen Psychiatry 52: 583–593

Zangerle R, Widner B, Quirchmair G, Neurauter G, Sarcletti M, Fuchs D (2002) Effective antiretroviral therapy reduces degradation of tryptophan in patients with HIV-1 infection. Clin Immunol 104: 242–247

Infertilität und Schwangerschaftskomplikationen

Beate Ditzen, Ernst Beinder

In diesem Kapitel werden psychoendokrinologische und psychoimmunologische Erkenntnisse in den Bereichen Fertilität und Schwangerschaft vorgestellt. Fertilität und Schwangerschaft stellen Beispielabläufe einer hochkomplexen und gelungenen Interaktion des endokrinen Systems und des Immunsystems dar, und diese sind, wie im Folgenden beschrieben wird, stark durch psychische Prozesse geprägt.

Es werden in diesem Kapitel zuerst jeweils die gesunden Abläufe von Fertilität und Schwangerschaft beim Menschen beschrieben und anschließend Charakteristika und Prädiktoren von Störungen in diesem Bereich dargestellt. Da die Bereiche Fertilität und Schwangerschaft und Abweichungen von den gesunden Abläufen häufig mit medizinischen Fachausdrücken beschrieben werden, und da besonders psychoendokrine und -immunologische Einflüsse stark abhängen vom Zeitpunkt der Interaktion, sind in diesem Bereich genaue Definitionen sehr wichtig. Vor der Beschreibung der jeweiligen psychoendokrinen und psychoimmunologischen Zusammenhänge werden deshalb alle beschriebenen Phänomene definiert.

18.1 Fertilität und Sterilität

Fertilität bedeutet »Fruchtbarkeit« und meint die Fähigkeit, Nachkommen zu erzeugen. Bei der Frau beginnt diese Phase mit der ersten Monatsblutung (**Menarche**) in einem Alter von durchschnittlich 12 Jahren (▶ Kap. 9). Bereits mit dem 30. Lebensjahr nimmt die Fertilität der Frau zunächst leicht und ab dem 40. Lebensjahr drastisch ab. Die Fertilität endet mit der letzten Monatsblutung, der **Menopause**, in einem durchschnittlichen Alter von 52 Jahren. Die Menopause liegt in den Wechseljahren (Klimakterium), dem Lebensabschnitt, der von der reproduktiven in die nicht mehr reproduktive Phase der Frau überleitet. Die Fertilität des Mannes fällt ebenfalls mit dem Alter ab; eine Zäsur, die die reproduktive von der nicht mehr reproduktiven Phase wie bei der Frau trennt, fehlt jedoch.

Der Menstruationszyklus einer gesunden Frau ist in ▶ Kap. 1 dargestellt. Im vorliegenden Kapitel wird der Menstruationszyklus im Hinblick auf eine mögliche Empfängnis betrachtet. Hierbei ist es wichtig, dass auch während der fruchtbarsten Phasen im Leben einer Frau eine Empfängnis nur unmittelbar zum Eisprung (**Ovulation**), also ungefähr in der Mitte des Menstruationszyklus, möglich ist. Da der Follikel nur wenige Stunden nach der Ovulation befruchtungsfähig ist, ist die Wahrscheinlichkeit einer Empfängnis am größten, wenn der Beischlaf schon vor der Ovulation stattfindet (◘ Abb. 18.1).

Infertilität oder **Sterilität** stellt den Gegenpol zu Fertilität dar. Da Fertilität aber, wie gerade beschrieben, kein absoluter Zustand ist, kann auch Infertilität nur anhand eines Zeitkriteriums definiert und z. B. von eingeschränkter Fertilität unterschieden werden. Primäre Sterilität ist demnach die Unfähigkeit eines Paares, nach einem Jahr unverhüteten Geschlechtsverkehrs eine Schwangerschaft zu erzielen. Die Wahrscheinlichkeit des Eintretens einer Schwangerschaft beträgt bei fertilen Paaren etwa 20% pro Zyklus und kumulativ 93% in einem Jahr (Zinaman et al.1996). Die Infertilitätsrate lag in westlichen Gesellschaften in den letzten 20 Jahren relativ unverändert bei ca. 13% und betrifft Paare unterschiedlichster sozioökonomische Schichten und Herkunft (Chandra et al. 2005). US-Daten zur Nachfrage nach »assisted reproductive technology« (ART) (CDC 2007) weisen darauf hin, dass Infertilität in etwa der Hälfte der Fälle auf die Frau, in 1/5 der Fälle auf den Mann und in den verbleibenden Fällen auf beide Partner oder unbekannte Faktoren zurückzuführen ist.

18.1.1 Endokrinologie der Fertilität und Sterilität

Die gesunden Mechanismen der Hypothalamus-Hypophysen-Nebennierenrinden-Achse (HHNA) und der Hypothalamus-Hypophysen-Gonaden-Achse (HHGA) sind in ▶ Kap. 1 ausführlich dargestellt.

Bei der Frau entwickelt sich unter dem Einfluss von pulsatil abgegebenem Gonadotropin-releasing-Hormon (GnRH) aus dem Hypothalamus und der Sekretion von luteinisierendem Hormon (LH) und follikelstimulierendem Hormon (FSH) aus der Hypophyse mit der Menarche ein zunehmend regelmäßiger ovulatorischer Zyklus und damit ein

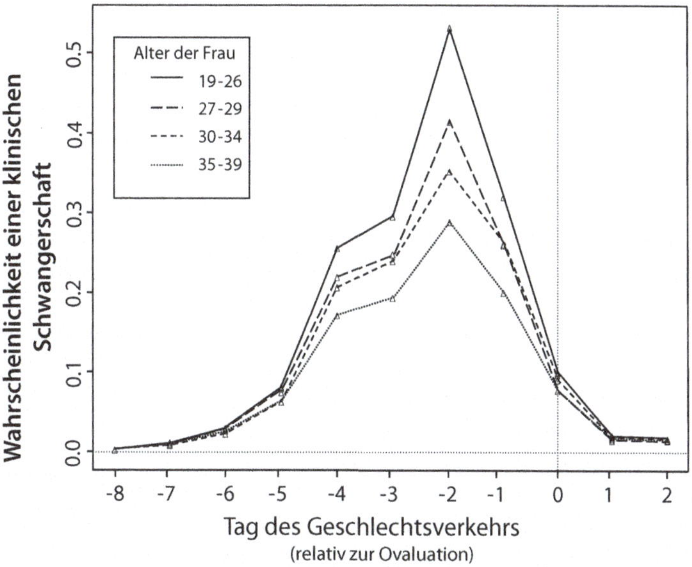

Abb. 18.1 Empfängniswahrscheinlichkeit im Verlauf des Menstruationszyklus in Abhängigkeit vom Alter der Frau. (Mod. nach Dunson et al. 2002)

Anstieg der Fertilität. Auch beim Mann beginnt die Zeugungsfähigkeit unter dem Einfluss der pulsatilen GnRH- und Gonadotropinsekretion. Ähnlich wie bei der Fruchtbarkeit der Frau wird die Spermatogenese über eine negative Rückkopplungsschleife gebremst: Testosteron hemmt die pulsatile GnRH-Sekretion und damit die weitere Freisetzung von LH aus der Hypophyse.

Neben anatomischen, genetischen, und infektiösen Ursachen bilden Dysfunktionen der Ovarien den häufigsten Auslöser für weibliche Sterilität. Hormonelle Dysregulationen (Testosteron, LH und FSH) bilden einen häufigen Auslöser für männliche Sterilität. Diese Dysfunktionen zeigen sich bei der Frau u. a. in einem Fehlen des LH-Peaks vor der Ovulation und Veränderungen des Menstruationszyklus, beim Mann in erniedrigten Testosteronwerten. Da Zyklusstörungen häufig mit eingeschränkter Fertilität assoziiert sind, werden sie im Folgenden genauer definiert.

Veränderungen im Menstruationszyklus oder des Menstruationstypus einer Frau beziehen sich auf die Frequenz des Zyklus und des Blutungstyps. Ein regulärer Menstruationszyklus dauert 21–35 Tage, wobei nur 15% der Frauen tatsächlich einen Zyklus haben, der genau 28 Tage dauert (Lebovic et al. 2005). Abweichungen von diesem Rhythmus werden folgendermaßen bezeichnet:

- **Oligomenorrhö**: Im Laufe eines Jahres treten 8 oder weniger Menstruationszyklen auf, die einzelnen Zyklen dauern entsprechen länger an.
- **Polymenorrhö**: verkürzte Zyklen von weniger als 21 Tagen.
- **Hypermenorrhö, Menorrhagie**: Es handelt sich hier um eine Typusanomalie der Blutung mit verstärkter (Hypermenorrhö) oder verlängerter Blutung (Menorrhagie). Während Tempoanomalien meist endokrin bedingt sind, liegen bei Hypermenorrhöen oder Menorrhagien häufiger organische Ursachen (Myome, Endometriumkarzinom) vor.
- **Amenorrhö:** Ausbleiben der Menstruationsblutung
  - (primäre Amenorrhö) bis zum 16. Lebensjahrs oder
  - (sekundäre Amenorrhö) während mindestens drei Monaten, nachdem die Frau früher normal geblutet hat.

18.1.2 Immunologie der Fertilität und Sterilität

Fertilität und Sterilität werden in Interaktion mit hormonellen Faktoren auch von immunologischen Prozessen bestimmt, die den Menstruationszyklus und die Einnistung des Eis steuern.

Eisprung

Der Eisprung wird nicht nur als ein hormoneller, sondern auch als ein immunologischer Prozess verstanden: Innerhalb der Stunden nach dem LH-Peak wird, durch die Expression der Chemokine Monozyten-Chemoattraktor-Protein-1 (MCP-1) und Interleukin-(IL-)8 induziert, eine Invasion von Neutrophilen und Makrophagen im Eierstock (Ovar) und am Follikel beobachtet. Neutrophile und Makrophagen sezernieren dann Enzyme, sog. Matrixmetalloproteinasen (MMP), die über eine Ruptur der Follikelwand den Eisprung auslösen. Gleichzeitig werden von den Granulosa- und Thekazellen des Follikels aber auch die Inhibitoren der MMP, die »tissue inhibitors of metalloproteinases« (TIMP) sezerniert, die den Follikel vor einer exzessiven Wirkung der MMP schützen. Der Eisprung selbst ist damit ein Entzündungsprozess, der enzymatisch genau austariert, über den Abbau der Follikelwand gesteuert wird.

Einnistung des Eis

Auch der zyklusabhängige Auf- und Abbau der Gebärmutterschleimhaut wird durch eine Interaktion von endokrinen und Immunmechanismen gesteuert: Während in der Follikelphase östrogenabhängig die Gebärmutterschleimhaut aufgebaut wurde, ist die Lutealphase v. a. durch die Wirkung von Progesteron an der Östrogen-geprimten Gebärmutterschleimhaut bestimmt.

Wenn keine Befruchtung des Eis stattfindet, akkumulieren v. a. Makrophagen und lokale natürliche Killerzellen (NK-Zellen) in der Lutealphase des Menstruationszyklus und sezernieren MMP und Prostaglandine, die für den Abbau der Gebärmutterschleimhaut und die monatliche Blutung verantwortlich sind. Es wird vermutet, dass im Fall einer Befruchtung der Gelbkörper bzw. der wachsende Trophoblast selbst Hormone sezerniert, die lokal die Funktion der NK-Zellen, T-Zellen und Monozyten in der Gebärmutterschleimhaut hemmen und damit antiinflammatorisch wirken (Weiss et al. 2009). Auf diese Weise wird der Abbau der Gebärmutterschleimhaut verhindert und die Einnistung des Eis ermöglicht.

Die gesunde Immunfunktion der Fertilität beinhaltet darüber hinaus die Toleranz fremden Spermas im Genitaltrakt der Frau. Als Konsequenz können gegen Spermien gerichtete Antikörper der Frau die Fertilität beeinträchtigen. Als weitere immunologische Faktoren reduzieren (lokale) Entzündungen beim Mann und bei der Frau die Fertilität. So kann eine Chlamydieninfektion die Fertilität beeinträchtigen, ohne dass die Infektion selbst schmerzhaft wäre. Auch Endometriose (► Exkurs Endometriose) kann die Fertilität über eine erniedrigte Rezeptivität des Endometriums u. a. durch Adhäsionsmoleküle beeinträchtigen. Adhäsionsmoleküle können bei Endometriose auch die Eileiter »verkleben« und auf diese Weise eine Befruchtung erschweren (Weiss et al. 2009).

18.1.3 Psychische Einflüsse auf die Fertilität und Sterilität

Viele Patientinnen und Behandelnde vermuten, dass psychische Einflüsse die Fertilität einschränken können. Spezifisch Stress wird mit eingeschränkter Fertilität in Verbindung gebracht, was die Betroffenen schnell in einen Teufelskreis bringt: Bei der Diagnose Infertilität machen Patientinnen Stress mit verantwortlich, gerade dieser Zusammenhang erhöht aber den chronischen Druck auf die Patientinnen, ohne ihnen konkrete Handlungsanweisungen zu geben. Im Folgenden soll dieser Zusammenhang näher betrachtet werden. Das heißt, es wird der Einfluss psychischer Faktoren zuerst auf den Menstruationszyklus (und damit mittelbar auf die Fertilität) und anschließend auf die Fertilität von Paaren vorgestellt.

Physische und psychische Einflüsse auf den Menstruationszyklus

Verhaltensbezogene Einflüsse auf den Menstruationszyklus können sich zuerst einmal über physische Zustände manifestieren. So können schwere körperliche Betätigung sowie Hochleistungssport zum Ausbleiben der Regelblutung (Amenorrhö) und damit – zumindest vorübergehender – Sterilität führen. Bei Hochleistungssportlerinnen wurde eine Amenorrhörate von über 25% mit begleitender hypogonadotroper Ovarialinsuffizienz berichtet (Warren u. Fried 2001). Der Mechanismus, der dem reduzierten GnRH-Output bei Hochleistungssportlerinnen zugrunde liegt, wird einerseits in der

Aktivierung des »Hungerhormons« Ghrelin vermittelt über Neuropeptid Y und Agouti-ähnliches Protein (AgRP) im Nucleus arcuatus, besonders geringer Leptinwerte (als Sättigungsmarker, ▶ Kap. 7) und verminderter Thyroninwerte gesehen, die dann die GnRH-Sekretion vermindern. Wie unten beschrieben werden »Galanin like peptide«-(GALP-)Neurone im Nucleus arcuatus durch Leptin, Insulin und Thyronin reguliert. Sie wiederum beeinflussen den GnRH-Pulsgenerator im Hypothalamus. Auf der anderen Seite kann die wiederholte Aktivierung der HHNA während Sport und schwerer körperlicher Betätigung die GnRH-Sekretion über erhöhte CRH-Werte beeinträchtigen.

Auch Essstörungen beeinflussen den Menstruationszyklus negativ, sowohl starkes Übergewicht als auch Untergewicht können das Ausbleiben der Regelblutung bedingen. Der zugrunde liegende Mechanismus wird in einer veränderten Sensitivität gegenüber Leptin, den Schilddrüsenhormonen und den o. g. Sättigungsmarkern im ZNS vermutet. Weiterhin können bei Übergewicht im Rahmen der sehr häufigen Stoffwechselerkrankung »polyzystisches Ovarialsyndrom« (PCOS) hohe Androgenspiegel (»Hyperandrogenämie«) die Freisetzung von GnRH stören. Die Amenorrhö stellt auch eines der Diagnosekriterien einer Anorexia nervosa dar (DSM-IV-TR, Saß et al. 2003) dar, hier wird der kompromittierende Einfluss des Untergewichts auf den Zyklus wohl auch über Kortisol vermittelt. Anorektische Frauen weisen chronisch erhöhte Kortisolspiegel auf, und diese hemmen wiederum die Funktion der gonadalen Steroide. Auch Erbrechen selbst (als Kennzeichen einer Bulimia nervosa) führt zu unmittelbaren Kortisolanstiegen.

Als weiterer psychischer Einfluss auf den Menstruationszyklus wurde die Depression untersucht. Dabei zeigen sich bis zu 3-fach höhere Raten von Amenorrhö bei Frauen, die im Laufe ihres Lebens an einer Depression litten (Bisaga et al. 2002; Harlow et al. 2003) als bei psychisch gesunden Frauen. Da eine Depression mit der Dysregulation der stresssensitiven HHNA einhergeht (▶ Kap. 19), kann hier auch die Verbindung zu Stress als Ursache für Zyklusstörungen gesehen werden. In bis zu 30% der Fälle wird die Ursache für das Ausbleiben der Menstruation nicht erkannt, es wird eine **funktionelle hypothalamische Amenorrhö** (FHA) diagnostiziert (Berga u. Daniels 1991; Reindollar et al. 1986), und diese wurde wiederholt mit Stress in Verbindung gebracht. FHA ist gekennzeichnet durch eine reduzierte GnRH-Freisetzung (sowohl in Amplitude als auch Frequenz) mit gleichzeitig erniedrigten LH- und FSH-Werten bei erhöhten peripheren und zentralen, in der Zerebrospinalflüssigkeit gemessenen, Kortisolspiegeln. Verblüffenderweise sind die CRH-Werte bei der FHA nicht erhöht, was für eine veränderte Feedbacksensitivität der HHNA bei diesen Frauen spricht (Brundu et al. 2006). Auch wenn in der erniedrigten GnRH-Aktivität der unmittelbare Auslöser für die FHA gesehen wird, ist die Ursache der reduzierten GnRH-Freisetzung bei der FHA unklar. Es wird vermutet, dass über das negative Feedback der HHNA auf die HHGA (▶ unten) Stress die FHA mitbedingen könnte. Eine genaue Untersuchung der Ursachenkette von Stress und FHA stützt sich allerdings hauptsächlich auf Tierstudien, da Menschen aus ethischen Gründen in experimentellen Studien keinen so starken Stressoren ausgesetzt werden können, dass man hier einen tatsächlichen Einfluss auf den Menstruationszyklus vermuten würde. In den 1960er Jahren trug allerdings Drew (1961) in einer beeindruckenden Veröffentlichung die – teilweise ethisch sehr angreifbaren – Forschungsergebnisse zum Einfluss von Stress und psychischer Belastung auf die Rate von Amenorrhö zusammen (◘ Abb. 18.2). Er stützte sich hierbei auf Studien, die an Frauen in Gefängnissen oder in Gefangenen- und Arbeitslagern durchgeführt worden waren. Seine Auflistung zeigt eine zunehmende Rate von Amenorrhö unter steigender psychischer Belastung, die schließlich bei lang anhaltender Lebensbedrohung nahezu 100% erreichte.

Der psychoendokrine Wirkmechanismus, der hinter diesen Befunden stehen könnte, wird im ▶ Unterkapitel »Stress und Fertilität« beschrieben und besteht wahrscheinlich im hemmenden Einfluss von Kortisol, adrenokortikotropem Hormon (ACTH) und Kortikotropin-releasing-Hormon (CRH) auf die Amplitude und Frequenz von GnRH, was schließlich die Expression der gonadalen Hormone und das Heranreifen des Follikels hemmt. Umgekehrt – und damit indirekt als Bestätigung dieser Befunde – konnten zwei Therapiestudien der Arbeitsgruppe von Berga (Berga et al. 2003;

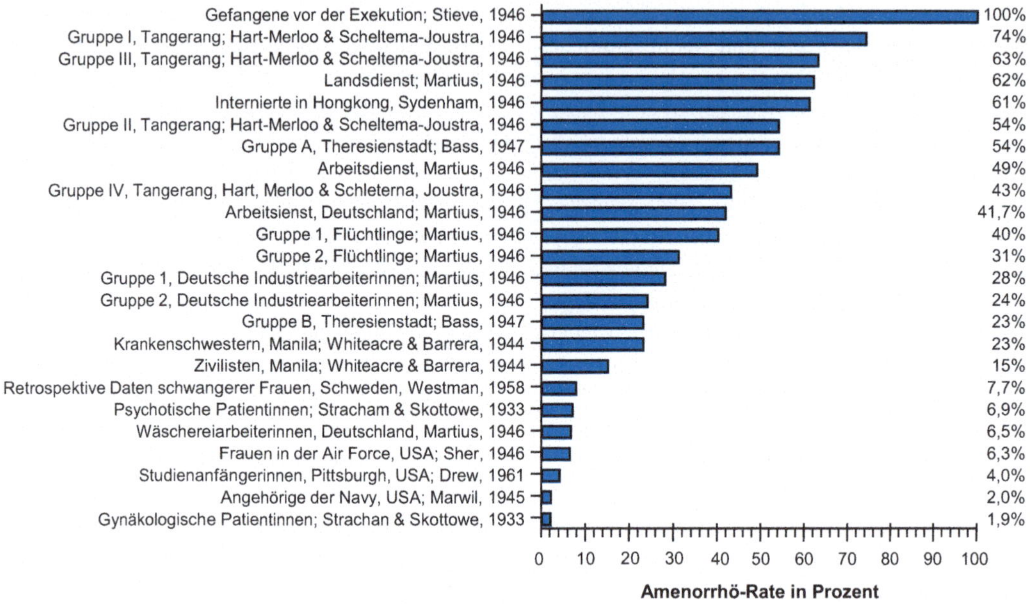

Abb. 18.2 Prozentsatz der Amenorrhö bei Frauen in zunehmend belastenden Bedingungen. (Mod. nach Drew 1961)

Tschugguel u. Berga 2003) zeigen, dass psychotherapeutische Interventionen (in der einen Studie war dies eine kognitiv-verhaltenstherapeutische Intervention, in der zweiten Studie eine hypnotherapeutische Intervention), mit dem Ziel Stress und Belastungen zu reduzieren, unabhängig von der Normalisierung des Gewichts die Estradiol- und Progesterondynamik, und damit den Menstruationszyklus, bei amenorrhoischen Frauen normalisieren konnten. In der Kontrollgruppe hingegen zeigten sich keine zyklusabhängigen Estradiol- oder Progesteronanstiege.

Den bisherigen Studien zufolge wirken körperliche Belastung (durch z. B. Leistungssport), Mangelernährung, Depression und Stress nicht unabhängig voneinander als Ursachen einer Amenorrhö (Ditzen et al. 2010). Studien an nichtmenschlichen Primaten (Williams et al. 2007) legen vielmehr nahe, dass die Interaktion einer negativen Energiebilanz (durch körperliche Belastung und/oder Mangelernährung) mit psychischen Faktoren die Aktivität der HHGA herunterreguliert. Dies macht evolutionsbiologisch auch Sinn: In Zeiten geringer Ressourcen und gleichzeitig erhöhter Belastung ist die Situation für Nachkommen ungünstig und die Reproduktion sollte vermindert werden.

Amenorrhö, als unmittelbare Ursache der Sterilität, kann damit psychisch mitbedingt sein. Dies leitet über zu Studien, die generell den Einfluss psychischer Faktoren auf Fertilität und Sterilität untersucht haben.

Psychische Einflüsse auf Fertilität und Sterilität

Zum Bereich psychischer Einflüsse auf die Fertilität gibt es eine Reihe psychologischer und psychobiologischer Untersuchungen. Häufig müssen diese Daten allerdings mit Vorsicht interpretiert werden, da sie im Querschnitt erhoben worden sind und damit keine Aussagen über Ursachen erlauben: So ist es bei einem Paar mit unerfülltem Kinderwunsch naheliegend anzunehmen, dass selbstberichtete Stress- und Angstlevel sowie psychobiologische Belastungsmarker höher sind, als bei Paaren, die keine Fertilitätsprobleme berichten. Es hat sich jedoch bisher in keiner Studie ein direkter Zusammenhang zwischen bestimmten Persönlichkeitszügen und Fertilität gezeigt. Das Konzept einer »infertilen Persönlichkeit« ist also wissenschaftlich nicht haltbar (Ditzen et al. 2010).

Einen deutlichen Einfluss auf die Fertilität zeigen allerdings Verhaltens- oder »Lifestylefaktoren«

und diese können sowohl durch die Persönlichkeit, als auch durch subjektiv erlebten Stress mitbedingt sein. So reduziert Rauchen bei Männern und Frauen die Fertilität (Augood et al. 1998), Übergewicht verlängert bei Frauen die Zeit bis zu einer erfolgreichen Befruchtung und reduziert bei Männern die Spermienqualität. Weiterhin scheinen Bewegung und regelmäßige körperliche Betätigung vermittelt über die Insulinsensitivität die Ovarialfunktion positiv zu beeinflussen. Alkohol und Koffein beeinflussen die Fertilität nicht in eine eindeutige Richtung, Geschlechtsverkehr täglich oder zumindest an jedem zweiten Tag erhöht die Wahrscheinlichkeit einer Schwangerschaft (Practice Committee of the American Society for Reproductive Medicine in collaboration with the Society for Reproductive Endocrinology and Infertility 2008). Da diese »Lifestylefaktoren« stressbedingt sein können, kann Stress über sie vermittelt einen indirekten Einfluss auf die Fertilität ausüben.

Stress und Sterilität

Über diese Verhaltenseffekte hinaus gibt es mittlerweile präzise biopsychologische Modelle, die eine direkte Hemmung der HHGA – und damit der Fertilität – durch Stress erklären:

- Auf der Ebene des zentralen Nervensystems wird die Sekretion von GnRH in der medialen präoptischen Area des Hypothalamus (MPOA) durch eine Balance aus stimulierenden und hemmenden Einflüssen von Noradrenalin aus dem Hirnstamm, Glutamat, Neuropeptid Y des Nucleus arcuatus sowie GABA in der MPOA und Opioiden des Nucleus arcuatus moduliert (Dobson et al. 2003; Tilbrook et al. 2002). GALP-Neurone im Nucleus arcuatus werden durch Leptin, Insulin und Thyroid reguliert. Sie sind also sensitiv gegenüber metabolischen Reizen und hier wird der vermittelnde Einfluss von Ernährung über endokrine Faktoren auf die Fertilität gesehen. Weiterhin wird GnRH über Opioide und GABA beeinflusst, die getriggert werden durch die HHNA.
- Stress kann die HHGA direkt hemmen. Dieser Einfluss wird vermittelt über die hemmende Wirkung von CRH, von Arginin-Vasopressin (AVP) und von CRH induzierten β-Endorphinen auf GnRH. Auch Kortisol wirkt direkt hemmend auf GnRH, LH auf der Ebene der Hypophyse sowie ovariales Estradiol (▣ Abb. 18.3) bei der Frau und Testosteron beim Mann. Weiterhin vermindert Kortisol die Sensitivität der Zielzellen gegenüber gonadalen Steroiden. Die Antwortdynamik der HHGA auf Stress ist hierbei vermutlich zweiphasig (Nepomnaschy et al. 2007): Während akuter Stress eine kurzzeitige Erhöhung von LH auslöst, vermindert chronischer Stress den Output der gonadalen Steroide. Sowohl bei der Frau als auch beim Mann kann also wiederholter oder chronischer Stress über eine Aktivierung der HHNA die Fertilität beeinträchtigen. Die Modelle zu diesen Zusammenhängen stützen sich allerdings meist auf Daten aus Tierstudien oder Zellkulturen.

Wie in ▣ Abb. 18.3 dargestellt, ist die Interaktion zwischen HHNA und HHGA bidirektional. Vermittelt über Östrogensensitivität der CRH sezernierenden Zellen, können Östrogene die CRH-Expression beeinflussen.

In Übereinstimmung mit diesen Modellen zeigen Studien an Paaren in einer Infertilitätstherapie (Hormonbehandlung, Insemination, In-vitro-Fertilisation – IVF, oder intrazytoplasmatische Spermieninjektion – ICSI) schlechtere Behandlungserfolge bei hohem Stress-, Angsterleben oder stärker negativ bewerteten Lebensereignissen. Diese Daten sind allerdings mit Vorsicht zu interpretieren, da die Diagnose Infertilität und der Entschluss, sich in eine (sehr teure) Behandlung zu begeben und der resultierende Erfolgsdruck für sich allein betrachtet schon sehr belastend sein können (Campagne 2006; Cousineau u. Domar 2007). Spezifisch diese selbst berichtete Belastung durch die Infertilität und die Infertilitätsbehandlung (von den Autoren als »infertilitätsbezogener Stress« bezeichnet) konnte auch in einer Studie von Boivin u. Schmidt (2005) geringere Schwangerschaftsraten nach IVF-Behandlung vorhersagen. Hiermit übereinstimmend zeigten sich in längsschnittlichen Daten an Männern (Hjollund et al. 2004) (wenn auch nur kleine) Effekte von Stress auf die Fertilität (mit einer Schwangerschaftsrate von 18% in der Gruppe mit den niedrigsten Stresswerten gegenüber 14% in der Gruppe mit den höchsten Stresswerten), al-

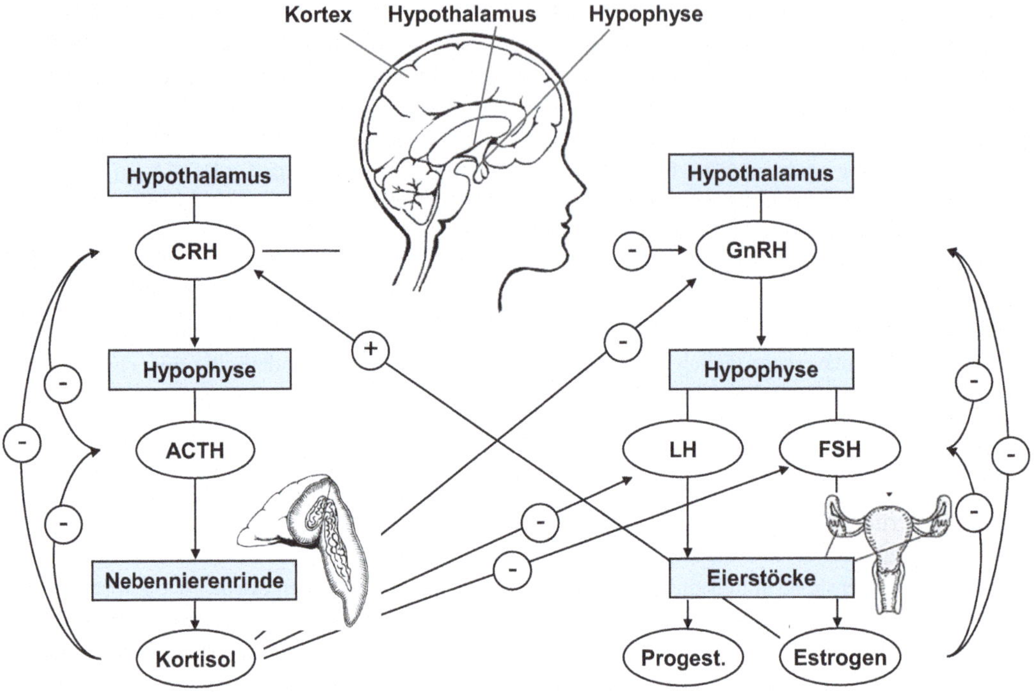

Abb. 18.3 Interaktionen der HHNA und der HHGA. (Mod. nach Ditzen et al. 2010; Chrousos et al. 1998)

lerdings keine Effekte in einer Studie an Frauen (Smeenk et al. 2005).

Depression und Sterilität

Wie oben beschrieben, zeigen sich erhöhte Raten von Zyklusstörungen bei Frauen, die an einer Depression leiden (Bisaga et al. 2002; Harlow et al. 2003) und den Erwartungen entsprechend berichten Frauen, die unter eingeschränkter Fertilität leiden, höhere Depressionswerte (Überblick bei Cwikel et al. 2004). Der psychobiologische Wirkmechanismus hinter dem Zusammenhang zwischen Depression und eingeschränkter Fertilität wird einerseits im oben dargestellten Zusammenspiel der HHNA und der HPGA vermutet: Depression geht mit erhöhten CRH- und Kortisolspiegeln sowie einer verminderten Feedbacksensitivität gegenüber Dexamethason und Kortison einher (▶ Kap. 19). CRH übt einen hemmenden Effekt auf GnRH aus und kann damit die Fertilität auf zentralnervöser Ebene beeinträchtigen (Abb. 18.3). Andererseits können Depressionen vermittelt über eine Dysfunktion der Schilddrüse für Infertilität verantwortlich sein. Eine Schilddrüsenunterfunktion wurde mit depressiven Symptomen, aber auch mit eingeschränkter Fertilität assoziiert (Redmond 2004). Die Hypothalamus-Hypophysen-Schilddrüsen-Achse (HHSA) reagiert auf psychische und physische Stressoren mit einer Reduktion des Thyreotropin-releasing-Hormon-(TRH-)Outputs. Da TRH nicht nur, vermittelt über Thyreotropin (TSH), die Schilddrüsenachse beeinflusst, sondern auch zentralnervös als Neurotransmitter agiert, kann hier die Interaktion von TRH mit dem Serotoninsystem – und damit affektiven Symptomen – vermutet werden. Eine chronische Aktivierung der HHNA kann, über erhöhte Kortisolspiegel vermittelt, auch die Sensitivität von TSH stimulierenden Zellen in der vorderen Hypophyse gegenüber TRH hemmen, was dann zu einer verminderten Ausschüttung von Thyroxin (T_4) und dessen Umwandlung in Thyronin (T_3) führt (▶ Kap. 1). Personen, die schon vor der Behandlung unter depressiven Symptomen gelitten haben, tendieren auch zum früheren Abbruch einer Fertilitätsbehandlung (Cousineau u. Domar 2007). Umgekehrt können aber auch Infertilität und die damit möglicherweise verbundenen Selbstzweifel depressive Symptome auslösen. Dies leitet über zum nächsten Punkt, dem Einfluss der Fertilität auf die Psyche.

18.1.4 Einflüsse von Sterilität auf die Psyche

Außer Frage steht, dass Sterilität selbst eine große psychische Belastung für Paare darstellen (Schmidt 2006) und die Paarbeziehung langfristig prägen kann (Bengel et al. 2000). Fertilität wird als etwas Natürliches betrachtet, und eingeschränkte Fertilität kann sowohl bei Frauen als auch bei Männern das Selbstwertgefühl, die Einschätzung der eigenen Weiblichkeit/Männlichkeit und darüber langfristig auch die Paarbeziehung stark beeinträchtigen. Bei ca. 10–15% der Paare, die sich aufgrund von Kinderlosigkeit medizinisch untersuchen lassen, lässt sich keine organische Ursache für die Infertilität finden (Lebovic et al. 2005). Auch eine Fertilitätsbehandlung bietet keine absolute Erfolgswahrscheinlichkeit und kann damit eine zusätzliche Belastung darstellen.

Der Erfolg psychologischer Interventionen bei sterilen Paaren lässt sich einerseits am Wohlbefinden der Paare und andererseits an einer möglichen Schwangerschaft bemessen. Es gibt mittlerweile einige Studien, die Stressreduktion, gesteigertes Wohlbefinden und auch höhere Schwangerschaftsraten nach psychologischen Interventionen bei infertilen Paaren zeigen. Allerdings scheinen psychotherapeutische Interventionen einer Beratung oder eher allgemeinen Supportgruppen nicht überlegen zu sein. In einer randomisiert kontrollierten Interventionsstudie von Domar et al. (2000) konnten sowohl eine kognitiv behaviorale Gruppentherapie als auch eine reine Supportgruppe die Schwangerschaftsrate (55% und 54%) gegenüber einer nichtbehandelten Kontrollgruppe (Schwangerschaftsrate 20%) steigern (die »Dropoutrate« in der Kontrollgruppe war mit 60% allerdings sehr hoch, was die Interpretierbarkeit der Ergebnisse einschränkt). Auf der Suche nach dem Wirkmechanismus, der diesen Behandlungserfolgen zugrunde liegen könnte, fanden Hosaka et al. (2002) erniedrigte NK-Zellaktivität und verminderte Stressraten bei Frauen nach fünf psychologischen Interventionssitzungen im Vergleich zur Kontrollgruppe. Diese Frauen wiesen ein Jahr später auch eine höhere Schwangerschaftsrate auf als die Kontrollen. Entgegen den Befunden zu u. a. erniedrigter NK-Aktivität bei Depression (▶ Kap. 19) und erniedrigter NK-Aktivität bei Endometriose (die ebenfalls mit Infertilität einhergeht, ▶ Exkurs) wurden bei Frauen mit habituellen Aborten (▶ unten) eine **erhöhte** NK-Aktivität im Blutplasma berichtet (Matsubayashi et al. 2001). Auch wenn die NK-Aktivität gemessen im Blutplasma nicht als Marker für lokale NK-Aktivität (im Falle einer Befruchtung uterine NK-Aktivität) gesehen wird, könnte eine Senkung der peripheren NK-Aktivität demnach eine Schwangerschaft und den positiven Ausgang einer Schwangerschaft begünstigen.

In zwei Metaanalysen wurde der Einfluss psychologischer Interventionen bei infertilen Paaren, entweder begleitet von einer Fertilitätsbehandlung oder ohne weitere medizinische Behandlung untersucht. Während die erste Metaanalyse einen gering positiven Effekt der Interventionen auf psychische Faktoren (Angstreduktion und Depressivität) sowie eine Steigerung der Fertilitätsrate im Vergleich zu unbehandelten Kontrollgruppen berichtet (de Liz u. Strauss 2005), fanden Haemmerli et al. (2009) in der späteren Metaanalyse zwar einen positven Einfluss auf die Schwangerschaftsrate (bezeichnenderweise nur bei Personen, die nicht gleichzeitig ART erhielten), nicht allerdings auf psychische Parameter. Die Autoren erklären sich den positiven Einfluss psychologischer Interventionen auf die Schwangerschaftsrate vermittelt über eine mögliche Verbesserung des Sexualverhaltens der Paare (Boivin 2003), eine Variable, die in ihrer Metaanalyse nicht einbezogen worden war.

Diese Studien beziehen explizit Paare ein, bei denen keine organische Ursache für die Infertiltiät gefunden wurde. Ein wichtiges Feld der Psychoendokrinologie und Psychoimmunologie ist aber auch das Zusammenspiel psychischer Prozesse und chronischer körperlichen Erkrankungen. Wie am Beispiel der **Endometriose** dargestellt ist, beeinflussen psychische Prozesse den Verlauf der Erkrankung. Gleichzeitig hat die Erkrankung selbst über ihre Symptome Infertilität und Schmerzen weitreichende Konsequenzen für die psychische Anpassung.

Endometriose Endometriose beschreibt die Anlagerung von Gebärmutterschleimhaut innerhalb und außerhalb des Uterus, primär in der Bauchhöhle, im Beckenraum und den Eierstöcken. Diese Gewebeanlagerung ist an sich ungefährlich, reagiert aber abhängig vom Menstruationszyklus und kann zu starken Schmerzen und Infertilität führen. Es wird vermutet, dass in westlichen Ländern ca. 5–10% der Frauen im gebärfähigen Alter von Endometriose betroffen sind. Die Krankheit lässt sich bisher allerdings nur durch eine Laparoskopie (Bauchspiegelung) sicher diagnostizieren. Dies bedeutet, dass häufig nur Frauen untersucht werden, die unter Schmerzen oder Infertilität leiden, oder dass Endometriose bei Frauen, die sich einer chirurgischen Sterilitätsbehandlung unterziehen »zufällig« entdeckt wird. Bei 50% der Teenager, die wegen chronischer Unterbauchschmerzen oder schwerer Dysmenorrhö mithilfe einer Laparoskopie abgeklärt werden, wurde eine Endometriose diagnostiziert.

Die Ursache der Erkrankung ist nicht definitiv geklärt. Die Behandlung der Erkrankung erfolgt symptomatisch durch Schmerzbehandlung und/oder eine Hormontherapie, mit dem Ziel den Zyklus zu unterdrücken, oder chirurgisch durch die radikale, in der Regel laparoskopische Entfernung der Herde.

Endometriose ist von endokrinologischer – wie auch von immunologischer Seite bedeutsam, weil ihre unmittelbare Ursache in sich verändernden Östrogen- und Progesteronspiegeln über den Zyklus hinweg liegt, die Schmerzen aber über eine Entzündungsreaktion vermittelt werden. Im Bezug auf hormonelle Einflüsse auf die Endometriose spielen Östrogene die Hauptrolle, und ihre Hemmung führt zu einer unmittelbaren Minderung der Symptome. Darüber hinaus konnte in Endometrioseherden Aromatase (▶ Kap. 1) nachgewiesen werden, die die Estradiolbildung stimuliert, die dann wiederum die Bildung von Prostaglandinen, als lokalen Vermittlern von Entzündung und Schmerzen, induziert. Auch für angiogenetische Faktoren wurde ein Einfluss auf die Erkrankung nachgewiesen und neuere Überlegungen sehen Endometriose als mögliche Autoimmunerkrankung (Opar 2008). Interessanterweise sagt die Schwere der Endometriose das Schmerzerleben und die Beeinträchtigung durch die Erkrankung nicht konsistent vorher und es gibt wenige Studien, die psychische Variablen bei Endometriosepatientinnen untersucht haben. Psychologische Faktoren, wie chronischer Stress, traumatische Erlebnisse in der Kindheit und Depression, haben sich allerdings als gute Prädiktoren der Beeinträchtigung durch die Schmerzen erwiesen. So zeigen auch Patientinnen mit chronischen Unterbauchbeschwerden (CUBB) eine veränderte HHNA-Reaktivität auf Stress oder auf einen pharmakologischen Stimulationstest. In einer Studie von Heim et al. (1999) zeigten CUBB-Patientinnen nach CRH-Applikation eine erniedrigte Kortisolreaktion (allerdings keine Unterschiede in der ACTH-Reaktion) im Vergleich zu einer infertilen aber schmerzfreien Kontrollgruppe. Diese erniedrigte Reaktion lässt auf eine verminderte HHNA-Sensitivität bei CUBB schließen. Die betroffenen Frauen berichteten auch auffallend hohe Raten an frühen (sexuellen) Traumata, welche ihrerseits mit Dysregulationen in der HHNA assoziiert sind (▶ Kap. 19). In einer neueren Studie fanden Wingenfeld et al. (2008) keine Unterschiede zwischen CUBB-Patientinnen und gesunden Kontrollen in der HHNA-Reaktion auf den psychosozialen Trierer Sozialer Stress Test (TSST) und einen ACTH-Test. Eine kleine Gruppe CUBB-Patientinnen mit depressiven Symptomen in dieser Stichprobe zeigten allerdings eine stärkere ACTH-Antwort auf psychosozialen Stress als die nichtdepressiven CUBB-Patientinnen und Kontrollen (Wingenfeld et al. 2009). Diese Ergebnisse lassen darauf schließen, dass psychische Einflüsse, möglicherweise vermittelt über die Stressreaktivität der HHNA in Interaktion mit Entzündungsmarkern, das Schmerzerleben bei Endometriose vermitteln können. Übereinstimmend hiermit konnten Scholl et al. (2009) kürzlich tatsächlich einen positiven Zusammenhang von lokalen TNF-α und Glykodelin (PP14, das von der Gebärmutterschleimhaut sezerniert wird) in der Flüssigkeit des Peritoneum mit den Menstruationsschmerzen bei Endometriose nachweisen; eine Untersuchung dieser Faktoren in Verbindung mit der HHNA-Aktivität steht allerdings noch aus.

Fazit

Die hier dargestellten Befunde weisen auf einen Einfluss psychischer Faktoren sowohl auf den Menstruationszyklus (und damit mittelbar auf die Fertilität) als auch auf den Erfolg einer Fertilitätsbehandlung hin. Dieser Einfluss wirkt nicht nur indirekt über das Gesundheitsverhalten, sondern sehr wahrscheinlich auch direkt über die involvierten stressabhängigen endokrinen und immunologischen Systeme. Die psychologische Behandlung von Fertilitätsproblemen medizinisch unklarer Genese sollte deshalb auf die folgenden Bereiche fokussieren:

- Psychodiagnostik (besonders im Bezug auf Trauma, Angst und Depression),
- Stress, »Lifestylefaktoren«,
- Entspannung, Stressmanagement,
- soziale Unterstützung und Kommunikation in der Partnerschaft,
- Analyse persönlicher Ziele und Werte in Bezug auf die Familienplanung.

Die State-of-the-art-Evaluation einer solchen Intervention sollte neben psychologischen Selbstberichtsdaten und der Schwangerenrate auch die möglichen vermittelnden psychobiologischen Mechanismen untersuchen (► Kap. 1). Dies bedeutet im Bereich von Sterilität u. a. Reaktivitätstests der HHNA, metabolische Reaktivitätstests (wie einem Glukosetoleranztest) und eine umfassenden Messung der (pulsatilen) Sekretion der Hormone der HHGA.

18.2 Schwangerschaft

Der Begriff **Schwangerschaft** (Gestation oder Gravidität) bezeichnet den Zeitraum zwischen Fertilisation der Eizelle bis zur Geburt des Kindes nach durchschnittlich 40 Wochen (oder 280 Tage nach dem Beginn der letzten Menstruation). Das Alter einer Schwangerschaft wird üblicherweise in Wochen und Tagen »post menstruationem« (p. m.), also vom Zeitpunkt der letzten Menstruation ausgehend gerechnet, was bedeutet, dass eine Frau sich durchschnittlich in der 4. Schwangerschaftswoche (SSW) befindet, wenn sie erneut ihre Periode erwarten würde.

18.2.1 Endokrinologie der Schwangerschaft

Unmittelbar nach der Ovulation bildet sich aus der leeren Follikelhöhle unter Einfluss von LH der **Gelbkörper** (Corpus luteum). Der Gelbkörper produziert nun Progesteron (und geringe Mengen Östrogen), das eine zentrale Rolle in der Einnistung des Eis und dem Verlauf der Schwangerschaft spielt. Wird das Ei befruchtet, vergrößert sich der Gelbkörper zusätzlich und produziert während der ersten 6–12 Wochen der Schwangerschaft verstärkt Progesteron. Anschließend degeneriert der Gelbkörper, und die Progesteronproduktion wird vom Trophoblast übernommen.

Im Vergleich zum weiblichen Zyklus, der schon mit starken Hormonschwankungen einhergeht (► Kap. 1, Abb. 1.6), sind die Veränderungen in den Hormonspiegeln während der Schwangerschaft drastisch. Dies liegt einerseits an der veränderten Hormonproduktion im Hypothalamus, in der Hypophyse, in den Nebennierenrinden, den Gonaden und der Schilddrüse, aber auch an der zusätzlichen Hormonproduktion durch die **fetoplazentare Einheit** (Plazenta und Fetus). Die fetoplazentare Einheit bildet hauptsächlich die folgenden Hormone (Stauber u. Weyerstahl 2007):

- Humanes Choriongonadotropin (HCG) dient der Stimulation des Corpus luteum in den ersten Wochen der Schwangerschaft, bis der Trophoblast selber in der Lage ist, genügend Gestagene zu bilden.
- Gestagene (Progesteron) wirken als Schwangerschaftsschutzhormone und relaxieren die glatte Muskulatur. Dadurch werden Gestagene mit schwangerschaftstypischen Veränderungen, wie Obstipation, Refluxbeschwerden und Varikosisbildung in Verbindung gebracht.
- Kortikotropin-releasing-Hormon (CRH)
- Humanes Plazentalaktogen (HPL) ähnelt dem Wachstumshormon und dient der Energiebereitstellung für den Feten.
- Humanes Chorionthyreotropin (HCT)
- Östrogene (Östriol, Östradiol und Östron) dienen der Vorbereitung des Uterus auf die Geburt und steigen im letzten Trimenon der Schwangerschaft auf das 50-fache der Maximalwerte

während des normalen Menstruationszyklus an.

Als Konsequenz der plazentaren **CRH**-Produktion steigen CRH-Werte ab der ca. 8. SSW im Blut bis zur Geburt hin an. Besonders in den letzten 20 Tagen vor der Geburt (ab ca. 35. SSW) ist, vermittelt über eine Abnahme des CRH-Bindungsproteins, ein exponentieller Anstieg des verfügbaren CRH um das ca. 1000-fache der Werte vor der Schwangerschaft zu verzeichnen. Plazentales CRH – von Struktur und Funktion her dem hypothalamischen CRH identisch – gilt damit als Zeitgeber für die Schwangerschaft oder auch als »plazentale Uhr« (McLean et al. 1995). Vor einer Frühgeburt, aber auch bei Präeklampsie und Eklampsie sind Plasma CRH-Spiegel im Vergleich zu Kontrollen erhöht (Kalantaridou et al. 2004) und experimentelle Daten an Schafen weisen darauf hin, dass ein CRH-Antagonist die Geburt hinauszögern kann. Möglicherweise sind es aber nicht die CRH-Spiegel selbst, die zur Auslösung der Geburt beitragen, sondern eine veränderte Sensitivität unterschiedlicher CRH-Rezeptoren gegenüber CRH und Urokortinen (▶ unten). So könnten hohe CRH-Spiegel während der Schwangerschaft relaxierend auf das Myometrium wirken, können dann aber durch die veränderte Rezeptorsensitivität unmittelbar vor der Geburt Wehen auslösen. Nach der Geburt fällt CRH innerhalb von 24 h auf die Werte vor der Schwangerschaft ab.

Auch die **ACTH**-Plasmawerte steigen im Verlauf der Schwangerschaft bis zur Geburt kontinuierlich um das ca. 3-fache an, was vermutlich an der gesteigerten CRH-Produktion liegt, möglicherweise aber auch an einer (zusätzlichen) Sensitivierung der Hypophyse gegenüber CRH oder einer Desensitivierung gegenüber dem negativen Kortisolfeedback. Auch plazentales ACTH kann zu den erhöhten ACTH-Spiegeln während der Schwangerschaft beitragen (Lindsay u. Nieman 2005).

Die Östrogenproduktion durch die Plazenta stimuliert die Bildung von kortikosteroidbindendem Globulin (CBG) in der Leber, was zu ca. 8-fach erhöhten Werten des gebundenen **Kortisols** im Blut im Laufe der Schwangerschaft führt. Aber auch ungebundenes Kortisol steigt im Verlaufe der Schwangerschaft kontinuierlich auf die 3-fache Konzentration der ungebundenen Kortisolfraktion vor der Schwangerschaft an. Der zirkadiane Rhythmus des Kortisols bleibt erhalten, ist aber möglicherweise leicht abgeschwächt.

Urocortine, dem CRH verwandte Peptide, werden ebenfalls von der Plazenta, fetalen Membranen und dem Uterus sezerniert, verändern ihre Konzentration über die Schwangerschaft hinweg allerdings nicht. Möglicherweise ist aber eine veränderte Rezeptorsensitivität gegenüber CRH und Urokortinen für die Auslösung von Wehen und damit für das Ende der Schwangerschaft verantwortlich.

Auch Testosteron und Androstendion steigen während der Schwangerschaft an, allerdings nicht so deutlich wie die oben beschriebenen Hormone. Prolaktin zeigt einen 7-fachen Anstieg während der Schwangerschaft, um dann innerhalb von drei Monaten nach der Geburt (bei nichtstillenden Frauen) auf die Ausgangswerte zurückzufallen.

Der Fetus selbst ist während der frühen Schwangerschaft durch das Enzym 11-β-Hydroxysteroid-Dehydrogenase Typ 2 (11-β-HSD2) in der Plazenta vor den stark erhöhten Kortikosteroidspiegeln geschützt. Dieses 11-β-HSD2 wandelt die aktiven Glukokortikoide in ihre inaktiven 11-keto-Metaboliten um, so dass nahezu 3/4 des freien kindlichen Kortisols aus den Nebennierenrinden des Fetus stammt (◘ Abb. 18.4).

Wie schon für CRH beschrieben, sind mehrere Hormone und Botenstoffe am Ende der Schwangerschaft bzw. an der Einleitung der Geburt beteiligt. Progesteron scheint einen schwangerschaftserhaltenden Einfluss auszuüben, Östrogene, an Sulfat gebundenes Dehydroepiandrosteron (DHEA-S) und Kortisol aktivieren hingegen den Uterus. Östrogene triggern auch die Wirkung von Oxytozin gegen Ende der Schwangerschaft sowie die Wirkung von Prostaglandin (▶ unten).

Die Oxytozinspiegel selbst verändern sich vor der Geburt nur wenig, es kommt allerdings zu einer verstärkten Expression und Sensitivität der Oxytozinrezeptoren im Myometrium und der Umgebung der Nabelschnur. Die hierdurch verstärkte Wirkung von Oxytozin löst Wehen aus und triggert nach der Geburt (vermittelt über Prolaktin) den Milcheinschuss.

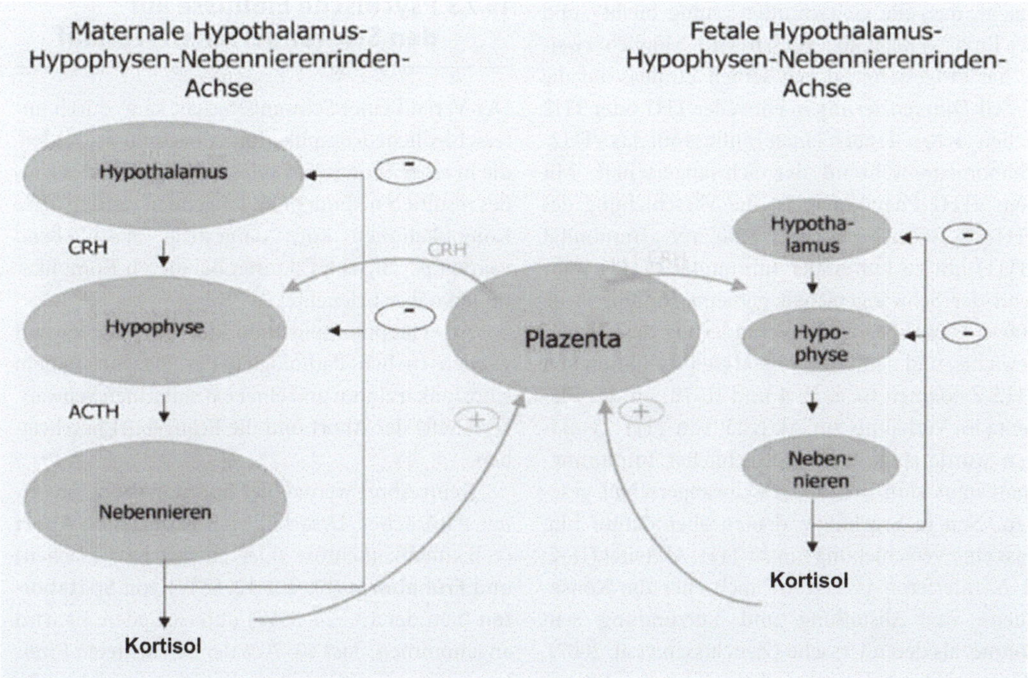

Abb. 18.4 Interaktionen der HHNA der Mutter und der HHNA des Kindes. (Mod. nach Ehlert et al. 2003)

18.2.2 Immunologie der Schwangerschaft

Die Tatsache, dass der mütterliche Körper ein von der Antigenstruktur her fremdes Wesen (den Embryo) nicht abstößt, sondern bis zur Geburt sogar ernährt, bleibt bis heute ein immunologisches Rätsel. In diesem Sinne bezeichnen Lea u. Sandra (2007) die erfolgreiche Implantation eines Embryos und Toleranz bis zum Ende einer gesunden Schwangerschaft auch plastisch als eine »immunologisch desaströse Situation«. Es ist bisher nicht vollständig aufgeklärt, wie es zu dieser bemerkenswerten – zeitlich begrenzten – Toleranz im Körper einer Frau kommt. Dabei sind die Mechanismen, die dieser Toleranz zugrunde liegen, für die Geburtshilfe (hier u. a. für die Erklärung von Frühgeburtlichkeit und Eklampsie, ► unten), aber auch für die Transplantationsmedizin von größter Bedeutung und werden seit Jahrzehnten intensiv erforscht. Die Forschung zur Interaktion zwischen endokrinen und immunologischen Vorgängen während der Schwangerschaft lassen diese beiden Gebiete zunehmend zusammenwachsen. Hierbei ist klar geworden, dass die Schwangerschaft weder mit genereller Immunsuppression einhergeht, noch dass eine Immunaktivierung während der Schwangerschaft per se negativ wäre.

In einem delikaten Gleichgewicht zwischen stimulierenden und hemmenden Immunsignalen während der Einnistung des Embryos kontrollieren Geschlechtshormone, vermittelt über Chemokine und ihre Rezeptoren, inflammatorische Mediatoren in der Gebärmutterschleimhaut. Während dieser frühen Phase der Schwangerschaft vermittelt CRH der Gebärmutter eine Toleranz des Embryos über die Apoptose von aktivierten T-Lymphozyten, hemmt also die lokale Immunantwort auf den Embryo. Wie oben beschrieben, sind auch erhöhte TNF-Werte negativ mit dem Erhalt der Schwangerschaft assoziiert, die Immuntoleranz zu Beginn der Schwangerschaft ist also als komplexe Interaktion unterschiedlicher Systeme zu verstehen. Vor allem Progesteron wird anschließend während der Schwangerschaft aufgrund seiner lokal immunsuppressiven Eigenschaften dafür verantwortlich gemacht, dass die Gebärmutter »ruhig bleibt« und der Embryo nicht abgestoßen wird. Möglicherweise hat Progesteron, durch seinen Einfluss auf die T-Zell-Differenzierung in entweder TH1 oder TH2 Zellen (▶ Kap. 2) auch einen Einfluss auf das »TH2-Phänomen« während der Schwangerschaft. Mit dem »TH2-Phänomen« ist die Verschiebung des TH1/TH2-Gleichgewichts zellulärer Immunität (TH1) hin zu humoraler Immunität (TH2) während der Schwangerschaft gemeint (Challis et al. 2009). Diese spezifische Veränderung des Gleichgewichts, und damit die verstärkte Produktion von TH2-Zytokinen (u. a. IL-4 und IL-10) an der Plazenta im Verhältnis zur Aktivität von TH1-Zytokinen wurde lange als hauptsächlicher Immunmechanismus zum Erhalt der Schwangerschaft gesehen. Neuere Ergebnisse deuten aber darauf hin, dass eine Verschiebung hin zu TH1-Aktivität (IL-2, IL-6, Inferferon-γ, TNF-α) auch eher die Konsequenz von Abstoßung und Entzündung sein könnte, als deren Ursache (Zenclussen et al. 2007). Während der Schwangerschaft muss der Körper der Mutter vor Infektionen geschützt sein, das Kind aber gleichzeitig tolerieren. Im Gegenzug vermindern lokale Entzündungen und Infektionen die Funktion von Progesteron. Sie sind gleichzeitig auch die häufigste Ursache für vorzeitige Wehen und Frühgeburten. Die Rolle von Entzündungsmediatoren während der Schwangerschaft ist aber nicht per se negativ, denn diese Mediatoren lösen auch die reguläre termingerechte Geburt aus. So sind Zytokine für die Öffnung und das Weichwerden des Muttermundes verantwortlich, sie lösen einen Blasensprung und, vermittelt über die verstärkte Expression von Oxytozin-Rezeptoren (durch IL-6), Wehen aus. Gegen Ende der Schwangerschaft wirkt IL-1 vermutlich als direkter oder indirekter Trigger für Anstiege des plazentalen CRH (▶ oben) und kann damit die Geburt auslösen. So wurden auch bei Frauen mit einer Frühgeburt höhere IL-1-Level und eine positive Korrelation zwischen IL-1 und CRH gefunden. Es liegt daher nahe zu vermuten, dass im Falle von Infektionen, einem vorzeitigen Blasensprung, vorzeitigen Wehen und schließlich einer Frühgeburt dieselben Mechanismen aktiviert werden, wie bei einer termingerechten Geburt. Dies leitet über zum Thema Schwangerschaftskomplikationen und deren möglichen Ursachen.

18.2.3 Psychische Einflüsse auf den Schwangerschaftsverlauf

Der Verlauf einer Schwangerschaft kann durch unterschiedliche Komplikationen beeinflusst werden, die in einer Frühgeburt oder gar dem Tod des Kindes resultieren können. Im Folgenden werden diese Komplikationen kurz dargestellt, anschließend werden psychische Faktoren bei diesen Komplikationen näher beleuchtet.

Als Hauptkomplikation der Schwangerschaft werden (neben Pathologien der Plazenta, einem Chorionkarzinom und einer extrauterinen Schwangerschaft) der Abort und die Frühgeburt beschrieben.

Beim Abort werden der **Spontanabort** (aus einer natürlichen Ursache) vom **artifiziellen Abort** (z. B. medikamentöse oder chemische Ursachen) und **Frühaborte** (bis zur 12. SSW) von **Spätaborten** (von der 13.–24. SSW) unterschieden. Es wird angenommen, dass 40–70% der befruchteten Eizellen spontan zu Grunde gehen, hiervon aber die meisten als verspätete Regelblutung gedeutet werden (Stauber u. Weyerstahl 2007). Frühaborte kommen häufiger vor als Spätaborte und sind meistens (50–70%) auf chromosomale Störungen zurückzuführen. Bei drei oder mehr aufeinanderfolgenden Aborten spricht man von **habituellen Aborten**.

Ab der 24. SSW p. m. und vor der abgeschlossenen 37. SSW spricht man von einer Frühgeburt. Die Angaben zur Häufigkeit von **Frühgeburten** schwanken; in den meisten westlichen europäischen Ländern beträgt die Frühgeburtenrate zwischen 7 und 8%. Deutlich höhere Frühgeburtenraten werden aus den USA mit bis zu 12% berichtet (Simhan u. Caritis 2007). Die Frühgeburtenrate nimmt weltweit nicht ab, sondern steigt eher an. Zwei große Ursachengruppen der Frühgeburt können abgegrenzt werden:

- Eine medizinisch indizierte Frühgeburt aufgrund mütterlicher oder fetaler Indikationen zur Schwangerschaftsbeendigung ist für etwa 30–40% der Frühgeburten verantwortlich.
- Eine spontane Frühgeburt, die auf eine vorzeitige Wehentätigkeit oder auf einen vorzeitigen Blasensprung zurückzuführen (60–70% der Frühgeburtlichkeit) ist.

In westlichen Ländern sind 70% der perinatalen Mortalität (nach Definition der WHO alle vor, während oder innerhalb 7 Tage nach der Geburt verstorbenen Kinder mit einem Gewicht über 500 g) auf Frühgeburten zurückzuführen. Die Häufigkeit einer **Totgeburt** wird in westlichen Ländern mit 3,4–6,5‰ angegeben (Beinder u. Bucher 2008) und ist in den letzten Jahren leicht gesunken, wenn auch nicht so stark, wie die allgemeine Verbesserung der geburtshilflichen Versorgung vermuten ließe.

Sicher belegt ist heute v. a., dass **Verhaltensfaktoren**, wie Rauchen, Alkohol- und Drogenkonsum den Schwangerschaftsverlauf negativ beeinflussen. Es kann damit von einem Einfluss psychischer Faktoren auf die Schwangerschaft ausgegangen werden. Auch die Hypothese, dass **Stress** den Verlauf der Schwangerschaft ungünstig beeinflusst, kann damit z. T. – vermittelt über diese stressabhängigen Verhaltensweisen – bestätigt werden.

Vermittelt über den Einfluss der HHNA auf die HHGA sowie während der Schwangerschaft spezifisch die Plazenta, wird auch ein **direkter** Einfluss von Stress auf den Schwangerschaftsverlauf und die Geburt vermutet. Die Untersuchung dieses Zusammenhangs ist allerdings mit spezifischen methodischen Herausforderungen konfrontiert:

- Die Lebenssituation schwangerer Frauen unterscheidet sich so grundlegend von der Situation nichtschwangerer Frauen, dass eine rein querschnittlich angelegte Fragebogenerhebung wenig interpretierbare Resultate zum Zusammenhang von Stress und Schwangerschaftsverlauf bringen kann. Schwangere erleben nicht nur zwangsläufig ihre Situation als weniger kontrollierbar als nichtschwangere Frauen, sondern sind auch häufiger mit veränderten Lebensumständen, wie z. B. Umzug, Hochzeit oder Veränderungen am Arbeitsplatz konfrontiert.
- Alle Untersuchungen an Schwangeren sind mit der in kleinen Stichproben geringen Häufigkeit negativer Ergebnisse konfrontiert: Das Frühgeburtsrisiko (▶ oben) ist gering im Verhältnis zu einer kleinen Stichprobe. Das Risiko eines Aborts ist zu Beginn der Schwangerschaft hoch (▶ oben), ist allerdings zu einem Großteil von chromosomalen Veränderungen des Embryonen verursacht und somit schicksalhaft. Um diesem Punkt gerecht zu werden, führten Neugebauer et al. (1996) an einer Stichprobe von Frauen mit frühen Aborten eine Chromosomenanalyse der Feten durch. Die Autoren fanden, dass negative Lebensereignisse nach der Zeugung mit einer erhöhten Abortrate genetisch gesunder Feten assoziiert waren.
- Wie man an diesen Ergebnissen sieht, ist auch der Zeitpunkt der Schwangerschaftskomplikation als Ergebnis wichtig. So kann bei einer sehr frühen Schwangerschaftskomplikation bzw. bei einem Abort ein anderer biopsychologischer Wirkmechanismus angenommen werden, als bei einer Frühgeburt oder Geburtskomplikation. Übereinstimmend hiermit weisen Nakamura et al. (2008) darauf hin, dass sich über unterschiedliche Studien hinweg zwar ein Zusammenhang zwischen Stress und Schwangerschaftskomplikationen zeigt, viele Studien aber kein elaboriertes biopsychologisches Erklärungsmodell zugrunde legen.
- Methodisch einschränkend sei weiterhin zu erwähnen, dass die Angst, bzw. der Stress, den Schwangere zu einem frühen Zeitpunkt in der Schwangerschaft berichten, häufig nicht unabhängig von der medizinischen Situation ist: So erleben viele Schwangere, die später in der Schwangerschaft Komplikationen, eine Frühgeburt oder peri- und postpartale Probleme erleben, die Schwangerschaft schon im 1. Trimenon als schwieriger als die Kontrollgruppen. Sie zeigen häufiger schon in der Frühschwangerschaft Blutungen und Schmerzen, als Frauen, bei denen die Schwangerschaft bis zum Geburtstermin problemlos verläuft. Diese Erfahrungen beeinflussen auch die Angaben in den gängigsten Stress- und Angstfragebögen (wie ein Beispielitem der »Perceived Stress Scale«: »Wie häufig waren Sie im letzten Monat bestürzt über etwas, das unerwartet passierte?«) und stellen damit eine massive Konfundierung der Ergebnisse dar.

Grundsätzlich werden in Modellen, die den Zusammenhang zwischen Stress und dem Schwangerschaftsverlauf bzw. -ausgang darstellen (Ruiz et al. 2003), die durch Stress beeinflussten Kortikosteroide CRH und Kortisol als zentrale Faktoren betrachtet. In Interaktion mit dem Immunsystem wird den Hormonen der HHNA ein negativer Einfluss auf die Schwangerschaft zugeschrieben, denn Kortisol kann in einer positiven Rückkopplungsschleife die Sekretion von plazentarem CRH weiter steigern und – wie oben beschrieben – fungiert CRH als Zeitgeber der Schwangerschaft. Diese Modelle können allerdings nicht erklären, wie stressabhängige Veränderungen der mütterlichen HHNA einen Einfluss ausüben, der die bis 1000-fach erhöhten CRH-Werte bei gesunden Schwangeren bedeutsam beeinflussen könnte. Eine mögliche Antwort hierauf kann in der **Desensitivierung** der hormonellen Stressachse während der Schwangerschaft gesehen werden. Vergleichende Messungen der HHNA-Aktivität bei Schwangeren gegenüber Nichtschwangeren zeigen gegen Ende der Schwangerschaft eine reduzierte HHNA-Reagibilität gegenüber Stress. So fanden Schulte et al. (1990; an allerdings einer extrem kleinen Stichprobe von n=7 schwangeren Frauen) eine reduzierte ACTH-Reaktion auf einen CRH-Stimulationstest während dem 3. Trimenon. In einer Stichprobe von 17 Frauen fanden Magiakou et al. (1996), dass auch 3 und 6 Wochen postpartum die ACTH-Reaktion auf CRH noch reduziert war. Diese Ergebnisse stimmen mit einer Studie von Kammerer et al. (2002) überein, die hohe basale Kortisolwerte bei Schwangeren (n=10) und eine reduzierte Kortisolstressreaktion auf den »Cold-water-Test« bei Schwangeren (36. SSW) und bei Frauen ca. 8 Wochen nach der Entbindung zeigten, im Vergleich zu gesunden nichtschwangeren Kontrollprobandinnen. In einer umfassenden Studie an 90 Frauen (30 erstmalig Schwangere im 2. Trimenon, 30 im 3. Trimenon und 30 gesunde nichtschwangere Kontrollen) konnten Nierop et al. (2006a) erhöhte basale Kortisolwerte und eine reduzierte endokrine Erholung nach einem psychosozialen Stresstest bei Schwangeren im 3. Trimenon zeigen (◘ Abb. 18.5). Die autonome Reaktion auf den Stresstest, gemessen über das Speichelenzym α-Amylase (► Kap. 1 und Kap. 9), war ebenfalls signifikant reduziert bei Schwangeren im Vergleich zu den nichtschwangeren Kontrollen. Im subjektiven Stressempfinden, gemessen mittels Zustandsangst und Stimmung zeigten sich keine Gruppenunterschiede.

Die gezeigten Ergebnisse lassen den Schluss zu, dass die Mutter im Laufe der Schwangerschaft durch die sukzessive verminderte Sensitivität der HHNA gegenüber Stressoren geschützt ist, und damit auch ihr Kind schützt. Wie in ◘ Abb. 18.4 dargestellt, wird der Organismus des Feten zusätzlich durch die Wirkung des 11-β-HSD2 vor einer chronischen Kortikosteroidbelastung bewahrt. Bei einer Unterfunktion der Plazenta (Plazentainsuffizienz) kommt es zu einer verminderten Expression der 11-β-HSD2, und somit können

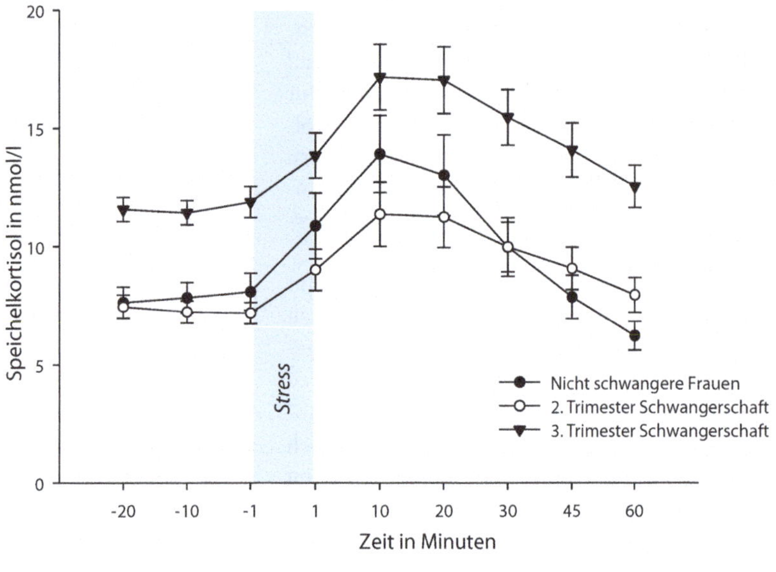

◘ **Abb. 18.5** Psychobiologische Reaktion auf den Trierer Sozialer Stress Test während unterschiedlicher Phasen in der Schwangerschaft und bei Kontrollen. (Mod. nach Nieropet al. 2006a)

Kortikosteroide die Plazenta besser überwinden und zum Feten gelangen (Seckl et al. 2000). Möglicherweise erklären Abweichungen in diesen Mechanismen, warum chronisch belastende Ereignisse, aber auch akute Stressoren, die die Mutter massiv belasten, tatsächlich einen Einfluss auf die Schwangerschaft nehmen können. Wichtig ist, der Einfluss von Stress auf Geburtsparameter ist nicht spezifisch: Es gibt keine Stressoren, die spezifisch Wehen auslösen oder andere, die Blutungen triggern könnten.

18.2.4 Einflüsse der Schwangerschaft auf die Psyche

Eine Schwangerschaft geht mit drastischen hormonellen Veränderungen einher, und dennoch treten psychische Störungen während der Schwangerschaft nicht häufiger auf als in der Normalbevölkerung. Vergleichsweise häufig berichten Frauen allerdings subklinische Ängstlichkeit oder depressive Gestimmtheit während einer Schwangerschaft. Diese Gefühle können einerseits die Folge individueller psychosozialer Veränderungen sein (wie Umzug, ggf. Heirat, geänderte Zukunftsperspektiven), sie sind allerdings auch häufig auf das Kind und die Geburt bezogen, und müssen in diesem Rahmen als mögliche Vermittler medizinischer Komplikationen ernst genommen werden.

Im Bereich der Psychoendokrinologie und Psychoimmunologie sind v. a. neu auftretende Schilddrüsenerkrankungen während der Schwangerschaft bedeutsam. Die erhöhte Östrogenkonzentration während der Schwangerschaft führt zu einer erhöhten Konzentration von thyroxinbindendem Globulin (TBG), was zu einer Verdopplung der Konzentration des an TBG gebundenen Thyroxin (T_4) und Thyronin (T_3) gegen Ende der Schwangerschaft führt (freies T_3 und T_4 bleiben allerdings unverändert). Die Schilddrüsenfunktion ist also während einer Schwangerschaft stark verändert. Schilddrüsenerkrankungen selbst sind mit Stimmungsveränderungen assoziiert und spielen damit einen wichtigen Einfluss bei der Psychoendokrinologie der Schwangerschaft. So könnend die Symptome einer Hypothyreose Müdigkeit, leichte Erregbarkeit und Antriebsarmut sein, bei einer Hyperthyreose kann Unruhe auftreten. Es gibt klare Evidenz dafür, dass eine Schilddrüsenfehlfunktion der Mutter während der Schwangerschaft sich nachteilig auf die (v. a. kognitive) Entwicklung des Kindes auswirkt (Utiger 1999). Auch eine subtile Schilddrüsenunterfunktion sollte deshalb über den Schwangerschaftsverlauf hinweg beobachtet und unbedingt behandelt werden (Glinoer 1998). Bisher gibt es aber kein Screening auf Schilddrüsenerkrankungen der Mutter in der Schwangerschaft. Wichtig ist in diesem Zusammenhang, dass sich eine Schilddrüsenunterfunktion durch die oben genannten psychischen Symptome manifestieren kann. Diese Symptome gleichen den Symptomen einer depressiven Episode (u. a. Niedergeschlagenheit, Interessenverlust, Appetitlosigkeit, verminderte Konzentration), sind aber u. U. von normalen Schwangerschaftssymptomen (z. B. Mattheit, Müdigkeit) schwierig abzugrenzen. Erniedrigte TSH-Werte sowie im Verhältnis erhöhte T_4-Werte werden auch in den ersten Schwangerschaftswochen bei Frauen gefunden, die an starkem Erbrechen in der Frühschwangerschaft (Hyperemesis gravidarum) leiden. Diese Werte normalisieren sich, sobald Hyperemesis gravidarum – meist ab der 12. SSW – stark nachlässt.

Fazit

Schwangerschaftskomplikationen werden medizinisch symptomatisch behandelt. Zwischen der 25. und der 30. SSW steigen die Überlebenschancen für das Kind stark an, und so dienen diese Interventionen der Verlängerung der Schwangerschaft über diese kritische Phase hinaus: Eine lokale Infektion wird mit Antibiotika behandelt und Wehen werden nach Möglichkeit durch Wehenhemmer (sog. Tokolyse) blockiert. Bei einem vorzeitigen Blasensprung und bei Blutungen wird üblicherweise Bettruhe verordnet. Es gibt keine kausale psychologische Therapie zur Vorbeugung und Behandlung von medizinischen Schwangerschaftskomplikationen. Psychologische Behandlungsansätze fokussieren deshalb auf

▼

- den Umgang mit der starken psychischen Belastung durch die Komplikation, u. a. durch die Mobilisierung sozialer Unterstützung, durch Ablenkung und/oder Paargespräche,
- Entspannung und Imagination sowie Techniken der Emotionsregulation und schließlich ggf.
- die Veränderung des Gesundheitsverhaltens (Ruhe, Reduktion von Rauchen, Koffein und Alkohol).

Diese psychologischen Interventionen können das Wohlbefinden der Schwangeren steigern. Randomisiert kontrollierte Studien zur Wirkung dieser Behandlungsansätze auf medizinische Geburtsparameter stehen noch aus.

18.3 Wochenbett

Das Wochenbett, die Wochen nach der Entbindung bis zur Rückbildung der durch die Schwangerschaft und Geburt bedingten Veränderungen, ist gekennzeichnet durch starke endokrine, immunologische und psychische Veränderungen. Es werden spezifische psychische Störungen während des Wochenbetts beschrieben: Unter »**Postpartum-Blues**« oder den »**Heultagen**« werden Symptome wie Niedergeschlagenheit, Weinen und Empfindlichkeit wenige Tage nach der Entbindung beschrieben. Diese Symptome treten bei der Mehrzahl der Frauen (bis zu 85%) nach einer Entbindung auf (Henshaw 2003) und gehen nach wenigen Tagen wieder zurück. Sie werden als nichtpathologisch betrachtet. Die **postpartale Depression** mit einem Auftreten von 6,5–12,9% hingegen dauert per definitionem länger an. Sie ist durch dieselbe Symptomatik gekennzeichnet wie eine affektive Störung ohne postpartalen Beginn (▶ Kap. 19). Nach heutigem Forschungsstand liegt es nahe, dass »Postpartum-Blues« und Wochenbettdepression nicht zwei voneinander abgrenzbare Phänomene beschreiben, sondern unterschiedliche Ausprägungen eines Kontinuums. Die systematische Erfassung dieser Phänomene ist allerdings schwierig, da viele der Symptome einer affektiven Störung (veränderter Appetit, Gewichtsveränderungen, Änderungen des Schlafverhaltens) auch während/nach einer normalen Schwangerschaft auftreten. Ein spezifisches Fragebogeninstrument zur Erfassung perinataler affektiver Störungen stellt die »Edinburgh Postnatal Depression Scale« (EPDS; Cox et al. 1987) dar.

18.3.1 Endokrinologie des Wochenbetts

Die Geburt bedeutet eine drastische Umstellung für das endokrine System. Während in der Schwangerschaft die Plazenta durch die Bildung großer Mengen an Steroidhormonen (▶ oben) die Synthese der Gonadotropine in der Hypophyse gehemmt hatte, fällt diese Hemmung nun weg, und die Hypophyse produziert wieder LH und FSH. Falls die Mutter stillt, steigen die Prolaktinspiegel wieder an, was für die Aufrechterhaltung der Laktation von Bedeutung ist. Diese physiologische Hyperprolaktinämie wiederum hemmt den Hypophysenvorderlappen, sodass die Produktion von LH und FSH schnell wieder absinkt und etwa 80–90% der stillenden Wöchnerinnen eine Amenorrhö aufweisen.

Estradiol sinkt innerhalb 3–7 Tagen nach der Geburt auf ein Fünfzigstel im Vergleich zu Werten im letzten Schwangerschaftsdrittel und Progesteron sinkt auf ein Zehntel verglichen mit Werten während der Schwangerschaft ab. Zu Beginn des Wochenbetts sind Kortisol und ACTH noch signifikant erhöht im Vergleich zu nichtschwangeren Kontrollen, diese Werte sinken allerdings im Laufe der ersten Wochen auf Werte vor der Schwangerschaft ab. Da Glukokortikoide auch in die Verschiebung des TH1/TH2-Gleichgewichts (mit einer selektiven Unterdrückung der TH1-Antwort zugunsten der TH2-Antwort; Elenkov 2004) während der Schwangerschaft involviert sind, ist die postpartale Anpassung der HHNA auf die Dynamik vor der Schwangerschaft möglicherweise auch für die Rückumstellung dieses immunologischen Gleichgewichts nach der Geburt verantwortlich.

18.3.2 Immunologie des Wochenbetts

Die postpartale Zeit kann immunologisch als Umstellungsphase des in der Schwangerschaft veränderten TH1/TH2-Gleichgewichts auf das Verhältnis vor der Schwangerschaft gesehen werden. Übereinstimmend hiermit wurden früh postpartal Anstiege proinflammatorischer Zytokine, wie IL-6 und IL-1, beobachtet. Frauen im Wochenbett weisen auch im Vergleich zu nichtschwangeren Kontrollen erhöhte Serumwerte in inflammatorischen Markern und Zytokinen (CRP, IL-6, TNF-α, IFN-γ) auf (Groer et al. 2005) auf, die durch Stillen noch verstärkt zu sein scheinen.

Auf lokaler Ebene wirken an der Gebärmutter die oben beschriebenen immunologischen Mechanismen, die auch im Verlauf eines Menstruationszyklus zur Verkleinerung und Reorganisation des Gebärmuttergewebes führen. Dieser Prozess wird, wie auch in der späten Lutealphase, durch Il-2-modulierte NK-Zellaktivierung und über ein Gleichgewicht von MMP und deren Inhibitoren (TIMP) reguliert.

18.3.3 Psychische Einflüsse auf den Verlauf des Wochenbetts

Der Einfluss psychischer Faktoren auf den Verlauf des Wochenbetts wurde bisher mittels zwei Forschungsparadigmen untersucht:

- Psychologische und psychobiologische Profile von Frauen während der Schwangerschaft wurden längsschnittlich mit dem postpartalen Befinden und der Gesundheit assoziiert. In einer groß angelegten Überblicksarbeit basierend auf zwei Metaanalysen und neueren Studien mit insgesamt ca. 24.000 Probandinnen identifizierten Robertson et al. (2004) die folgenden psychischen Risikofaktoren für eine postpartale Depression: Depression schon während der Schwangerschaft und/oder Vorgeschichte, Angst während der Schwangerschaft, geringe soziale Unterstützung und stressreiche Lebensereignisse während der Schwangerschaft. In einer späteren Studie zeigten Nierop et al. (2006b), dass auch die psychische Reagibilität auf einen standardisierten Stressor (gemessen über Angst und Befindlichkeit) während der Schwangerschaft späteres Risiko postpartaler depressiver Symptome vorhersagen konnte. Da v. a. Depression und geringe soziale Unterstützung die Stressreagibilität negativ beeinflussen, könnten diese Ergebnisse einen Wirkmechanismus der Risikofaktoren aus Studie von Robertson et al. erklären.
- Die Wirksamkeit psychologischer Behandlung bei postpartalen affektiven Störungen wurde untersucht. Im Rahmen dieses Ansatzes verglichen Appleby et al. (1997) in einer randomisiert-kontrollierten Studie den Einfluss von Fluoxetin und psychologischer Beratung (durch Laien nach einem Wochenendkurs) bei Frauen (n=61) mit leichten bis mittelschweren depressiven Symptomen 6 –8 Wochen post partum. Die Autoren fanden eine signifikante Symptomreduktion in der Hamilton-Depression-Skala (Hamilton 1976) 12 Wochen nach Behandlungsbeginn bei allen Frauen. Zusätzlich zeigte sich ein signifikanter Effekt von Fluoxetin auf die Symptomreduktion sowie von sechs Sitzungen psychologischer Beratung (nicht allerdings von einer Sitzung allein). Es zeigte sich kein Interaktionseffekt der beiden Treatments: In anderen Worten, die Kombination von Fluoxetin und Beratung war nicht effektiver als die einzelnen Interventionen. In einer aktuellen Studie verglichen Morrell et al. (2009) eine manualisierte kognitiv-behaviorale Intervention mit einer personenzentrierten Intervention (beide nicht explizit von Psychologen durchgeführt) und einer »Usual-care«-Kontrollgruppe bei postpartalen Frauen mit einem EPDS-Score >12 (n=418). Die Autoren fanden signifikant reduzierende Effekte beider Interventionsgruppen auf die Depressionsrate im Vergleich zur Kontrollgruppe.

Die Ergebnisse beider Forschungsrichtungen weisen damit auf einen klaren Einfluss psychischer Variablen auf den Verlauf des Wochenbetts hin. Wie im Folgenden beschrieben, sind es wohl die oben beschriebene Stressreaktivität, die Interaktion mit den starken endokrinologischen und immunologischen Veränderungen während und nach der Schwangerschaft die Anpassung an das Wochenbett vorhersagen kann.

18.3.4 Einflüsse des Wochenbetts auf die Psyche

Als Ursache postpartaler psychischer Veränderungen wird eine multifaktorielle Genese mit hormonellen, genetischen, immunologischen und umweltbedingten Einflüssen angenommen. Hierbei scheint verblüffenderweise die starke Veränderung der Hormone Estradiol und Progesteron (▶ oben) **nicht** direkt mit postpartalen Stimmungsschwankungen assoziiert zu sein.

Tierstudien weisen auf eine mögliche Rolle von Prolaktin, Oxytozin und Arginin-Vasopressin (AVP) bei der postpartalen Stressverarbeitung und bei postpartalen affektiven Störungen hin. Prolaktinspiegel sind während der Schwangerschaft stark erhöht (▶ oben) und sinken in den Wochen nach der Entbindung (bei nichtstillenden Frauen) auf ihre Ursprungswerte zurück. Prolaktin wird allerdings beeinflusst durch Stillen und lässt sich im ZNS beim lebenden Menschen bisher weder messen, noch überwindet es als Substanz die Blut-Hirn-Schranke. Gut kontrollierte Humanstudien zum Einfluss von Prolaktin auf die Stimmung fehlen deshalb bislang. Oxytozin ist ebenfalls während der Schwangerschaft erhöht, und v. a. die Sensitivität der Oxytozinrezeptoren, sowohl zentralnervös als auch peripher, nimmt gegen Ende der Schwangerschaft stark zu. Oxytozin scheint sich auch beim Menschen hemmend auf die HHNA auszuwirken und zentralnervös die Angst und Stressreaktion zu vermindern. Der Einfluss von Oxytozingabe auf die Verarbeitung emotionaler Stimuli bei Frauen postpartum wird momentan in einer Studie am Kinsey Institute, Indiana, USA, untersucht.

Trotz der starken Veränderung der HHNA und der ebenfalls drastischen Schwankungen der Kortisolkonzentrationen von prä- zu postpartum (▶ oben), ist die Datenlage bezüglich Kortisol allein im Zusammenhang mit postpartalen depressiven Symptomen uneinheitlich (Zonana u. Gorman 2005). Hier sind Studien aufschlussreich, die Kortisol während der Schwangerschaft im Längsschnitt als einen Prädiktor für mögliche postpartale Stimmungsschwankungen interpretieren sowie Untersuchungen, die nicht Kortisol allein, sondern die Sensitivität der HHNA über Provokationstests testen. In einer Studie von Nierop et al. (2006b) zeigte sich eine erhöhte psychoendokrine Stressreaktivität (Kortisol und Stimmung) schon **vor** der Geburt bei Frauen, die nach der Geburt ein erhöhtes Risiko einer postpartalen Depression angaben. Dieses Ergebnis deutet darauf hin, dass eine beeinträchtigte Reagibilität der HHNA bei Stressreizen (und starken Veränderungen der Dynamik wie die Geburt) postpartale affektive Symptome besser erklären kann, als unstimulierte Kortisolwerte allein. Weiterhin ist wahrscheinlich – ähnlich wie bei der Depression – nicht die Dysregulation der HHNA allein, sondern sind auch gleichzeitige Veränderungen auf Ebene der Neurotransmitter für die veränderte Stimmung postpartum verantwortlich (▶ Kap. 19). Hier zeigte sich z. B. in neueren Studien ein Zusammenhang zwischen einem Metaboliten von Progesteron, dem neuroaktiven Steroid Allopregnanolon (3α,5α-Tetrahydroprogesteron) und depressiven Symptomen. Neuroaktive Steroide können die Funktion der Gammaaminobuttersäure-A-($GABA_A$-)Rezeptoren modulieren und damit Einfluss auf die Erregbarkeit von Neuronen im ZNS nehmen. Nappi et al. (2001) berichteten erniedrigte Werte von Allopregnanolon bei Frauen, die unter »Postpartum-Blues« litten (n=18) im Vergleich zu nichtbetroffenen Kontrollen (n=22). In ihren Progesteronwerten unterschieden sich die beiden Gruppen nicht. Einschränkend ist zu sagen, dass es sich bei dieser Studie um einmalige Blutentnahmen an 3. Tag postpartum und um periphere Allopregnanolonwerte bei einer relativ kleinen Stichprobe handelt. Periphere Messungen lassen nur bedingt Rückschlüsse auf zentralnervöse Prozesse zu, und gerade diese sind es ja, die offenbar im Falle eines »Postpartum-Blues« und einer postpartalen Depression verändert sind. So ist es sehr wahrscheinlich, dass die starken Veränderungen der Geschlechtshormone postpartum zentralnervöse Mechanismen von Katecholaminen, Dopamin und/oder Serotonin beeinflussen, die dann wiederum auf die Stimmung wirken.

Fazit

Während des Wochenbetts finden in kürzester Zeit starke hormonelle und immunologische Veränderungen hin zur Dynamik vor der Schwangerschaft statt. Gleichzeitig ist diese Zeit von psychischen Beschwerden bei der Mehrzahl der Frauen und von klinisch bedeutsamen affektiven Einschränkungen bei einer erhöhten Zahl von Frauen im Vergleich zu Nichtschwangeren gekennzeichnet. Auch wenn die Grundlagen des »Postpartum-Blues« und der postpartalen Depression noch nicht geklärt sind, erfordert v. a. die postpartale Depression eine psychotherapeutische und ggf. medikamentöse Behandlung, besonders psychologische Behandlungen sind hier auch sehr erfolgreich (Morrell et al. 2009). Die Identifikation besonders vulnerabler Frauen schon **vor** der Geburt mithilfe psychologischer und psychoendokrinologischer Maße, wie die Ergebnisse zur Stressreaktivität Schwangerer nahelegen, könnte die Behandlungserfolge sogar noch verbessern.

18.4 Abschließende Bemerkungen

Werden Fertilität und Schwangerschaft aus psychoendokrinologischer und psychoimmunologischer Perspektive betrachtet, fallen die starke Dynamik des endokrinen Systems im Verlauf des weiblichen Zyklus und die noch größeren hormonellen Veränderungen während einer Schwangerschaft auf. Immunologisch gesehen stellen sowohl Fertilität – die Toleranz fremden Spermas durch den Genitaltrakt der Frau – als auch eine Schwangerschaft und damit die Einnistung des antigendemonstrierenden Feten – eine verblüffende und bislang ungeklärte Situation dar. Im Themenbereich »Infertilität und Schwangerschaftskomplikationen« werden also Abweichungen von der starken Dynamik ohnehin schon sehr komplexer Systeme (▶ Grundlagen Kap. 1–10) behandelt. Wie oben beschrieben, wird ein Einfluss psychischer Prozesse auf diese Systeme in Bezug auf Infertilität und Schwangerschaft vermutet, wurde bisher allerdings in wenigen Fällen klar nachgewiesen. Deutlich belegt ist hingegen die Belastung durch Fertilitätsprobleme und Schwangerschaftskomplikation für die psychische Gesundheit.

Literatur

Appleby L, Warner R, Whitton A, Faragher B (1997) A controlled study of fluoxetine and cognitive-behavioural counselling in the treatment of postnatal depression. BMJ 314(7085): 932–936

Augood C, Duckitt K, Templeton AA (1998) Smoking and female infertility: a systematic review and meta-analysis. Hum Reprod 13(6): 1532–1539

Beinder E, Bucher HU (2008) Totgeburt und plötzlicher Kindstod. Gynakologe 41: 283–292

Bengel J, Carl C, Mild U, Strauss B (2000) Langfristige psychische Folgen von Kinderlosigkeit: Eine Übersicht. Z Klin Psychol Psychother 29(1): 3–15

Berga SL, Daniels TL (1991) Use of the laboratory in disorders of reproductive neuroendocrinology. J Clin Immunoassay 14: 23–28

Berga SL, Marcus MD, Loucks TL, Hlastala S, Ringham R, Krohn MA (2003) Recovery of ovarian activity in women with functional hypothalamic amenorrhea who were treated with cognitive behavior therapy. Fertil Steril, 80(4), 976–981

Bisaga K, Petkova E, Cheng J, Davies M, Feldman JF, Whitaker AH (2002) Menstrual functioning and psychopathology in a county-wide population of high school girls. J Am Acad Child Adolesc Psychiatry 41(10): 1197–1204

Boivin J (2003) A review of psychosocial interventions in infertility. Soc Sci Med 57(12): 2325–2341

Boivin J, Schmidt L (2005) Infertility-related stress in men and women predicts treatment outcome 1 year later. Fertil Steril 83(6): 1745–1752

Brundu B, Loucks TL, Adler LJ, Cameron JL, Berga SL (2006) Increased cortisol in the cerebrospinal fluid of women with functional hypothalamic amenorrhea. J Clin Endocrinol Metab 91(4): 1561–1565

Campagne DM (2006) Should fertilization treatment start with reducing stress? Hum Reprod 21(7): 1651–1658

CDC (2007) 2005 Assisted Reproductive Technology (ART) Success Rates: National Summary and Fertility Clinic Reports. Atlanta, GA

Challis JR, Lockwood CJ, Myatt L, Norman JE, Strauss JF, 3rd, Petraglia F (2009) Inflammation and pregnancy. Reprod Sci 16(2): 206–215

Chandra A, Martinez GM, Mosher WD, Abma JC, Jones J (2005) Fertility, family planning, and reproductive health of U.S. women: data from the 2002 National Survey of Family Growth. Vital Health Stat 23(25): 1–160

Chrousos GP, Torpy DJ, Gold PW (1998) Interactions between the Hypothalamic-Pituitary-Adrenal Axis and the Female Reproductive System: Clinical Implications. Ann Intern Med 129(3): 229–240

Cousineau TM, Domar AD (2007) Psychological impact of infertility. Best Pract Res Clin Obstet Gynaecol 21(2): 293–308

Cox JL, Holden JM, Sagovsky R (1987) Detection of postnatal depression. Development of the 10-item Edinburgh Postnatal Depression Scale. Br J Psychiatry 150: 782–786

Cwikel J, Gidron Y, Sheiner E (2004) Psychological interactions with infertility among women. Eur J Obstet Gynecol Reprod Biol, 117(2), 126–131

de Liz TM, Strauss B (2005) Differential efficacy of group and individual/couple psychotherapy with infertile patients. Hum Reprod 20(5): 1324–1332

Ditzen B, Loucks TL, Berga SL (2010) The role of Stress in Infertility. In: Maizes V, Low Dog T (eds) Integrative Women's Health. Oxford University Press, Cambridge UK, pp 250–270

Dobson H, Ghuman S, Prabhakar S, Smith R (2003) A conceptual model of the influence of stress on female reproduction. Reproduction 125(2): 151–163

Domar AD, Clapp D, Slawsby EA, Dusek J, Kessel B, Freizinger M (2000) Impact of group psychological interventions on pregnancy rates in infertile women. Fertil Steril 73(4): 805–811

Drew FL (1961) The epidemiology of secondary amenorrhea. J Chronic Dis 14: 396–407

Dunson DB, Colombo B, Baird DD (2002) Changes with age in the level and duration of fertility in the menstrual cycle. Hum Reprod 17(5): 1399–1403

Ehlert U, Sieber S, Hebisch G (2003) Psychobiologische Faktoren von Schwangerschaft und Geburt. Gynakologe 36: 1052–1057

Elenkov IJ (2004) Glucocorticoids and the Th1/Th2 balance. Ann NY Acad Sci 1024: 138–146

Glinoer D (1998) The systematic screening and management of hypothyroidism and hyperthyroidism during pregnancy. Trends Endocrinol Metab 9(10): 403–411

Groer MW, Davis MW, Smith K, Casey K, Kramer V, Bukovsky E (2005) Immunity, inflammation and infection in postpartum breast and formula feeders. Am J Reprod Immunol 54(4): 222–231

Hamilton M (1976) Hamilton depression scale. In: Guy W (ed) ECDEU assessment manual for psychopharmacology. National Institute of Mental Health, Rockville, MD, pp 179–192

Hammerli K, Znoj H, Barth J (2009) The efficacy of psychological interventions for infertile patients: a meta-analysis examining mental health and pregnancy rate. Hum Reprod Update 15(3): 279–295

Harlow BL, Wise LA, Otto MW, Soares CN, Cohen LS (2003) Depression and its influence on reproductive endocrine and menstrual cycle markers associated with perimenopause: the Harvard Study of Moods and Cycles. Arch Gen Psychiatry 60(1): 29–36

Heim C, Ehlert U, Hanker JP, Hellhammer DH (1999) Psychological and endocrine correlates of chronic pelvic pain associated with adhesions. J Psychosom Obstet Gynaecol, 20(1), 11–20

Henshaw C (2003) Mood disturbance in the early puerperium: a review. Arch Womens Ment Health 6 Suppl 2: S33–42

Hjollund NH, Bonde JP, Henriksen TB, Giwercman A, Olsen J (2004) Reproductive effects of male psychologic stress. Epidemiology 15(1): 21–27

Hosaka T, Matsubayashi H, Sugiyama Y, Izumi S, Makino T (2002) Effect of psychiatric group intervention on natural-killer cell activity and pregnancy rate. Gen Hosp Psychiatry 24(5): 353–356

Kalantaridou SN, Makrigiannakis A, Zoumakis E, Chrousos GP (2004) Reproductive functions of corticotropin-releasing hormone. Research and potential clinical utility of antalarmins (CRH receptor type 1 antagonists). Am J Reprod Immunol 51(4): 269–274

Kammerer M, Adams D, Castelberg BV, Glover V (2002) Pregnant women become insensitive to cold stress. BMC Pregnancy Childbirth 2(1): 8

Lea RG, Sandra O (2007) Immunoendocrine aspects of endometrial function and implantation. Reproduction 134(3): 389–404

Lebovic DI, Gordon JD, Taylor RN (2005) Reproductive Endocrinology & Infertility. Scrub Hill Press, Arlington, VA

Lindsay JR, Nieman LK (2005) The hypothalamic-pituitary-adrenal axis in pregnancy: challenges in disease detection and treatment. Endocr Rev 26(6): 775–799

Magiakou MA, Mastorakos G, Rabin D, Dubbert B, Gold PW, Chrousos GP (1996) Hypothalamic corticotropin-releasing hormone suppression during the postpartum period: implications for the increase in psychiatric manifestations at this time. J Clin Endocrinol Metab 81(5): 1912–1917

Matsubayashi H, Hosaka T, Sugiyama Y et al. (2001) Increased natural killer-cell activity is associated with infertile women. Am J Reprod Immunol 46(5): 318–322

McLean M, Bisits A, Davies J, Woods R, Lowry P, Smith R (1995) A placental clock controlling the length of human pregnancy. Nat Med 1(5): 460–463

Morrell CJ, Slade P, Warner R et al. (2009) Clinical effectiveness of health visitor training in psychologically informed approaches for depression in postnatal women: pragmatic cluster randomised trial in primary care. BMJ 338: a3045

Nakamura K, Sheps S, Arck PC (2008) Stress and reproductive failure: past notions, present insights and future directions. J Assist Reprod Genet 25(2–3): 47–62

Nappi, R. E., Petraglia, F., Luisi, S., Polatti, F., Farina, C, Genazzani, A. R. (2001) Serum allopregnanolone in women with postpartum »blues«. Obstet Gynecol, 97(1), 77–80

Nepomnaschy, P. A., Sheiner, E., Mastorakos, G, Arck, P. C. (2007) Stress, immune function, and women's reproduction. Ann NY Acad Sci, 1113, 350–364

Neugebauer R, Kline J, Stein Z, Shrout P, Warburton D, Susser M (1996) Association of stressful life events with chromosomally normal spontaneous abortion. Am J Epidemiol 143(6): 588–596

Nierop A, Bratsikas A, Klinkenberg A, Nater UM, Zimmermann R, Ehlert U (2006a) Prolonged salivary cortisol recovery in second-trimester pregnant women and attenuated salivary alpha-amylase responses to psychosocial stress in human pregnancy. J Clin Endocrinol Metab 91(4): 1329–1335

Nierop A, Bratsikas A, Zimmermann R, Ehlert U (2006b) Are stress-induced cortisol changes during pregnancy asso-

ciated with postpartum depressive symptoms? Psychosom Med 68(6): 931–937
Opar A (2008) Common reproductive disorders may have immunological basis. Nat Med 14(11): 1172
Practice Committee of the American Society for Reproductive Medicine in collaboration with the Society for Reproductive Endocrinology and Infertility (2008) Optimizing natural fertility. Fertil Steril 90(5 Suppl): S1–6
Redmond GP (2004) Thyroid dysfunction and women's reproductive health. Thyroid 14 Suppl 1: S5–15
Reindollar RH, Novak M, Tho SP, McDonough PG (1986) Adult-onset amenorrhea: a study of 262 patients. Am J Obstet Gynecol 155(3): 531–543
Robertson E, Grace S, Wallington T, Stewart DE (2004) Antenatal risk factors for postpartum depression: a synthesis of recent literature. Gen Hosp Psychiatry 26(4): 289–295
Ruiz RJ, Fullerton J, Dudley DJ (2003) The interrelationship of maternal stress, endocrine factors and inflammation on gestational length. Obstet Gynecol Surv 58(6): 415–428
Saß H, Wittchen HU, Zaudig M (2003) Diagnostisches und Statistisches Manual Psychischer Störungen (DSM-IV-TR). Hogrefe, Gottingen
Schmidt L (2006) Psychosocial burden of infertility and assisted reproduction. Lancet 367(9508): 379–380
Scholl B, Bersinger NA, Kuhn A, Mueller MD (2009) Correlation between symptoms of pain and peritoneal fluid inflammatory cytokine concentrations in endometriosis. Gynecol Endocrinol 25(11): 701–706
Schulte HM, Weisner D, Allolio B (1990) The corticotrophin releasing hormone test in late pregnancy: lack of adrenocorticotrophin and cortisol response. Clin Endocrinol (Oxf) 33(1): 99–106
Seckl JR, Cleasby M, Nyirenda MJ (2000) Glucocorticoids, 11beta-hydroxysteroid dehydrogenase, and fetal programming. Kidney Int 57(4): 1412–1417
Simhan HN, Caritis SN (2007) Prevention of preterm delivery. N Engl J Med 357(5): 477–487
Smeenk JM, Verhaak CM, Vingerhoets AJ et al. (2005) Stress and outcome success in IVF: the role of self-reports and endocrine variables. Hum Reprod 20(4): 991–996
Stauber M, Weyerstahl T (2007) Gynaekologie und Geburtshilfe (3). Thieme, Stuttgart
Tilbrook AJ, Turner AI, Clarke IJ (2002) Stress and reproduction: central mechanisms and sex differences in non-rodent species. Stress 5(2): 83–100
Tschugguel W, Berga SL (2003) Treatment of functional hypothalamic amenorrhea with hypnotherapy. Fertil Steril 80(4): 982–985
Utiger RD (1999) Maternal hypothyroidism and fetal development. N Engl J Med 341(8): 601–602
Wadhwa PD, Culhane JF, Rauh V et al. (2001) Stress, infection and preterm birth: a biobehavioural perspective. Paediatr Perinat Epidemiol 15(Suppl 2): 17–29
Warren MP, Fried JL (2001) Hypothalamic amenorrhea. The effects of environmental stresses on the reproductive system: a central effect of the central nervous system. Endocrinol Metab Clin North Am 30(3): 611–629
Weiss G, Goldsmith LT, Taylor RN, Bellet D, Taylor HS (2009) Inflammation in reproductive disorders. Reprod Sci 16(2): 216–229
Williams NI, Berga SL, Cameron JL (2007) Synergism between psychosocial and metabolic stressors: impact on reproductive function in cynomolgus monkeys. Am J Physiol Endocrinol Metab 293(1): E270–276
Wingenfeld K, Heim C, Schmidt I, Wagner D, Meinlschmidt G, Hellhammer DH (2008) HPA axis reactivity and lymphocyte glucocorticoid sensitivity in fibromyalgia syndrome and chronic pelvic pain. Psychosom Med 70(1): 65–72
Wingenfeld K, Hellhammer DH, Schmidt I, Wagner D, Meinlschmidt G, Heim C (2009) HPA axis reactivity in chronic pelvic pain: association with depression. J Psychosom Obstet Gynaecol 30(4): 282–286
Zenclussen AC, Schumacher A, Zenclussen ML, Wafula P, Volk HD (2007) Immunology of pregnancy: cellular mechanisms allowing fetal survival within the maternal uterus. Expert Rev Mol Med 9(10): 1–14
Zinaman MJ, Clegg ED, Brown CC, O'Connor J, Selevan SG (1996) Estimates of human fertility and pregnancy loss. Fertil Steril 65(3): 503–509
Zonana J, Gorman JM (2005) The neurobiology of postpartum depression. CNS Spectr 10(10): 792–799, 805

Depression

Christine Heim, Andrew H. Miller

19.1 Spektrum depressiver Störungen

Die Depression stellt weltweit eines der größten Gesundheitsprobleme dar. Bei einer Lebenszeitprävalenz von 17% kann davon ausgegangen werden, dass ungefähr eine von sechs Personen im Verlauf ihres Lebens eine depressive Störung entwickeln wird. Die Depression ist gekennzeichnet durch eine Kombination von Symptomen, zu welchen profunde **depressive Verstimmung**, **Anhedonie** (d. h. Verlust von Freude und Interesse an belohnenden Reizen), Irritabilität, Antriebsarmut, Veränderungen von Appetit, Schlaf und Libido, Gefühle von Wertlosigkeit und Schuld, Konzentrationsstörungen und Suizidalität gehören. Die Symptome der Depression führen zu einer markanten Beeinträchtigung der Lebensqualität und des Funktionsniveaus der betroffenen Person. Die Depression ist mit einer erhöhten **Mortalität** durch Suizid assoziiert. Weiterhin steht die Depression in Zusammenhang mit einem erhöhten Risiko für verschiedene **medizinische Erkrankungen**, die zu den führenden Gesundheitsproblemen in unserer Gesellschaft gehören, wie z. B. die koronare Herzkrankheit und Diabetes mellitus. Darüber hinaus wird die Prognose von chronischen medizinischen Erkrankungen, wie z. B. Karzinomerkrankungen, durch eine vorliegende Komorbidität mit der Depression deutlich verschlechtert (Krishnan u. Nestler 2008).

Gemäß dem *Diagnostischen und Statistischen Manual Psychischer Störungen* (DSM-IV) werden verschiedene Formen der Depression in Abhängigkeit des Schweregrads, des Verlaufs und der Symptomkonstellation unterschieden. Eine **depressive Episode** ist gekennzeichnet durch das Vorliegen von mindestens fünf der o. g. Symptome über mindestens zwei Wochen, wobei eine depressive Verstimmung oder Anhedonie vorliegen muss. Depressive Episoden können als Einzelepisode oder **rezidivierend** auftreten. Sie können leicht, mittelgradig oder schwergradig sein. Dauert eine depressive Episode mehr als zwei Jahre an, wird eine chronische Depression diagnostiziert. Die **Dysthymie** bezeichnet eine chronische Verstimmung, die nicht den Schweregrad der Depression erreicht. Je nach Art der Symptome können psychotische und melancholische Merkmale zugewiesen werden. Eine **atypische Depression** ist durch Energieverlust, vermehrte Schlafneigung und Appetitzunahme gekennzeichnet. Treten depressive Episoden im Wechsel mit manisch-euphorischen Zuständen auf, wird die Depression dem Spektrum der bipolaren Störungen zugeordnet, die pathophysiologisch von der unipolaren Depression unterschieden werden muss.

Trotz der herausragenden Bedeutung als globales Gesundheitsproblem sind die Ursachen der Depression bis heute nicht geklärt. Obwohl zahlreiche Theorien zur Genese der Depression formuliert wurden, kann kein einzelner Faktor das Auftreten der Depression allein erklären, und das Feld der Depressionsforschung ist von **inkonsistenten Befunden** geprägt. Weiterhin hat die Depressionsforschung bislang nur wenig direkte Ansatzpunkte zur Behandlung der Depression geliefert. Der Grund für diese Befundlage liegt in der **Komplexität und Heterogenität** depressiver Störungen, die durch die DSM-IV-Klassifikation nicht hinreichend berücksichtigt werden. Die Vielzahl von Risikofaktoren deutet auf eine **multifaktorielle Ätiologie** der Depression hin. Zu den Risikofaktoren gehören genetische Dispositionen, verschiedene Persönlichkeitsfaktoren, weibliches Geschlecht, emotionales Trauma, kritische Lebensereignisse, chronischer Stress und Entwicklungsfaktoren wie z. B. negative Kindheitserfahrungen (Krishnan u. Nestler 2008; Heim et al. 2008). Moderne Depressionstheorien betonen die Wichtigkeit von **Interaktionen** zwischen Dispositionen und Umweltfaktoren über die Lebensspanne in der Ausbildung pathophysiologischer Prozesse, die der Depression zugrunde liegen. Solche Prozesse betreffen multiple neuronale Schaltkreise und Neurotransmittersysteme sowie periphere Regulationssysteme wie das endokrine System und das Immunsystem. Die Symptome der Depression entstehen wahrscheinlich durch das Zusammenspiel pathophysiologischer Prozesse in diesen Systemen. Die Depression kann dementsprechend als eine »**Multisystemerkrankung**« angesehen werden (▣ Abb. 19.1).

Eine wichtige Erkenntnis der neueren Depressionsforschung besteht darin, dass biologische Veränderungen, die bei depressiven Patienten gemessen werden, nicht notwendigerweise Merkmale des Krankheitszustandes sind, sondern eine präexistierende Vulnerabilität für die Depression reflektieren

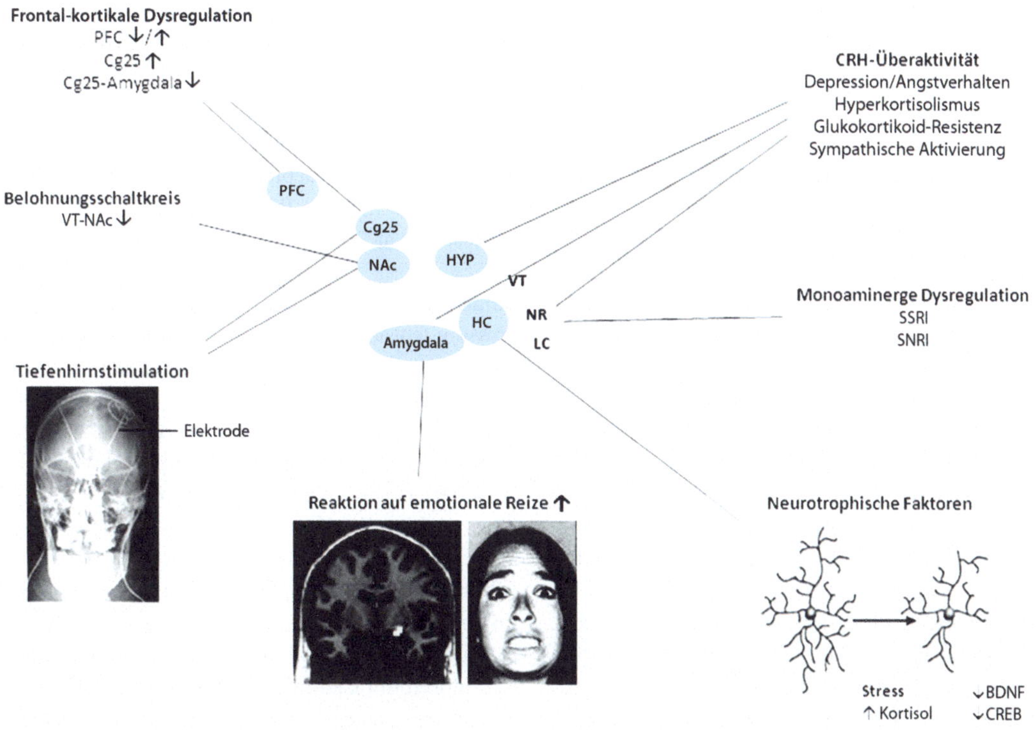

Abb. 19.1 Depression als Multisystemstörung. Zusammenschau der Mechanismen, die zur Pathophysiologie der Depression beitragen. Siehe Erläuterungen im Text; *BDNF* »brain derived neurotrophic factor«, *Cg25* subgenuales Cingulum, *CRH* Kortikotropin-releasing-Hormon, *CREB* cAMP response element binding protein, *HC* Hippocampus, *HYP* Hypothalamus, *LC* Locus coeruleus, *NR* Nucleus raphe, *PFC* praefrontaler Kortex, *SNRI* selektive Noradrenalin-Reuptake-Inhibitoren, *SSRI* selektive Serotonin-Reuptake-Inhibitoren, *VT* ventrales Tegmentum. (Mod. nach Krishnan u. Nestler 2008, mit frdl. Genehmigung von Macmillan Publishers Ltd. Nature Publishing Group)

können. In Abhängigkeit der spezifischen Kombination von Risikofaktoren und pathophysiologischen Veränderungen können möglicherweise **distinkte Subtypen** der Depression identifiziert werden, was die Inkonsistenz der Befundlage in der Literatur erklären kann (Heim et al. 2008). Solche Depressionstypen können auf unterschiedliche Interventionsstrategien ansprechen, in Abhängigkeit der beteiligten Mechanismen, die durch eine spezifische Therapieform moduliert werden. Eine wichtige Aufgabe der zukünftigen Depressionsforschung liegt daher in der Entwicklung einer **personalisierten Depressionstherapie**, die Kenntnisse über individuelle genetische, entwicklungsgeschichtliche, biologische und klinische Merkmale des Patienten miteinbezieht.

Im folgenden Kapitel werden die wichtigsten neurobiologischen, neuroendokrinen, neurofunktionellen und immunologischen Mechanismen der unipolaren Depression beschrieben. Weiterhin werden Befunde zum Einfluss von Anlage- und Umweltfaktoren sowie therapeutische Implikationen diskutiert.

19.2 Neurobiologische, neuroendokrine und immunologische Beiträge zur Depression

19.2.1 Monoaminhypothese der Depression

Die Monoaminhypothese postuliert, dass eine Defizienz an monoaminergen Neurotransmittern oder eine Dysfunktion der Rezeptoren für diese Neurotransmitter im zentralen Nervensystem (ZNS) den Symptomen einer Depression zugrunde liegen (Gillespie et al. 2009). Zu den monoaminergen Neurotransmittern gehören das Dopamin, Noradrenalin, Adrenalin und Serotonin. Die Monoaminhypothese wurde in der Mitte des letzten Jahrhunderts im Zuge der Entdeckung effektiver Antidepressiva formuliert. Der Wirkmechanismus der trizyklischen Antidepressiva und der Monoaminoxydase-(MAO- Hemmer besteht in der Erhöhung der Verfügbarkeit monoaminerger Neurotransmitter an der Synapse durch Hemmung der Wiederaufnahme bzw. Blockade des enzymatischen Abbaus von Monoaminen im extrazellulären Raum. In den 1980er Jahren wurden **selektive Wiederaufnahmehemmer** für Serotonin und Noradrenalin entwickelt, die weniger Nebenwirkungen aufwiesen und bis heute die erste Wahl in der pharmakologischen Depressionstherapie darstellen. Die vergleichsweise gute Wirksamkeit dieser Medikamente unterstützt die Annahme, dass Störungen in monoaminergen Neurotransmittersystemen in der Pathophysiologie der Depression eine Rolle spielen.

Viele Symptome der Depression, wie z. B. Schlafstörungen, Antriebslosigkeit und Appetitverlust können durch eine Dysfunktion der monoaminergen Neurotransmittersysteme erklärt werden. Noradrenerge Neurone entspringen aus dem **Locus coeruleus** und serotonerge Neurone aus den **Raphékernen** (Nuclei raphes) im Hirnstamm. Noradrenerge und serotonerge Neuronen projizieren in Regionen des Vorderhirns, die an der Vermittlung der Depression beteiligt sind, wie Amygdala, Hypothalamus, Hippocampus und kortikale Regionen. Dopaminerge Neuronen im **mesolimbischen System**, die vom ventralen Tegmentum zum Nucleus accumbens projizieren, sind an der Regulation von Motivation und Belohnung beteiligt, was für die anhedonischen Aspekte der Depression relevant ist (Gillespie et al. 2009).

Die Monoaminhypothese der Depression wird durch pharmakologische Beobachtungen unterstützt. So z. B. induziert das Medikament Reserpin, das zur Behandlung von Bluthochdruck verwendet wurde, Symptome einer Depression, aufgrund von **Entleerung** der monoaminergen Speicher (Gillespie et al. 2010). Weiterhin kann durch Entzug von Tryptophan, dem Vorläufermolekül des Serotonins, bei remittierten depressiven Patienten ein Rückfall der Symptomatik induziert werden, aufgrund einer Verringerung der Serotoninsynthese (Neumeister et al. 2002). Weiterhin wurden in klinischen Studien Störungen der monoaminergen Neurotransmittersysteme bei depressiven Patienten untersucht, wobei hier die Befunde uneinheitlich sind (Gillespie et al. 2009).

Noradrenalin Bei einigen Patienten mit einer Depression wurden verringerte Noradrenalinmetaboliten im Liquor gemessen. Suizidopfer weisen eine erhöhte Anzahl postsynaptischer β-adrenerger Rezeptoren im Kortex auf, was als gegenregulatorische Adaptation an verminderte Noradrenalinspiegel interpretiert wird. Andere Studien verweisen allerdings auf erhöhte Noradrenalin- und Metabolitkonzentrationen im Liquor depressiver Patienten. Erhöhte Noradrenalinspiegel finden sich ebenfalls im Urin und Blut depressiver Patienten. Die pharmakologische Stimulation zentraler α2-adrenerger Rezeptoren mit Clonidin führt bei depressiven Patienten zu einem reduzierten Anstieg der Wachstumshormonfreisetzung, was auf eine Verminderung der α2-Rezeptoren und damit auf weniger inhibitorische Hemmung des Noradrenalinsystems hindeutet. Zusammenfassend verweisen also einige Befunde auf eine erniedrigte, andere auf eine erhöhte noradrenerge Aktivität bei der Depression.

Serotonin Verminderte Spiegel des Serotoninmetaboliten 5-HIAA wurden im Liquor depressiver Patienten gemessen. In Reaktion auf Stimulation des serotonergen Systems mit Fenfluramin zeigen depressive Patienten unterdrückte Prolaktinreaktionen. Obwohl derzeit 14 verschiedene Rezeptortypen für Serotonin bekannt sind, wurden 5-HT2-Rezeptoren bei der Depression am häufigsten untersucht. So zeigen depressive Patienten eine erhöhte Dichte an postsynaptischen 5-HT2-Rezeptoren, was als Gegenregulation an verminderte Serotoninspiegel interpretiert wird. In der Peripherie wurden ebenfalls vermehrt 5-HT2-Rezeptoren in Blutplättchen gemessen. Dies wurde durch eine antidepressive Behandlung normalisiert. Allerdings existieren auch gegenläufige Befunde. Befunde zur Bindungsaffinität des Serotonintransporters sind ebenfalls uneinheitlich.

Dopamin Verringerte Metaboliten des Dopamins wurden im Liquor und im Urin von depressiven Patienten gemessen. Positronenemissionstomografische-(PET-)Studien mit radioaktiver Markierung von Dopaminrezeptoren, Dopamintransportern und Dopaminwiederaufnahme, gemeinsam mit Post-mortem-Studien an Suizidopfern, verweisen uniform auf eine verminderte zentrale Dopaminaktivität bei der Depression, wobei periphere Dopaminspiegel erhöht sind.

Zusammenfassend ist festzustellen, dass die beste Validierung der Monoaminhypothese in der relativen therapeutischen Wirksamkeit der Medikamente liegt, die das monoaminerge System ansprechen. Allerdings sollte angemerkt werden, dass die Monoaminhypothese sicherlich zu einfach ist, um die Komplexität der Depression zu erklären. Effektive Antidepressiva erhöhen zwar unmittelbar die Verfügbarkeit von Monoaminen an der Synapse, aber der antidepressive Effekt tritt keineswegs sofort ein, sondern wird erst nach einer Behandlungszeit von ca. zwei Wochen erzielt. Es wird daher angenommen, dass monoaminerge Medikamente verschiedene **adaptive und neuroplastische Prozesse** im ZNS einleiten und dass diese Prozesse im Verlauf der Behandlung die Symptome normalisieren (Krishnan u. Nestler 2008; ► Abschn. 19.4). Mit einer **Remissionsrate** von 30% sind monoaminerge Medikamente nicht bei allen Patienten mit einer Depression effektiv. Es muss daher von Subgruppen depressiver Patienten ausgegangen werden, für die Störungen im monoaminergen System mehr oder weniger im Vordergrund stehen und die dementsprechend unterschiedlich gut auf monaminerg wirksame Medikamente ansprechen.

19.2.2 Hypothalamus-Hypophysen-Nebennierenrinden-Achse, Glukokortikoidrezeptoren und Kortikotropin-releasing-Hormon

Eine weitere klassische Theorie impliziert Veränderungen der Hypothalamus-Hypophysen-Nebennierenrinden-Achse (HHNA) und ihrer Regulatoren in der Pathogenese der Depression (Pariante u. Lightman 2008). Der Beginn der Erforschung des Zusammenhangs zwischen der Depression und hormonellen Störungen lag in frühen klinischen Beobachtungen, dass Patienten mit Endokrinopathien, wie z. B. dem durch extremen Hyperkortisolismus gekennzeichneten Cushing-Syndrom, häufig unter depressiven Symptomen litten. Mit zunehmenden Erkenntnissen hinsichtlich der Rolle der HHNA in der Regulation der Stressreaktion gewann die Untersuchung der HHNA bei der Depression besondere Bedeutung: Stress gilt als einer der wichtigsten Risikofaktoren für die Depression. Körperlicher und psychischer Stress führen zu einer erhöhten Kortisolfreisetzung. Die chronische Administration von Glukokortikoiden induziert bei Labortieren depressionsartige Symptome. Glukokortikoide besitzen **neurotoxische Effekte** im Hippocampus und Frontalkortex, die Schlüsselregionen in der Pathophysiologie der Depression darstellen (► Abschn. 19.2.3 und Abschn. 19.2.4). Vor dem stetig wachsenden Hintergrund dieser Zusammenhänge werden Störungen der HHNA als plausibles »Bindeglied« zwischen Stress und dem Auftreten der Depression seit mehr als 40 Jahren intensiv erforscht.

Der Befund erhöhter Konzentrationen des Stresshormons **Kortisol** und dessen Metaboliten im Urin, Blut und Speichel von depressiven Patienten ist einer der am häufigsten replizierten Befunde in der biologischen Psychiatrie. Erhöhte Konzentrationen des Kortisols wurden ebenfalls im Liquor depressiver Patienten gemessen. Insbesondere finden sich erhöhte Kortisolspiegel bei Patienten mit schwergradiger oder psychotischer Depression. Die gesteigerte Kortisolfreisetzung findet sich über den ganzen Tagesverlauf, wobei eine Abschwächung der zirkadianen Rhythmik vorliegt. Weiterhin zeigen depressive Patienten erhöhte Plasmaspiegel des adrenokortikotropen Hormons (**ACTH**), das von der Hypophyse in die Blutbahn freigesetzt wird und in der Folge die Kortisolsynthese und -freisetzung aus der Nebennierenrinde stimuliert. Depressive Patienten zeigen weiterhin gesteigerte Kortisolreaktionen bei pharmakologischer Stimulation der Nebennierenrinde mit exogenem ACTH. Konkordant mit diesen Befunden liegen bei depressiven Patienten vergrößerte Hypophysen und Nebennieren vor. Erhöhte Kortisolspiegel können weiterhin zu typischen metabolischen Veränderungen bei der Depression, wie **Insulinresistenz** und **abdomi-**

neller Fettablagerung, beitragen (Krishnan u. Nestler 2008; Pariante u. Lightman 2008).

Kortisol reguliert seine eigene Freisetzung durch negative Rückkopplung auf verschiedenen Ebenen der HHNA-Regulation, einschließlich des Hippocampus. Die Verabreichung des synthetischen Glukokortikoids Dexamethason bewirkt bei gesunden Personen eine Suppression der HHNA-Aktivität und damit ein Absinken der Kortisolspiegel. Bei depressiven Patienten ist eine solche Suppression nicht oder in geringerem Ausmaß nachweisbar. Eine verminderte Feedbacksensitivität oder **Resistenz gegen Glukortikoide** kann zu erhöhten Kortisolspiegeln bei der Depression beitragen. Der Dexamethasonsuppressionstest wurde in den 1980er Jahren des vergangenen Jahrhunderts als möglicher diagnostischer Test für die Depression diskutiert, wobei sich der Test als unzureichend sensitiv und spezifisch erwies. In der Folge wurde der **kombinierte Dexamethason/CRH-Test** entwickelt, der die Hemmbarkeit der HHNA unter stimulierten Bedingungen misst: Die Verabreichung von exogenem CRH nach Vorbehandlung mit Dexamethason bewirkt bei depressiven Patienten einen durch ansteigende Kortisolspiegel gekennzeichneten **»Ausbruch« aus der Dexamethasonsuppression**. Der Test gilt heute als der sensitivste Marker für die HHNA-Überaktivität bei der Depression, identifiziert gesunde Personen mit familiärem Risiko für die Depression und eignet sich zur Vorhersage von Therapieerfolg (Ising 2005).

Konsistent mit der Annahme einer relativen Glukokortikoid-Resistenz wurden bei depressiven Patienten eine geringere Anzahl, Affinität und Funktion der **Glukokortikoidrezeptoren** in Lymphozyten nachgewiesen, wobei unklar bleibt, inwieweit diese peripheren Veränderungen zentrale Prozesse reflektieren. Neuere Untersuchungen richten sich auf die Rolle von **Chaperonen** des Glukokortikoidrezeptors, die die Aktivierung des Rezeptors, die Translokalisation des aktivierten Hormon-Rezeptor-Komplexes in den Zellkern, Transkriptionseffekte und die Wiederbereitstellung des Rezeptors innerhalb der Zelle regulieren. Störungen dieser intrazellulären Regulatoren wie z. B. FKBP5 tragen zur Glukokortikoidresistenz bei der Depression bei. Außerdem stehen genetische Variationen von Chaperonen des Glukokortikoidrezeptors mit Depressionsrisiko, Reaktion in Dexamethason/CRH-Test und Therapieansprechbarkeit in Zusammenhang (Binder 2009).

Eine relative Glukokortikoidresistenz kann zu einer erhöhten **zentralen CRH-Aktivität** bei der Depression beitragen. Die Injektion von exogenem CRH bewirkt bei depressiven Patienten im Vergleich zu Kontrollpersonen eine unterdrückte ACTH-Reaktion, was im Sinne einer Verminderung hypophysärer CRH-Rezeptoren aufgrund einer erhöhten hypothalamischen CRH-Freisetzung interpretiert wird. Das CRH wirkt jedoch nicht nur als neuroendokrines Releasinghormon im Hypothalamus, sondern ebenfalls als Neurotransmitter in weiten Teilen des Gehirns, welche an der Vermittlung von Stress und Emotionen beteiligt sind. Die Verabreichung von CRH direkt in das Gehirn von Versuchstieren bewirkt eine Reihe von Verhaltensänderungen, die Merkmalen der Depression entsprechen. Diese Effekte des CRH werden in einem **Schaltkreis** vermittelt, der die Amygdala und den Hypothalamus mit dem Locus coeruleus im Hirnstamm verbindet. CRH und Noradrenalin interagieren in diesem Schaltkreis und integrieren endokrine, autonome und Verhaltensreaktionen auf Stress. Das CRH übt weiterhin regulatorische Effekte auf serotonerge Neuronen in den Raphékernen aus. Die depressogenen und anxiogenen Effekte werden durch **CRH1-Rezeptoren** vermittelt, wohingegen CRH2-Rezeptoren Aspekte von Stresscoping vermitteln. Blockade oder Knock-out des CRH1-Rezeptors lindert die Stressreaktion bei Labortieren. Vor dem Hintergrund dieser Befunde wurde die CRH-Hypothese der Depression formuliert. Diese Hypothese postuliert, dass eine Überaktivität zentraler CRH-Systeme, als Folge der Interaktion von Dispositionen und Stress (**Stressdiathese**), an der Entstehung der Depression beteiligt ist (Arboreliuset al. 1999). Konsistent mit dieser Hypothese wurden wiederholt erhöhte CRH-Konzentrationen in der Zerebrospinalflüssigkeit von unbehandelten depressiven Patienten gemessen. *Post mortem* Studien ergaben erhöhte CRH-Konzentrationen oder eine gesteigerte CRH-Genexpression im paraventrikulären Nucleus des Hypothalamus, im Locus coeruleus und im Frontalkortex von depressiven Patienten. Neuere Forschungsinteressen richten sich auf die Rolle von genetischen

Variationen im CRH-System, den Einfluss von Entwicklungsfaktoren auf das CRH-System sowie die therapeutische Brauchbarkeit von **CRH1-Rezeptorantagonisten** in der Behandlung der Depression (Arboreliuset al. 1999); ▶ Abschn. 19.3 und Abschn. 19.4).

Es sollte angemerkt werden, dass depressive Patienten vielfältige andere Hormonänderungen, wie Störungen der **Schilddrüsenhormone**, des **Wachstumshormons** und der **Hormone des reproduktiven Systems** aufweisen. Störungen in diesen Hormonsystemen können ebenfalls zu depressiven Symptomen beitragen. Die Hormone der HHNA können mit anderen Hormonachsen interagieren. So z. B. trägt eine CRH-Überaktivität zur Hemmung der Hypothalamus-Hypophysen-Gonaden-Achse (HHGA) und des Wachstumshormonsystems bei. Periphere Hormone, die in der Depression eine Rolle spielen, sind das **Ghrelin** und das **Leptin**. Ghrelin wird im Magen produziert und stimuliert den Appetit und Energiehaushalt über Anbindung an hypothalamische Rezeptoren. Leptin wird in Fettzellen produziert und vermittelt Sättigung (▶ Kap. 7). Störungen dieser Hormonsysteme können zu Appetitstörungen und metabolischen Besonderheiten der Depression beitragen. Diese Hormone besitzen ebenfalls potente Verhaltenseffekte über Modulation zentralnervöser Schaltkreise. Es existieren komplexe regulatorische Verbindungen zwischen Glukokortikoiden, Ghrelin und Leptin (Krishnan u. Nestler 2008).

Neuere Studien verweisen darauf, dass Hyperkortisolismus v. a. bei Patienten mit schwergradiger oder psychotischer Depression vorliegt, wohingegen Kortisolspiegel bei der durch Hypersomnia und Appetitzunahme gekennzeichneten **atypischen Depression** erniedrigt sind. Niedrige Kortisolspiegel finden sich außerdem bei einigen Störungen, die mit Symptomen der Depression überlappen, wie die Fibromyalgie, das chronische Erschöpfungssyndrom und die posttraumatische Belastungsstörung. Die Bedeutung dieser distinkten Kortisolprofile ist unklar (Heim et al. 2000a; Raison u. Miller 2003). Evolutionär betrachtet könnten diese distinkten Kortisolprofile eine Abstimmung zwischen der Förderung der katabolischen Effekte des Kortisols zur Mobilisierung von Energie bei belastenden Lebensumständen (hohe Spiegel) vs. der Förderung von Immunfunktionen bei Infektionen oder Verletzungen (niedrige Spiegel) reflektieren (Krishnan u. Nestler 2008; Raison u. Miller 2003). Aufgrund der robusten Befundlage einer relativen Glukokortikoidresistenz bei der Depression wird diskutiert, ob tatsächlich generell ein **Mangel an Kortisoleffekten im ZNS** zur Pathophysiologie der Depression beiträgt, wobei der periphere Hyperkortisolismus als Epiphänomen der Resistenz zu werten wäre (Heim et al. 2000a; Raison u. Miller 2003). Die Antwort auf diese Frage ist unklar, besitzt aber weitreichende Implikationen in Bezug auf die Therapie der Depression. Weitere Forschung ist notwendig, um zu entschieden, ob Kortisoleffekte im ZNS bei depressiven Patienten blockiert oder potenziert werden sollten (▶ Abschn. 19.4).

Die Untersuchung der HHNA und ihrer Regulatoren bei der Depression stellt seit einem halben Jahrhundert ein aktives Forschungsfeld dar, wobei zahlreiche Einsichten zur Pathophysiologie der Depression gewonnen werden konnten. Allerdings muss angemerkt werden, dass eine reine neuroendokrine Betrachtungsweise nicht ausreicht, um die Depression zu erklären. Messungen peripherer Kortisolspiegel liefern nur bedingt Information über Kortisoleffekte im ZNS. Änderungen im CRH-, Kortisol- und Glukokortikoidrezeptorsystem müssen im Kontext von molekularen Prozessen der Neuroplastizitität, Interaktionen mit anderen Neuroransmittern, neuronalen Netzwerkstörungen, Entwicklungseinflüssen und genetischen Faktoren betrachtet werden (▶ Abschn. 19.3).

19.2.3 Neurotrophische Faktoren und Neurogenese

Eine Verkleinerung des **Hippocampusvolumens** ist ein Kardinalmerkmal der Depression (Lupien et al. 2009). Der Hippocampus spielt eine bedeutende Rolle in der Regulation der HHNA, wobei die regulatorischen Effekte über die Stimulation indirekter inhibitorischer GABA-erger Neuronen vermittelt werden. Der Hippocampus ist weiterhin an der Regulation von Lern- und Gedächtnisprozessen sowie an kontextuellen Aspekten der Furchtkonditionierung beteiligt. Der Hippocampus ist eine der plastischsten Regionen im gesamten ZNS, wobei neue

Neuronen im Erwachsenenalter gebildet werden (**Neurogenese**). Glukokortikoide vermitteln negative Rückkopplungswirkungen auf die HHNA über Anbindung an hippocampale Glukokortikoid-Rezeptoren. Eine dauerhaft erhöhte Glukokortikoidexposition übt **schädigende Effekte** auf den Hippocampus aus, insbesondere in der CA3 Region des Gyrus dentatus. Diese schädigenden Effekte umfassen eine Verminderung der Dendritenverzweigung und dendritischer Dornen sowie eine Beeinträchtigung der Neurogenese. Ähnliche Zusammenhänge gelten für den **präfrontalen Kortex**, welcher regulatorische Effekte auf die HHNA und emotionale Reaktionen ausübt und welcher bei der Depression ebenfalls verkleinert ist. Solche Schädigungen können zu einer progredienten **Disinhibition** der HHNA und zunehmenden Schädigung dieser Strukturen mit entsprechenden Verhaltensfolgen führen. Erfolgreiche antidepressive Therapie scheint diese Schädigungen zu normalisieren (Krishnan u. Nestler 2008; Lupien et al. 2009).

Vor dem Hintergrund dieser Befunde wurden in jüngerer Zeit molekulare Mechanismen der **Neuroplastizität** bei der Depression zunehmend untersucht. Die genaue Kenntnis dieser Prozesse bei der Depression könnte direkte Ansatzpunkte für die Entwicklung neuer Antidepressiva liefern. Eine Hypothese postuliert, dass bei der Depression eine Verminderung neurotrophischer Faktoren eine Rolle spielt. Neurotrophische Faktoren sind **Wachstumsfaktoren**, welche die Differenzierung, Funktion und Überlebensrate von Neuronen während der Entwicklung sowie im erwachsenen Gehirn regulieren und eine Rolle in der kurz- und längerfristigen synaptischen Plastizität spielen (Krishnan u. Nestler 2008; Duman 2009). Ein wichtiger neurotropher Faktor, der bei der Depression insbesondere untersucht wurde, ist der **»brain derived neurotrophic factor« (BDNF)**. BDNF ist ein Protein, das in zahlreichen Strukturen des limbischen Systems exprimiert wird. Die neuroplastischen Effekte des BDNF werden über Anbindung an den **Tyrosinkinase-B-Rezeptor (TrkB)** vermittelt. BDNF und TrkB spielen ebenfalls eine Rolle in der Formierung emotionaler Gedächtnisinhalte. BDNF spielt möglicherweise eine Rolle in der Vermittlung des komplexen Zusammenhangs zwischen Stress und der Depression (Krishnan u. Nestler 2008; Duman 2009): Bei Ratten führen verschiedene Formen von chronischem Stress zu einer Verminderung der BDNF-Expression und anderer neurotrophischer Faktoren im Hippocampus. Post-mortem-Studien verweisen auf eine verringerte *BDNF*-Genexpression im Hippocampus von Suizidopfern. Suizidopfer, die mit Antidepressiva behandelt wurden, weisen erhöhte BDNF-Konzentrationen im Hippocampus auf. Periphere BDNF-Konzentrationen im Serum sind bei depressiven Patienten erniedrigt und normalisieren sich mit antidepressiver Medikation. In Tiermodellen führen verschiedene Methoden, die in der Depressionstherapie eingesetzt werden, wie z. B. Antidepressiva, Schlafentzug und elektrokonvulsive Therapie, zu einer Zunahme der BDNF-Genexpression im Hippocampus. Diese Manipulationen verhindern ebenfalls die Stress- oder kortikosteroninduzierte Verminderung der BDNF-Genexpression in Tiermodellen. Ein Mechanismus für diese Effekte besteht in der Aktivierung der intrazellulären Signaltransduktionskaskade, die das zyklische Adenosinmonophosphat (cAMP) als Botenstoff verwendet. Verschiedene Antidepressiva, einschließlich der selektiven Serotonin- und Noradrenalinwiederaufnahmehemmer, erhöhen die Expression des **»cAMP response element binding proteins« (CREB)**, das in der Folge BDNF stimuliert (Krishnan u. Nestler 2008,12]. Weiterhin wurden epigenetische Effekte von Stress und Antidepressiva auf Ebene des BDNF-Gens nachgewiesen (siehe 18.3.2). Knockoutstudien verweisen auf die Rolle des BDNF in der Vermittlung antidepressiver Effekte. In der Zusammenschau scheint es, dass BDNF ein Schlüsselkandidat in der Pathophysiologie der Depression darstellt (Krishnan u. Nestler 2008; Duman 2009). Allerdings scheint BDNF in anderen Hirnregionen, wie dem mesolimbischen System, prodepressive Effekte auszuüben (Krishnan u. Nestler 2008; Nestler u. Carlezon 2006; ► Abschn. 19.2.4). Weiterhin bestehen komplexe Interaktionen zwischen Variationen des BDNF-Gens, anderen Genen und Stress in der Determination des Depressionsrisikos (► Abschn. 19.3).

Bis in die 1990er Jahre hat man angenommen, dass im erwachsenen menschlichen Gehirn keine **neuen Neurone** entstehen. Neuere Untersuchungen haben jedoch gezeigt, dass beim Menschen neue Neuronen in bestimmten Hirngebieten gebildet werden, v. a. im Hippocampus, aber auch im Frontalkortex. Eine **verminderte Neurogenese** kann zum Volumenverlust dieser Strukturen bei der Depression beitragen (Krishnan u. Nestler 2008; Sahay u. Hen 2007). Im Hippocampus werden Neuronen aus Vorläuferzellen in der subgranulären Zone gebildet, die in den Gyrus dentatus integriert werden. Stress und Glukokortikoidgabe inhibieren die Neurogenese. Antidepressiva stimulieren die Neurogenese durch Aktivierung von CREB und verschiedener Wachstumsfaktoren, die ihrerseits antidepressive Effekte besitzen und die Neurogenese stimulieren. Die experimentelle Blockade der Neurogenese verhindert die Effekte der meisten Antidepressiva. Körperliche Aktivität stimuliert die Neurogenese im Hippocampus ebenfalls, was zu potenziell antidepressiven Effekten von Sport beitragen könnte. Die genauen Mechanismen der antidepressiven Effekte der Neurogenese sind allerdings nicht bekannt. Eine verminderte Neurogenese allein ist sicherlich nicht für die Depression verantwortlich, da die Blockade der Neurogenese im Tiermodell nicht zu depressivem Verhalten führt. Post mortem konnte keine verringerte **Zellproliferation** im Hippocampus von depressiven Patienten nachgewiesen werden (Reif et al. 2006). Möglicherweise erlaubt die Neurogenese eine **dynamische Adaptation** des Hippocampus und damit das Lernen aus neuen Erfahrungen. Eine intakte Neurogenese während stressvoller oder traumatischer Lebenssituationen könnte dann aber auch zu maladaptiven Lernerfahrungen beitragen und dies wiederum könnte depressive Symptome fördern (Krishnan u. Nestler 2008).

19.2.4 Neurale Schaltkreise

Strukturelle und funktionelle **Bildgebungsstudien** haben in den vergangenen Jahren maßgeblich zu einem verbesserten Verständnis der Pathophysiologie der Depression beigetragen (Mayberg 2003; Price u. Drevets 2010). Diese Studien verweisen darauf, dass die Depression nicht durch eine Veränderung in einer einzelnen Hirnregion verursacht wird, sondern vielmehr als Störung eines **komplexen neuronalen Netzwerks** konzeptualisiert werden kann. Der im vorigen Abschnitt diskutierte Hippocampus ist Teil dieses Netzwerks. Neben dem Hippocampus gehören verschiedene Regionen wie der präfrontale Kortex, das subgenuale Cingulum, die Amygdala, der Thalamus sowie der Nucleus accumbens und das Striatum zu diesem Netzwerk. Diese Regionen stehen in wechselseitigen Verbindungen untereinander und interagieren mit dem Hypothalamus und Hirnstammregionen, die endokrine, autonome, motivationale und vegetative Aspekte der Depression vermitteln. Umgekehrt werden die Regionen durch Neurotransmitterbahnen aus Hirnstammregionen innerviert. Änderungen in diesem Netzwerk können **Krankheitsprozesse, Risikofaktoren oder kompensatorische Regulation** bei der Depression reflektieren (Mayberg 2003).

Hippocampus

Wie bereits erwähnt, liegen die Funktionen des Hippocampus in der Kontrolle der endokrinen Stressreaktion sowie in der Vermittlung von explizitem Gedächtnis und kontextbezogenem Lernen. Der Hippocampus gilt weiterhin als die plastischste Region des ZNS, wobei Stress und Glukokortikoide neurotrophische Faktoren und Neurogenese im Hippocampus hemmen. In mehreren Studien wurde ein bis zu 19% verringertes Volumen des Hippocampus bei depressiven Patienten mittels Magnetresonanztomografie (MRT) gemessen (Lupien et al. 2009). Konsistent mit diesen morphometrischen Veränderungen weisen neuropsychologische Studien auf hippocampusabhängige **kognitive Beeinträchtigungen** bei depressiven Patienten hin. Allerdings sind die Befunde zum Hippocampusvolumen bei der Depression sehr uneinheitlich, wobei zahlreiche Negativbefunde existieren. Die Ursache dieser Variabilität ist nicht hinreichend geklärt. Möglicherweise spielen methodische Probleme eine Rolle, da einige der negativen Befunde aus älteren Studien stammen, die eine geringere Resolution verwendeten als heutige Studien. Es wurde vorgeschlagen, dass ein verringertes Hippocampusvolumen mit zunehmender Dauer der Depression und wiederholten depressiven Episoden auftritt. Diese Annahme konnte aber nicht uniform bestätigt werden, da ein verringertes Hippocampusvolumen auch bei Patienten mit Erstepisode nachweisbar ist. Befunde zum Zusammenhang zwischen dem Schweregrad der Depression und einer Reduktion des Hippocampusvolumens sind ebenfalls uneinheitlich. Gemäß der Neurotoxizitätshypothese steht ein verringertes Hippocampusvolumen möglicherweise in Zusammenhang mit dem Vorliegen dauerhaft oder wiederholt erhöhter Kortisolspiegel, wobei die Gültigkeit dieser Annahme bislang in klinischen Studien nur unzureichend überprüft wurde (Lupien et al. 2009). Die inkonsistente Befundlage verweist möglicherweise auf die Existenz von Subgruppen depressiver Patienten. Es wurde vorgeschlagen, dass ein verringertes Hippocampusvolumen als präexistierender Risikofaktor für die Depression zu werten ist (Vythilingam et al. 2002), möglicherweise aufgrund genetischer und entwicklungsgeschichtlicher Faktoren (▶ Abschn. 19.3). Die erfolgreiche Behandlung mit Antidepressiva führt bei einigen Patienten zu einer Volumenzunahme im Hippocampus, wobei auch diese Befunde uneinheitlich sind (▶ Abschn. 19.4).

Präfrontaler Kortex

Neben dem Hippocampus wurden Änderungen im präfrontalen Kortex bei der Depression beobachtet. Die Funktion des präfrontalen Kortex liegt in der der Organisation von zielorientiertem Verhalten, wobei sensorische Stimuli mit internen Zuständen und Intentionen abgestimmt und inadäquate soziale und emotionale Reaktionen gehemmt werden. Der orbitofrontale Kortex vermittelt die Evaluation von affektiven, selbstrelevanten und belohnenden Merkmalen sensorischer Reize. Der mediale Teil des präfrontalen Kortex (»Brodmann area 10«, BA10) ist für die Regulation von emotionalen Reaktionen zuständig, wobei direkte Verbindungen zu viszeralen Kontrollzentren wie dem Hypothalamus und dem periaquäduktalen Grau bestehen. Der dorsolaterale präfrontale Kortex wirkt als kognitive Kontrollinstanz. Insgesamt ist der präfrontale Kortex essenziell an der **Emotionsregulation** beteiligt und vermittelt eine **»top-down«-kognitive Kontrolle**. Morphometrische und histopathologische Studien verweisen auf eine **Volumenverringerung** der grauen Substanz in verschiedenen frontal kortikalen Regionen bei depressiven Patienten (Mayberg 2003; Price u. Drevets 2010). Funktionelle PET-Studien unter Ruhebedingungen verweisen auf eine globale Verminderung der Aktivierung in frontal-kortikalen Regionen bei der Depression (Mayberg 2003). Es besteht eine inverse Beziehung zum Schweregrad der Symptome. Allerdings existieren auch Befunde einer Hyperaktivität im medialen präfrontalen Kortex bei leichteren Formen der Depression, die im Sinne einer kompensatorischen Regulation im präfrontalen Kortex interpretiert wurden (Price u. Drevets 2010).

Subgenuales Cingulum

Das subgenuale Cingulum ist ein Teil des anterioren Cingulums. Das anteriore Cingulum dient der **Integration** von Aufmerksamkeitsprozessen mit affektiven und viszeralen Informationen, was für die Selbstregulation und Anpassungsfähigkeit essenziell ist. Der **subgenuale Teil** des anterioren Cingulums (Cg25) wirkt als **Schaltstelle** oder Monitor zwischen präfrontalem Kortex und dem limbischen System und integriert kognitive und emotionale Prozesse. Morphometrische und histopathologische Studien verweisen auf eine **drastische Volumenreduktion** des subgenualen Cingulums bei der Depression (Mayberg 2003; Price u. Drevets 2010). Diese Region ist bei depressiven Patienten bis zu 50% verkleinert. Funktionelle Studien verwiesen zunächst auf eine verringerte Aktvierung des subgenualen Cingulums bei der Depression. Allerdings hat sich gezeigt, dass die starke Volumenreduktion den Eindruck einer verminderten Aktivität im Vergleich zu Kontrollen verursacht. Die Korrektur der funktionellen Daten relativ zum Volumen ergibt tatsächlich eine erhöhte Aktivierung dieser Region bei depressiven Patienten (Mayberg 2003; Price u. Drevets 2010). Die Aktivierung ist positiv mit dem Schweregrad der Symptome korreliert (Mayberg 2003). Interessanterweise zeigen gesunde Personen bei experimenteller Induktion von trauriger Stimmung eine spezifische Aktivierung des subgenualen Cingulums, die bei depressiven Patienten ausbleibt; hingegen zeigen depressive Personen eine präfrontale Deaktivierung bei trauriger Stimmungsinduktion, die als Risikomarker für die Depression gilt (Keightley et al. 2003). Eine erhöhte Aktivierung des subgenualen Cingulums ist bei Rhesusaffen mit einer erhöhten HHNA-Aktivierung assoziiert. Antidepressive Therapien und Schlafentzug normalisieren die Aktivität im subgenualen Cingulum. Ein Polymorphismus im Serotonintransportergen (5-HTTLPR), der das Depressionsrisiko nach Stress moderiert, weist den weitaus größten Effekt auf die Hirnmorphologie im subgenualen Cingulum auf, wobei das S-Allel mit einem verringerten Volumen assoziiert ist. Der 5-HTTLPR moderiert weiterhin die funktionelle Konnektivität des subgenualen Cingulums mit anderen Hirnregionen (Pezawas et al. 2005; ▶ Abschn. 19.3). Auf der Grundlage der zentralen Bedeutung des subgenualen Cingulums für die neurale Basis der Depression wird diese Region als Zielort für **Tiefenhirnstimulation** in der Therapie der Depression intensiv erforscht (Mayberg et al. 2005).

Amygdala

Die Amygdala liegt im anterioren medialen Temporallappen. Der zentrale Kern, der basolaterale Kern und der basomediale Kern sind besonders relevant für die Vermittlung von **Emotionen**. Die untereinander verbundenen Amygdalakerne weisen Verbindungen zum Kortex sowie direkte und indirekte Verbindungen zum Hypothalamus und Hirnstamm auf. Die Amygdala weist eine **reziproke funktionelle Verbindung** zum subgenualen Cingulum auf, wobei eine negative Feedbackwirkung auf emotionale Reaktionen vermittelt wird. Die Aktivierung der Amygdala stimuliert die neuroendokrine und autonone Stressreaktion. Die Amygdala spielt weiterhin eine wichtige Rolle in der Formierung emotionaler Erinnerungen. Morphometrische Studien verweisen auf Volumenveränderungen der Amygdala bei der Depression, wobei sowohl Vergrößerungen wie auch Verkleinerungen der Struktur gemessen wurden (Price u. Drevets 2010). Funktionelle Studien verweisen auf eine erhöhte basale Aktivität der Amygdala bei einigen Patienten mit einer Depression, wobei das Ausmass der Aktivierung mit dem Schweregrad der Symptome korreliert ist. Ein breiteres Spektrum depressiver Patienten zeigt in funktionellen MRT-Studien eine **gesteigerte Reaktivität** der linken Amygdala auf emotionale Reize, wie z. B. ängstliche oder traurige Gesichter. Der Effekt zeigt sich besonders dann, wenn diese Reize maskiert, also unterbewusst, dargeboten werden (Price u. Drevets 2010). Antidepressive Therapie normalisiert die Amygdalareaktion. Depressive Patienten haben weiterhin Schwierigkeiten, die Aktivierung der Amygdala zu beenden, z. B. bei der Bearbeitung emotionaler Wörter, was mit einer Neigung zu depressivem »Grübelverhalten« in Zusammenhang steht (Siegle et al. 2002). Gesunde Personen mit S-Allel im 5-HTTLPR weisen erhöhte Amygdalareaktionen sowie eine verminderte Konnektivität zwischen subgenualem Cingulum und der Amygdala auf (Pezawas et al. 2005), was zu einer Dysregulation emotionaler Reaktionen beitragen kann (▶ Abschn. 19.3).

Nucleus accumbens

Neben kortikolimbischen Veränderungen wird vermutet, dass Störungen in Hirnregionen, die an der Vermittlung von **belohnenden Aspekten** von Reizen beteiligt sind, für die Depression bedeutsam sind (Nestler u. Carlezon 2006). Störungen im mesolimbischen System könnten zum Symptombild der Anhedonie und Motivationsverlust bei der Depression beitragen. Besonderes Forschungsinteresse richtet sich auf den Nucleus accumbens im **Striatum**, der durch dopaminerge Neuronen aus dem **ventralen Tegmentum** innerviert wird. Der Nucleus accumbens wurde als wichtigstes anatomisches Substrat in der Vermittlung der belohnenden Wirkungen von Drogen oder natürlich belohnenden Reizen identifiziert (Nestler u. Carlezon 2006). Der Nucleus accumbens und das ventrale Tegmentum erhalten Innervationen aus dem frontalen Kortex, dem Hippocamus, der Amygdala und dem Hypothalamus. Der Nucleus accumbens besitzt direkte Verbindungen zum Hypothalamus. Belohnende Reize erhöhen die Dopaminfreisetzung im Nucleus accumbens. Stress führt ebenfalls zu einer Erhöhung der Dopaminfreisetzung in diesem System. Dieser scheinbar paradoxe Befund wurde im Sinne einer Copingreaktion zur Steigerung der Motivation bei Stress interpretiert. Chronischer Stress führt zu pathologischen Veränderungen in diesem System, was zu einer Sensibilisierung für Drogenmissbrauch beiträgt. PET-Studien verweisen auf eine verringerte Doapminneurotransmission bei depressiven Patienten im mesolimbischen System. In funktionelle MRT-Studien zeigen depressive Patienten **reduzierte Reaktionen** des Nucleus accumbens im Striatum auf belohnende Reize (Pizzagalli et al. 2009). Eine verminderte Reaktion findet sich ebenfalls im Nucleus caudatus im Striatum, welcher bei der Depression verkleinert ist. Interessanterweise scheint das BDNF im Nucleus accumbens prodepressive Effekte auszuüben im Gegensatz zu BDNF-Effekten im Hippocampus. Die direkte Infusion von BDNF in den mesolimbischen Schaltkreis (ventrales Tegmentum – Nucleus accumbens) verursacht depressive Verhaltensweisen; hingegen führt der selektive Knock-out von BDNF in diesem Schaltkreis zu antidepressiven Effekten (Nestler u. Carlezon 2006). Neben dem subgenualen Cingulum wurde der Nucleus accumbens als Zielort für Tiefenhirnstimulation in der Behandlung der Depression untersucht (Bewernick et al. 2010).

Zusammenfassend lässt sich feststellen, dass zahlreiche morphologische und funktionelle Veränderungen in **multiplen Hirnregionen** bei der Depression nachweisbar sind. Diese Hirnregionen bilden Schaltkreise, die an der Vermittlung emotionaler, endokriner und autonomer Reaktionen einerseits sowie an der Vermittlung von Belohnung und Freude andererseits beteiligt sind. Störungen der Schaltstelle führen wahrscheinlich zu **Fehlanpassungen** und einer Dekompensation in diesem Netzwerk, was den Symptomen der Depression zugrunde liegt (Mayberg 2003). Derzeitige Studien richten sich auf die Untersuchung der **strukturellen und funktionellen Konnektivität** in diesem Netzwerk sowie auf die Methoden zur **Modulation** des Netzwerks, wie z. B. durch Tiefenhirnstimulation.

19.2.5 Depression: eine Immunstörung?

Die Depression wurde klassischerweise mit einer Suppression der erworbenen zellulären und humoralen Immunität assoziiert. Allerdings haben Forschungsergebnisse der vergangenen Jahre zu einem dramatischen Paradigmenwechsel in psychoimmunologischen Konzepten zur Depression geführt, wobei angenommen wird, dass die Depression mit einer gesteigerten Aktivität angeborener Immunreaktionen assoziiert ist, was einem chronisch **inflammatorischen Zustand** gleichkommt (Raison et al. 2006). Dieselben inflammatorischen Prozesse spielen eine Rolle in der Pathophysiologie medizinischer Erkrankungen wie kardiovaskulären Störungen und Diabetes, die häufig in Komorbidität mit der Depression auftreten.

Eine erhöhte Aktivierung inflammatorischer Signale wurde bei medizinisch gesunden Patienten, die unter einer Depression litten, im Vergleich zu gesunden Kontrollpersonen vielfach nachgewiesen (Raison et al. 2006). So weisen depressive Patienten erhöhte **proinflammatorische Zytokine**, Akutphasenproteine, Adhäsionsmoleküle und Chemokine auf. Zu den häufigsten Befunden bei der Depression gehören erhöhte Serum- oder Plasmakonzentrationen von Interleukin-(IL-)6 und dem **C-reaktiven Protein (CRP)**. Erhöhte Konzentrationen von IL-1β und **Tumornekrosefaktor-(TNF-)α** wurden ebenfalls gemessen, sowohl in der Peripherie wie auch in der Zerebrospinalflüssigkeit. Es gibt Hinweise auf positive Korrelationen zwischen inflammatorischen Mediatoren und dem Schweregrad der depressiven Symptomatik. Darüber hinaus sind inflammatorische Marker bei kardiovaskulären Erkrankungen, Krebs und postviralen Infektionen mit depressiven Symptomen korreliert.

Die »**Zytokinhypothese**« der Depression (Raison et al. 2006; ◻ Abb. 19.2) postuliert einen kausalen Zusammenhang zwischen erhöhten proinflammatorischen Mediatoren und der Induktion von depressivem Verhalten, wobei Schnittstellen zwischen dem Immunsystem und dem Gehirn untersucht werden. Tatsächlich können peripher freigesetzte inflammtorische Zytokine in das ZNS eindringen, wo sie die in den vorigen Abschnitten diskutierten pathophysiologischen Prozesse der Depression direkt beeinflussen. Zytokine sind zu groß, um die Blut-Hirn-Schranke zu passieren. Es wird angenommen, dass Zytokine über »undichte« Stellen in der Blut-Hirn-Schranke oder über spezifische Transportmoleküle in das Gehirn gelangen. Zytokine stimulieren weiterhin afferente vagale Nerven, die Zytokinsignale an autonome Zentren im Hirnstamm vermitteln, die als Relaystationen für Zytokineffekte in andere Hirnregionen wirken. Im ZNS existiert ein Netzwerk aus Neuronen und Gliazellen, das Zytokine produziert und **Zytokinrezeptoren** exprimiert. In diesem Netzwerk werden proinflammatorische Signale amplifiziert, was profunde Effekte auf Neurotransmittersysteme, Wachstumsfaktoren und das CRH-System sowie auf lim-

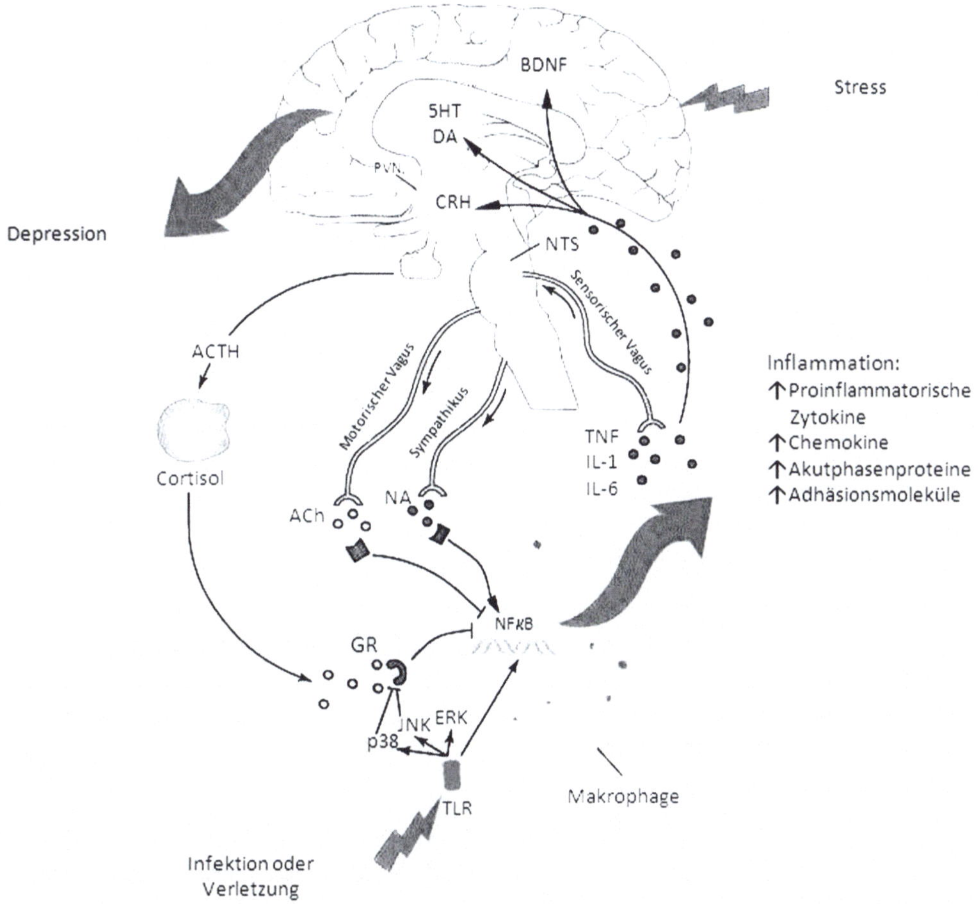

Abb. 19.2 Endokrine Immuninteraktionen bei der Depression. Mechanismen, über die Stress und Infektionen/Verletzungen zur Depression beitragen. Erläuterungen siehe Text; *5HT* Serotonin, *ACTH* Adrenokortikotropin, *BDNF* »brain derived neurotrophic factor«, *CRH* Kortikotropin-releasing-Hormon, *DA* Dopamin, *ERK* »extracellular signal-regulated kinase«, *GR* Glukokortikoidrezeptor, *IL-1* Interleukin-1, *IL-6* Interleukin-6, *JNK* »Jun N-terminal kinase«, NF-κB Nuklearfaktor-kappa-B«, *NTS* Nucleus tractus solitarius, *p38* p38-α-MAP-Kinase, *PVN* paraventikulärer Nucleus, *TLR* Toll-like-Rezeptor, *TNF* Tumornekrosefaktor. (Mod. nach Raison et al. 2006, mit frdl. Genehmigung von Elsevier)

bische Schaltkreise und Belohnungsschaltkreise hat. In Tierstudien induzieren proinflammatorische Zytokine ein sog. Krankheitsverhalten (»**sickness behavior**«), das mit Symptomen der Depression überlappt. Patienten, die aufgrund von Infektionen oder Krebs mit Zytokinen wie dem Interferon-(INF-)α behandelt werden, entwickeln häufig eine Depression, was durch Gabe von Antidepressiva verhindert werden kann (Musselman et al. 2001). Entsprechend wurden direkte Effekte von INF-α auf die HHNA-Funktion sowie auf neurale Schaltkreise, die an der Pathophysiologie der Depression kritisch beteiligt sind, bei diesen Personen nachgewiesen (Raison et al. 2006).

Proinflammatorische Prozesse können weiterhin maßgeblich zum Zusammenhang zwischen Stress und der Depression beitragen. Zytokine stimulieren nicht nur die HHNA, sondern umgekehrt führt psychosozialer Stress auch zu einer Aktivierung von proinflammatorischen Immunreaktionen, vermittelt über die Aktivierung des sympathischen Nervensystems. Die Anbindung von Noradrenalin an α1- und β-adrenerge Rezeptoren in Makrophagen führt zur Induktion des intrazellulären Signalmoleküls **Nuklearfaktor-Kappa-B (NF-κB)**, das die Produktion von proinflammatorischen Zytokinen stimuliert. Die Abschwächung parasympathischer Stimulation bei Stress trägt ebenfalls zur Disinhibition von NF-κB bei. Über die Aktivierung intrazellulärer Proteinkinasen können Zytokine zur Resistenz von Glukokortikoidrezeptoren beitragen, was neben einer Disinhibition der HHNA ebenfalls die suppressiven Effekte des Kortisols auf das NF-κB vermindert (Raison et al. 2006). Eine gesteigerte Produktion proinflammtorischer Zytokine kann in der Folge zentralnervöse Zytokinsysteme aktivieren und somit zum Zusammenhang zwischen Stress und der Depression beitragen. Konsistent mit diesen Annahmen zeigen depressive Männer eine erhöhte Expression von NF-κB sowie gesteigerte IL-6-Konzentrationen in Reaktion auf psychosozialen Laborstress (Pace et al. 2006).

Zusammenfassend kann festgestellt werden, dass proinflammatorische Prozesse plausibel zur Pathogenese der Depression beitragen können. Allerdings ist die Depression eine heterogene Krankheit und die immunologische Befundlage ist ebenfalls uneinheitlich. Immunprozesse spielen sicherlich bei einer Subgruppe von Patienten eine Rolle. Polymorphismen in IL-1β- und TNF-α-Genen modulieren das individuelle Depressionsrisiko und die Ansprechbarkeit auf antidepressive Therapie (Raison et al. 2006). Neuere Untersuchungen verweisen außerdem auf eine Rolle negativer frühkindlicher Erfahrungen in der Programmierung von inflammatorischen Reaktionen (▶ Abschn. 19.3). Auf der Grundlage der o. g. Befunde wird die Effizienz der Blockade von proinflammatorischen Zytokinen in der Therapie der Depression derzeit untersucht (▶ Abschn. 19.4).

19.3 Depressionsrisiko: Anlage und Umweltfaktoren

Aus den vorigen Abschnitten wurde deutlich, dass für die Depression zahlreiche biologische Korrelate identifiziert wurden, wobei vielfältige neuroanatomische, neurofunktionelle und neurochemische sowie endokrine, autonome und immunologische Veränderungen vorliegen. Epidemiologische Studien verweisen darauf, dass die Depression in den meisten Fällen aus einer **Interaktion** zwischen Anlage und Umweltfaktoren entsteht. Insbesondere **ungünstige Erfahrungen in frühen Lebensabschnitten** führen zu einer dramatischen Erhöhung des Depressionsrisikos. Diese Befundlage lässt sich dadurch erklären, dass frühe Erfahrungen mit dem genetischen Bauplan des Gehirns interagieren und neurobiologische Schaltkreise, die Verhalten und physiologische Prozesse regulieren, langfristig **»programmieren«**. Diese erfahrungsgesteuerte neuronale Plastizität resultiert in **psychobiologischen Phänotypen** mit mehr oder weniger guter Anpassungsfähigkeit, die den Grad der individuellen Protektion bzw. Vulnerabilität für spezifische Störungen wie die Depression bestimmt (Heim et al. 2008; ◻ Abb. 19.3).

19.3.1 Frühe Stresserfahrungen

Die Integration der epidemiologischen und biologischen Befunde stellt eine große Herausforderung an die Depressionsforschung dar. Eine der wichtigsten Aufgaben liegt dabei in der Untersuchung der Mechanismen, über welche Erfahrungen in der Kindheit die Entwicklung neurobiologischer Systeme innerhalb eines genetischen Fensters beeinflussen und somit zu physiologischen und Verhaltensmerkmalen führen, die dem klinischen Störungsbild entsprechen. Eine Vielzahl von Tierstudien verweist darauf, dass frühe negative Erfahrungen wie **mütterliche Trennung** oder **reduzierte Pflege** zu langfristigen neuroanatomischen, neurofunktionellen und epigenetischen Veränderungen führen, die eine erhöhte Stressreaktivität und depressionsartiges Verhalten verursachen. Klinische Studien der vergangenen Jahre haben gezeigt, dass frühe traumatische Erfahrungen wie **Kindesmisshandlung** zu einer anhaltenden **Sensibilisierung** der endokrinen und autonomen Stressreaktionen führen, die mit dem Vorliegen einer Depression im Erwachsenenalter assoziiert ist (Heim et al. 2000b). Personen mit frühen Stresserfahrungen weisen weiterhin u. a. eine reduzierte Feedbackinhibition der HHNA unter Stimulation, erhöhte CRH-Konzentrationen im Liquor und ein verringertes Hip-

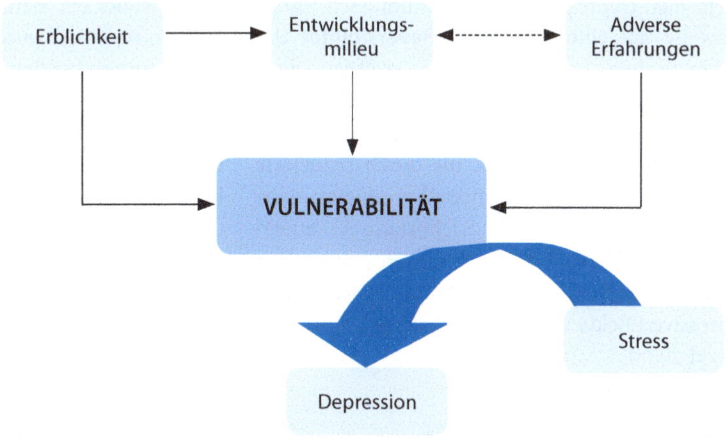

Abb. 19.3 Psychobiologisches Vulnerabilitätsmodell der Depression. (Mod. nach Gillespie et al. 2009)

pocampusvolumen auf (Heim et al. 2008; Vythilingam et al. 2002). In einer prospektiven Studie wurden verschiedene Indizes einer erhöhten Immunaktivierung als Folge von frühem Stress nachgewiesen (Danese et al. 2007). Interessanterweise lassen sich diese Änderungen für depressive Patienten ohne frühe Stresserfahrungen nicht nachweisen. Tatsächlich scheinen viele der »klassischen« biologischen Merkmale der Depression, die in der Literatur beschrieben werden, **Folge früher Stresserfahrungen** zu sein. Die biologischen Folgen früher Stresserfahrungen wirken wahrscheinlich als Risikofaktoren für die Entwicklung einer Depression, insbesondere bei erneuter Stressexposition (Heim et al. 2008). Die Befunde deuten weiterhin darauf hin, dass es biologisch unterscheidbare **Subtypen** der Depression in Abhängigkeit von Entwicklungsfaktoren gibt (Heim et al. 2008). Die Berücksichtigung von psychosozialen Faktoren während **sensitiver Phasen** in der neuronalen Entwicklung könnte demnach therapeutische Entscheidungen leiten (▶ Abschn. 19.4).

19.3.2 Epigenetische Prozesse

Aktuelle Befunde bieten neue Einsichten in die molekularen Mechanismen, die neurobiologischen und Verhaltensänderungen nach frühem Stress zugrunde liegen. Hierbei spielen epigenetische Prozesse eine wichtige Rolle. Die **epigenetische Programmierung** dient der Anpassung des starren Gencodes an Umgebungsbedingungen. Hierbei erfolgen Veränderungen an Chromosomen, wodurch Abschnitte oder ganze Chromosomen in ihrer Aktivität beeinflusst werden. Das **Chromatin** besteht aus der **DNA**, die um **Histone** gewickelt ist. Epigenetische Prozesse können das Histon sowie die DNA betreffen. Relevant für das Verständnis der Depression sind Befunde im Tiermodell, die zeigen, dass ungünstige frühe Erfahrungen wie eine verminderte mütterliche Pflege zur Anfügung einer **Methylgruppe** an das Cytosin der DNA in einer neuronenspezifischen Promoterregion des Glukokortikoidrezeptors im Hippocampus führt (Meaney u. Szyf 2005). Diese Methylanfügung schaltet das Gen aus und blockiert die **Transkription** des Glukokortikoidrezeptors. Diese Ratten zeigen dementsprechend eine verminderte Glukokortikoidrezeptor-Expression im Hippocampus sowie gesteigerte Stressreaktionen. Dieser Befund konnte ebenfalls in Hippocampusgewebe von Suizidopfern mit dokumentierten kindlichen Missbrauchserfahrungen nachgewiesen werden (McGowan et al. 2009). Depressive Suizidopfer ohne solche Erfahrungen wiesen keine epigenetischen Veränderungen im Glukokortikoidrezeptorgen auf. Dieser Befund steht im Einklang mit den o. g. neuroendokrinen Befunden bei depressiven Personen mit frühen Stresserfahrungen. Weiterhin wurde eine erhöhte **Azetylierung** des Histons 3 im Nulceus accumbens in einem Tiermodell der Depression, das soziale Unterlegenheit induziert, nachgewiesen (Renthal u. Nestler 2009). Die Epigenetik wird sicherlich in der Zukunft viele neue Einsichten in die Mechanismen erbringen, über die Umgebungsfaktoren das Depressionsrisiko beeinflussen. Erste Hinweise auf eine potenzielle **Reversibilität** der epigenetischen Programmierung eröffnen neue Ansatzpunkte für die Depressionstherapie. Interessanterweise konnte die erhöhte Methylierung des Glukokortikoidrezeptorgens, die durch reduzierte mütterliche Pflege im Tiermodell produziert wurde, durch Infusion von Trichostatin A, einem **Histondeazetylase-(HDAC-)Hemmer**, umgekehrt werden. Erste Studien verweisen auf potente antidepressive Effekte von HDAC-Hemmern (Meaney u. Szyf 2005).

19.3.3 Gen-Umwelt-Interaktionen

Zusätzlich zu Umgebungsfaktoren und epigenetischen Prozessen spielen Änderungen im Genom, sog. **Polymorphismen**, eine wichtige Rolle bei der Depression. Die genetische Forschung verweist darauf, dass die Depression nicht durch eine Variation in einem einzelnen Gen verursacht ist, sondern durch **multiple Gene** determiniert wird. Vielfältige Polymorphismen in den oben beschriebenen neurobiologischen Systemen wurden mit einem erhöhten Risiko für die Depression, neurobiologischen Korrelaten, klinischem Verlauf und/oder Therapieansprechbarkeit assoziiert. Die Betrachtung von Genen allein hat allerdings bislang wenig eindeutige Befunde geliefert. Bedeutsamer für das Verständnis der Depression scheint vielmehr die Betrachtung von **Gen-Umwelt-Interaktionen** zu sein. Tatsächlich erkrankt nicht jede Person, die Träger eines »Risikoallels« ist, an einer Depression. Umgekehrt entwickelt nicht jede Person mit frühen Stresserlebnissen im Verlauf ihres Lebens eine Depression, auch dann nicht, wenn weitere Stressoren auftreten. Verschiedene Studien der vergangenen Jahre erbrachten neue Erkenntnisse hinsichtlich der Rolle von Gen-Umwelt-Interaktionen bei der Depression. Ein Polymorphismus des **Serotonintransportergens (5-HTTLPR)** moderiert das Depressionsrisiko nach Stress, einschließlich früher Traumata. Es besteht eine dosisabhängige Beziehung zwischen der Anzahl an S-Allelen (s/s>s/l>l/l) und Depressionsrisiko nach Stress, wobei l/l-Allelträger geschützt sind (Caspi et al. 2003). Mittlerweile wurden zahlreiche Folgestudien durchgeführt, wobei der Befund allerdings nicht in allen Studien repliziert wurde (Risch et al. 2009). Funktionell unterscheidbare Unterformen der S- und L-Allele tragen zu dieser Inkonsistenz bei. Dennoch wurde der 5-HTTLPR mit zahlreichen Endophänotypen der Depression assoziiert, wie ein verkleinertes subgenuales Cingulum, erhöhte Amygdalareaktionen, eine verminderte Konnektivität zwischen subgenualem Cingulum und Amygdala, erhöhte HHNA-Reaktionen (in Interaktion mit Stress) und Trait-Ängstlichkeit. Ein Polymorphismus im BDNF-Gen (VAL66/MET66) moderiert weiterhin den Zusammenhang zwischen Kindheitstrauma und Depression, wobei ebenfalls Interaktionseffekte auf kognitive Defizite und Hippocampusvolumen nachweisbar waren (Gatt et al. 2009). Eine weitere Studie verweist auf komplexere Assoziationen, wobei der Zusammenhang zwischen Kindesmisshandlung, 5-HTTLPR und der Depression durch soziale Unterstützung und den **BDNF-VAL66/MET66-Polymorphismus** weiter moduliert wurde (Kaufman et al. 2006). In weiteren Studien wurde ein protektiver Effekt eines **Haplotyps im CRHR1-Gen** auf die Assoziation zwischen Kindheitstrauma und der Depression identifiziert, wobei dieser Haplotyp ebenfalls die HHNA-Reaktivität beeinflusst (Bradley et al. 2008). Genetische Dispositionen beeinflussen nicht nur das Risiko, an einer Depression zu erkranken, sondern ebenfalls den klinischen Verlauf und die Ansprechbarkeit auf therapeutische Interventionen.

19.3.4 Geschlechtsunterschiede

Neben genetischen Faktoren tragen Geschlechtsunterschiede zum individuellen Depressionsrisiko bei. Frauen erkranken mehr als doppelt so häufig an einer Depression als Männer. Frauen entwickeln auch häufiger eine Depression in Reaktion auf kindliche Stresserfahrungen im Vergleich zu Männern. Diese Befundlage ist durch Geschlechtsunterschiede in neurobiologischen Systemen, die an der Vermittlung von Stress und Depression beteiligt sind, erklärbar (Heim et al. 2008; McEwen 2001). Weibliche Ratten zeigen höhere und längere HHNA-Reaktionen auf Stress als männliche Ratten, wobei Befunde in Humanstudien uneinheitlich sind. Geschlechtsunterschiede in neuroendokrinen Reaktionen werden auf direkte Effekte von **Östrogen** auf hypothalamische CRH-Neuronen zurückgeführt. Hypothalamische CRH-Neuronen weisen Östrogenrezeptoren auf und es existiert eine **östrogenresponsive Promoterregion** im CRH-Gen. Die Behandlung mit Östrogen führt zu erhöhten Stressreaktionen bei Männern. Sexualsteroide interagieren ebenfalls mit anderen Neurotransmittersystemen, wie dem Serotoninsystem. Allerdings wurden Geschlechtsunterschiede in der Stressreaktivität auch unabhängig von zirkulierenden Sexualsteroiden beobachtet (Heim et al. 2008; McEwen 2001). Andere Faktoren, die zu Geschlechtsunterschieden in Stressreaktionen und/oder Depressionsrisiko beitragen können, umfassen genomische Unterschiede, organisatorische Unterschiede in Hirnstrukturen und Unterschiede in der **entwicklungsabhängigen Programmierung neuraler Prozesse durch Sexualsteroide** (Heim et al. 2008; McEwen 2001). So spielen Sexualsteroide eine wichtige Rolle in der strukturellen Plastizität von Hirnregionen, die an der Depression beteiligt sind, wie dem Hippocampus und der Amygdala. Solche Prozesse können Geschlechtsunterschiede in der Entstehung der Depression erklären. Neuere Befunde verweisen zudem auf komplexe Interaktionen von Genen, Geschlecht und Umwelt in der Determination des Depressionsrisikos, die protektive Effekte auf das Depressionsrisiko nach Stress bei Männern erklären können.

19.4 Therapeutische Implikationen

Aus den obigen Ausführungen wurde deutlich, dass zahlreiche biologische Korrelate der Depression identifiziert wurden. Viele dieser biologischen Änderungen sind Ansatzpunkte für die antidepressive Therapie. Zu den am häufigsten eingesetzten Behandlungsmaßnahmen gehören nach wie vor die selektiven **Serotonin- oder Noradrenalinwiederaufnahmehemmer** sowie verschiedene **psychotherapeutische Maßnahmen**. Diese Interventionen wirken allerdings nur bei einem Teil depressiver Patienten, wobei die antidepressiven Effekte sowohl bei Medikamenten wie auch bei Psychotherapie erst nach einer **Latenzzeit** eintreten (Krishnan u. Nestler 2008). Es wird angenommen, dass diese therapeutischen Strategien über verschiedene Module (monoaminerge Medikamente = »bottom up«, Psychotherapie = »top down«) **adaptive Prozesse und kompensatorische Regulationen** in einem integrierten neuralen Netzwerk in Gang setzen, die dann schließlich zur Symptomverbesserung führen (Krishnan u. Nestler 2008; Mayberg 2003). Effekte von monoaminergen Medikamenten oder Psychotherapie auf andere neurobiologische Systeme unterstreichen die Netzwerkannahme. So z. B. führen verschiedene Formen der antidepressiven Therapie zur Normalisierung von neuroendokrinen und immunologischen Funktionen (**»Downstream«-Effekte**).

Der rapide Fortschritt in der Identifikation neurobiologischer, neurofunktioneller und molekularer Mechanismen der Depression eröffnet neue Ansätze für die Depressionstherapie, die direkt an diesen Mechanismen ansetzen. Hierzu gehört die **Tiefenstimulation** von Hirnkernen, welche wichtige Schlüsselstellen in der Modulation des neuronalen Depressionsnetzwerkes darstellen, wie das subgenuale Cingulum und der Nucleus accumbens (Mayberg et al. 2005; Bewernick et al. 2010). In der Erforschung neuer antidepressiver Medikamente werden Substanzen erprobt, die z. B. **CRHR1-Rezeptoren**, **Glukokortikoidrezeptoren** oder **Zytokinrezeptoren** antagonisieren (Pariante u. Lightman 2008; Raison et al. 2006; Holsboer u. Ising 2010). Die **Antagonisierung** von Glukokortikoidrezeptoren wird allerdings sehr kontrovers diskutiert, da bei den meisten Patienten eine Resistenz des Glukokortikoidrezeptors vorliegt, wobei Befunde zum Hyperkortisolismus uneinheitlich sind (Pariante u. Lightman 2008; Raison u. Miller 2003). Zahlreiche Befunde verweisen darauf, dass die Glukokortikoidresistenz zu den Mechanismen der Depression beiträgt. Aufgrund der wichtigen regulatorischen Effekte des Kortisols auf eine Vielzahl neuraler und molekularer Prozesse stellt sich die Frage, ob Kortisoleffekte bei der Depression blockiert werden sollten. Möglicherweise besitzen Glukokortikoidrezeptorblocker Potenzial für die Therapie schwerer Formen der Depression, die durch starken Hyperkortisolismus gekennzeichnet sind. Neuere Ansatzpunkte konzentrieren sich auf die Normalisierung grundlegender **molekularer**

Prozesse, welche neuralen Dysfunktionen und Rezeptorexpressionen bei der Depression zugrundeliegen (Krishnan u. Nestler 2008). Hier richten sich Forschungsbemühungen auf die Entwicklung von Medikamenten, die neurotrophische Prozesse und die neuronale Plastizität regulieren. Ein neues Anwendungsfeld besteht in der therapeutischen Nutzung der Erkenntnisse aus der Epigenetik, wobei HDAC-Hemmer und andere Faktoren zur Modulation epigenetischer Prozesse untersucht werden. Möglicherweise können in der Zukunft Strategien gefunden werden, die eine »**Reprogrammierung**« **des Epigenoms** erlauben (Krishnan u. Nestler 2008; McGowan et al. 2009).

Fazit

Die Ausführungen in diesem Kapitel haben ebenfalls verdeutlicht, dass eine beträchtliche **Heterogenität** biologischer Prozesse bei depressiven Patienten besteht. Die Auswahl einer spezifischen Behandlungsform beim einzelnen Patienten erfolgt allerdings oft aufgrund von Zufall, Selbstselektion der Patienten oder der theoretischen Ausrichtung des behandelnden Klinikers. Es ist kritisch notwendig, in der Zukunft Leitlinien zu entwickeln, die eine **personalisierte Therapie** beim einzelnen Patienten auf der Basis der individuell-relevanten Mechanismen ermöglichen. So z. B. zeigen erste Befunde, dass Patienten mit einer chronischen Depression unterschiedlich gut auf Psychotherapie vs. Serotoninwiederaufnahmehemmer ansprechen und zwar in Abhängigkeit des Vorliegens früher Stresserfahrungen (Nemeroff et al. 2003). Eine personalisierte Therapie unter Berücksichtigung genetischer, biologischer, entwicklungsgeschichtlicher und klinischer Faktoren wird sicherlich zu einem markant verbesserten Behandlungserfolg der Depression beitragen. Die Depression ist ein massives Gesundheitsproblem mit verheerenden Effekten auf das seelische und körperliche Wohlbefinden. Derzeit verfügbare Depressionstherapien sind relativ ineffektiv und nicht auf den individuellen Patienten zugeschnitten. Der massive Erkenntnisfortschritt der modernen Neurowissenschaften hinsichtlich der Mechanismen der Depression wurde bislang therapeutisch nicht hinreichend genutzt. Die Verbesserung der Depressionstherapie ist eine der wichtigsten Herausforderungen an die derzeitige klinische Forschung.

Literatur

Arborelius L, Owens MJ, Plotsky PM, Nemeroff CB (1999) The role of corticotropin-releasing factor in depression and anxiety disorders. J Endocrinol 160: 1–12

Bewernick BH, Hurlemann R, Matusch A et al. (2010) Nucleus accumbens deep brain stimulation decreases ratings of depression and anxiety in treatment-resistant depression. Biol Psychiatry 67(2): 110–116

Binder EB (2009) The role of FKBP5, a co-chaperone of the glucocorticoid receptor in the pathogenesis and therapy of affective and anxiety disorders. Psychoneuroendocrinology 34 (Suppl1): 186–195

Bradley RG, Binder EB, Epstein MP et al. (2008) Influence of child abuse on adult depression: moderation by the corticotropin-releasing hormone receptor gene. Arch Gen Psychiatry 65(2): 190–200

Caspi A, Sugden K, Moffitt TE et al. (2003) Influence of life stress on depression: moderation by a polymorphism in the 5-HTT gene. Science 301(5631): 386–389

Danese A, Pariante CM, Caspi A, Taylor A, Poulton R (2007) Childhood maltreatment predicts adult inflammation in a life-course study. Proc Natl Acad Sci USA 104(4): 1319–1324

Duman RS (2009) Neuronal damage and protection in the pathophysiology and treatment of psychiatric illness: stress and depression. Dialogues Clin Neurosci 11(3): 239–255

Gatt JM, Nemeroff CB, Dobson-Stone C et al. (2009) Interactions between BDNF Val66Met polymorphism and early life stress predict brain and arousal pathways to syndromal depression and anxiety. Mol Psychiatry 14(7): 681–695

Gillespie CF, Garlow SJ, Binder EB, Schatzberg AF, Nemeroff CB (2009) Neuorbiology of mood disorders. In: Schatzberg AF, Nemeroff CB (eds) Section Part 3, clinical psychobiology and psychiatric syndromes, Kupfer DJ (section ed), Textbook of Psychopharmacology, 4th ed. American Psychiatric Publishing, Arlington, VA, pp 903–944

Heim C, Ehlert U, Hellhammer DH (2000a) The potential role of hypocortisolism in the pathophysiology of stress-related bodily disorders. Psychoneuroendocrinology 25(1):1–35

Heim C, Newport DJ, Heit S et al. (2000b) Pituitary-adrenal and autonomic responses to stress in women after sexual and physical abuse in childhood. JAMA 284(5): 592–597

Heim C, Newport DJ, Mletzko T, Miller AH, Nemeroff CB (2008) The link between childhood trauma and depression: insights from HPA axis studies in humans. Psychoneuroendocrinology 33(6): 693–710

Holsboer F, Ising M (2010) Stress hormone regulation: biological role and translation into therapy. Annu Rev Psychol 61: 81–109, C1–11

Ising M, Künzel HE, Binder EB, Nickel T, Modell S, Holsboer F (2005) The combined dexamethasone/CRH test as a potential surrogate marker in depression. Prog Neuropsychopharmacol Biol Psychiatry 29(6):1085–1093

Kaufman J, Yang BZ, Douglas-Palumberi H et al. (2006) Brain-derived neurotrophic factor-5-HTTLPR gene interactions and environmental modifiers of depression in children. Biol Psychiatry 59(8): 673–680

Keightley ML, Seminowicz DA, Bagby RM, Costa PT, Fossati P, Mayberg HS (2003) Personality influences limbic-cortical interactions during sad mood induction. Neuroimage 20(4): 2031–2039

Krishnan V, Nestler EJ (2008) The molecular neurobiology of depression. Nature 455(7215): 894–902

Lupien SJ, McEwen BS, Gunnar MR, Heim C (2009) Effects of stress throughout the lifespan on the brain, behaviour and cognition. Nat Rev Neurosci10(6): 434–445

Mayberg HS (2003) Modulating dysfunctional limbic-cortical circuits in depression: towards development of brain-based algorithms for diagnosis and optimised treatment. Br Med Bull 65: 193–207

Mayberg HS, Lozano AM, Voon V et al. (2005) Deep brain stimulation for treatment-resistant depression. Neuron 45(5): 651–660

McEwen BS (2001) Invited review: Estrogens effects on the brain: multiple sites and molecular mechanisms. J Appl Physiol 91(6): 2785–2801

McGowan PO, Sasaki A, D'Alessio AC et al. (2009) Epigenetic regulation of the glucocorticoid receptor in human brain associates with childhood abuse. Nat Neurosci 12(3): 342–348

Meaney MJ, Szyf M (2005) Environmental programming of stress responses through DNA methylation: life at the interface between a dynamic environment and a fixed genome. Dialogues Clin Neurosci 7(2): 103–123

Musselman DL, Lawson DH, Gumnick JF et al. (2001) Paroxetine for the prevention of depression induced by high-dose interferon alfa. N Engl J Med 344(13): 961–966

Nemeroff CB, Heim CM, Thase ME et al. (2003) Differential responses to psychotherapy versus pharmacotherapy in patients with chronic forms of major depression and childhood trauma. Proc Natl Acad Sci USA 100(24): 14293–14296

Nestler EJ, Carlezon WA Jr (2006) The mesolimbic dopamine reward circuit in depression. Biol Psychiatry 59(12): 1151–1159

Neumeister A, Konstantinidis A, Stastny J et al. (2002) Association between serotonin transporter gene promoter polymorphism (5HTTLPR) and behavioral responses to tryptophan depletion in healthy women with and without family history of depression. Arch Gen Psychiatry 59(7): 613–620

Pace TW, Mletzko TC, Alagbe O, Musselman DL, Nemeroff CB, Miller AH, Heim CM (2006) Increased stress-induced inflammatory responses in male patients with major depression and increased early life stress. Am J Psychiatry 163(9): 1630–1633

Pariante CM, Lightman SL (2008) The HPA axis in major depression: classical theories and new developments. Trends Neurosc 31(9): 464–468

Pezawas L, Meyer-Lindenberg A, Drabant EM et al. (2005) 5-HTTLPR polymorphism impacts human cingulate-amygdala interactions: a genetic susceptibility mechanism for depression. Nat Neurosci 8(6): 828–834

Pizzagalli DA, Holmes AJ, Dillon DG et al. (2009) Reduced caudate and nucleus accumbens response to rewards in unmedicated individuals with major depressive disorder. Am J Psychiatry 166(6): 702–710

Price JL, Drevets WC (2010) Neurocircuitry of mood disorders. Neuropsychopharmacology 35(1): 192–216

Raison CL, Miller AH (2003) When not enough is too much: the role of insufficient glucocorticoid signaling in the pathophysiology of stress-related disorders. Am J Psychiatry 160(9): 1554–1565

Raison CL, Capuron L, Miller AH (2006) Cytokines sing the blues: inflammation and the pathogenesis of depression. Trends Immunol 27(1): 24–31

Reif A, Fritzen S, Finger M, Strobel A, Lauer M, Schmitt A, Lesch KP (2006) Neural stem cell proliferation is decreased in schizophrenia, but not in depression. Mol Psychiatry 11(5): 514–522

Renthal W, Nestler EJ (2009) Chromatin regulation in drug addiction and depression. Dialogues Clin Neurosci 11(3): 257–268

Risch N, Herrell R, Lehner T et al. (2009) Interaction between the serotonin transporter gene (5-HTTLPR), stressful life events, and risk of depression: a meta-analysis. JAMA 301(23): 2462–2471

Sahay A, Hen R (2007) Adult hippocampal neurogenesis in depression. Nat Neurosci 10(9): 1110–1115

Siegle GJ, Steinhauer SR, Thase ME, Stenger VA, Carter CS (2002) Can't shake that feeling: event-related fMRI assessment of sustained amygdala activity in response to emotional information in depressed individuals. Biol Psychiatry 51(9): 693–707

Vythilingam M, Heim C, Newport J et al. (2002) Childhood trauma associated with smaller hippocampal volume in women with major depression. Am J Psychiatry 159(12): 2072–2080

Psychoendokrinologie und Psychoimmunologie – ein neues Forschungsfeld mit großem Ausblick

Ulrike Ehlert, Roland von Känel

Liebe Leserin, lieber Leser, falls Sie das ganze Buch gelesen haben, dann möchten wir Sie zu Ihrer »Herkulestat« beglückwünschen!

Dieses Buch ist nicht nur umfangreich, sondern die Kapitel sind auch noch äußerst »dicht« geschrieben. Alle Autorinnen und Autoren haben sich an unsere Bitte gehalten, ihr spezifisches Fachwissen für das jeweilige Kapitel zu einer gut lesbaren Abhandlung aufzubereiten. Nach unserem Eindruck ist dies durchgängig gelungen. Die dennoch so hohe »Dichte« liegt wohl daran, dass alle Autorinnen und Autoren viele Informationen zu der jeweiligen Thematik vermitteln wollten und deshalb der vorgegebene Textumfang maximal genutzt wurde. Dies wiederum spricht dafür, dass die Psychoendokrinologie und die Psychoimmunologie aktuelle, spannende, immer wieder völlig neue Erkenntnisse produzierende Wissenschaftsbereiche sind.

Die qualifizierte Auseinandersetzung mit psychoendokrinologischen und -immunologischen Fragestellungen erfordert eine moderne, explizit interdisziplinäre Denkweise. In der Ausbildung von Studierenden ist es bisher nur ansatzweise gelungen, Offenheit, Interesse und Lernbereitschaft für Inhalte aus anderen akademischen Fächern wie der Biologie, der Physiologie oder den Neurowissenschaften neben den Kernfächern der Psychologie und Medizin zu fördern. Selbst zwischen den beiden letztgenannten Disziplinen bleibt die Vermittlung der Fachinhalte oft an der Oberfläche. So sollte z. B. in der Ausbildung von Medizinstudierenden nicht nur »Psychologie« vermittelt werden, um die Gesprächsführungskompetenz zwischen Arzt und Patienten zu verbessern oder Psychologiestudierende sollten die Klassifikation von Tumorerkrankungen nicht nur kennen, um die Inhalte »supportiver« Gespräche besser an den Krankheitsstatus eines Patienten anpassen zu können. Vielmehr sollte anhand empirischer Befunde die wechselseitige Regulation physiologischer und psychischer Prozesse aufgezeigt und verständlich gemacht werden. Der Geltungsbereich dieser homöostatischen oder allostatischen psychobiologischen Prozesse reicht weit über die Erklärung »klassischer« Krankheitsbilder der traditionellen Psychosomatik hinaus. Ebenso sollten Medizinstudierende vertieft verstehen, dass somatisch erkrankte Patienten auch psychische Belastungen haben, und lernen, wie diese Belastungen des Patienten geeignet angesprochen werden können. Das Verständnis für die psychobiologischen Prozesse, die den Krankheitsverlauf beeinflussen können, ist für einen ernst gemeinten biopsychosozialen Zugang zum Patienten unerlässlich (Novack et al. 2007). Dieses Wissen kann zudem für die gezielte Information der Patienten (Psychoedukation) gewinnbringend eingesetzt werden, da die unangemessene Dichotomisierung von Psyche vs. Soma entfällt.

Ein akademisches Curriculum für »heilende« Berufe, das differenzierter als die oben, exemplarisch genannten Lehrinhalte gestaltet ist, braucht jedoch erst einmal die Anerkennung solcher Inhalte in breiteren akademischen Kreisen. Dies scheint jedoch nicht so ganz einfach zu sein, denn so wurden z. B. die ersten Berichte über einen Zusammenhang zwischen einer erhöhten Kortisolfreisetzung, einer reduzierten NK-Aktivität und spezifischen Lebensbedingungen wie Einsamkeit (Kiecolt-Glaser et al. 1984), ebenso belächelt wie die Befunde zur Konditionierung immunologischer Parameter (▶ Kap. 4). Erst in den letzten Jahren, u. a. aufgrund der steigenden Zahl von Publikationen im Bereich der Psychoendokrinologie und -immunologie sowie der erfolgreichen Replikation von Studien durch unterschiedliche Arbeitsgruppen wie z. B. im Bereich des Hypokortisolismus (Überblick bei Heim et al. 2000), werden diese doch recht aussagekräftigen Befunde zur Kenntnis genommen.

In den beiden Forschungsbereichen Psychoendokrinologie und -immunologie wird ein Beitrag zum Verständnis

- ätiopathogenetischer und gesundheitserhaltender Mechanismen,
- differenzialdiagnostischer Entscheidungen und
- therapeutischer Wirksamkeitsprüfungen

geleistet. Dies sei kurz erläutert: Gerade im Bereich der pathogenetischen Mechanismenforschung konnte durch verschiedene internationale Arbeitsgruppen aufgezeigt werden, dass nicht nur bei den als »psychosomatische Erkrankungen« hinreichend bekannten Störungsbildern wie z. B. dem Colon irritable oder chronischen Unterbauchbeschwerden ohne Organkorrelat ein Zusammenhang zwischen Stress und/oder Traumatisierung und damit einhergehenden endokrinen Dysregulationen besteht, sondern auch bei Krankheiten, die als »klassisch internistische« oder, breiter formuliert, als somatische Krankheitsbilder angesehen werden. In den vorangegangenen Kapiteln zu Onkologie (▶ Kap. 15), AIDS (▶ Kap. 17) und Herz-Kreislauf-Erkrankungen (▶ Kap. 14) wurden die bisher beforschten Fragestellungen ausführlich erläutert.

Forschungsbedarf im Bereich der Mechanismenaufklärung besteht jedoch für die Aufklärung des Zusammenspiels zwischen pathogenetischen Faktoren und Resilienzmerkmalen. So fanden unsere Arbeitsgruppen im Bereich der Herz-Kreislauf-Erkrankungen deutliche Hinweise darauf, dass einerseits arteriosklerotische Prozesse möglicherweise durch eine verstärkte Freisetzung des proinflammatorischen Zytokins IL-6 nach akutem Stress begünstigt werden (von Känel et al. 2006), andererseits jedoch bestimmte Stressbewältigungsstrategien wie eine hohe hedonistische Emotionsregulation einen dämpfenden Effekt auf übermäßige Kortisolanstiege nach akutem Stress bei Hypertonikern zu besitzen scheinen (Wirtz et al. 2006). Ziel künftiger Studien sollte es nun sein, sowohl die pathologischen als auch die Resilienzfaktoren bei den gleichen Patienten und Probanden zu untersuchen und zu prüfen, inwieweit

- Subgruppen von Patienten bzw. Probanden mit unterschiedlichem Krankheitsrisiko zu definieren sind und
- inwieweit möglicherweise pathogene Effekte durch Resilienzmerkmale gedämpft oder aufgehoben werden können.

Therapieindikationen lassen sich bei einer Berücksichtigung psychoimmunologischer und -endokrinologischer Befunde im Rahmen der Differenzialdiagnostik erheblich genauer formulieren als bei ausschließlicher Berücksichtigung somatischer oder psychologischer Parameter. Jedoch gibt es auch hier eine Reihe von Fragestellungen, für die Forschungsbedarf besteht. So ist es z. B. nach wie vor eine interessante und nicht hinreichend geklärte Frage, inwieweit der bei der posttraumatischen Belastungsstörung (PTBS) beschriebene Hypokortisolismus, der mit einer erhöhten Feedbacksensitivität einhergeht, bei Patienten mit einer Komorbidität, insbesondere bei Vorliegen einer Major Depression, ebenfalls konsistent nachweisbar ist. Diese Annahme scheint zweifelhaft zu sein, da wir in einer aktuellen Studie herausfanden, dass Patienten nach einem Herzinfarkt mit einer PTBS nur dann tiefere Plasmakortisolwerte hatten als Patienten ohne PTBS, wenn die depressiven Symptome statistisch kontrolliert wurden (von Känel et al. 2010). Es ist zu konstatieren, dass es zzt. ungeklärt ist, ob bei komorbiden PTBS-Patienten der für eine Major Depression bekannte Hyperkortisolimus, einhergehend mit einer erniedrigten Feedbacksensitivität (▶ Kap. 19), die entscheidende pathomechanistische Wirkung hat. Unter Umständen ist eine Dysregulation der HHNA auch gar nicht der bedeutsame differenzialdiagnostische Marker für uni- oder komorbide Patienten mit einer PTBS, sondern möglicherweise handelt es sich dabei um ein Epiphänomen. Verschiedene Studien aus dem Bereich der Zwillingsforschung legen nahe, dass die tiefgreifenden psychischen, hirnmorphologischen und -funktionellen Auffälligkeiten sowie die immunologischen und endokrinen Dysregulationen bei Patienten mit einer posttraumatischen Belastungsstörung durch prädisponierende Faktoren wie z. B. mikroneurologische Auffälligkeiten, genetische Besonderheiten und ggf. ungünstige pränatale Konstellationen begünstigt werden. Aus diesen Gründen ist die Lebensspannenforschung, wie sie in ▶ Kap. 9 dargestellt wurde, für derartige künftige Forschung hoch relevant.

In den somatomedizinischen Arbeitsfeldern ist es eine conditio sine qua non, die Effekte pharmakologischer oder chirurgischer Maßnahmen mittels der relevanten physiologischen Marker (z. B. Entzündungszeichen) zu prüfen. Während vor 30 Jahren in vielen Fällen aufgrund fehlender Messmöglichkeiten oder fehlendem Wissen über die am Krankheitsgeschehen beteiligten psychobiologischen Systeme keine adäquaten biologischen Parameter bei psychosomatischen Erkrankungen zur Verfügung standen, hat sich dies heute aufgrund des Erkenntnisfortschritts deutlich geändert. Deshalb wissen wir z. B. auch, dass moderne somatomedizinische Behandlungsansätze wie die kombinierte antiretrovirale Therapie bei HIV^+-Patienten so erfolgreich sind, dass durch eine zusätzlich angebotene Psychotherapie zwar die Lebensqualität der Betroffenen deutlich verbessert wird, die biologischen Parameter jedoch nicht signifikant beeinflusst werden (Berger et al. 2008), wohingegen in älteren Studien mit weniger wirksamer Therapien, die psychotherapeutische Intervention sich auch in einer Veränderung immunologischer Parameter niederschlug. Die psychoendokrinologische und -immunologische Herausforderung im Bereich der Therapieevaluation wird in den nächsten Jahren darin bestehen, angemessene psychobiologische Veränderungsmaße in Abhängigkeit von der jeweiligen psychobiologischen Dysregulation aufgrund eines hinreichenden Wissens über den zugrunde liegenden Pathomechanismus zu definieren und in entsprechenden Therapiestudien einzusetzen. Im Zusammenhang mit der Angemessenheit der psychobiologischen Veränderungsmaße ist eine letzte Überlegung anzuführen:

Fazit

Die starke Gewichtung einzelner immunologischer Parameter wie z. B. der NK-Aktivität oder endokriner Stressindikatoren wie dem Kortisol spiegelt weniger die außergewöhnlich große Bedeutung dieser physiologischen Parameter für die Erklärung stressabhängiger körperlicher Vorgänge wider als vielmehr unser noch recht einfaches und selektives Wissen über psychobiologische Mechanismen. In verschiedenen Kapiteln des vorliegenden Buches wurden immunologische Parameter, Enzyme und Hormone vorgestellt, die aufgrund messtheoretischer Probleme im Humanbereich derzeit nur schwer zu quantifizieren sind. Die rasante Veränderung des Wissens über zelluläre Mechanismen, die sich fortlaufende Veränderung der Möglichkeiten genetischer Bestimmung, die Differenzierung psychologischer Erhebungsmethoden und die Weiterentwicklung statistischer Auswertungsmethoden werden dazu beitragen, dass die Mosaiksteine der Psychoendokrinologie und Psychoimmunologie in Zukunft vielleicht kleiner und differenzierter werden, dafür aber das Gesamtbild größer und deutlicher wird.

Literatur

Berger S, Schad T, von Wyl V et al. (2008) Effects of cognitive behavioral stress management on HIV-1 RNA, CD4 cell counts and psychosocial parameters of HIV-infected persons. AIDS 22: 767–775

Heim C, Ehlert U, Hellhammer D (2000) The potential role of hypocortisolism in the pathophysiology of stress related bodily disorders. Psychoneuroendocrinology 25: 1–35

Kiecolt-Glaser JK, Ricker D, George J, Messick G, Speicher CE, Garner W, Glaser R (1984) Urinary cortisol levels, cellular immunocompetency, and loneliness in psychiatric inpatients. Psychosom Med 46: 15–23

Novack DH, Cameron O, Epel E et al. (2007) Psychosomatic medicine: the scientific foundation of the biopsychosocial model. Acad Psychiatry 31: 388–401

von Känel R, Kudielka BM, Preckel D, Hanebuth D, Fischer JE (2006) Delayed response and lack of habituation in plasma interleukin-6 to acute mental stress in men. Brain Behav Immun 20: 40–48

von Känel R, Schmid JP, Abbas CC, Gander ML, Saner H, Begré S (2010) Stress hormones in patients with posttraumatic stress disorder caused by myocardial infarction and role of comorbid depression. J Affect Disord 121: 73–99

Wirtz PH, von Känel R, Mohiyeddini C, Emini L, Ruedisueli K, Groessbauer S, Ehlert U (2006) Low social support and poor emotional regulation are associated with increased stress hormone reactivity to mental stress in systemic hypertension. J Clin Endocrinol Metab 91: 3857–3865

Sachverzeichnis

A

B

C

D

E

F

G

H

I

K

L

Printing and Binding: Stürtz GmbH, Würzburg

The manufacturer's authorised representative in the EU is Springer Nature Customer Service Centre GmbH, Europaplatz 3, 69115 Heidelberg, Germany. If you have any concerns regarding our products, please contact ProductSafety@springernature.com

Printed and bound by CPI Group (UK) Ltd, Croydon, CR0 4YY
21/10/2026
02237155-0009